全国高等职业技术教育卫生部规划教材

供五年一贯制临床医学专业用

诊断学

主　编　孙九伶

副主编　于三新　须　建

编　者（按姓氏笔画排序）

于三新（河北医科大学沧州分校）
马玉富（绍兴文理学院医学院）
王　洪（承德医学院第二附属医院）
邓　瑞（甘肃省张掖地区卫生学校）
孙九伶（承德医学院）
孙秀敏（黑龙江省林业卫生学校）
张　维（贵州遵义地区卫生学校）
邵同先（河南科技大学医学院）
苗来生（大同医学高等专科学校）
须　建（重庆药剂学校）
唐秀红（广东韶关学院医学院）

人民卫生出版社

图书在版编目(CIP)数据

诊断学/孙九伶主编. —北京:人民卫生出版社,2003

ISBN 978-7-117-04491-2

Ⅰ. 诊… Ⅱ. 孙… Ⅲ. 诊断学-高等学校:技术学校-教材 Ⅳ. R44

中国版本图书馆 CIP 数据核字(2003)第 106244 号

门户网: www. pmph. com 出版物查询、网上书店
卫人网: www. ipmph. com 护士、医师、药师、中医师、卫生资格考试培训

诊断学

主　　编: 孙九伶
出版发行: 人民卫生出版社(中继线 010-59780011)
地　　址: 北京市朝阳区潘家园南里 19 号
邮　　编: 100021
E-mail: pmph @ pmph. com
购书热线: 010-67605754 010-65264830
　　　　 010-59787586 010-59787592
印　　刷: 中国农业出版社印刷厂
经　　销: 新华书店
开　　本: 787×1092 1/16 印张: 34.5 插页: 1
字　　数: 800 千字
版　　次: 2003 年 12 月第 1 版 2016 年 5 月第 1 版第 13 次印刷
标准书号: ISBN 978-7-117-04491-2/R·4492
定　　价: 45.00 元
打击盗版举报电话: 010-59787491 E-mail: WQ @ pmph. com
(凡属印装质量问题请与本社销售中心联系退换)

全国高等职业技术教育卫生部规划教材出版说明

医学高等职业技术教育作为我国高等教育的重要组成部分，近年来发展迅速，为保证教育质量，规范课程设置和教学活动，促进我国高等职业技术教育的良性发展，卫生部教材办公室决定组织编写全国医学高等职业技术教育教材。2001 年 11 月，卫生部教材办公室对我国医学职业技术教育现状（专业种类、课程设置、教学要求）进行了调查，并在此基础上提出了全国医学高等职业技术教育卫生部规划教材的编写原则，即以专业培养目标为导向，以职业技能的培养为根本，满足 3 个需要（学科需要、教学需要、社会需要），力求体现高等职业技术教育的特色。同时，教材编写继续坚持"三基、五性、三特定"的原则，但基本理论和基本知识以"必须、够用"为度，强调基本技能的培养，特别强调教材的实用性与先进性；教材编写注意了与专业教育、中等职业教育的区别。考虑到我国高等职业技术教育模式发展中的多样性，在教材的编写过程中，提出了保障出口（毕业时的知识和技能水平），适当兼顾不同起点的要求，以体现教材的适用性。从 2002 年 4 月起，卫生部教材办公室陆续启动了检验、影像技术、药学、口腔工艺技术、护理、临床医学专业等专业课和专业基础课卫生部规划教材的编写工作。

2003 年 4 月，卫生部教材办公室在山东淄博召开了"全国医学高等职业技术教育文化基础课、医学基础课和五年一贯制临床医学专业卫生部规划教材主编人会议"，正式启动了高等职业技术教育五年一贯制临床医学专业卫生部规划教材的编写工作。本套五年一贯制临床医学专业课教材共 17 种。

医学心理学	主　编	刘志超
	副主编	徐传庚
医学伦理学	主　编	田荣云
	副主编	曾繁荣
中医学	主　编	李佃贵
	副主编	郭靠山　耿　杰
诊断学	主　编	孙九伶
	副主编	于三新　须　建
内科学	主　编	侯　恒
	副主编	林继超　苏保松
外科学	主　编	王庆宝
	副主编	熊云新　于万杰　张　峰

妇产科学	主　编	王志瑶
	副主编	刘　君
儿科学	主　编	闵秀全
	副主编	华　涛
神经精神病学	主　编	郑丽霞
	副主编	覃远生
传染病学	主　编	王秋海
五官科学	主　编	孟祥珍
	副主编	许复贞　李　敏
皮肤性病学	主　编	温树田
社区急救	主　编	杨玉南
	副主编	张贵云
常用社区护理技术	主　编	阎国钢
	副主编	王瑞敏
预防医学	主　编	袁聚祥
	副主编	于君美　张苏亚
卫生保健学	主　编	马　骥
	副主编	卢玉清
全科医学概论	主　编	任光圆
	副主编	肖敬民

前　言

为适应21世纪我国医疗卫生事业的发展,2003年4月卫生部教材办公室根据中共中央国务院《关于深化教育改革全面推进素质教育的决定》增设了全国高等职业技术教育五年一贯制临床医学专业,《诊断学》是五年一贯制临床医学专业的主干课程。

《诊断学》是由基础医学过渡到临床医学的一门桥梁课程。在编写时打破了以人体各系统、器官研究的限制,引入模块化学习理论机制,把基础理论与临床学科的知识进行整合,体现教材的精品意识和全套教材的整体优化。本教材在编写中,内容上写到位,基础理论不越位,相关学科不错位,努力体现高等职业技术教育的特点。教材的编写注重实践技能,关注现代科学发展的前沿知识,删去在社区、基层医疗工作中较难开展和不易掌握的内容,删去过时的理论,对沿用已久尚不能取代的诊疗技术补充了一些新知识、新方法,力求反映现代诊断学的水平,使该教材更适应社会需要,趋向实用。

本教材总学时数170学时,共设九篇,40章。物理检查部分:为使学生先掌握好问诊的方法和技巧,故先介绍问诊的内容,然后介绍常见症状以及体格检查,这样更符合逻辑,使学生更易掌握;实验诊断部分:主要内容为认知实验诊断目的,掌握临床常用检验数值,熟悉其临床意义,以及对检验的结果做出评价。另外,内容还包括影像诊断学、器械检查、诊断疾病的步骤和临床思维方法、临床常用诊断技术等。

本教材在编写过程中,得到了黑龙江省林业卫生学校及全国各参编学校的大力支持和帮助。原中专版《诊断学》主编李焕章教授、天津医科大学万业达教授对此书提出了许多宝贵意见,在此一并致谢。

由于本书为新编教材,编者水平所限,缺点和不足在所难免,恳请使用本教材的广大师生和同仁们批评指正。

编　者

2003年10月

目　　录

第三篇　体格检查

第四篇 病 历 书 写

第五篇 实验诊断

第六篇 医学影像诊断

第七篇 器 械 检 查

第九篇 临床常用诊断技术

绪　论

诊断学是运用医学的基本理论、基本知识和基本技能对疾病的表现作出辩证逻辑诊断的一门学科。是医学生在学完基础医学各学科课程后，过渡到学习临床医学各学科而设立的必修课。其任务是通过教学使学生能熟练掌握诊断的技巧和方法，将问诊、体格检查、实验室以及器械检查等获得客观的人体资料，结合基础医学知识和临床经验，进行分析、综合、推理、判断，提出更为符合人体健康和疾病本质的诊断结论。诊断学为医学生进一步学习临床医学各学科专业课程及临床疾病的诊断奠定基础，是一门连接基础医学与临床医学的桥梁课。

临床诊断的确立至关重要，诊断的目的是为了防治疾病。为达到此目的，首先要对人体健康状况和疾病性质进行仔细、准确的观察和判断。在临床实际工作中，非常重视早期诊断问题，如果能够确切、早期诊断，就能使疾病得到及时的、合理的防治，从而达到中断自然病程、早期康复、提高生存质量的目的。相反，如果模糊或延误诊断，势必使疾病由隐匿变为显著，由轻症转为重疾，甚至危及生命。因此，诊断疾病是临床医学的最基本任务，是预防和治疗疾病的前提。

随着现代医学的飞速发展，形成许多新的专业学科，各专业学科有其多方面的特殊诊断和治疗方法。虽然临床各科防治疾病的内容或对象有所不同，但临床医学的基本原则在所有医学专业各学科中是一致的。诊断学所论述的诊断疾病的基础理论、基本知识、基本技能和思维方法早已被普遍应用，且始终贯穿于临床医学实践的全过程。

现代临床医学高、新技术的检查方法日新月异，层出不穷，如计算机体层扫描、磁共振、正电子发射计算机断层显像、自动生化分析仪，以及其他有关的生物化学、细胞生物学、分子生物学、免疫学及遗传学等检查已广泛普遍在临床应用，这些检查方法虽能提供更微观更细致的病理改变或图像，甚至可以做出病因学或病理学的决定性诊断，极大地提高了临床诊断的水平。但临床基本的物理检查方法，如视诊、触诊、叩诊以及听诊为诊断提供的特殊信息，高新技术检查是难以取代的，更不能取代临床诊断思维过程。所以，学习诊断学强调熟练地掌握物理诊断基本方法，正确地分析常用实验检查和辅助检查，结合基础医学理论，运用正确的临床思维进行综合、整理、分析诊断和鉴别，掌握诊断疾病的基本原则和方法。特别值得提出，近年来国际上临床医学领域迅速发展起来的新学科—循证医学，是以证据为基础的医学，其强调在个人的专业知识、临床经验的基础上，与日新月异的医学科学研究中获取的最新、论证强度最高的科学证据和结论相结合，以使研究结论建立在具有说服力的、充足的证据基础之上，通过正确利用及合理分析临床资料，使诊疗手段和方法能够达到更加经济高效、客观科学的水平。目的是解决临床上的实际问题，包括发病与危险因素，认识与预防疾病；疾病的早期诊断与诊断的准确性，合理有效的治疗措施；疾病的预后判断与改善等，从而提高病人的生存质量。循证医学的推广，使临床医生充分认识到，要善于结合临床经验，不断的学习、分析、总结，寻求知识更新，才能适应临床医学的飞速发展。

诊断学涵盖的内容广泛，尤其近年来不断涌现出新的诊断技术。本教材所述及的内容以临床各学科常用的基本诊断方法为主，如问诊、常见症状、体格检查、病例书写、实验室检查、影像学检查及其他辅助检查（如心电图、脑电图、肌电图、内镜检查、肺功能检查，以及临床常用的诊疗技术）等。对某些具有应用前景的实验诊断和辅助检查简要提及，更详细内容待步入临床实践工作中进一步掌握。

一、诊断学内容

（一）问诊（historytaking） 即病史采集，问诊是以对话方式向病人或知情人了解疾病发生与发展的过程或健康状态的一种诊断方法。只要患者神志清晰，无论在门诊或住院的场合下均可进行。问诊内容包括一般项目、主诉、现病史、既往史、系统回顾、个人史、婚姻史、月经和生育史及家族史等。问诊所得到的资料经过分析、整理，按一定的格式记录下来就是病史。某些疾病经过详细的问诊，了解病人发病情况，可能的原因与诱因，主要的痛苦症状和体征，持续时间及诊治经过等，结合系统的体格检查，进行分析、推导就可做出初步印象诊断，即症状诊断。因此，系统地、深入细致的问诊，对医学生是极其重要的基本功训练。

（二）常见症状与体征 症状（symptom）是指在患病状态下，病人对机体生理功能异常的自身体验和感受，也就是病人主观感觉到的异常或不适，如发热、胸痛、心悸、恶心、头痛、眩晕等。这些异常感觉出现的早期，临床上有时不能客观地查出，但可通过问诊由患者陈述的病史中获得。因此，临床症状是病史中的重要成分，研究症状的发生、发展及演变过程，对形成初步诊断起着重要作用。

体征（sign）是指患者的体表或内部结构发生的客观上能察觉到的病态改变，如皮疹、心脏杂音、肝脾肿大等。广义的症状还包括部分体征如发热、黄疸、水肿等。在同一疾病的不同阶段，症状和体征可单独发生或同时出现。体征对确立临床诊断起着不可忽视的作用。

（三）体格检查（physical examination） 是医生利用自己的感官（如眼、耳、鼻、手）或借助辅助的检查工具（如体温计、血压计、听诊器、叩诊锤等），对病人进行系统的体格检查，查找机体正常或异常征象的检查方法。体格检查的基本方法是视、触、叩、听和嗅。体格检查的操作具有一定的技艺性，经过细微而熟练的体格检查，不会增加被检者的痛苦；粗疏而笨拙的体格检查不仅不能获得准确的结果，还会给被检者带来不适和痛苦。因此，在进行体格检查时，要全面细致、动作轻柔、娴熟精确。某些检查方法需要反复临床实践，方能做到熟练掌握。详细的问诊，准确的体检，往往可使许多疾病得出诊断。

（四）实验室检查（laboratory examination） 实验诊断是通过物理、化学、生物学等实验方法对被检者的血液、体液、分泌物、排泄物和组织标本等进行检查，获得疾病的病原体、组织的病理形态或器官功能状态等资料，再结合临床进行全面分析的诊断方法。实验诊断涉及的知识面广，随着科学技术的飞速发展，先进的实验检查技术不断应用于临床，实验诊断的价值日趋重要，是临床诊断不可缺少的组成部分。但由于标本采集、保存运送、仪器稳定性、操作技术等因素的影响，实验结果可产生差异，当实验室检查结果与临床表现不符时，应慎重结合临床或进行必要的复查。临床上要客观辨证地分析实验检查结果，偶然的阳性或阴性均不应视为肯定或否定的临床诊断依据。

（五）影像学诊断 医学影像诊断是在X线诊断的基础上将物理学、计算机技术与医学结合，使人体内部结构和器官形成影像，根据各自影像特点和性质了解生理和病理状态下的形态和功能的改变的一门学科。医学影像诊断包括X线成像（radiophotography imaging，RPI、X线、CT）、核素成像（radionuclid imaging，RI、γ闪烁成像、发射体层成像）、超声成像（ultrasonography imaging，USI）、磁共振成像（magnetic resonance imaging，MRI）及介入放射（interventional radiology，IVR）等。X线技术早已普遍应用于临床各学科，CT、超声成像、磁共振成像及介入放射的应用也正趋于普及。由于成像的原理及方式不同，因此各自具有其优势和不足，超声成像和磁共振成像反映人体解剖学形态特征，而核素则主要反映功能状态。在用于人体检查和疾病诊断时，可相互补充并彼此验证。因此，在了解成像的基本原理的基础上，要掌握其在各系统疾病诊断中的应用。

（六）其他 器械检查在本书中包括临床实践中常用的诊疗技术：如心电图、脑电图、肌电图、内镜检查、肺功能检查，并介绍了临床常用的诊疗技术，如导尿术、胸膜腔穿刺术及胸膜活体组织检查术等。这些辅助检查在临床诊断中起着不可忽略的作用。需要临床医生在实际工作中反复实践，不断熟悉和提高。

二、诊断学的学习要领

诊断学作为临床各科的桥梁课历来在临床课程尚未开始时讲授，学生在学习解剖学、病理生理学和病理学后，初步地了解到某些疾病发生时的病理形态和生理功能的改变，可能应用一些病理生理基础知识，对诊断学讲授的某些症状和体征做出一定的解释。但是，在尚未接受临床各学科专业知识，尤其尚未步入临床实践工作阶段，不可能做出准确而全面的诊断上的解释。这就是以上论述的诊断学的任务所在。作为医学生重点应学会如何接触病人，如何通过问诊确切而客观地了解病情，如何正确地运用视诊、触诊、叩诊、听诊和嗅诊等物理检查方法来发现和收集患者的症状和体征，进一步了解某些临床表现的病理生理学基础，借以阐明哪些征象为正常生理表现，而哪些属于异常病态征象。联系某些异常征象的病理生理基础，通过反复推理和思考，便可得到诊断疾病的某些线索和方法。

学习诊断学的目的，除要求学生在理论上掌握诊断的原则和思维程序，还要求熟练掌握诊断检查方法。这些内容需要经历许多临床实践才能逐步实现。学习诊断学只是一个涉及临床医学课程的重要开端，或仅为步入学习临床学科的起点或前奏。必须强调，临床医学是实践性极强的一科学，很难通过一个阶段、一次性教学达到立即掌握和应用，检查成功与否与技术技巧的娴熟程度有直接关系，因此，除了学习书本知识外，还需要多接触患者，经过长时间的反复实践和不断训练。从学习诊断学开始，直至担任见习医生和实习医生乃至住院医生的整个过程中，要养成勤动口、勤动手、勤思考、精益求精、一丝不苟。自始至终地不断反复和继续巩固。这样才能名副其实地使诊断学不仅成为奠定学习内科学，诊断内科疾病的基础，而且也是学习临床医学其他各专业课程的基石。

三、学习诊断学的要求

诊断学的教学与基础教学不同，大量的教学见习需要学生面向患者，因此，首先必须教育学生关心体贴患者、同情患者，一切为患者着想，以取得患者的信任和配合。要求耐心倾听患者的陈述，检查手法要轻柔。细心观察病情的变化，培养全心全意为患者服务医德修养。学习诊断学的基本要求如下：

1. 能够独立进行系统的问诊，了解病人的主诉、症状、体征的内在联系和临床意义。

2. 能够以规范的方法独立进行系统、全面、有序地体格检查、动作规范，检查结果准确性强。

3. 熟悉血、尿、粪便等常规项目实验室检查的操作技术及检验项目的目的和临床意义；熟悉实验结果对疾病的诊断临床意义。

4. 熟悉心电图机的操作，初步掌握正常心电图及常见异常心电图的分析及其改变的意义。

5. 了解常用X线检查指征，熟悉其临床意义。

6. 掌握心电图机的操作程序，熟悉正常心电图及异常心电图的分析；能辨认心肌供血不足、心肌梗死、房室肥大、期前收缩、心房及心室颤动和传导阻滞等常见的心电图异常改变。

7. 了解超声检查、脑电图、肌电图等器械检查的应用指征和临床诊断意义。

8. 能够将问诊和体格检查资料进行系统的整理，按要求写出格式正确，文字通顺，表达清晰，字体规范，符合要求的完整病历，以及教材所推荐的表格病历。

9. 能够根据病史、体格检查及有关的辅助检查等资料做出初步或印象诊断。

（孙九伶）

第一篇　问诊

问诊，又称病史采集，是医生通过对病人或知情人的系统询问获取的第一手资料，经过综合分析而做出临床判断的一种方法。详尽而真实的病史是诊断工作中必不可少的依据。

问诊的重要意义：①通过问诊，能够了解疾病的发生、发展、诊治的全部过程，以及既往健康状况和曾患疾病的情况，与现患疾病有无关系；②有些疾病通过问诊可早期做出诊断，如机体处于病理改变的初期，尚缺乏器质性或组织形态学方面的改变，在此阶段，体格检查、实验室检查均无阳性发现，而问诊所得的资料却能更早地提供诊断线索和依据；③有些疾病仅通过问诊基本上可做出诊断，如感冒、急性支气管炎、心绞痛、消化性溃疡、癫痫等；④有些疾病只有症状而无体征或其他异常，此类疾病只有依据病史才能做出诊断，如神经症。

忽视问诊可使病史内容不全、资料不确切，常会导致误诊或漏诊，延误治疗甚至危及生命。因此，必须掌握问诊的方法、注意事项及问诊的内容。

第一节　问诊的方法及注意事项

获得病史资料的数量和质量与问诊的技巧有密切关系，涉及到一般交流技能、医患关系、医学知识、仪表礼节等多方面。

一、问诊的方法

1. 问诊开始　医生的仪态、礼节和友善的举止有助于发展与病人的和谐关系，使病人感到温暖、亲切，能获得病人的信任。注意保护病人隐私，最好不要当着陌生人问诊。医生应明白病人的期望，了解病人的目的和要求，使用恰当的语言或体语表示愿意为病人解除病痛和尽自己所能满足他的要求，这样能缩短医患之间的距离，改善互不了解的生疏局面，使病史采集能顺利地进行下去。

2. 问诊要从一般问起　先问感受最明显，最容易回答的问题，如“您感到哪里不舒服？得病多长时间了？”。待病人心情平静后，再询问需要经过思考才能回答的问题，如症状起始的特点、原因或条件，加重或缓解的因素等。逐步深入进行有目的、有层次、有顺序地询问。问诊中尽可能让病人充分地陈述（小儿病人、昏迷病人或其他原因本人不能叙述时应找了解病人情况者代述）。病人说的离题太远时，需要婉转地把话题转回，切不可生硬地打断病人的叙述。

3. 问诊过程中　医生边认真听病人的叙述，边观察病人，并随时分析、综合、归纳病人所陈述的各种症状中的内在联系，分清主次，辨明因果，抓住重点，深入询问。在倾听病人陈述病情的时候要根据所述事实，想到某些疾病的可能，以此为指导细细询问，并逐步将某些疾病排除，将某些疾病保留。对诊断和鉴别诊断有意义的部分要更详细地询问，如有几个症状同时出现必须确定其先后顺序。

当病人叙述曾患过某些疾病时，应将当时的主要症状询问清楚，做过哪些检查？结果如何？经过何种治疗？效果怎样？推测其正确性。记录所述病名，应加引号标明。

4. 急诊和门诊病例　急诊和门诊的病人需要有重点的问诊，即针对就诊的最主要或“单个”问题来问诊。随着问诊的进行，医生逐渐形成“诊断假设”，判断病人可能是哪些系统、器官的疾病，从而考虑下一步在既往史、家族史、个人史和系统回顾中选择相关内容进行问诊，可以有选择地省掉那些对解决本次就诊问题无关的内容。

二、问诊的注意事项

1. 医生对病人的态度　必须有高度的同情心及责任感，要耐心体贴，切忌审问式地询问病史。问诊时不要直呼病人姓名，应称为某女士或某先生，要亲切地向他（她）问好和作自我介绍。当病人谈及性生活等敏感问题时，询问者可用两臂交叉的姿势，表示能接受和理解他（她）的问题。和病人交谈时，在适当的时候应微笑或点头示意，不要只埋头记录，不顾与病人做必要的视线接触。

2. 询问时的语言　要通俗易懂，避免用医学术语，在选择问诊的用语时应注意不同文化背景的病人对各种词汇的理解有较大的差异（不要因为病人有时用了1～2个医学术语就以为他有医学知识，就可以用医学术语交谈了）。与病人交谈，必须用易懂的词语代替难懂的医学术语，如“你是否有过血尿?”应换句话说“尿颜色有没有改变的情况?”，同时医生也应懂些方言和土语。

3. 避免主观臆断、诱导和暗示　问诊应避免凭主观臆断、诱导和暗示病人如“您胸骨后痛吗?”，“向左前臂内侧放射吗?”，这样的提问往往会使病人在不解其意的情况下随声附和，以致使病历记录失真造成诊断错误，而应问“您的胸痛对别的部位有什么影响吗?”。

问诊还应避免责难性提问，因为这种提问常使病人产生防御心理，如“你为什么吃那样脏的食物呢?”。

4. 对危重病人的问诊　在简单扼要地询问病史和重点体格检查后，要立即进行抢救，待病人病情好转后再作全面、细致的补充问诊，以免延误治疗。

5. 对转诊病人的问诊　其他医疗单位转来的病人，其病情介绍或病历摘要，以及所有资料，应作为参考，决不能代替接诊医生的亲自问诊。

6. 多种症状并存的问诊　有的病人多种症状并存，似乎医生问及的所有症状都有，尤其是慢性病程又无侧重时，应注意在其描述的大量症状中抓住关键、把握实质；另一方面，在注意排除器质性疾病的同时，亦考虑其可能由精神因素引起，一经核实，不必深究，必要时可建议其作精神检查。但初学者在判断功能性问题时应特别小心。

7. 问诊中涉及病人的隐私，应依法为其保密。

病史绝不是病人口述发病经过的简单记录。问诊是医生脑力劳动的过程，是一项基本功，也是一门技巧，需要一定的医学知识和临床工作经验，要努力学习，反复实践，逐步提高。

第二节　特殊情况的问诊

（一）缄默与忧伤

缄默是由于疾病或其他原因使病人的情绪不稳定，问诊时病人闭口不语，也可能是由于问诊时语言不得当或批评性的提问使病人沉默或不悦，或因医生过多、过快的直接提问，使病人被动而惶惑。因此,询问时应及时察觉予以避免,并减慢问诊速度。

忧伤可能是问诊时所提及的问题,当触及到病人的敏感方面而使其伤心,或病人因病痛伤心而哭泣、情绪低沉,医生应给予安慰、理解,待病人情绪稳定后再继续问诊。

(二) 焦虑与抑郁

焦虑是病人着急忧虑。对焦虑病人应鼓励使其讲出感受,并注意其语言的和非语言的各种异常的线索,确定问题的性质,给予宽慰和保证,如说"不用担心,你的病会好起来的"。说这类话时,应注意分寸,首先应了解病人的主要问题,确定表述的方式,以免适得其反,产生抵触情绪,使交流更加困难。

抑郁是心有愤恨,不能诉说而烦闷。抑郁是临床上最常见的一种症状,且易于忽略,应予特别重视,如询问病人通常的情绪如何,对未来、对生活的看法。如怀疑病人有抑郁症,应按精神科要求采集病史和作精神检查。

(三) 愤怒与敌意

因疾病的影响病人情绪不稳,失去控制,可能迁怒于他人,或由于医务人员的语言不够和蔼,态度生硬,可使病人愤怒或怀有敌意。对此,医生一定不能发怒,应采取坦然、理解、不卑不亢的态度,尽量发现病人发怒的原因并予以解决,注意切勿使病人迁怒其他人或影响到医院其他部门。问诊应该缓慢而清晰,内容主要限于现病史为好,对个人史及家庭史或其他可能比较敏感的问题,询问要十分谨慎,可试探性的进行询问,以免触怒病人。

(四) 精神疾病病人

完整的精神科问诊应包括两部分内容,病史采集和精神检查。精神疾病病人大多数对自己的疾病缺乏自知力,有些精神病病人叙述的病史不可靠,有些甚至不认为自己有精神障碍,其病史应从病人的亲属中获取,这一点非常重要。尽管直接问病人一些与病史有关的问题是必要的,但是,要给病人一些机会让其自发地谈,因为有些意想不到的材料会从中发现。问诊应该在安静地、不受打扰的房间里进行。精神检查有时还要收集病人的书信或日记,从中发现重要的病史和其他材料。在问诊的同时,还要仔细观察病人的情绪反应、语气、面部表情和行为。

(五) 语言障碍

文化水平较低一般不妨碍其提供病史,但病人理解能力差及医学知识缺乏可能会影响问题的回答。问诊时,语言应通俗易懂,减慢问话的速度。病人通常对疾病耐受力较强,对疾病的叙述不充分。语言障碍的病人,通常不易主动陈述,对口吃病人劝其不要着急,鼓励病人叙述下去,要耐心倾听,并应注意必要的重复与核实。

由于对医生的尊重及对环境的生疏,病人通常表现的过分顺从,有时对问题回答"是"不过是一种礼貌的表示,实际上,可能并不理解,也不一定是同意或肯定的回答,对此应特别注意。

(六) 残疾病人的问诊

残疾病人在提供病史上较其他人更为困难,除了需要更多的同情、关心和耐心之外,需要用更多的时间收集病史。以下技巧有助获得病史资料:如对聋哑人,相互理解常有困难,可用简单明了的手势或肢体语言进行交流,也可请病人家属及朋友解释或代述,必要时作书面提问、书面交流;对盲人,应给予更多的安慰和爱护,先向病人做自我介绍及介绍周围情况,搀扶病人就座,这些均有利于获得病人的信任和进行问诊。

（七）儿童的问诊

儿童大多不能自己叙述病史，须由家长或他人代述。所提供的病历材料是否可靠，与他们观察儿童的能力及接触儿童的密切程度有关，因此在病历记录中应予说明。问病史时应注意态度和蔼，体谅家长因子女患病而引起的焦急心情，认真地对待家长所提供的每个症状，因家长最了解情况，最能早期发现小儿病情的变化。5～6岁以上的儿童，可让他自己补充叙述一些有关病情的细节，但应注意其记忆及表达的准确性。有些患儿由于惧怕住院、打针等而不肯实说病情，在与他们交谈时应仔细观察并全面分析，有助于判断其可靠性。

（八）老年人的问诊

老年人一般不影响提供病史情况，但有些病人因体力、视力的减退，以及思维反应的缓慢，可能对问诊有一定的影响。应注意以下技巧：先用简单清楚、通俗易懂的语言询问一般性问题；减慢问诊速度，使之有足够时间思索、回忆并注意病人的反应（如是否听懂，有无思维障碍、精神失常）；必要时向家属及朋友收集病史；耐心仔细进行系统回顾，以便发现重要线索；仔细询问过去史及用药史；个人史要重点询问个人嗜好；注意精神状态、外貌、语言、步态；了解配偶状况与家庭及子女的关系等。

第三节 问诊的内容

问诊的内容即住院病历所要求的内容，包括：一般项目、主诉、现病史、既往史（系统回顾）、个人史、婚姻史、月经史、生育史、家族史九项内容。

一、一般项目

包括姓名、性别、年龄、民族、婚姻、籍贯、出生地、现住址（通讯地址电话号码）、工作单位、职业、入院日期、记录日期、病史陈述者、可靠程度。若病史陈述者并非本人，则应注明其与病人的关系。记录年龄时应填写实足年龄，不可以"儿"或"成"代替。

二、主诉

病人感受最主要的症状或体征及其持续的时间称为主诉。一个好的主诉，一般不超过16～22个字，既简明扼要，又能说明两个问题：一是哪个系统的疾病，二是病情的轻重程度及时间，如"咳嗽、咳痰5天"；"发热咳嗽3天、伴痰中带血1天"；"上腹部反复疼痛5年、呕血1小时"等。记述主诉不宜用病人自己的言词，亦不是医生对病人的诊断用语，如不能写"患风湿性心脏病3年"，而应记述为"活动后心慌气短3年"。

三、现病史

现病史是病史中的主体部分，以主诉为线索，作更细致、更具体的描述。是指病人从发病开始到就诊的时间，疾病发生、发展及变化的全部情况。有些慢性病，如溃疡病和慢性支气管炎可以反复发作多年，在采集现病史时亦应从开始发病的那时起，描述其病情演变的全过程。现病史可包括下列几个方面：

1. 患病时间　是指发病到就诊的时间，如先后出现几个症状则需追溯到首发症状的时间，并按时间顺序询问整个病史后分别记录，如"呼吸困难5个月，心慌2个月，下肢水肿10

天”。从以上症状及其发生的时间顺序可以看出是心脏病病人逐渐出现心力衰竭的发展过程。时间长短可按数年、数月、数日计算，发病急骤病人可按小时、分钟计算。

2. 起病情况　每种疾病的发生都有各自特点，详细询问起病的情况对诊断疾病具有重要的鉴别意义。有的疾病起病急骤，如心绞痛和急性胃肠穿孔等，有的疾病则起病缓慢，如肺结核、慢性风湿性心脏瓣膜病等。疾病的发作与某些因素有关，如脑血栓形成常发生于睡眠时，脑出血常发生于情绪激动时。

3. 病因与诱因　尽可能了解与本次发病有关的病因（如感染、中毒等）和诱因（如气候变化、环境改变、情绪、起居、饮食失调等），有助于明确诊断与拟定治疗方案。病人对直接或近期的病因容易说出，但当病因比较复杂或病程较长时，病人往往难于言明，这时需要医生进行科学的分析和归纳。

4. 主要症状的特点　包括主要症状出现的部位、性质、持续时间和程度、缓解或加剧的因素。了解这些特点对判断疾病所在的系统、病变的部位、范围和性质很有帮助，如上腹部痛多为胃、十二指肠或胰腺的疾病，急性右下腹疼痛则多为阑尾炎，若为女性病人还应考虑到卵巢或输卵管的疾病。对疼痛的性质也应作有鉴别意义的询问，如绞痛、钝痛、胀痛、灼痛、刀割样痛、隐痛以及症状是持续性还是阵发性，发作及缓解的时间等。

5. 病情的发展与演变　包括患病过程中主要症状的变化或新症状的出现，如有心绞痛病史的病人本次发作疼痛加重而且持续时间较长时；则应考虑到急性心肌梗死的可能，糖尿病病人出现恶心、呕吐、脱水、深大呼吸、呼气有烂苹果味及神志障碍，则应考虑糖尿病酮症酸中毒。

6. 伴随症状　在主要症状的基础上又同时出现一系列的其他症状。这些伴随症状是鉴别诊断的依据，或提示出现了并发症，如腹泻伴里急后重；右上腹痛、恶心、呕吐、发热、伴黄疸等。按一般规律在某一疾病应该出现的伴随症状而实际上没有出现时，也应将其记录于现病史中以备进一步观察，因为这种阴性表现往往具有重要的鉴别诊断意义。一份好的病历不应放过任何一个主要症状之外的细小伴随迹象，因为它们往往在诊断疾病方面，起着不可忽视的作用。

7. 诊治经过　病人于本次就诊前已经接受过其他医疗单位诊治时，则应询问作过何种检查？结果怎样？若已进行过治疗，则应问明使用过的药物名称、剂量和疗效。如经特殊治疗（如洋地黄）应详细问清其用法、日期及用药后反应，并记录在病史中，以作为制定本次诊治方案的参考。

8. 病程中的一般情况　现病史最后记述病人患病后的精神、体力状态、食欲及食量的改变、睡眠与大小便的情况等。这些对全面估计病人的预后以及采取什么辅助治疗措施十分有用，有时对鉴别诊断也能够提供重要的参考资料。

四、既　往　史

应详细询问病人既往的健康状况和过去所患疾病，与现在所患疾病有无密切关系。例如对心脏瓣膜病病人应详细询问过去有无咽痛、游走性关节痛等，对脑血管意外的病人应询问是否有过高血压病等。

记述既往史时应注意不要和现病史发生混淆。

对居住或生活地区的主要传染病、地方病和外伤、预防接种以及对药物、食物和其他接触物的过敏等，特别是对某些药物如磺胺类药物、青霉素等的过敏史，皆应记录于既往史中。记录顺序一般按年月的先后排列。

系统回顾

为了避免病情遗漏，按系统地询问过去发生的情况，不管症状和体征有无均应一一记录于病历中。可帮助医生在短时间内扼要地了解病人某个系统是否发生过疾病，以及这些已发生过的疾病与本次疾病间的因果关系，这个过程称之为系统回顾。

系统回顾是规范病历不可缺少的部分，应按照身体的各个系统详细询问并记录。

1. 呼吸系统 有无咳嗽，咳嗽的性质、发生和加剧的时间，咳嗽的程度、频率与气候变化及体位改变的关系；有无咳痰，咳痰的特点、颜色、粘稠度和气味等；有无咯血，咯血的性状、颜色和量；有无呼吸困难，呼吸困难的性质、程度和出现的时间；有无胸痛，胸痛的部位、性质以及与呼吸、咳嗽、体位的关系；有无发冷、发热、盗汗和体重改变等。

2. 循环系统 有无心慌及心慌发生的时间与诱因；心前区疼痛的性质、程度以及出现和持续的时间、有无放射、放射的部位、引起疼痛发作的诱因和缓解方法；呼吸困难出现的诱因和程度，发作时与体力活动和体位的关系；有无咳嗽、咯血、咳痰等；水肿出现的部位和时间；有无腹腔积液、肝区疼痛、头痛、头晕、晕厥等；既往是否有过类似的症状。

3. 消化系统 有无口腔疾病、食欲改变、反酸、嗳气、腹痛、腹胀、腹泻及其出现的缓急、程度、持续的时间及进展的情况；呕吐发生的时间、诱因、次数，呕吐物的内容、量、颜色及气味；呕血的量及颜色；腹痛的部位、程度、性质和持续时间、有无规律性、是否向其他部位放射，与饮食、气候及精神因素的关系、按压后疼痛减轻或加重；排便次数、粪便颜色、性状、量和气味；病人是否伴有发热与皮肤黏膜黄染；有无体力、体重的改变。

4. 泌尿生殖系统 有无水肿，发生的时间及其部位；有无排尿困难、尿痛、尿频、尿急、多尿、少尿、夜尿增多、尿的颜色改变、尿潴留及尿失禁等；是否有腰、腹痛，疼痛的部位、有无放射痛；外生殖器有否溃疡、皮疹；性欲有否障碍。

5. 造血系统 有无乏力、头晕、眼花、耳鸣、烦躁、记忆力减退、心悸、吞咽困难、恶心、食欲异常（异嗜症）；皮肤黏膜有无苍白、黄染、出血点、瘀斑、血肿；有无淋巴结及肝脾增大；胸骨有无压痛等情况。

6. 代谢、内分泌系统 有无烦渴、多饮、多食、多尿、畏寒、怕热、多汗、乏力、头痛、视力障碍、心悸、水肿等；有无肌肉震颤及痉挛；有无性格、智力、甲状腺、性器官的发育异常；有无骨骼、体重、皮肤、毛发的改变。

7. 神经系统 有无头痛、失眠、嗜睡、记忆力减退、意识障碍、晕厥、痉挛、瘫痪、视力障碍、感觉及运动异常，有无性格改变、感觉与定向力障碍，如疑有精神状态异常，还应了解其情绪、思维、智能、能力、自知力等。

8. 运动系统 骨骼发育情况有无异常，有无畸形、骨折、关节肿痛、关节强直或变形；有无肢体肌肉麻木、疼痛、痉挛、萎缩、瘫痪等。

五、个 人 史

个人史包括以下内容：

1. 社会经历 包括出生地、居住地区和居留时间（尤其是疫源地和地方病流行区）、受教育程度、经济生活和业余爱好等。

2. 职业及工作条件 包括工种、劳动环境、对工业毒物的接触情况及时间。

3. 习惯与嗜好　起居与卫生习惯、饮食的规律与质量、烟酒嗜好与摄入量等。

4. 冶游史　有无不洁性交史，是否患过淋病性尿道炎、尖锐湿疣、软下疳等。

5. 吸毒史　有无吸毒史及毒物的种类、用量、时间、是否成瘾等。

小儿病人应询问出生、喂养、生长发育（包括体格发育及智力发育）等情况。

六、婚　姻　史

记述未婚或已婚、结婚年龄、配偶健康状况、性生活情况、夫妻关系等。

七、月　经　史

记述月经初潮的年龄、月经周期和经期天数、经血量和颜色、经期症状，有无痛经与白带、末次月经日期、闭经日期、绝经年龄。记录格式如下：

$$\text{初潮年龄}\frac{\text{行经日期（天）}}{\text{月经周期（天）}}\quad\text{末次月经时间（或绝经年龄）}$$

例：$14\,\frac{3\sim6\text{天}}{28\sim30\text{天}}$　　2004年1月9日（或50岁）

八、生　育　史

妊娠与生育次数，人工或自然流产的次数，有无早产、死产、手术产、产褥热以及计划生育状况等。对男性病人也应询问是否患过影响生育的疾病。

九、家　族　史

询问双亲与兄弟姐妹及子女的健康与疾病的情况，特别应询问是否有与病人同样的疾病，有无与遗传有关的疾病，如血友病、白化病、遗传性球形红细胞增多症等；可能与遗传有关的疾病如糖尿病、精神病等。家庭中有无传染病如结核病、病毒性肝炎等；若已死亡，则应了解死因及年龄；对与遗传有关的疾病，根据需要可以扩大家族史的问诊范围，某些遗传性疾病还涉及到父母双方亲属，也须问明。若在几个成员或几代人中皆有同样疾病发生，可绘出家系图显示

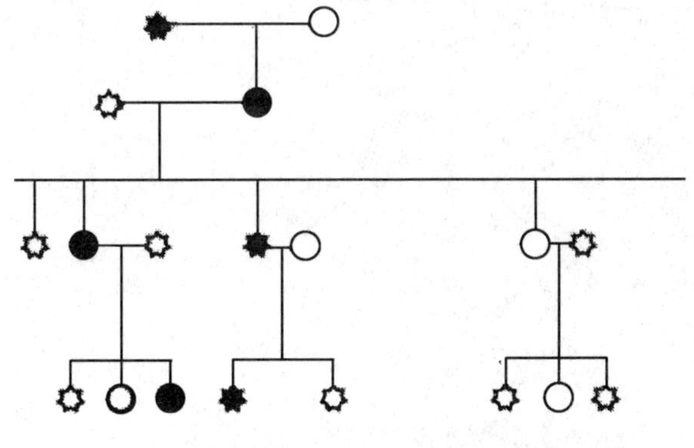

图1-1　遗传性疾病家系图

详细情况(图 1-1)。

问诊是任何方式所不能取代的基本功。将问诊、查体所获得的资料经过医学的思维加工、整理,最后将病人的陈述,按规范格式写出完整、系统、简练而科学的记录,即病历。

(于三新)

第二篇　常见症状

症状(symptom)是指患者主观感觉到的异常感觉或病态改变,如头痛、发热、吞咽困难等。症状是认识疾病的向导,并能为诊断疾病提供重要的线索或佐证。疾病的症状很多,同一疾病可有不同的症状,而不同的疾病又可有同一症状。因此,在诊断疾病时,必须结合所有临床资料,综合分析,不能单凭一个或几个症状作出错误的诊断。

第一节　发　　热

正常人的体温相对恒定。任何原因导致体温升高超出正常范围时,称为发热(fever)。

【正常体温与生理变异】　正常人体温一般为36~37℃左右,但存在着个体差异且常受体内、外因素影响而稍有波动。一般下午体温较早晨略高,剧烈运动、劳动或进餐后体温也可略升高,但波动范围一般不超过1℃;老年人因代谢率较低,体温相对低于青壮年;妇女在月经前及妊娠期体温稍高于正常;高温环境下体温也可略升高。

【病因】　引起发热的病因很多,大致可分为感染性和非感染性两大类,以前者多见。

1. 感染性发热　各种病原体如细菌、病毒、支原体、立克次体、螺旋体、真菌、寄生虫等所引起的感染,均可导致发热。

2. 非感染性发热

(1)无菌性坏死物质的吸收:如大面积烧伤、大手术后组织损伤、内出血、内脏梗死、恶性肿瘤、溶血反应等。

(2)抗原-抗体反应:如风湿热、药物热、血清病等。

(3)内分泌代谢疾病:如甲状腺功能亢进、严重脱水等。

(4)体温调节中枢功能失常:如中暑、重度安眠药中毒、脑出血、脑外伤等可直接损害体温调节中枢,致其功能失常而引起发热。

(5)皮肤散热减少: 如广泛性皮炎、鱼鳞病、慢性心功能不全等,一般为低热。

(6)自主神经功能紊乱:功能性发热,多为低热。

【发生机制】

1. 致热源性发热　多数发热为此类。致热源可分为外源性和内源性两大类。外源性致热源如细菌的内毒素,因其分子量大,虽然它不能通过血-脑脊液屏障直接作用于体温调节中枢引起发热,但可激发中性核细胞和单核细胞,使之释放内源性致热源如白介素、干扰素等,后者因其分子量小,可通过血-脑脊液屏障直接作用于体温调节中枢,使体温调定点上移而引起发热。

2. 非致热源性发热　①体温调节中枢受损:如脑外伤、出血等;②产热过多:如甲状腺功能亢进;③散热减少:如先天性汗腺缺乏、心力衰竭、环境高热等。

【临床表现】

1. 发热的分度　以口腔温度为准,发热可分为以下几类:低热(37.3~38℃)、中等度热

(38.1～39℃)、高热(39.1～41℃)和超高热(41℃以上)。

2. 发热的临床过程与特点

(1)体温上升期：此期常有疲乏无力、肌肉酸痛、皮肤苍白、干燥、无汗、畏寒或寒战等临床表现。体温上升的方式有两种：

1)骤升型：体温在数小时内上升到39～40℃或以上，常伴有寒战，多见于大叶性肺炎、败血症、疟疾、流行性感冒、急性肾盂肾炎等。

2)缓升型：体温逐渐上升，数天内才达到高峰，可见于结核病、伤寒、布氏杆菌病等。

(2)高热期：体温上升达高峰后，可持续数小时(如疟疾)、数天(如大叶性肺炎、流行性感冒)或数周(如伤寒)。此期临床表现为皮肤潮红而灼热，呼吸加快加深，可有出汗、头痛等。

(3)体温下降期：体温下降亦有两种方式：

1)骤降型：体温于数小时内迅速下降至正常，常伴有大汗淋漓，多见于疟疾、大叶性肺炎、输液反应等。

2)缓降型：体温于数日内逐渐降至正常，如伤寒、风湿热等。

3. 热型与临床意义 热型(fever type)是指按常规方法测量发热病人的体温，并标记在体温单上所形成的不同形状的体温曲线。许多发热性疾病有比较特征的热型，对疾病的诊断和鉴别诊断有一定的价值。临床常见的热型有以下几种：

(1)稽留热(continued fever)：体温维持在39～40℃，24小时内体温波动范围不超过1℃，可持续数天至数周。常见于大叶性肺炎、伤寒等疾病的高热期(图2-1)。

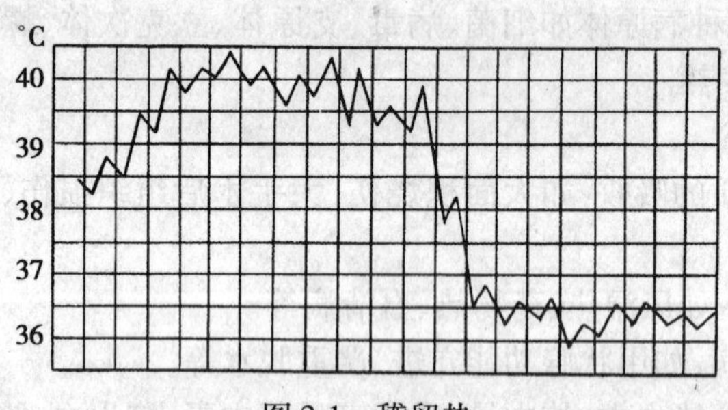

图2-1 稽留热

(2)弛张热(remittent fever)：又称败血症热、消耗热。体温在39℃以上，24小时内波动范围超过2℃，但体温最低时仍高于正常。常见于败血症、脓毒血症、重症肺结核、风湿热等(图2-2)。

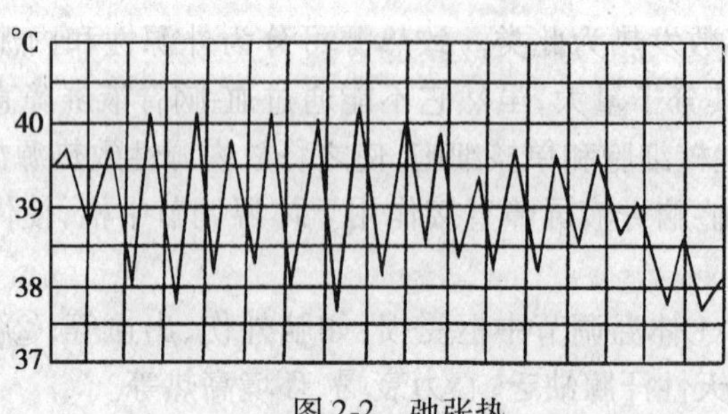

图2-2 弛张热

(3)间歇热(intermittent fever)：体温突然升高达39℃以上，持续数小时后又迅速下降至正常，经过数小时或数天间歇后，体温又突然升高，如此反复交替出现。见于疟疾、急性肾盂肾炎等（图 2-3）。

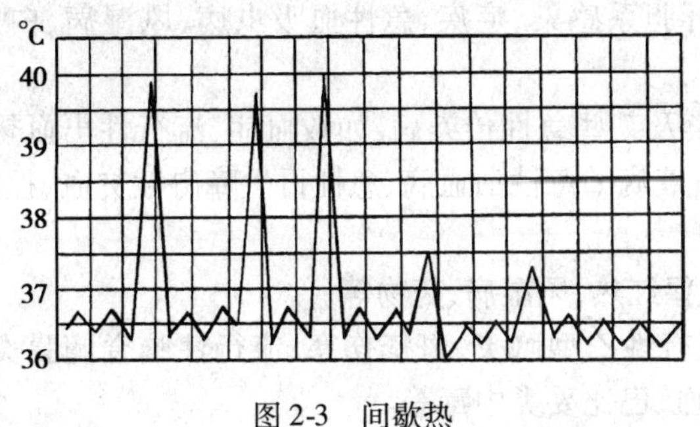

图 2-3 间歇热

（4）波状热（undulant fever）：体温在数小时内逐渐上升至39℃或以上，数天后逐渐下降正常，持续数天后又逐渐升高，如此反复多次。常见于布氏杆菌病（图 2-4）。

（5）回归热（recurrent fever）：体温急骤上升至39℃或以上，持续数天后又骤然下降至正常，高热期与无热期各持续若干天后规律性交替出现。见于回归热、霍奇金（Hodgkin）病（图 2-5）。

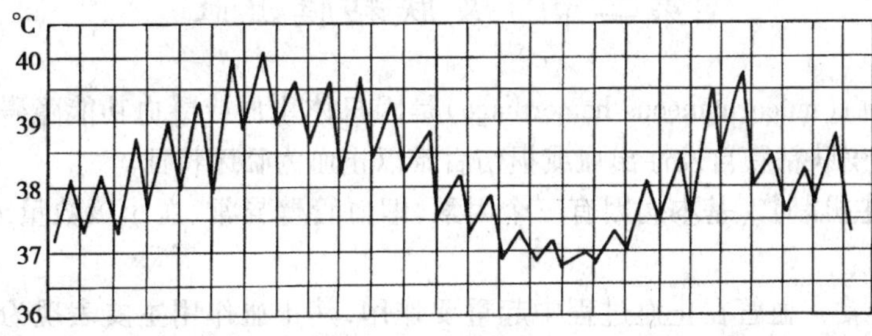

图 2-4 波状热

（6）不规则热（irregular fever）：发热的体温曲线无任何规律。可见于许多疾病，如结核病、风湿热、支气管肺炎、渗出性胸膜炎、癌性发热等（图 2-6）。

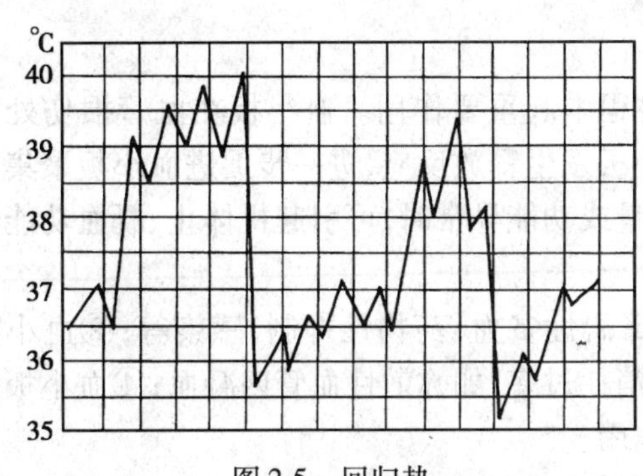

图 2-5 回归热

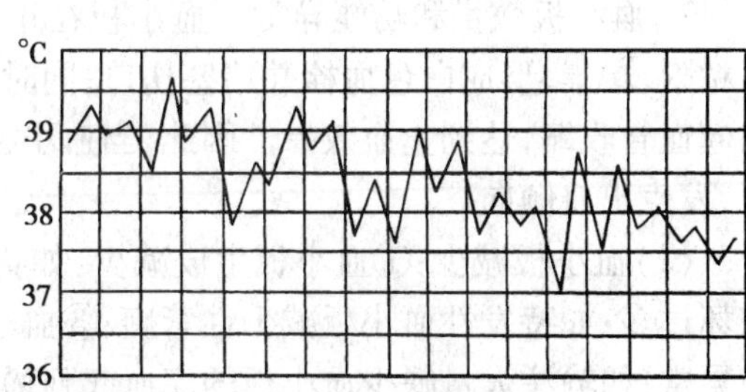

图 2-6 不规则热

热型有助于不同发热疾病的诊断和鉴别诊断。但必须注意：由于抗生素的广泛应用，及时控制了感染，或因解热药物及肾上腺皮质激素的应用，可使某些疾病的特征性热型变得不典型或呈不规则热型；另外，热型也与个体反应性的强弱有关，如老年人患休克型肺炎时可仅有低热或无发热。因此，对待热型要结合临床表现作具体分析。

【伴随症状】 发热时的伴随症状有助于发热病因的诊断和鉴别诊断。

1. 发热伴寒战　常见于大叶性肺炎、急性胆囊炎、急性肾盂肾炎、败血症、疟疾、流行性脑脊髓膜炎、钩端螺旋体病、急性溶血、药物热、输液反应等。

2. 发热伴结膜充血　多见于麻疹、流行性出血热、咽结膜热、钩端螺旋体病等。

3. 发热伴淋巴结肿大 见于传染性单核细胞增多症、淋巴结结核、白血病、转移瘤、淋巴瘤、布氏杆菌病等。

4. 发热伴肝脾大 多见于病毒性肝炎、肝胆系感染、疟疾、急性血吸虫病、风湿病、白血病、淋巴瘤、布氏杆菌病等。

5. 发热伴皮肤粘膜出血 可见于重症感染及某些急性传染病,如败血症、流行性出血热、病毒性肝炎、钩端螺旋体病等;亦可见于某些血液病如急性白血病、急性再生障碍性贫血、猩红热、恶性组织细胞病等。

6. 发热伴皮疹 常见于麻疹、水痘、风疹、猩红热、风湿病、药物等。

7. 发热伴昏迷 先发热后昏迷,常见于流行性乙型脑炎、斑疹伤寒、流行性脑脊髓膜炎、中毒性菌痢、中暑等;先昏迷后发热,见于脑出血、巴比妥类中毒等。

第二节 皮肤粘膜出血

皮肤粘膜出血(mucocutaneous hemorrhage)是因机体止血或凝血功能障碍所引起,通常以全身性或局限性皮肤粘膜自发性出血或损伤后难以止血为临床特征。

【病因与发生机制】 基本病因有三个因素,即血管壁异常、血小板数量或功能异常及凝血功能障碍。

1. 血管壁异常 血管在止血过程中起重要作用,其止血作用主要表现为:①血管收缩作用;②血小板激活和启动凝血反应;③血粘度增高。若上述作用障碍时,机体就会出现出血倾向。常见于:

(1)遗传性毛细血管扩张症、血管性假性血友病等;

(2)过敏性紫癜、老年性紫癜;

(3)感染性血管性紫癜、类固醇紫癜等。

2. 血小板数量和功能异常 血小板在止血过程中起重要作用。血小板在血管损伤处相互粘附、聚集,形成白色血栓并堵塞伤口;同时血小板发生释放反应,进一步促进血小板聚集并引起血管收缩,达到止血效果。因此,当血小板数量或功能异常时,可引起机体止、凝血功能障碍,发生出血倾向。

(1)血小板减少:①血小板生成减少:如再生障碍性贫血、药物性抑制、感染等;②血小板破坏过多:如特发性血小板减少性紫癜;③血小板消耗过多:如弥散性血管内凝血;④血小板分布异常:如输注大量缺少血小板的库血起到稀释作用。

(2)血小板功能异常:①遗传性:如血小板无力症、血小板病等;②继发性:继发于尿毒症、慢性肝病、弥散性血管内凝血等。

(3)血小板增多:①原发性:原发性血小板增多症;②继发性:继发于慢性粒细胞白血病、脾切除后、创伤等。

3. 凝血功能障碍 凝血过程较复杂,有许多凝血因子参与,任何一个凝血因子缺乏或功能不足均可引起凝血障碍,导致皮肤粘膜出血。

(1)遗传性:血友病、低纤维蛋白原血症、凝血酶原缺乏症、低凝血酶原血症、凝血因子缺乏症等。

(2)继发性:严重肝病、尿毒症、维生素 K 缺乏。

(3)循环血液中抗凝物质增多或纤溶亢进:异常蛋白血症类肝素抗凝物质增多、抗凝药物治疗过量、原发性纤溶或弥散性血管内凝血所致的继发性纤溶。

【临床表现】 皮肤粘膜出血表现为血液淤积于皮肤或粘膜下,形成红色或暗红色斑,压之不褪色,视出血面积大小可分为瘀点(<2mm)、紫癜(3~5mm)和瘀斑(>5mm)。

血小板减少出血的特点为皮下出血、压之不褪色,常同时有出血点、紫癜和瘀斑以及鼻出血、牙龈出血、月经过多、血尿及黑便等,严重者可导致脑出血。血小板病出血的特点为血小板计数正常,出血轻微,以皮下、鼻出血及月经过多为主,但手术时可出现出血不止。

因血管壁异常引起的出血特点为皮肤粘膜的瘀点、瘀斑,如过敏性紫癜表现为四肢或臂部有对称性、高出皮肤(荨麻疹或丘疹样)紫癜,可伴有痒感、关节痛及腹痛,累及肾脏时可有血尿。老年性紫癜常为手、足的伸侧瘀斑;单纯性紫癜为慢性四肢偶发瘀斑,常见于女病人月经期等。

因凝血功能障碍引起的出血常表现有内脏、肌肉出血或软组织血肿,亦常有关节腔出血,且常有家族史或肝脏病史。

【伴随症状】

1. 四肢对称性紫癜伴有关节痛及腹痛、血尿者 见于过敏性紫癜;
2. 紫癜伴有广泛性出血(如鼻出血、牙龈出血、血尿、黑便等) 见于血小板减少性紫癜、弥散性血管内凝血;
3. 紫癜伴有黄疸 见于肝病;
4. 自幼有轻伤后出血不止伴关节肿痛或畸形者 见于血友病。

第三节 水 肿

过多的液体潴留在组织间隙中而出现肿胀时,称为水肿(edema)。水肿可分为全身性或局部性。过多液体积聚在体腔内称积水,如心包积水、胸腔积水等。一般情况下,水肿这一术语,并不涵盖内脏器官局部的水肿如脑水肿、肺水肿等。

【发生机制】 产生水肿的主要因素有:①钠与水潴留,如继发性醛固酮增多症等;②毛细血管滤过压升高,如右心衰竭等;③毛细血管通透性增高,如神经性水肿等;④血浆胶体渗透压降低,如营养不良性浮肿等;⑤淋巴液或静脉回流受阻,如丝虫病或血栓性静脉炎等。

【病因与临床表现】

1. 全身性水肿

(1)心源性水肿:常见原因为右心功能不全。发生机制是有效循环血量减少,肾血流量减少,肾小球滤过率降低,继发醛固酮增多,引起钠水潴留以及静脉瘀血,导致毛细血管滤过压增高,组织液回吸收减少。心源性水肿的特点是首先出现于身体下垂部分,并可随体位变化而改变。如非卧床病人的水肿先出现于踝内侧;卧床病人的水肿首先出现于腰骶部。此外,通常还有右心衰竭的其他表现,如颈静脉怒张、肝大、静脉压升高等,严重时可出现胸、腹水等。

(2)肾性水肿:常见原因是各型肾炎和肾病。发生机制是由多种因素引起肾排泄水钠减少,导致水钠潴留,细胞外液量增多,引起水肿。水肿特点是疾病早期晨起有眼睑与颜面水肿,以后发展为全身水肿。常伴有尿改变、高血压、肾功能损害等表现。肾源性水肿需与心源性水肿相鉴别,鉴别要点如表2-1。

表 2-1 心源性水肿与肾源性水肿的鉴别

	心源性水肿	肾源性水肿
开始部位	从足部开始,向上延及全身	从眼睑、颜面开始,延及全身
发展快慢	发展较缓慢	发展常迅速
水肿性质	比较坚实,移动性小	软而移动性大
伴随病征	伴有心力衰竭病征:如心脏增大、心脏杂音、肝大、肝颈静脉回流征阳性和静脉压升高等	伴有肾脏病其他病征:如高血压、蛋白尿、血尿、管型尿和眼底改变等

(3)肝源性水肿:常见原因是肝硬化失代偿期。水肿形成的机制主要是门静脉压力增高、低蛋白血症、肝淋巴液回流障碍、继发性醛固酮增多等。特征为水肿发生较缓慢,常先出现于踝部,以后逐渐向上蔓延,而头、面部及上肢常无水肿。肝硬化失代偿期时,最突出的表现为腹水。

(4)营养不良性水肿:见于慢性消耗性疾病长期营养缺乏、胃肠吸收功能不良、重度烧伤等所致低蛋白血症。其特点是水肿发生前常有消瘦、体重减轻等表现。水肿常从足部开始逐渐蔓延全身。

(5)其他:①粘液性水肿:常在眼睑、颜面及下肢出现,为非指凹性水肿,见于甲状腺功能减退症;②经前期紧张综合征:其特点为月经前1~2周出现眼睑、踝部及手部轻度水肿,可伴乳房胀痛及盆腔沉重感,月经后水肿逐渐消退;③药物性水肿:见于肾上腺糖皮质激素、雄激素、雌激素、甘草制剂等应用过程中,停药后逐渐消退;④特发性水肿:常出现在身体下垂部位,站立过久或行走过多后出现,多见于女性。

2. 局部性水肿

(1)局部静脉回流受阻:如上腔静脉或下腔静脉受压引起的上腔静脉阻塞综合征或下腔静脉阻塞综合征以及肢体静脉血栓形成、下肢静脉曲张等引起的局部水肿等。

(2)淋巴回流受阻:如丝虫病引起的下肢象皮肿。

(3)血管神经性水肿:为变态反应性疾病,病人多有对某些药物或食物的过敏史。其特征为突发,水肿部位的皮肤呈苍白色或蜡样光泽,硬而有弹性,无疼痛。多发生于面、口唇或舌部。若水肿累及声门,可危及生命。

【伴随症状】

1. 水肿伴肝大者 可为心源性、肝源性或营养不良性,如同时有颈静脉怒张者则为心源性;
2. 水肿伴蛋白尿者 常为肾源性,而轻度蛋白尿也可见于心源性;
3. 水肿伴黄疸、蜘蛛痣、脾大、腹水者 常为肝源性;
4. 水肿与月经周期有关者 原因不明,为特发性;
5. 水肿伴呼吸困难、不能平卧、肝大、腹水、颈静脉怒张者 见于心源性。

第四节 咳嗽与咳痰

咳嗽是机体的一种保护性反射动作。通过咳嗽反射可有效清除呼吸道内的分泌物或进入气道内的异物。如长期、频繁、剧烈的咳嗽势必影响患者的工作、休息,则失去其保护性意义。

咳痰是通过咳嗽动作将呼吸道内病理性分泌物排出口腔外的现象。正常支气管粘膜腺体和杯状细胞只分泌少量粘液,使呼吸道粘膜保持湿润。当各种原因(生物性、物理性、化学性、过敏性)使粘膜或肺泡充血、水肿、毛细血管通透性增高,腺体、杯状细胞分泌增加,漏出物、渗出物(含白细胞、红细胞、吞噬细胞、纤维蛋白等)及粘液、浆液、吸入的尘埃与组织破坏产物一起混合成痰。

【发生机制】　位于喉、气管及支气管粘膜的感受器,将各种原因刺激所产生的冲动由迷走神经、舌咽神经和三叉神经的感觉神经纤维传入延髓咳嗽中枢引起咳嗽反射,传出冲动经喉下神经、膈神经与脊神经分别传到咽肌、声门、膈与其他呼吸肌,引起咳嗽动作。咳嗽动作的全过程包括:快速、短促吸气,膈下降,声门迅速关闭,随之呼吸肌强烈收缩,使肺内压迅速升高,然后声门突然开放,肺内高压气流喷射而出,冲击声门裂隙而发生咳嗽动作与特别声响,呼吸道内的分泌物或异物亦随之被排出。

【病因】

1. 呼吸道疾病　从鼻咽部到小支气管整个呼吸道粘膜受到刺激时,均可引起咳嗽。刺激效应以喉部杓状间腔和气管分叉部粘膜最敏感。一般认为肺泡内稀薄分泌物、渗出物、漏出物进入小支气管将引起咳嗽。呼吸道各部位受刺激性气体(如冷热空气、氯、溴、酸、氨等)、粉尘、异物、炎症、出血与肿瘤等刺激,均可引起咳嗽。

2. 胸膜疾病　胸膜炎或胸膜受刺激时,均可引起咳嗽。

3. 心血管疾病　如二尖瓣狭窄引起的肺瘀血或肺水肿,或因右心及体循环静脉栓子脱落引起肺栓塞时,肺泡与支气管内漏出物或渗出物刺激肺泡壁及支气管粘膜而引起咳嗽。

4. 中枢神经因素　从大脑皮质发出冲动传至延髓咳嗽中枢,人可随意引发咳嗽或抑制咳嗽。

【临床表现】

1. 性质　咳嗽无痰或痰量甚少,称干性咳嗽,见于急性咽喉炎、急性支气管炎初期、胸膜炎、肺结核初期等;咳嗽伴有痰液称湿性咳嗽,见于慢性支气管炎、肺炎、肺脓肿、支气管扩张症、空洞型肺结核等。

2. 咳嗽出现的时间与节律　急性骤然发作的咳嗽,多见于急性上呼吸道炎症、气管或支气管异物;长期反复发作的慢性咳嗽,多见于慢性支气管炎、支气管哮喘和肺结核等慢性呼吸道疾病。由于体位改变引起痰液流动,往往使慢性支气管炎、支气管扩张症、慢性肺脓肿的咳嗽于清晨起床或夜间睡眠时加剧。左心功能不全时夜间咳嗽明显,与夜间肺瘀血加重及迷走神经兴奋性增高有关。

3. 咳嗽的音色　咳嗽声音嘶哑,多见于声带炎、喉炎、喉结核、喉癌和喉返神经麻痹等;金属音调咳嗽,见于纵隔肿瘤、主动脉瘤或支气管肺癌压迫气管等;阵发性连续剧咳伴有高调吸气回声(鸡鸣样咳嗽),见于百日咳、会厌及喉部疾患或气管受压;咳嗽声音低微或无力,见于极度衰弱或声带麻痹患者。

4. 痰的性状和量　痰的性质可分为粘液、粘液脓性、脓性、血性等。急性呼吸道炎症时痰量较少;而支气管扩张症、肺脓肿、支气管胸膜瘘时痰量较多,且多呈脓性,静置后出现分层现象:上层为泡沫,中层为浆液或浆液脓性,下层为坏死组织。脓痰有恶臭气味者,提示有厌氧菌感染;黄绿色或翠绿色痰,提示铜绿假单胞菌感染;痰白粘稠、牵拉成丝难以咳出,提示有白色念珠菌感染;粉红色泡沫痰见于急性肺水肿;铁锈色痰见于肺炎球菌肺炎。

【伴随症状】

1. 咳嗽伴发热 多见于呼吸道感染、胸膜炎、肺结核等。

2. 咳嗽伴胸痛 多见于各种肺炎、胸膜炎、支气管肺癌、肺梗死和自发性气胸等。

3. 咳嗽伴呼吸困难 见于喉水肿、喉肿瘤、支气管哮喘、慢性阻塞性肺病、重症肺炎、肺结核、大量胸腔积液、气胸及肺瘀血、肺水肿等。

4. 咳嗽伴大量脓痰 见于支气管扩张症、肺脓肿、脓胸合并支气管胸膜瘘等。

5. 咳嗽伴咯血 见于支气管扩张症、肺脓肿、支气管肺癌、二尖瓣狭窄等。

6. 咳嗽伴杵状指(趾) 主要见于支气管扩张症、肺脓肿(尤其是慢性)、支气管肺癌和脓胸等。

7. 咳嗽伴哮鸣音 见于支气管哮喘、喘息型慢性支气管炎、心源性哮喘、气管与支气管异物等。

第五节 咯 血

咯血(hemoptysis)是指喉部及喉部以下的呼吸道出血,经咳嗽由口排出。咯血首先需与口、鼻出血相鉴别,即在明确咯血前,须对口腔及鼻咽部作仔细检查。另外,咯血还须与消化道出血引起的呕血相鉴别(表2-2)。

表2-2 咯血与呕血的鉴别

	咯 血	呕 血
病因	肺结核、支气管扩张症、肺癌、心脏病等	消化性溃疡、肝硬化等
出血症状	喉部瘙痒、胸闷、咳嗽等	上腹部不适、恶心、呕吐等
出血方式	咯出	呕出
血的颜色	鲜红	棕黑或暗红色、偶为鲜红色
血中混有物	痰、泡沫	食物残渣、胃液
酸碱反应	碱性	酸性
黑便	无(咽下时可有)	有,呕血停止后仍可持续数日
出血后痰的性状	常有痰中带血	无痰

【病因与机制】 引起咯血的原因很多,以呼吸系统疾病最常见。

1. 支气管疾病 常见的有支气管扩张症、支气管肺癌、支气管内膜结核和慢性支气管炎等,较少见的有支气管腺瘤、支气管结石等。出血机制主要是由于炎症或肿瘤侵犯支气管粘膜或病灶毛细血管,使其通透性增高或粘膜下血管破裂所致。

2. 肺部疾病 常见的有肺结核、肺炎、肺脓肿等;较少见的有肺真菌病、肺瘀血、肺梗死、肺吸虫病、肺囊肿、肺血管畸形等。肺结核是咯血最常见的原因之一,其出血机制为结核性病变使肺毛细血管通透性增高,血液渗出,表现为痰中带血丝、血点或小血块;如病变侵蚀小血管使其破溃时,则可引起中等量咯血;如空洞壁肺动脉分支形成的动脉瘤破裂,则引起大量咯血。

3. 心血管疾病 最常见的是风湿性心脏病二尖瓣狭窄。由肺瘀血所致者,表现为小量咯血;由于支气管粘膜下层静脉曲张破裂所致者出血量常较大。某些先天性心脏病如房间隔缺损、动脉导管未闭等也可以引起咯血。

4. 其他　血液病(如血小板减少性紫癜、血友病、白血病)、急性传染病(如流行性出血热、肺出血型钩端螺旋体病等)或风湿病(如白塞病、结节性多动脉炎等)等均可引起咯血。

【临床表现】

1. 年龄　青壮年咯血多见于肺结核、支气管扩张、风湿性心脏病二尖瓣狭窄等。40岁以上咯血且有大量吸烟史者,要高度警惕支气管肺癌。

2. 咯血量　24小时咯血量在100ml以内者为小量咯血,100～500ml者为中等量咯血,500ml以上或一次咯血量达300～500ml者为大量咯血。大量咯血主要见于支气管扩张症和肺结核空洞;支气管肺癌的咯血多为持续或间断痰中带血,少有大咯血。

3. 全身情况　全身情况差且体重减轻者,多见于肺结核和支气管肺癌等;而反复咯血但全身情况尚好者,多见于支气管扩张和肺囊肿等。

4. 颜色和性状　肺结核、支气管扩张、肺脓肿等,咯血颜色鲜红;铁锈色血痰主要见于肺炎球菌肺炎和肺吸虫病;砖红色胶冻样血痰主要见于肺炎杆菌肺炎。二尖瓣狭窄肺瘀血咯血一般为暗红色,左心衰竭肺水肿时咯浆液性粉红色泡沫样血痰。

【伴随症状】

1. 咯血伴发热　见于肺结核、肺炎、肺脓肿、流行性出血热等。
2. 咯血伴胸痛　见于大叶性肺炎、肺结核、肺梗死、支气管肺癌等。
3. 咯血伴脓痰　见于肺脓肿、空洞型肺结核、支气管扩张症等。
4. 咯血伴呛咳　见于支气管肺癌、支原体肺炎等。
5. 咯血伴黄疸　见于肺梗死、钩端螺旋体病等。
6. 咯血伴皮肤粘膜出血　见于血液病、钩端螺旋体病、流行性出血热等。
7. 咯血伴杵状指(趾)　见于支气管扩张症、肺脓肿、支气管肺癌等。

(马玉富)

第六节　胸　痛

胸痛(chest pain)是临床常见症状,主要由胸部疾病引起,少数为其他部位的病变所致。因个体对疼痛的耐受性的差异,故胸痛的剧烈程度不一定与病情轻重相一致。

【病因与发生机制】　引起胸痛的原因:

1. 胸壁病变　如急性皮炎、皮下蜂窝织炎、带状疱疹、肋间神经炎、肌炎及皮肌炎、流行性胸痛、非化脓性肋软骨炎、肋骨骨折、急性白血病、多发性骨髓瘤等。

2. 心血管疾病　如心绞痛、急性心肌梗死、心肌病、二尖瓣或主动脉瓣病变、急性心包炎、主动脉瘤、主动脉窦动脉瘤、夹层动脉瘤、肺梗死及心神经症等。

3. 呼吸系统疾病　胸膜炎、胸膜肿瘤、自发性气胸、肺炎、急性气管-支气管炎、肺癌等。

4. 纵隔疾病　纵隔炎、纵隔肿瘤、纵隔脓肿。

5. 其他　食管炎、食管裂孔疝、食管癌、膈下脓肿、肝脓肿、脾破裂、脾梗死等。

各种损伤性刺激如化学因素、机械因素、物理及生物因素等,作用于胸部的肋间神经感觉纤维、脊髓后根传入纤维、支配心脏和主动脉的交感神经纤维、支配气管与支气管的迷走神经纤维及膈神经的感觉纤维等,感觉神经纤维产生痛觉冲动,经脊髓丘脑束,传至大脑皮质的痛觉中枢引起胸痛。

【临床表现】

1. 胸痛部位 很多疾病引起的胸痛常有一定部位。如胸壁及胸廓疾病引起的胸痛，常固定在病变部位，局部有明显压痛。带状疱疹表现为沿一侧肋间神经分布成簇水疱，并伴剧烈的神经痛，疱疹不超过体表中线。肋软骨炎多侵及1、2肋软骨，患部隆起，有疼痛多无红肿。胸膜炎引起的胸痛，多在胸廓呼吸扩张度较大的部位，如胸侧部较明显。心绞痛及心肌梗死常在胸骨后方或心前区及剑突下。纵隔及食管疾病引起的胸痛常在胸骨后。自发性气胸、胸膜炎及肺梗死引起的胸痛多在患侧的腋前线及其腋中线附近。

2. 胸痛性质 胸痛的性质表现多种多样。带状疱疹呈刀割样痛或烧灼痛，剧烈难忍。肋间神经痛呈阵发性烧灼痛和刺痛。食管炎多为烧灼痛。心绞痛常呈压榨样痛，伴有压迫感受和窒息感。急性心肌梗死则疼痛更剧烈，持续时间长，并伴有恐惧和濒死感。干性胸膜炎常呈尖锐刺痛或撕裂痛。夹层动脉瘤为突发胸背部撕裂样剧痛。肺梗死表现为突然剧烈刺痛或绞痛，并伴有呼吸困难与发绀。原发性肺癌可有极难受的胸部闷痛。

3. 持续时间 胸痛可呈阵发性或持续性。平滑肌痉挛或血管狭窄缺血所致疼痛为阵发性。肿瘤、炎症、栓塞或梗死所致疼痛呈持续性。心绞痛发作为阵发性，一般持续1~3分钟即止，而心肌梗死疼痛持续时间多为1小时至10小时，也可持续数天，不易缓解。

4. 影响胸痛的因素 包括发生诱因、加重与缓解因素。心绞痛常于劳累、精神紧张时发生，休息、含服硝酸甘油可很快缓解，而对心肌梗死的疼痛则无效。胸膜炎、自发性气胸和心包炎的胸痛则可因深呼吸与咳嗽而加剧。反流性食管炎的胸骨后烧灼痛，饱餐后出现，仰卧或俯卧位加重，服用抗酸剂和促动力药可使其减轻或消失。

【伴随症状】

1. 胸痛伴吞咽困难 多为食管疾病，如反流性食管炎。

2. 胸痛伴呼吸困难 多为肺部较大范围病变，如肺栓塞、大叶性肺炎、自发性气胸、渗出性胸膜炎等。

3. 咳嗽或咯血 多为肺部病变，如肺炎、肺结核、支气管扩张症、肺癌等。

4. 胸痛伴血压下降或休克表现 多考虑心肌梗死、夹层动脉瘤、主动脉窦瘤破裂和大块肺栓塞等。

第七节 发 绀

发绀(cyanosis)又称紫绀，是指血液中还原血红蛋白增多，致使皮肤、粘膜呈广泛青紫色。广义的发绀还包括少数因异常血红蛋白衍化物增多，引起皮肤粘膜青紫状态。发绀在皮肤较薄、色素较少和毛细血管丰富的部位，如口唇、舌、口腔粘膜、鼻尖、颊部与甲床等处较为明显，易观察到。

【发生机制】 发绀是由于血液中还原血红蛋白绝对含量增多所致。正常人血液中血红蛋白为15g/dl，主要是氧合血红蛋白，其次是脱氧血红蛋白，前者呈鲜红色，后者呈暗红色。正常动脉血氧未饱和度为5%，而静脉血液的氧未饱和度为30%，在周围循环的毛细血管中，血氧未饱和度约为前二者的平均数。每1g血红蛋白约与1.34ml氧结合。当毛细血管血液的还原血红蛋白量超过50g/L(5g/dl)时，皮肤粘膜即可出现发绀。发绀是缺氧的表现，但缺氧不一定都导致发绀。如重度贫血患者血液中血红蛋白量低于60g/L时,即使全部变为还原血红蛋白,也不出现发绀。

【病因与临床表现】

1. 血液还原血红蛋白增多

(1)中央性发绀:由于肺性和心性疾病所致。临床特点为全身性发绀,除见于颜面、四肢和躯干皮肤外,亦见于粘膜如口腔及舌的腹面,发绀部位皮肤温暖,局部加温和按摩发绀不消失。中央性发绀分为:①肺性发绀:见于各种严重呼吸系统疾病,如呼吸道梗阻、阻塞性肺气肿、肺炎、肺瘀血、肺纤维化、肺水肿、大量胸腔积液、自发性气胸等。以上各种病因引起肺通气或换气(通气/血流比例、弥散)功能障碍,肺氧合作用不足,致使体循环血中还原血红蛋白含量增多而出现发绀;②心性发绀:见于左-右分流的发绀型先天性心脏病,如法洛(Fallot)四联症、艾森门格(Eisenmenger)综合征等。由于心与大血管之间存在异常通道,部分静脉血未通过肺进行氧合作用,直接经异常通道分流混入体循环动脉血中,当分流量超过心排出量的1/3时,即可引起发绀。

(2)周围性发绀:此型发绀常见于肢体末梢与下垂部位,如肢端、耳垂与鼻尖,这些部位的皮肤发凉,若按摩或加温发绀部位使其温暖,发绀即可消退,据此可与中心性发绀相鉴别。周围性发绀可分为两种:①淤血性发绀:如右心衰竭、慢性缩窄性心包炎、局部静脉病变(血栓性静脉炎、上腔静脉综合征、下肢静脉曲张)等。其发生是由于体循环瘀血,周围血流速度缓慢,氧被过多摄取,而产生发绀;②缺血性发绀:见于重症休克、血栓闭塞性脉管炎、雷诺病、肢端发绀症、严重受寒等。产生原因:前者由于心排出量减低,周围循环供血减少,毛细血管内血液淤滞,周围组织血流灌注不足及缺氧;后者由于肢体动脉阻塞或小动脉痉挛,致使发生发绀。

(3)混合性发绀:中心性发绀与周围性发绀并存时为混合性发绀。见于心功能不全时,因肺瘀血致血液在肺内氧合不足,以及周围血流缓慢,毛细血管内血液脱氧过多所致。

2. 血液中异常血红蛋白增多

(1)高铁血红蛋白血症:由于血红蛋白分子的二价铁被三价铁所取代,以致失去与氧结合的能力,当血中高铁血红蛋白含量达30g/L时,即可出现发绀。通常见于伯氨喹、亚硝酸盐、氯酸钾、次硝酸铋、磺胺类、苯丙砜、硝基苯、苯胺等中毒引起。发绀特点是急骤出现,为暂时性,病情严重,氧疗无效,抽出的静脉血呈深棕色,暴露于空气中也不能转变成鲜红色,若静脉注射亚甲蓝溶液、硫代硫酸钠或大剂量维生素C,可使青紫消退。分光镜检查可证明血中高铁血红蛋白的存在。由于大量进食含有亚硝酸盐的变质蔬菜,可引起中毒性高铁血红蛋白血症,出现发绀,称"肠源性青紫症"。极少数为先天性高铁血红蛋白血症。

(2)硫化血红蛋白血症:硫化血红蛋白并不存在于正常红细胞中。凡能引起高铁血红蛋白血症的药物或化学物质均能引起硫化血红蛋白血症,但须患者同时有便秘或服用某些含硫的药物及化学物质,在肠内形成大量硫化氢为先决条件。使硫化氢作用于血红蛋白,而生成硫化血红蛋白,当血中含量达5g/L时,即可出现发绀。发绀特点是持续时间长,可长达几个月或更长时间,患者血液呈蓝褐色,分光镜检查可确定硫化血红蛋白的存在。

【伴随症状】

1. 发绀伴呼吸困难 常见于重症心、肺疾病、急性呼吸道梗阻或大量气胸等。

2. 发绀伴杵状指(趾) 病程较长,主要见于发绀型先天性心脏病及某些慢性肺部疾病。

3. 发绀伴意识障碍和衰竭表现 见于某些药物或化学物质急性中毒、休克及急性肺部感染等。

第八节 呼 吸 困 难

呼吸困难(dysonea)是指患者主观上自觉呼吸气量不足或呼吸费力的感觉,客观上表现为用力呼吸、张口抬肩、严重时出现鼻翼扇动、发绀、端坐呼吸或点头呼吸,辅助呼吸肌参与呼吸运动,并有呼吸频率、深度和节律的异常。

【病因】 呼吸系统及循环系统疾病是引起呼吸困难的主要病因。

1. 肺源性呼吸困难 由于呼吸系统疾病引起,包括:

(1)呼吸道阻塞:常见于支气管哮喘、慢性阻塞性肺气肿,以及喉、气管、支气管的炎症、水肿、肿瘤或异物引起气管狭窄或阻塞等。

(2)肺脏疾病:如肺炎、肺瘀血、肺不张、肺水肿、肺气肿、肺梗死、肺间质纤维化、肺癌等。

(3)胸廓和胸膜疾病:如严重胸廓畸形、胸廓外伤、自发性气胸、大量胸腔积液、严重胸膜肥厚粘连、急性呼吸窘迫综合征等。

(4)各种原因引起呼吸肌功能障碍:如急性炎症性多发性脱髓鞘性神经病(吉兰-巴雷综合征)、重症肌无力、膈麻痹、大量腹水、重度鼓肠、腹腔巨大肿瘤等。

2. 心源性呼吸困难 由各种原因引起的左心、右心及全心功能不全、心包积液等所致。

3. 中毒 如尿毒症、糖尿病酮症酸中毒、吗啡及巴比妥类中毒、有机磷中毒等。

4. 血液病 如重度贫血、高铁血红蛋白血症、硫化血红蛋白血症等。

5. 神经精神因素 如脑血管病、脑外伤、脑肿瘤、脑炎、脑膜炎、脑脓肿等所致呼吸中枢功能衰竭,以及癔病等。

【临床表现】 依据临床症状和发生机制不同,将呼吸困难分为以下几种类型:

1. 肺源性呼吸困难 由于呼吸系统疾病引起的肺通气和(或)换气功能不良,血中缺氧和(或)二氧化碳潴留所致。临床表现分为三种类型:

(1)吸气性呼吸困难:临床特点为吸气显著困难,吸气时间延长,可伴干咳及哮鸣音,严重时呼吸肌极度紧张,吸气时胸骨上窝、锁骨上窝和肋间隙明显下陷,称为“三凹征”。此型由于喉、气管及大支气管的狭窄或梗阻所致。见于急性喉炎、喉痉挛、喉癌、气管异物、气管受压迫等。

(2)呼气性呼吸困难:临床特点为呼气缓慢、费力,呼气时间延长,可伴有哨笛音。此型由于肺组织弹性减弱及小支气管狭窄所致。见于喘息型慢性支气管炎、支气管哮喘、慢性阻塞性肺气肿等。

(3)混合性呼吸困难:临床特点为吸气与呼气均困难,呼吸浅快,呼吸减弱或消失,可有病理性呼吸音。此型由于肺呼吸面积减少或因胸部疼痛而限制呼吸所致。见于广泛性肺实质性病变,如大叶性肺炎、大面积肺不张、大量胸腔积液及自发性气胸等。

2. 心源性呼吸困难 主要由于左心、右心或全心功能不全,肺淤血引起。以左心功能不全发生的呼吸困难严重,呼吸困难是左心功能不全最早期症状。

(1)左心功能不全:左心功能不全发生机制为:①肺瘀血致使气体弥散功能降低;②肺泡张力增高,刺激牵张感受器,通过迷走神经反射性兴奋呼吸中枢;③肺泡弹性减退,扩张与收缩力降低,肺活量减少;④肺循环压力升高反射性刺激呼吸中枢。

左心功能不全引起的呼吸困难特点:活动时出现或加重,休息时减轻或缓解,仰卧明显加重,坐位或立位时减轻。因活动时加重心脏负荷,机体耗氧量增加;坐位时下半身回心血量减少,肺淤血的程度减轻;坐位时膈位置降低,膈肌活动增大,肺活量可增加10% ~30%,故病情较重病人,常被迫采取半坐位或端坐位呼吸。

急性左心衰竭时,常出现阵发性呼吸困难,多发生在夜间睡眠中,因胸闷气急而憋醒,被迫坐起,惊恐不安,伴有咳嗽,轻者数分钟至数十分钟后症状逐渐减轻、消失,称夜间阵发性呼吸困难。严重者高度气喘、面色青紫、大汗,呼吸有哮鸣声,咳粉红色泡沫样痰,两肺底部有较多湿啰音,心率增快,可有奔马律。此称为“心源性哮喘”,见于高血压性心脏病、冠心病、风湿性心脏瓣膜病、心肌病、心肌炎等。

(2)右心功能不全:右心功能不全的发生机制为:①右心房及上腔静脉压升高,刺激压力感受器反射性兴奋呼吸中枢;②血氧含量降低,酸性代谢产物增多,刺激呼吸中枢;③淤血性肝肿大、胸水、腹水致呼吸运动受限。临床上见于肺心病、心包积液。

3. 中毒性呼吸困难 在代谢性酸中毒时,血中酸性代谢产物增多,强烈刺激颈动脉窦、主动脉体化学受体或直接兴奋呼吸中枢,出现深而规则的呼吸,常伴有鼾声,称为酸中毒大呼吸(Kussmaul呼吸)。见于急、慢性肾衰竭、糖尿病酮症酸中毒和肾小管性酸中毒等。急性感染和急性传染病时,因体温升高和毒性代谢产物的影响,刺激兴奋呼吸中枢,使呼吸频率增快。某些药物和化学物质中毒,如吗啡类、巴比妥类、有机磷中毒时,呼吸中枢受抑制,致呼吸变慢变浅,可出现潮式呼吸(Cheyne-Stokes呼吸)或比奥呼吸(Biots呼吸)。

4. 血源性呼吸困难 各种原因导致重度贫血或血红蛋白结构异常,红细胞携氧量减少,血氧含量降低,组织缺氧均可引起呼吸困难。如一氧化碳中毒、亚硝酸盐和苯胺类中毒等。

5. 神经精神性呼吸困难 重症颅脑疾患时,呼吸中枢因受增高的颅内压和供血减少的刺激,使呼吸变慢变深,并常伴呼吸节律的异常。癔症患者由于精神或心理因素的影响可有呼吸困难发作,临床特点为呼吸浅表而频数,1分钟可达60~100次,并因通气过度而发生呼吸性碱中毒,表现口周、肢体麻木和手足搐搦。叹息样呼吸,患者自述呼吸困难,但并无呼吸困难的客观表现,偶然出现一次深大吸气,伴有叹息样呼气,在叹息之后自觉轻快,实属神经症表现。

【伴随症状】

1. 呼吸困难伴哮鸣音 见于支气管哮喘、心源性哮喘。

2. 呼吸困难伴一侧胸痛 见于大叶性肺炎、急性渗出性胸膜炎、肺梗死、自发性气胸、急性心肌梗死。

3. 呼吸困难伴咳嗽、脓痰 见于慢性支气管炎、阻塞性肺气肿并发感染、肺脓肿、化脓性肺炎等。

4. 呼吸困难伴发热 见于肺炎、肺结核、肺脓肿、胸膜炎、支气管扩张并发感染、急性心包炎、神经系统疾病(炎症、出血)等。

5. 呼吸困难伴昏迷 见于脑出血、脑膜炎、休克型肺炎、尿毒症、糖尿病酮症酸中毒、肺性脑病、急性中毒等。

第九节 心 悸

心悸(palpitation)是指自觉心跳或心慌,伴有心前区不适感。体格检查可发现心率增快、减慢或心律失常，也可正常。当心率加快时感心脏跳动不适，心率缓慢时则感搏动有力。

【发生机制】 心悸发生机制尚未完全清楚，一般认为心脏活动过度是发生心悸的基础，与心率及心搏出量改变有关。如心率加快时，舒张期缩短、心室充盈不足，在收缩期心室肌与心瓣膜的紧张度突然增加，可因心搏增强而感心悸；与心律失常有关，如过早搏动，在一个较长的代偿间歇之后的心室收缩，往往强而有力，会出现心悸。如突然发生的阵发性心动过速，心悸较明显。而许多慢性心律失常的患者，可因逐渐适应，则心悸不明显。心悸常与精神因素及注意力有关，焦虑、紧张及注意力集中时易于发生。

【病因与临床表现】

1. 心脏搏动增强 心脏收缩力增强及心搏出量增加可引起的心悸，其原因分为生理性或病理性。生理性者见于：①健康人在剧烈运动、精神过度紧张时；②饮酒、浓茶或咖啡后；③应用某些药物，如肾上腺素、麻黄碱、咖啡因、阿托品、甲状腺片等。病理性见于：①各种器质性心脏病：如高血压心脏病、主动脉瓣或二尖瓣关闭不全、某些先天性心脏病（动脉导管未闭、室间隔缺损）原发性心肌病、克山病、脚气病等；②引起心脏搏出量增加的疾病：高热、贫血、甲状腺功能亢进、低血糖症、嗜铬细胞瘤引起的肾上腺素增多等均可引起心悸。高热和甲状腺功能亢进时，使基础代谢率增高，机体耗氧量增加，心率加快引起心悸；贫血时，血液携氧量减少，器官组织缺氧，机体通过加快心率予以代偿，故引起心悸。

2. 心律失常 心动过速、过缓或心律不齐时，均可出现心悸。

(1)心动过速：各种原因所致的窦性心动过速、阵发性室上性或室性心动过速、心房扑动及快室律房颤等，均可引起心悸。

(2)心动过缓：高度房室传导阻滞、窦性心动过缓、房室交界性心律或病态窦房结综合征等，由于心率缓慢，舒张期延长，心室充盈度增加，引起心搏强而有力，出现心悸。

(3)心律不齐：如房性或室性的期前收缩、心房颤动等，因心脏跳动不规则或有一段间歇，而感到心悸甚至有停跳感觉。

3. 心脏神经症 由自主神经功能紊乱及β-肾上腺素能受体反应亢进综合征所引起，心脏本身并无器质性病变。青壮年女性多发。临床表现除心悸外，尚有心率加快、心前区或心尖部隐痛，以及疲乏、失眠、头晕、头痛、记忆力减退等表现，其发作与精神因素有关，焦虑、情绪激动时易发生。β-肾上腺素能受体反应亢进综合征除上述表现外，尚可有心电图的一些改变，如窦性心动过速，轻度ST段下移及T波平坦或倒置。普萘洛尔试验可使心电图恢复正常，提示其改变为功能性。

【伴随症状】

1. 心悸伴心前区痛 见于冠状动脉硬化性心脏病、心肌炎、心包炎、心脏神经症等。

2. 心悸伴发热 见于急性传染病、风湿热、心肌炎、心包炎、感染性心内膜炎等。

3. 心悸伴晕厥或抽搐 见于高度房室传导阻滞、阵发性室性心动过速、病态窦房结综合征、心室颤动等。

4. 心悸伴呼吸困难 见于急性心肌梗死、心包炎、心力衰竭、心肌炎、重症贫血等。

第十节 恶心与呕吐

恶心(nausea)为一种紧迫欲吐的感觉，伴有咽部和心窝部特殊的不适感，常为呕吐的前奏，恶心后随之呕吐。常伴有迷走神经兴奋的症状，如皮肤苍白、头晕、流涎、血压降低及心动过缓等。呕吐(vomiting)是胃反射性强力收缩，迫使胃内容物经口排出体外。恶心和呕吐多伴随发生，但也可仅有恶心而无呕吐，或仅有呕吐而无恶心。二者均为复杂的反射动作，可由多种原因引起。

【病因】 引起恶心与呕吐的病因繁多，按发病机制可归纳为下列几类：

1. 中枢性呕吐

(1)颅内压增高：引起颅内压增高的中枢神经系统疾病：①中枢神经系统感染性疾病，如各种原因引起的脑炎、脑膜炎；②脑血管疾病，如脑出血、脑梗死、高血压脑病等；③颅脑损伤，如脑挫裂伤或颅内血肿等；④癫痫。

(2)药物及化学毒物作用：如抗生素、抗癌药、洋地黄、吗啡及有机磷中毒等，可因兴奋呕吐中枢而致呕吐。

(3)其他疾病：如尿毒症、肝昏迷、糖尿病酮症酸中毒或低血糖引起脑水肿、颅压升高等而致呕吐。

(4)妊娠呕吐。

2. 反射性呕吐

(1)消化系统疾病：①咽部炎症、物理及化学刺激；②胃肠疾病，如急性胃肠炎、慢性胃炎、消化性溃疡、物理及化学性刺激、消化道梗阻、胃癌、急性阑尾炎等；③肝胆胰疾病：急性肝炎、肝硬化、肝瘀血、胆道蛔虫、急慢性胆囊炎或胰腺炎等；④腹膜及肠系膜疾病：如急性腹膜炎。⑤其他疾病：如肾输尿管结石、急性肾盂肾炎、急性盆腔炎、异位妊娠破裂等。

(2)循环系统疾病：如急性心肌梗死、心力衰竭、休克等。

(3)眼部疾病：如青光眼、屈光不正等。

(4)刺激性嗅觉、味觉及视觉所引起呕吐。

(5)急性传染病。

3. 前庭功能障碍　如梅尼埃病、晕动病等。

4. 神经精神性呕吐　如胃肠神经症、神经性厌食、癔症等。

【发生机制】 中枢位于延髓，它有两个不同作用机制的机构，其一是神经反射中枢，即呕吐中枢，它位于延髓外侧网状结构的背部；其二是化学感受器触发带，位于延髓第四脑室的底面。呕吐中枢接受来自消化道、大脑皮质、内耳前庭、冠状动脉以及化学感受器触发带的传入冲动，直接支配呕吐的动作；而化学感觉器触发带不能直接引起呕吐的动作，但可受各种化学物质或药物，如阿朴吗啡、洋地黄、雌激素、氮芥等所兴奋，并向延髓呕吐中枢发出神经冲动，从而引起呕吐。呕吐是一个复杂的反射动作。呕吐开始时，先深吸气，声门紧闭，随之胃和食管下段舒张，膈肌和腹肌收缩，迫使胃内容物通过食管进入口腔。呕吐时十二指肠和空肠上段运动加强，蠕动增快，并可转为痉挛。由于胃舒张而十二指肠收缩，原来的压力差倒转，使十二指肠内容物反流，故呕吐物常混有胆汁和小肠液。呕吐与反食不同，反食系指无恶心与呕吐的协调动作，而胃内容物经食管、口腔溢出体外。

【临床表现】

1. 呕吐的时间　育龄期妇女晨间呕吐见于早期妊娠；鼻窦炎患者因起床后脓液经鼻后孔刺激咽部，亦可致晨起恶心、干呕；晚上或夜间呕吐见于幽门梗阻。

2. 呕吐与进食的关系　餐后即刻呕吐，可能为精神性呕吐；餐后近期呕吐，特别是集体发病者,多由食物中毒所致;餐后较久或数餐后呕吐,多见于幽门梗阻。

3. 呕吐的特点 精神性或颅内压增高性呕吐,恶心很轻或缺如,颅内压增高表现喷射状呕吐。

4. 呕吐物的性质 如带发酵、腐败气味提示胃潴留;有粪臭味提示低位小肠梗阻;不含胆汁说明梗阻平面多在十二指肠乳头以上,含多量胆汁提示在此平面以下;含有大量酸性液体者,多见于胃泌素瘤或十二指肠溃疡;呕吐物无酸味,可能为贲门狭窄或贲门失弛缓症。

【伴随症状】

1. 腹痛、腹泻 多见于急性胃肠炎或细菌性食物中毒和各种原因的急性中毒。

2. 伴右上腹痛及发热、寒战或黄疸 可能为胆囊炎或胆石症等。

3. 伴头痛及喷射性呕吐 常见于颅内高压症或青光眼。

4. 伴眩晕、眼球震颤者 见于前庭器官疾病。

5. 呕吐后上腹痛缓解 常见于溃疡病。

6. 已婚育龄妇女,且呕吐在早晨者应注意早孕。

第十一节 呕 血

呕血(hematemesis)是指屈氏韧带以上的消化器官,包括食管、胃、十二指肠、肝、胆及胰腺等上消化道疾病或全身性疾病所致的急性上消化道出血,血液经口腔呕出。应注意与鼻腔、口腔、咽喉等部位出血或呼吸道疾病引起的咯血加以鉴别。

【病因】

1. 食管疾病 食管静脉曲张破裂、食管异物、食管炎、食管憩室炎、食管癌、食管贲门粘膜撕裂、食管裂孔疝等。

2. 胃及十二指肠疾病 常见为消化性溃疡(胃及十二指肠溃疡)、慢性胃炎、由药物(如阿司匹林、吲哚美辛等)和应激所引起的急性胃十二指肠粘膜病变、胃粘膜脱垂症、胃癌等。

3. 肝、胆道疾病 肝硬化门静脉高压、肝恶性肿瘤(如肝癌)、肝脓肿、肝动脉瘤破裂出血、胆囊与胆道结石、胆管癌及壶腹癌等。

4. 胰腺疾病 急性胰腺炎合并脓肿或囊肿、胰腺癌破裂出血。

5. 血液疾病 血小板减少性紫癜、过敏性紫癜、白血病、血友病等。

6. 急性传染病 肾综合征出血热、钩端螺旋体病、暴发型肝炎等。

7. 其他 尿毒症、呼吸功能衰竭、肝功能衰竭等。

上述呕血的原因中,以消化性溃疡最为常见,其次为食管、胃底静脉曲张破裂或急性胃粘膜病变。在考虑呕血的病因时,除首先考虑上述常见疾病外,还应考虑一些少见疾病,如上消化道肿瘤、血管畸形、原发性血小板减少性紫癜、血友病等。

【临床表现】

1. 呕血与黑便 呕血前常有上腹不适和恶心,继之呕血。出血量多且迅速,则呕出鲜红或暗红的血液或混有凝血块。若出血量少,血液在胃内停留时间较长,则呈咖啡渣样棕黑色。上消化道出血超过60ml时,可出现黑便或柏油样便。

2. 失血性休克 上消化道出血可发生失血性休克。出血量为血容量的10%~15%时,除头晕、畏寒外,多无血压、脉搏等变化;出血量达血容量的20%以上时,则有冷汗、手足厥冷、心慌、脉搏增快等急性失血症状;若出血量在30%血容量以上,则有急性周围循环衰竭的表现,显示脉搏频数微弱、血压下降、呼吸急促,进入休克状态。

3. 血液学改变 急性出血早期无明显改变,以后组织液的渗出及输液等,血液被稀释,血红蛋白及血细胞比容逐渐降低。

【伴随症状】

1. 呕血伴上腹痛 慢性反复发作的上腹痛,具有一定的周期性与节律性,多为消化性溃疡。慢性上腹痛,疼痛无明显规律性伴有厌食及消瘦者,应警惕胃癌。

2. 呕血伴肝、脾肿大 明显肝肿大,质地坚硬,表面凹凸不平或有结节,甲胎蛋白(AFP)阳性,多为肝癌。呕血伴脾肿大,有蜘蛛痣、肝掌、腹壁静脉曲张或腹水,化验有肝功能障碍,提示肝硬化门脉高压。

3. 呕血伴黄疸 黄疸、寒战、发热,并伴右上腹绞痛而呕血者,大多由肝胆疾病所引起。黄疸、发热及全身皮肤粘膜有出血倾向者,见于某些感染性疾病,如败血症及钩端螺旋体病等。

4. 呕血伴皮肤粘膜出血 常见于血液病及凝血功能障碍的疾病。

5. 其他 近期有服用非甾类抗炎药物史、大面积烧伤、脑血管疾病、颅脑手术和严重外伤伴呕血者,应考虑急性胃粘膜病变。

第十二节 便 血

便血(hematochezia)是指消化道出血,血液从肛门排出。由于出血部位、出血量及血液在消化道停留时间不同,便血颜色可呈鲜红、暗红或黑色。少量出血不造成粪便颜色改变,须经隐血试验才能确定者,称为隐血便。

【病因】 引起消化道出血的病因较复杂,较常见的有下列疾病。

1. 上消化道疾病 见本章呕血一节。

2. 小肠疾病 肠结核病、急性出血性坏死性肠炎、Crohn病、肠伤寒、钩虫病、小肠肿瘤、小肠血管瘤、空肠憩室炎或溃疡、肠套叠等。

3. 结肠疾病 急性细菌性痢疾、阿米巴痢疾、结肠癌、溃疡性结肠炎、结肠憩室炎、结肠息肉、缺血性结肠炎、血吸虫病等。

4. 直肠肛管疾病 直肠息肉、非特异性直肠炎、直肠癌、痔、肛裂、肛瘘、直肠肛管损伤等。

5. 全身性疾病 白血病、血小板减少性紫癜、血友病、遗传性毛细血管扩张症、维生素C及K缺乏症、败血症、肝脏疾病等。

【临床表现】 便血的颜色可因出血部位不同、出血量多少,以及血液在肠腔内停留时间的长短而异。上消化道出血时,排出的多呈柏油样黑便,在上消化道出血伴肠蠕动加速时,可排鲜红色血便;当上段结肠或下段小肠出血时,如出血量多,排出较快时,血便可呈鲜红色或带有血块;如血液在肠腔内停留时间较长,也可呈柏油样黑便。血便多为下消化道出血,如出血量大排出快,则血便呈鲜红色。若停留时间较长,则可为暗红色。粪便可全为血液或与粪便混合。如血色鲜红不与粪便混合,仅粘附于粪便表面或于排便后有鲜血滴出或喷射出者,提示为肛门或肛管疾病出血,多见于痔、肛裂或直肠肿瘤引起的出血。阿米巴痢疾的粪便多为暗红色果酱样脓血便;急性细菌性疾病多排粘液脓性鲜血便;急性出血性坏死性肠炎可排出洗肉水样血便,并有特殊的腥臭味。溃疡性结肠炎及憩室炎,发作期发生便血,缓解期则无血便;直肠及结肠癌便血呈持续性,出血量可多可少。

少量的消化道出血,肉眼见的粪便颜色无改变者,可采用隐血试验确定。一般的隐血试验虽敏感性高,但有一定的假阳性,需结合贫血及其他临床表现确定诊断。晚近推荐使用抗人血红蛋白单克隆抗体的免疫学检测,可以避免隐血试验的假阳性。

【伴随症状】

1. 便血伴腹痛　见于消化性溃疡、肝脏及胆道出血,还可见于急性出血性坏死性肠炎、肠套叠、肠系膜血栓形成或栓塞、膈疝等。

2. 便血伴里急后重　见于痢疾、直肠炎及直肠癌。

3. 便血伴发热　见于传染性疾病,如败血症、肾综合征出血热、钩端螺旋体病或部分恶性肿瘤,如肠道淋巴瘤、白血病等。

4. 便血伴皮肤粘膜出血　见于急性传染性疾病及血液疾病,如重症肝炎、肾综合征出血热、白血病、过敏性紫癜、血友病等。

5. 便血伴腹部肿块　多考虑肠道恶性淋巴瘤、结肠癌、肠结核、肠套叠等。

第十三节　腹　痛

腹痛(abdominal pain)为临床极其常见的症状之一,可表现为急性和慢性。病因较为复杂,多数由腹腔内脏器疾病所引起,但也可由腹外脏器及全身性病变引起。腹腔内病变的所致者,其性质又分为器质性与功能性两种。由于发病原因复杂,引起腹痛的机制不同,故对腹痛病人必须认真对病史、体格检查和必要的辅助检查进行综合分析,才能作出正确的诊断。

【病因】

1. 急性腹痛

(1)腹腔内脏器急性炎症:如急性胃炎、急性肠炎、急性胰腺炎、急性阑尾炎、急性出血坏死性肠炎、急性胆囊炎等。

(2)腹腔内脏器梗阻或扩张:如肠梗阻、肠套叠、急性胃扩张、胆道结石、胆道蛔虫症、泌尿系结石等。

(3)腹腔内脏器扭转或破裂:如肠扭转、肠绞窄、肠系膜或大网膜扭转、肝破裂、脾破裂,卵巢扭转、异位妊娠破裂等。

(4)腹膜炎症:多由急性胃肠穿孔引起急性弥漫性腹膜炎,少部分为自发性腹膜炎。

(5)腹腔内血管阻塞:如缺血性肠病、夹层腹主动脉瘤和门静脉血栓形成等。

(6)腹壁疾病:如腹壁挫伤、脓肿及腹壁皮肤带状疱疹等。

(7)腹腔外疾病所致的腹部牵涉痛:如心绞痛、心肌梗死、急性心包炎、肺炎、肺梗死、胸膜炎、食管裂孔疝等。

(8)全身性疾病所致的腹痛:如糖尿病酮症酸中毒、尿毒症、腹型过敏性紫癜、铅中毒、血卟啉病、腹型风湿热等。

2. 慢性腹痛

(1)腹腔内脏器慢性炎症:如反流性食管炎、慢性胃炎、慢性胆囊炎及胆道感染、慢性胰腺炎、结核性腹膜炎、溃疡性结肠炎等。

(2)空腔脏器的张力变化:如胃肠痉挛或胃、肠、胆道运动障碍等。

(3)胃、十二指肠溃疡。

(4)腹腔脏器的扭转或梗阻:如慢性胃扭转、慢性肠扭转、慢性假性肠梗阻。

(5)腹腔实质性脏器病变:如肝瘀血、肝炎、肝脓肿、肝癌等。

(6)中毒与代谢障碍:如铅中毒、尿毒症等。

(7)腹腔内肿瘤压迫及浸润:以恶性肿瘤居多,如胃癌、肝癌、大肠癌、胰腺癌等。

(8)神经精神因素:如胃肠神经症、肠易激综合征等。

【发生机制】 腹痛是腹部神经受各种病变刺激的一种反应。腹痛发生的病理基础包括:①空腔脏器平滑肌强烈收缩或腹腔内压力增高,造成其膨胀和伸张,或因病变粘膜对化学性或其他刺激敏感性增高;②实质性脏器突然肿大,使包膜受牵张;③腹腔脏器炎症波及腹膜,使腹膜受刺激;④脏器的狭窄、扭转、穿孔、破裂;⑤器官的血管痉挛或阻塞,导致局部组织缺血等。

1. 内脏性腹痛　是腹内某一器官本身受到刺激,信号经交感神经通路传入脊髓,其疼痛特点:①发生缓慢而持续,疼痛部位不确切;②疼痛感觉模糊,多为痉挛、不适、钝痛、灼痛或绞痛;③常伴恶心、呕吐、出汗等其他自主神经兴奋症状。

2. 躯体性腹痛　是来自腹膜壁层及腹壁的痛觉信号,经体神经传至脊神经根,反映到相应脊髓节段所支配的皮肤。其特点是:①定位准确,可在腹部一侧;②程度剧烈而持续;③可有局部腹肌强直;④腹痛可因咳嗽、体位变化而加重。

3. 牵涉痛　是腹部脏器引起的疼痛,刺激经内脏神经传入,影响相应脊髓节段而定位于体表,即更多具有体神经传导特点,疼痛程度剧烈,部位明确,局部有压痛、肌紧张及感觉过敏等。

临床上不少疾病的腹痛涉及多种发生机制,如阑尾炎早期疼痛在脐周或上腹部,常有恶心、呕吐,为内脏性疼痛,持续而强烈的炎症刺激影响相应脊髓节段的躯体传入纤维,出现牵涉痛,疼痛转移至右下腹麦氏(McBurney)点;当炎症进一步发展波及腹膜壁层,则出现躯体性疼痛,程度剧烈,伴有压痛、肌紧张及反跳痛。

【临床表现】

1. 腹痛部位　一般最先出现腹痛部位多是病变所在。如胃、十二指肠疾病、急性胰腺炎,疼痛多在中上腹部;胆囊炎、胆石症、肝脓肿等疼痛多在右上腹;急性阑尾炎疼痛在右下腹McBurncy点;小肠疾病疼痛多在脐部或脐周;结肠疾病疼痛多在下腹或左下腹部;膀胱炎、盆腔炎、异位妊娠破裂及妊娠子宫扭转,疼痛在下腹部;弥漫性或部位不定的疼痛,见于急性弥漫性腹膜炎、机械性肠梗阻、急性出血性坏死性肠炎、铅中毒、腹型过敏性紫癜等。

2. 腹痛性质和程度　突发剧烈刀割样、烧灼样、持续性中上腹痛,多为胃十二指肠穿孔;持续性中上腹剧痛或阵发性加剧应考虑急性胃炎、急性胰腺炎;阵发性绞痛,疼痛相当剧烈,致使病人辗转不安、冷汗淋漓,多见于胆石症或泌尿系结石;阵发性剑突下钻顶样疼痛是胆道蛔虫症的典型表现;持续性、全腹剧烈疼痛伴腹壁肌紧张或板状腹,提示为急性弥漫性腹膜炎;隐痛或钝痛多为内脏性疼痛,多由胃肠张力变化或轻度炎症引起;胀痛可能为实质脏器的包膜牵张所致。

3. 诱发因素　某些疾病的腹痛与饮食有关,如进油腻食物可诱发胆囊炎或胆石症发作;酗酒、暴饮暴食诱发急性胰腺炎、急性胃扩张;腹部手术可致机械性肠梗阻;腹部受暴力作用引起的剧痛并有休克者,可能是肝、脾破裂所致。

4. 发作时间与体位的关系 餐后痛可能由于胆胰疾病、胃部肿瘤或消化不良所致;饥饿痛发作呈周期性、节律性者见于胃窦、十二指肠溃疡;体位改变亦可影响腹痛,如胃粘膜脱垂病人左侧卧位可使疼痛减轻;十二指肠壅滞症患者膝胸或俯卧位,可使腹痛及呕吐等症状缓解;反流性食管炎患者烧灼痛在躯体前屈时明显,而直立位时减轻。

【伴随症状】

1. 腹痛伴有发热、寒战 提示腹腔内脏器炎性病变,见于急性胆道感染、肝脓肿、腹腔脓肿。

2. 腹痛伴黄疸 多见于肝胆疾病及胰疾病,急性溶血性贫血也可出现腹痛及黄疸。

3. 腹痛伴休克 见于腹腔内疾病,如胃肠穿孔、绞窄性肠梗阻、肠扭转、急性出血坏死性胰腺炎;腹腔外疾病如心肌梗死、肺炎也可有腹痛及休克。

4. 腹痛伴呕吐 提示食管、胃肠病变,呕吐量大提示胃肠道梗阻。

5. 腹痛伴反酸、嗳气 提示胃十二指肠溃疡或胃炎。

6. 腹痛伴腹泻 提示消化吸收障碍或肠道炎症、溃疡或肿瘤。

7. 腹痛伴呕血或柏油样便 见于消化性溃疡、胃癌等。

8. 腹痛伴血尿 可能为泌尿系结石。

第十四节 腹 泻

腹泻(diarrhea)指排便次数增多,粪质稀薄、带有粘液、脓血或未消化的食物等。腹泻可分为急性与慢性两种,持续或反复发作超过2个月,称为慢性腹泻。

【病因】

1. 急性腹泻

(1)肠道疾病:由病毒、细菌、真菌、原虫、蠕虫等感染所致的肠炎及急性出血性坏死性肠炎,Crohn病或溃疡性结肠炎急性发作,急性肠道缺血等。

(2)急性中毒:服食毒蕈、河豚、鱼胆及化学药物如砷、磷、铅、汞等引起的腹泻。

(3)全身性感染:如败血症、伤寒或副伤寒、钩端螺旋体病等。

(4)其他:如变态反应性肠炎、过敏性紫癜、服用某些药物如抗癌药、抗生素、泻药、胆碱能药等。

2. 慢性腹泻

(1)消化系统疾病:①胃部疾病,如慢性萎缩性胃炎、胃大部切除术后等;②肠道感染,如肠结核、慢性细菌性痢疾、慢性阿米巴性痢疾、血吸虫病、钩虫病、绦虫病等;③肠道非感染性病变,如Crohn、溃疡性结肠炎、吸收不良综合征等;④肠道肿瘤,如结肠绒毛状腺瘤及小肠、结肠恶性肿瘤等;⑤胰腺疾病,慢性胰腺炎、胰腺癌、胰腺广泛切除等;⑥肝胆疾病,如肝硬化、胆汁淤积性黄疸、慢性胆囊炎、胆石症等。

(2)全身性疾病 ①内分泌及代谢障碍疾病,如甲状腺功能亢进、肾上腺皮质功能减退、尿毒症及糖尿病性肠病;②其他系统疾病:如系统性红斑狼疮、硬皮病、尿毒症、放射性肠炎等;③药物副作用,如药物过敏、变态反应肠病、利血平、消胆胺等;④神经功能紊乱,如肠激惹综合征、神经功能性腹泻。

【发生机制】 腹泻的发病机制较为复杂,从病理生理角度可归纳为下列几个方面。

1. 分泌性腹泻 由各种因素使胃肠粘膜分泌过多的液体,并超过肠粘膜的吸收能力而引起腹泻。如细菌肠毒素、体液性促分泌物(血管活性肽)等刺激肠道所致。

2. 渗透性腹泻 由于摄入大量不吸收的高渗物质,使肠腔内渗透压增高,阻碍肠内水分与电解质的吸收而引起,如乳糖酶缺乏,乳糖不能水解即形成肠内高渗,服用盐类泻剂或甘露醇等引起的腹泻。

3. 渗出性腹泻 由于肠粘膜炎症、溃疡、浸润性病变等导致血浆、粘液、脓血渗出,见于各种肠道炎症疾病。

4. 动力性腹泻 由于肠蠕动过快,致使肠内食糜停留时间缩短,没有充分吸收所致的腹泻,如肠炎、胃肠功能紊乱及甲状腺功能亢进等。

5. 吸收不良性腹泻 由肠粘膜的吸收面积减少或吸收障碍所引起,如小肠大部分切除、吸收不良综合征等。

【临床表现】 详细了解临床表现,对明确病因和确定诊断有重要的意义。

1. 年龄与性别 功能性腹泻多见于女性;肠结核多见于青壮年;而结肠癌见于中老年人;血吸虫病多见于流行区农民和渔民。

2. 起病及病程 急性腹泻起病急骤伴发热,病程较短,多为感染或食物中毒所致;腹泻起病缓慢,病程较长,多见于慢性感染、非特异性炎症、吸收不良、肠道肿瘤或神经功能紊乱等。

3. 腹泻次数及粪便性质 急性细菌感染性腹泻,常有粘液血便或脓血便,每天排便可多达10次以上。阿米巴痢疾的粪便呈暗红色或果酱样。慢性腹泻,每天排便数次,可为稀便,亦可带粘液、脓血,见于慢性痢疾、炎症性肠病及结肠、直肠癌等。粪便中带粘液而无病理成分者常见于肠易激综合征。

4. 腹泻与腹痛的关系 急性腹泻常有腹痛,尤其感染性腹泻最为明显。小肠疾病的腹泻,疼痛常在脐周,便后腹痛缓解不明显,而结肠疾病则疼痛多在下腹,且便后疼痛常可缓解。急性感染性腹泻常有腹痛,分泌性腹泻多无明显腹痛。

【伴随症状】

1. 腹泻伴发热 可见于急性细菌性痢疾、肠结核、伤寒或副伤寒、肠道恶性淋巴瘤、溃疡性结肠炎急性发作期、败血症等。

2. 腹泻伴里急后重 见于结肠、直肠病变,如急性痢疾、直肠炎症或肿瘤等。

3. 腹泻伴明显消瘦 多见于小肠病变,如胃肠道恶性肿瘤、肠结核及吸收不良综合征。

4. 腹泻伴腹部包块 见于胃肠恶性肿瘤、肠结核及血吸虫性肉芽肿。

5. 腹泻伴重度失水 常见于分泌性腹泻,如霍乱、细菌性食物中毒等。

6. 伴关节肿胀 多见于 Corhn 病、溃疡性结肠炎、肠结核、红斑狼疮等。

第十五节 黄 疸

黄疸(jaundice)是指血清内胆红素浓度升高,致使巩膜、皮肤、粘膜以及其他组织被染成黄色,称之为黄疸。正常血清总胆红素在 1.7 ~ 17.1μmol/L。血清总胆红素浓度超过 34.2μmol/L 时,临床上可见黄疸。如浓度超出正常,但肉眼看不到黄疸,称为隐性黄疸。

【分类】 黄疸的病因较多,分类方法不尽一致。既往有按解剖部位分类,分为肝前性、肝内性及肝后性;另有依照胆红素在肝细胞内酯化的部位分为微粒体前性、微粒体性及微粒体后性。目前临床上较为广泛采用的分类方法，是按照黄疸的发生机制分为：溶血性黄疸、肝细胞性黄疸、胆汁淤积性黄疸（即过去所称的阻塞性黄疸）及先天性非溶血性黄疸。其中，以前三型最为多见。

（一）溶血性黄疸

【病因、发生机制】 溶血性黄疸可由各种溶血性的疾病引起。常见溶血性疾病：①先天性溶血性贫血，如海洋性贫血、遗传性球形红细胞增多症；②后天性获得性溶血性贫血，如自身免疫性溶血性贫血、不同血型输血后的溶血、新生儿溶血、蚕豆病、阵发性睡眠性血红蛋白尿、伯氨喹、蛇毒、毒蕈等引起的溶血。

溶血性黄疸发生机制：①由于红细胞的大量破坏，血中形成大量的非结合胆红素，超过肝脏代谢能力时，导致血中非结合胆红素潴留；②由于大量溶血引起贫血、缺氧和红细胞破坏产物的毒性作用，损害了正常肝细胞对胆红素的代谢能力。加重黄疸的形成。

【临床表现】 黄疸多为轻度，呈浅柠檬色，急性溶血时可有寒战、发热、头痛、呕吐、乏力、腰痛等，不同程度的贫血，排酱油色或茶色尿，粪色加深，严重者可有急性肾衰竭。慢性溶血多为先天性，无明显症状，可仅有轻度贫血及脾肿大。

【实验室检查】 ①血清总胆红素增加，以非结合胆红素为主；②由于血中非结合胆红素增多，故结合胆红素形成也代偿性增加，致尿胆原增加，粪胆素随之增加，粪色加深；③从肠内吸收回肝的尿胆原增加，肝处理超出正常的尿胆原的能力降低，故尿中尿胆原增多，但无胆红素；④急性溶血时，尿中有血红蛋白排出，故尿隐血试验呈阳性；⑤血液检查除贫血外另有网织红细胞增加、骨髓红细胞系列增生旺盛等。

（二）肝细胞性黄疸

【病因、发病机制】 由各种使肝细胞广泛损害的疾病所引起，如病毒性肝炎、肝硬化、中毒性肝炎、肝癌、钩端螺旋体病、败血症等。

由于肝细胞的损害和大面积坏死，致使肝细胞对胆红素的摄取、结合及排泄功能降低，因而血中的非结合胆红素增加。而未受损的肝细胞仍能将部分非结合胆红素转变为结合胆红素。结合胆红素一部分仍经毛细胆管从胆道排泄，一部分经已损害或坏死的肝细胞反流入血中；但因肝细胞肿胀、汇管区渗出性病变与肿胀，以及小胆管内的胆栓形成使胆汁排泄受阻，而反流进入血循环中，致使血中结合胆红素增加而出现黄疸。

【临床表现】 因病因不同临床表现各异。病毒性肝炎引起者，在黄疸出现前多有乏力、食欲减退、恶心、呕吐、腹胀、肝大伴疼痛。肝硬化引起者，多有消瘦、肝缩小、质硬而无明显压痛，并有脾大、腹水等门脉高压症，严重者可有出血倾向。肝细胞性黄疸时，皮肤、粘膜浅黄至深黄色。

【实验室检查】 ①血中结合胆红素与非结合胆红素均增加；②尿中结合胆红素定性试验阳性，尿胆原可增高，但在疾病高峰期因肝内胆汁淤积，尿胆原反可减少；③血液检查有不同程度的肝功能损害。

（三）胆汁淤积性黄疸

【病因、发病机制】 此类黄疸可分为肝外阻塞、肝内阻塞及肝内胆汁淤积性黄疸三种。肝外阻塞见于急性胆囊炎、胆总管结石、肿瘤等；肝内阻塞见于肝内泥沙样结石、癌栓、寄生虫病（如华支睾吸虫病）等；肝内胆汁淤积见于病毒性肝炎、药物性胆汁淤积（如氯丙嗪、甲睾酮等）、原发性胆汁性肝硬化、妊娠期复发性黄疸等。

由于胆道阻塞,使阻塞上方的压力升高,胆管扩张,最终导致小胆管及毛细胆管破裂,胆汁中的胆红素反流入血。而药物引起的胆汁淤积,是由于胆汁分泌功能障碍、毛细胆管的通透性增加,胆汁浓缩而流量减少,导致胆道内胆盐沉淀与胆栓形成。

【临床表现】 不同病因引起者有原发病的不同症状和体征。出现黄疸时,皮肤呈暗黄色,完全阻塞者颜色更深,甚至呈黄绿色,并有皮肤瘙痒,尿色深,粪便颜色变浅或呈白陶土色。

【实验室检查】 ①血清结合胆红素增加;②尿胆红素试验阳性,尿胆原及粪胆素减少或缺如;③血清碱性磷酸酶及总胆固醇增高。

(四) 先天性非溶血性黄疸

系由肝细胞对胆红素的摄取、结合和排泄有先天性缺陷所致,本组疾病临床上少见。

为进一步对黄疸的病因作出诊断,可借助于其他辅助检查,如B型超声波检查、X线腹部平片、胆道造影、经十二指肠镜逆行胰胆管造影、内镜、经皮肝穿刺胆管造影及电子计算机体层扫描(CT)磁共振成像(MRI)、肝穿活检或腹腔镜检查等。

【伴随症状】

1. 黄疸伴发热　见于急性胆管炎、肝脓肿、败血症、钩端螺旋体病、病毒性肝炎或急性溶血,可先有发热而后出现黄疸。

2. 黄疸伴腹痛　伴上腹剧烈疼痛者,见于胆道结石、肝脓肿或胆道蛔虫病;持续性右上腹钝痛或胀痛者,可见于病毒性肝炎、肝脓肿或原发性肝癌。

3. 黄疸伴肝肿大　若轻度至中度肿大,质地软或中等硬度且表面光滑者,见于病毒性肝炎、急性胆系感染或胆道阻塞;明显肿大,质地坚硬,表面凹凸不平有结节者,见于原发或继发性肝癌;肝脏轻度肿大,质地较硬,边缘不整,表面有小结节,见于肝硬化。

4. 黄疸伴胆囊肿大　提示胆总管梗阻,常见于胰头癌、壶腹癌、胆总管癌等。

5. 黄疸伴脾肿大　可见于病毒性肝炎、钩端螺旋体病、败血症、疟疾、门脉性或胆汁性肝硬化、溶血性贫血及淋巴瘤等。

6. 黄疸伴腹水　见于重症肝炎、肝硬化失代偿期、肝癌等。

第十六节　血　　尿

尿液中含有较多的红细胞,即为血尿(hematuria)。正常人尿液中无红细胞或偶有微量的红细胞。血尿可轻可重,轻症者尿色正常,须在显微镜检查时才能确定,称为"镜下血尿"。重症者肉眼即见尿色呈洗肉水色或血色,称为"肉眼血尿"。

【病因】 引起血尿的原因很多,最常见病因是泌尿系统本身疾病所致,仅少数是由全身或泌尿系统邻近组织疾病和其他原因。

1. 泌尿系统疾病　为引起血尿最常见原因,其中以泌尿系结石、尿路感染、肾小球肾炎最多见,其次为肿瘤、结核、外伤、多囊肾、血管疾病(肾栓塞、肾动脉硬化)、畸形等。

2. 全身性疾病　①血液病:如血小板减少性紫癜、再生障碍性贫血、白血病、血友病等;②感染性疾病:如感染性心内膜炎、肾综合征出血热、败血症、猩红热、钩端螺旋体病、丝虫病等;③风湿病:如系统性红斑狼疮、结节性多动脉炎等;④心血管疾病:如感染性心内膜炎、高血压病、慢性心力衰竭等。

3. 尿路邻近组织器官疾病　如前列腺炎、急性阑尾炎、急性盆腔炎或脓肿、恶性肿瘤(直肠、结肠、宫颈、卵巢)等。

4. 药物与化学因素,如磺胺类、吲哚美辛、汞剂、甘露醇、抗凝剂、环磷酰胺等的副作用或毒性作用。

5. 功能性血尿 见于健康人,如运动后血尿。

【临床表现】 血尿的颜色因尿中含血量和尿酸碱度的不同而异,当尿液酸性时,颜色深,呈棕色或暗黑色;尿液碱性时则呈红色。血尿时,要注意确定真性抑或假性血尿,排除月经、子宫、阴道出血以及痔出血污染尿液;某些药物、染料、试剂或食物所致的红色尿等假性血尿。注意血尿要与血红蛋白尿相区别,血红蛋白尿由溶血引起,尿呈均匀暗红色,如含大量血红蛋白时呈酱油色,震荡时不呈云雾状,无红色沉淀,镜检无红细胞或偶见红细胞。作尿三杯试验可大概了解血尿的来源。嘱患者一次排尿,将前、中、后三段分别排入三个玻璃杯中,如第一杯(即前段)尿含血液或镜下有较多红细胞,表示病变位于尿道;如第三杯(即后段)呈血尿或镜下有较多红细胞,表示病变部位在膀胱颈部和三角区或后尿道等部位。如三杯尿中均有血液表示病变在上尿路或膀胱。用位相显微镜观察尿中红细胞形态,可鉴别肾小球源性血尿(畸形红细胞、血红蛋白含量异常)与非肾小球源性血尿(正常形态红细胞)。

【伴随症状】

1. 伴肾绞痛,并向同侧下腹部、同侧大腿内侧及阴部放射 见于肾、输尿管结石;如排尿时痛、尿流突然中断或排尿困难,为膀胱或尿道结石的表现。

2. 血尿伴尿频、尿急、尿痛 提示病变位于膀胱或后尿道,常见于尿道炎、结核等,同时伴高热、寒战、腰痛,多为肾盂肾炎。

3. 血尿伴浮肿、高血压 见于肾小球肾炎或高血压肾病。

4. 血尿伴肾肿块 见于肿瘤、肾囊肿、先天性多囊肾等。

5. 无痛性血尿伴膀胱刺激症状 多见于膀胱癌。

6. 血尿伴身体其他部位出血 见于血液病、感染性疾病及其他全身性疾病。

7. 血尿合并乳糜尿者,可见于丝虫病。

第十七节 尿频、尿急与尿痛

尿频(frequency micturition)指在单位时间内排尿次数超过正常人。正常成人白天 4~6 次,夜间 0~2 次,每次尿量约 200~400ml。有因饮水量过多、气候和个人习惯等而发生的尿频,属于生理性;如因泌尿系统疾病或其他病因所出现的尿频,则为病理性。尿急(urgent of micturition)指病人有尿意即需立即排尿,不能控制。尿痛(urodyria)指病人在排尿时,膀胱区及尿道受刺激产生疼痛,呈挛缩样或烧灼样疼痛感。尿痛严重时每次尿量减少,甚至淋漓不尽。尿频、尿急与尿痛合称膀胱刺激征。

【病因与临床表现】 正常排尿过程是受意识和神经控制的反射性活动,并通过控制排尿肌肉来完成的。某些原因导致膀胱容量减少,如膀胱内肿瘤、结石及膀胱外肿物压迫等;膀胱受激惹,如膀胱及尿道的炎症、结石、肿瘤、异物等;膀胱神经调节失常,如精神紧张、周围或中枢神经疾病等,均可影响正常的排尿功能,出现一系列临床表现。

1. 尿频 病理性尿频有以下两种表现。

(1)排尿次数增多而每次尿量正常,因而全天总尿量增多,多见于糖尿病、尿崩症、急性肾衰竭多尿期等。

(2)排尿次数增多而每次尿量减少,或仅有尿意并无尿液排出,见于①膀胱尿道受刺激,如膀胱、后尿道炎症、结石或膀胱结核,膀胱结核时,尿频持续时间特别长;②膀胱容量减少,见于膀胱内占位性病变、结核性挛缩膀胱或子宫肌瘤、妊娠子宫及子宫脱垂压迫膀胱等;③下尿路梗阻,表现排尿困难,排尿开始迟缓、费力,射程缩短、射力减弱、尿线中断或滴尿。见于前列腺增生症、尿道狭窄等;④神经源性膀胱,由于神经系统疾病造成膀胱功能失常。

2. 尿急　见于急性膀胱炎、尿道炎、前列腺炎、膀胱癌、输尿管下段结石、神经源性膀胱、癔症、精神紧张等。

3. 尿痛　见于尿道炎、膀胱炎、前列腺炎、膀胱结石、膀胱结核、异物、晚期膀胱癌等,尿痛性质为灼痛或刺痛。尿道炎多在排尿开始时出现疼痛;而膀胱炎疼痛发生于排尿终末时;前列腺炎除排尿痛外,耻骨上区、腰骶部或阴茎头也疼痛;膀胱结石或异物排尿时有剧烈膀胱和尿道痉挛性痛,多有尿流中断。

【伴随症状】

1. 尿频、尿急与尿痛同时出现见于　①伴有发热、脓尿,菌尿者,见于急性膀胱炎;②伴会阴部胀感,肛门下坠,耻骨上隐痛,腰背酸痛并放射到腹股沟、睾丸及大腿部,见于急性前列腺炎;③伴有血尿,见于膀胱结核,多有结核感染病史和全身结核中毒症状或其他部位结核病灶。

2. 尿频、尿急伴排尿终末疼痛　见于输尿管末端结石。

3. 尿急不伴尿痛者常与精神因素有关,伴尿痛者多为膀胱三角区、后尿道及前列腺急性炎症所致。

4. 尿频伴进行性排尿困难,如发生在50岁以上男性,多见于前列腺增生症。

5. 尿频、尿急、尿痛后出现无痛性血尿,多见于膀胱癌。

6. 尿频伴有神经系统受损病史、症状和体征,见于神经源性膀胱。

第十八节　头　　痛

头痛(headache)是指局限于眉毛和发际以上的头颅某部或全颅的疼痛和不适感。可见于多种颅内疾病、颅外头部器官疾病,以及其他神经系统或全身性疾病,神经血管调节障碍及精神心理因素也可引起头痛。需认真检查,以明确头痛的类型和病因。

【病因】

1. 颅脑病变

(1)感染:各种病原微生物引起的脑膜炎、脑炎、脑脓肿等。

(2)脑血管病变:如脑出血、蛛网膜下腔出血、脑梗死、脑动脉粥样硬化、高血压脑病、脑血管畸形等。

(3)占位性病变:如脑肿瘤、颅内转移瘤、颅内白血病浸润、颅内囊虫病或包虫病等。

(4)颅脑外伤:如脑震荡、脑挫伤、颅内血肿、硬膜下血肿、脑外伤后遗症等。

(5)其他:如偏头痛、丛集性头痛、头痛型癫痫等。

2. 颅外病变

(1)颅骨疾病:如颅底凹入症或颅骨肿瘤。

(2)神经痛:如三叉神经、舌咽神经及枕神经痛。

(3)颈椎病及其他颈部疾病。

(4)眼、耳、鼻和牙齿疾病,如青光眼、中耳炎、鼻窦炎及牙髓炎等所致的头痛。

3. 全身性疾病

(1)急性感染:如流行性感冒、伤寒、肺炎、细菌性痢疾等发热性疾病。

(2)心血管疾病:如高血压病、心力衰竭等。

(3)中毒:如酒精、一氧化碳、有机磷、药物、铅等中毒。

(4)其他:肺源性脑病、肝性脑病、尿毒症、贫血、低血糖、系统性红斑狼疮、月经期及绝经期头痛、中暑等。

4. 神经症 如神经衰弱及癔症性头痛。

【发病机制】 头痛发生机制有:①血管因素:各种原因引起的颅内外血管的过度舒缩,以及血管受牵拉或伸展;②可影响颅内压过高或过低使脑膜受刺激或牵拉;③具有痛觉的脑神经(5、9、10 三对脑神经)和颈神经被刺激、挤压或牵拉;④头、颈部肌肉的收缩;⑤五官和颈椎病变引起;⑥生化因素及内分泌紊乱;⑦神经功能紊乱。

【临床表现】 头痛的表现,依据病因不同而各有其特点。

1. 发病情况 不同疾病头痛发生的急缓、病程长短各异。急性起病并有发热者常为感染性疾病所致。突发急剧的头痛,持续加重,并有不同程度的意识障碍,提示颅内血管性疾病。长期的反复发作头痛或搏动性头痛,多为偏头痛或神经症。慢性进行性头痛并有颅内压增高表现者,多考虑颅内占位性病变。发生于青壮年慢性头痛,因焦急、情绪紧张而发生,无颅内压增高表现,多为紧张性头痛。

2. 头痛部位 头痛的部位与头痛的类型有一定关系。如偏头痛及丛集性头痛多在一侧或两颞部痛,或左右交替发作。颅内深部病变的头痛部位不一定与病变部位相一致,但疼痛多向病灶同侧放射。全身性或颅内感染性疾病的头痛,多为全头部痛。高血压引起的头痛多在额部或整个头部。蛛网膜下腔出血或脑脊髓膜炎除头痛外尚有颈痛。颅外病变引起的头痛多较局限及表浅,如眼源性头痛为浅在性且局限于眼眶部或前额。

3. 头痛的程度与性质 头痛的程度没有客观指标。判断头痛的程度一般分轻、中、重三级,但与病情的轻重无平行关系。三叉神经痛、偏头痛及脑膜刺激的疼痛最为剧烈。脑肿瘤的痛多为中度或轻度。高血压性、血管性及发热性疾病的头痛,常呈搏动性。紧张性头痛多为重压感、紧箍感或钳夹样痛。

4. 头痛发生与持续时间 某些头痛可发生在特定时间。如颅内占位性病变所致头痛多呈持续性,往往清晨加剧。慢性鼻窦炎引起头痛常发生于上午 8~9 时,持续至下午或傍晚,逐渐减轻。丛集性头痛常在晚间发生。发作频率为隔日一次至每日数次。女性月经期偏头痛常发生在月经来潮前两天至最后一天。

5. 影响头痛的因素 用力、咳嗽、打喷嚏、俯身可使颅内高压性头痛、血管性头痛、颅内感染性头痛及脑肿瘤性头痛加剧。丛集性头痛在直立时可减轻。慢性或职业性的颈肌痉挛所致的头痛,可因活动或按摩颈肌而得到缓解。偏头痛在应用麦角胺后可获缓解。

【伴随症状】

1. 头痛伴眩晕 见于小脑肿瘤、椎-基底动脉供血不足。

2. 头痛伴剧烈喷射性呕吐 提示为颅内压增高。

3. 头痛突然加剧伴有意识障碍 提示可能发生脑疝。

4. 头痛伴癫痫发作　见于脑血管畸形、脑内寄生虫病或脑肿瘤。

5. 头痛伴视力障碍　见于青光眼或脑瘤。

6. 头痛伴脑膜刺激征　提示各种病因的脑膜炎或蛛网膜下腔出血。

7. 头痛伴发热　常见于感染性疾病,包括颅内或全身性感染。

8. 头痛伴神经功能紊乱症状　可能为神经症性头痛。

第十九节　眩　晕

眩晕(vertigo)是一种症状,是机体对于空间关系的定向感觉障碍或平衡感觉障碍。患者感到自身或外境有旋转或摇动的一种主观感觉,常伴有站立不稳、易倾倒、行走偏向一侧、恶心、呕吐、出冷汗、面色苍白、心率和血压改变等表现,一般无意识障碍。主要由迷路、前庭神经、脑干及小脑病变引起,亦可由于其他系统或全身性疾病而引起。

【病因】 引起眩晕的病因各家分类方法不甚统一,较为实用的方法是根据神经系统定位后再定性的步骤,依据病变的解剖部位及结合病因予以分类,现将常见的疾病分述如下。

1. 前庭系统性眩晕　由前庭系统病变引起,包括内耳的前庭感受器、前庭神经、前庭神经核及其纤维、小脑,及其大脑病变引起的眩晕为真性眩晕。

(1)耳源性病变:例如外耳耵聍、中耳炎、鼓膜内陷、咽鼓管阻塞、迷路炎、梅尼尔病、良性位置性眩晕、晕动病、迷路动脉供血障碍等。

(2)前庭神经病变:前庭神经元炎、脑桥小脑三角肿瘤、听神经鞘膜瘤、前庭神经外伤或中毒。

(3)脑干病变:桥延血管性和占位性病变、多发性硬化、脑干脑炎、延髓空洞症等。

(4)小脑病变:小脑出血、肿瘤及损伤等。

(5)大脑病变:脑血管病变、肿瘤及颞叶癫痫等。

(6)颈椎病变:颈椎肥大性改变及颈椎间盘脱出等。

2. 非系统性眩晕

(1)眼性眩晕:见于屈光不正、眼外肌麻痹、先天性视力障碍等。

(2)心血管病变:如高血压、低血压、心律失常、心力衰竭、脑动脉硬化等。

(3)全身性疾病:中毒性、代谢性、感染性疾病。

(4)血液病:各种类型的贫血,如再生障碍性贫血、缺铁性贫血等。

(5)神经症。

【发生机制】 眩晕发生机制因病因不同而异。例如:①梅尼埃病可能由于内耳的淋巴代谢失调,淋巴分泌过多或吸收障碍,造成内耳膜迷路积水,内耳淋巴系压力升高,内耳末梢缺氧和变性等病理变化所致;②迷路炎常由于中耳病变,如胆脂瘤、炎症性肉芽组织等,直接破坏迷路的骨壁引起,少数是炎症经血行或淋巴扩散所致;③药物中毒是由于对药物敏感、主要影响内耳前庭或耳蜗所致;④晕动病是由于乘坐车船或飞机时,机械性刺激内耳迷路,引起前庭功能紊乱所致;⑤椎基动脉供血不足是因动脉管腔变窄、椎动脉受压或动脉舒缩功能障碍等因素引起。

【临床表现】

1. 梅尼埃(Meniere)病　特点为发作性眩晕伴耳鸣、感音性的听力减退及眼球震颤。眩晕发作时伴恶心、呕吐、面色苍白和出汗，耳内有饱胀感。发作可持续数小时至数天(多数为1~2天)，可自行缓解，具有复发性特点。随着听力下降，眩晕发作次数逐渐减少。

2. 迷路炎　多由中耳炎并发，表现为阵发性眩晕，伴恶心、呕吐、眼震及病侧听力丧失，另外有耳痛、头痛及发热等中耳炎症状和体征，有助于迷路炎的诊断。

3. 内耳药物中毒　多种药物对听神经有选择性损害，以氨基苷类为主，如链霉素、庆大霉素及其同类药物，引起眩晕症状常于疗程的第四周出现，多为渐进性眩晕伴耳鸣、听力减退，大多先有口周及四肢发麻等。药物中毒性眩晕恢复较慢，需数月或数年，有时前庭功能呈永久性损害。

4. 前庭神经元炎　多有发热或上呼吸道感染病史。表现突发剧烈眩晕，卧位仍有旋转感，伴恶心、呕吐，一般无耳鸣及听力减退等耳蜗症状。经历数周后逐渐减轻，痊愈后很少复发。

5. 良性发作性位置性眩晕　多见于中年以上的患者，患者头部处在某一位置时，出现眩晕和眼球震颤，若再恢复头位又再发生，致使患者避免该头位。眩晕严重时伴有恶心、呕吐，多数不伴耳鸣及听力减退。数周或数月后可自愈。

6. 晕动病　见于乘车船时，表现眩晕，常伴恶心、呕吐、面色苍白、出冷汗等。

7. 血管性眩晕

(1)椎-基动脉供血不足：主要原因有动脉粥样硬化、动脉内膜炎、多发性大动脉炎或颈椎病等。临床表现以眩晕及视觉障碍最常见，症状呈一过性，少数为持续性。

(2)小脑后下动脉血栓形成：又称延髓外侧综合征(Wallenberg's syndrome)，表现为突发眩晕，伴恶心、呕吐，眼球震颤；病侧肢体共济失调及霍纳综合征；吞咽困难及同侧软腭麻痹，声带麻痹；病侧面部及对侧肢体痛温觉减退或消失。

除以上脑血管病变外，引起眩晕症状的还见于锁骨下动脉偷漏综合征、脑动脉粥样硬化、高血压脑病和小脑出血等。

8. 桥脑小脑肿瘤　特别是听神经瘤，早期轻度眩晕、耳鸣、耳聋，逐渐出现眼球震颤，病侧面部麻木，感觉减退，外展神经周围性麻痹以及共济失调等。

【伴随症状】

1. 伴耳鸣、听力下降　见于前庭器官疾病、第八脑神经病变及肿瘤。

2. 伴恶心、呕吐　见于梅尼埃病、晕动病。

3. 伴共济失调　见于小脑、颅后凹或脑干病变。

4. 伴眼球震颤　见于梅尼埃病、脑干病变。

第二十节　晕　厥

晕厥(syncope)是由于各种原因所致一时性广泛性脑缺血缺氧，而突然发生全身肌肉无力、姿势张力丧失和意识丧失状态的一组症状群。每次发作持续数秒至数分钟，伴有视力模糊、全身不适、面色苍白、出汗和恶心，发作间歇期正常，不留后遗症。

【病因】　引起晕厥的病因可归纳为以下几方面。

1. 血管舒缩机制障碍　见于单纯性晕厥、直立性低血压、颈动脉窦晕厥、排尿性晕厥、咳嗽性晕厥及疼痛性晕厥等。

2. 心脏疾病　见于心脏排血受阻及心肌缺血性疾病，如主动脉瓣狭窄、先天性心脏病某些类型、心绞痛与急性心肌梗死、原发性心肌病等；严重心律失常，如阵发性心动过速、阵发性心房纤颤、病态窦房结综合征、Ⅱ～Ⅲ度房室传导阻滞，最严重的为阿—斯综合征（Adams-stroke syndrome）亦可引起眩晕。

3. 血管性疾病　见于脑动脉粥样硬化、短暂性脑缺血发作、高血压脑病、偏头痛、大动脉炎（无脉症）等。

4. 血液成分异常　见于低血糖状态、换气过度综合征、重症贫血及高原晕厥等。

【发生机制和临床表现】

1. 血管舒缩障碍

（1）单纯性晕厥（血管迷走性晕厥）：为最常见的一种晕厥，发生机制是由于某种刺激引起迷走神经兴奋，反射性引起短暂的血管床扩张，使回心血量减少、心排出量减少、血压下降至25mmHg以下时，导致脑部灌流量减少，脑缺血所致。这种晕厥多见于年轻体弱女性，常在情绪紧张、疼痛、恐惧、妊娠、疲劳、天气闷热、失眠、轻微出血、各种穿刺以及小手术等诱因发病。发病前有短暂的先兆症状如头晕、眩晕、恶心、上腹不适、视力模糊、面色苍白、心悸、肢体软弱无力、坐立不安和焦虑等，部分患者在先兆期若能立即坐下或平卧可以避免一次发作。先兆期持续数分钟，继而突然意识丧失，常伴有血压下降、心跳减慢、脉搏微弱，面色苍白，皮肤发冷，持续数秒或数分钟后可很快恢复知觉，无后遗症。

（2）直立性低血压（体位性低血压）：患者在体位骤变，主要由卧位突然站起时发生晕厥。一般无前驱症状，血压急骤下降至收缩压在60mmHg以下而突然跌倒，意识丧失。直立性低血压可见于下列情况：①某些长期站立于固定位置及长期卧床或孕妇；②服用某些药物，如氯丙嗪、胍乙啶、亚硝酸盐类，交感神经切除术后病人；③血容量减少，如大量失血、大量应用利尿剂和脱水剂、慢性营养不良等。

发生机制可能是由于下肢静脉张力低，血液蓄积于下肢（体位性）、服用亚硝酸盐药物使周围血管扩张瘀血或血循环反射性调节障碍等因素，使回心血量减少、心排出量减少、血压下降导致脑部供血不足所致。

（3）颈动脉窦综合征：又称颈动脉窦晕厥，由于颈动脉窦附近病变，如局部动脉硬化、动脉炎、颈动脉窦周围淋巴结炎或肿大淋巴结、肿瘤以及手术瘢痕压迫、刺激颈动脉窦，致使迷走神经兴奋引起晕厥。常见的诱因如用手压迫颈动脉窦、突然转头或衣领过紧等。晕厥发作时表现为心率减慢、血压下降，无恶心、面色苍白等先兆症状，晕厥发作可伴有抽搐。

（4）排尿性晕厥：多见于青壮年男性，常在夜间或午睡起床排尿或排尿结束时发作，发作时无先兆，发作时突然摔倒，意识丧失，持续约1～2分钟，自行苏醒、无任何后遗症，可反复发生。发生机制为综合性的，包括自身自主神经不稳定，体位骤变，排尿时屏气动作或通过迷走神经反射致心排出量减少、血压下降、脑缺血。

（5）咳嗽性晕厥：见于有慢性肺部疾病患者。在剧烈咳嗽后突然意识丧失，历时短暂，迅速恢复，偶有头晕眼花、出汗等先兆症状。发生机制可能是剧咳时胸腔内压力增加，阻碍静脉血液回流，继发心排出量降低、血压下降、脑缺血所致，另认为剧咳时颅内压力迅速升高，对大脑产生震荡样作用所致。

（6）其他因素：如剧烈疼痛，下腔静脉综合征（晚期妊娠和腹腔巨大肿物压迫），食管、纵隔疾病，胸腔疾病、胆绞痛或支气管镜检查等，由于血管舒缩功能障碍或迷走神经兴奋，引起发作晕厥。

2. 心源性晕厥　由于心脏疾病心排出量突然减少，导致脑组织缺血缺氧而发生短暂意识丧失，称为心源性晕厥。严重者可发生脑缺氧综合征或阿－斯综合征。主要表现是在心搏停止5～10秒钟出现晕厥，停搏15秒钟以上可出现抽搐，严重者大小便失禁。

3. 脑源性晕厥　由于脑部血管病变或主要供应脑部血液的血管发生循环障碍，引发一过性广泛脑供血不足所致。如脑动脉硬化引起血管腔变窄，高血压脑病所致脑动脉痉挛，偏头痛及颈椎病时基底动脉舒缩障碍，各种原因所致的脑动脉微栓塞及动脉炎等病变均可出现晕厥。其中短暂性脑缺血发作时，可表现多种神经功能障碍症状群。

4. 血液成分改变引起的晕厥　①低血糖：是由于低血糖而影响大脑的能量供应所致。当血糖降低至2.8mmol/L时，便出现为头晕、乏力、饥饿感、出汗、恶心、震颤、神志恍惚、晕厥、抽搐甚至昏迷；②换气过度综合征：是由于情绪紧张或癔症发作时呼吸急促、过度换气，二氧化碳排出增加，呼吸性碱中毒，脑缺氧所致，表现为头晕、乏力、颜面四肢针刺感，并可因伴有血钙降低而发生手足搐搦；③重症贫血：红细胞携带氧供应脑，贫血时，血氧浓度明显低下，而在用力或突然站立时，脑需氧量增加，脑进一步缺氧而发生晕厥；④高原晕厥：是由于短暂缺氧引起。

【伴随症状】

1. 伴有明显的自主神经功能障碍，如面色苍白、出冷汗、恶心及乏力等　多见于血管抑制性晕厥或低血糖性晕厥。

2. 伴有心率明显改变　见于心源性晕厥。

3. 伴有面色苍白、发绀、呼吸困难　见于急性左心衰竭。

4. 伴有头痛、呕吐及视听障碍者　提示中枢神经系统疾病。

5. 伴有抽搐者　见于中枢神经系统疾病及心源性晕厥。

6. 伴有发热、水肿及杵状指者　提示心肺疾病。

第二十一节　抽　搐

抽搐(convulsion)是指全身或局部成群骨骼肌非自主的抽动或强烈收缩，可引起关节运动和强直，伴或不伴意识障碍，为临床上常见症状。抽搐形式分为全身性和局灶性，全身性骨骼肌抽动常伴意识丧失；而局灶性抽搐为局限于一侧肢体、一个肢体或局限于面肌的抽动，一般不伴意识丧失。

【病因】　抽搐的病因大体上可分为脑部疾病和非脑部疾病所致的两大类。

1. 脑部疾病(脑源性抽搐)

(1)感染：病毒感染：如单疱病毒脑炎、病毒性脑膜炎等；细菌感染：如化脓性脑膜炎、脑脓肿及结核性脑膜炎等；脑寄生虫病：如脑型疟疾、脑血吸虫病、脑包虫病、脑囊虫病等。

(2)肿瘤：包括原发性肿瘤、脑转移瘤。

(3)外伤：如颅内血肿、脑挫裂伤、脑穿通伤及产伤等。

(4)脑血管疾病：如脑出血、蛛网膜下腔出血、高血压脑病、脑梗死、脑动脉瘤及脑动静脉血管畸形等。

(5)其他：①先天性脑发育障碍；②原因未明的大脑变性，如结节性硬化、播散性硬化、核黄疸等。

2. 非脑部疾病

(1)全身代谢病的神经系统并发症,如肾性脑病、肝性脑病、肺性脑病、糖尿病性脑病,发热性疾病引起的高热惊厥,某些中毒性疾病。

(2)心血管疾病:如高血压脑病或 Adams-strokes 综合征等。

(3)代谢性疾病:如低血糖、低镁血症、低钙血症、子痫、血卟啉病等。

(4)癔症性抽搐(假性抽搐发作)。

【发生机制】 抽搐发生机制尚未完全明了,脑源性抽搐被认为可能是大脑皮质运动神经元的过度同步化放电所致。这种病理性放电主要是神经元膜电位的不稳定引起,并与多种因素相关,可由代谢、营养、大脑皮质肿物、瘢痕、化学物质及物理因素等激发神经元膜兴奋性异常,与遗传、免疫、内分泌、微量元素、精神因素等有关。非脑源性被认为是由于脊髓网状结构兴奋引起下运动神经元的 γ-纤维兴奋传出而导致肢体的强直性抽搐,如马钱子、士的宁中毒所引起的抽搦。钙离子代谢障碍和甲状旁腺手术后引起的抽搐,均是肌细胞膜兴奋性增高所致。

【临床表现】 由于病因不同,抽搐发作的临床表现形式也不一样,常见表现形式有:

1. 全身强直-阵挛性抽搐 为临床最常见的一种形式,表现为突然意识模糊或丧失,全身强直、呼吸暂停,继而四肢发生阵挛性抽搐,呼吸不规则,尿便失控、发绀,持续约 2~5 分钟,阵挛后进入昏睡,然后逐步意识恢复。这种形式是癫痫大发作的典型表现,也见于脑炎、脑膜炎、中毒性脑病、发热性惊厥等。

2. 全身强直性抽搐 表现为抽搐发作时全身肌肉张力持续性增高,四肢伸性强直,头后仰,上肢内旋,下肢伸直,呈现角弓反张状态,多数意识丧失。见于脑炎、脑缺氧、破伤风、士的宁中毒等,也可见于癫痫发作。

3. 全身阵挛性抽搐 表现突然跌倒,先肌张力降低,继之出现不规则性全身肢体肌肉节律性抽动,大多意识丧失。轻度全身抽动者,可能意识清醒,如肌阵挛性癫痫、发热惊厥等发作。

4. 局限性抽搐 表现身体某一局部肌肉或局部肢体连续性抽搐,抽搐时意识清楚,大多见于口角、眼睑、手足等。可见于癫痫的局限性发作,手足搐搦症等。

【伴随症状】

1. 抽搐伴发热 多见于小儿的急性感染,也可见于胃肠功能紊乱及重度失水等。体温高达 38°C 以上时出现抽搐称为高热惊厥。

2. 抽搐伴血压增高 可见于高血压病、肾炎、子痫、铅中毒等。

3. 抽搐伴脑膜刺激征 多见于脑膜炎、脑膜炎、蛛网膜下腔出血等。

4. 抽搐伴意识丧失 见于癫痫大发作、重症颅脑疾病等。

5. 抽搐发作前剧烈头痛 见于蛛网膜下腔出血、颅脑外伤、急性感染、颅脑占位性病变等。

第二十二节 意识障碍

意识是大脑的高级功能,是人对自身及外部环境的认识并以语言和躯体行为等进行适宜反应的重要功能。正常人意识清醒,思维活动正常,语言准确,对周围刺激反应灵敏。当某些疾病使高级神经活动受损时，则会发生意识障碍(disturbance of consciousness)。

【病因】 引起意识障碍的病因很多，从临床实际出发，可分为脑部原发性损害和全身其他系统病变两大类。

1. 颅脑疾病

(1)颅脑感染性疾病：如各种脑膜炎、脑炎及脑型疟疾等。

(2)脑血管病：如脑出血、蛛网膜下腔出血、脑梗死、高血压脑病等。

(3)颅内占位性病变：如脑肿瘤、脑脓肿等。

(4)颅脑损伤：脑震荡、脑挫裂伤、颅骨骨折、外伤性颅内血肿等。

(5)癫痫大发作及癫痫持续状态。

2. 全身性疾病

(1)缺氧、缺血：各种原因所致的肺泡换气不足(肺炎、肺水肿)、窒息、呼吸肌麻痹、严重心律失常、心力衰竭、心肌损害及心跳骤停等。

(2)急性感染性疾病：如中毒型痢疾、大叶性肺炎、肾综合征出血热、败血症、螺旋体及立克次体感染等。

(3)内分泌与代谢障碍性疾病：如尿毒症、肝性脑病、肺性脑病、甲状腺危象、甲状腺功能减退、糖尿病性昏迷、低血糖、妊娠中毒症、水电解质及酸碱平衡紊乱等。

(4)外源性中毒：如安眠药、有机磷杀虫药、氰化物、一氧化碳、酒精和吗啡等中毒。

(5)物理性及缺氧性损害 如高温中暑、溺水、触电、高山病等。

【发生机制】 意识有两个组成部分，即意识内容与"开关"系统。意识内容即大脑皮质功能活动，包括记忆、思维、定向力和情感活动，另有通过视、听、语言和技巧性运动的复杂反应等与外界保持紧密联系的能力。意识状态是否正常取决于大脑半球功能的完整性。当广泛性大脑半球损害或半球向下移位致使丘脑或中脑受到压迫时，就会引起不同程度的意识障碍。意识的"开关"系统包括经典的感觉传导径路(特异性上行投射系统)和脑干网状结构(非特异性上行投射系统)。意识"开关"系统可激活大脑皮质，并使其维持一定水平的兴奋性，使机体处于觉醒状态，在此基础上产生意识内容。"开关"系统的不同部位与不同程度的损害，可发生不同程度的意识障碍。

【临床表现】 根据意识障碍的不同程度，分为嗜睡、意识模糊、昏睡及昏迷等类型。

1. 嗜睡(somnolence) 是最轻的意识障碍，是一种病理性的持续睡眠状态，可被唤醒，并能正确回答和做出各种反应，如执行简单的命令性动作、叙述病情等，但当刺激去除后又很快入睡。

2. 意识模糊(confusion) 是意识水平轻度下降，较嗜睡为深的一种意识障碍。患者能保持简单的精神活动，但对时间、地点、人物的定向能力发生障碍。可有错觉、幻觉、思维紊乱、语言不连贯、记忆模糊等。

3. 昏睡(stupor) 患者处于深度睡眠状态，虽在强烈刺激下(如压迫眶上神经，摇动患者身体等)可被唤醒，但很快又进入昏睡。各种随意运动减少或消失，醒时应答含糊或答非所问。

4. 昏迷(coma) 是严重的意识障碍，表现为意识持续的中断或完全丧失。可分浅、中、深三个阶段。

(1)浅昏迷：意识大部分丧失，无自主运动，对声、光刺激无反应，对疼痛刺激可出现痛苦的表情或肢体退缩等反应。角膜反射、瞳孔对光反射、眼球运动、咳嗽反射、吞咽反射等存在。

(2)中度昏迷:对周围事物及各种刺激均无反应,对于剧烈刺激或的防御反射、角膜反射、瞳孔对光反射均减弱,眼球无转动。此时呼吸、脉搏、血压均有改变。

(3)深昏迷:全身肌肉松弛,对各种刺激全无反应。深、浅反射及眼球运动均消失。呼吸不规则,血压下降,尿便失禁或潴留。

5. 谵妄(delirium)　是在意识清晰度明显下降的情况下,出现精神异常、定向力丧失、感觉错乱(幻觉、错觉)、躁动不安、言语杂乱。谵妄常发生于急性感染的发热期,也见于某些药物中毒(如颠茄类药物中毒、急性酒精中毒)、代谢障碍(如肝性脑病)、循环障碍或中枢神经疾病等。

【伴随症状】

1. 意识障碍伴发热　发热在前,然后出现意识障碍,多见于重症感染性疾病;意识障碍在前,然后出现发热,见于脑出血、蛛网膜下腔出血、巴比妥类药物中毒等。

2. 意识障碍伴呼吸缓慢　是呼吸中枢受抑制的表现,见于吗啡、巴比妥类及有机磷杀虫药中毒、银环蛇咬伤等。

3. 意识障碍伴瞳孔散大　见于颠茄类、氰化物、酒精等中毒以及癫痫、低血糖状态等。

4. 意识障碍伴瞳孔缩小　见于吗啡类、巴比妥类、有机磷杀虫药中毒等。

5. 意识障碍伴心动过缓　见于颅内高压症、房室传导阻滞及吗啡类、毒蕈等中毒。

6. 意识障碍伴高血压　见于高血压脑病、脑血管病、尿毒症等。

7. 意识障碍伴低血压　见于各种原因的休克;

8. 意识障碍伴皮肤粘膜改变　如有出血点、瘀斑和紫癜等,可见于严重感染和出血性疾病,口唇呈樱红色提示一氧化碳中毒等。

9. 意识障碍伴脑膜刺激征　见于脑膜炎、蛛网膜下腔出血等。

10. 意识障碍伴偏瘫　见于脑出血、脑梗死或颅内占位性病变等。

(孙九伶)

第三篇　体格检查

体格检查(physical examination)是医生运用自己的感官或借助于简单的检查工具(如听诊器、叩诊锤等)来了解身体健康状况的一种最基本的检查方法。多数疾病通过体格检查再结合病情可做出临床诊断。

体格检查的基本方法有五种:视诊、触诊、叩诊、听诊、嗅诊。要想熟练地掌握和运用这些方法,并使所获得的检查结果具有可靠的诊断价值,检查者必须具备丰富的医学理论知识和临床实践经验,具有对所收集资料进行鉴别、综合、分析的能力。

在进行体格检查前,检查者应剪短指甲并洗手以减少疾病的传播,同时应注意以下几点:

1. 接触病人时态度和蔼、细心、耐心、举止端庄、实事求是,具有高度的责任感和良好的医德风尚。

2. 病人取卧位时,检查者应站在病人右侧,一般以右手进行检查。

3. 检查时环境要安静,室温要适宜,光线要充足,被检查部位暴露要充分。力求系统全面、重点突出、细致轻柔。病情危重,不允许作详细检查时,则应根据主诉和主要临床表现,作重点检查,经积极抢救病情好转后,再进行必要的补充检查。

4. 检查应按一定的顺序进行,先检查一般情况,然后检查头、颈、胸、腹、肛门、直肠、生殖器、脊柱、四肢、神经系统等,以免遗漏和不必要的重复。

5. 病人的病情总是在不断变化的,因此在复诊时仍须作必要的检查,反复检查可以及时发现新的体征或原有体征的改变,以便不断补充或纠正诊断,及时采取适当的措施,促使病情不断好转。

6. 在整个检查过程中医生应关心、体贴病人。检查时可适当与病人谈话,关心其病情,回答一些问题等。这样可消除病人的紧张情绪,建立良好的医患关系。

7. 对某些急、慢性传染病病人进行体格检查时,如严重急性呼吸系统综合征(severe acute respiratory syndrome, SARS)、肝炎、肺结核、获得性免疫缺陷综合征(AIDS)等,医生要穿隔离衣,戴口罩和手套,并作好充分隔离、消毒工作。

第一章

基本检查方法

第一节 视 诊

视诊(inspection)是医生用视觉观察病人全身或局部表现的一种诊断方法。

一、视诊内容

1. 全身状况 注意观察发育、营养、体型、意识状态、面容与表情、体位、姿势、步态等有无异常。

2. 局部状况 注意观察皮肤颜色、舌苔、头、颈、胸廓、腹形、四肢、肌肉、骨骼、关节外形等有无异常。

视诊的适用范围很广,可提供重要的诊断资料。有时靠视诊即可发现诊断某些疾病的重要征象,如重症哮喘的喘息状态,充血性心力衰竭的劳力性呼吸困难,严重感染的急性发热病容等。此外,甲状腺功能亢进、帕金森病及进展性恶性贫血等,亦常由视诊时的第一印象而得到启发。

二、视诊注意事项

1. 最好在自然光线下进行,夜间的普通灯光常不易辨别黄疸和发绀,苍白和皮疹也不易看清楚。

2. 利用侧面来的光线观察搏动、蠕动、肿物轮廓会更清楚。

3. 对特殊部位,如鼓膜、眼底等,则需用某些仪器如检耳镜、检眼镜等协助检查。

第二节 触 诊

触诊(palpation)是医生通过手的感觉判断某一躯体部分及某一器官物理特征的一种诊断方法。触诊的适用范围很广,可用于身体各部位,尤以腹部最为常用。触诊可以补充视诊时未能明确或未观察到的体征,如体温、心尖搏动、摩擦感,以及包块的位置、大小、质地、硬度、压痛、波动、移动度等。

一、触诊方法

由于触诊的部位和目的不同,施加压力亦轻重不一,临床上可分为浅部触诊法与深部触诊法。

1. 浅部触诊法　检查者以一手轻轻平放在被检查的部位，利用掌指关节和腕关节的协同动作，轻柔地进行滑动触摸。浅部触诊时手指必须并拢，以右手指腹或掌指关节部掌面的平展部分进行触诊，避免用指尖猛戳腹壁，检查每个区域后，手都应抬起并离开腹壁，不能停留在腹壁上进行移动。

此法适用于体表浅在病变，如关节、软组织、浅部的动脉、静脉、神经、阴囊和精索等检查。因其不引起病人痛苦，也不引起肌肉紧张，因而更有利于检查腹部有无压痛、抵抗感、搏动、包块和某些肿大脏器等。

2. 深部触诊法　检查者以一手或两手重叠，由浅入深，逐渐加压以达深部，了解腹部异常包块和脏器大小情况。根据检查目的和手法的不同，可分以下几种：

(1)深部滑行触诊法：检查者以并拢的2、3、4指端，逐渐触向腹腔脏器或包块，并在其上做上下左右的滑动触摸；如为肠管或索条状包块，则应做与其长轴相垂直方向的滑动触诊；也可将另一手加压重叠于触诊的手背上，逐渐压向深部，并带动他滑行触摸。此法常用于腹腔深部包块和胃肠病变的检查。

(2)双手触诊法：检查者将左手置于被检查脏器或包块的后部，并将被检查部位或脏器推向右手方向，这样既可起到固定作用，又可使被检查脏器或包块更加接近于体表，有助于右手触诊。此法多用于肝、脾、肾和腹腔肿物的检查。

(3)深压触诊法：检查者以拇指或并拢的2～3个手指逐渐深压，用以探测腹腔深在病变的部位或确定腹腔压痛点，如阑尾压痛点、胆囊压痛点等。在检查反跳痛时，即在深压的基础上迅速将手指抬起，若病人瞬时感觉疼痛加重或面部出现痛苦表情，则为反跳痛。

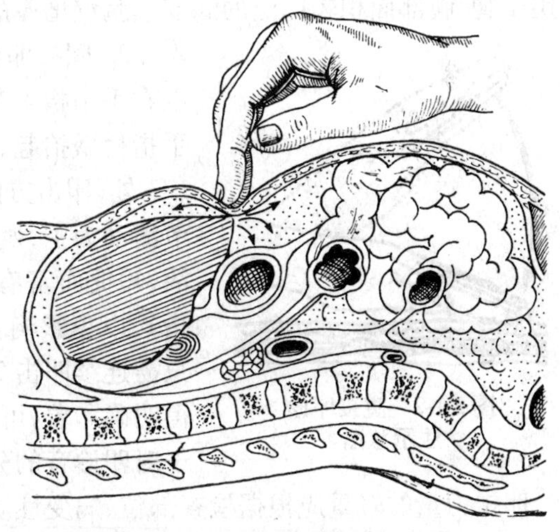

图3-1-1　冲击触诊法示意图

(4)冲击触诊法：又称浮沉触诊法。检查者以3～4个并拢的手指取70°～90°角，置于腹壁上相应的部位，做数次急速而较有力的冲击动作，在冲击后指端不离开腹壁，会出现腹腔内肿大的脏器或包块在指端浮沉的感觉。这种方法一般只适用于腹腔内有大量腹水时，肝脾难以触及者。冲击触诊法会使病人感到不适，操作时应避免用力过猛(图3-1-1)。

二、触诊注意事项

1. 触诊前应向病人讲清楚检查目的和配合方法，检查时手要温暖轻柔，用力要适中，避免引起病人精神和肌肉紧张，致使不能很好地配合而影响检查效果。

2. 检查下腹部时，应嘱病人排尿，以免充盈的膀胱影响深部触诊或误认为腹腔包块。

3. 触诊时，嘱病人取平卧位，屈膝以松弛腹肌，并设法引开病人注意力，嘱病人张口作均匀的腹式呼吸或与病人交谈，常有助于腹肌更好地放松，以触到随呼吸而移动的脏器。检查脾脏时亦可嘱病人采取右侧卧位。

4. 触诊时要手脑并用,结合病史,边触边想,边想边触,以判断病变的性质和来源。

第三节 叩 诊

叩诊(percussion)是指用手指、手掌、空拳、叩诊锤按一定的方法叩击身体表面某部,使之震动产生音响,根据震动和音响的特点来判断被检查部位的脏器有无异常的一种诊断方法。叩诊在胸、腹部检查中尤为重要,常用于肺下界的定位,判断胸腔积液或积气含量的多少,肺部病变的范围及其性质,心界的大小与形态,肝脏、脾脏的边界,腹水的有无与量的多少,膀胱有无充盈等。

一、叩诊方法

由于叩诊目的和手法的不同,叩诊的方法可分为:

1. 直接叩诊法 检查者用右手中间三个并拢而微屈的手指掌面或指端,直接拍击或叩击被检查的部位,借拍击或叩击所产生的音响和指下的震动感判断病变情况(图 3-1-2)。此法适用于胸、腹部面积较广泛的病变或胸壁增厚的病人,如大量胸水或腹水、胸膜增厚及粘连等。

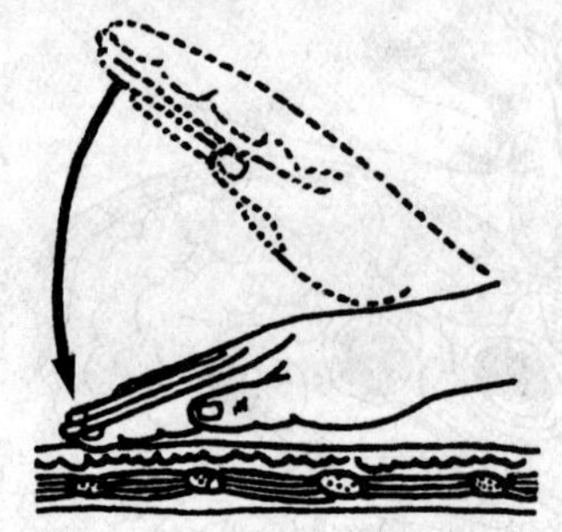

图 3-1-2 直接叩诊法示意图

2. 间接叩诊法 间接叩诊法以左手中指中节作为板指,以右手中指末节作为叩指。检查者板指紧贴于叩诊部位,其他手指稍微抬起,勿与体表接触;叩指自然弯曲后,叩击板指远端1/3处,叩击方向应与叩诊部位的体表垂直,叩诊时应以腕关节活动为主,避免肘关节及肩关节参与运动。叩击动作要灵活、短促而富有弹性。每次叩击后叩指应立即抬起(不要滞指),以免影响音响的振幅与频率。在一个部位叩诊时,每次只需连续叩击2~3下,时间间隔均等,用力大小相同,如未获得明确印象,可再连续叩击2~3下。不间断地连续叩击,不利于对叩诊音的分辨。

叩击力量的轻重应根据检查部位、病变性质、范围大小和位置深浅等具体情况而定,对范围小、位置表浅的病变或脏器,宜采取轻(弱)叩诊法,如确定心脏或肝脏的相对浊音界;对范围较大、位置较深的病变或脏器,则需使用中等强度叩诊法,如确定心脏或肝脏的绝对浊音界;

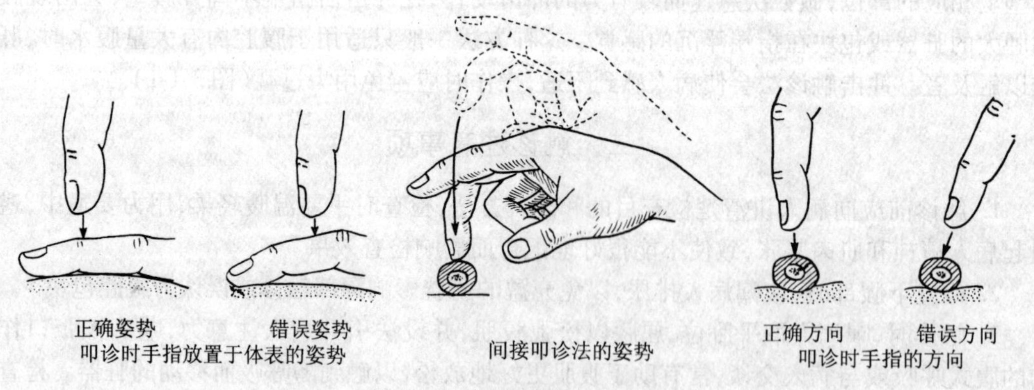

图 3-1-3 间接叩诊法正误图

当病灶位于体表很深，约达7cm左右时，则需使用重（强）叩诊法（图3-1-3）。

捶叩法也是间接叩诊法的一种。医生将左手掌贴放在被检查的部位，右手握拳，用尺侧缘捶叩左手背。此法用于检查深部组织或器官有无叩击痛。如检查肾区、肝区等叩击痛。

二、叩 诊 音

被叩击部位的组织或器官因其致密度、弹性、含气量及与体表间距离不同，在叩击时可产生不同的音响。叩诊音（percussion sound）根据音响的频率（高者音调高，低者音调低）、振幅（大者音响强，小者音响弱）、持续时间长短的不同，临床上分为清音、鼓音、过清音、浊音和实音。

1. 清音（resonance）　是一种音调低，音响较大，震动持续时间较长的声音，是正常肺部的叩诊音。提示肺组织弹性、含气量、致密度正常。

2. 鼓音（tympany）　其音响较清音强，震动持续时间也较长，在叩诊含有大量气体的空腔器官时出现。正常情况下见于左侧前下胸部的胃泡区及腹部；病理情况下见于肺内大空洞、气胸、气腹等。

3. 过清音（hyper resonance）　是属于鼓音范畴的一种变音，介于鼓音与清音之间，音调较清音低，音响较清音强，容易听到。正常儿童由于胸壁较薄，可叩得相对过清音。临床上常见于肺含气量增多、弹性减弱时，如肺气肿。

4. 浊音　是一种音调较高，音响较弱，震动持续时间较短的叩诊音。正常情况下，当叩击被少量含气组织覆盖的实质脏器时产生，如心脏或肝脏被肺组织边缘所覆盖的部分；病理状态下，如肺炎（肺组织含气量减少）所表现的叩诊音。

5. 实音　亦称重浊音或绝对浊音，音调较浊音更高，音响更弱，震动持续时间更短的叩诊音。正常情况下，见于叩击无肺组织覆盖的实质脏器区域的心脏或肝脏；病理情况下，见于大量胸腔积液或肺实变等。

三、叩诊注意事项

1. 因叩诊部位不同，病人须采取不同的体位，如叩诊胸部时取坐位或卧位，叩诊腹部时取仰卧位。

2. 叩诊时应充分暴露被检查的部位，肌肉尽量放松。

3. 叩诊胸壁所产生的震动，仅能使检查者判断深达5～7cm肺组织的病变。

4. 叩诊时应自上而下，从一侧至另一侧，并比较两侧对称部位的异同，要注意不同病变的震动所引起指下感觉的差异与叩诊音的变化。

第四节　听　　诊

听诊（ausculation）是以听觉判断发自机体各部的声音正常与否的一种诊断方法。是临床上诊断疾病的一项基本技能和重要手段。听诊在诊断心、肺疾病中尤其重要，常用以听取肺部正常呼吸音、异常呼吸音及啰音，心脏各种心音、心脏杂音及心律失常等。初学者只有勤学苦练，反复实践，才能逐步掌握此技术。

一、听诊方法

1. 直接听诊法 医生以耳廓贴附于被检查者的体表进行听诊。只在某些特殊情况下才偶尔采用。

2. 间接听诊法 医生利用听诊器进行听诊检查的一种方法。此法方便，对器官运动所发出的声音，能起到放大作用，易于听清。应用范围很广，主要用于心脏、肺脏和腹部的听诊，还可用于听取身体其他部位的血管音、皮下气肿音、骨折音等。

听诊器由耳件、体件及连接胶管3部分组成。体件有两种类型：一种是钟型，适于听取低调声音，如二尖瓣狭窄的雷鸣样舒张期杂音；另一种是鼓型，适于听取高调的声音，如主动脉瓣关闭不全的叹气样舒张期杂音等(图3-1-4)。另外，还有一种硬质听诊器，以小端接耳，大端接被检查部位，多用于听取胎心音。

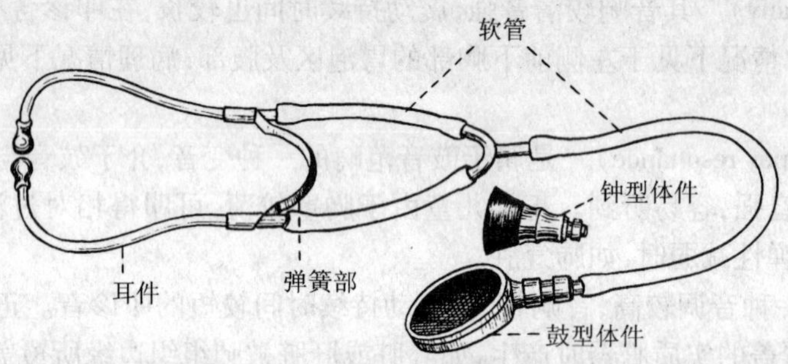

图3-1-4 听诊器模式图

二、听诊注意事项

1. 听诊时环境要安静、温暖、避风。

2. 听诊前首先应检查听诊器的耳件方向是否正确，管腔是否通畅，胶管是否破裂或漏气。

3. 应用钟型体件时，置于皮肤上不应太紧，应用鼓型体件时，则应紧密地置于皮肤上。极度消瘦的病人应用钟型体件更为合适。

4. 不能隔衣听诊，避免体件与衣服摩擦而产生附加音。

第五节 嗅 诊

嗅诊(smelling)是以嗅觉判断发自病人的异常气味与疾病之间关系的一种诊断方法。这些异常气味常来自于皮肤、粘膜和呼吸道的分泌物，胃肠道的呕吐物和排泄物，以及脓液与血液等。

一、嗅诊方法

嗅诊时医生用手将病人散发的气味扇向自己的鼻部，然后仔细判断气味的特点与性质。临床工作中通过嗅诊往往能够发现对诊断疾病有重要意义的线索。

二、异常气味及临床意义

1. 呼吸气味　浓烈酒味见于大量饮酒后或酒精中毒；刺激性大蒜味见于有机磷中毒；烂苹果味见于糖尿病酮症酸中毒；氨味见于尿毒症；腥臭味见于肝性昏迷等。

2. 汗液味　正常人汗液无明显气味。如闻及酸性汗味常见于发热性疾病，如风湿热或长期口服解热镇痛药物的病人。特殊的狐臭味见于腋臭的病人。

3. 痰液味　血腥味见于咯血者；恶臭味见于支气管扩张或肺脓肿。

4. 脓液味　一般脓液有腥味无臭，如有恶臭味应考虑气性坏疽或厌氧菌感染的可能。

5. 呕吐物味　单纯饮食性胃内容物略带酸味。幽门梗阻的病人因食物在胃内滞留时间过长而发酵，呕吐物呈酸臭味；饮酒后呕吐物有酒味；肠梗阻病人，呕吐物出现粪臭味。

6. 粪便味　慢性肠炎、结肠或直肠癌发生溃烂、消化道大出血时，粪便有腐败性恶臭味。阿米巴痢疾时粪便有腥臭味。

7. 尿液味　大量吃蒜或有机磷中毒，尿液有臭蒜味；膀胱炎时，尿液发酵可出现浓烈氨味；糖尿病酮症酸中毒时，尿液呈烂苹果味。

8. 特殊气味　病人身上散发出的气味如新烤的面包味见于伤寒；如禽类羽毛味见于麻风；如蜂蜜味见于鼠疫；如鼠臭味见于精神错乱病人。

（孙秀敏）

第二章

一般检查

一般检查是对病人全身状态的概括性观察，其检查方法以视诊为主，当视诊不能达到检查目的时，可配合应用触诊检查。

一般检查的内容包括：性别、年龄、体温、脉搏、呼吸、血压、发育与营养、意识状态、面容表情、体位姿势、步态、皮肤和淋巴结等。

第一节 全身状态检查

一、性　别

正常人的性别(sex)根据性征特点不难判断。某些疾病可引起性发育和性征的改变，有些疾病的发病率与性别有一定的关系。

1. 某些疾病会影响性征　如肾上腺皮质肿瘤或长期使用肾上腺皮质激素的病人，可导致女性第二性征男性化；肝硬化所致的睾丸功能受损；肾上腺皮质肿瘤及某些支气管肺癌的病人，可使男性乳房发育及皮肤、毛发、脂肪分布及声音等改变。

2. 性染色体异常会影响性发育和性征　如性染色体的数目和结构异常可导致两性畸形。

3. 有些疾病的发病率与性别有关　如甲状腺疾病和系统性红斑狼疮以女性为多见，而甲型血友病多见于男性，女性罕见。

二、年　龄

年龄(age)大小一般通过问诊即可了解，但在某些特殊情况下，如意识障碍、濒死或故意隐瞒真实年龄的病人，需通过观察判断年龄。方法是观察皮肤的光泽与弹性、肌肉的结实度、毛发的颜色和分布、面部与颈部皮肤的皱纹、牙齿的缺失等情况进行大致的判断。

随着年龄的增长，机体生长发育和生理功能会发生一系列改变，疾病的发生及预后与年龄有密切的关系。如佝偻病、麻疹、百日咳等多发生于儿童；结核病、风湿热多发生于青少年；动脉粥样硬化、恶性肿瘤多发生于中老年。一般情况下，儿童及青少年病后恢复较快，而老年人则预后较差。

三、生　命　征

生命征(vital sign)是评价生命活动存在与否及其质量的指标，包括体温、脉搏、呼吸、血压，是体格检查必须检查的项目。测量后应及时、准确地进行记录。

(一) 体温

体温(body temperature)测量能客观地反映病人体温的高低和变化规律，对某些疾病的诊断和病情的观察有很重要的参考价值，是临床上的常规检查之一。

1. 体温测量及正常范围　国内一般按摄氏(Celsius，℃)法进行记录，测量体温的方法通常有以下3种：

(1)口测法：将已消毒的体温计置于舌下，紧闭口唇，用鼻呼吸，放置5分钟后取出读数。正常值为36.3～37.2℃。口测法结果较为准确，但婴幼儿及神志不清者不能使用。

(2)肛测法：病人取侧卧位，将肛门体温计头部涂以润滑剂，徐徐插入肛门，深度达体温计长度的一半为止，5分钟后取出读数。正常值为36.5～37.7℃。该法测得数值稳定，多用于小儿及神志不清的病人。

(3)腋测法：擦干腋窝汗液，将体温计水银端放于腋窝深处，用上臂将体温计紧紧夹住，10分钟后取出读数。正常值为36～37℃。此法简便、安全，不易发生交叉感染，是临床上最常采用的体温测定方法。

生理情况下，体温有一定的波动。早晨体温略低，下午略高，正常人在24小时内波动幅度一般不超过1℃；运动或进食后体温稍高；老年人体温略低，妇女在月经前期或妊娠期略高。

体温高于正常称为发热，见于感染、创伤、恶性肿瘤、脑血管意外及各种体腔内出血等。体温低于正常称为体温过低，见于休克、急性大出血、慢性消耗性疾病、年老体弱、重度营养不良、甲状腺功能低下以及在低温环境中暴露过久等。

2. 体温的记录方法　将体温测量的结果，按时记录到体温记录单上，描绘出体温曲线。多数发热性疾病，其体温曲线的变化具有一定的规律性，称为热型(见第二篇第一节)。

3. 体温测量中常见误差的原因　临床上有时出现体温测量结果与病人的全身状态不一致时，应重新测量一次并分析原因，以免导致诊断和处理上的错误。体温测量过程中出现误差的常见原因有以下几个方面。

(1)测量体温前未将体温计的汞柱甩到36℃以下，使测量结果高于实际体温。

(2)采用腋测法时，由于病人消瘦、病情严重或神志障碍未能将体温计夹紧，使测量结果低于实际体温。

(3)体温计附近有冷热物体如冰袋、热水袋等。

(4)测温前用热水漱口或以热毛巾擦过腋部。

(二) 脉搏

动脉血管随心脏收缩和舒张活动而相应出现的扩张和回缩的搏动，称为动脉脉搏，简称脉搏(pulse)。检查脉搏主要用触诊法，也可用脉搏计描记脉搏波形。检查时应选择浅表动脉，通常选择两侧桡动脉，有时也可选择颞动脉、颈动脉、肱动脉、股动脉或足背动脉等(图3-2-1)。检查者手指并拢，以示指、中指和环指指腹，平放于病人手腕桡动脉搏动处进行触诊，需要时两侧进行对比；正常人两侧脉搏差异很小，不易察觉。某些疾病时可出现明显差异，如缩窄性大动脉炎或无脉症。

检查脉搏时应注意脉率、脉律、紧张度、强弱及波形变化。

1. 脉率　即每分钟脉搏的次数。脉率的快慢受年龄、性别、情绪和运动等因素的影响。

(1)正常值：正常成人的脉率为60～100次/分，平均约72次/分，女性稍快。儿童平均约

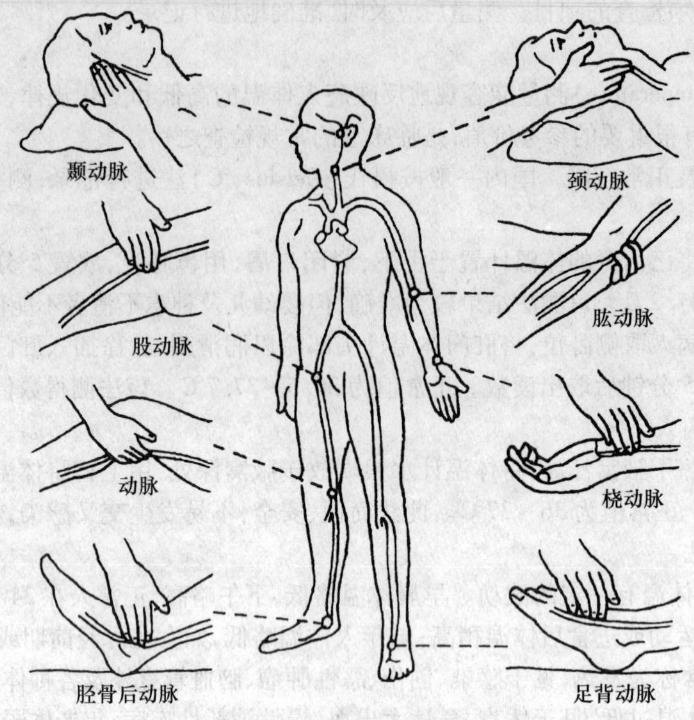

图 3-2-1 常用的脉搏触诊部位示意图

90 次/分,婴幼儿平均约 130 次/分,老年人平均 55~60 次/分。

(2)脉搏增快:脉率每分钟超过 100 次即称脉搏增快。生理情况下见于情绪激动,剧烈体力活动等;病理情况下见于甲状腺功能亢进,各种原因所致的发热状态、贫血、心力衰竭、休克等。

(3)脉搏减慢:脉搏每分钟少于 60 次即称脉搏减慢。生理情况下见于老年人,夜间睡眠时,也可见于体质十分健壮的人;病理情况下可见于颅内压增高、阻塞性黄疸、甲状腺功能减退等。若脉搏每分钟少于 40 次时,必须注意是否为病态窦房结综合征或房室传导阻滞等原因所致。

2. 脉律 脉搏的节律可反映心脏的节律。正常人脉搏节律规整,儿童、青少年和部分成年人可有窦性心律不齐,即脉搏节律随呼吸而改变,吸气时脉搏增快,呼气时脉搏减慢。心律失常可影响脉搏的节律,如心房颤动者脉律绝对不规则,强弱不等且脉率少于心率,称脉搏短绌(图 3-2-2);期前收缩呈现二联律或三联律者可形成二联脉、三联脉;房室传导阻滞可有脉搏脱漏现象,称脱落脉(dropped pulse)。

3. 强弱 脉搏的强弱主要取决于心搏出量、脉压差和外周血管阻力的大小。某些疾病可引起脉搏强弱的改变,常见的有洪脉和细脉。

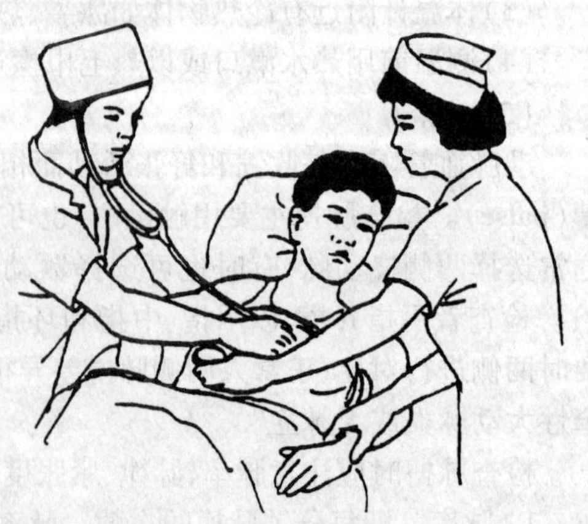
图 3-2-2 脉搏短绌测量法示意图

(1)洪脉:脉搏增强而振幅大,称洪脉。是由于心搏出量增加、脉压增大和外周血管阻力减低所致,见于高热、甲状腺功能亢进,主动脉瓣关闭不全等。

(2)细脉:指脉搏减弱而振幅低,称细脉。临床上出现细脉常提示病情严重,是由于心搏出量减少、脉压减小和外周血管阻力增高所致,见于心力衰竭、主动脉瓣狭窄、休克等。

4. 波形　是指血流通过动脉时,动脉内压力上升和下降的情况,用脉波仪描记出具有一定形态的曲线,这一曲线称脉搏波形。临床上也可用触诊粗略地估计脉搏波形(图3-2-3)。

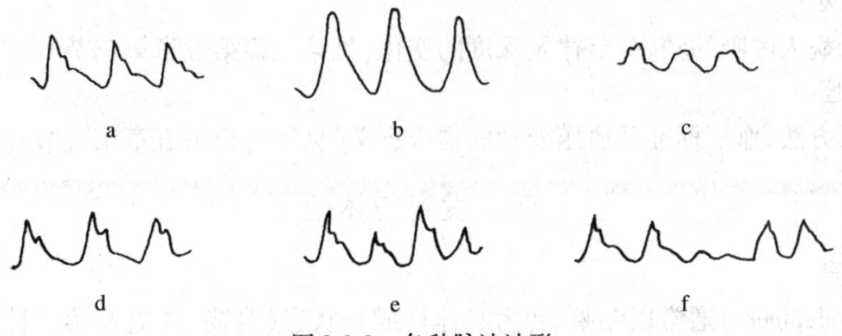

图3-2-3　各种脉波波形

a. 正常脉波　b. 水冲脉　c. 迟脉　d. 重搏脉　e. 交替脉　f. 奇脉

(1)正常脉波波形:由升支、波峰和降支三部分构成。升支陡直,是由于左室射血冲击主动脉壁,主动脉压骤然升高所致;降支较平缓,是由于左室舒张,主动脉内仍维持一定压力,推动血液继续向周围动脉所致。降支上有一切迹称重搏波,在明显主动脉硬化者,此波趋于不明显。

(2)水冲脉(陷落脉):检查时用手紧握病人手腕掌面,并将其手臂逐渐伸直抬高过头,感到脉搏骤起骤落,急促而有力,犹如潮水涨落,故名水冲脉(water hammer pulse)。此系脉压差增大所致,常见于主动脉瓣关闭不全、动脉导管未闭、严重贫血、甲状腺功能亢进等(图3-2-4)。

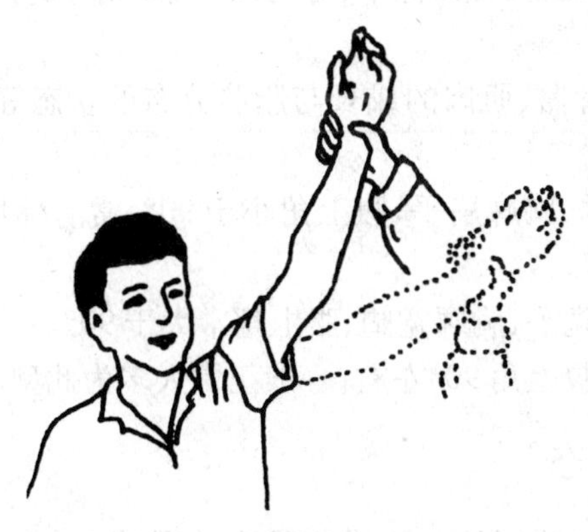

图3-2-4　水冲脉检查法示意图

(3)交替脉(pulse alternans):指脉搏节律正常而强弱交替出现的现象。是心肌损害的表现,为左室衰竭的重要体征之一。可见于高血压性心脏病、急性心肌梗死和主动脉瓣关闭不全等。

(4)重搏脉(dicrotic pulse):指正常脉搏波的降支有一小的重复上升波,波幅低,不易触及。病理情况下此波增大,在一次动脉搏动中,触到双重的搏动,后一个动脉搏动较前一个搏动弱。常见于伤寒、长期发热性疾病及肥厚型梗阻性心肌病。

(5)奇脉(paradoxical pulse):指平静吸气时脉搏明显减弱或消失的现象,称为奇脉。不太明显的奇脉用测量血压的方法可查出,即收缩压在吸气时较呼气时降低10mmHg以上。奇脉的产生主要与左心室搏出量的变化有关。正常人吸气时肺循环血容量增加,体循环向右心灌注的血量亦相应增加,右心室排血量亦增加,因此肺循环向左心流入的血量无明显改变,故周围脉搏的强弱无变化。心脏压塞时,吸气时胸腔负压增大,肺循环血容量增加,但因心脏舒张受限,致使体循环的血液向右心室回流不能相应增加，则肺循环血液流入左心室的量较正常时减少，左心室搏出量减少，所以脉搏变弱甚至不能触及便出现奇脉。奇脉是心脏压塞的重要体征之一，常见于心包积液和缩窄性心包炎。

(6)无脉(pulseless)：即脉搏消失，脉搏触不到，血压也测不到。见于严重休克。此外，多发性大动脉炎病人，由于某一部位发炎的动脉闭塞，致使相应部位的脉搏消失，如闭塞性脉管炎，患侧足背动脉搏动减弱或消失。

(三) 呼吸

观察记录病人呼吸的频率、节律及深度的变化(见第三篇第五章第三节)。

(四) 血压

血压测量方法、血压标准及血压变动的临床意义(见第三篇第五章第五节)。

四、发育与体型

(一) 发育

发育(development)通常以年龄、智力和体格成长状态(身高、体重及第二性征)之间的平衡关系来判断。发育正常时，年龄、智力和体格成长状态之间的关系互相适应。正常的发育与种族遗传、内分泌、营养状况、生活条件、体育锻炼等内外因素均有密切关系。成人发育正常的指标是：头部的长度等于身高的1/7～1/8；胸围等于身高的1/2；双上肢展开后，左右最长指尖间距离与身高基本一致；坐高等于下肢的长度。正常人的身高与体重之间存在一定的对应关系。

标准体重(kg)=身长(cm)-105，女性平均减少2.5kg。

临床上的病态发育与内分泌的关系最为密切。如在发育成熟前腺垂体功能亢进，生长激素分泌过多，体格可异常高大，称为巨人症；当垂体功能减退时，体格可异常矮小，称为垂体性侏儒症。甲状腺对体格发育具有促进作用，如小儿患甲状腺功能亢进，因代谢增强，食欲亢进，可致体格发育超过正常；甲状腺功能低下时，表现身材矮小，智力低下，称为呆小症(克汀病)。

(二) 体型

体型(habitus)是身体各部发育的外观表现，包括骨骼、肌肉的成长与脂肪分布的状态等。临床上把成年人的体型分为：

1. 无力型(瘦长型) 体高肌瘦、颈细长、肩窄下垂、胸廓扁平、腹上角小于90°，常有体质性内脏下垂。

2. 超力型(矮胖型) 体格粗壮、颈粗短、面红、肩宽平、胸廓宽阔、腹上角常大于90°。

3. 正力型(均称型) 体格各部分结构匀称适中，腹上角90°左右，一般正常人多为此型。

五、营养状态

营养状态(state of nutrition)一般根据皮肤、毛发、皮下脂肪、肌肉的发育情况综合判断。最简便的方法是观察皮下脂肪的充实程度，最适宜的观察部位是前臂曲侧或上臂背侧下1/3处，因此处脂肪分布的个体差异最小。此外，在一定时间内监测体重的变化也是观察营养状态的方法。

(一) 营养状态分级

临床上对营养状态分级习惯用良好、中等、不良三个等级进行描述。

1. 良好　皮肤有光泽，粘膜红润，皮下脂肪丰满有弹性，毛发、指甲润泽，肌肉发达结实。

2. 中等　界于两者之间。

3. 不良　皮肤粘膜干燥、弹性降低，皮下脂肪菲薄，肌肉松弛无力，毛发稀疏无光泽，指甲粗糙。

（二）常见的营养异常状态

1. 营养不良　主要由于摄食不足或消耗增多引起。轻微或短期的疾病一般不易导致营养状态的异常，长期或严重的疾病易导致营养不良。当体重减轻至低于正常的10%时称为消瘦，极度消瘦者称为恶病质（图3-2-5）。常见原因有以下几方面：

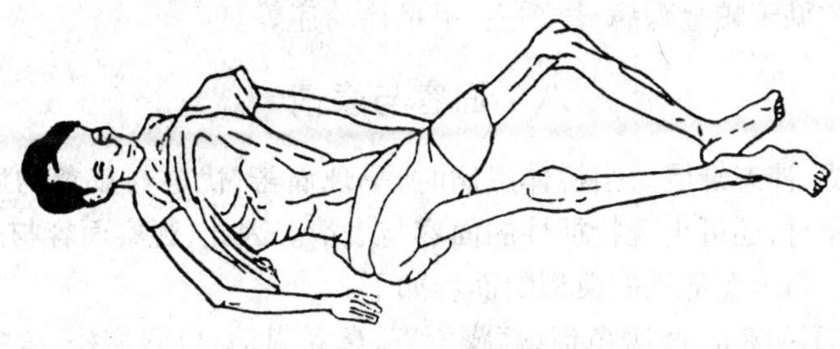

图3-2-5　恶病质

（1）摄食障碍：多见于食管、胃肠道、肝、肾及神经系统疾病，引起严重的恶心、呕吐导致摄食障碍。

（2）消化障碍：见于胃、肠、胰腺、肝脏及胆道疾病引起消化液或酶的生成减少影响消化吸收。

（3）消耗增多：长期活动性肺结核、恶性肿瘤、代谢性疾病、内分泌疾病均可引起消耗增多导致营养不良。

2. 营养过度　是由于体内脂肪过多积聚引起。当体重超过标准体重的20%以上者称为肥胖（obisity）。常见原因为摄食过多，摄入量超过消耗量，过剩的营养物质在体内转化为脂肪所致。此外，内分泌、遗传、生活方式和精神因素对肥胖也有影响。按病因将肥胖分为单纯性肥胖和继发性肥胖两种。

（1）单纯性肥胖：指无明显内分泌代谢病因。全身脂肪分布均匀，身体各部位无异常表现，常有一定的遗传倾向。儿童期表现为生长较快，青少年期可有外生殖器发育迟缓。

（2）继发性肥胖：多由某些内分泌疾病所致。如下丘脑病变引起的肥胖性生殖无能综合征（Frohlich），女性病人表现为生殖器发育障碍、闭经；男性病人则表现为女性体型。肾上腺皮质功能亢进（Cushing）表现为向心性肥胖，以面部、肩背部、腰腹部为明显，而四肢则不明显。

六、意识状态

意识（consciousness）是大脑功能活动的综合表现，即对环境的知觉状态。正常人意识清晰，反应敏锐精确，思维和情感活动正常、语言流畅、准确、表达能力良好。凡能影响大脑功能活动的疾病均可引起不同程度的意识改变，称为意识障碍。临床上根据意识障碍的程度分为嗜睡、意识模糊、谵妄、昏睡以及昏迷（见第一篇第四章第二十二节）。

临床上判断意识状态多采用问诊，通过与病人交谈了解思维、反应、情感、计算及定向力等方面的情况，必要时进行痛觉试验、角膜反射、瞳孔对光反射及腱反射等检查，以判断意识障碍的程度。

七、语调与语态

语调(tone)指言语过程的音调。神经系统和发音器官的病变可使音调发生改变,如喉部炎症、结核、肿瘤常引起声音嘶哑,脑血管意外可引起音调变浊和发音困难,喉返神经麻痹时音调降低和语音共鸣消失。语音障碍分为失声(不能发声)、失语(不能言语,包括运动性失语和感觉性失语)及口吃。

语态(voice)指言语过程中的节奏。语态异常指语言节奏紊乱,出现语言不流畅,快慢不均匀,音节不清楚,常见于帕金森病、舞蹈症、手足徐动症等。

八、面容与表情

健康人表情自然,神态舒展。当机体患病时,呈现痛苦、忧虑与疲惫的病容与表情。某些疾病发展到一定程度时,还可出现特征性的面容与表情。因此,观察面容与表情对某些疾病的诊断有一定的帮助。临床上常见的典型的面容如下:

1. 急性病容　面色潮红,呼吸急促,烦躁不安,鼻翼扇动,口唇疱疹,表情痛苦等。常见于急性发热性疾病,如肺炎球菌肺炎、疟疾、流行性脑脊髓膜炎等。

2. 慢性病容　面容憔悴、面色晦暗或苍白,双目无神,体弱无力。见于慢性消耗性疾病,如恶性肿瘤、肝硬化、严重结核病等。

3. 贫血面容　面色苍白,唇舌色淡,表情疲惫,见于各种原因所致的贫血。

4. 肝病面容　面色晦暗,额部、鼻背、双颊部有褐色色素沉着,多见于慢性肝脏疾病。

5. 肾病面容　面色苍白,双睑及颜面浮肿,舌色淡,舌缘有牙痕,见于慢性肾脏疾病。

6. 甲状腺功能亢进面容　面容惊愕,眼裂增宽,眼球凸出,目光闪烁,兴奋不安,烦躁易怒,见于甲状腺功能亢进症(图3-2-6)。

7. 粘液性水肿面容　面色苍黄,颜面浮肿,睑厚面宽,目光呆滞,反应迟钝,眉毛、头发稀疏,舌色淡、舌体肥大,见于甲状腺功能减退症(图3-2-7)。

8. 二尖瓣面容　面色晦暗,双颊紫红,口唇轻度发绀,见于风湿性心脏病二尖瓣狭窄(图3-2-8)。

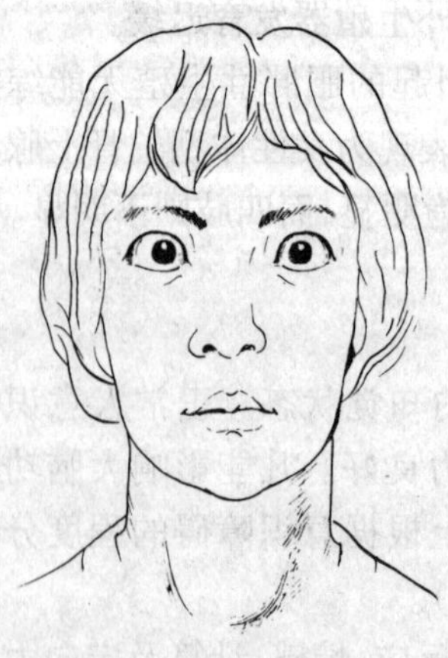

图3-2-6　甲状腺功能亢进

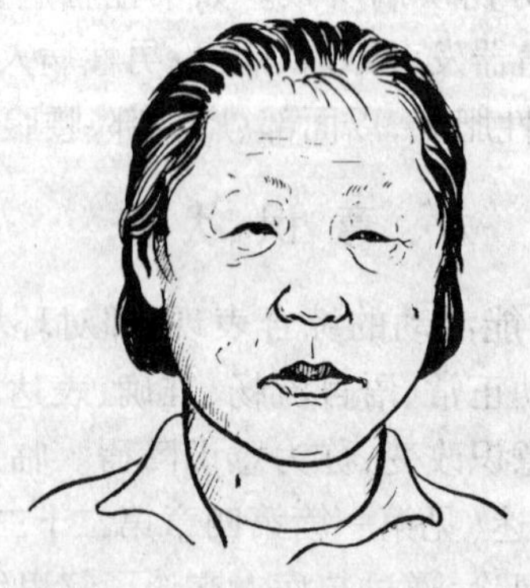

图3-2-7　粘液性水肿面容

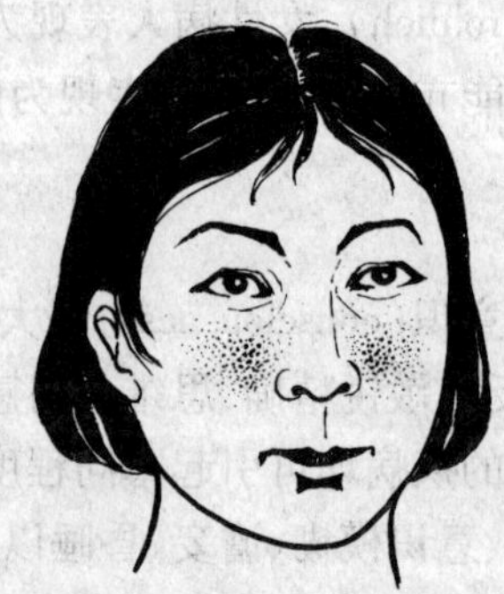

图3-2-8　二尖瓣面容

9. 肢端肥大症面容　头颅增大，面部变长，下颌增大并向前突出，眉弓及两颧骨隆起，唇舌肥厚，耳鼻增大，见于肢端肥大症（图 3-2-9）。

10. 伤寒面容　表情淡漠，反应迟钝，呈无欲状态，见于肠伤寒、脑脊髓膜炎、脑炎等高热衰竭病人。

11. 苦笑面容　牙关紧闭，面肌痉挛，呈苦笑状，见于破伤风。

12. 满月面容　面圆如满月，皮肤发红，常伴痤疮和小须，见于库欣（Cushing）综合征及长期应用糖皮质激素的病人（图 3-2-10）。

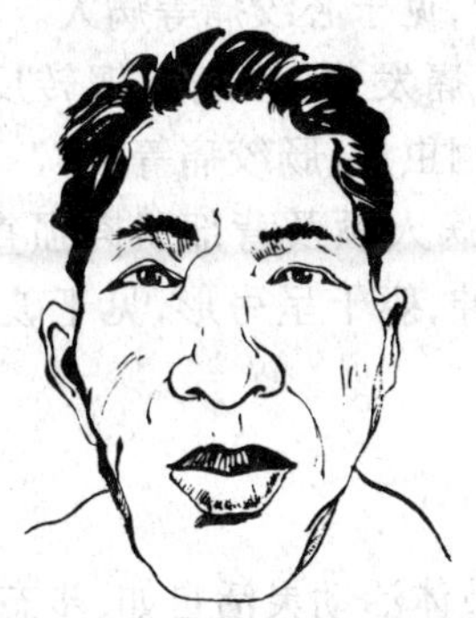

图 3-2-9　肢端肥大症面容

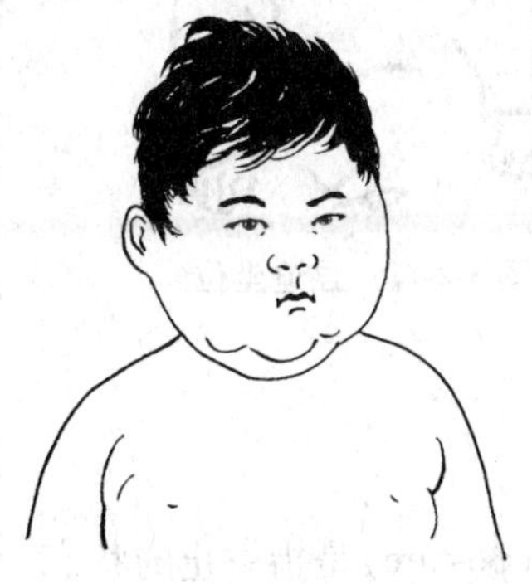

图 3-2-10　满月面容

13. 醉酒样面容　又称“三红”体征。病人面部、颈部和上胸部显著潮红充血，似醉酒样面貌。是流行性出血热发热期的主要体征。该体征对流行性出血热的早期诊断有重要价值。

14. 麻疹面容　病人眼结合膜充血，眼睑浮肿、畏光、流泪，且有喷嚏、咳嗽、声音嘶哑等，构成一种特殊面容。是麻疹前驱期的主要临床表现之一。对麻疹早期诊断有重要价值。

15. 病危面容　（希波克拉底面容）：面颊瘦削，面色苍白或铅灰，表情淡漠，目光无神，眼眶凹陷，鼻骨峭耸，见于大出血，严重休克、脱水、急性腹膜炎。

16. 面具面容　面部呆板、无表情，似面具样，是由面部表情肌活动受抑制所致，见于帕金森病、脑炎等。

九、体　　位

体位是指病人在休息时身体所持的姿势或位置。体位对某些疾病的诊断具有一定的意义，常见的有：

1. 自动体位（active position）　身体活动自如，不受限制，见于正常人、轻症或疾病早期。

2. 被动体位（passive position）　病人不能自己调整或变换身体的位置，见于极度衰弱或意识丧失的病人。

3. 强迫体位（compulsive position）　为了减轻疾病的痛苦，病人常被迫采取某种特殊体位。

（1）强迫仰卧位：病人仰卧，双腿蜷曲，借以减轻腹部肌肉的紧张，见于急性腹膜炎等。

（2）强迫俯卧位：俯卧位可减轻背部肌肉的紧张程度，常见于脊柱疾病。

（3）强迫侧卧位：有胸膜疾患的病人多卧于患侧，可限制患侧胸廓活动而减轻疼痛，并有利于健侧代偿呼吸，见于一侧胸膜炎和大量胸腔积液的病人。

（4）强迫坐位（orthopnea）：亦称端坐呼吸，病人坐于床沿上，以两手置于膝盖或扶持床边

(图 3-2-11)。该体位利于辅助呼吸肌参与运动,加大膈肌活动度,增加肺通气量,并减少回心血量和减轻心脏负担,见于心、肺功能不全者。

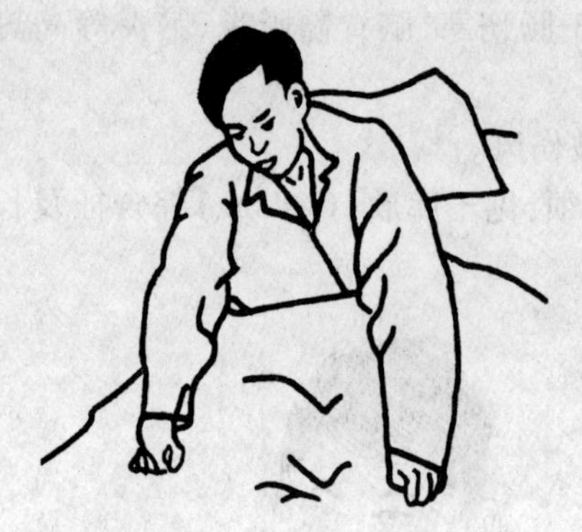

图 3-2-11 强迫坐位

(5)强迫蹲位:病人在活动过程中,因呼吸困难和心悸而停止活动,并采取蹲踞位或膝胸位以缓解症状,见于先天性发绀型心脏病。

(6)强迫停立位:在步行时由于心前区疼痛突然发作,病人常被迫立刻站住,并用手按抚心前部位,待症状稍缓解后,才继续行走,见于心绞痛等病人。

(7)辗转体位:腹痛发作时,病人辗转反侧,坐卧不安,见于胆石症、胆道蛔虫症、肠绞痛等。

(8)角弓反张位:病人颈及背部肌肉强直,以至头向后仰,胸腹前凸,背过伸,躯干呈弓形,见于破伤风及小儿脑膜炎等。

十、姿 势

姿势(posture)是指举止的状态。健康成人躯干端正,肢体活动灵活自如,步态稳健。正常的姿势主要依靠骨骼结构和各部分肌肉组织的紧张度来保持,但亦受机体健康状况及精神状态的影响,如疲劳和情绪低沉时出现垂肩、弯背、拖拉蹒跚的步态。病人由于疾病的影响而出现一些特殊的姿势,如颈椎疾病多呈现颈部活动受限;充血性心力衰竭病人多采取坐位;胃、十二指肠溃疡或胃肠痉挛性疼痛,病人常捧腹而行。

十一、步 态

步态(gait)指走动时所表现的姿态。健康人的步态因年龄、机体状态和所受训练的影响而有不同的表现,如小儿往往急行或小跑,青壮年矫健快速,老年人则常为小步慢行。病人因疾病所苦,往往引起异常的步态,常见的有:

1. 蹒跚步态(waddling gait) 走路时身体左右摇摆似鸭行,见于佝偻病、大骨节病等。

2. 醉酒步态(drinken man gait) 行走时躯干重心不稳,步态紊乱不准确如醉酒状,见于小脑疾病、酒精中毒、巴比妥中毒。

3. 慌张步态(festinaing gait) 起步后小步急速趋行,身体前倾,有难以止步之势,见于帕金森病(图 3-2-12)。

4. 共济失调步态(ataxic gait) 病人行走时犹如踩棉花的感觉,起步时一脚高抬,骤然垂落,且双目向下注视,两脚间距很宽,以防身体倾斜,闭目时则不能保持平衡,见于脊髓痨病人。

5. 跨阈步态(steppage gait) 患足下垂,行走时必须抬高下肢才能起步,见于腓总神经麻痹(图 3-2-13)。

6. 剪刀步态(scissors gait) 由于双下肢肌张力增高,尤以伸肌和内收肌张力增高明显,下肢僵直,移步时下肢内收过度,两腿交叉呈剪刀状,见于脑性瘫痪与截瘫病人(图 3-2-14)。

7. 间歇性跛行(intermittent claudication) 步行中,因下肢突发性酸痛乏力,病人被迫停止行进,稍休息后才能继续行走,见于高血压、动脉硬化病人。

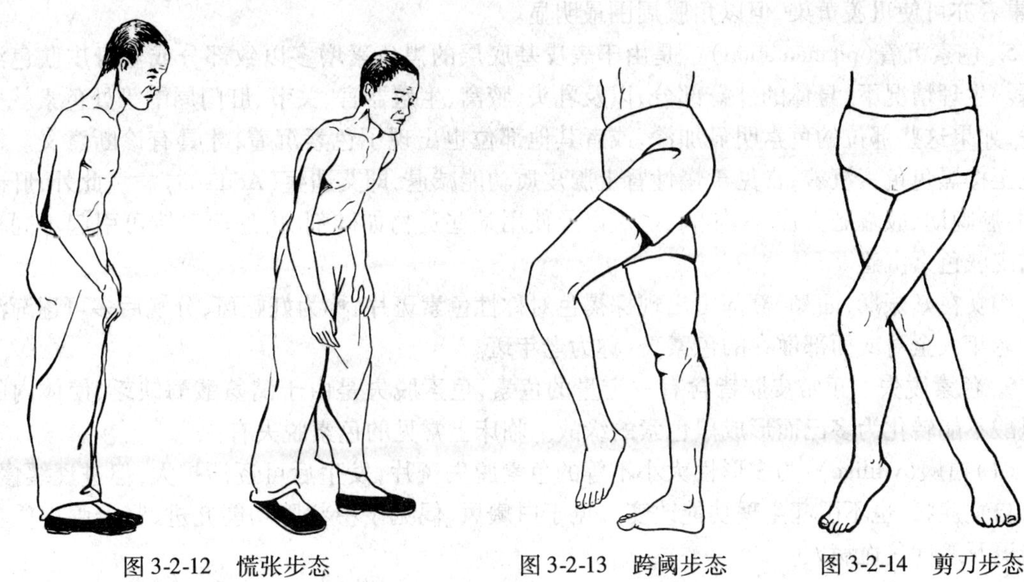

图 3-2-12 慌张步态　　图 3-2-13 跨阈步态　　图 3-2-14 剪刀步态

第二节 皮 肤

皮肤本身的疾病很多,许多疾病在病程中可伴随着多种皮肤病变和反应,有的是局部,有的是全身。检查时主要检查皮肤的颜色、湿度、弹性、皮疹、出血点及紫癜、水肿及瘢痕等。皮肤病变的检查一般通过视诊来观察,视诊时应在良好的自然光线下进行,有时需触诊配合检查。

一、颜 色

皮肤的颜色(skin color)与毛细血管的分布、血液的充盈度及色素量的多少、皮下脂肪的厚薄有关。正常皮肤红润有光泽,病理情况下可出现异常,常见的有:

1. 苍白(pallor)　皮肤粘膜苍白可由贫血、末梢毛细血管痉挛或充盈不足所致,见于寒冷、惊恐、虚脱、休克及主动脉瓣关闭不全等。

2. 发红(redness)　皮肤发红是由于毛细血管扩张充血,血流加速及红细胞量增多所致。生理情况下见于运动、饮酒后;病理情况下见于发热性疾病如肺炎球菌肺炎、肺结核、猩红热等,阿托品中毒皮肤燥而红,一氧化碳中毒皮肤呈樱红色,皮肤持久性发红可见于库欣(Cushing)综合征及真性红细胞增多症。

3. 发绀(cyanosis)　皮肤粘膜呈青紫色。常出现于口唇、耳廓、面颊及肢端,见于还原血红蛋白或异常血红蛋白血症(见第一篇第五节)。

4. 黄染(stained yellow)　皮肤呈黄色,疾病早期或轻微时出现于巩膜及软腭粘膜,较明显时见于皮肤,常见于胆道阻塞、肝细胞损害或溶血性疾病。黄疸时皮肤可呈柠檬色、桔黄色、黄绿色或暗黄色等,主要与血中胆红素增加的程度及性质有关。

过多食用胡萝卜、南瓜、桔子汁等蔬菜或果汁,也可使皮肤黄染,但发黄的部位多在手掌、足底皮肤,而不在巩膜或口腔粘膜。长期服用带有黄色素的药物,如呋喃类药物,可使皮肤黄染，重者亦可使巩膜黄染，但以角膜周围最明显。

5. 色素沉着(pigmentation) 是由于表皮基底层的黑色素增多以致部分或全身皮肤色泽加深。生理情况下，身体的外露部分，以及乳头、腋窝、生殖器官、关节、肛门周围等处色素就比较深，如果这些部位的色素明显加深，或者其他部位也出现了色素沉着，才具有诊断意义。棕褐色至棕黑色色素沉着，常见于慢性肾上腺皮质功能减退，即艾迪生(Addison)病。此外，肝硬化、肝癌晚期、肢端肥大症、黑热病、疟疾以及使用某些药物如砷剂、抗癌药等皆可引起不同程度的皮肤色素沉着。

妇女在妊娠期，面颊、额部可出现棕褐色对称性色素斑片，称为妊娠斑，分娩后多可逐渐消失。老年人全身或面部散在的色素斑，称为老年斑。

6. 色素脱失 正常皮肤皆含有一定量的色素，色素脱失是由于酪氨酸酶缺乏，使体内的酪氨酸不能转化为多巴而形成黑色素的缘故。临床上常见的色素脱失有：

(1)白癜(vitiligo)：为多形性大小不等的色素脱失斑片，发生后可逐渐扩大，但进展缓慢，没有自觉症状，也不引起生理功能改变。见于白癜风，偶见于甲状腺功能亢进、肾上腺皮质功能减退及恶性贫血病人。

(2)白斑(leukoplakia)：多为圆形或椭圆形色素脱失斑片，面积一般不大，常发生在口腔粘膜和女性外阴部，部分白斑可发生癌变。

(3)白化症(albinismus)：全身皮肤和毛发色素脱失，由于先天性酪氨酸酶合成障碍引起，属于遗传性疾病。

二、湿 度

皮肤的湿度(moisture)与汗腺分泌功能有关，出汗多者皮肤比较湿润，出汗少者比较干燥。正常人在气温高、湿度大的环境中出汗增多是生理的调节功能。在病理情况下发生出汗增多或无汗，具有一定的诊断意义。

1. 多汗 指汗腺分泌过多，常见于风湿病、结核病、甲状腺功能亢进、布氏杆菌病，佝偻病、脑炎后遗症常伴有多汗；夜间熟睡后出汗称为盗汗，是结核病的重要征象；手脚皮肤发凉，而全身大汗淋漓，称为冷汗，常见于休克和虚脱。

2. 无汗 指全身性或局限性的无汗液分泌。高温条件下病人皮肤不出汗，异常干燥，多见于维生素 A 缺乏症、粘液性水肿、硬皮病、尿毒症和脱水等。

三、弹 性

皮肤弹性(elasticity)与年龄、营养状态、皮下脂肪及组织间隙所含液体量多少有关。儿童及青年皮肤紧张富有弹性；中年以后皮肤组织逐渐松弛，弹性减弱；老年皮肤组织萎缩，皮下脂肪减少，弹性减退。检查方法是用示指和拇指将病人手背或上臂内侧皮肤捏起，正常人于松手后皮肤皱褶迅速平复；弹性减弱时，皱褶平复较缓慢，见于长期消耗性疾病或严重脱水者；发热时皮肤弹性增加，是由于血液循环加速，周围血管充盈。

四、皮 疹

皮疹(skin eruption)多为全身性疾病的表现之一，是临床上诊断某些疾病的重要依据。皮疹的种类很多，见于传染病、皮肤病、药物及其他物质过敏等。

（一）检查内容

皮疹出现的规律和形态有一定的特异性，发现皮疹时应仔细观察和记录出现与消失的时间、发展顺序、分布部位、形态大小、颜色，压之是否褪色，平坦或隆起，有无瘙痒及脱屑等。

（二）常见皮疹

1. 斑疹（maculae） 只有局部皮肤发红，一般不隆起皮面。见于斑疹伤寒、丹毒等。

2. 玫瑰疹（roseola） 鲜红色圆形斑疹，直径 2～3mm，是病灶周围的血管扩张所形成，以手指按压可使皮疹消退，松开后又复出现，多散在于前胸和上腹部，是伤寒和副伤寒的特征性皮疹。

3. 丘疹（papules） 除局部皮肤发红外，病灶凸出皮面，触之较硬，呈椭圆形、圆形或多形，直径一般在 1cm 内，是由表皮或真皮浅层局限的炎细胞浸润或代谢产物沉积所致。见于药物疹、麻疹及湿疹等。

4. 斑丘疹（maculopapulae） 在丘疹周围有皮肤发红的底盘称为斑丘疹。见于风疹、猩红热和药物疹。

5. 荨麻疹（urticaria） 是一种稍隆起于皮面的苍白色或红色的片状丘疹，一般发生快，大小不等、形态不一，常伴有瘙痒，是速发的皮肤变态反应所致。见于过敏反应，如异性蛋白性食物或药物过敏。

五、脱 屑

正常皮肤表层不断角化和更新，经常有少量脱屑（desquamation），一般不易察觉。病理情况下可见大量皮肤脱屑，如米糠样脱屑常见于麻疹，片状脱屑常见于猩红热，银白色鳞状脱屑常见于银屑病。

六、皮 下 出 血

皮下出血（subcutaneous hemorrhage）是临床上常见的体征，根据其直径大小及伴随情况分为以下几种：

1. 瘀点（petechia） 指皮肤粘膜下出血直径小于2mm。较小的瘀点应注意与红色的皮疹或小红痣进行鉴别，皮疹受压时一般可褪色或消失，瘀点和小红痣受压后不褪色，但触诊小红痣时可感到稍高于皮面，且表面发亮。

2. 紫癜（purpura） 指皮肤粘膜下出血直径为 3～5mm。

3. 瘀斑（ecchymosis） 指皮肤粘膜下出血直径大于 5mm。

皮下出血常见于造血系统疾病、重症感染、某些血管损害性疾病以及毒物或药物中毒等。

七、蜘蛛痣与肝掌

蜘蛛痣（spider angioma）是皮肤小动脉末端及许多向外辐射的扩张毛细血管所形成的血管痣，形似蜘蛛，故称蜘蛛痣（图 3-2-15）。

1. 分布区域及检查方法 蜘蛛痣多出现于上腔静脉分布的区域内，如面、颈、手背、上臂、前胸和肩部等处。检查时，用棉签或火柴杆压迫蜘蛛痣的中心（即中央小动脉干部），其辐射状小血管网即消退，去除压力后又复出现。有的病人仅表现为毛细血管扩张，却不形成蜘蛛痣。

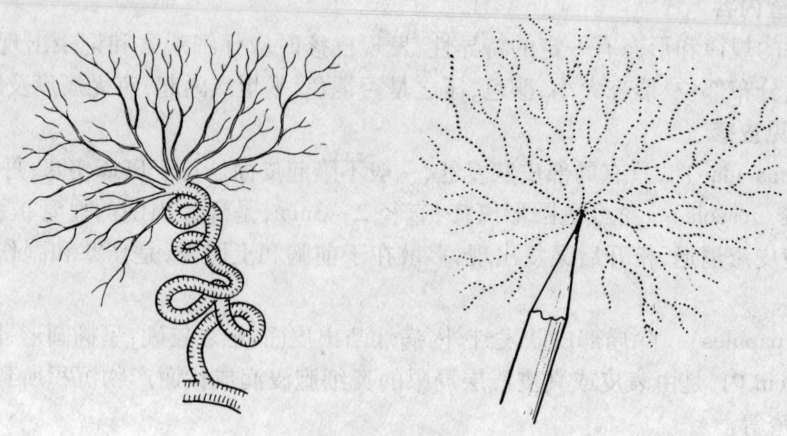

图 3-2-15 蜘蛛痣

慢性肝病病人手掌大、小鱼际肌处皮肤常发红，加压后褪色，称为肝掌。

2. 临床意义　常见于急慢性肝炎或肝硬化病人，一般认为蜘蛛痣的出现与肝脏对雌激素的灭活作用减弱有关。某些正常人或健康妇女在妊娠期偶见几个蜘蛛痣，不一定具有临床意义。

八、水　肿

皮下组织细胞内及组织间隙液体积聚过多称为水肿（edema）。用手指加压后组织出现凹陷，称为压陷性水肿。粘液性水肿及象皮肿（丝虫病）尽管组织肿胀明显，但受压后并无组织凹陷，称为非压陷性水肿。水肿的检查应以视诊和触诊相结合，仅凭视诊虽可诊断明显水肿，但不易发现轻度水肿。根据水肿的程度可分：

1. 轻度　水肿仅见于眼睑、眶下软组织、胫骨前、踝部皮下组织，指压后可见组织轻度下陷，平复较快。

2. 中度　全身组织均可见明显水肿，指压后可出现明显的或较深的组织下陷，平复缓慢。

3. 重度　全身组织严重水肿，身体低位皮肤紧张发亮，甚至有胸腔、腹腔等浆膜腔积液，外阴部亦可见明显水肿。

九、皮下结节

皮下结节（subcutaneous nodules）无论大小均应触诊检查。

（一）检查内容

注意皮下结节出现部位、大小、硬度、活动度、有无压痛等。

（二）常见结节

1. 风湿小结　出现于关节附近长骨骺端，无压痛，绿豆大小的圆形质硬小结节。

2. 猪肉绦虫囊蚴结节　位于皮下肌肉表层，触及黄豆大小的坚韧结节，结节可推动但无压痛。

3. 沿末梢动脉走行的绿豆至黄豆大小的皮下结节，见于结节性多动脉炎。

4. 欧氏（Osler）结节　为突起于皮肤的小结，如小米或高粱米粒大小，局部皮肤可发黄或呈粉红色，压痛明显，多发生于手指尖、足趾跖面、大小鱼际肌及足跟等处，见于感染性心肌炎。

5. 游走性皮下结节，见于一些寄生虫疾病，如肺吸虫病。

6. 脂肪瘤 系由分化良好的脂肪组织构成，位于皮下组织内，触之柔软，无压痛，境界清楚，多为扁平状或分叶状，可活动的局限性肿块，表面正常，生长缓慢。

十、瘢 痕

瘢痕（scar）是指皮肤外伤或病变愈合后结缔组织增生形成的斑块。外伤、感染及手术等均可在皮肤上遗留瘢痕，为曾患某些疾病的证据。如癫痫病人摔伤后常出现额部与面部瘢痕；患过皮肤疮疖者在相应部分可遗留瘢痕；患过天花者，在面部或其他部位有多数大小类似的瘢痕；颈淋巴结结核病人常遗留颈部瘢痕。

十一、毛 发

毛发（hair）的颜色、曲直与种族有关，其分布、多少和颜色可因性别与年龄而有不同，亦受遗传、营养和精神状态的影响。正常人毛发的多少存在着一定的差异，一般男性体毛较多，阴毛呈菱形分布，以耻骨部最宽，尖端向上直达脐部，向下可延伸至肛门前方；女性体毛较少，阴毛呈倒三角形分布。自中年以后由于毛发根部的血运和细胞代谢减退，头发可逐渐减少或色素脱失，形成秃发或白发。

毛发的多少及分布变化对临床诊断有辅助意义。毛发异常增多常见于一些内分泌疾病，如库欣（Cushing）综合征、长期使用肾上腺皮质激素及性激素者。女病人除一般体毛增多外，还可生长胡须。病理性毛发脱落常见的原因有：

1. 头部皮肤疾病 如脂溢性皮炎。
2. 神经营养障碍 如斑秃，发生突然，脱发多为圆形，范围大小不等，可以再生。
3. 某些发热性疾病 如肠伤寒。
4. 某些内分泌疾病 如甲状腺功能低下、腺垂体功能减退。
5. 理化因素性脱发 如过量的放射线影响，应用某些抗癌药物（如环磷酰胺等）。

第三节 淋 巴 结

正常的表浅淋巴结很小，直径多在0.2～0.5cm之间，质地柔软，表面光滑，与毗邻组织无粘连、无压痛且不易触及。

一、表浅淋巴结分布

表浅淋巴结呈组群分布，一个组群的淋巴结收集一定区域内的淋巴液（图3-2-16）。

1. 耳后、乳突区的淋巴结 收集头皮范围内的淋巴液。
2. 颈深部淋巴结上群（胸锁乳突肌上部） 收集鼻咽部淋巴液。
3. 颈深部淋巴结下群（胸锁乳突肌下部） 收集咽喉、气管、甲状腺等处的淋巴液。
4. 锁骨上淋巴结群 左侧多收集食管、胃等处的淋巴液；右侧多收集气管、胸膜、肺等处的淋巴液。
5. 颌下淋巴结群 收集口腔底部、颊粘膜、牙龈等处的淋巴液。
6. 颏下淋巴结群 收集颏下三角区内组织、唇和舌部的淋巴液。

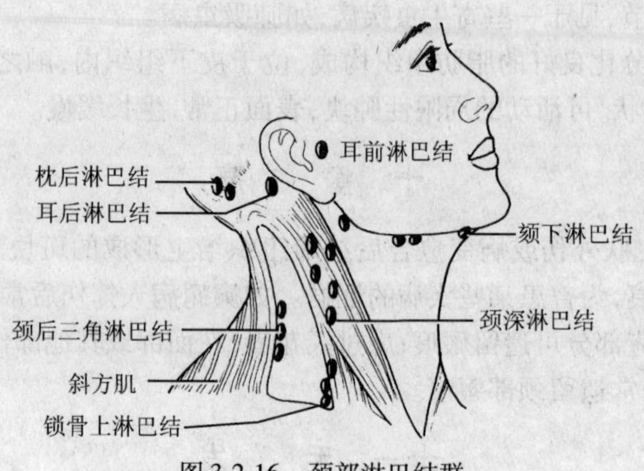

图 3-2-16 颈部淋巴结群

7. 腋窝淋巴结群 收集躯干上部、乳腺、胸壁等处的淋巴液。

8. 腹股沟淋巴结群 收集下肢及会阴部回流的淋巴液。

局部炎症或肿瘤时,往往引起以上相应区域的淋巴结肿大。

二、检查顺序、方法、内容

(一) 顺序

检查表浅淋巴结时,主要应用触诊法,并按一定的顺序进行,以免发生遗漏。一般顺序为:耳前、耳后、乳突区、枕骨下区、颈后三角、颈前三角、锁骨上窝、腋窝、滑车上、腹股沟、腘窝等。

(二) 方法

1. 检查颈部淋巴结 医生站在被检查者背后,手指并拢紧贴检查部位,由浅入深进行滑行触摸。触诊时被检查者头稍低,或头偏向检查侧,以使皮肤和肌肉松弛,便于触摸。

2. 检查锁骨上淋巴结 让被检查者采取坐位或仰卧位,头部稍向前屈,医生用双手进行触摸,左手触诊右侧,右手触诊左侧,由浅入深进行触摸。

3. 检查腋窝淋巴结 医生用一手扶持被检查者前臂并稍外展,另一手进行检查,右手检查左侧,左手检查右侧,由浅入深进行触摸直达腋窝顶部。

4. 检查滑车上淋巴结 医生以左(右)手扶托被检查者左(右)前臂,以右(左)手向滑车上由浅入深进行触摸,分别检查两侧滑车上淋巴结。

(三) 内容

发现淋巴结肿大时,应注意大小、数目、硬度、压痛、活动度、有无粘连、局部皮肤有无红肿、瘢痕、瘘管等,并应寻找引起淋巴结肿大的原发病灶。

三、淋巴结肿大

(一) 局限性淋巴结肿大

1. 炎症性淋巴结肿大 由引流区域的急、慢性炎症所引起,如急性化脓性扁桃体炎、牙龈炎可引起颈部淋巴结肿大。急性炎症初期,肿大的淋巴结柔软、有压痛,表面光滑、无粘连,肿大至一定程度即停止。慢性炎症时,淋巴结较硬,最终淋巴结可缩小或消退。

2. 结核性淋巴结肿大 常发生于颈部血管周围,多发,质地稍硬,大小不等,可相互粘连或与周围组织粘连在一起,晚期破溃后可形成瘘管,时愈时破,愈合后形成瘢痕。

3. 癌肿性淋巴结肿大　癌肿转移的淋巴结质地坚硬,或有橡皮样感,表面光滑,无压痛,易与周围组织粘连而固定。如肺癌可向右侧锁骨上窝或腋窝淋巴结转移;胃癌多向左侧锁骨上窝淋巴结转移;乳腺癌多向腋窝淋巴结转移。

(二) 全身性淋巴结肿大

肿大的淋巴结可遍及全身,大小不等,多无压痛,无粘连,见于传染性单核细胞增多症,急、慢性淋巴结炎,淋巴瘤,各型急、慢性白血病等。

(孙秀敏)

第三章

头部检查

头部及其器官是人体最重要的外形特征之一，头部的检查包括头发、头皮、头颅；颜面及其器官包括眼、耳、鼻、口、腮腺等。头部检查一般以视诊观察为主，必要时配合应用触诊进行检查。

第一节　头发和头皮

头发(hair)检查应注意颜色、疏密度、脱发的类型及特点。头发的颜色、曲直、疏密度因种族遗传因素而不同，儿童和老年人头发较稀疏，随着年龄的增长老年人的头发将逐渐变白。脱发可由多种疾病引起，如斑秃、伤寒、甲状腺功能减退、放射治疗和抗癌药物治疗等，检查脱发时要注意发生部位，形态及头发改变的特点。

头皮(scalp)检查需分开头发观察头皮颜色、有无头皮屑、头癣、疖痈、外伤、血肿及瘢痕等。

第二节　头　　颅

一、检查内容及方法

头颅(skull)的检查应注意大小、形状和活动情况。头颅的大小以头围来衡量，测量方法是用软尺自眉间绕到颅后经枕骨粗隆一周的长度。头围在发育阶段的变化为：新生儿约34cm，出生后的前半年增加8cm，后半年增加3cm，第二年增加2cm，第三、四年内约增加1.5cm，4～10岁共增加约1.5cm，到18岁可达53cm或以上，以后几乎不再变化。

二、常见颅形

1. 小颅(microcephalia)　小儿囟门多在12～18个月内闭合，如过早闭合即可形成小头畸形，常同时伴有智力发育障碍。

2. 巨颅(large skull)　额、顶、颞、枕部突出膨大，颈部静脉充盈，对比之下颜面很小。由于颅内压增高，压迫眼球，形成双目下视，巩膜外露的特殊表情，称落日现象，见于脑积水（图3-3-1）。

3. 尖颅(oxycephaly)　亦称塔颅，头顶部尖突高起，造成与颜面比例异常，这是由于矢状缝与冠状缝过早闭合所致。见于先天性疾患尖颅并指(趾)畸形,即 Apert 综合征(图 3-3-2)。

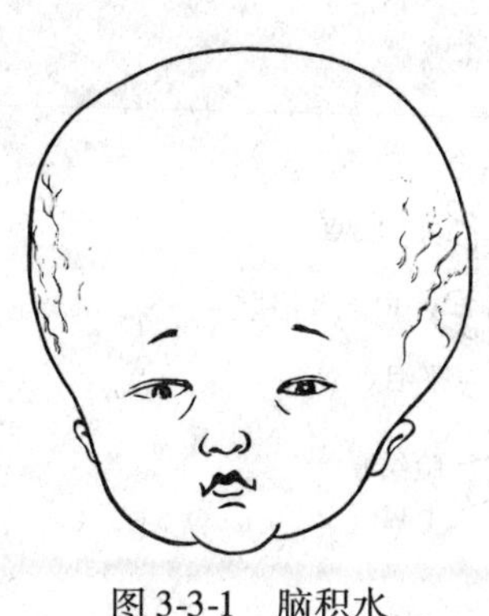

图 3-3-1　脑积水

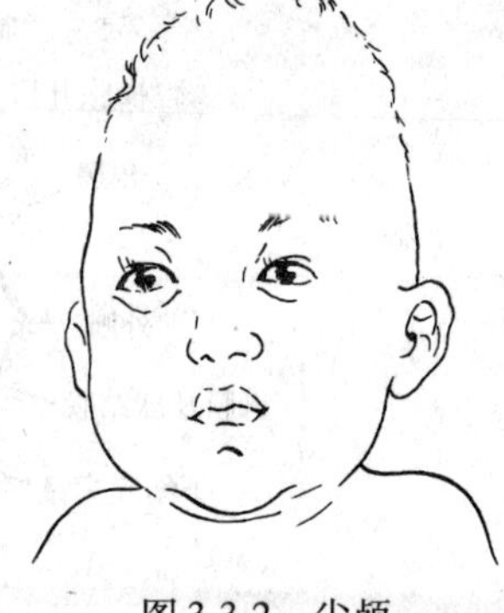

图 3-3-2　尖颅

4. 方颅(squared skull)　前额部左右突出,头顶平坦呈方形,前囟闭合延迟,见于小儿佝偻病或先天性梅毒。

5. 长颅(delichocephalia)　自颅顶至下颌部的长度明显增大,见于马方(Manfan)综合征及肢端肥大症。

6. 变形颅(deformimg skull)　发生于中年人,以颅骨增大变形为特征,同时伴有长骨的骨质增厚与弯曲,见于变形性骨炎。

三、头部运动异常

头部的运动异常,视诊时即可发现。如头部活动受限,见于颈椎疾患;头部不随意颤动,见于帕金森病;与颈动脉搏动一致的点头运动见于主动脉瓣关闭不全。

第三节　颜面及其器官

颜面(face)为头部前面不被头发遮盖的部分,除面部器官本身的疾病外,许多全身性疾病在面部及其器官上都有特征性表现,因此面部及其器官的检查对这些全身性疾病的诊断具有重要的参考价值。

一、眼

眼的检查包括四部分:外眼、眼球前段检查、眼球后段检查、视功能及眼底检查。外眼包括:眼睑、泪器、结膜、眼球、眼眶,眼球位置检查;眼球前段检查包括:角膜、巩膜、前房、虹膜、瞳孔及晶状体检查;眼球后段检查包括:玻璃体及眼底检查,需用检眼镜在暗室中进行;视功能检查包括视力、视野、色觉及暗适应检查。眼的检查应按由外到内、先右后左的顺序进行(图 3-3-3,图 3-3-4)。

(一)眼眉

正常人眉毛内侧与中间部分比较浓密,外侧部分较稀疏,如果眉毛外 1/3 部位过于稀疏或脱落,多见于粘液性水肿、腺垂体功能减低症、麻风病。

(二)眼睑

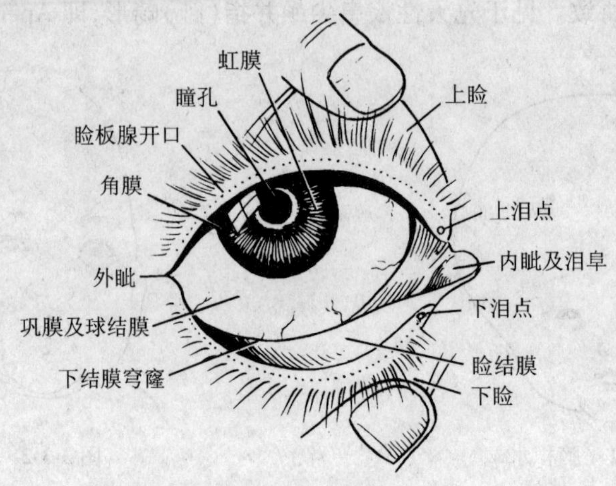

图 3-3-3 眼的外部结构

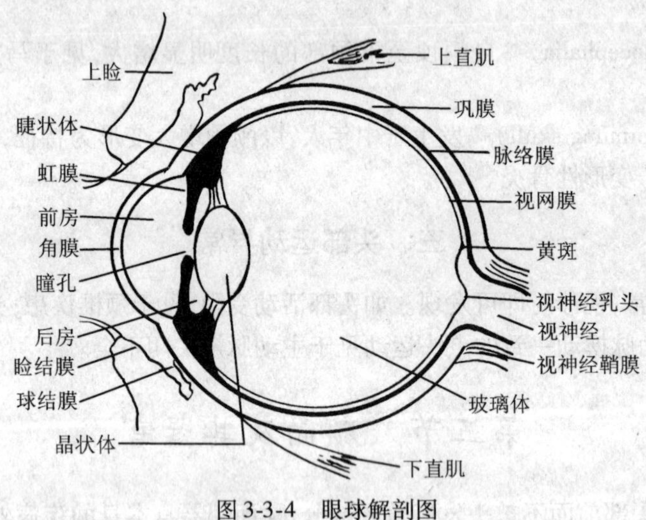

图 3-3-4 眼球解剖图

1. 检查内容 注意眼睑(eyelids)有无水肿、下垂、活动受限、硬结或压痛,睑缘有无内、外翻及倒睫,睑裂有无大小异常或不对称。

2. 常见病变

(1)眼睑水肿见于肾炎、慢性肝病、营养不良和贫血等。

(2)双侧眼睑闭合障碍见于甲状腺功能亢进。

(3)单侧眼睑闭合障碍见于面神经麻痹等。

(4)单侧上睑下垂见于蛛网膜下腔出血、白喉、脑脓肿、脑炎及外伤等引起的动眼神经麻痹。

(5)双侧眼睑下垂见于先天性睑下垂,重症肌无力等。

(6)眼睑内翻见于沙眼。

(三)泪囊

1. 检查内容及方法 注意观察泪囊部位皮肤有无红肿、压痛、瘘管及隆起,压挤泪囊有无分泌物溢出,触诊泪腺有无压痛及包块。检查方法是嘱病人向外上方看,检查者用一手拇指轻压其眼内眦下方，挤压泪囊，观察有无泪液或分泌物自泪点溢出。

2. 常见病变　泪点有粘脓性分泌物溢出见于慢性泪囊炎。

（四）结膜

1. 检查内容及方法　结膜（conjunctiva）分睑结膜、穹窿部结膜与球结膜三部分。检查上睑结膜时需翻转眼睑。检查者以拇指和示指轻轻捏起上睑中央部皮肤，并向前下方牵拉使眼睑稍离开眼球，嘱病人向下看，然后示指尖稍向下压迫睑板上缘，拇指将皮肤向上捻转，将眼睑翻开（图 3-3-5）。注意有无充血、苍白、出血点、血管模糊、乳头增生、滤泡形成、瘢痕形成等。

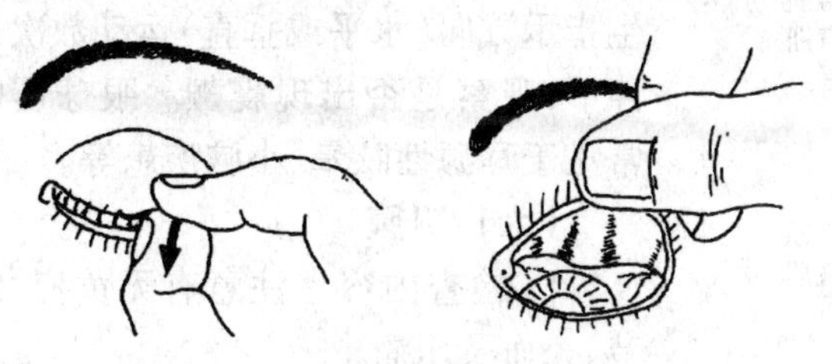

图 3-3-5　翻转眼睑检查上睑结膜

2. 常见病变

（1）结膜充血见于结膜炎、角膜炎。

（2）结膜苍白见于贫血。

（3）结膜有多少不等散在的出血点，见于亚急性感染性心内膜炎。

（4）结膜有充血、分泌物，见于急性结膜炎。

（5）睑结膜有颗粒、滤泡、瘢痕见于沙眼。

（6）大片的结膜下出血，见于高血压、动脉硬化。

（五）眼球外形与运动

1. 眼球突出（exophthalmos）　双侧眼球突出见于甲状腺功能亢进。病人除眼球突出外，还可出现以下眼征：①Stellwag 征：瞬目减少；②Graefe 征：眼球下转时上睑不能相应下垂；③Mobius：眼球集合运动减弱；④Joffroy 征：上视时无额纹出现（图 3-3-6）。单侧眼球突出，多由于局部炎症或眶内占位性病变所致。

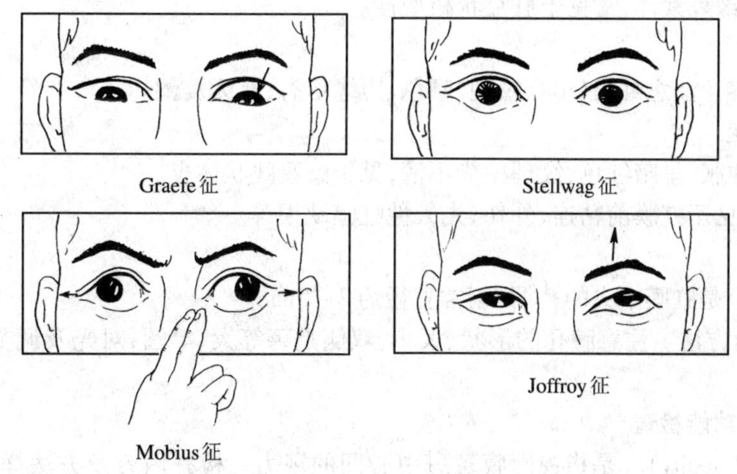

图 3-3-6　甲状腺功能亢进的眼部特征

2. 眼球下陷（enophthalmos）　双侧眼球下陷见于严重脱水；单侧眼球下陷见于霍纳（Horner）综合征。

3. 眼球运动　检查时检查者将目标物（手指尖或棉签），置于被检查者眼前 30 ~ 40cm 处，嘱被检查者固定头位，眼球随目标物指示移动，按左→左上→左下，右→右上→右下 6 个方向的顺序进行(图 3-3-7),每一方向代表双眼的一对配偶肌的功能,如有某一方向运动受限则提示该对配偶肌功能障碍。眼球运动受动眼、滑车、外展三对脑神经支配,当这些神经麻痹时,会出现眼球运动障碍,表现为斜视并伴有复视。由支配眼肌运动的神经麻痹所发生的斜视称为麻痹性斜视。多由脑炎、脑脓肿、脑肿瘤、脑血管病所引起。

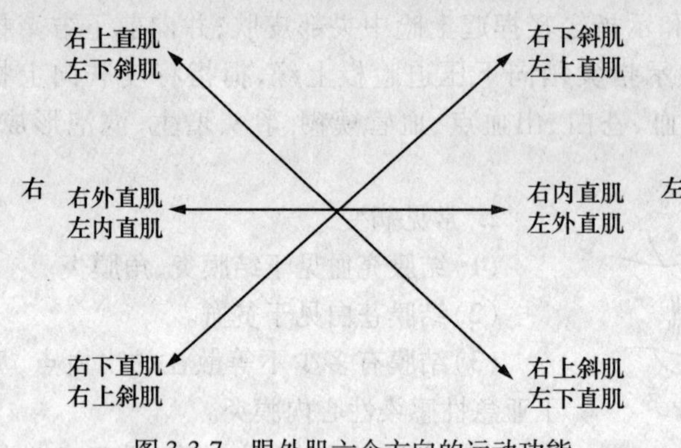

图 3-3-7 眼外肌六个方向的运动功能

双侧眼球可发生一系列有规律的快速往返运动,称眼球震颤,运动的方向以水平方向常见,垂直和旋转方向较少见。检查方法是嘱病人眼球随医生指示方向(水平或垂直)运动数次后停下,观察是否出现震颤。眼球震颤常见于耳源性眩晕、小脑疾患等。

(六) 巩膜

1. 检查内容 注意有无黄疸、结节、充血及压痛。

2. 常见病变 巩膜(sclera)黄染常见于病毒性肝炎,胆总管结石,钩端螺旋体病。注意:中年以后在眼内眦部可出现黄色斑块,为脂肪沉着所形成,此种斑块呈不均匀分布,可与黄疸鉴别。

(七) 角膜

1. 检查内容 注意有无白斑、云翳、软化、溃疡、新生血管等。

2. 常见病变

(1)角膜(cornea)干燥或软化见于维生素 A 缺乏。

(2)角膜周围血管增生见于严重沙眼。

(3)角膜边缘色素环,常见于肝豆状核变性。

(八) 虹膜

1. 检查内容 注意虹膜(iris)纹理、颜色、边缘形态,有无震颤。

2. 常见病变

(1)充血、肿胀、呈暗红色,纹理模糊不清,见于虹膜睫状体炎。

(2)有裂孔见于虹膜前粘连、外伤、先天性虹膜缺损等。

(九) 瞳孔

瞳孔(pupil)是虹膜中央的孔洞,正常直径约 2 ~ 5mm。

检查内容及方法 注意瞳孔的形状、大小,双侧是否等大、等圆,对光及调节反射等(见第三篇第九章)。

(十) 眼的功能检查

视力(visual acuity) 是指视网膜黄斑中心凹的视力。检查内容及方法详见第三篇第九章。

(十一) 眼底检查

眼底需借助检眼镜才能看到(图 3-3-8),许多全身性疾病可以引起眼底的改变。重点观察视神经乳头、视网膜血管、黄斑区、视网膜各象限,检查有无各种疾病的特征性改变(表 3-3-1)。

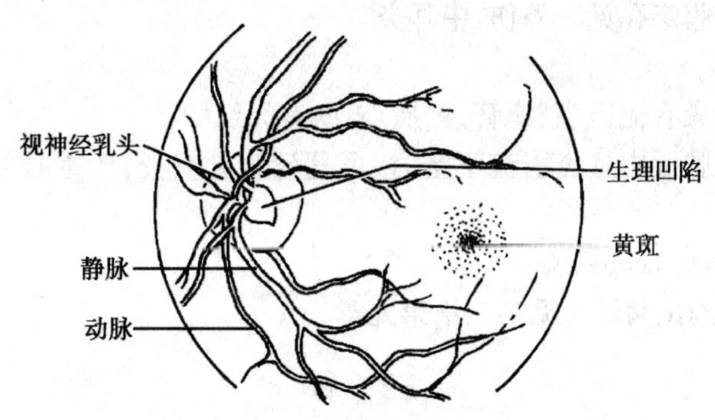

图 3-3-8 左眼视网膜线条图

表 3-3-1 常见疾病的眼底改变

	眼底改变
高血压动脉硬化	早期为视网膜动脉痉挛。硬化期为视网膜动脉变细，反光增强，有动静脉交叉压迫现象，动脉呈铜丝状或银丝状。晚期视乳头周围有火焰状出血，棉絮状渗出物，严重时有视乳头水肿
慢性肾炎	视神经乳头及周围视网膜水肿，火焰状出血，棉絮状渗出物
妊娠中毒症	视网膜动脉痉挛、水肿，渗出物增多时可致视网膜脱离
糖尿病	视网膜静脉扩张迂曲，视网膜有点状或片状深层出血
白血病	视乳头边界不清，视网膜血管色淡，血管曲张或弯曲，视网膜上有带白色中心的出血斑及渗出物

二、耳

耳是听觉和平衡器官，分外耳、中耳、内耳三个部分。

（一）外耳

包括耳廓(auricle)、外耳道(external auditory canal)检查。

1. 耳廓

(1)检查内容：注意耳廓的外形、大小、位置和对称性。

(2)常见病变：耳廓皮下如触及小而硬的痛性结节，多为尿酸钠沉着物，称为痛风石，对痛风的诊断有重要意义。

2. 外耳道

(1)检查内容：注意有无耵聍、异物、分泌物及其性质，皮肤有无充血、肿胀。

(2)常见病变：外耳道如有黄色液体流出并有痒痛者为外耳道炎；外耳道内有局部红肿疼痛并有耳廓牵拉痛则为疖肿；有脓液流出并有全身症状，则应考虑急性中耳炎；有血液或脑脊液流出，则应考虑颅底骨折。

（二）中耳

1. 鼓膜

(1)检查内容及方法：注意颜色，有无内陷、外凸、穿孔部位等。检查方法是首先将受检者耳廓向后上方(小儿向后下方)牵拉，使外耳道成一直线，然后将耳镜插入外耳道进行观察。

(2)常见病变:鼓膜穿孔见于外伤、中耳炎。

2. 乳突(mastoid)

(1)检查内容:注意有无压痛、瘘管、瘢痕、皮肤有无红肿。

(2)常见病变:化脓性中耳炎引流不畅时,可蔓延为乳突炎,严重时可继发耳源性脑脓肿或脑膜炎。

(三) 听力(auditory acuity)

听力检查可分别测试两耳(见第三篇第九章)。

三、鼻

(一) 鼻的外形

1. 检查内容 视诊时注意观察鼻部皮肤颜色和鼻的外形的改变。

2. 常见病变

(1)鼻梁部皮肤出现红色斑块,病损处高起皮面并向两侧面颊部扩展,见于系统性红斑狼疮。

(2)鼻尖和鼻翼部皮肤发红,并有毛细血管扩张和组织肥厚,见于酒渣鼻。

(3)鼻腔完全堵塞、外鼻变形、鼻梁宽平如蛙状,称为蛙状鼻(图 3-3-9),见于肥大的鼻息肉病人。

(4)鞍鼻是由于鼻骨破坏、鼻梁塌陷,见于鼻骨折、鼻骨发育不良、先天性梅毒和麻风病。

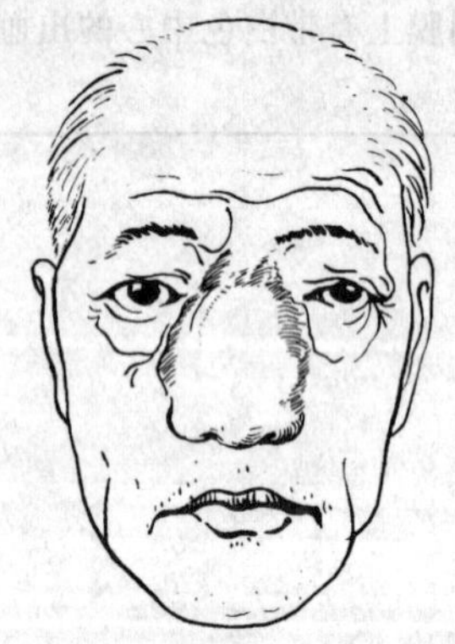

图 3-3-9 蛙状鼻

(二) 鼻翼扇动

鼻翼扇动(nasal ale flap)指的是吸气时鼻孔张大,呼气时鼻孔回缩,见于大叶性肺炎、支气管哮喘和心源性哮喘发作时。

(三) 鼻中隔

正常人鼻中隔多数稍有偏曲。严重的高位偏曲可压迫鼻甲,引起神经性头痛,也可引起鼻出血。鼻中隔穿孔时,病人可听到鼻腔中有哨声,检查时用小型手电筒照射一侧鼻孔,可见对侧有亮光透入。

(四) 鼻出血

鼻出血(epistaxis)多为单侧,见于外伤、鼻腔感染、局部血管损伤、鼻咽癌、鼻中隔偏曲等。双侧出血则多由全身性疾病引起,如高血压、动脉硬化、流行性出血热、血小板减少性紫癜、再生障碍性贫血、白血病、血友病、原发性高血压、维生素 C 缺乏症等。

(五) 鼻腔粘膜

急性鼻粘膜肿胀多为炎症充血所致,伴有鼻塞和流涕,见于急性鼻炎。慢性鼻粘膜肿胀多为粘膜组织肥厚,见于慢性鼻炎。鼻粘膜萎缩,鼻腔分泌物减少、干燥,鼻甲缩小,鼻腔宽大,嗅觉减退或消失,见于慢性萎缩性鼻炎。

(六) 鼻窦(nasal sinus)

鼻窦为鼻腔周围含气的骨质空腔,共四对,均有窦口与鼻腔相通,当引流不畅时易发生炎症。各鼻窦压痛检查法如下:

1. 上颌窦 医生双手固定于病人的两侧耳后,将拇指分别置于左右颧部向后按压,询问有无压痛。

2. 额窦 一手扶持病人枕部，用另一手拇指或示指置于眼眶上缘内侧用力向后向上按压。或以两手固定头部，双手拇指置于眼眶上缘内侧向后、向上按压，询问有无压痛。

3. 筛窦 双手固定病人两侧耳后，双侧拇指分别置于鼻根部与眼内眦之间向后方按压，询问有无压痛。

4. 蝶窦 因解剖位置较深，不能在体表进行检查（图 3-3-10）。

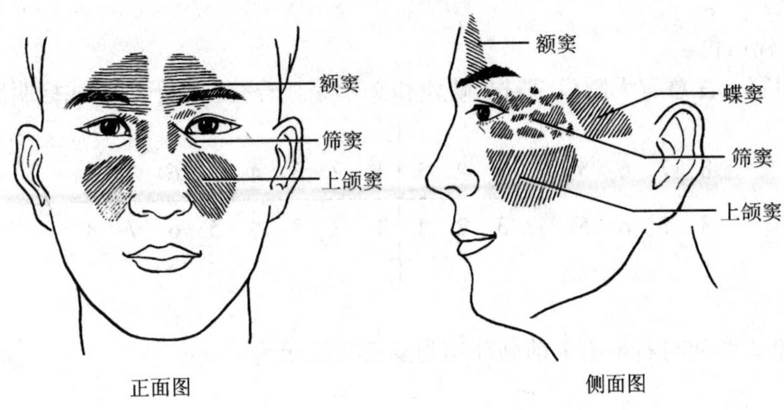

图 3-3-10 鼻窦

四、口

口（mouth）的检查包括口唇、口腔内器官及组织、口腔气味等。

（一）口唇

健康人口唇红润、光泽。

1. 检查内容 注意观察口唇颜色、有无疱疹、口角糜烂、肿胀及唇裂。

2. 常见病变

（1）口唇苍白是由于毛细血管充盈不足或血红蛋白含量减低，见于贫血、虚脱及主动脉瓣关闭不全。

（2）口唇发绀为血液中还原性血红蛋白增加所致，见于心力衰竭和呼吸衰竭等。

（3）口唇疱疹为口唇粘膜与皮肤交界处发生成簇的小水疱，半透明，多为单纯疱疹病毒感染所引起，常见于急性感染性疾病，如大叶性肺炎、感冒、流行性脑脊髓膜炎等。

（4）口角糜烂见于维生素 B_2 缺乏。

（5）口唇突然发生非炎症性、无痛性肿胀，见于血管神经性水肿。

（6）唇裂亦称兔唇，为先天性发育畸形。

（二）口腔粘膜

正常口腔粘膜光泽呈粉红色。

1. 检查内容 注意观察颜色、有无出血点或瘀斑、粘膜疹、溃疡等。

2. 常见病变

（1）出现蓝黑色斑片状或点状色素沉着，见于慢性肾上腺皮质功能减退。

（2）粘膜下大小不等的出血点或瘀斑，见于出血性疾病或维生素 C 缺乏。

(3)在相当于第二磨牙的颊粘膜处出现帽针头大小白色斑点,周围绕以红晕,称为麻疹粘膜斑(Koplik 斑),为麻疹的早期特征。

(4)粘膜溃疡可见于慢性复发性口疮。

(5)鹅口疮(雪口病),为白色念珠菌感染,常见于体质衰弱或长期使用广谱抗生素和抗癌药之后。

(6)粘膜充血、肿胀并伴有小出血点,称为粘膜疹,见于猩红热、风疹和某些药物中毒。

(三) 牙齿

正常牙为瓷白色。

1. 检查内容　注意有无龋齿、残根、缺牙和义牙等。若有应按下列方式标明所在部位:

	上		
右	8 7 6 5 4 3 2 1	1 2 3 4 5 6 7 8	左
	8 7 6 5 4 3 2 1	1 2 3 4 5 6 7 8	
	下		

例:左上第 2 磨牙与右下第 1 前磨牙均为龋齿则记录为:

	7
4	

龋齿

2. 常见病变

(1)如呈黄褐色称斑釉牙,为长期饮用含氟量高的水所引起。

(2)单纯牙间隙过宽见于肢端肥大症。

(3)中切牙切缘呈月牙形凹陷且牙间隙过宽,称胡顷森(Hutchinson)牙,为先天性梅毒的重要体征之一。

(四) 牙龈

正常牙龈呈粉红色,质坚韧且与牙颈部紧密贴合。

1. 检查内容　注意有无水肿、出血、色素沉着。

2. 常见病变

(1)牙龈水肿见于慢性牙周炎。

(2)牙龈缘出血见于口腔内局部因素引起如牙石,也可由全身性疾病所致如坏血病、血液系统疾病等。

(3)牙龈的游离缘出现蓝灰色点线称为铅线,是铅中毒的特征。铋、汞、砷等中毒时也可出现类似的黑褐色点线状色素沉着,应结合病史予以鉴别。

(五) 舌

正常人舌质淡红、湿润、柔软、活动自如。

1. 检查内容　注意观察舌质、舌苔及舌的活动状态。

2. 常见病变

(1)镜面舌:亦称光滑舌(smooth tongue),舌乳头萎缩而致舌面光滑无苔,见于缺铁性贫血、慢性萎缩性胃炎。

（2）地图舌（geographic tongue）：舌面上出现黄色或白色上皮细胞堆积而成的弧形隆起，状如地图称为地图舌，可由维生素 B_2 缺乏引起。

（3）毛舌（hairy tongue）：舌乳头肿胀增大，舌面覆盖黑色或黄褐色毛状物为黑毛舌，此为丝状乳头缠绕了真菌丝以及其上皮细胞角化而成，见于慢性重病或长期使用广谱抗生素（引起真菌生长）者。

（4）牛肉舌（beefy tongue）：舌面绛红如生牛肉状，见于糙皮病（菸酸缺乏）。

（5）草莓舌（strawberry tongue）：舌乳头肿胀，发红类似草莓称草莓舌，见于猩红热。

（6）舌震颤见于甲状腺功能亢进症、酒精中毒、神经症病人。

（7）舌偏斜见于舌下神经麻痹。

（六）咽及扁桃体

咽部分为鼻咽、口咽和喉咽三部分（图 3-3-11），咽部检查一般是指口咽部。口咽位于软腭平面的下方，会厌上缘的上方，前方直对口腔，软腭向下延续，形成前后两层粘膜皱襞，前为舌腭弓，后为咽腭弓。扁桃体位于舌腭弓与咽腭弓之间的腭扁桃体窝内。咽腭弓的后方称为咽后壁。

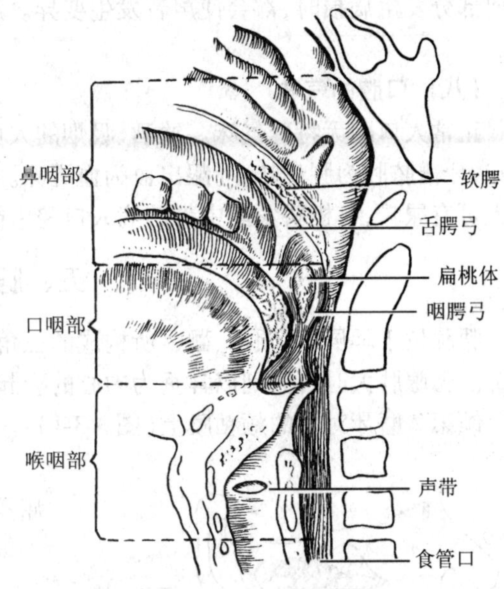

图 3-3-11　咽部的矢状切面

1. 检查方法　被检查者面向光源，头略后仰，在张口发“啊”音时，用压舌板压舌前 2/3 与后 1/3 交界处，此时，软颚上抬，即可看到咽颚弓、软颚、颚垂、扁桃体及咽后壁等。

2. 分度　扁桃体肿大一般分为三度（图 3-3-12）：肿大的扁桃体不超过咽颚弓者为Ⅰ°；肿大的扁桃体超过咽颚弓者为Ⅱ°；肿大的扁桃体达咽后壁中线者为Ⅲ°。

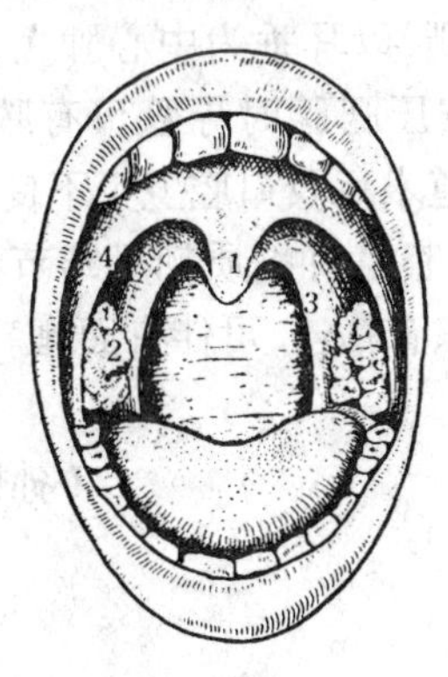

Ⅰ度扁桃体肿大

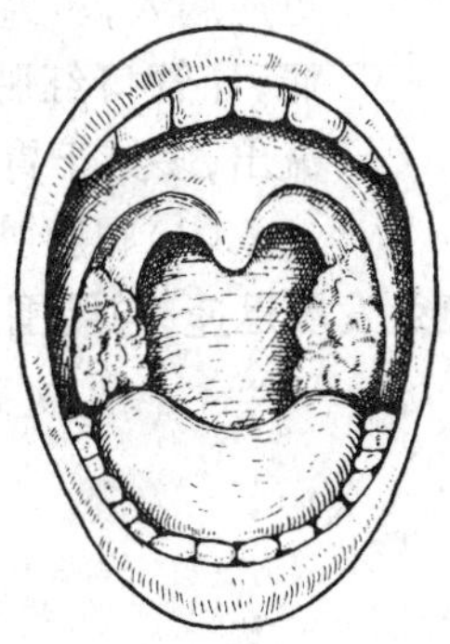
Ⅱ度扁桃体肿大

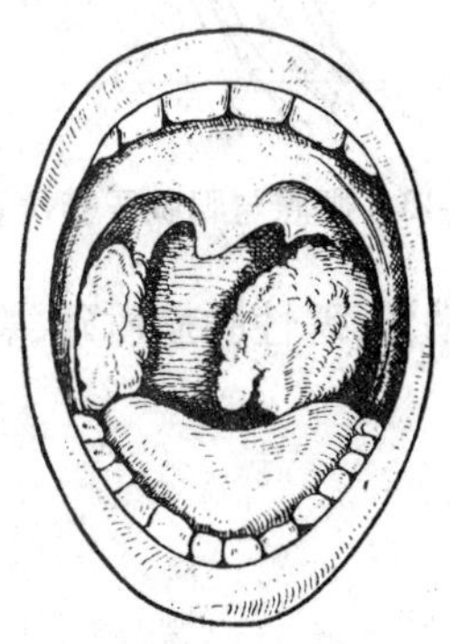
Ⅲ度扁桃体肿大

图 3-3-12　扁桃体位置及其大小分度示意图
1. 腭垂　2. 扁桃体　3. 咽腭弓　4. 舌腭弓

3. 常见病变

（1）急性咽炎时，咽部粘膜水肿、充血。

(2)慢性咽炎时,粘膜充血增厚,咽后壁淋巴滤泡增生融合成片,并附有粘液性分泌物。

(3)急性扁桃体炎时,腺体充血、肿胀,在隐窝口有黄白色脓性分泌物,可融合成片形成假膜,容易剥离;白喉假膜呈灰白色与粘膜粘连紧密,不易拭去,若强行剥离易引起出血是其特征。

(七) 喉

喉(larynx)为软骨、肌肉、纤维组织及粘膜所组成的一个管腔结构,是发音的主要器官。声音的协调和语言的构成需肺、气管、咽部、口腔、鼻腔、鼻窦等多器官的配合才能完成。以上任何部分发生病损时,都会使声音发生变异。声音嘶哑或失音见于急性喉炎、慢性喉炎、喉癌等。

(八) 口腔的气味

正常人口腔无特殊气味。饮酒、吸烟的人可有烟酒味。牙龈炎、龋齿、牙周炎、牙石可产生臭味;牙槽脓肿为腥臭味;牙龈出血为血腥味。糖尿病酮症酸中毒病人可有烂苹果味,尿毒症病人可有尿味,有机磷农药中毒的病人口腔中能闻到大蒜味。

五、腮　　腺

腮腺位于耳屏、下颌角、颧弓所构成的三角区内。正常腮腺体薄、质软,触诊时摸不清腺体轮廓。腮腺肿大时可见到以耳垂为中心的隆起,并可触及边缘不明显的包块。腮腺导管开口于上颌第2磨牙对面的颊粘膜上(图3-3-13)。

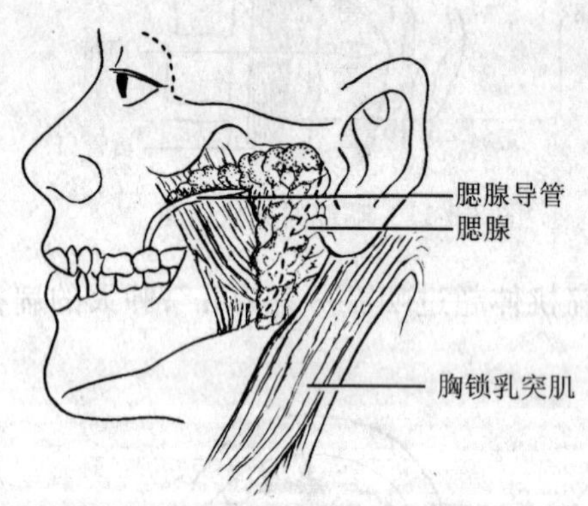

图3-3-13　腮腺与腮腺导管位置图

1. 检查内容　注意大小、质地、边缘、硬度、压痛及导管口有无分泌物。

2. 常见病变

(1)急性流行性腮腺炎:有流行病史或接触史,腮腺迅速胀大,先为单侧,继而累及对侧,检查时有压痛,伴有发热,急性期可累及胰腺、睾丸或卵巢。

(2)急性化脓性腮腺炎:发生于抵抗力低下的重症病人,多为单侧,以耳垂为中心肿大,质硬有压痛,导管口红肿,按压腮腺时导管口有脓性分泌物流出,多见于胃肠道术后及口腔卫生不良者。

(3)腮腺肿瘤:良性肿瘤质韧呈结节状,边界清楚,可有移动性;恶性肿瘤质硬、有痛感,发展迅速,与周围组织有粘连,可伴有面瘫。

(孙秀敏)

第四章

颈部检查

颈部的检查应在被检查者平静、自然的状态下进行，让其采取舒适的坐位，解开内衣，暴露颈部和肩部。以视诊、触诊检查为主，必要时配合听诊检查。触诊检查时手法应轻柔，当怀疑颈椎有疾患时应更加注意。

一、颈部的外形与分区

（一）颈部外形

正常人颈部直立时两侧对称，静坐时颈部血管不显露。矮胖者颈部较粗短，瘦长者较细长。男性甲状软骨较突出，形成喉结节，女性则较平坦。转头时可见胸锁乳突肌突起。头稍后仰，易观察颈部有无包块、瘢痕和两侧是否对称。

（二）颈部分区

为了明确地标记颈部病变的部位，根据解剖结构，颈部每侧又分为两个大三角区域。

1. 颈前三角　为胸锁乳突肌前缘、下颌骨下缘与前正中线之间的区域。

2. 颈后三角　为胸锁乳突肌的后缘、锁骨上缘与斜方肌前缘之间的区域。

二、颈部的姿势与运动

正常情况下颈部柔软，坐位时伸屈、转动自如，检查时应注意颈部静态与动态时的改变。如头不能抬起，见于严重消耗性疾病的晚期、重症肌无力、进行性肌萎缩等。头部向一侧偏斜称为斜颈，见于颈肌外伤、瘢痕收缩、先天性斜颈或颈肌挛缩。

颈部运动受限并伴有疼痛者，见于软组织炎症，颈肌扭伤，肥大性脊椎炎，颈部肿瘤或结核等。颈部强直为脑膜刺激的体征，见于脑膜炎、蛛网膜下腔出血等。

三、颈部包块

颈部包块原因很多，应根据包块出现的部位、大小、质地、活动度、发生和增长的特点以及全身的情况综合判断。如有淋巴结肿大、质地不硬、轻度压痛，可能为非特异性淋巴结炎；如质地较硬，且伴有纵隔、胸腔或腹腔病变的症状或体征，应考虑恶性肿瘤淋巴结转移；如为全身性、无痛性淋巴结肿大，多见于血液系统疾病；如包块圆形、表面光滑、有囊性感、压迫能使其缩小，可能为囊状瘤；若颈部包块有弹性，可能为囊肿。

四、颈部血管

1. 颈静脉　正常人立位或坐位时，颈外静脉常不显露，平卧时可稍见充盈，充盈的水平仅限于锁骨上缘至下颌角距离的下 2/3 以内。若取 30°～45°的半卧位时静脉充盈度超过了锁骨上缘至下颌角距离的下 2/3 水平，称为颈静脉怒张，提示静脉压升高，见于右心功能不全、缩窄性心包炎或上腔静脉阻塞综合征。正常状态下无颈静脉搏动，在三尖瓣关闭不全伴有颈静脉怒张时，可看到颈静脉搏动。一般颈静脉搏动柔和，范围弥散，触诊时无搏动感。

2. 颈动脉　正常人颈部动脉的搏动，在安静时不易看到，只在剧烈活动后心搏出量增加时，可见到颈动脉微弱的搏动。如在安静状态下出现颈动脉的明显搏动，多见于主动脉瓣关闭不全、高血压、甲状腺功能亢进及严重贫血的病人。颈动脉搏动比较有力，为膨胀性，搏动感明显。

3. 血管杂音　正常人在颈部大血区听不到血管性杂音，若听到血管性杂音，应考虑颈动脉或椎动脉狭窄，音量可大可小，在收缩期明显，多为大动脉炎或动脉硬化所引起；在锁骨上窝处听到杂音，则可能为锁骨下动脉狭窄；若在右锁骨上窝听到“嗡鸣”样静脉音则可能为颈静脉口径较宽的球部所产生，这种杂音用手指压迫颈静脉后即可消失，以此可与伴有甲状腺功能亢进的血管性“嗡鸣”音相区别。

五、甲 状 腺

甲状腺(thtroid)位于颈前部，呈“H”形，由两个侧叶和连接两侧叶之间的峡部组成，贴于甲状软骨和气管软骨环的前面及两侧，上端达甲状软骨中部，下端平第六气管软骨环(图 3-4-1)。甲状腺表面光滑，柔软不易触及，做吞咽动作时可随吞咽上下移动，以此可与颈前其他肿块鉴别。

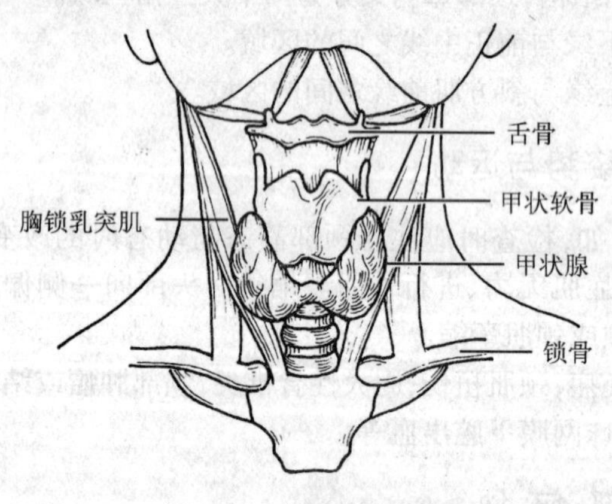

图 3-4-1　甲状腺位置图

(一) 检查方法及内容

1. 视诊　观察甲状腺的大小和对称性。正常人甲状腺外观不突出，女性在青春发育期可略增大。检查时嘱被检查者做吞咽动作，可见甲状腺随吞咽上下移动。如不易辨认时，可嘱被检查者两手放于枕后，头向后仰，再进行观察。

2. 触诊　是甲状腺检查的基本方法，通过触诊进一步明确甲状腺的性质。检查方法包括前面触诊法和后面触诊法两种。

(1)前面触诊法：被检查者取坐位，颈部放松。医生站在被检查者的前面，触诊甲状腺峡部时，医生用拇指由胸骨上切迹向上触摸；触诊甲状腺右侧叶时，医生先将右手拇指施压于左侧甲状软骨上，并将甲状软骨及气管推向对侧，而后将左手示、中指在对侧胸锁乳突肌后缘向前推挤甲状腺，拇指则在胸锁乳突肌前缘进行触摸，配合吞咽动作重复检查；用同样方法检查另一侧(图 3-4-2)。

(2)后面触诊法：被检查者取坐位，颈部放松，头稍前屈。医生站在被检查者背后，双手拇指放在颈后，用其他手指从甲状软骨峡部及两旁进行触摸。触诊甲状腺右叶时，医生首先将左手示、中指施压于左侧甲状软骨上，并将甲状腺及气管推向对侧，然后将

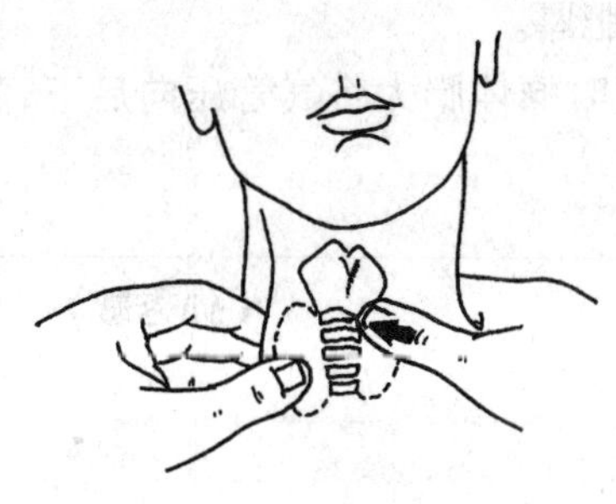
图 3-4-2　从前面触诊甲状腺

右手拇指在对侧胸锁乳突肌后缘向前推挤甲状腺，示指、中指则在胸锁乳突肌前缘进行触摸，配合吞咽动作，重复检查；用同样方法检查另一侧（图 3-4-3）。疑甲状腺功能亢进时，触诊时不要用力挤压。

3. 听诊　当触到肿大的甲状腺后,用钟型听诊器在肿大的甲状腺上进行听诊,可听到低调的连续的静脉“嗡鸣”音,对诊断甲状腺功能亢进很有帮助。另外,在弥漫性甲状腺肿伴功能亢进者还可听到收缩期动脉杂音。

触到肿大的甲状腺要注意肿大的程度、硬度、是否对称,表面是否光滑,有无结节、压痛和震颤,与周围组织有无粘连,听诊有无血管杂音。

(二) 分度

甲状腺肿大可分为三度:不能看出肿大但能触及者为Ⅰ度;能看到肿大又能触及但在胸锁乳突肌前缘以内者为Ⅱ度;超过胸锁乳突肌者为Ⅲ度。

(三) 常见病变

1. 甲状腺功能亢进　肿大的甲状腺质地柔软,表面光滑,无压痛,触诊时可有震颤,或能听到“嗡鸣”样血管杂音。

2. 单纯性甲状腺肿　腺体肿大很突出,可为弥漫性,也可为结节性,不伴有甲状腺功能亢进体征。

3. 甲状腺癌　肿块多为单发,触诊时包块可有结节感,不规则,质地坚硬,易粘连固定,往往将颈总动脉包绕在癌组织内,触诊时摸不到颈总动脉搏动。

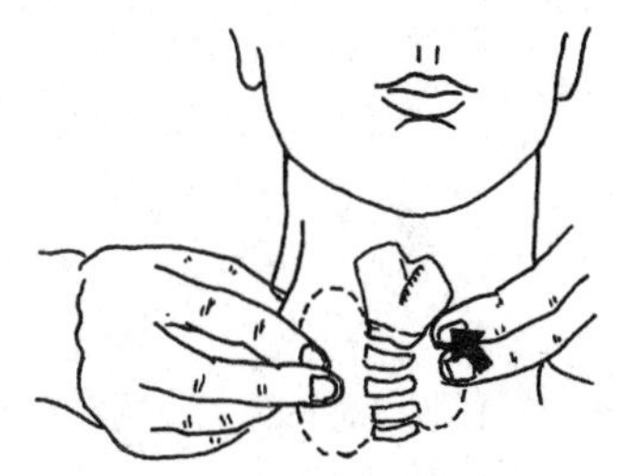
图 3-4-3　从后面触诊甲状腺

4. 慢性淋巴性甲状腺炎(桥本甲状腺炎)　呈弥漫性或结节性肿大,峡部更明显,可因病变程度不同,两叶大小相差悬殊,硬韧有压痛,一般不与周围粘连。由于肿大的炎性腺体可将颈总动脉向后方推移,因而在腺体后缘可以摸到颈总动脉搏动。

5. 甲状腺腺瘤　多为单发的圆形或椭圆形肿块,包膜完整,表面光滑,质韧,无压痛,多为数厘米大小的实质性肿块,部分可呈囊性。

6. 甲状旁腺腺瘤　甲状旁腺位于甲状腺之后,发生腺瘤时可使甲状腺突出,检查时也随吞咽移动,需结合临床表现加以鉴别。

六、气　　管

正常人气管居于颈前正中。

(一) 检查内容及方法

检查气管有无移位时,让病人取端坐位或仰卧位,两上肢自然下垂,使颈部处于自然正中位置,医生站(或坐)在病人前面,将示指与无名指指端分别固定在两侧胸锁关节上,手掌与受检者胸骨相平行,中指远端在胸骨上窝处上下、左右触摸气管,然后将中指置于气管之上,观察中指与示指、无名指之间的距离,来判断气管有无偏移。

(二) 常见病变

1. 气管向健侧移位　常见于大量胸腔积液、大量胸腔积气、纵隔肿瘤及单侧甲状腺肿大。

2. 气管向患侧移位 常见于肺不张、肺硬化或胸膜粘连肥厚。

3. 气管向下曳动 见于主动脉弓动脉瘤，由于心脏收缩时瘤体膨大将气管压向后下，随心脏冲动可以触到气管的向下曳动。

（孙秀敏）

第五章

胸部检查

胸部是指颈部以下腹部以上的区域，由胸骨、肋骨和脊柱共同组成骨性支架，并与皮肤、肌肉、胸膜共同构成胸廓。胸廓和膈共同围成胸腔，胸腔分为两侧部和中间部，侧部容纳左右胸膜腔和肺，中间部由纵隔占据，纵隔由心包、心脏、出入心脏的大血管、气管、食管、胸导管、胸腺以及神经、淋巴管和淋巴结等组成。胸部检查的目的是判断胸腔脏器的生理和病理状态。胸壁、胸廓和乳房检查主要经视诊和触诊来完成，心肺检查则需按视诊、触诊、叩诊、听诊的顺序进行。胸部检查应尽量暴露整个胸廓，病人一般取坐位、卧位，根据需要也可取特殊体位。一般检查顺序为从前胸部开始到侧胸部，最后检查背部。检查过程中应尽量减少变动病人体位的次数，以减轻其痛苦和劳累。

第一节　胸部的体表标志

一、自然标志的划分

为了能够准确地描述胸壁和胸腔内器官的病变所在部位和范围，胸部除了分左侧、右侧，或前胸、侧胸及背部外，同时恰当地利用胸廓一些体表的自然标志进行画线和分区（一突、二角、三区、四窝、七线）。

（一）一突

是指第7颈椎棘突，当低头时更易触及，其下为第1胸椎，是计算椎体的明显标志。

（二）二角（胸骨角和肩胛下角）

1. 胸骨角　又称路易斯角（Louis），在胸骨柄和胸骨体的连接处，形成向前突出的一道横嵴，第2肋软骨在此与胸骨相连，依此计算前胸肋骨和肋间隙（图3-5-1）。胸骨角相当于气管分叉处，主动脉弓和第4胸椎的水平，此处是计算肋间隙的重要标志。

2. 肩胛下角　当人体直立，两臂下垂时，其肩胛下角相当于第7肋骨与第8胸椎水平。

（三）三区

1. 肩胛上区（左右）　为肩胛冈以上的区域，相当于上叶肺尖的下部。

2. 肩胛下区（左右）　背部两肩胛下角连线与第12胸椎水平线两者之间的区域。后正中线将此区分为左右两区。

3. 肩胛间区（左右）　为两肩胛骨内缘之间的区域。后正中线将此区分为左右两区（图3-5-2）。

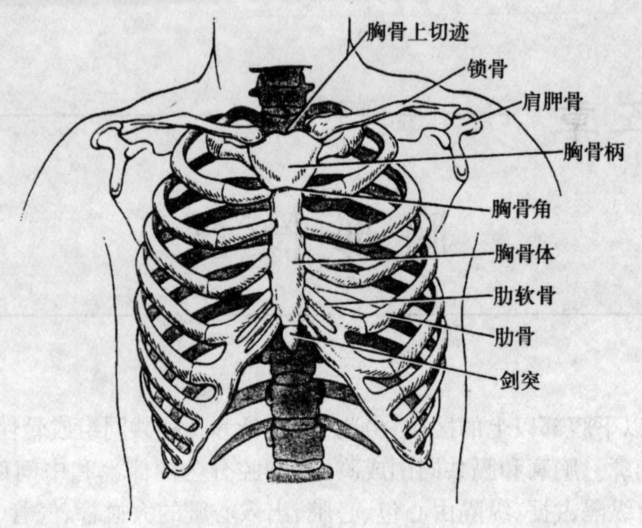

图 3-5-1 胸廓的骨骼结构

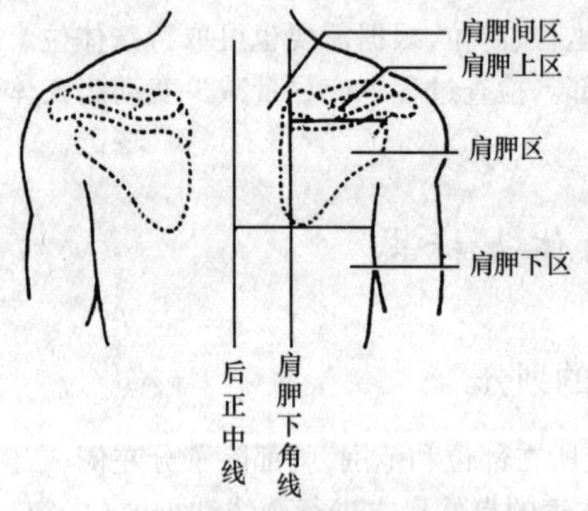

图 3-5-2 胸部体表标线与分区背面图

（四）四窝

1. 胸骨上窝 是指胸骨上方之凹陷部位，气管位于其正中。

2. 锁骨上窝（左右） 锁骨上方的凹陷部位，相当于两肺上叶肺尖的上部。

3. 锁骨下窝（左右） 锁骨下方的凹陷处，下界为第 3 肋骨下缘，相当于两肺上叶肺尖的底部。

4. 腋窝（左右） 上肢内面与胸壁相连的凹陷部。

（五）七线

1. 前正中线 通过胸骨正中所作的垂直线。

2. 锁骨中线（左右） 锁骨的肩峰端与胸骨端两者连线中点向下所作的垂直线，此线为胸部

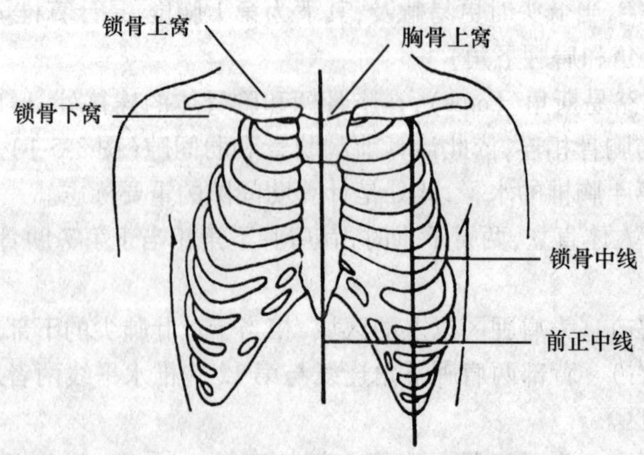

图 3-5-3 胸部体表标线及分区（正面图）

的重要标志线(图 3-5-3)。

3. 腋前线(左右) 通过腋窝前皱襞所作的垂直线。

4. 腋中线(左右) 通过腋窝顶部的垂直线,即腋前线与腋后线等距离的平行线。

5. 腋后线(左右) 通过腋窝后皱襞的垂直线(图 3-5-4)。

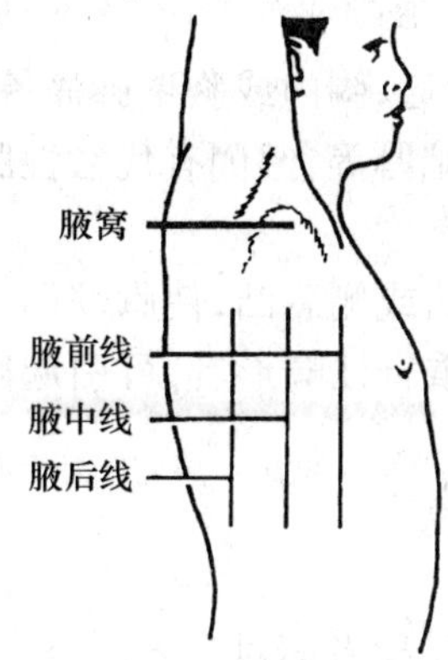

图 3-5-4 胸部体表标线侧面图

6. 肩胛下角线(左右) 坐位两臂下垂时通过肩胛下角的垂直线。

7. 后正中线 即脊柱中线,通过椎骨棘突的垂直线。

二、肺叶在胸壁上的投影

右肺分上、中、下三叶,左肺分上、下两叶。两肺形状基本相似,但因心脏占据左肺一部分,使该处呈半月凹陷。两肺各叶中间由脏层胸膜隔开,称叶间隙。根据叶间隙的走行,可在胸壁上划出左右两肺各叶的所在位置,谓之肺叶在胸壁上的投影。右肺上叶和中叶与下叶的间隙,在背部起始于第 3 胸椎下缘,斜向前下行,在腋后线与第 4 肋相交,继续向前下延伸至第 6 肋骨与肋软骨相接处。右肺上叶与中叶间隙,呈水平位,称为“水平裂”,自腋后线沿第 4 肋至胸骨右缘。左肺上、下叶间隙的走行,与右肺上叶和中叶与下叶的间隙基本一致。

临床工作中,一般常用左肺、右肺、后背、前胸上、中、下及腋下各部位进行描记体征的所在部位。

第二节 胸廓、胸壁与乳房

一、胸 廓

胸廓检查时病人取坐位或立位,裸露全部胸廓,平静呼吸。检查者从前、后、左、右对病人胸廓形态进行全面、详细的视诊检查,必要时可配合触诊,要两侧对比观察。正常胸廓两侧对称,断面呈椭圆形。双肩基本在同一水平上。锁骨稍突出,锁骨上下稍凹陷。惯用右手的人右侧胸大肌常较左胸发达,惯用左手者则相反。

成人胸廓前后径短于左右径(横径)。前后径与左右径之比约为 1∶1.5(图 3-5-5a),小儿和老年人前后径略小于或等于左右径。

1. 扁平胸 胸廓扁平,前后径短于左右径的一半,见于慢性消耗性疾病,如长期患肺结核的病人,亦可见于瘦长体型者(图 3-5-5b)。

2. 桶状胸 胸部前后径增大,与左右径几乎相等,呈圆桶状,两侧肋骨平行,肋间隙增宽饱满,见于支气管哮喘、慢性支气管炎所致的肺气肿,亦可发生于老年或矮胖体型者(图 3-5-5c)。

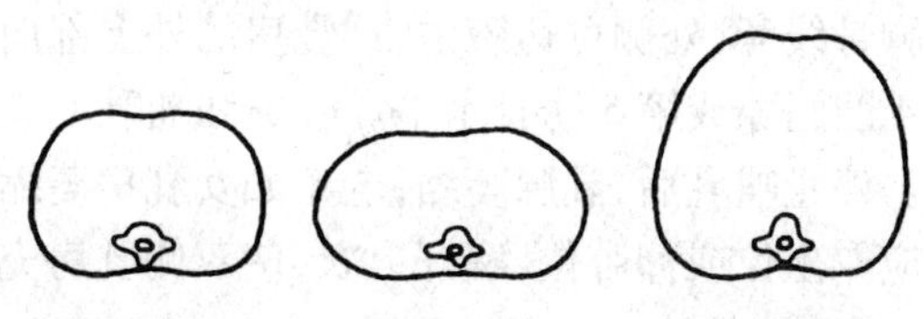

a. 正常胸 b. 扁平胸 c. 桶状胸

图 3-5-5 胸廓前后径与横径

3. 佝偻病胸 是佝偻病所致的胸廓病变,多见于儿童。其特点为胸廓前后径略长于左右径,胸廓下缘明显向前突出,胸廓侧壁向内凹陷,状似鸡胸。沿胸骨两侧各肋软骨与肋骨交界处常隆起,形成串珠状,谓之佝偻病串珠。若胸骨前下肋骨向外突出,自胸骨剑突沿膈附着的部位向内陷,形成一沟,称肋膈沟,又称 Harrison(哈里逊)沟。胸骨下端与剑突处明显内陷,称为漏斗胸。

4. 胸廓单侧或局限性变形 胸廓单侧膨隆见于大量胸腔积液、气胸或胸腔肿瘤等,两侧对比,健侧较平坦。胸壁局限性隆起见于心脏扩大、心包积液、主动脉瘤、胸内或胸壁肿瘤等。胸廓单侧或局限性凹陷,可见于肺不张、肺萎缩、肺纤维化、胸膜粘连肥厚等,健侧有代偿性肺气肿时则较患侧隆起。

5. 胸廓畸形 因脊柱畸形所致,严重时出现脊柱前凸、后凸、侧凸或侧后凸,使胸部两侧不对称,肋间隙增宽或变窄。胸腔内器官与体表标志关系改变。严重脊柱畸形者,可引起呼吸、循环功能障碍。常见于脊柱结核,发育畸形,佝偻病等。

二、胸 壁

胸壁检查主要由视诊和触诊来完成,病情允许时,以坐位为好。受检者面对亮光,与检查者对面正坐。检查背部时,受检者上身稍前倾,两手抱肘。

检查胸壁时除应注意营养状态、皮肤颜色、淋巴结及肌肉发育等外,还应注意以下内容:

1. 静脉 正常胸壁的静脉不易见到,如有明显的静脉充盈或曲张,则为病态,当血流方向自上而下时,为上腔静脉梗阻,反之为下腔静脉梗阻。

2. 皮下气肿 气体存积于皮下时,称为皮下气肿。用手按压时有握雪感或捻发感,用听诊器听诊时,可听到类似捻头发的声音。胸壁皮下气肿是由肺、气管、胸膜损伤或病变后,气体逸出存积于疏松的皮下所致,也可由产气杆菌感染而引起。

3. 胸壁压痛 正常胸壁无压痛,在肋间神经炎、肋骨软骨炎、胸壁软组织炎及肋骨骨折时,可有局部压痛。急性白血病时,胸骨有压痛。

4. 肋间隙 肋间隙有无狭窄或饱满。吸气时肋间隙回缩提示呼吸道阻塞使吸气时气体不能顺利地进入肺内,常与胸骨上窝和锁骨上窝同时发生凹陷,称为“三凹征”。肋间隙膨隆见于大量胸腔积液、张力性气胸或严重肺气肿病人。此外,胸壁肿瘤、主动脉瘤及婴儿和儿童心脏明显增大者,其相应局部的肋间隙亦常膨出。

三、乳 房

乳房位于前胸部胸大肌和胸筋膜的表面。正常儿童和男性的乳房多不明显。男性乳房在乳头下方有少量的乳房组织,但与其他皮下组织非常相似,较难分辨。女性乳房在青春期后逐渐长大,呈半球形,乳头也长大呈圆柱状。成年女性乳房位于第 2 肋骨至第 6 肋骨之间,内侧至胸骨线旁,外侧可达腋中线,乳房的外上部向腋窝呈角状延伸。乳头在乳房前中央突起,平第 4 肋间隙或第 5 肋骨水平。妊娠和哺乳期乳腺腺体增生,乳房明显增大,乳晕扩大,颜色加深。停止哺乳后,乳腺萎缩,老年妇女乳房萎缩更加明显。检查乳房时,主要作视诊和触诊;病人应取坐位或仰卧位,解开上衣,使双侧乳房充分暴露,两臂下垂、叉腰或双臂高举。

(一) 视诊

应注意双侧乳房的形状、大小、是否对称、有无皮肤色泽异常和乳头内陷、溢液,乳房有无水肿、瘘管、溃疡及皮肤回缩等。

1. 乳房局限性隆起或凹陷　皮肤呈桔皮样改变，乳头上牵或内陷，表浅静脉扩张，为乳腺癌表现。

2. 乳房红、肿、热、痛，严重时破溃或形成瘘管，常为乳腺炎表现。

3. 乳房瘘管及溃疡形成　可为乳房结核或脓肿。

4. 男性乳房发育　见于体内雌激素增多及灭活减低，如肝硬化、肾上腺皮质激素分泌过多、睾丸功能不全、肺癌等疾病。

观察乳房后，还应仔细观察腋窝和锁骨上窝有无变色、包块、水肿、溃疡、瘘管及瘢痕等。

（二）触诊

以乳头为中心作一垂直线和一水平线，将乳房分为四个象限，在外上象限上部，有一突出部分为乳房尾部。触诊时，先检查健侧，后查患侧。检查者的手指和手掌应平放在乳房上，轻施压力，依次按外上、外下、内下、内上四个象限的顺序由浅入深地作滑动触摸（图 3-5-6），最后检查乳头。对乳房的质地、弹性、有无压痛及肿块等应加倍注意。

1. 质地与弹性　硬度增加、弹性减退，提示局部皮下组织浸润，可为炎症或癌肿所致。如乳头弹性减退，应考虑为乳腺癌的可能性。

2. 压痛　明显压痛多为炎症，月经前乳房可有压痛，乳腺囊性增生亦可有压痛，但乳腺癌很少有压痛。

3. 肿块　正常乳房腺体可以触及，应与乳腺囊性增生及肿块相鉴别。触及肿块时应注意其部位、外形、大小、数目、质地、活动度以及有无压痛、边缘是否清楚、与周围皮肤及组织是否有粘连等。如肿块边缘光滑、外形整齐、质软、呈囊性、可伴压痛、无粘连多为良性肿瘤；如肿块不光滑、边界不清、与周围组织粘连、质硬、移动度差、无压痛，多为恶性肿瘤。

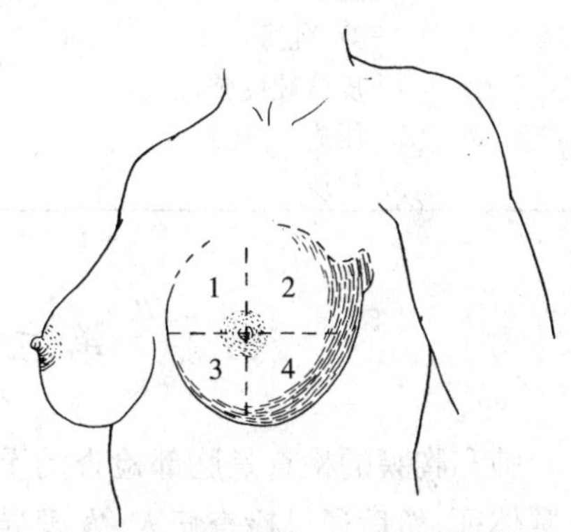

图 3-5-6　乳房的画线与分区

除乳房本身外，还应仔细触诊双侧腋窝部、锁骨上、下窝的淋巴结有无肿大或其他异常情况。

【附】　胸廓、胸壁和乳房检查纲要举例

主要内容	结果记录
一、视诊	
（一）胸廓	
1. 外形	两侧对称
2. 局部隆起	无局部隆起
3. 脊柱	无畸形
（二）胸壁	
1. 皮肤颜色	无黄染
2. 静脉	无曲张
3. 肿胀	无肿胀
4. 肋间隙	无狭窄或饱满
（三）乳房	

续表

主要内容	结果记录
1. 对称性	乳房对称
2. 皮肤	无发红及水肿,皮肤无回缩,无浅表静脉扩张
3. 乳头	大小正常,无内陷,未见分泌物
4. 乳晕	无扩大及色素异常沉着
二、触诊	
(一) 胸廓	
1. 外形	对称、呼吸动度一致
2. 肋骨与胸骨	无压痛、肿块及"肋骨串珠"
(二) 胸壁	
1. 压痛	无压痛
2. 皮下气肿	无皮下气肿
(三) 乳房	
1. 皮肤硬度弹性	柔韧感
2. 压痛	无压痛
3. 包块	未触及包块

第三节 肺和胸膜

肺和胸膜的检查是胸部检查的重点之一,初学者应在自己身上或同学间互相检查,先掌握正常体征,然后通过检查病人,发现异常体征,并掌握异常体征的临床意义。

检查环境要温暖,受检者一般取仰卧位或坐位,充分暴露胸部。仰卧位时,光线应从上方直接照射在病人的胸部,其他部位如背部、侧胸部亦要求上方光线直接照射。坐位检查时,最好请病人端坐在检查椅上,肌肉松弛,双上肢自然下垂。肺和胸膜的检查一般包括视诊、触诊、叩诊和听诊四部分。

一、视 诊

视诊的内容为呼吸运动和呼吸频率、节律及深度的变化。重点掌握呼吸类型、频率、节律、深度的变化及其临床意义。

(一) 呼吸运动

1. 胸式呼吸与腹式呼吸 正常人呼吸时胸廓起伏两侧对称。根据呼吸运动类型,又分为胸式呼吸和腹式呼吸。男性及儿童的呼吸以膈肌运动为主,胸廓下部及上腹部的动作比较明显,形成腹式呼吸;女性的呼吸则以肋间的运动为主,形成胸式呼吸。生理状态下,实际上两种呼吸共存,只是程度不同而已。胸式呼吸减弱而腹式呼吸增强,可见于肺炎、肺水肿、重症肺结核、大量胸腔积液和气胸、肋间神经痛和肋骨骨折等。腹式呼吸减弱而胸式呼吸增强见于腹膜炎、大量腹腔积液、肝脾重度增大,腹腔内巨大肿瘤及妊娠晚期。

2. 胸腹矛盾呼吸 正常人吸气时胸廓扩张伴有腹壁膨隆。当膈肌麻痹时,吸气相因膈肌收缩无力,被胸腔负压吸引上升,使腹壁下陷,此种呼吸运动称为"胸腹矛盾呼吸"。

3. 三凹征　当上呼吸道及大气管部分梗阻时，气流进入肺内受阻，呼吸肌收缩，肺内负压极度增高，出现胸骨上窝、锁骨上窝及肋间隙向内凹陷，称为“三凹征”。常见于气管异物、气管肿瘤等。

4. 呼吸困难　根据呼吸困难主要出现在吸气相还是呼气相，来判定吸气性呼吸困难、呼气性呼吸困难或混合性呼吸困难。

（二）呼吸频率

正常人呼吸频率为16～22次/分，呼吸频率低于12次/分，为呼吸过缓，见于麻醉剂或镇静剂过量、颅内压增高等。

呼吸频率超过24次/分，称为呼吸过速，见于剧烈运动、强体力劳动、情绪激动时以及发热、贫血、甲状腺功能亢进、心功能不全和肺部广泛炎症等。

（三）呼吸节律（图3-5-7）：

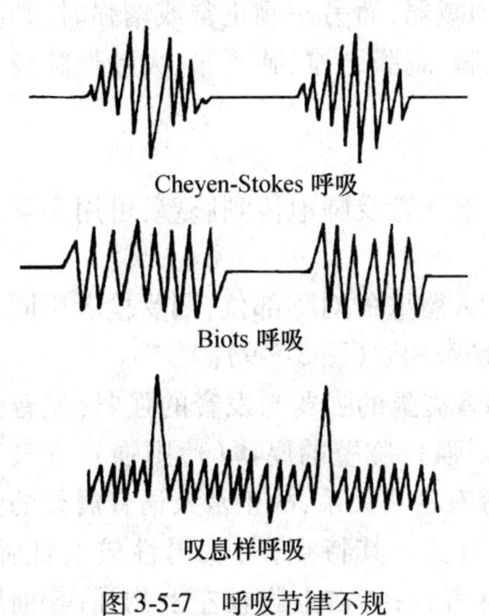

图3-5-7　呼吸节律不规则或幅度不均匀

1. 潮式呼吸又称Cheyne-Stokes呼吸，是一种由浅慢逐渐变为深快，再由深快到浅慢，此期持续30秒至2分钟，随后经过5～30秒钟呼吸暂停，如此周而复始。多见于颅内压增高、中毒及危重病人。另外，有些老年人在深睡时，亦可出现潮式呼吸，为脑动脉硬化表现。

2. 间停呼吸又称Biots呼吸，其表现为有规律地呼吸几次之后突然停止呼吸，间隔一个短时间后又开始呼吸，如此周而复始。该呼吸与潮式呼吸不同，每次呼吸深度相等，而非逐渐起伏，呼吸暂停时间比潮式呼吸长，呼吸次数明显减少。此种呼吸，病情更严重，多为临终呼吸。

3. 双吸气呼吸又称抽泣样呼吸，是连续两次吸气，类似哭后的抽泣，见于颅内高压和脑疝前期。

4. 叹息样呼吸：病人自觉胸闷，表现在一段正常呼吸节律中插入一次深大呼吸，并常伴有叹息声，亦称叹气呼吸，见于神经症。

（四）呼吸深度

1. 呼吸变浅　见于呼吸中枢抑制或呼吸肌无力，如麻醉剂过量和吉兰—巴雷综合征，也可见腹腔积液、胸腔积液、广泛肺炎等。

2. 呼吸变深　见于糖尿病酮症酸中毒和尿毒症的病人。当有重度代谢性酸中毒时出现深而快的呼吸，又称Kussmaul呼吸，此呼吸是使机体代偿性地排出过多的二氧化碳，以调节血中的酸碱平衡。

二、触　　诊

触诊既能对视诊的异常发现作进一步评估，也可弥补视诊所不能发现的异常体征。除了触诊皮肤温度、湿度、压痛及肿块外，还要重点检查胸廓扩张度、语音震颤及胸膜摩擦感。

（一）胸廓扩张度

测量受检者在平静呼吸时及深呼吸时两侧胸廓动度是否对称。常在胸廓前下部及背部检查。当触诊前胸时，双拇指分别沿两侧肋缘指向剑突，拇指尖在正中线两侧对称部位，指间留一块松弛的皮褶，指间距 2cm，手掌和其余伸展的手指置于前侧胸壁（图 3-5-8）。触诊背部时，双拇指在第 10 肋水平，对称地放于受检者后正中线两侧数厘米处，同样使拇指之间留出松弛的皮褶，其余手指对称地置于胸廓两侧。嘱受检者作深呼吸，观察拇指随胸廓扩张而分离的距离，并感觉呼吸运动的范围和对称性。正常人平静呼吸或深呼吸时，两侧拇指随胸廓活动而对称性的离合，两侧胸廓呈对称性的舒缩。

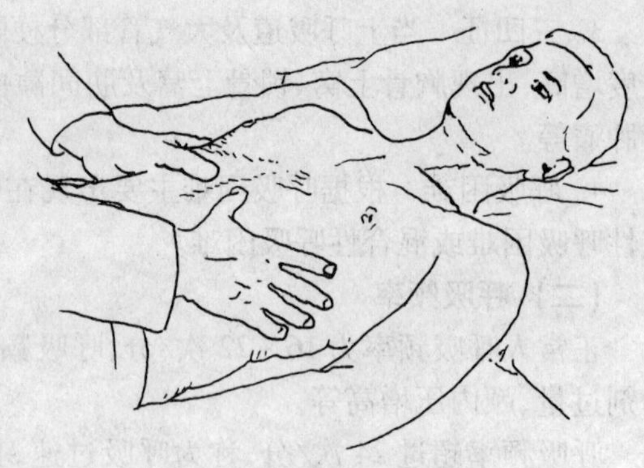

图 3-5-8 胸廓扩张度检查

正常人两侧呼吸动度一致，两手移动距离相等。移动距离大小与肺活量有关。双侧呼吸动度减弱，可见于肺气肿或两侧对称性病变。当一侧运动减弱，而另一侧正常或增强时，则减弱的一侧为病变所在，如肋骨病变、胸膜炎、胸腔积液、气胸、胸膜肥厚、肺不张、大叶性肺炎及膈肌病变等。

（二）语音震颤

被检查者发出声音时所产生的声波振动，沿着气管、支气管及肺泡传到胸壁，可用手掌触知，称为语音震颤，又称触觉语颤。

1. 检查方法 医生将两手掌或手掌尺侧缘平贴在病人胸壁的对称部位，嘱受检者用同样强度的低频音重复发“一”长音，注意对比两侧语音震颤是否相同（图 3-5-9）。

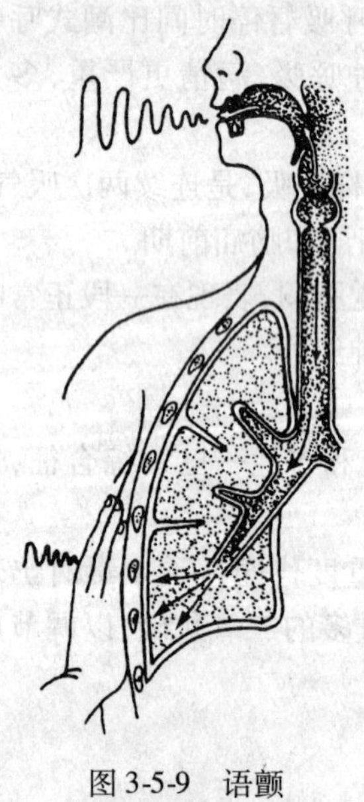

图 3-5-9 语颤示意图

2. 语音震颤的特点 语音震颤的强弱与发音的强弱（发音强则强）、音调的高低（音调低则强）、胸壁的厚薄（薄则强）、支气管是否通畅、邻近脏器及组织等有密切关系，故正常人语音震颤的强弱与性别、年龄、体型、部位有关。其特点是：①男性较女性强；②成人较儿童强；③瘦者较胖者强；④右上胸较左上胸强；⑤前胸上部较下部强；⑥后胸下部较上部强。

3. 语音震颤增强

（1）肺实变：肺炎链球菌肺炎实变期、肺梗死等，因实变的肺组织声音传导良好，故语颤增强。

（2）肺内大空洞：近胸壁处肺内空洞与支气管相通，如肺结核空洞等，声音在空洞内产生共鸣，空洞周围有炎性浸润，声波传导较好，使语颤增强。

4. 语音震颤减弱或消失

（1）肺泡内含气过多，如肺气肿。

（2）支气管阻塞，如阻塞性肺不张。

（3）胸腔积液或气胸，胸膜粘连或肥厚。

（4）胸壁水肿或皮下气肿。

（三）胸膜摩擦感

当胸膜有炎症时，纤维蛋白沉着于胸膜而变得粗糙，呼吸时脏、壁两层胸膜互相摩擦，可在病变部位的胸壁上，触到好似两片皮革相互摩擦的感觉，称为胸膜摩擦感。在腋下第 5 ~7 肋间，深呼吸时较易触及。见于纤维素性胸膜炎、渗出性胸膜炎早期或积液吸收后。

需注意的是，当空气通过呼吸道内的粘稠渗出物或狭窄的气管、支气管时，亦可产生一种震颤传至胸壁，应与胸膜摩擦感予以鉴别，一般前者可由病人咳嗽后摩擦感消失，而后者则否。

三、叩　诊

胸部叩诊是用外力叩击胸壁使胸壁及胸壁下组织振动并发出声音，离胸壁 5～7cm 深的病变仍可借叩诊发现，但更深部位的病变限法叩出。胸部叩诊可用直接叩诊法或间接叩诊法，正常前胸部叩诊音有清音、鼓音、浊音和实音（图 3-5-10）。

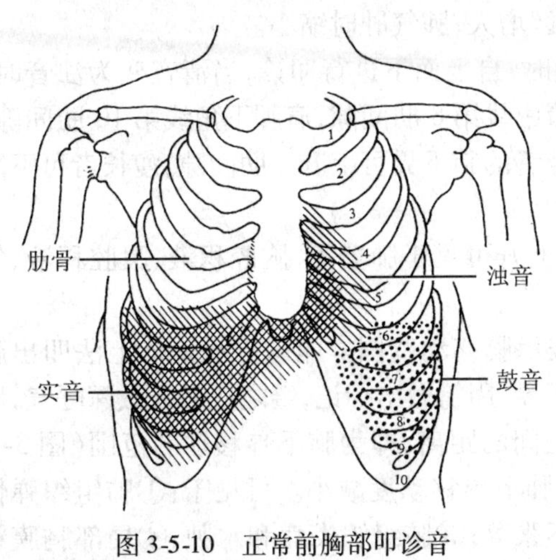

图 3-5-10　正常前胸部叩诊音

（一）叩诊方法

胸部叩诊有直接叩诊与间接叩诊两种方法，以后者较为常用。叩诊前胸时，板指平贴在肋间隙，并与肋骨平行；叩肩胛间区时，板指与脊柱平行；肩胛角以下叩诊时，板指仍与肋骨平行。叩诊时，叩指以均匀的力量、速度叩打板指（详见第三篇第一章第三节）。

（二）体位与姿势

病人采取坐位或卧位。检查前胸时，胸部稍向前挺；检查侧胸时，可采取上肢抱头；检查背部时，上身稍前倾，头稍低，双手抱头或交叉抱肘。

（三）顺序

按自上而下的顺序进行，从肺尖开始向下，逐个肋间隙进行叩诊，坐位时，先叩前胸，再叩侧胸及背部。卧位时，可先仰卧位叩前胸，再侧卧位叩背部及侧胸部，然后转到另一侧对比检查。

（四）注意事项

叩诊时注意以下几点：①环境要安静、温暖；②呼吸要平静、均匀；③要进行左右对称部位对比、同侧上下对比，注意叩诊音的轻微改变；④叩击力量要均匀，轻重要适宜；⑤卧位时，靠床面部分的音响较浊。

（五）影响叩诊音的主要因素

1. 胸壁组织增厚　皮下脂肪层厚、肌肉发达、乳房较大、胸壁水肿等，会使叩诊音变浊。

2. 胸壁的骨骼支架改变　肋软骨钙化、胸廓变形、变大，失去弹性，共鸣作用增强，使叩诊的振动向周围扩散面积增大，因而叩诊定界较难。

3. 肺泡的含气量、张力、弹性的改变　可影响叩诊，如深吸气时，肺泡张力增加，叩诊音音调增高。

（六）正常胸部叩诊音的分布

1. 清音　正常肺部叩诊音均为清音。其响度受肺泡内含气量、胸壁的厚薄及邻近器官的影响。一般右肺上部较左肺上部稍浊；背部较前胸稍浊；右腋下部较左腋下部稍浊。

2. 浊音　在肺与肝或肺与心交界之重叠区域，叩诊为浊音，又称肺肝或肺心相对浊音界。

3. 实音　叩诊未被肺组织遮盖的心或肝时，叩诊为实音，又称心或肝的绝对浊音界。

4. 鼓音 沿左腋前线向下叩诊,有一半月状鼓音区(Traube 区)。为胃泡所在位置。其鼓音区的大小,随胃内含气量的多少而变化。

(七) 肺界的叩诊

1. 肺上界 即肺尖的上界。叩诊方法是自斜方肌前缘中央部开始叩出清音,逐渐向外叩,当清音变浊时用笔做一记号,然后转向内侧叩诊,直到清音变为浊音时为止,并再做一记号,测量两者之间的距离,为清音带宽度,即肺尖宽度(又称 Kronig 峡),正常约为 4 ~6cm,右侧较左侧稍窄。若肺尖有结核病变,清音可变浊或清音带变窄;肺气肿时此清音带增宽。

2. 肺前界 正常肺前界左缘相当于心脏的绝对浊音界,右缘相当于胸骨右缘。心脏增大、心包积液或纵隔肿瘤等,可使肺前界间的浊音区增大;肺气肿时缩小。

3. 肺下界 两侧肺下界大致相同。平静呼吸时,自上而下进行叩诊,当清音变为浊音时,可定为肺下界。正常人于锁骨中线第 6 肋间隙,腋中线第 8 肋间隙,肩胛下角线第 10 肋间隙。肺下界的位置可因体型、发育不同而有差异。矮胖者的肺下界可上升一肋间隙,瘦长者可下降一肋间隙,妊娠时肺下界上移。

病理情况下,肺下界降低见于肺气肿,肺下界上升可见于肺萎缩、胸腔积液、腹腔积液、气腹、肝大、脾大、腹腔肿瘤等。

4. 肺下界移动范围 肺下界移动范围也可表示膈移动范围。叩诊方法是依上法叩出肺下界,再让病人深吸气后,屏住呼吸,重新叩出肺下界,用笔做出标记,继之让病人做深呼气,屏住呼吸,叩出上升的下界,做出标记,测得两个标记间的距离,即为肺下界移动的范围(图 3-5-11)。正常人此范围为 6 ~8cm。如小于 4cm 即为肺下界移动度减小。可见于:①肺组织弹性减弱,如肺气肿;②肺组织萎缩,如纤维性变、肺不张等;③肺组织炎症和水肿;④局部胸膜粘连;⑤胸腔大量积液及胸膜广泛粘连等。

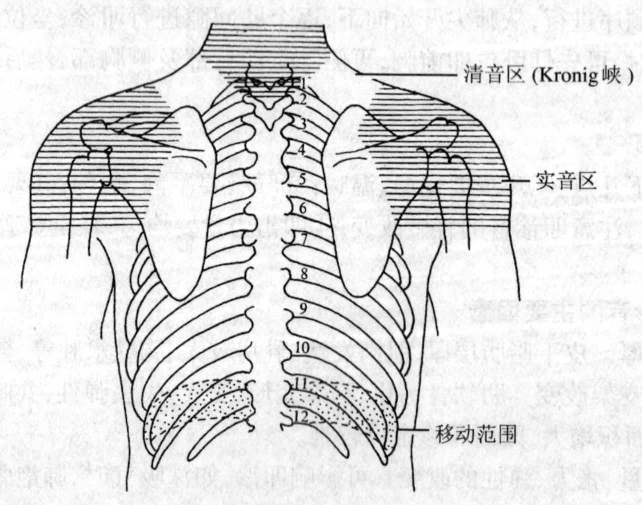

图 3-5-11 正常肺尖宽度(Kronig 峡)与肺下界移动范围

5. 侧卧位叩诊音 侧卧位时一侧胸部靠近床面,叩诊音也随着改变,近床面部位叩诊呈现一条状水平浊音区,靠床侧的膈可因腹部脏器压迫而上升,又可出现一浊音区,此浊音区与床侧水平浊音区相垂直。由于侧卧时脊柱略向床侧弯曲,而朝上的一侧肩胛下角区的肋间隙变窄,又可出现一浊音区,检查时应作交替两侧卧位叩诊,以避免体位的影响。

（八）病理性叩诊音

正常肺的清音区，如出现浊音、实音、过清音或鼓音时，即为异常叩诊音，提示肺、胸、膈或胸壁的病理改变。

1. 浊音或实音 产生浊、实音的病理基础是肺含气量减少，或是不含气的病变组织，见于肺炎链球菌肺炎、肺结核、肺脓肿、肺不张、肺梗死、肺癌、肺纤维化、肺囊肿及胸腔积液、胸壁水肿、胸壁肿物等。

2. 过清音 过清音为音响较强、音调较低、持续时间较长、带有某些鼓音性质的叩诊音，见于慢性阻塞性肺气肿等。

3. 鼓音 鼓音为中等或较强音响、音调较高、持续时间较长、有回响的音，见于气胸、直径大于3～4cm浅表肺空洞等。

四、听　　诊

听诊时，被检查者取坐位或卧位，充分暴露胸背部。听诊的顺序一般由肺尖开始，自上而下分别检查前胸部、侧胸部和背部，而且要在上下左右对称的部位进行对比。被检查者微张口作均匀的呼吸，必要时可作较深的呼吸或咳嗽数声后立即听诊，这样更有利于察觉呼吸音及附加音的改变。

（一）正常呼吸音

正常人呼吸时，气流通过呼吸道和肺泡，产生湍流引起振动，发出声响，通过肺组织及胸壁传至体表的声音，即为呼吸音。根据呼吸音的强度、音调高低、性质、时相的长短及听诊部位，将其分为三种（图3-5-12）。

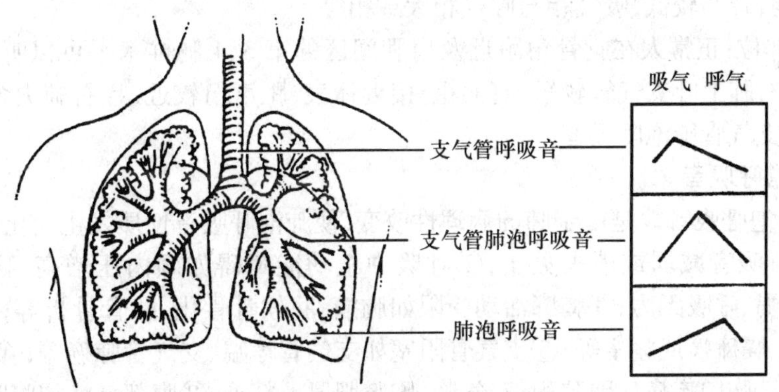

图3-5-12 三种正常情况下呼吸音的分布及特点

1. 支气管呼吸音

（1）产生机制：支气管呼吸音，是由口鼻吸入或呼出的气流，在声门、气管及主支气管形成湍流所产生的声音。

（2）声音特点：似将舌抬高后，呼气时所发出的“哈——”音，此音音响强、音调高、呼气相较吸气相长，因为吸气为主动运动，吸气时声门增宽气流通过快；而呼气为被动运动，声门变窄，气流通过较慢，同时呼气音比吸气音音调高而强（吸气时短而弱，呼气时长而强）。

（3）听诊部位：在喉部、胸骨上窝、背部6、7颈椎及1、2胸椎附近，且越靠近大气管音响越强、音调越低。

2. 肺泡呼吸音

(1)产生机制:吸气时,气流由气管经支气管进入肺泡,冲击肺泡壁,使肺泡由松弛变为紧张状态;呼气时肺泡由紧张变为松弛状态,肺泡的这种弹性变化及气流的振动,形成了肺泡呼吸音。

(2)声音特点:该呼吸音似上齿咬下唇,吸气时发出的“呋——”音。声音呈柔和的吹风样。吸气音音响较呼气音强、音调较高、时相较长。这是因为吸气是主动运动,单位时间内吸入肺泡的气流量较大,流速较快,肺泡维持紧张的时间较长,故吸气时间较长,音响较强;而呼气则是被动运动,呼出的气流逐渐减弱,肺泡随之转为松弛,音响逐渐变弱,在呼气相终止前声音即消失。因此,呼气音较弱,时相较短(吸气时长而强,呼气时短而弱)。

(3)听诊部位:除支气管呼吸音和支气管肺泡呼吸音分布区域外,肺部其余部位均呈肺泡呼吸音。

肺泡呼吸音的强弱与呼吸的深浅、胸壁的厚薄、肺组织的弹性以及年龄、性别等因素有关:①呼吸越深越快,呼吸音越强;②年龄越小,胸壁越薄,肺组织的弹性越好,呼吸音越强,因此儿童强于成人,更强于老年人;③男性强于女性,系因男性呼吸运动力量较强,皮下脂肪较少之故;④肺泡组织较多、肌肉较薄的部位如乳房下部、肩胛下部、腋窝下部呼吸音较强,而肺尖、肺底则弱。

3. 支气管肺泡呼吸音:

(1)产生机制:此种呼吸音系支气管呼吸音与肺泡呼吸音的混合音,兼有两种呼吸音的特点,所以又称混合性呼吸音。

(2)声音特点:吸气音近似肺泡呼吸音,但音响较强,音调略高;呼气音近似支气管呼吸音,但音响较弱,音调较低,吸气相与呼气相大致相等。

(3)听诊部位:正常人在胸骨角附近及肩胛间区的第3、4胸椎水平可以听到。在右锁骨上、下窝处,因右肺上叶支气管较短、直而粗,接近体表,距声门较近,且右肺尖含气量较少,亦可听到类似的支气管肺泡呼吸音。

(二)异常呼吸音

1. 异常肺泡呼吸音 是由于肺的病理性改变,使肺泡呼吸音性质发生变化。

(1)肺泡呼吸音减弱或消失见于:①呼吸中枢功能障碍如颅内压增高、脑疝及中毒等;②全身极度衰竭、呼吸无力;③胸廓活动受限如胸痛、肋软骨骨化、肋骨骨折等;④呼吸肌疾病如重症肌无力、膈瘫痪或痉挛等;⑤支气管阻塞如支气管哮喘、支气管肺癌等;⑥肺疾病如肺气肿、肺不张等;⑦胸腔疾病如胸腔积液、气胸、胸膜肥厚及粘连;⑧腹部疾病如腹腔积液、腹腔巨大肿瘤等。

(2)肺泡呼吸音增强见于:运动后、发热或新陈代谢亢进时,因机体需氧量增加,呼吸深快,肺泡呼吸音增强。酸中毒时,血中酸度CO_2增加,刺激呼吸中枢使呼吸深长,呼吸音增强。一侧肺部或胸腔病变时,健侧发生代偿性肺泡呼吸音增强。

(3)呼气延长:指呼气时间较吸气长,是由于下呼吸道有部分阻塞或狭窄,如炎症、痉挛、痰栓等,使呼出气流阻力增加或肺组织弹性减弱,失去应有的紧张度,如支气管哮喘、慢性阻塞性肺气肿。

2. 异常支气管呼吸音 在正常肺泡呼吸音或支气管肺泡呼吸音的部位听到支气管呼吸音,则为异常支气管呼吸音。见于下列情况:

(1)肺组织实变:当肺组织实变时(把实变的肺组织比拟为固体,声波的传导为:固体>液体>气体),该部位的音响传导较好,支气管呼吸音可通过较致密的肺实变部分,传到胸壁体表表面而易于听到,如肺炎链球菌肺炎实变期及肺梗死等。前者的特点是音响强、音调高,听诊时如近在耳边。

(2)肺内大空腔:当肺内有大空腔与支气管相通,空腔周围组织又有实变时,音响在空腔内产生共鸣而增强且有利于音响传导,见于肺脓肿、肺结核或肺癌形成空洞时。

(3)压迫性肺不张:胸腔积液时,压迫肺发生肺膨胀不全,肺组织较致密,有利于支气管音响的传导,可听到支气管呼吸音,但其特点是声音较弱,听诊时犹如来自远方。

3. 异常支气管肺泡呼吸音　是在正常肺泡呼吸音部位听到的混合性呼吸音。可见于:①小部分肺实变与正常肺组织互相掺杂存在,实变区为支气管呼吸音,正常肺组织为肺泡呼吸音,两者掺杂产生异常的支气管肺泡呼吸音;②深部肺实变病灶被正常肺组织遮盖,也可以听到此种呼吸音,见于支气管肺炎、肺结核或肺炎链球菌肺炎的初期等。在胸腔积液的液面上方有肺膨胀不全时,有时也可听到支气管肺泡呼吸音。

有关呼吸音的几个问题:

1)各种呼吸音在正常人胸部有特定的分布区域,否则是病态呼吸音,哪个部位出现不应该出现的呼吸音,则病变就在此处。

2)呼吸音减弱常表示病态,肺泡呼吸音增强多是代偿作用。

3)实变的肺组织可比拟为固体,声音传导好,故能听到管状呼吸音且伴有语音震颤增强。

4)可根据病变呼吸音来判断病变的范围和性质。

(三)啰音

啰音是呼吸音以外的附加音。在肺部听诊区任何部位听到的啰音,均为病理性改变。根据啰音性质不同,分为干性啰音和湿性啰音两种。

1. 干啰音　发生机制是由于气管或支气管狭窄或部分阻塞,气流通过时发生湍流所产生的音响。病理基础为气管、支气管壁上有炎症、黏膜肿胀、充血、分泌物增多及粘稠的痰液、支气管平滑肌痉挛;管腔内肿瘤侵入、异物或分泌物阻塞,或管壁被肿大淋巴结压迫而狭窄(图3-5-13)。干啰音分两种:

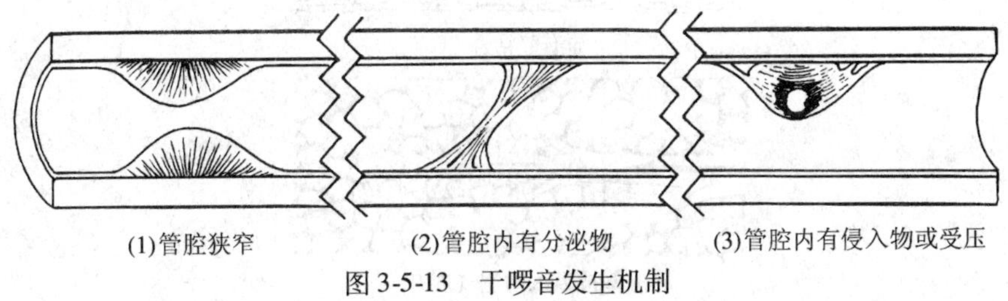

图3-5-13　干啰音发生机制

(1)鼾音:是低调而响亮的干啰音(频率100~200Hz),很似人在熟睡时的鼾声,多发生在气管或主支气管。

(2)哨笛音:是一种高调的干啰音(频率500Hz以上),常被描述为哨笛音、鸟鸣音、箭鸣音等,多发生在支气管或细支气管。

干啰音特点:①是一种音调高而连续的声音,音响持续时间较长;②呼气时声音最响;③易变性大,其性质、部位、数量容易发生变化,咳嗽后可增多、减少或消失。

干啰音发生在两侧肺部，见于慢性支气管炎、支气管哮喘、支气管肺炎等，也可见于心源性哮喘。持续存在的局限性干啰音，见于支气管内膜结核或肿瘤。

2. 湿啰音 又称水泡音，是由于气管或支气管内有较稀薄的液体，如渗出液、痰液、血液、粘液、脓液等，呼吸时气流通过液体，形成水泡破裂所产生的声音。

(1)湿性啰音分类：按支气管口径的大小不同，湿啰音分为：①大水泡音（粗湿啰音）发生在气管、主支气管或空洞内，见于肺结核空洞、肺水肿、昏迷或濒死的病人；②中水泡音（中等湿啰音）发生在中等支气管，见于支气管肺炎、肺梗死、肺结核、支气管炎等；③小水泡音（细湿啰音）发生在小支气管或肺泡内，常见于细支气管炎、早期肺结核、肺瘀血、肺炎球菌肺炎、传染性非典型肺炎等；④捻发音是一种极细而均匀一致的声音，在吸气末期听到，调高，听诊好象在耳旁用手指捻搓一束头发所产生的声音，故称捻发音。一般认为捻发音是由于未展开的或液体渗出而互相粘合的肺泡，在吸气时被气流冲开而产生的细小声音，见于早期肺结核、肺炎早期、肺瘀血、纤维性肺泡炎等。老年人或长期卧床的病人，可在肺底听到捻发音，在数次深呼吸或咳嗽后消失，一般无临床意义（图3-5-14）。

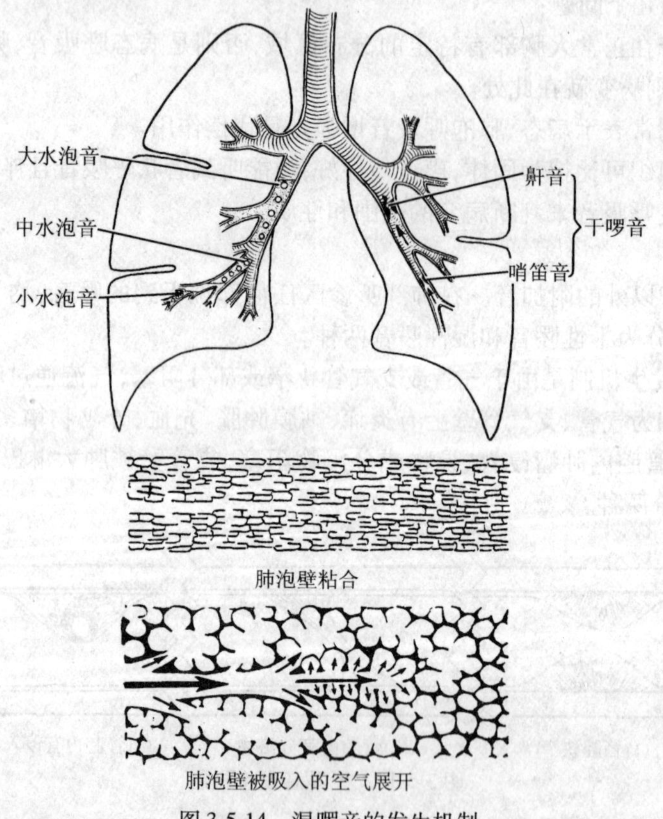

图3-5-14 湿啰音的发生机制

(2)部位与病变：湿啰音呈局限性、恒定性的分布，常提示该部局限性病变，如肺炎、支气管扩张等。如发生在肺尖（肺上部），多见于肺结核；如发生在两侧肺底，多见于心功能不全所致的肺瘀血、支气管肺炎等；如满布两肺野，多见于急性肺水肿、严重支气管炎。

(3)湿啰音特点：①常出现于吸气时，以吸气末时更清楚；②同一吸气过程中，一连串出现多个声音，呈断续的水泡破裂声音；③大、中、小水泡音可同时存在；④部位较固定，存在时间较长;⑤易变性小。

有关啰音的几个问题:

1)啰音是肺部炎症的表现,因支气管解剖位置的不同,分泌物及粘稠度不同,而啰音不同。

2)啰音的部位就是病变的部位,啰音的性质与病变的性质有关。

3)啰音随病变改变而改变。

4)注意啰音的易变性:

干性啰音:不固定、易变性大(时强、时弱、时多、时少、时有、时无)。

湿性啰音:较固定、易变性小。

捻发音:固定不变。

5)湿性啰音布满两肺野见于肺水肿。

6)肺尖部闻及局限性、恒定性湿性啰音,见于早期肺结核。

(四) 语音共振

受检者发长音"一",声波沿气管、支气管、肺泡传至胸壁,用听诊器可听到柔和而不清楚的弱音,称为语音共振。要注意在胸部两侧对称部位,比较其强弱及性质。其产生机制及临床意义与语音震颤基本相同。与语音震颤不同的是并非用手触胸壁振动,而是用听诊器听声音。在病理情况下,语音共振的性质发生变化,根据听诊音的差异可分为以下几种。

1. 支气管语音　受检者用平时说话的声音发长音"一",当肺实变、肺内空洞与支气管相通时,语音传导增强,则语音共振响亮,字音清楚,称为支气管语音增强;当肺气肿、阻塞性肺不张时,语音传导障碍,则支气管语音减弱。支气管语音增强或减弱与语音震颤增强或减弱的发生及病变相同。

2. 胸耳语音　受检者用耳语反复发"一"音,在胸壁上听诊,正常人在肺部只能听到微弱的声音。但在肺实变的部位,则可清楚地听到增强的耳语音,且音调较高,此音对诊断肺实变有一定的价值。耳语音减弱或消失见于支气管阻塞、胸腔积液、气胸、肺气肿、胸壁增厚或水肿等。

3. 羊鸣音　不仅语音的强度增加,而且其性质发生改变,带有鼻音性质,颇似"羊叫声"。常在中等量胸腔积液的上方肺受压的区域听到,亦可在肺实变伴有少量胸腔积液的部位听及。

(五) 胸膜摩擦音

正常胸膜表面光滑,胸膜腔内有少量浆液润滑,呼吸时不产生音响。当胸膜发生炎症时,有纤维素样物质渗出,表面粗糙,呼吸时可听到脏、壁两层胸膜互相摩擦的声音,称为胸膜摩擦音。此音特点:

1. 声音性质与胸膜病变的性质有关,犹如丝织物摩擦声、踏雪或握雪声,听诊时如近在耳边。

2. 吸气及呼气时皆可听到,一般在吸气之末或呼气之初时较为明显,屏住呼吸时摩擦音消失。

3. 深呼吸及加压听诊器体件时,声音常更清楚。

4. 在短期内摩擦音可以出现、消失或再出现,亦可持续数日或更久。

5. 胸膜摩擦音可发生于胸膜的任何部位,但最常见于肺活动范围较大的部位,如腋中线第5~7肋间处。

6. 摩擦音的出现多同时伴有胸痛，有时并可触到摩擦感。

胸膜摩擦音常见于：胸膜炎症（结核性、化脓性等），也可见于肺炎、肺梗死、胸膜原发或继发性肿瘤、胸膜高度干燥及尿毒症等。

第四节 呼吸系统常见疾病的主要症状和体征

一、肺 实 变

肺实变是以肺大叶分布的肺部炎性病变。以链球菌肺炎为例，其病理改变可分为三期：充血期、实变期及恢复期。病变期的不同，其临床表现各异。

1. 症状 病人多为青壮年，受凉、疲劳、酗酒常为诱因，起病多急骤，先有寒战，而后高热，体温可达39～40℃，多呈稽留热，病人诉头痛，全身肌肉酸痛，患侧胸痛，呼吸增快，咳嗽，咯铁锈色痰，病程1～2周。

2. 体征

视诊：急性病容，面色潮红，呼吸急促，鼻翼扇动，口周疱疹及发绀。患侧呼吸动度减弱。

触诊：患侧胸廓扩张度减弱，语音震颤增强。

叩诊：病变区域呈浊音或实音。

听诊：病变区域可听到异常支气管呼吸音、支气管语音及胸耳语音，并可闻及湿性啰音。病变若累及胸膜，可闻及胸膜摩擦音。

二、支气管哮喘

支气管哮喘是以变态反应为主的气道慢性炎症，其气道对刺激性物质具有高反应性，易感者此类炎症可引起不同程度的广泛的可逆性气道阻塞。发作时支气管平滑肌痉挛，黏膜充血水肿，腺体分泌增加。

1. 症状 多在幼年或青少年发病，反复发作，有一定季节性。发作时常有鼻咽发痒、喷嚏、流涕或干咳等先兆，继之突然出现呼气性呼吸困难，伴有喘鸣和咳嗽。历时数小时或数日，可自行缓解或经治疗缓解。发作将终止前，常常咳有许多稀薄痰液，气促减轻，发作停止。

2. 体征

视诊：表情痛苦，端坐体位，张口呼吸，双手前撑，两肩高耸，大汗淋漓，口唇发绀，为呼气性呼吸困难。胸廓饱满，双侧呼吸动度减弱。

触诊：双侧胸廓扩张度缩小，语音震颤减弱。

叩诊：呈过清音，肺下界降低，肺下界移动度减弱。心浊音界缩小。

听诊：两肺满布哮鸣音，呼气延长。语音传导减弱。合并感染时可闻及湿啰音。

三、慢性阻塞性肺气肿

慢性阻塞性肺气肿（简称肺气肿），是由于气管、支气管慢性炎症，气道阻力增加，导致终末细支气管远端气道，包括呼吸细支气管、肺泡管、肺泡囊和肺泡，过度膨胀并破裂所引起的疾病。病变遍及两肺，故严重影响肺功能。

1. 症状　年龄多在中年以上。有慢性支气管炎的病史和症状，如长期咳嗽、咳痰或伴喘息。肺气肿的主要症状是逐渐加重的呼吸困难。最初仅出现在较重体力劳动时，随着病情发展，平地行走、甚至静息时也感气短、胸闷。

2. 体征

视诊：桶状胸，双侧呼吸动度减弱。

触诊：双侧胸廓扩张度及语音震颤减弱。

叩诊：两肺过清音，肺下界下移、移动幅度变小，心浊音界缩小，肝浊音界下移。

听诊：呼吸音普遍减弱，呼气延长。并发感染时，双肺底可有干、湿啰音。心音遥远。

四、胸腔积液

胸腔积液是胸膜毛细血管内静水压增高，胶体渗透压降低或胸膜毛细血管壁通透性增加所致的胸膜液体产生增多或吸收减少，使胸膜腔内积聚的液体较正常为多。此外，胸膜淋巴引流障碍和外伤等亦可引起胸腔积液或积血，胸腔积液的性质按其病因的不同可分为渗出液和漏出液两种。

1. 症状　主要症状为胸闷、胸痛及呼吸困难。症状有无及轻重与病因、积液性质及形成速度有关。炎症引起者除以上症状外，常有发热，积液量少时有胸痛；漏出液无胸痛。中等量以上积液时，若积液形成缓慢，气急、胸闷较轻；若形成速度快，呼吸困难则明显。

2. 体征

视诊：喜患侧卧位或端坐位，患侧胸廓饱满，呼吸动度减弱或消失。

触诊：气管向健侧移位，语音震颤减弱或消失。积液上方由于肺组织受压，语音震颤可增强。

叩诊：积液区呈浊音或实音，大量积液或脓性积液伴胸膜增厚时叩诊呈实音。患侧心界可叩不出，积液量多时心界向健侧移位。

听诊：积液区呼吸音减弱或消失，语音共振减弱或消失。积液上方可听到异常支气管呼吸音或支气管肺泡呼吸音。

五、气　胸

气胸是指空气进入胸膜腔内而言。常因慢性呼吸道疾病，如慢性阻塞性肺气肿、肺结核或肺表面胸膜下肺大疱导致胸膜脏层破裂，使肺和支气管内气体进入胸膜腔而形成气胸，谓之自发性气胸。用人工方法将过滤的空气注入胸膜腔，以诊治疾病者为人工气胸。此外，胸部外伤或针刺治疗所引起者，称为外伤性气胸。

1. 症状　症状的轻重与发病的缓急、积气量的多少、原发病的性质以及肺功能状态有关。少量积气或起病缓者，症状不明显；起病急、积气量多者，可突然胸痛和呼吸困难，严重者，高度呼吸困难和发绀，并可有大汗、烦躁不安，甚至休克。

2. 体征

视诊：患侧胸廓饱满，肋间隙变宽，呼吸动度减弱。

触诊：气管向健侧移位。患侧语音震颤减弱或消失。左侧气胸时，心尖波动触不到。

叩诊：患侧呈鼓音，左侧气胸时，左心界叩不出，右侧气胸时，肝浊音界下移。

听诊：患侧呼吸音减弱或消失，语音共振减弱或消失。左侧气胸时，心音遥远。

六、急性呼吸窘迫综合征

急性呼吸窘迫综合征(ARDS)临床特点:

1. 在严重的创伤、感染、休克等抢救过程中,或其已稳定数小时甚至数天后,突然出现呼吸急促,可增至28次/分以上,进行性呼吸困难,缺氧严重(PaO_2 <60mmHg),但早期肺部检查体征不明显,发绀亦不明显。

2. 随呼吸困难及缺氧加重,皮肤出现明显发绀或玫瑰红色变,肺部可闻及干鸣、哮喘音,后期出现水泡音或肺实变体征。

3. 积极给氧,采用高流量吸氧,用通常的氧疗却难以扭转机体缺氧。

4. 排除肺炎、气胸、心力衰竭等心肺疾患引起的呼吸困难和肺水肿。

5. 易并发休克、DIC、多系统器官功能衰竭(MSOF)。ARDS是临床上一个严重的并发症。

七、严重急性呼吸综合征

严重急性呼吸综合征(severe acute respiratory syndrome, SARS)是一种由冠状病毒感染而引起的急性呼吸系统疾病,临床表现不像典型的肺炎(如肺炎链球菌性肺炎)那样有特异性,它的症状可能与军团菌、支原体和衣原体引起的其他非典型性肺炎相似。故称为非典型肺炎,由于传染性较强又称为传染性非典型肺炎。

临床表现:感染SARS病毒2~12天的潜伏期过后,病人表现为发热(>38℃)伴其他一些症状:寒战、头痛、关节酸痛、肌痛、乏力、胸痛、腹泻;咳嗽,多为干咳、少痰、偶有血丝痰。重症者出现呼吸加速、气促或进展为急性呼吸窘迫综合征。肺部体征不明显,部分病人可闻及少许干、湿啰音,或有肺实变体征。

【附】 肺部检查纲要举例

主要内容	结果记录
一、视诊	
1. 呼吸运动	两侧对称,腹式呼吸为主
2. 呼吸频率	18次/分
3. 呼吸节律	呼吸规整
二、触诊	
1. 胸廓扩张度	两侧对称
2. 语言震颤	两侧强度一致
3. 胸膜摩擦感	未触及
三、叩诊	
1. 叩诊音	胸部肺泡区域叩诊呈清音
2. 肺界	双肺尖宽度均为5cm,平静呼吸时两肺下界位于锁骨中线第6肋间隙,腋中线第8肋间隙、肩胛线第10肋间隙
3. 肺下界移动度	肺下界移动范围均为7cm
四、听诊	
1. 肺部呼吸音	呼吸音清晰
2. 异常呼吸音	无异常
3. 啰音	未闻及干湿啰音
4. 语言共振	无增强及减弱
5. 胸膜摩擦音	未闻及

肺部及胸膜常见病变综合体征见表3-5-1。

表3-5-1　肺部及胸膜常见病变综合体征

	视诊		触诊		叩诊	听诊		
	胸廓	呼吸动度	气管位置	语音震颤	音响	呼吸音	啰音	语音共振
肺实变	对称	患侧减弱	正中	患侧增强	浊音或实音	支气管呼吸音	湿啰音	患侧增强
肺气肿	桶状	患侧减弱	正中	两侧减弱	过清音	减弱	无	减弱
肺不张	患侧凹陷	患侧减弱	移向患侧	消失或减弱	浊音	消失或减弱	无	消失或减弱
胸腔积液	患侧饱满	患侧减弱	移向健侧	消失或减弱	实音	减弱或消失	无	减弱或消失
气胸	患侧饱满	患侧减弱	移向健侧	减弱或消失	鼓音	减弱或消失	无	减弱或消失

第五节　心脏检查

心脏位于胸腔中纵隔内，约2/3居身体正中矢状切面的左侧，1/3在其右侧。上方有出入心脏的大血管；下方是膈；两侧借纵隔胸膜与肺相邻；后方邻近左主支气管、食管、左迷走神经、胸主动脉和第5～8胸椎；前方为胸骨体和第2～6肋软骨，大部分被肺和胸膜所覆盖，未被遮盖的部分称为心脏裸区。心脏的前表面主要由右心室和右心房构成，心脏的后面主要为左心房，心脏的膈面和左侧面主要是左心室。心尖在左前下方。

心脏检查是本章中的重点也是难点。尽管现代先进的医疗精密仪器在临床上广泛应用，但尚不能取代心脏的物理检查，学习好心脏检查的基本功对心血管疾病的诊治具有重要意义。

心脏检查对判断有无心脏病，了解其性质、部位、程度有很大帮助。一些心脏疾病依据视、触、叩、听诊检查的结果便可做出初步诊断。检查时环境要安静，要充分暴露胸部，这对于心脏检查尤为重要。听诊器应具备钟型和鼓型两种体件：钟型适于听取低频杂音，如二尖瓣狭窄时的舒张期隆隆样杂音，鼓型能滤过部分低频杂音，而适于听较高频的杂音，如二尖瓣关闭不全时的吹风样杂音。

心脏检查必须以规范的检查手法进行操作，按照视、触、叩、听诊的物理检查程序进行。

一、视　诊

（一）心前区隆起与凹陷

正常人前胸左右对称，无隆起或下陷。儿童时期患心脏病当心脏显著扩大时，由于胸壁骨骼尚软可使心前区隆起，见于某些先天性心脏病；升主动脉或主动脉弓部动脉瘤，可在胸骨右缘第2肋间隙或其附近隆起。凹陷胸是指胸骨向后移位，可见于马方综合征及部分二尖瓣脱垂病人。

（二）心尖搏动

心脏收缩时，心尖向前冲击前胸壁相应部位，使肋间软组织向外搏动称为心尖搏动。心尖搏动主要代表左室搏动。正常人心尖搏动，通常可见，但肥胖、肺气肿或女性乳房悬垂等常不易看清。视诊心尖搏动要注意其位置、强度、范围、频率及节律的改变。

1. 正常心尖搏动　正常人心尖搏动一般位于第5肋间左锁骨中线内0.5～1.0cm处，距前正中线7.0～9.0cm，搏动范围直径约2.0～2.5cm。

2. 心尖搏动位置的改变 影响心尖搏动位置改变有生理性和病理性两方面。

(1)生理因素的改变:心尖搏动位置可因体位改变和体型不同有所变化。例如,正常仰卧时心尖搏动略上移;左侧卧位,心尖搏动向左移2~3cm;右侧卧位可向右移1.0~2.5cm;肥胖体型、小儿及妊娠时,横膈位置较高,使心脏呈横位,心尖搏动向上外移,可在第四肋间左锁骨中线外。体型瘦长,横膈下移,心脏呈垂位,心尖搏动移向内下,可达第6肋间。

(2)病理因素的改变:左心室增大,心尖搏动向左下移位;右心室增大心尖搏动向左移位,甚至略向上,但不向下移位;左右心室均增大,心尖搏动向左下移位,但常伴有心浊音界向两侧扩大;右位心,心尖搏动位于右侧与正常心尖搏动相对应的部位。

胸部疾病:凡能使纵隔及气管移位的胸部疾病,均可使心脏及心尖搏动移位。例如,一侧胸膜粘连或肺不张,可将纵隔拉向患侧,心脏也移向患侧,心尖搏动也随之移位;一侧胸腔积液或气胸,可将纵隔推向健侧,心脏随之移向健侧,心尖搏动也移向健侧。此外,严重的肺气肿则使横膈下移,心脏呈垂位,心尖搏动移向内下。胸廓或脊柱畸形时,心脏位置发生改变,心尖搏动亦相应改变。

腹部疾病:凡能影响横膈位置的疾病,均可影响心尖搏动的位置。例如大量腹腔积液、腹腔巨大肿瘤等致横膈抬高,心脏横位,心尖搏动上移。

3. 心尖搏动强度与范围的改变 心尖搏动强弱与胸壁的厚薄、血流速度及心脏收缩力的强弱有关。

(1)生理情况下,胸壁肥厚(肥胖、乳房悬垂)或肋间窄时心尖搏动较弱,搏动范围也减小;胸壁薄或肋间宽时心尖搏动相应增强,范围也较大;剧烈运动与情绪激动时,由于血流加速和心肌收缩有力,心尖搏动增强。

(2)病理情况下如高热、严重贫血、甲状腺功能亢进与左心室肥大时,心尖搏动增强呈抬举样,范围亦较大;扩张型心肌病和急性心肌梗死由于心肌收缩力减弱,心包积液、缩窄性心包炎由于心脏与前胸壁距离增加,以及肺气肿、左侧大量胸腔积液或气胸等均可致心尖搏动减弱。心功能不全病人的心尖搏动常较弥散,范围增大。

4. 负性心尖搏动 粘连性心包炎与周围组织有广泛粘连时,心脏收缩时心尖搏动反而内陷,呈负性心尖搏动,右心室明显肥大时,由于心脏顺钟向转位,左心室向后移位,亦可出现负性心尖搏动。

(三)心尖搏动以外的异常搏动

1. 胸骨左缘第3~4肋间搏动 见于右心室肥大。

2. 剑突下搏动 该搏动可能是右心室收缩期搏动,也可由腹主动脉搏动产生。前者可见于肺气肿病人或右心室肥大者,后者见于腹主动脉瘤、消瘦或腹壁薄而凹陷者。鉴别搏动是来自右心室还是腹主动脉,其方法有两种:一是病人深吸气后,搏动增强则为右室搏动,减弱则为腹主动脉搏动;二是用手指平放在剑突下压向后上方,右心室搏动冲击手指末端,腹主动脉搏动则冲击手指掌面。

3. 心底部异常搏动 胸骨左缘第2肋间(肺动脉瓣区)收缩期搏动,多见于肺动脉扩张或肺动脉高压,也可见于少数正常青年人体力活动或情绪激动时。胸骨右缘第2肋间(主动脉瓣区)收缩期搏动,多为主动脉弓动脉瘤或升主动脉扩张。

二、触　　诊

心脏触诊检查,除可验证视诊检查的结果外,还可发现视诊未能察觉到的体征。心脏触诊的主要内容是检查心尖搏动和心前区异常搏动、震颤及心包摩擦感。触诊方法:检查者先用手掌开始检查,置于心前区,然后逐渐缩小到用手掌尺侧(小鱼际)或示指、中指指腹,将指尖分别置于第4、5、6、肋间隙,由外向内逐步移动法触诊。以确定心尖搏动的准确位置、强度和有无抬举性。对震颤、心包摩擦感的检查应注虑手掌按压胸壁力量要适度,不宜过大。多数用小鱼际触诊以确定震颤的具体部位和时相。

(一) 心前区搏动

通常用右手全手掌、手掌尺侧或指腹触诊法,在心前区触诊,注意心尖搏动的位置和有无震颤。示指和中指并拢用指腹在心尖搏动处进行触诊,可进一步证实视诊发现的心尖搏动的位置、范围、节律、频率及强度。当视诊不能发现心尖搏动时,触诊一般均可确定。心尖搏动冲击手指的时间标志着心室收缩期开始,故可利用心尖搏动的触诊来确定心音、震颤及杂音出现的时期。当用手指触诊时,手指可被强有力的心尖搏动抬起,称为抬举样心尖搏动,为左室肥大的可靠体征。

(二) 震颤

震颤(猫喘)是用手在心前区触及到的一种微细颤动的感觉,与在猫的喉部摸到的呼吸震颤相似,故又称为猫喘,是器质性心脏病的特征性体征之一。它的产生机制是血流经过狭窄瓣膜口或异常通道流至较宽广的部位时发生漩涡、引起瓣膜、心壁或血管壁的振动传至胸壁所致。一般情况下,震颤的强弱与瓣膜狭窄程度、血流速度和心脏腔室之间的压力差呈正相关。通常触诊对低频振动较敏感,而听诊对高频振动较敏感。故在一般情况下,触诊有震颤者,多数可听到杂音,但听到杂音时,不一定能触到震颤。临床上凡触及震颤均可认为心脏有器质性病变,常见于某些先天性心血管病及狭窄性瓣膜病变,而瓣膜关闭不全时,则较少有震颤。

发现震颤后应确定其部位、时期(收缩期、舒张期或连续性),据此分析其临床意义。心前区震颤的检查及常见相关疾病见表3-5-2。

表3-5-2　心前区震颤的检查及常见相关病变

触诊部位	时　期	常见病变
胸骨右缘第2肋间	收缩期	主动脉瓣狭窄(风湿性、先天性、老年性)
胸骨左缘第2肋间	收缩期	肺动脉瓣狭窄(先天性)
胸骨左缘3、4肋间	收缩期	室间隔缺损(先天性)
胸骨左缘第2肋间	连续性	动脉导管未闭(先天性)
心尖区	舒张期	二尖瓣狭窄(风湿性)
心尖区	收缩期	重度二尖瓣关闭不全(风湿性与非风湿性)

(三) 心包摩擦感

当心包膜发生炎症变化时,其表面有纤维蛋白沉着而变粗糙。当心脏跳动时心包脏层与壁层间引起摩擦,可在胸骨左缘第4肋间触及收缩期和舒张期连续性摩擦振动感。坐位或深呼气末更易触及。心包腔内有较多渗出液时,则摩擦感消失。

三、叩 诊

运用叩诊法确定心界大小及其形状称心脏叩诊。心浊音区包括相对及绝对浊音区两部分。心脏左右缘被肺遮盖的部分叩诊呈相对浊音；而不被肺遮盖的部分（心脏裸区）则叩诊呈绝对浊音（实音）；叩诊心界是指心脏相对浊音界，反映心脏的实际大小（图 3-5-15）。

（一）叩诊方法

受检者仰卧位或坐位，平静呼吸。检查者用间接叩诊法，叩左侧心浊音界时用轻叩诊法较为准确，叩右侧心浊音界则用较重的叩诊法，但对肺气肿或肥胖病人则宜用较重的叩诊法。平卧位时，板指与肋间平行；坐位时，板指应与心脏边缘平行并紧贴胸壁，以免在肋骨上架空。

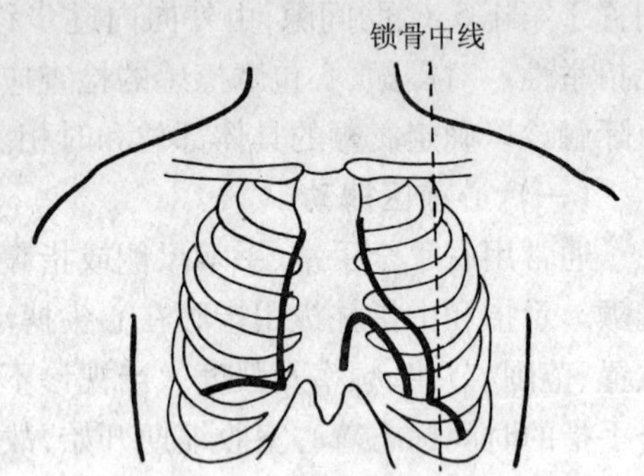

图 3-5-15 心脏的绝对浊音界和相对浊音界

（二）叩诊顺序（有两种方法）

1. 先叩心左界，后叩心右界，由下而上，由外向内。左侧在心尖搏动外 2～3cm 处开始，由外向内，逐个肋间向上叩，直至第 2 肋间。右侧叩诊时先叩出肺肝浊音界，然后于其上一肋间由外向内，逐一肋间向上叩诊，直至第 2 肋间。

2. 先叩诊心右界，沿右锁骨中线从第 2 肋间开始逐一向下叩诊，先叩出肺肝浊音界，然后在其上一肋间开始，由外向内依次按肋间上移至第 2 肋间。叩诊心左界，从左侧第 2 肋间开始，由外向内依次叩到第 5、6 肋间。

仔细辨别每一肋间叩诊音的变化，当轻音变为浊音时，用笔做标记点（叩打变音的正下方为标记点）。用测量尺按顺序准确测量每一肋间所做标记点到前正中线的厘米数。

（三）正常心浊音界

正常心浊音界以前正中线至心浊音界缘的垂直距离（cm）表示正常人心脏相对浊音界，并标出前正中线与左锁骨中线的间距（cm）。正常人心脏相对浊音界见表 3-5-3。

表 3-5-3 正常人心脏相对浊音界

右界（cm）	肋间	左界（cm）
2～3	Ⅱ	2～3
2～3	Ⅲ	3.5～4.5
3～4	Ⅳ	5～6
	Ⅴ	7～9

正常成人左锁骨中线距前正中线的距离为 8～10cm

（四）心浊音界改变

心脏浊音界的大小、形态、位置，可受多种因素的影响而发生改变。

1. 心脏本身病变包括房室增大与心包积液等。

（1）左心室增大：心浊音界向左下增大，心腰部由正常的钝角变为近似直角，心界似靴形，常见于主动脉瓣病变或高血压性心脏病（图 3-5-16）。

(2)右心室增大:轻度增大时仅使绝对浊音界扩大,而相对浊音界无明显改变。显著增大时,叩诊心界向左右两侧增大,由于同时有心脏顺钟向转位,因此向左增大显著,但虽向左却不向下增大,常见于肺心病或单纯二尖瓣狭窄等。

(3)左心房及肺动脉扩大:使心腰部饱满或膨出,心界似梨形,常见于二尖瓣狭窄,故又称二尖瓣型心脏(图 3-5-17)。

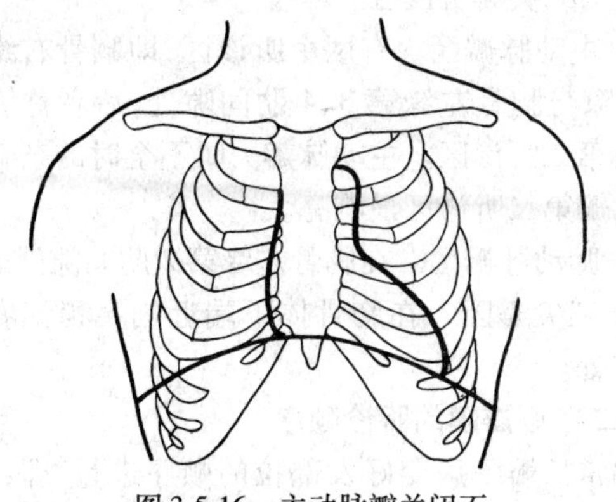

图 3-5-16　主动脉瓣关闭不全的心浊音界(靴形心)

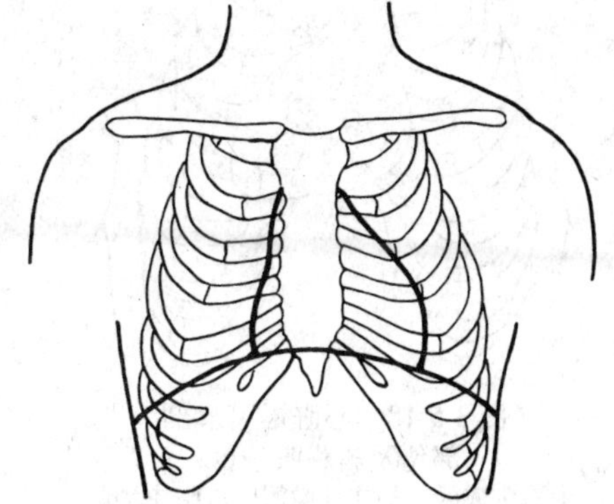

图 3-5-17　二尖瓣狭窄的心浊音界(梨形心)

(4)左、右心室增大:心浊音界向两侧增大,且左界向左下扩大,呈普大型,常见于扩张型心肌病、重症心肌炎、全心衰竭。

(5)心包积液:心界向两侧增大且随体位改变。坐位时心浊音界呈三角形烧瓶样;卧位时心底部浊音界增宽,心浊音界呈球形,此为心包积液的特征性体征。

2. 心外因素　如大量胸腔积液或气胸可使心界移向健侧,胸膜肥厚粘连与肺不张则使心界移向患侧;大量腹腔积液或腹腔巨大肿瘤可使横膈抬高,心脏横位,以致心界向左增大等。

四、听　　诊

听诊是心脏检查中较复杂而又较重要的一部分。听诊目的在于听取心脏正常的及病理的音响。视、触、叩诊基本上只能反映心脏的形态变化,而听诊能反映心血管的血流动力学改变。某些心脏病在出现心脏形态改变之前,即可有听诊异常。所以,准确地听诊对一些心血管病的早期诊断具有重要意义。在临床工作中,必须反复实践,反复体验,力求确切掌握。

心脏听诊的局限性:人耳的最大敏感度是能接收频率 1000 ~ 3000Hz 的声音,频率在 500Hz 以下,敏感度就迅速下降,对于频率 100Hz 以下的心音及杂音不太敏感,如果频率在 16 ~ 20Hz 以下的声音,人耳则听不到。心脏发出的声音,振动的频率,一般在 5 ~ 400Hz 之间,因此 90% 的心脏声音都非人耳能听得。

听诊器的耳具必须恰好适合于外耳道,如果有很小的空隙存在,可使心音和杂音减弱10 ~ 15dB。

心脏听诊时,病人可采取坐位或仰卧位,必要时可使病人改变体位,或在病情许可的情况下做适当活动,或嘱病人在深呼气末屏住呼吸等方法,均有助于听清和辨别心音或杂音。

(一) 心瓣膜听诊区

心脏各瓣膜开启与关闭时所产生的声音,沿血流方向传至前胸壁的不同部位,听诊最清楚的部位，即为该瓣膜听诊区。但瓣膜听诊区与瓣膜的解剖位置并非一致（图3-5-18）。常用的瓣膜听诊区有：

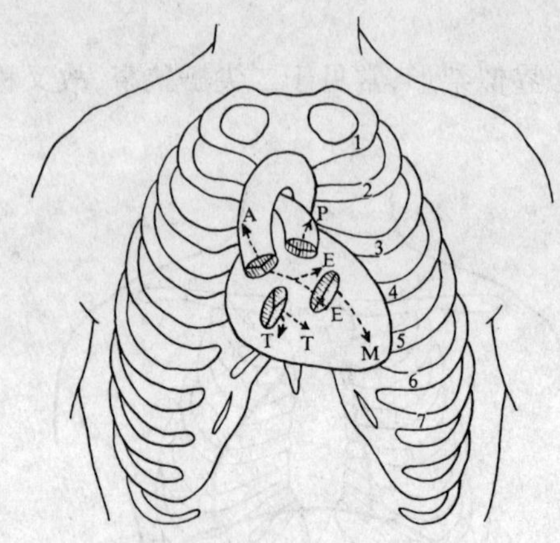

图3-5-18 心脏瓣膜解剖部位及瓣膜听诊区

M：二尖瓣区 A：主动脉瓣区 E：主动脉瓣第二听诊区（Erb区） P：肺动脉瓣区 T：三尖瓣区

1. 二尖瓣区 位于在心尖部，即第5肋间左锁骨中线内侧，相当于血液从左房向左室充盈的方向。心脏增大时，心尖向左下移位，这时可选择心尖搏动最强点为二尖瓣听诊区。

2. 主动脉瓣区 有两个听诊区，即胸骨右缘第2肋间隙与胸骨左缘第3、4肋间隙处，后者称为主动脉瓣第二听诊区。主动脉瓣关闭不全时的杂音在主动脉瓣第二听诊区最响亮。

3. 肺动脉瓣区 在胸骨左缘第2肋间隙处。

4. 三尖瓣区 在胸骨体下端近剑突稍偏右或稍偏左处。

（二）心瓣膜的听诊顺序

通常按瓣膜病变好发部位的顺序进行，即二尖瓣区、主动脉瓣区、主动脉瓣第二听诊区、肺动脉瓣区和三尖瓣区。

亦可由二尖瓣区开始，沿逆钟向方向，依次为肺动脉瓣区、主动脉瓣区、主动脉瓣第二听诊区、三尖瓣区的顺序进行。

也有人主张听诊从心底部开始，因为在心底部听诊第二心音最清楚，有助于确定或区分收缩期和舒张期，然后再在心尖部听诊，即由肺动脉瓣区开始，依次为主动脉瓣区、主动脉瓣第二听诊区、二尖瓣区和三尖瓣区的顺序进行听诊。

对疑有心脏病者除在上述各个瓣膜听诊区进行听诊外，还可听诊心前区其他部位，必要时也可在腋下、颈部和背部进行听诊等。

（三）听诊内容（心率、心律、心音、额外心音、心脏杂音及心包摩擦音）

1. 心率 指每分钟心搏次数。正常成人心率范围为60～100次/分，老年人较慢，儿童较快，3岁以下儿童多在100次/分以上。凡成人心率超过100次/分，婴幼儿心率超过150次/分称为心动过速。心率低于60次/分称为心动过缓。心动过速与过缓均可由生理性、病理性或药物性因素引起。

2. 心律 指心脏跳动的节律。正常人心律规整，部分青年人可出现随呼吸改变的心律，吸气时心率增快，呼气时减慢，称呼吸性窦性心律不齐，一般无临床意义。听诊所能发现的心律失常最常见的有期前收缩和心房颤动。

（1）期前收缩：是指在规则心律基础上，突然提前出现一次心跳，其后有一较长间歇。根据其发生频率的多少可分为频发（≥6次/分）与偶发（<6次/分）；根据期前收缩发生的来源可分为房性、交界性和室性三种，在心电图上易于辨认，听诊则难以区分。期前收缩有规律的出现，可形成联律（见第七篇第一章第六节）。

（2）心房颤动：简称房颤。听诊特点：①心律绝对不规则；②心音强弱不等；③心率和脉率不一致，心率快于脉率时称脉搏短绌。常见于慢性风湿性心脏瓣膜病二尖瓣狭窄、冠心病和甲状腺功能亢进。少数原因不明者称特发性房颤。

3. 心音　心脏搏动时产生的声音称为心音。心音图证实正常心音有四个,依次称第一、二、三、四心音。正常情况下只能听到第一和第二心音。第三心音可在青少年闻及,而第四心音一般听不到,如听到多为病理性(图3-5-19)。

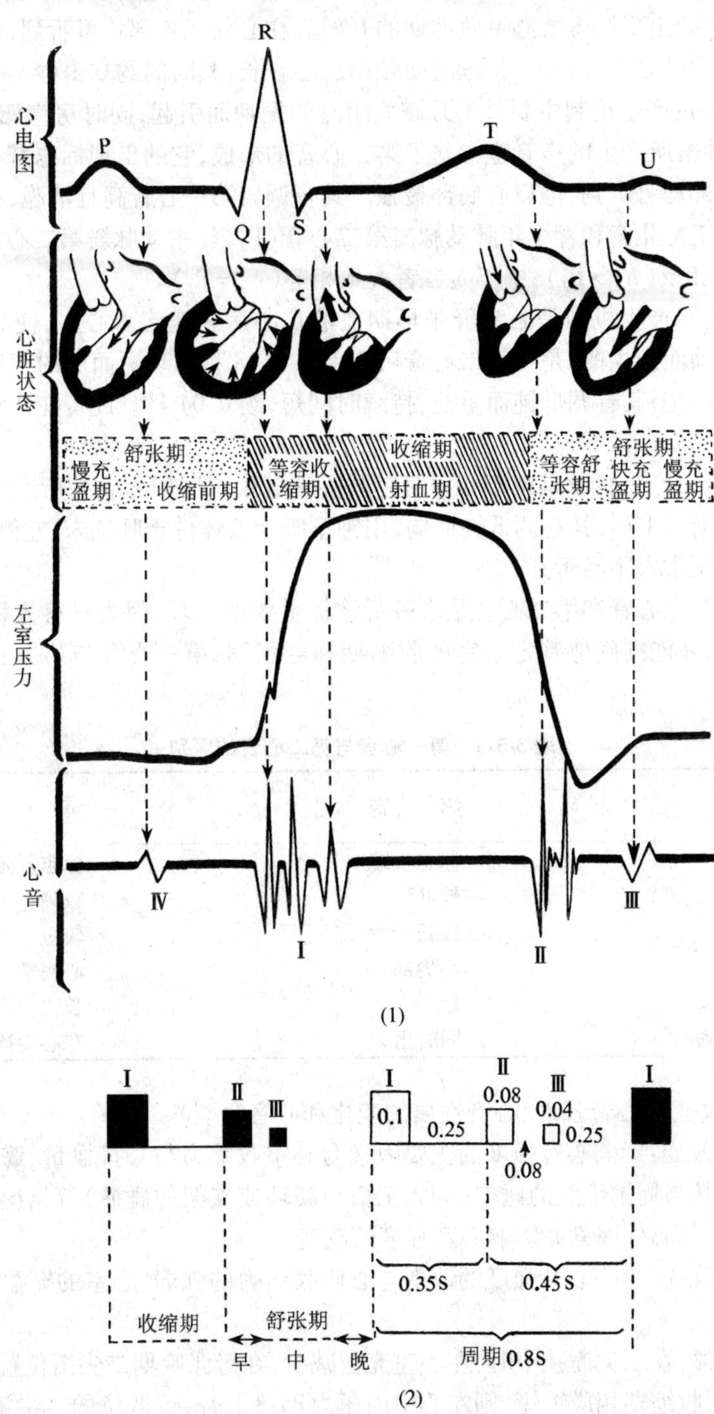

图3-5-19　心动周期图

(1)正常心音

第一心音(S_1):产生机制主要是房室瓣(二尖瓣和三尖瓣)关闭时瓣膜的振动而引起,同时半月瓣(主动脉瓣和肺动脉瓣)的开放、心室肌的收缩振动、血流的冲击等因素也参与了第一心音的形成,它的出现标志着心室收缩期的开始。在心前区各部均可听到,但以心尖部最强且清晰。它的音调较第二心音低,持续时间较第二心音长,其时间约0.1秒。

第二心音(S_2):产生机制主要是半月瓣关闭时的振动而引起,同时房室瓣的开放、心室肌的弛张、血流的冲击所产生的声音也参与了第二心音的形成,它的出现标志着心室舒张期的开始。在心前区各部均可听到,但以心底部最强。其音调较第一心音高且清脆,占时较第一心音短,约0.08秒。正常儿童和青少年肺动脉瓣第二心音(P_2)较主动脉瓣第二心音(A_2)为强($P_2 > A_2$);老年人则相反($A_2 > P_2$);中年人二者大致相等($A_2 = P_2$)。

第三心音(S_3):产生机制是心室舒张早期血液自心房急速流入心室,使心室壁、房室瓣、腱索和乳头肌振动而产生的,是在第二心音后0.12~0.18秒出现短而弱的声音。在心尖部或其内上方处听得清楚,其音调低钝而重浊,持续时间短,约0.04秒。此音在儿童和青少年听到的机会较多。

第四心音(S_4):产生机制是由于心房肌克服心室舒张末压用力收缩所产生的振动。出现于第一心音开始前0.1秒,其音调低钝而弱,用钟型听诊器体件于呼气末,左侧卧位,在心尖搏动内上方听取。正常人不易听到。

正确地区别第一心音和第二心音是心脏听诊最重要的一环,因为只有先将第一心音与第二心音区分开来,才能准确地判定心室的收缩期和舒张期,第一心音与第二心音的区别见表3-5-4。

表3-5-4 第一心音与第二心音的区别

	第一心音	第二心音
出现的时间	标志收缩期开始	标志舒张期开始
音调	较低	较高
时间	较长	较短
最响部位	心尖部	心底部
距下一心音间隔	短	长
与心尖搏动关系	同时出现	在心尖搏动之后出现

(2)心音的改变:(心音强度、心音性质的变化和心音分裂)

1)心音强度改变:影响心音强度的主要因素为心室收缩力与心排血量、瓣膜位置的高低、瓣膜的活动性及其与周围组织的碰击(如人工瓣与瓣环或支架的碰撞)等情况。此外,胸壁厚度、肺含气量多少等心外因素亦影响心音强度的改变。

第一心音的改变(第一心音强度的改变与心肌收缩力的强弱、心室的充盈度、瓣膜的弹性和位置有关):

第一心音增强,在二尖瓣狭窄时,左心室充盈减少,在舒张晚期二尖瓣位置较低,又由于左心室血容量减少,收缩期相应缩短,则左心室内压力迅速上升,致低位的二尖瓣突然紧张并关闭,因而产生高调而清脆的第一心音(第一心音亢进)。但狭窄的瓣膜发生硬化或钙化后,则第一心音可不增强甚至减弱。在完全性房室传导阻滞时,当心房与心室偶然同时发生收缩,第一心音格外响亮，通常形象地称其为“炮轰声”。也可见于高热、甲状腺功能亢进、心室肥大尚未衰竭时、期前收缩或应用加快心率的药物（如异丙基肾上腺素、阿托品）等。

第一心音减弱，二尖瓣关闭不全时，因左心室舒张时过度充盈及瓣膜损害而不能完全关闭房室瓣口，使第一心音减弱。主动脉瓣关闭不全时，左心室过度充盈，心室收缩前房室瓣的游离缘已接近房室瓣口，则关闭时引起的振动减小，致第一心音减弱。也可见于心肌炎、心肌梗死等，因心肌收缩力减弱使第一心音低钝。

第二心音的改变（影响第二心音强度改变的因素主要有主动脉与肺动脉内压力及半月瓣情况）：

主动脉瓣区第二心音增强，是由于主动脉内压力增高所致。除音响增强外，并常带有金属性音调，可见于高血压、主动脉粥样硬化。

肺动脉瓣区第二心音增强，是由于肺动脉高压所致，可见于二尖瓣狭窄、左心功能不全、左至右分流的先天性心脏病及肺心病。

主动脉瓣区第二心音减弱，是由于主动脉内压力降低所致，可见于主动脉瓣狭窄或关闭不全。

肺动脉瓣区第二心音减弱，是由于肺动脉内压力降低所致，可见于肺动脉瓣狭窄或关闭不全、右心功能不全等。

第一、第二心音同时增强多见于运动、情绪激动、贫血、甲状腺功能亢进症等使心脏活动增强时。胸壁薄者听诊时心音清晰，但并非病理意义上的心音增强。第一、第二心音同时减弱多见于心肌严重受损和休克等循环衰竭时，肥胖者、心包积液、左侧胸腔大量积液、肺气肿、胸壁水肿等，使心音传导受阻，听诊时第一、第二心音皆减弱。

2）心音性质的改变：当心肌有严重病变时，第一心音失去其原有的特征而与第二心音相似，同时心搏加速，且舒张期与收缩期的时限几乎相等时，类似钟摆声，称为钟摆律。钟摆律伴有心动过速每分钟120次以上时，酷似胎儿心音者，称为胎心律。以上两者可见于心肌炎、心肌梗死等。

3）心音分裂（第一心音或第二心音，于听诊时出现一个心音分成两个声音的现象，称为心音分裂）：

第一心音分裂：正常情况下，二尖瓣关闭时间略早于三尖瓣，当二者关闭时间差异大于0.03秒时，即可听到第一心音分裂。用鼓型体件在心尖部听得最清楚，立位时明显，偶见于健康儿童和青年。病理情况下，如完全性右束支传导阻滞，由于右心室激动延迟，收缩期明显晚于左心室，使三尖瓣延迟关闭以致第一心音分裂。

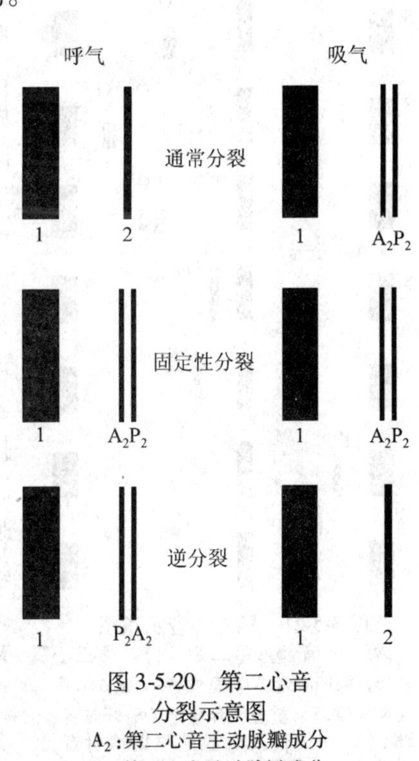

图3-5-20　第二心音分裂示意图
A_2：第二心音主动脉瓣成分
P_2：第二心音肺动脉瓣成分

第二心音分裂：正常情况下主动脉瓣关闭略早于肺动脉瓣，当二者间隔相距0.035秒以上时，即可出现第二心音分裂：①生理性分裂：在肺动脉瓣区听得最清楚，尤以深吸气末，卧位时更明显，这是由于胸腔负压增加，右心回心血量增加，右心室排血时间延长，肺动脉瓣关闭更迟于主动脉瓣之故，多见于健康儿童和青少年；②通常分裂：是第二心音分裂最常见类型，常见疾病为二尖瓣狭窄、肺动脉瓣狭窄、完全性右束支传导阻滞等，引起右室排血时间延长，肺动脉瓣关闭明显迟于主动脉瓣关闭，故发生分裂；③固定性第二心音分裂：见于房间隔缺损，吸气和呼气时均可听到心音分裂，而不受干扰；④逆分裂：又称反常分裂当主动脉瓣狭窄或完全性左束支传导阻滞时，主动脉瓣关闭音（A_2）发生于肺动脉瓣关闭音（P_2）之后，则称为第二心音逆分裂，呼气时明显，而深吸气末反而不清楚（图 3-5-20）。

4. 额外心音　在原有两个心音之外，又出现一个额外的附加心音，与第三心音、心脏杂音不同，多数为病理性，大部分出现在第二心音之后，与原有的第一、二心音构成三音律。如喷射音、喀喇音、奔马律、开瓣音及心包叩击音等（图 3-5-21）。按其出现的时期不同，可分为收缩期额外心音和舒张期额外心音两种。

（1）收缩期额外心音：可发生在早、中、晚各个阶段，把收缩早期的额外心音则称为收缩早期喷射音，而把中、晚期的额外心音则称为收缩中、晚期喀喇音。

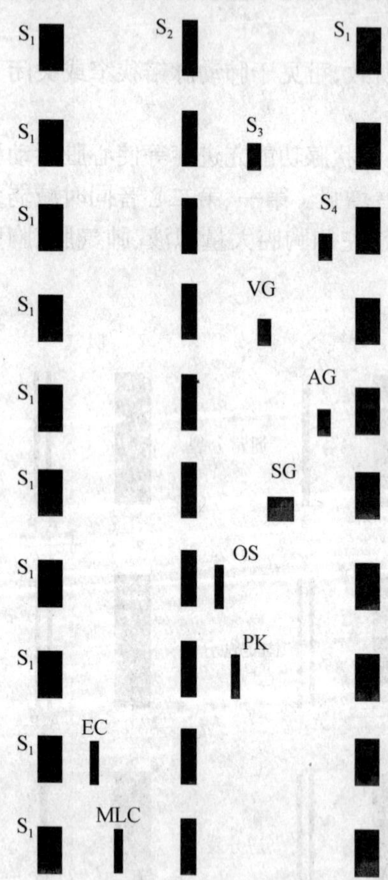

图 3-5-21　额外心音示意图

S_1：第一心音，S_2：第二心音，S_3：第三心音，S_4：第四心音，VG：室性奔马律，AG，房性奔马律，SG：重叠性奔马律，OS：开瓣音，PK，心包叩击音，EC：收缩早期喷射音，MLC：收缩中晚期喀喇音

1）收缩早期喷射音：临床又分为两种①肺动脉收缩早期喷射音，在第一心音之后，出现音调高而尖锐、清脆、呈爆裂样音，紧接第一心音之后0.05～0.07 秒，在胸骨左缘第 2、3 肋间最响，呼气时增强，吸气时减弱，见于房间隔缺损、动脉导管未闭及肺动脉瓣狭窄等。②主动脉收缩早期喷射音，在胸骨右缘第 2、3 肋间最响，与呼吸无关，见于主动脉缩窄、主动脉瓣狭窄、主动脉瘤、高血压等。

2）收缩中、晚期喀喇音：该音如出现在第一心音之后 0.08 秒以内者，称为收缩中期喀喇音；如在 0.08 秒以上者，则称为收缩晚期喀喇音。在心尖部或胸骨左缘下端听诊最清楚，高调、较浊、短促，如关门落锁的 ka-ta 声。若在该音之后同时伴有收缩晚期杂音，提示二尖瓣后叶（少数为前叶）在收缩晚期脱垂到左心房则形成二尖瓣关闭不全，血流反流至左房，由于二尖瓣叶突然凸入左房，而引起张帆声响。该音主要是由于某些腱索、乳头肌或瓣膜有功能或解剖的异常，在收缩期中骤然被拉紧的振动所致，临床上见于缺血性心脏病引起的乳头肌功能不全、肥厚性心肌病、风湿性心脏病等。收缩中、晚期喀喇音和收缩晚期杂音一起，称之为“二尖瓣脱垂综合征”。

（2）舒张期额外心音：（奔马律、开瓣音、心包叩击音及肿瘤扑落音）

1）奔马律：出现在第二心音之后的附加心音，与原有的第一、第二心音组合而成的韵律酷似马奔跑时的蹄声。奔马律是心肌严重损害和心力衰竭的重要体征（有

人称为心脏的求救声或饥饿声)。按出现的时间分为两种:

舒张早期奔马律:是最常见的一种,又称第三心音奔马律或室性奔马律,实为病理性第三心音。其发生机制多认为是在舒张早期由于心房血液快速注入心室,在心肌处于衰弱无力状态下,引起心室壁的颤抖所致。左室舒张期奔马律在心尖部或其内上方听到,呼气末最响。此额外心音临床意义较大,它的出现标志着左房压升高、左室充盈急促和左室壁顺应性减退,反映左室功能低下、舒张期容量负荷过重以及心肌功能严重障碍,常见于高血压性心脏病、冠状动脉粥样硬化性心脏病、心肌炎、心肌病及心功能不全等。经治疗后,随心功能好转奔马律可消失,可作为病情好转的标志之一。右室舒张期奔马律较少见,在胸骨下端左侧易听到,吸气末最响,常见于右心室扩张与右心室收缩功能不全,如肺动脉高压、肺源性心脏病等。舒张期奔马律的发生机制、时间、性质与第三心音基本相似,两者鉴别点是:①舒张期奔马律出现在有重症器质性心脏病的病人,而第三心音则见于正常人,尤其是儿童及青少年;②舒张期奔马律出现在心率较快,多在每分钟 100 次以上时,而第三心音多见于心率正常或较慢时;③舒张期奔马律的 3 个心音,其时间间隔大致相等,性质相近,而第三心音则距第二心音较近,音调较低。

舒张晚期奔马律:又称收缩期前奔马律或房性奔马律,发生于第四心音出现的时间,实为增强的第四心音。听诊特点为音调较低、强度较弱,距第二心音较远,较接近第一心音(在第一心音前约 0.1 秒),在心尖部稍内侧听诊最清楚。该奔马律的发生与心房收缩有关,多数是由于心室舒张末期压力增高或顺应性减退,以致心房为克服心室的充盈阻力而加强收缩所产生的异常心房音,多见于阻力负荷过重引起心室肥厚的心脏病,如高血压性心脏病、肥厚型心肌病、主动脉瓣狭窄和冠心病等。

舒张中期奔马律:又称重叠型奔马律,当心率加快(>120 次/分)时,舒张早期和舒张晚期奔马律的额外心音重叠在一起,形成重叠型奔马律(三音律)。

待心率减慢时,两种奔马律同时出现没有重叠,则听诊呈“ke-len-da-la”4 个音响,如同火车头行驶中机轮发出的声响,又称“火车头”奔马律(四音律)。

临床常见于心肌病、心肌炎、冠心病、心力衰竭,亦可见于风湿热伴 P-R 间期延长及心动过速病人。

2)开瓣音:又称二尖瓣开放拍击音,出现于心尖部及其内上方,于第二心音之后 0.07 秒处出现的一个附加音,听诊特点为音调高、时间短促而响亮、清脆,呈拍击样声音,其产生机制,当二尖瓣狭窄时,舒张早期血液自左房迅速流入左室时,弹性尚好的瓣叶迅速开放后又突然停止引起瓣叶张帆性振动所致。

开瓣音的出现表示二尖瓣狭窄但瓣膜尚具有一定的弹性,可作为二尖瓣分离术适应证的重要参考条件。

3)心包叩击音:见于缩窄性心包炎,在第二心音后约 0.1 秒出现的中频、较响而短促的额外心音。为舒张早期心室急速充盈时,由于心包增厚,阻碍心室舒张以致心室在舒张过程中被迫骤然停止导致室壁振动而产生的声音,在心尖部和胸骨下段左缘最易闻及。

4)肿瘤扑落音 见于心房粘液瘤病人,在第二心音后约 0.08 ~0.12 秒处出现的可随体位变动而变化的类似开瓣音的声响,在心尖或其内侧胸骨左缘第 3、4 肋间听诊较清楚。为粘液瘤在舒张期随血流进入心室,碰撞房、室壁和瓣膜,瘤蒂柄突然紧张产生振动所致。

(3)医源性额外心音:由于心血管病治疗技术的发展,人工器材置入心脏,可导致额外心音。常见的有两种：

1）人工瓣膜置换术后额外心音：置换人工金属瓣后均可产生瓣膜开关时撞击金属支架所致的喀喇音，为音调高、响亮、短促的金属乐音。人工二尖瓣关瓣音在心尖部最响，而开瓣音在胸骨左下缘最明显。

2）安置人工起搏器后额外音：安置起搏器后可出现发生于第一心音前约0.08～0.12秒处、高频、短促、带喀喇音性质，在心尖部内侧或胸骨左下缘听诊最清楚。此音，为起搏电极发放的脉冲电流刺激心内膜或心外膜电极附近的神经组织，引起局部肌肉收缩和起搏电极导管在心腔内摆动引起的振动所致。

几种主要的三音律及第二心音分裂见表3-5-5。

表3-5-5 几种主要的三音律及第二心音分裂

鉴别点	第三心音	舒张期奔马律	开瓣音	第二心音分裂
最响部位	心尖部或其内上方	心尖部或其内上方	心尖部与胸骨左缘之间的第3、4肋间隙	肺动脉瓣区
最响体位	左侧卧位	仰卧位或左侧卧位	仰卧位或坐位	仰卧位或坐位
声音性质	音较弱，音调低	音调低钝有时响亮	音调高而清脆	音调高而较短促，两音相同
出现时间	舒张早期	舒张期	舒张早期	舒张期的开始
与第二心音时距	0.12～0.18秒	约0.15秒	约0.07秒	分裂间距为0.03～0.05秒
呼吸影响	呼气末最响	呼气末最响	呼气末较明显	吸气末最响
临床意义	见于健康儿童及青少年，二尖瓣关闭不全	严重心肌损害或心功能不全	器质性二尖瓣狭窄	见于健康儿童及青少年，肺动脉高压症

5. 心脏杂音　是指心音和额外心音之外，出现的一种具有不同频率、不同强度、持续时间较长的夹杂声音。它可与正常心音分开或相连续，也可完全遮盖正常心音。杂音的强度与心血管病变的程度，不一定呈正相关。在抗心衰治疗中，随着心功能逐渐好转，其原有的心脏杂音可随之增强。杂音是心血管疾病诊断的重要依据，常可依此做出定位及定性诊断。杂音的听诊，对某些心脏病的诊断具有重要意义。

（1）杂音产生的机制：正常血流呈层流状态，不发出声音。当血流加速、异常血流通道或血流管径异常以及血液粘度改变等均可使层流转变为湍流或漩涡而冲击心壁、大血管壁、瓣膜、腱索等使之振动而在相应部位产生杂音（图3-5-22），具体产生机制如下：

1）血流加速：血流速度越快，就越容易产生漩涡，杂音也越响。即使没有瓣膜或血管病变，如果血流速度72cm/s以上时（如高热、贫血及运动等）也可产生杂音或使原有杂音增强。

2）瓣膜口径或大血管通道狭窄：血流通过狭窄处再流到宽阔处形成湍流而产生杂音（如二尖瓣狭窄、主动脉瓣狭窄、肺动脉瓣狭窄等）。此外，也可由于心腔或大血管扩张导致的瓣口相对狭窄，血流通过时也可产生漩涡，形成湍流，出现杂音。

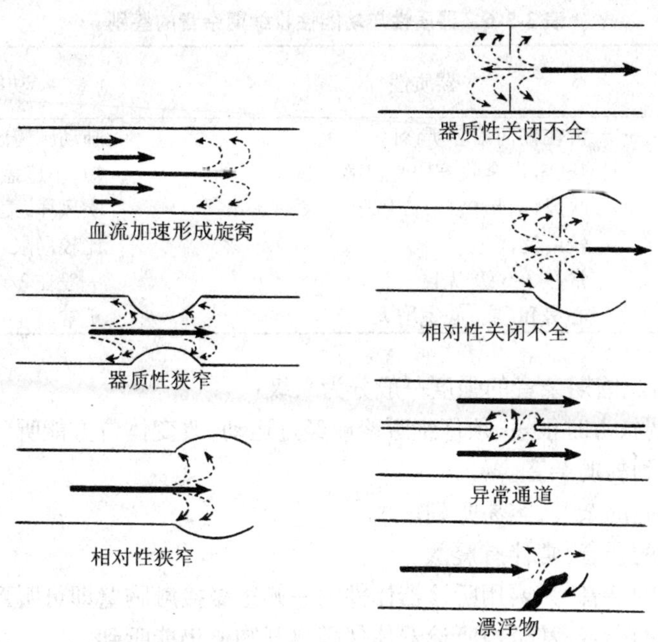

图 3-5-22　杂音产生的机制示意图

3)瓣膜关闭不全:心脏瓣膜由于器质性病变形成的关闭不全或心腔扩大导致的相对性关闭不全,血流经过关闭不全的部位会产生漩涡而出现杂音。

4)异常血流通道:在心腔内或大血管间存在异常通道,如室间隔缺损、动脉导管未闭或动、静脉瘘等,血流经过这些异常通道时会形成漩涡而产生杂音。

5)心腔异物或异常结构:心室内假腱索或乳头肌、腱索断裂的残端漂浮,均可扰乱血液层流而出现杂音。

6)大血管瘤样扩张:当血液流经该血管瘤(主要是动脉瘤)时会形成涡流而产生杂音。

(2)杂音的描述,当听到心脏杂音时,应从以下六点进行描述。

1)杂音最响部位:一般而言,杂音在某瓣膜听诊区最响,提示病变在该区相应的瓣膜。

2)杂音发生的时期:心脏杂音发生在第一心音与第二心音之间者,称为收缩期杂音(systolic murmur, SM)。发生在第二心音与下一心动周期的第一心音之间者,称为舒张期杂音(diastolic murmur, DM)。杂音在收缩期和舒张期连续出现称为连续性杂音(continuous murmur)。收缩期和舒张期均出现杂音时,称为双期杂音。无论收缩期和舒张期杂音,按其出现的早晚,持续时间的长短,均可分为早期、中期、晚期和全期杂音。

3)杂音性质:由于病变及部位不同,杂音性质也不同,可为吹风样、隆隆样、叹气样、机器声样、乐音样、海鸥鸣样等。一般器质性杂音常是粗糙的,而功能性杂音则常为柔和的。

高频杂音:音调 200 ~ 600Hz 为高调杂音,用吹风样来描述,见于二尖瓣关闭不全、三尖瓣关闭不全、主动脉瓣关闭不全及室间隔缺损等。

中频杂音:音调 100 ~ 200Hz 为粗糙的吹风样杂音,见于主动脉瓣狭窄、房间隔缺损及肺动脉瓣关闭不全等。

低频杂音:音调 < 100Hz,为雷鸣样杂音,见于二尖瓣狭窄病变。

器质性与功能性收缩期杂音的鉴别见表 3-5-6。

表 3-5-6 器质性与功能性收缩期杂音的鉴别

鉴别点	器质性	功能性
部位	可在任何瓣膜听诊区	肺动脉瓣区或心尖部
持续时间	长,常占全收缩期遮盖第一心音	短,不遮盖第一心音
性质	吹风样,粗糙	吹风样,柔和
传导方向	较广泛而远	比较局限
强度	常在 3/6 级以上	一般在 2/6 级以下
心脏大小改变	心房和(或)心室增大	正常

4)杂音的强度:收缩期杂音的强度一般分为六级:

1/6 级:杂音很弱、占时很短、须仔细听诊或经过运动、改变体位方能听到。

2/6 级:较易听到的弱杂音。

3/6 级:中等响亮的杂音,容易听到。

4/6 级:较响亮的杂音,常伴有震颤。

5/6 级:很响亮的杂音,只要用听诊器体件的一侧边缘接触胸壁即可听到。

6/6 级:极响亮的杂音,甚至当听诊器体件稍离开胸壁仍能听到。

杂音的强度收缩期以 1/6 级、2/6 级……6/6 级,分级描述。一般认为 1/6 级和 2/6 级收缩期杂音多为功能性的,无临床意义,3/6 级以上者多为器质性病变。

舒张期杂音的强度一般不分级,可分为轻、中、重三度。

杂音强度的变化,常见的形态有 5 种:①递增型杂音;②递减型杂音;③递增递减型杂音;④连续性杂音;⑤一贯型杂音(图 3-5-23)。

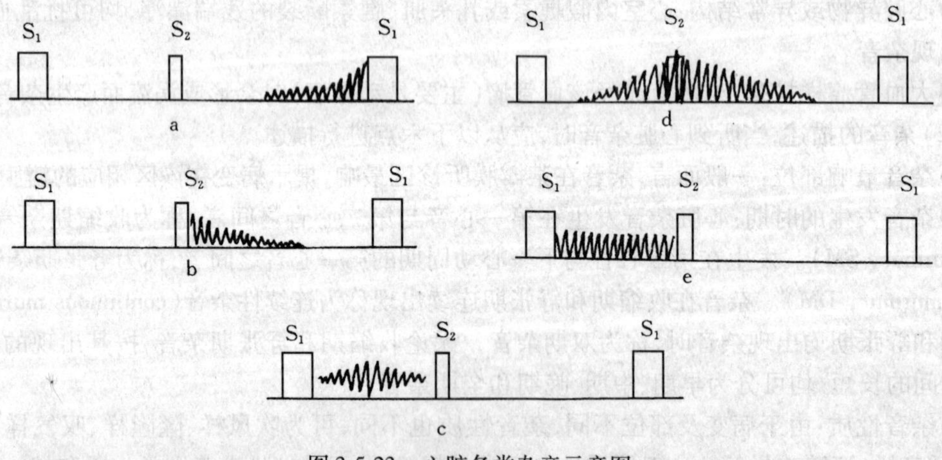

图 3-5-23 心脏各类杂音示意图

a. 递增型 b. 递减型 c. 递增递减型 d. 连续型 e. 一贯型

5)杂音的传导:杂音常沿着血流方向传导,亦可借周围组织向外扩散,依据杂音的传导方向可判断杂音的来源及其病理性质,如二尖瓣关闭不全的杂音向左腋下传导,主动脉瓣狭窄的杂音向颈部传导,而二尖瓣狭窄的心尖区隆隆样杂音则较局限而不向他处传导。

6)杂音与体位、呼吸和运动的关系(体位、呼吸和运动可使某些杂音增强或减弱,有助于病变的诊断):

体位:二尖瓣狭窄的杂音在左侧卧位时明显;主动脉瓣关闭不全的舒张期杂音,在坐位上身稍向前倾时容易听到;肺动脉瓣关闭不全的舒张期杂音则在仰卧位时听诊清楚。

呼吸:呼吸可使左、右心室的排血量及心脏的位置发生改变而影响杂音的强度。深吸气时,心脏沿长轴顺钟向转位,使三尖瓣更接近胸壁,结果三尖瓣和肺动脉瓣狭窄与关闭不全的杂音增强;深呼气时,心脏沿长轴逆钟向转位,二尖瓣更贴近胸壁可使二尖瓣狭窄和关闭不全以及主动脉瓣狭窄和关闭不全的杂音听得更清楚。当吸气后紧闭声门、并用力作呼气动作(Valsalva 动作)时,胸腔内压力增加,回心血量减少,经瓣膜产生的杂音一般都减弱,而梗阻性肥厚型心肌病的杂音增强。

运动:运动可使心率增快,增加循环流量和流速,可使瓣膜狭窄所致杂音增强。例如,二尖瓣区隆隆样舒张期杂音在活动后增强。

(3)常见的杂音特点及临床意义。

1)收缩期杂音:

二尖瓣区:①器质性,主要见于风湿性二尖瓣关闭不全、二尖瓣脱垂综合征等。杂音性质较粗糙、吹风样、响亮高调、强度在 3/6 级以上、持续时间长、可占全收缩期、甚至遮盖第一心音、并向左腋下传导;②功能性,常见于运动、发热、贫血与甲状腺功能亢进等。杂音性质柔和、吹风样、强度 2/6 级以下、时限短、较局限;③相对性,见于左心增大引起的二尖瓣相对关闭不全,如高血压性心脏病、冠心病、贫血性心脏病和扩张型心肌病等。

主动脉瓣区:①器质性,多见于各种病因的主动脉瓣狭窄。杂音为喷射性、响亮而粗糙、向颈部传导、常伴有震颤、且主动脉瓣第二心音减弱;②相对性,见于升主动脉扩张,如高血压和主动脉粥样硬化。杂音柔和,常有主动脉瓣第二心音亢进。

肺动脉瓣区:①器质性,见于肺动脉瓣狭窄,杂音呈喷射性、粗糙、强度在 3/6 级以上、常伴有震颤且肺动脉瓣第二心音减弱;②生理性,较多见,尤其在青少年及儿童中。呈柔和、吹风样、强度在 2/6 级以下、时限较短;③相对性,为肺动脉高压导致肺动脉扩张产生的肺动脉瓣相对狭窄的杂音,听诊特点与生理性类似,同时有肺动脉瓣第二心音亢进。见于二尖瓣狭窄、先心病房间隔缺损等。

三尖瓣区:①器质性,极少见,听诊特点与器质性二尖瓣关闭不全类似,但不传至腋下;②相对性,多见于右心室扩大的病人,如二尖瓣狭窄伴右心衰竭、肺心病,因右心室扩大导致三尖瓣相对性关闭不全。杂音为吹风样、柔和、一般在 3/6 级以下,可随病情好转、心腔缩小而消失。

其他部位:常见的有胸骨左缘第 3、4 肋间响亮而粗糙的收缩期杂音伴震颤,有时呈喷射性,提示室间隔缺损或肥厚型梗阻性心肌病。

2)舒张期杂音:

二尖瓣区:①器质性杂音,主要见于风湿性二尖瓣狭窄。听诊特点为心尖部第一心音亢进,局限于心尖部位的舒张中、晚期低调、隆隆样、递增型杂音,常伴震颤;②相对性杂音,主要见于较重度主动脉瓣关闭不全,舒张期,从主动脉返流入左心室的血流将二尖瓣前叶冲起,使之开放受阻,导致两个瓣叶中只有后叶开放,形成相对性二尖瓣狭窄而产生杂音,此杂音称奥斯汀·费林特(Austin-Flint)杂音。

主动脉瓣区:可见于各种原因的主动脉瓣关闭不全。杂音为舒张早期开始、递减型、柔和、叹气样的特点,常向胸骨左缘及心尖部传导,在主动脉瓣第二听诊区前倾坐位最清楚。常见原因为风湿性或先天性主动脉瓣关闭不全、特发性主动脉瓣脱垂、梅毒性升主动脉炎和马方综合征所致主动脉瓣关闭不全。

肺动脉瓣区:多由于肺动脉扩张导致相对性关闭不全。杂音呈递减型、吹风样、柔和常合并肺动脉瓣第二心音亢进,称格雷厄姆·斯蒂尔(Graham-Steell)杂音,常见于二尖瓣狭窄伴明显肺动脉高压。

三尖瓣区:局限于胸骨左缘第4、5肋间,低调隆隆样,见于三尖瓣狭窄,极为少见。

3)连续性杂音:动脉导管未闭时,可在胸骨左缘第2肋间隙及其附近区域听到连续的、粗糙的类似机器转动的声音,故又称机器声样杂音。该杂音是在收缩期与舒张期之间连续的杂音,其收缩期呈递增型,舒张期则呈递减型,故形成一个以第二心音为大菱峰的大菱形杂音。其发生是由于主动脉压无论在收缩期还是舒张期都高于肺动脉压,所以血流不断的从主动脉经过未闭的动脉导管分流入肺动脉所致。

6. 心包摩擦音　指脏层与壁层心包由于生物性或理化因素致纤维蛋白沉积而粗糙,以致在心脏搏动时产生摩擦而出现的声音。此声音音质粗糙,高音调,似用指腹摩擦耳廓声或搔抓样、近在耳边、与心搏一致、收缩期与舒张期均可听到、与呼吸无关、屏住呼吸时摩擦音仍存在(可据此与胸膜摩擦音相鉴别)。临床上常见于各种感染性心包炎,也可见于风湿性病变、急性心肌梗死、尿毒症和系统性红斑狼疮等非感染性疾病。当心包腔有一定积液量后,摩擦音可消失。

第六节　血管检查

全身的血管包括动脉、静脉和毛细血管,血管检查属于心脏(心血管)检查中的一部分。

(一) 手背浅静脉充盈度

让病人取坐位或仰卧位,将一手保持与右心房同一水平(坐位时平第4肋软骨;仰卧位时平腋中线),然后以肩关节为轴心将该手逐渐上举至一定高度时,即可见原充盈的手背静脉下陷,将手上举的距离大约为静脉压的高度。此种方法对于静脉压高于正常的某些疾病,如右心功能不全、心包炎及上腔静脉梗阻等,估计其静脉压是否增高有一定的临床参考价值。

(二) 血管紧张度

血管的紧张度与动脉收缩压的高低有关。触诊桡动脉时,以近端的手指指腹按压桡动脉,并逐渐用力使远端手指触不到脉搏,则近端手指完全阻断动脉搏动所需的压力,即为桡动脉的紧张度。借触诊手指所施压力的大小,大致推测其收缩压高低。

(三) 动脉壁的情况

在正常情况下,桡动脉管壁光滑、柔软,有一定弹性,用一手指压迫动脉使其血流阻断时,其远端的动脉管壁不能被触觉到。若触及条状动脉的存在,如硬而缺乏弹性似条索状迂曲或结节状提示动脉硬化。

(四) 肝-颈静脉回流征

右心衰竭引起肝瘀血增大时,压迫肝区观察颈静脉怒张程度可粗略估计右心功能。检查时嘱病人仰卧床头垫高枕,张口呼吸,避免 Valsalva 憋气动作。检查者右手掌面轻贴于肝区,逐渐加压,持续10秒钟,同时观察颈静脉怒张程度,正常人颈静脉不扩张(或施压之初可有轻度扩张,但迅即恢复);右心衰竭病人则明显怒张,称肝-颈静脉回流征阳性,亦可见于缩窄性心包炎和心包积液。其机制系因压迫瘀血的肝使回心血量增加,已瘀血的右心房不能接受回心血流而使颈静脉压被迫上升。若病人在检查时闭口、憋气,将影响结果判断。

(五) 静脉杂音

由于静脉压力低,不易出现涡流,故杂音一般不明显。临床较有意义的有颈静脉营营声,在颈根部近锁骨处,甚至在锁骨下,尤其是右侧可出现低调、柔和、连续性杂音,坐位及站立明显。以手指压迫颈静脉暂时中断血流,杂音可消失。系颈静脉血液快速流入上腔静脉所致,属无害性杂音。应注意与甲状腺功能亢进之血管杂音和某些先天性心脏病的杂音鉴别。此外,肝硬化门静脉高压引起腹壁静脉曲张时,可在脐周或上腹部闻及连续性静脉营营声。

(六) 动脉杂音

甲状腺功能亢进时甲状腺侧叶的连续性杂音在临床上极为多见,提示局部血流丰富;多发性大动脉炎的狭窄病变部位可听到收缩期杂音;肾动脉狭窄时,在上腹部或腰背部闻及收缩期杂音;肺内动静脉瘘时,在胸部相应部位有连续性杂音。

(七) 周围血管征

当脉压增大时,周围血管可出现下列一些征象:

1. 枪击音 在外周较大的动脉表面,常选择股动脉,按放听诊器体件时可闻及与心跳一致的 Ta-Ta 的枪击音,主要见于主动脉瓣关闭不全、甲状腺功能亢进和严重贫血。

2. 杜柔双重音(Duroziez) 以听诊器体件稍加压力于股动脉可闻及收缩期与舒张期双期吹风样杂音即 Duroziez 杂音,主要见于主动脉瓣关闭不全等脉压增大的疾病。

3. 毛细血管搏动征 又称毛细血管舞,用手指轻压病人指甲末端或以玻片轻压病人口唇黏膜,可使局部发白,如出现随心脏搏动而有规律的红、白交替现象即为毛细血管搏动征,主要见于主动脉瓣重度关闭不全等。

4. 水冲脉、交替脉、奇脉见第三篇第二章第一节。

(八) 血压

动脉血压简称血压(blood pressure,BP)是生命四大指标之一,测量血压是临床体格检查的一个重要项目。

目前广泛采用的血压测量方法为袖带加压法,即间接测量法,又称 Korotkoff 听音法。此法采用血压计测量。血压计有汞柱式、弹簧式和电子血压计,其中汞柱式血压计较准确、可靠、最为常用。气袖宽度:成人标准气袖宽 12～13cm。手臂过于粗大或测大腿血压时,用标准气袖测值会过高,气袖应增宽至 20cm。反之,手臂太细或儿童测压时用标准气袖则结果会偏低,其气袖宽度应在 7～8cm。

1. 测量方法

(1)准备好血压计,向受检者做简单说明,让受检者在安静环境中休息 5～10 分钟后检查。

(2)采取坐位或卧位,暴露右上臂,调整其手臂位置,上臂伸直并轻度外展,使肱动脉、血压计 0 点、右心房(坐位第 4 肋软骨,平卧位腋中线)在同一水平。

(3)打开血压计贮汞器开关。

(4)将袖带气囊对准肱动脉缠于右上臂,松紧适度(可插入一指)其下缘距肘窝 2～3cm。

(5)正确带好听诊器,用手指扪及肘部肱动脉搏动后,将听诊器体件按放此处。向袖带内充气,待肱动脉搏动消失后,再将汞柱升高 20～30mmHg,缓慢放气,使汞柱下降 2mm/s,双眼随汞柱下降,平视汞柱表面。按照听诊结果读出血压值,根据 Korotkoff 五期分法:听到的第一次声响时的汞柱数值为收缩压,为第Ⅰ期;随着汞柱下降,声音逐渐增强为第Ⅱ期;继而出现吹风样杂音为第Ⅲ期;再后声音突然变小而低沉为第Ⅳ期;最终声音消失为第Ⅴ期。声音消失时的汞柱数值为舒张压。收缩压与舒张压之差为脉压(Pulse Pressure)。舒张压加 1/3 脉压为平均动脉压。

(6)第一次测量完后,排净袖带内气体,将汞柱降至 0 位,重复测量一次。

(7)用毕,整理好血压计,将血压计向右倾斜 45°,关闭贮汞器开关。

有些疾病需要测量下肢血压。测量时,受检者取俯卧位,袖带的气囊部分置于大腿后部,其下缘位于腘窝上方 3 ~ 4cm,听诊器体件置于腘窝处动脉上,判定收缩压、舒张压方法同上。

2. 血压记录方法 以第二次测量为准,并记录血压值。血压的计量单位为 mmHg(毫米汞柱)或 kPa(千帕),二者的换算关系:1mmHg = 0.133kPa。血压记录以"收缩压/舒张压"表示,如 120/80mmHg。

声音突然变小而低沉的第Ⅳ期约持续 5 ~ 10mmHg 若 >20mmHg 时,应将变音时的汞柱数值和声音消失时的汞柱数值分别记录之,如 150/90/60mmHg,若仅有变音而无声音消失时,应以变音的汞柱数值为舒张压,记录为 120/70 ~ 0mmHg。

3. 血压标准 根据 1999 年 10 月中国高血压联盟参照了 WHO/ISH 指南(1999.2)公布的中国高血压防治指南的标准,规定如下(表 3-5-7):

表 3-5-7 血压水平的定义和分类(18 岁以上成人)

类 别	收缩压(mmHg)	舒张压(mmHg)
理想血压	<120	<80
正常血压	<130	<85
正常高值	130 ~ 139	85 ~ 89
1 级高血压("轻度")	140 ~ 159	90 ~ 99
亚组:临界高血压	140 ~ 149	90 ~ 94
2 级高血压("中度")	160 ~ 179	100 ~ 109
3 级高血压("重度")	≥180	≥110
单纯收缩期高血压	≥140	<90
亚组:临界收缩期高血压	140 ~ 149	<90

注:如收缩压与舒张压水平不在一个级别时,按其中较高的级别分类。

4. 测量血压的注意事项

(1)测量条件:①测压前,受检者停止吸烟或饮用咖啡;②检查血压计;③测压时血压计不能倾斜,汞柱保持垂直;④袖带与被测肢体间不应隔有衣物,袖带上方衣服不能过紧;⑤听诊器体件不可塞在袖带下面。

(2)儿童:(特别是 3 ~ 6 岁以内)以第Ⅳ期(声音突然变小而低沉)的汞柱数值较接近舒张压值。

(3)血压测量时第Ⅱ期有时为无声,称为"听音间隙",这种现象可导致高估舒张压或低估收缩压的错误。

(4)重复测量血压时应将气袖完全放气 2 ~ 3 分钟后再测或放气后嘱受检者高举上臂以减轻静脉充血,这样可避免"听音间隙"所导致的错误。

(5)某些情况下(如多发性大动脉炎):应双侧上肢血压对照检查;主动脉缩窄时,应测下肢血压；若疑有直立性低血压时，在病人情况允许的条件下可测量其卧位、坐位和立时的血压值，但应在体位变动2分钟后测血压；血压计0点仍应与右心房在同一水平。

(6)健康人两上肢血压可不相等，左右两侧之差可达5～10mmHg。下肢血压较上肢可高约20～40mmHg。成年男性血压较女性稍高，老年男女之间血压差别较小。

5. 血压变动的临床意义

(1)高血压：血压测量数值增高可受多种因素的影响，如情绪紧张、剧烈活动、饮酒、吸烟等。若采用标准测量血压方法，至少3次非同日测血压值，≥140/90mmHg或仅舒张压≥90mmHg，即可认为有高血压；如果仅收缩压增高则称为收缩期高血压。绝大多数高血压是原发性高血压，约5%为继发性高血压，如继发于慢性肾炎、肾血管疾病、肾上腺皮质或髓质肿瘤、颅内压增高等。

(2)低血压：凡血压低于90/60mmHg时称低血压，判断低血压时，既要注意血压下降的数字，又应注意临床表现。凡心脏排出量、血容量、外周阻力降低时均可引起低血压，常见于休克、心肌梗死、心功能不全、心包压塞、肾上腺皮质功能减退等。低血压也可有个体的原因，病人自述一贯血压偏低，一般无症状。

(3)脉压改变：当脉压>40mmHg，为脉压增大，见于主动脉瓣关闭不全、甲状腺功能亢进、动脉导管未闭、原发性高血压、主动脉粥样硬化、严重贫血等。若脉压<30mmHg则为脉压减小，见于低血压、心包积液、缩窄性心包炎、主动脉瓣狭窄、及严重衰竭病人。

(九) 中心静脉压

中心静脉压是指通过右心房及上、下腔静脉胸腔段的压力，中心静脉压测定是判断病人血容量、心功能和血管张力综合情况的一种方法。

通过对中心静脉压测定可帮助鉴别低血容量休克或心源性休克；鉴别少尿、无尿原因是肾前性或肾性因素。鉴别心力衰竭是因循环负荷过重或是心肌正性肌力下降；危重病人及体外循环手术对血容量、心功能状态及周围血管阻力的监测。故中心静脉压测定在重症病人的诊断、监测治疗方面有较广泛的临床应用价值。

中心静脉压正常值为50～120mmH$_2$O，降低和增高都有临床意义。若休克病人中心静脉压<50mmH$_2$O时，表示血容量不足，应立即补充血容量。若经补充血容量后，中心静脉压>100mmH$_2$O后，仍处于休克状态，则应考虑有无容量血管过度收缩或心功能不全的可能，应控制输液速度及输液量，在严密观察病情的情况下分析原因，并即时做出相应处理。若中心静脉压>150mmH$_2$O，则提示有容量负荷过重的趋势或心力衰竭、急性肺水肿可能，应严格控制入量或停止补液，并据具体情况予以快速洋地黄制剂静注，或静注利尿剂和静滴血管扩张剂。

(十) 微循环血液灌流量的判断(表3-5-8)。

表3-5-8　微循环血液灌流量的判断

项　目	正　常	不　足
皮肤颜色	红润	苍白、紫绀或紫花斑
皮肤温度	温暖	厥冷
简易甲皱试验	苍白区消失快、转红	苍白区消失慢、转紫
胸骨部位指压	再充盈时间<2秒	再充盈时间>2秒
尿量	平均>30ml/h	平均<20ml/h
脉压	>4kPa(30mmHg)	<2.7kPa(20mmHg)

（十一）有效循环血容量的判断（表 3-5-9）。

表 3-5-9 有效循环血容量的判断

项目	正常	不足
口渴感	无	有
外周静脉充盈	良好	不良
脉搏	有力而不快	细弱速
收缩压	≥12kPa(90mmHg)	≤10.7kPa(80mmHg)
脉压	>4kPa(30mmHg)	<2.7kPa(20mmHg)
四肢皮温	温	湿冷
尿量	>30ml/h	<30ml/h
中心静脉压	0.784～1.18kPa(8～12cmH$_2$O)	<0.784kPa(8cmH$_2$O)
休克指数	0.5±	≥1

注：1. 休克指数＝脉率（次/分）/收缩压（mmHg） 正常值＝0.5± 2. 休克发生后，尿量减少，比重尚可（休克早期尿浓缩）。若尿量<17ml/h，比重固定在1.010±，示休克并发肾功能不全

第七节 循环系统常见疾病的主要症状和体征

一、二尖瓣狭窄

二尖瓣狭窄是常见的心脏瓣膜病，主要病因为风湿性，极少数为先天性。随着风湿热发病的减少，近年来患病率已有降低趋势。

（一）症状

劳力性呼吸困难为最早出现的症状，以后可以发展为夜间阵发性呼吸困难，甚至肺水肿。平时易咳嗽，伴呼吸道感染。严重肺瘀血时还可以出现咯血，类似支气管扩张或肺结核咯血。

（二）体征

视诊：可出现二尖瓣面容，由于右心室增大心尖搏动可向左移位。

触诊：心尖部可触及舒张期震颤。

叩诊：轻度狭窄者，心界正常。随着狭窄加重，左房、肺动脉及右心室增大，胸骨左缘第3肋间心浊音增宽，心腰消失，心浊音界呈梨形。

听诊：特征性变化为心尖部闻及舒张中晚期隆隆样杂音，呈递增型，较局限，左侧卧位时更清晰。第一心音亢进，音调高，早期病变可闻及开瓣音，肺动脉瓣第二心音亢进、分裂，在肺动脉瓣区可闻及舒张期杂音，称格雷厄姆·斯蒂尔（Graham Steell）杂音，由于慢性肺瘀血，肺底部可出现湿啰音。

二、二尖瓣关闭不全

二尖瓣的正常关闭依赖于二尖瓣装置（瓣叶、瓣环、腱索与乳头肌）结构与功能的完整性，其中任一部分发生异常均可导致二尖瓣关闭不全。因此，二尖瓣关闭不全可由多种病因引起，包括风湿性和非风湿性。

（一）症状

慢性二尖瓣关闭不全者，可经历多年无症状，随后由于左心容量负荷过重而出现心悸及劳力性呼吸困难，由于血液返流入左房，以致左室排血降低，可出现乏力，晚期则表现为明显左心衰竭。

（二）体征

视诊：心尖搏动向左下移位，搏动强，发生心力衰竭后减弱。

触诊：心尖搏动有力，可呈抬举样，在重度关闭不全病人可触及收缩期震颤。

叩诊：心浊音界向左下扩大。

听诊：单纯二尖瓣关闭不全者心尖第一音减弱，可闻及响亮3/6级以上全收缩期吹风样杂音，性质粗糙，传导广泛，向左腋下或左肩胛下区传导。

三、主动脉瓣狭窄

主动脉瓣狭窄的主要病因有风湿性、先天性及老年退行性主动脉瓣钙化。

（一）症状

由于心肌供血不足及脑缺血常出现头晕、晕厥反复发作，或心悸、心绞痛发作，以及由于左心功能减退而发生劳力性呼吸困难和夜间阵发性呼吸困难。

（二）体征

视诊：心尖搏动增强，位置可稍移向左下。

触诊：心尖搏动有力，呈抬举样。胸骨右缘第2肋间可触及收缩期震颤。

叩诊：心浊音界正常或可稍向左下扩大。

听诊：胸骨右缘第3肋间收缩期喷射性杂音，粗糙响亮，常在3/6级以上，向颈部传导；主动脉瓣区第二心音减弱，伴第二心音反常分裂；可闻及第四心音。

四、主动脉瓣关闭不全

主动脉瓣关闭不全可由风湿性与非风湿性病因（先天性、瓣膜脱垂、感染性心内膜炎等）引起。

（一）症状 心悸、头晕，晚期可有左心衰竭症状。

（二）体征

视诊：心尖搏动向左下移位，部分重度关闭不全者颈动脉搏动明显，并可有随心搏出现的点头运动。

触诊：心尖搏动移向左下，呈抬举样搏动。有水冲脉及毛细血管搏动等周围血管征。

叩诊：心界向左下扩大而心腰不大，因而心浊音轮廓似靴形。

听诊：主动脉瓣区或主动脉瓣第二听诊区可闻及柔和叹气样杂音，以前倾坐位最易听清。如有相对性二尖瓣狭窄则心尖区可闻及舒张中期隆隆样杂音，称Austin-Flint杂音。周围血管可听到枪击声和Duroziez双重杂音。

五、心包积液

心包积液是指心包腔内积聚过多液体（正常心包液约50ml），包括浆液性、浆液纤维蛋白性、脓性和血性等。

（一）症状

心前区闷痛、呼吸困难或腹胀，以及原发病的症状，如结核的低热、盗汗，化脓性感染的畏寒高热等，心包压塞时可出现休克。

（二）体征

视诊：心尖搏动明显减弱甚至消失。

触诊：心尖搏动弱而不易触到，如能明确触及则在心相对浊音界之内侧。

叩诊：心浊音界向两侧扩大，且随体位改变；卧位时心底部浊音界增宽，坐位则心尖部增宽。

听诊：少量积液时可听到心包摩擦音；大量积液时心音弱而遥远。

六、心功能不全

心功能不全是心脏排出的血液不足以维持组织代谢需要的一种病理状态。临床上以心排出量不足、组织血流量减少、肺循环和（或）体循环静脉瘀血为特征，又称充血性心力衰竭，根据发病的急、缓，可分为急性和慢性；根据临床表现，又可分为左心功能不全、右心功能不全和全心功能不全。

（一）左心功能不全

主要病理变化为肺循环瘀血，严重者发生肺水肿。常见于高血压性心脏病、冠状动脉粥样硬化性心脏病、主动脉瓣及二尖瓣关闭不全等。

1. 症状　呼吸困难，为最早出现和最常见的症状，早期仅在体力活动时出现，严重时呈端坐呼吸，有时出现夜间阵发性呼吸困难；咳痰，痰中带血，肺水肿时咳大量粉红色泡沫样痰。

2. 体征　多有发绀及端坐呼吸；左心室扩大，心率增快，肺动脉瓣第二音亢进，心尖部可闻及舒张期奔马律，以及原有心脏病的体征；两肺底部可闻及湿啰音，肺水肿时，全肺可满布大、中水泡音。

（二）右心功能不全

主要病理变化为体循环及门脉循环瘀血。多继发于左心功能不全及肺源性心脏病等。

1. 症状　水肿首先出现于身体最低部位，严重者可出现全身水肿，它是由于肾瘀血及钠潴留，尿量减少所致。由于肝瘀血（水肿），出现肝区胀痛；由于胃肠道瘀血（水肿）出现恶心、呕吐、食欲不振等消化症状。

2. 体征　颈静脉充盈或怒张；发绀；右心室扩大，除原有心脏病的体征外，三尖瓣区可出现因相对性三尖瓣关闭不全所引起的收缩期杂音；肝大并有压痛，肝颈静脉回流征阳性；水肿，重症病人可有腹腔和胸腔积液。

（三）全心功能不全

主要病理变化是肺循环与体循环均瘀血。大多数是由于左心功能不全发展所致。其临床表现为左心和右心功能不全表现的综合，但二者的程度可能不同，常以一侧（左心或右心）为主。

（四）心功能分级

心功能分级对劳动力鉴定及治疗均有一定的指导意义。

1. 心功能一级（心功能代偿期）　无症状，体力活动不受限制。

2. 心功能二级(Ⅰ°心功能不全) 较重体力活动则有症状,体力活动稍受限制。

3. 心功能三级(Ⅱ°心功能不全) 轻微体力活动即有明显症状,休息后稍减轻,体力活动大受限制。

4. 心功能四级(Ⅲ°度心功能不全) 即使在安静休息状态下亦有明显症状,体力活动完全受限。

七、高 血 压

高血压(hypertension)是以体循环动脉压增高为主要表现的临床综合征,是最常见的心血管疾病。可分为原发性及继发性两类。高血压的病因不明,称之为原发性高血压(primary hypertension),占总高血压病人的95%以上;在不足5%的病人中,血压升高是某些疾病引起的,称为继发性高血压(secondary hypertension)。

1999年世界卫生组织和国际高血压学会(WHO/ISH),公布近半个世纪以来有关高血压的研究结果:正常成年人的血压应≤139/89mmHg,理想血压应<120/80mmHg。当动脉血压达到或超过140/90mmHg时称高血压。

20世纪50年代以来我国进行的三次普查结果显示,高血压患病率1959年为5.11%,1979年为7.73%,1991年为11.88%,呈明显上升趋势,推算我国现有高血压病人约一亿人。每年新发者约300~400万。

临床表现

1. 一般表现 大多数病人起病缓慢,早期可无症状,偶于体检时发现血压升高,亦可有头痛、头晕、眼花、耳鸣、失眠、乏力等症状,症状与血压水平未必一致。体检时可闻及主动脉瓣第二心音亢进或呈金属音,可有第四心音及收缩早期主动脉喷射音。

2. 并发症 血压持久升高可有心、脑、肾、眼底等靶器官损害。

(1)心:左心室长期面向高压工作可致左心室肥厚、扩大,体检:触诊心尖部呈抬举样搏动,心界叩诊向左扩大,听诊主动脉瓣区第二心音亢进(呈金属样)。高血压可促使冠状动脉粥样硬化的形成及发展并使心肌耗氧量增加,可出现心绞痛、心肌梗死、心力衰竭及猝死。

(2)脑:长期高血压可形成小动脉的微动脉瘤,血压骤然升高引起破裂而致脑出血。高血压也促进脑动脉粥样硬化发生,可引起短暂性脑缺血发作及脑动脉血栓形成。血压极度升高可发生高血压脑病,表现为严重头痛、恶心、呕吐及不同程度的意识障碍、昏迷或惊厥,血压降低即可逆转。

(3)肾:长期持久血压升高可致进行性肾硬化,并加速肾动脉粥样硬化的发生,可出现蛋白尿、肾功能损害。

(4)眼底表现:可以反映高血压的严重程度,分为四级:

Ⅰ级:视网膜动脉痉变细;Ⅱ级:视网膜动脉狭窄,动脉交叉压迫;Ⅲ级:眼底出血或棉絮状渗出;Ⅳ级:出血或渗出伴有视神经乳头水肿。

3. 高血压急症 指短期(数小时至数天)内血压急剧增高,伴心、脑、肾等重要器官损害的危急状态。包括以下几种情况:①恶性高血压;②高血压脑病;③高血压危象。

几种常见心瓣膜病体征,见表3-5-10。

表 3-5-10 几种常见心瓣膜病体征

病变	视诊	触诊	叩诊	听诊
二尖瓣狭窄	二尖瓣面容,心尖搏动可向左移	心尖部常可触及舒张期震颤	心浊音界早期向左,以后也向右扩大,心腰部膨出,呈梨形	心尖部第一心音亢进,可听到较局限的递增型隆隆样舒张期杂音,可伴有开瓣音,肺动脉瓣区第二音亢进,可出现分裂
二尖瓣关闭不全	心尖搏动向左下移位,较局限	心尖搏动向左下移位,可呈抬举性	心浊音界向左下扩大,后期亦可向右扩大	心尖部有较粗糙的吹风样收缩期杂音,范围较广,向左腋部或左肩胛下角传导,常遮盖第一心音,肺动脉瓣第二音亢进
主动脉瓣关闭不全	颜面较苍白,颈动脉搏动明显,心尖搏动向左下移位,范围较广,可见点头运动,毛细血管搏动征	心尖部向左下移位,呈有力的抬举样,有水冲脉	心浊音界向左下扩大,心腰明显,呈靴形	心尖部第一心音减弱,主动脉瓣区第二心音减弱或消失,在主动脉瓣区可闻及叹气样舒张期杂音,并向心尖部传导。如有相对性二尖瓣关闭不全,在心尖部可闻及柔和的吹风样收缩期杂音;如有相对性二尖瓣狭窄,可在心尖部闻及隆隆样舒张早中期杂音,为 Austin Flint 杂音,可闻及枪击音及 Duroziez 双重杂音
主动脉瓣狭窄	心尖搏动向左下方移位,较局限,强而有力	在主动脉瓣区可触及收缩期震颤	心浊音界向左下扩大	心尖部第一心音减弱,主动脉瓣区第二心音减弱或消失,可听到粗糙的收缩期递增—递减型杂音向颈部传导

几种常见的先天性心血管疾病体征,见表 3-5-11。

表 3-5-11 几种常见的先天性心血管疾病体征

病变	视诊	触诊	叩诊	听诊
动脉导管未闭	心尖搏动位置正常或稍向左下移位	胸骨左缘第 2 肋间有收缩期震颤,亦可为连续性震颤	心浊音界正常或稍向左下扩大,心腰部稍膨出	胸骨左缘第 2 肋间处有连续性机器样杂音,分流量较大时心尖部可有舒张中期杂音,肺动脉瓣区第二心音亢进及分裂
室间隔缺损	心尖搏动位置正常,或稍向左移	胸骨左缘第 3、4 肋间可有收缩期震颤	心浊音界正常或向两侧扩大,心腰部稍膨出	胸骨左缘第 3、4 肋间处有粗糙的收缩期杂音,肺动脉瓣区第二心音亢进,分流量大时心尖部可有舒张中期杂音
房间隔缺损	心尖搏动位置正常,有时可稍向左移	心尖搏动位置正常或稍向左移	心浊音界正常或稍向两侧扩大,心腰部饱满	胸骨左缘第 2 肋间处有收缩期杂音,肺动脉瓣区第二心音亢进及分裂,分流量大时在三尖瓣区可有舒张中期杂音

续表

病变	视诊	触诊	叩诊	听诊
肺动脉瓣狭窄	心尖搏动位置正常或稍向左移	胸骨左缘第2肋间有收缩期震颤	心浊音界正常或稍扩大,心腰部可膨出	胸骨左缘第2肋间处有粗糙的收缩期杂音,肺动脉瓣区第二音减弱或消失

【附】 心脏和血管检查纲要举例

主要内容	结果记录举例
心脏检查	
一、视诊	
1. 心前区隆起与凹陷	无异常隆起或凹陷
2. 心尖搏动	位于第5肋间左锁骨中线内0.5cm处,无搏动弥散
3. 心前区异常搏动	心前区无异常搏动
二、触诊	
1. 心尖搏动及心前区搏动	心尖搏动位置同视诊,无抬举样搏动,搏动范围约2cm,心前区无异常搏动
2. 震颤	心前区各瓣膜区未触及震颤
3. 心包摩擦感	未触及心包摩擦感
三、叩诊	
心浊音界	左、右心界无扩大
四、听诊	
1. 心率	75次/分
2. 心律	律不齐,可闻及期前收缩3次/分
3. 心音	心音强,$A_2 > P_2$,未闻及心音分裂
4. 额外心音	未闻及额处心音
5. 心脏杂音	心尖部可闻及柔和的收缩期吹风样杂音2/6级,不传导
6. 心包摩擦音	未闻及心包摩擦音
血管检查	
一、脉搏	
1. 脉率	75次/分
2. 脉律	律不齐,期前收缩3次/分
3. 强弱	两侧桡动脉、股动脉、足背动脉搏动一致,均较强
4. 脉波	未触及水冲脉、交替脉和奇脉
二、血压	
血压	120/80mmHg
三、血管杂音及周围血管征	
1. 动脉杂音	上腹部未闻及收缩期杂音
2. 周围血管征	周围血管征阴性(无颈动脉搏动伴点头运动,毛细血管搏动征阴性,两侧股动脉处未闻及枪击音和杜柔双重音)

(于三新)

第六章

腹部检查

腹部的范围上起横膈，下至骨盆，前面及侧面为腹壁，后面为脊柱及腰肌。在此范围内包含腹壁、腹膜腔和腹腔器官等内容。腹腔脏器很多，与消化、泌尿、内分泌、血液、心血管各系统均有关联。由于各脏器互相交错重叠，正常脏器与异常肿块容易混淆，良性与恶性病变难以区分，因此需仔细检查及辨别。

腹部检查的基本特点：

1. 腹腔器官较多，部位不太固定，同时重叠的器官较多，所以腹部的定位诊断比较困难。

2. 腹部器官在柔软的腹壁下面，触诊检查是腹部检查的重要环节。

3. 腹部器官发病后可有腹部症状，但胸部器官发病也可引起腹部症状如：肺炎链球菌肺炎可误诊为阑尾炎，心肌梗死可误诊为急性胃肠炎。

目前尽管已有X线、超声、内镜、CT、磁共振、核素显像等现代化的辅助检查手段，但腹部体检仍然不失为一项重要的检查方法。

第一节　腹部的体表标志及分区

为了准确描述和记录脏器及病变的部位，必须首先熟悉腹部脏器的部位及其在体表的投影，熟悉各种体表标志和腹部分区。

一、体表标志

腹部检查常用下列各种标志：肋弓下缘、腹上角、脐、髂前上棘、腹直肌外缘、腹中线、腹股沟韧带、肋脊角等。记述体征时，应具体描述体征部位及其与某体表标志间的距离（图3-6-1）。

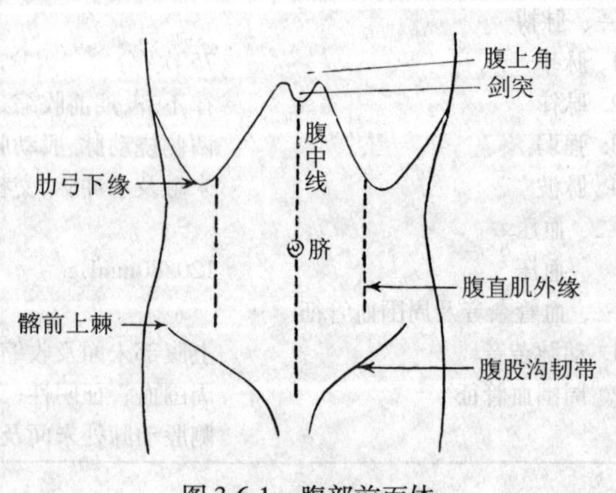

图3-6-1　腹部前面体表标志示意图

肋弓下缘　肋弓由第8～10肋软骨构成，其下缘为体表腹部上界，常用于腹部分区及肝脾测量。

剑突　通过软骨连接于胸骨下端的骨性三角。

腹上角（胸骨下角）　为两侧肋弓的交角，用于判断体型及肝脏测量。

脐　为腹部中心，平第3～4腰椎之间，为腹部四分法及腰椎穿刺的定位标志。

髂前上棘　髂嵴前方突出点，为腹部九区分法标志及常用骨髓穿刺部位。

腹直肌外缘　相当于锁骨中线的延续，常为手术切口位置，右侧腹直肌外缘与肋弓下缘交界处为胆囊点。

腹中线（腹白线）　为前正中线的延续，是腹部四分法的垂直线，此处易发白线疝。

腹股沟韧带　两侧腹股沟韧带与耻骨联合上缘共同构成腹部体表下界，此处为寻找股动脉、股静脉的标志，也是腹股沟疝的通过部位（腹股沟管或腹股沟三角）。

肋脊角　背部两侧第12肋骨与脊柱的交角，为检查肾脏叩击痛的位置。

二、腹部分区

借助于腹部天然标志及人工画线可将腹部划分为若干区域。目前常用以下分法。

（一）四区分法

通过脐划一条水平线与一垂直线，两线相交，将腹部分为四区，即右上腹、右下腹、左上腹和左下腹。各区所包含的主要脏器如下：

1. 右上腹部　肝、胆囊、幽门、十二指肠、小肠、胰头、右肾上腺、右肾、结肠肝曲、部分横结肠、腹主动脉。

2. 右下腹部　盲肠、阑尾、部分升结肠、小肠、膨胀的膀胱、右输尿管、增大的子宫、女性的右侧输卵管及卵巢、男性的右侧精索。

3. 左上腹部　肝左叶、脾、胃、小肠、胰体、胰尾、左肾上腺、左肾、结肠脾曲、部分横结肠、腹主动脉。

4. 左下腹部　乙状结肠、部分降结肠、小肠、膨胀的膀胱、左输尿管、增大的子宫、女性的左侧输卵管及卵巢、男性的左侧精索。

四区分法简单易行，但较粗略，难于准确的定位（如上腹中部的压痛、耻骨上肿块等），为其不足之处。

（二）九区分法

九区分法较细，定位准确，由两条水平线和两条垂直线将腹部分为井字形的九区，上面的水平线为两侧肋弓下缘连线，下面的水平线为两侧髂前上棘连线，通过左、右髂前上棘至腹中线连线的中点各划一条垂直线，四线相交将腹部分为9个区域（图3-6-2）。

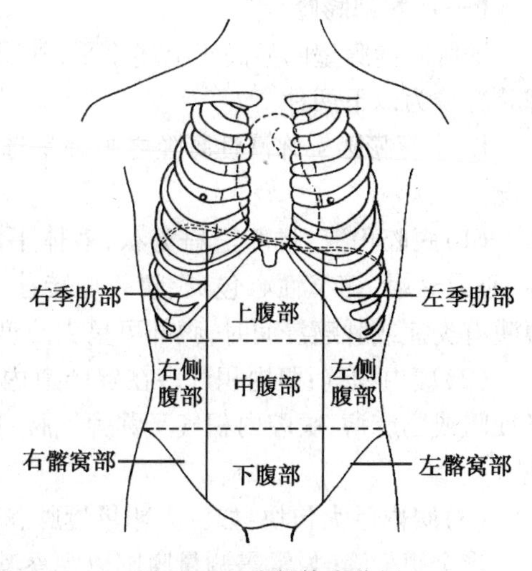

图3-6-2　腹部体表分区示意图（九区分法）

九区分法各区的脏器分布情况如下：

1. 右上腹部（右季肋部）　肝右叶、胆囊、结肠肝曲、右肾、右肾上腺。

2. 上腹部　胃、肝左叶、十二指肠、胰头和胰体、横结肠、腹主动脉、大网膜。

3. 左上腹部（左季肋部）　脾、胃、结肠脾曲、胰尾、左肾、左肾上腺。

4. 右侧腹部（右腰部）　升结肠、空肠、右肾。

5. 中腹部(脐部) 十二指肠下部、空肠及回肠、下垂的胃或横结肠、输尿管、腹主动脉、肠系膜及其淋巴结、大网膜。

6. 左侧腹部(左腰部) 降结肠、空肠或回肠、左肾。

7. 右下腹部(右髂部) 盲肠、阑尾、回肠下端、淋巴结、女性右侧卵巢及输卵管、男性右侧精索。

8. 下腹部 回肠、乙状结肠、输尿管、胀大的膀胱或增大的子宫。

9. 左下腹部(左髂部) 乙状结肠、女性左侧卵巢及输卵管、男性左侧精索及淋巴结。

第二节 视 诊

腹部视诊时,被检查者应取仰卧位,充分暴露全腹(躯干其他部分应遮盖),但时间不宜过长,以免腹部受凉。光线宜充足而柔和,从前侧方射入视野,有利于观察腹部表面的器官轮廓、包块、肠型和蠕动波等。医生站于病人右侧,自上而下按一定顺序视诊腹部。

腹部视诊的主要内容有腹部外形、呼吸运动、腹壁静脉、胃肠型及蠕动波,以及腹部的皮疹、疝和腹纹等。

一、腹部外形

应注意腹部是否对称,有无隆起或凹陷,有腹腔积液或腹部包块时,还应测量腹围的大小。

健康成年人平卧时,前腹壁大致处于肋缘至耻骨联合平面或略低凹,称为腹部平坦。肥胖者及小儿腹部外形较圆,可高于肋缘及耻骨平面,呈饱满状;老年人腹肌松弛,但皮下脂肪较多,腹形略大;消瘦者皮下脂肪少,腹部下凹呈低平状,均属于正常范围。若腹外形明显膨隆或凹陷,应视为异常。

(一) 腹部膨隆

平卧时前腹壁明显高于上述水平,外观呈凸起状,称腹部膨隆。生理状况如肥胖、妊娠;病理状况分为以下两种:

1. 全腹膨隆 弥漫性膨隆之腹部呈球形或扁圆形,多因腹腔内容物增多所致,常见下列情况。

(1)腹腔积液:腹部呈扁宽状,液体下沉于腹腔两侧称为蛙腹。常见于肝硬化门脉高压症、心力衰竭、缩窄性心包炎、腹膜癌转移、肾病综合征、胰源性腹腔积液或结核性腹膜炎等。腹膜有炎症或肿瘤浸润时,腹部可呈尖凸型,称为尖腹。

(2)腹内积气:腹内积气多在胃肠道内,移动体位时其形状无明显改变,见于各种原因的肠梗阻或肠麻痹;腹腔内积气又称为气腹,见于胃肠穿孔或治疗性人工气腹,前者常伴有腹膜炎。

(3)腹内巨大包块:如巨大卵巢囊肿、畸胎瘤等。

当全腹膨隆时,常需测量腹围以观察其程度及变化。方法为让病人排尿后平卧,用软尺经脐绕腹一周,测得的周长即为腹围,通常以厘米为单位。

2. 局部膨隆 常见于脏器肿大、腹内肿瘤或炎症性包块、胃或肠胀气,腹壁上的肿物和疝等。视诊时应注意膨隆的部位、外形,是否随呼吸而移动或随体位而改变,有无搏动等。

局部肿物是在腹腔内或腹壁上(如皮下脂肪瘤、结核性脓肿等),应加以鉴别。方法是嘱病人从枕上抬头，使腹壁肌肉紧张，如肿块更加明显，说明在腹壁上；若不明显或消失，则肿块在腹腔内，被收缩变硬的腹肌所掩盖。

(1)上腹中部膨隆常见于肝左叶大、胃癌、胃扩张、胰腺肿瘤或囊肿等。

(2)右上腹膨隆常见于肝大、胆囊大及结肠肝曲肿瘤。

(3)左上腹膨隆常见于脾大、结肠脾区肿瘤或巨结肠。

(4)侧腹部膨隆见于多囊肾、巨大肾上腺瘤、肾盂大量积水或积脓。

(5)脐部膨隆常因脐疝、腹部炎症性包块(如肠粘连)引起。

(6)下腹膨隆见于子宫增大(妊娠、肌瘤等)、卵巢癌或囊肿以及胀大的膀胱(排尿后可消失)。

(7)右下腹膨隆见于回盲部结核或肿瘤、Crohn 病及阑尾周围脓肿等；左下腹膨隆，见于降结肠及乙状结肠肿瘤，或干结粪块所致。

局部膨隆近圆形者，多为囊肿、肿瘤或炎性包块；呈长形者，多为肠管病变如肠梗阻、肠扭转、肠套叠或巨结肠症等；膨隆有搏动者，可能是动脉瘤或其上面的脏器或肿块传导其搏动；膨隆随体位而移位者，可能是游走的脏器(肾、脾等)、带蒂肿物(如卵巢囊肿)或大网膜、肠系膜上的肿块，腹壁或腹膜后肿物(神经纤维瘤、纤维肉瘤等)一般不随体位变动而移位；随呼吸移动的局部膨隆多为膈下脏器或肿块；在腹白线、脐、腹股沟或手术瘢痕部位于增加腹压时出现膨隆，而卧位或减低腹压后消失者，为相应部位的疝。

(二) 腹部凹陷

仰卧时前腹壁明显低于肋缘至耻骨的水平面，称腹部凹陷。

1. 全腹凹陷　见于消瘦和脱水者。严重时前腹壁凹陷几乎贴近脊柱，肋弓、髂嵴和耻骨联合显露，腹外形如舟状称舟状腹，见于恶病质，如慢性消耗性疾病晚期(结核病、败血症等)、恶性肿瘤等。吸气时出现腹凹陷见于膈肌麻痹和上呼吸道梗阻。

2. 局部凹陷　较少见，多由于手术后腹壁瘢痕收缩所致。

二、呼 吸 运 动

正常人呼吸时，腹壁上下起伏即为呼吸运动。男性及小儿以腹式呼吸为主；成年女性则以胸式呼吸为主。腹式呼吸减弱常见于腹膜炎症、腹腔积液、急性腹痛、腹腔内巨大肿物或妊娠。腹式呼吸消失常见于胃肠穿孔所致急性腹膜炎或膈肌麻痹。

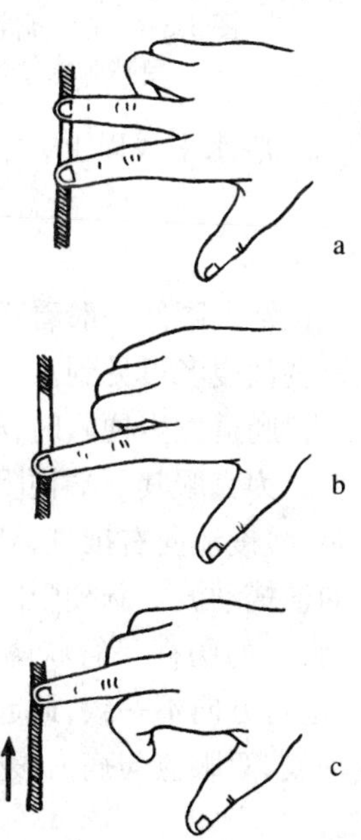

图 3-6-3　检查静脉血流方向手法示意图

三、腹 壁 静 脉

正常人腹壁皮下静脉一般不显露，在较瘦或皮肤白皙的人才隐约可见，皮肤较薄而松弛的老年人可见静脉暴露于皮肤，但无曲张征象。其他使腹压增加的情况(腹腔积液、腹腔巨大肿物、妊娠后期等)也可见静脉显露。

腹壁静脉曲张最常见于门静脉循环障碍或上下腔静脉回流受阻，检查腹壁曲张静脉的血流方向，有助于判定静脉阻塞的部位。

(一) 检查血流方向的方法

可选择一段没有分支的腹壁静脉，检查者将手示指和中指并挟压在静脉上，然后一只手指紧压静脉向外滑动，排空该段静脉内血液，至一定距离后放松该手指，另一手指紧压不动，如果被挤空的这段静脉很快充盈，表示血流方向是从放松手指一端流向紧压的手指一端，可交替放松另一手指，比较观察(图 3-6-3)。

正常时，脐水平以上的腹壁静脉，血流方向自下向上经胸壁静脉和腋静脉流入上腔静脉；脐水平线以下的腹壁静脉，血流方向自上向下经大隐静脉流入下腔静脉。

(二) 腹壁曲张静脉血流方向对血管阻塞部位的判断

1. 脐水平线以上，血流自下而上；脐水平线以下，血流自上而下，则示门静脉梗阻(图 3-6-4)。门脉高压显著时，于脐部可见到一簇曲张静脉向四周放射，呈海蛇头状。

2. 脐水平线以上，血流自下而上；脐水平线以下，血流自下而上，则示下腔静脉梗阻(图 3-6-5)。

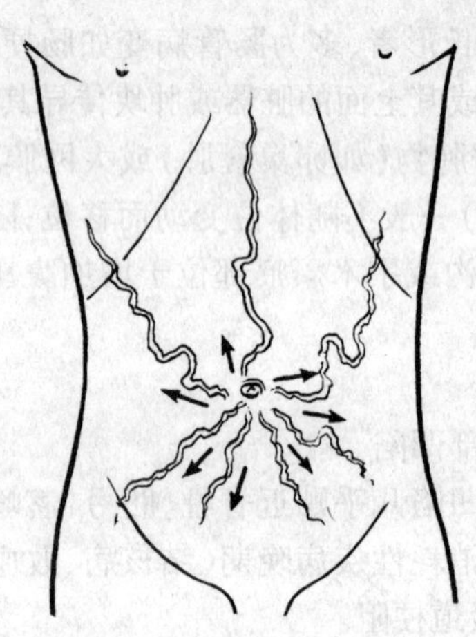

图 3-6-4 门静脉高压时腹壁浅静脉血流分布和方向

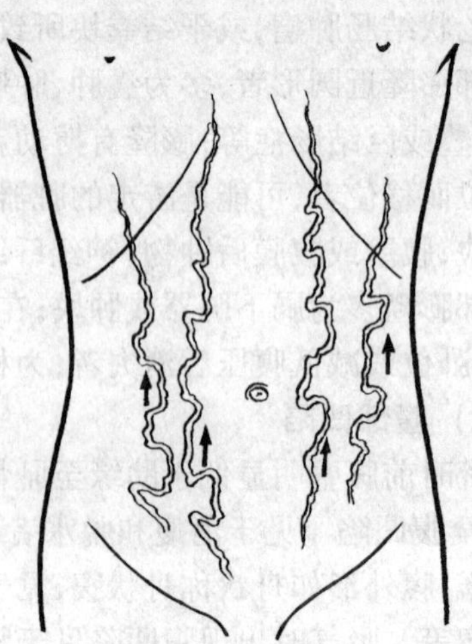

图 3-6-5 下腔静脉梗阻时腹壁浅静脉血流分布和方向

3. 脐水平线以上，血流自上而下；脐水平线以下，血流自上而下，则示上腔静脉梗阻。

四、胃肠型和蠕动波

正常人腹部一般看不到胃和肠的轮廓及蠕动波形，但在腹壁菲薄或松弛的老年人，经产妇或极度消瘦者可见到。

胃肠道发生梗阻时，梗阻上端的胃或肠段，由于胀气膨隆，可显出各自的轮廓，称为胃型或肠型。为克服其下端梗阻，梗阻上端增强蠕动，可在腹壁上见到蠕动波。胃蠕动波自左肋缘下开始，缓慢地向右推进，到达右腹直肌下(幽门区)消失，此为正蠕动波，有时还可见到自右向左的逆蠕动波。肠梗阻时亦可看到肠蠕动波，小肠梗阻所致的蠕动波多见于脐部。严重梗阻时，胀大的肠袢呈管状隆起，横行排列于腹中部，组成多层梯形肠型，并可看到明显的肠蠕动波，运行方向不一致，此起彼伏，伴以高调肠鸣音。当发生肠麻痹时，蠕动波消失。为便于观察蠕动波，双眼应与病人腹壁在同一水平面上，也可让病人饮水或用手轻拍腹壁以诱发蠕动波出现。

五、腹壁其他情况

1. 皮疹　麻疹、猩红热、斑疹伤寒等传染病及药物过敏等不同的疾病可出现不同种类的皮疹。紫癜或荨麻疹能引起腹痛；带状疱疹常沿脊神经走行分布。

2. 色素　正常腹部皮肤颜色较暴露部位稍淡。腰腹部不规则斑片状色素沉着，见于多发性神经纤维瘤；皮肤皱褶处有褐色素沉着，可见于肾上腺皮质功能减退（Addison病）；左腰部皮肤呈蓝色，可见于急性出血性胰腺炎；脐周或下腹壁皮肤呈蓝色，为腹腔内大出血的征象，可见于宫外孕破裂。

3. 腹纹　多分布于下腹部。条纹处皮肤较薄，在妊娠中呈淡蓝色或粉红色，产后则转为白色而长期存在（又称妊娠纹），是由于真皮层的结缔组织因张力增高而断裂所致，也可见于肥胖者。紫纹是皮质醇增多症的一个征象。

4. 瘢痕　腹部瘢痕多为外伤、手术或皮肤感染的遗迹，有时对诊断和鉴别疾病很有帮助。

5. 疝　腹部疝可分为腹内疝和腹外疝两大类，以后者多见。为腹腔内容物经腹壁或骨盆壁的间隙或薄弱部分向体表突出而成，如脐疝、白线疝、切口疝、股疝、腹股沟疝等。如有嵌顿可引起急性腹痛。

6. 腹部体毛　腹部体毛增多或女性阴毛呈男性型分布见于皮质醇增多症；腹部体毛稀少见于腺垂体功能减退症、粘液性水肿和性腺功能减退症。

7. 上腹部搏动　上腹部搏动大多由腹主动脉搏动传导而来，可见于正常人较瘦者。腹主动脉瘤及二尖瓣狭窄或三尖瓣关闭不全引起右心室增大者，均可见上腹部明显搏动。鉴别的方法可用拇指指腹贴于剑突下部，于吸气时指尖部感到搏动为右心室增大，如于呼气时指腹感到搏动明显，则为腹主动脉搏动。

第三节　触　诊

触诊是腹部检查的主要方法，对腹部体征的认识和疾病的诊断有重要作用，触诊可以进一步确定视诊所见，又可为叩诊、听诊提示重点。

一、检 查 方 法

被检查者一般采取仰卧位，头垫低枕，两手自然放于躯干两侧，两腿屈起并稍分开，缓慢做腹式呼吸。检查肝、脾时，还可分别取左、右侧卧位，检查腹部肿瘤时还可用肘膝位。

医生站在被检查者右侧，前臂应与其腹部表面在同一水平。检查时，手要温暖，动作要轻柔。一般自左下腹开始逆时针方向检查。原则是先触诊未诉病痛的部位，逐渐移向病痛部位。边触诊边观察被检查者的反应与表情，同时边触诊边与病人交谈，转移其注意力而减少腹肌紧张，以保证顺利完成检查。

腹部触诊包括：浅部触诊法、深部滑行触诊法、双手触诊法、深压触诊法、浮沉触诊法（见第三篇第一章第二节）。浅部触诊可发现腹壁的紧张度、抵抗感、表浅的压痛、包块、搏动和腹壁上的肿物；深部触诊则可了解腹腔内脏器情况，检查压痛、反跳痛和腹内肿物等。

二、腹壁紧张度

正常人腹壁有一定张力，但触之柔软，较易压陷，称为腹壁柔软。若触诊手过凉或因病人不习惯被触摸、怕痒而发笑致腹肌自主性痉挛，称肌卫增强，在适当诱导或转移注意力后可消失，不属异常。某些病理情况可使全腹或局部腹肌紧张度增加，全腹壁紧张见于以下几种情况：①肠胀气或气腹、大量腹腔积液者，腹壁张力增大，但无肌痉挛，也无压痛；②急性胃肠穿孔或实质性脏器破裂所致急性弥漫性腹膜炎，因腹膜受刺激而引起腹肌痉挛，腹壁常有明显紧张，硬如木板称板状腹；③结核性腹膜炎时，炎症发展较慢，且有腹膜增厚和肠管、肠系膜的粘连，形成腹壁柔软而具抵抗力，呈揉面感，亦可见于癌性腹膜炎。

局部腹壁紧张常因该处腹内脏器炎症波及腹膜而引起，如右下腹肌紧张常见于急性阑尾炎；右上腹肌紧张常见于急性胆囊炎。但应引起注意的是，年老体弱、腹肌发育不良、过度肥胖的病人，腹膜虽有炎症，但腹壁紧张可不明显。盆腔脏器炎症时也不引起明显腹壁紧张。

三、压痛及反跳痛

正常腹部触摸时不引起疼痛，重按时仅有一种压迫感。真正的压痛多来自腹壁或腹腔内的病变。腹壁病变比较表浅时，在抓捏腹壁或平卧位曲颈抬肩时触痛明显。腹腔内的病变如脏器的炎症、瘀血、肿瘤、破裂、扭转以及腹膜的刺激等均可引起压痛。出现压痛的部位，常为病变所在部位。压痛局限于一点，称压痛点。

1. 溃疡病压痛点　位于上腹部剑突下正中线稍偏左或稍偏右处。

2. 胆囊压痛点　位于右腹直肌外缘与肋缘交界处。

3. 阑尾压痛点（McBurney 点）　位于脐与右髂前上棘连线中、外 1/3 交界处的 McBurney 点。

4. 上腹部压痛　多起源于上腹部脏器，如胃、十二指肠、肝、胆、胰及横结肠等器官的病变。

5. 下腹部压痛　常见于膀胱、女性生殖器官及其周围组织的病变。

6. 脐部压痛　见于小肠、肠系膜、横结肠或输尿管病变，也可见于各种肠寄生虫病等。

7. 季肋部压痛　左侧可由脾、结肠脾曲、降结肠、胰尾、左肾等病变引起；右侧见于肝、胆、升结肠、结肠肝曲和右肾病变所引起。

8. 腰部压痛　左腰部见于左肾和降结肠病变；右腰部见于右肾和升结肠病变。

此外，胸部病变如胸膜炎、心肌梗死等也常在上腹部或季肋部出现压痛，大叶性肺炎可出现右下腹痛，阑尾炎可先上腹痛而后转移至右下腹痛。

当触诊腹部出现压痛后，手指可于原处稍停片刻，然后迅速将手抬起，如此时病人感觉腹痛骤然加重，并有痛苦表情，称为反跳痛。反跳痛是腹膜壁层已受炎症累及的征象，当突然抬手时腹膜被牵拉引起疼痛，多见于腹内脏器病变累及邻近腹膜时，也见于原发性腹膜炎。当腹内脏器炎症尚未累及壁层腹膜时，可仅有压痛而无反跳痛。

压痛、反跳痛、腹肌紧张合称为腹膜刺激征，是急性腹膜炎的可靠体征。

四、腹部包块

腹腔内肿大或异位的脏器、炎症、囊肿、肿大淋巴结以及肿瘤、胃内结石、肠内粪块等均可形成包块。正常人，尤其是体型消瘦者腹腔内某些正常器官可以被触及，应与病理性包块区别开来。

（一）腹部生理性包块的常见原因

1. 腰椎椎体及骶骨岬 形体消瘦及腹壁薄软者，在脐附近中线位常可触到骨样硬度的包块，固定、深在、无压痛，初学者易误其为后腹壁肿瘤。

2. 腹主动脉 在脐的深处，沿腹部正中线偏左可触及有搏动的腹主动脉。

3. 右肾下极 在腹壁松弛或肾下垂者可触及，坐位或立位时更易触及。

4. 乙状结肠粪块 在左下腹部，为光滑条索状包块，内存粪便时尤为清楚，排便后可缩小或消失。

5. 膀胱 膀胱充盈胀大时，在耻骨上缘触到，呈扁圆形或圆形，有囊性感，按压有尿意，排尿后即消失。

6. 子宫 妇女妊娠12周以后，即可在耻骨联合上方触到逐渐增大的宫体。

（二）腹部病理性包块的常见病因

常见病因见表3-6-1。

表3-6-1 腹部病理性包块的常见病因

来源	炎症性	肿瘤性	梗阻性	先天性
肝	肝炎、肝脓肿、肝囊肿	肝癌	肝瘀血	多囊肝、肝血管瘤
胆道	胆囊积液、积脓	胆囊癌	胆道梗阻	胆总管囊肿
胃、十二指肠	穿通性溃疡	胃癌、肉瘤	幽门梗阻	
脾	疟疾、血吸虫病、伤寒、黑热病	造血系恶性增生白血病等	门静脉高压	游走脾
小肠	Crohn病	小肠肿瘤	肠套叠、肠蛔虫	
阑尾	阑尾周围脓肿	阑尾肿瘤、类癌		阑尾粘液囊肿
结肠、直肠	回盲部结核、血吸虫病、阿米巴病、Crohn病、放线菌病、结肠憩室炎	结肠癌、直肠癌、肠道淋巴瘤	乙状结肠扭转	乙状结肠囊肿
肠系膜、网膜、腹膜	腹膜结核、肠系膜淋巴结核、肠系膜脂膜炎、腹腔脓肿（阑尾、盆腔）	肠系膜淋巴瘤转移癌		肠系膜囊肿、大网膜囊肿
膀胱	膀胱挛缩（结核）	膀胱肿瘤	尿潴留、结石	巨大膀胱
卵巢	卵巢结核、粘连	卵巢癌		卵巢囊肿
输卵管	粘连		输卵管积液	输卵管囊肿
子宫		子宫肌瘤、子宫体癌		子宫囊肿
胰腺	假性胰腺囊肿、脓肿	胰腺癌、胰囊腺瘤		胰腺囊肿
肾上腺		嗜铬细胞瘤		肾上腺囊肿
肾	肾结核、包虫囊肿	肾母细胞瘤、肾癌	肾盂积水	马蹄肾、多囊肾、肾下垂、游走肾
其他		脂肪瘤、畸胎瘤、淋巴肉瘤、交感神经母细胞瘤		

（三）描述内容

应详细体会并描述下列内容：如触及包块，应注意其位置、大小、形态、质地、有无压痛及搏动、移动度等特征，以鉴别其来源于何种脏器，是炎症性还是非炎症性、是实质性还是囊性、是良性还是恶性、在腹壁上还是在腹腔内。

1. 部位　腹部某区的包块多来源于该区的脏器，如上腹中部触到包块常为胃或胰腺的肿瘤。

2. 大小　凡触到包块，均要准确测量其纵、横径的大小，可用厘米表示或用实物比拟其大小，如鸡蛋、拳头、新生儿头大小等。巨大包块多发生于卵巢、肾、肝、脾、胰和子宫等实质性脏器，且以囊肿居多。如包块大小变化不定，甚至有时消失，则可能是痉挛、充气的肠袢所引起；肿瘤多呈渐进性增大；炎性包块在较短时间内可有增大、缩小的变化。

3. 形态　要触清包块的形状、轮廓是否清楚、表面是否光滑、边缘是否规则、有无切迹等。圆形且表面光滑的包块，以囊肿居多；形态不规则，表面凹凸不平且质地坚硬，多考虑为恶性肿瘤、炎性包块等；索条状或管状肿物，短时间内形态多变者，多为蛔虫团或肠套叠。如在右上腹触到边缘光滑的卵圆形肿物，应疑为胆囊积液。

4. 质地　可分柔软、中等硬度或坚硬。包块若为实质性的，质地多中等硬或坚硬，见于肿瘤、炎性或结核浸润包块等。包块若为囊性，质地多柔软，见于囊肿、脓肿，如卵巢囊肿、多囊肾等。

5. 压痛　炎性包块有明显压痛。如位于右下腹的包块，具有明显的压痛，多为阑尾脓肿或肠结核等。如肝肿大且有明显压痛，多见于肝脓肿、肝炎、肝淤血等。

6. 活动度　如包块随呼吸上下移动，多为肝、脾、胆囊、胃部位的肿物；如包块能自行移动或用手推动，可能来自胃、肠或肠系膜；移动度较大者，多为带蒂的肿物、游走脾、游走肾等。凡腹膜后包块及局部炎性脓肿，一般不易移动。

7. 搏动　在腹腔内触及明显的膨胀性搏动，应考虑为腹主动脉或其分支动脉瘤的可能，但腹主动脉瘤附近的包块，可因传导而触及搏动感，此称为传导性搏动。膨胀性搏动与传导性搏动应加以鉴别，前者向四周扩散，后者只向一个方向传导。鉴别方法：

（1）被检者仰卧：取两根火柴棒，火柴头相交处置于搏动的肿物上，如搏动使火柴棒向两侧分开，表示膨胀性搏动；如仅垂直地上下起落，表示为传导性搏动。

（2）被检者仰卧：医生用左、右两手中指指端相交于肿物上，嘱被检者暂停呼吸，观察两中指动作情况，若两手中指被推向两侧，则为膨胀性搏动；若两手中指只被推向上方，则为传导性搏动。如在肝表面触到膨胀性搏动，见于严重的三尖瓣关闭不全。

8. 与邻近器官的关系　触到的包块还应确定其与邻近器官、皮肤和腹壁的关系。若能用手捏起该处的皮肤和皮下组织，但不能捏起包块，反而出现牵缩的凹窝，表示包块与腹壁之间有粘连；如包块和局部皮肤能单独捏起，则表示包块与腹内脏器无关。包块与邻近组织粘连，压痛明显，不易推动，以炎性者可能性大。如包块边界清楚，表面光滑，质地不硬，活动度较大可能是良性肿瘤；否则可能为恶性肿瘤。

五、液 波 震 颤

检查时病人平卧，医生以一手掌面贴于病人一侧腹壁，另一手四指并拢屈曲，用指端叩击对侧腹壁，如有大量液体存在，则贴于腹壁的手掌有被液体波动冲击的感觉，即波动感，又称液波震颤。

为防止腹壁本身的震动传至对侧，可让另一人将手掌尺侧缘压于脐部腹中线上，即可阻止之（图 3-6-6）。用此法检查腹腔积液，需有 3000～4000ml 以上液量才能查出，不如移动性浊音敏感。

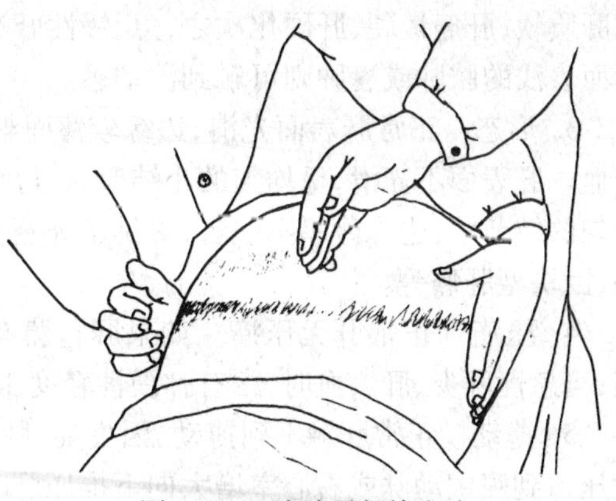
图 3-6-6　液波震颤检查法

六、肝　触　诊

（一）触诊方法

触诊时，受检者取仰卧位，两膝、髋关节屈曲使腹壁放松，有时亦可采取左侧卧位。触诊方法有三种：

1. 单手触诊法　检查者将右手四指并拢，腕关节自然伸直，平放在腹壁上，自髂前上棘连线水平的右腹直肌外缘开始（将并拢的示指和中指指端的桡侧缘迎对右肋缘），以掌指关节运动，自下而上，触诊时让受检者做深而慢的腹式呼吸动作，当呼气时，右手轻压向腹深部，吸气时，右手在继续施压中随腹部抬起，并向右季肋缘触探，随着病人的呼吸，逐渐向肋缘移动，直到触到肝右叶下缘或右肋缘为止；触诊肝左叶，用同样的方法沿前正中线触向剑突，并在平静呼吸时测量肝的大小（在右锁骨中线上测量肝右叶下缘至右肋缘的距离；在前正中线上测量肝左叶下缘至剑突下的距离）以厘米表示。应注意勿将横结肠下缘、右肾下极及右腹直肌上段的腱划，误认为肝下缘。如遇腹腔积液病人，可用浮沉触诊法（冲击触诊法）。

2. 双手触诊法　医生右手位置及手法同单手法，但用左手掌及四指托住被检查者右侧后腰部，拇指张开置于右肋缘上，触诊时左手向上方托起，使肝下缘紧贴前腹壁下移，并限制右下胸扩张，以增加膈下移的幅度，这样吸气时下移的肝脏就更易碰到右手指，可提高触诊的效果（图 3-6-7）。

3. 钩指触诊法　适用于儿童和腹壁薄软者，医生站于病人右肩旁，面向其足部，将右手掌搭在其右前胸下部，右手第 2～5 指弯成钩状，嘱病人做深呼吸动作，医生随吸气而更进一步屈曲指关节，以迎触肝下缘，此法，较易触及肝缘。

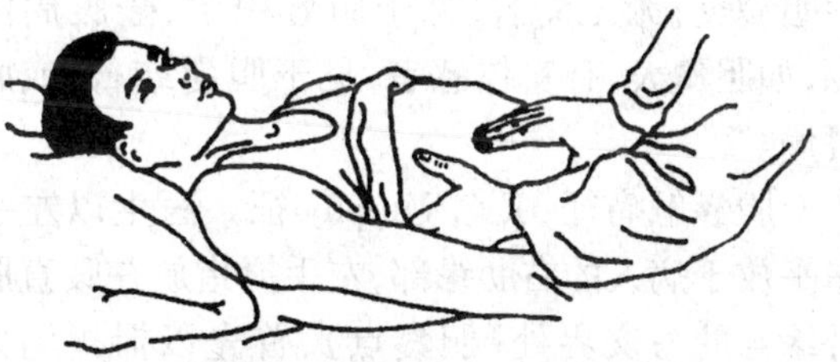

图 3-6-7　双手触诊肝示意图

（二）描述内容

1. 大小　正常人的肝一般触不到。腹壁松弛或体瘦的人，在深吸气时可触及肝下缘，仅在右肋缘下 1cm 以内，剑突下 3cm 以内，在腹上角较锐的瘦高者剑突根部下可达 5cm，但是不会超过剑突根部至脐距离的上 1/3。如超过上述标准，可能是肝肿大，也可能是肝下移；此时应叩出肝上界，若肝上界也相应下移则为肝下移，若肝上界正常或升高，则提示肝大。

肝大可分为弥漫性和局限性。弥漫性增大多见于肝炎、肝瘀血、脂肪肝、早期肝硬化、白血病、血吸虫病等。局限性肝增大见于肝肿瘤、肝囊肿及肝脓肿等。

肝缩小见于急性和亚急性重型肝炎，门脉性肝硬化晚期。

2. 质地　一般分为三个等级：质软（如触口唇）、质韧（如触鼻尖）和质硬（如触前额）。正常肝质软；肝癌最硬，肝硬化次之，急、慢性肝炎质韧。肝脓肿或肝囊肿含有液体时，呈囊性感，大而表浅的脓肿或囊肿则可触到波动感。

3. 形态 正常肝表面光滑，边缘较薄而整齐且厚度一致。肝边缘钝圆，常见于脂肪肝、肝瘀血。肝表面不光滑，呈均匀的小结节状，边缘不整且较薄者，见于肝硬化。肝表面呈粗大不均匀的结节状，边缘薄厚不一者，常见于肝癌。肝表面呈大块状隆起者，见于肝脓肿、肝包囊虫病、巨块型肝癌等。

4. 压痛 正常肝无压痛。如果肝包膜有炎症反应或因肝增大肝包膜张力增加，而有压痛；当急性肝炎、肝瘀血时，常有弥漫性轻度压痛；较浅表的肝脓肿，可有明显的局限性压痛。

5. 搏动 正常肝触不到搏动，因炎症、肿瘤等原因引起的肝大本身并不伴有搏动。当肝大压迫到腹主动脉或右心室增大向下推压肝时，可出现肝搏动。如触到肝搏动，应区别是肝本身的扩张性搏动还是传导性搏动。①扩张性搏动：见于三尖瓣关闭不全，因收缩期右心室血液返流到右心房，右心室搏动通过右心房、下腔静脉而传导到肝，使其呈扩张性搏动。检查者将右手放在肝上面、左手放在肝后面，让病人暂停呼吸，即可感觉到其开合样搏动。此外，三尖瓣关闭不全的病人同时还伴有颈静脉搏动。②传导性搏动：如右手被推向前，左手无感觉，则为传导性搏动，见于增大的肝压在腹主动脉上。

当右心功能不全引起肝瘀血性增大时，用力压迫肝，可出现肝-颈静脉回流征阳性。

七、胆囊触诊

可用单手滑行触诊法或钩指触诊法，触诊要领与肝触诊相同。

正常胆囊不能触及。胆囊大时，在右肋缘下腹直肌外缘处可触到一梨形或卵圆形、张力较高的包块，随呼吸而上下移动，质地视病变性质而定。如胆囊大，有囊性感和明显压痛者，见于急性胆囊炎；无压痛者，见于胆囊积水、壶腹周围癌；如胆囊大，有实体感者，见于胆囊结石，或胆囊癌。

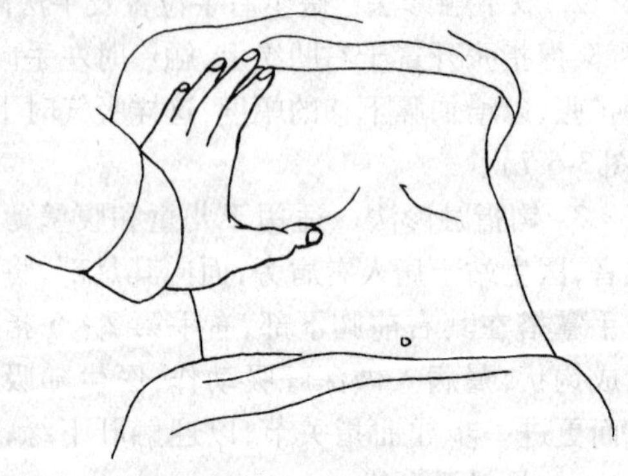

图 3-6-8 Murphy 征检查法

胆囊触痛征，又名 Murphy 征。医生以左手掌平放于病人的右肋缘部，左手拇指放在腹直肌外缘与肋弓交界处（胆囊点），首先以拇指用力勾压腹壁，然后让病人缓慢深吸气，如在吸气过程中因疼痛而突然屏气，则称 Murphy 征阳性。可见于急性胆囊炎（图 3-6-8）。

库瓦西耶征（Courvoisier）：当胰头癌压迫胆总管导致阻塞时，发生明显黄疸且逐渐加深，胆囊显著肿大但无压痛，称为 Courvoisier 征阳性。在胆总管结石梗阻所致的黄疸病人中，由于胆囊也常伴有慢性炎症，囊壁因纤维化而萎缩，且与周围组织粘连而失去移动性，因而有黄疸但胆囊不肿大。

八、脾触诊

（一）检查方法

正常情况下脾不能被触及，一旦触及就比原解剖学上大 2～3 倍。脾触诊有以下几种检查方法,手法、触诊内容与触肝相同。

1. 浅部单手触诊法　脾大明显而位置又较表浅时,用右手单手触诊稍用力即可查到。

2. 深部双手触诊法　如果脾中度增大而位置较深,应用双手触诊法进行检查。病人仰卧,两腿稍屈曲,医生左手绕过病人腹前方,手掌置于左侧后胸壁第7~10肋处(8~11肋),将脾从后向前托起。右手掌平置于脐部,示指、中指指端桡侧缘对向左肋缘,配合呼吸,进行触诊,从脐部和左侧腹部逐渐触至脾缘或左肋缘(图3-6-9)。

3. 右侧卧位触诊法　脾轻度大而仰卧位不易触到时,可嘱病人取右侧卧位,右下肢伸直,左下肢屈髋、屈膝,再用双手触诊容易触及。

(二) 脾大的测量法(图3-6-10)

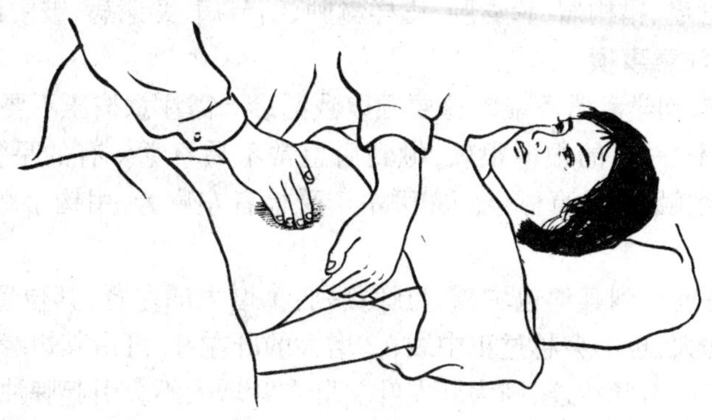

图3-6-9　脾触诊

第1线测量(甲乙线)指左锁骨中线与左肋缘交点至脾下缘的距离,以厘米表示。脾轻度大时只作第1线测量。

第2线测量(甲丙线)指左锁骨中线与左肋缘交点至脾尖最远点的距离。

第3线测量(丁戊线),指脾右缘与前正中线的距离。

如脾高度增大向右越过正中线,则测量脾右缘至正中线的最大距离,以"+"表示;未超过前正中线则测量脾右缘与前正中线的最短距离,以"-"表示。临床实践中,常将脾大分为轻、中、高三度,深吸气时,脾缘不超过肋下2cm为轻度大;超过2cm至脐水平线以上,为中度大;超过脐水平线或前正中线则为高度大,即巨脾。

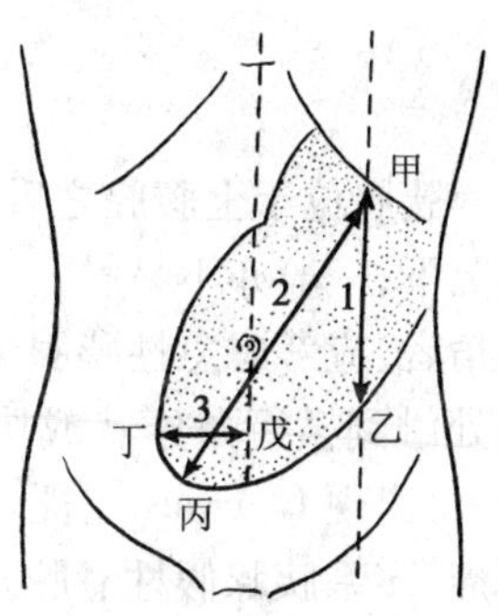

图3-6-10　脾大测量法

(三) 脾大的特点

1. 位于左季肋部,其下缘可随呼吸上下移动。

2. 有明显的边缘,中等以上大者,可触到有特征性的1~2个脾切迹及脾的表面。

3. 增大的脾位置较浅,贴近前腹壁,手指亦难插入左肋缘下,在其上叩诊呈浊音,并与横膈下左季肋部浊音区相连。

触诊脾后除注意大小外,还要注意其质地,表面情况,有无压痛及摩擦感等。

(四) 脾大的常见原因

1. 感染　许多生物原性疾病,可致脾大,如病毒性肝炎、伤寒、粟粒性肺结核、急性疟疾、感染性心内膜炎、败血症及和黑热病等。

2. 充血 由于门静脉高压,导致充血性脾大,见于肝硬化、门静脉血栓形成、布加综合征等。

3. 血液系统疾病 慢性淋巴细胞性白血病、慢性溶血性黄疸、淋巴瘤、真性红细胞增多症及原发性血小板减少性紫癜,可使脾中度肿大,质地坚硬;慢性粒细胞性白血病,可使脾重度肿大。

4. 结缔组织病 如系统性红斑狼疮、类风湿性关节炎、皮肌炎、结节性多动脉炎等。

5. 囊肿和肿瘤 脾脏肿瘤很少见。恶性肿瘤以肉瘤为多,淋巴肉瘤或梭形细胞肉瘤,多见于年轻人,生长迅速,使脾畸形。脾内转移癌罕见。

6. 其他 如血管瘤、错构瘤、脾囊肿、皮样囊肿、结节病、戈谢病、铍中毒等。

(五) 脾触诊的注意事项

脾触诊比较困难,初学者常不能掌握要领以致漏诊。需注意按压不要太重,否则可能将脾挤开。另外,脾形态不一,有的很薄很软,触到后也常不易察觉。有的呈狭长形,紧贴腰肌前面,故需沿左肋缘仔细触摸,认真体会。亦可站于受检者左肩旁,用钩手触诊法在左肋缘触脾边缘。

在左肋缘下还可能触到其他包块,需与脾鉴别:①增大的左肾:其位置较深,边缘钝圆,并无切迹。即使重度增大,也不会越过正中线;②增大的肝左叶:可沿其边缘向右触摸,如发现其隐没于右肋缘下或与肝右叶相连,则为肝左叶。肝左叶增大不会引起脾浊音区扩大;③胰尾部囊肿:无锐利的边缘和切迹,并且不随呼吸移动;④结肠脾曲肿物:较硬,近圆形,与脾边缘不同。

九、胰腺触诊

胰腺位于上腹腔之后,横跨第1~2腰椎。正常胰腺质软,位置较深而不能触及。在病理情况下,一般亦不易触及。深部触诊若在上腹部发现横形带状压痛区和腹肌紧张,并累及左肋脊角者,应考虑急性胰腺炎,若同时左侧腹部皮肤呈蓝色,则提示出血坏死型胰腺炎。于上腹深处触到横行条索状或块状、质硬而无移动性的肿物,应疑及慢性胰腺炎或胰腺癌。胰头癌时,可出现 Courvoisier 征。在左季肋部或上腹部肝下触到囊性肿物,表面光滑,位置固定,可无压痛,多系胰腺假性囊肿。

十、肾触诊

(一) 检查方法

检查肾一般用双手触诊法。嘱病人仰卧位,两腿屈曲并做较深呼吸。医生位于病人右侧,触诊右肾时,以左手掌托住其右腰部向上推起,右手掌平放在右上腹部,手指方向大致平行于右肋缘而稍横向,于病人吸气时双手夹触肾。如触到光滑钝圆的脏器,可能为肾下极。如能在双手间握住更大部分,则略能感知其蚕豆状外形,握住时病人常有酸痛或类似恶心的不适感。触诊左肾时,左手绕过病人前方而托住左腰部,右手掌横置于病人左上腹部,依前法双手触诊左肾。

正常人肾一般不易触及,有时可触到右肾下极。身材瘦长者、肾下垂、游走肾或肾代偿性增大时,肾较易触到。在深吸气时能触到1/2以上的肾即为肾下垂。有时右肾下垂易误认为肝大,左肾下垂易误认为脾大,应注意鉴别。如肾下垂明显并能在腹腔各个方向移动时称为游走肾。肾增大见于肾盂积水或积脓、肾肿瘤、多囊肾等。当肾盂积水或积脓时,肾的质地柔软而富有弹性,有时有波动感。多囊肾时,肾为不规则形增大,有囊性感。肾肿瘤则表面不平,质地坚硬。

如卧位未触及肾脏,可让病人站立床旁,医生于病人侧面用两手前后配合触诊肾脏。当肾下垂或游走肾时,立位较易触及肾脏。

(二) 肾和输尿管压痛点

当肾和尿路有炎症或其他疾病时,可在一些部位出现压痛点,如图所示(图3-6-11):①季肋点:在第10肋骨前端(右侧位置稍低),相当于肾盂位置;②上输尿管点:在脐水平线上腹直肌外缘;③中输尿管点:在髂前上棘水平腹直肌外缘,相当于输尿管第二狭窄处;④肋脊点:背部第十二肋骨与脊柱的夹角(肋脊角)的顶点;⑤肋腰点:第12肋骨与腰肌外缘的夹角(肋腰角)顶点。

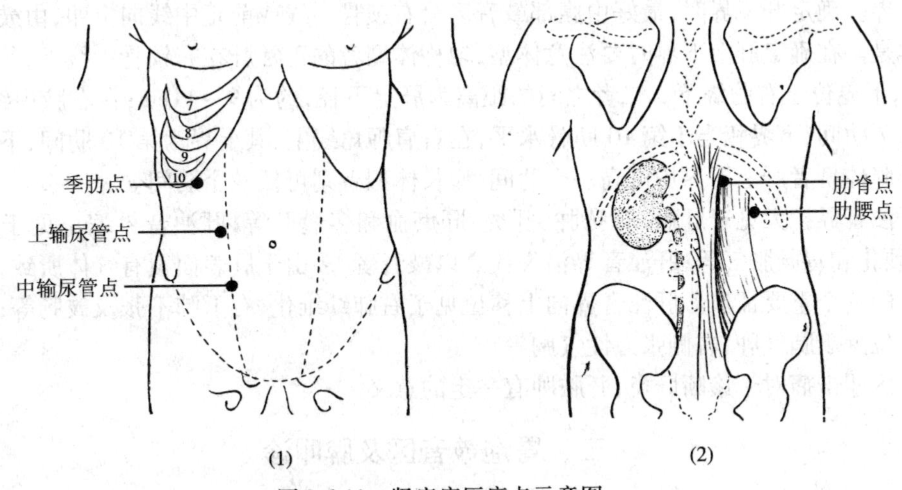

图3-6-11　肾疾病压痛点示意图
(1)腹面　(2)背面

肋脊点和肋腰点压痛是肾的炎症性疾患如肾盂肾炎、肾脓肿和肾结核等。如炎症深隐于肾实质内,可无压痛而仅有叩击痛。季肋点压痛也提示肾病变。上输尿管点或中输尿管点出现压痛,提示输尿管结石、结核或化脓性炎症。

十一、振　水　音

检查时病人仰卧,医生用耳凑近上腹部,同时以冲击触诊法振动胃部,若听到气、液撞击的声音,称为振水音。说明胃内有多量液体及气体存留,可见于正常人餐后或饮入多量液体,若在空腹或餐后6小时以上仍有此音,则提示幽门梗阻或胃扩张。

第四节　叩　诊

腹部叩诊可以验证和补充视诊和触诊所得的结果。其主要目的在于叩知某些脏器的大小,有无叩击痛,胃肠道充气情况,膀胱充盈的程度,腹腔内有无积气、积液和包块等。腹部叩诊一般多采用间接叩诊法。

一、腹部叩诊音

正常腹部叩诊除肝、脾所在部位，增大的膀胱和子宫占据的部位以及两侧腹部近腰肌处叩诊为浊音外，其余部分均为鼓音。明显的鼓音可见于胃肠高度胀气、人工气腹和胃肠穿孔等。如果肝、脾或其他脏器极度增大，腹腔内肿瘤或大量腹腔积液时，鼓音范围缩小，病变部位可出现浊音或实音。

二、肝 叩 诊

用叩诊法确定肝上界时，一般都是沿右锁骨中线、右腋中线和右肩胛角线，由肺区向下叩向腹部。当由清音转为浊音时，即为肝上界。此处相当于被肺遮盖的肝上缘，故又称肝相对浊音界。再向下叩1～2肋间，则浊音变为实音，此处的肝不再被肺遮盖而直接贴近胸壁，称肝绝对浊音界。确定肝下界时，最好由腹部鼓音区沿右锁骨中线或前正中线向上叩，由鼓音转为浊音处即是。在确定肝上下界时要注意体型，匀称体型者的正常肝在右锁骨中线上，其上界在第5肋间，下界位于右肋缘下。二者之间的距离为肝上下径，约为9～11cm；在右腋中线上，其上界为第7肋间，下界相当于第10肋骨水平；在右肩胛角线上，其上界为第10肋间，下界不易叩出。矮胖体型者肝上下界均可高一个肋间，瘦长体型者则可低一个肋间。

肝浊音界扩大见于肝癌、肝脓肿、肝炎、肝瘀血和多囊肝等；肝浊音界缩小见于急性肝坏死、肝硬化和胃肠胀气等；肝浊音界消失代之以鼓音者，多由于肝表面覆有气体所致，是急性胃肠穿孔的一个重要征象。肝浊音界向上移位见于右肺纤维化、右下肺不张及鼓肠等；肝浊音界向下移位见于肺气肿、右侧张力性气胸等。

肝区叩击痛对于诊断肝炎、肝脓肿有一定的意义。

三、胃泡鼓音区及脾叩诊

胃泡鼓音区（Traube区）位于左前胸下部肋缘以上，约呈半圆形，为胃底含气而形成。其上界为横膈及肺下缘，下界为肋弓，左界为脾，右界为肝左缘。正常情况下胃泡鼓音区应该存在（除非进食过多），鼓音区的大小受胃泡含气量的多少和周围器官组织病变的影响。此区明显缩小或消失可见于脾大、左侧胸腔积液、心包积液、肝左叶大，也见于急性胃扩张或溺水病人。

当脾触诊不满意或在左肋下触到很小的脾缘时，宜用脾叩诊进一步检查脾大小。脾浊音区的叩诊宜采用轻叩法，在左腋中线上进行。正常时在左腋中线第9～11肋之间叩到脾浊音，其宽度约为4～7cm，前方不超过腋前线。脾浊音区缩小或消失见于左侧气胸、胃扩张、肺气肿、鼓肠等。脾大时，则脾浊音区扩大。

四、移动性浊音

腹腔内有较多的液体潴留时，因重力关系，液体多潴积于腹腔的低处。检查时先让病人仰卧，腹中部由于肠管内有气体而在液面浮起，叩诊呈鼓音，两侧腹部因腹腔积液积聚叩诊呈浊音（中鼓侧浊）。病人向左侧卧时，左侧腹部叩诊呈更大范围的浊音，而在上面的右侧腹部变为鼓音。再向右侧卧时，左侧腹部变为鼓音，而浊音移至在下面的右侧腹部（上鼓下浊）。这种因变换体位而出现浊音区变动的现象，称移动性浊音。这是发现有无腹腔积液的重要检查方法。当腹腔内游离积液在1000ml以上时，即可查出移动性浊音。

如果腹腔积液量少，用以上方法不能查出时，可让病人取肘膝位，使脐部处于最低部位。由侧腹部向脐部叩诊，如由鼓音转为浊音，则提示有腹腔积液的可能。也可让病人排空膀胱后站立，如下腹部积有液体而呈浊音，液体的上界呈一水平线，在此水平线上为浮动的肠管，叩诊呈鼓音。

腹部外形呈蛙腹状或膨隆呈球状、脐部外突、液波震颤、移动性浊音，合称为腹腔积液征，其中以移动性浊音较为灵敏、可靠。

巨大的卵巢囊肿应与腹腔积液鉴别，其方法为：①卵巢囊肿病人与腹腔积液相反，仰卧位时，浊音区在腹中部，鼓音区则在腹部两侧，这是由于肠管被卵巢囊肿压挤至两侧腹部所致（图3-6-12）；②卵巢囊肿的浊音不呈移动性；③尺压试验，病人仰卧位，用一硬尺横置于腹壁上，医生两手将尺下压，如为卵巢囊肿，则腹主动脉的搏动可经囊肿传到硬尺，使尺发生节奏性跳动；如为腹腔积液，则硬尺无此种跳动。

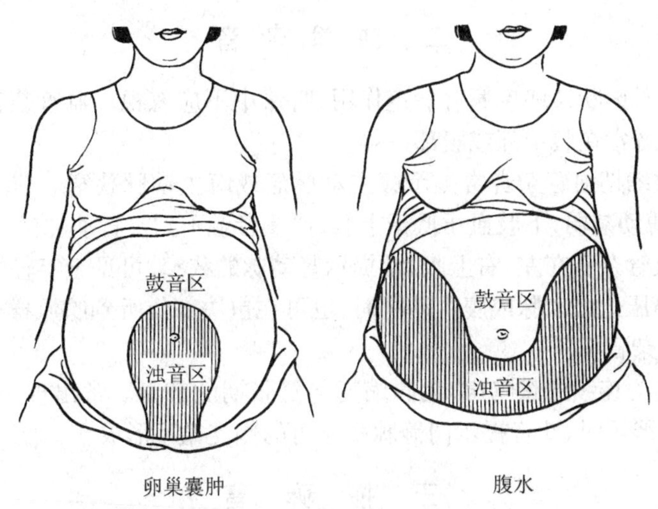

图3-6-12　卵巢囊肿与腹水叩诊音的鉴别示意图

五、肋脊角叩击痛

主要用于检查肾病变。检查时，病人采取坐位或侧卧位，医生用左手掌平放在肋脊角处（肾区），右手握拳用由轻到中等的力量叩击左手背。正常人无叩击痛，当有肾炎、肾盂肾炎、肾结石、肾结核及肾周围炎脓肿时，肾区有不同程度的叩击痛。

六、膀胱叩诊

当膀胱充盈时，在耻骨联合上方可叩得浊音，当尿液排出后，则叩诊为鼓音。妊娠子宫、卵巢囊肿或子宫肌瘤时，均可在膀胱区叩得浊音，应注意鉴别。

第五节　听　　诊

腹部听诊时，应将听诊器体件置于腹壁上，全面地听诊各区，尤其注意上腹部、脐部、右下腹部及肝脾各区。听诊内容主要有:肠鸣音、血管杂音、摩擦音和搔弹音等。妊娠5个月以上的妇女还可在脐下方听到胎心音。

一、肠鸣音

肠蠕动时,肠管内气体和液体随之而流动,产生一种断断续续的咕噜声(或气过水声)称为肠鸣音。

正常情况下,肠鸣音大约每分钟4~5次。当肠蠕动增强时,肠鸣音达每分钟10次以上,但音调不特别高亢,称肠鸣音活跃,见于急性胃肠炎、服泻药后或胃肠道大出血。如次数多(每分钟10次以上)且肠鸣音响亮、高亢甚至呈叮当声或金属音,称肠鸣音亢进,见于机械性肠梗阻,系病人肠腔扩大,积气增多,肠壁被胀大变薄,且极度紧张,与亢进的肠鸣音可产生共鸣,因而在腹部可听到高亢的金属性音调。如肠梗阻持续存在,肠壁肌肉劳损,肠壁蠕动减弱时,肠鸣音亦减弱,3~5分钟才听到一次,称肠蠕动减弱或稀少。持续听诊3~5分钟以上未听到者,称为肠鸣音消失或静腹,见于急性腹膜炎、麻痹性肠梗阻、电解质紊乱(低血钾)、严重脓毒血症。

二、血管杂音

腹部血管杂音对诊断某些疾病有一定作用,听诊中不应忽视。血管杂音有动脉性和静脉性杂音。动脉性杂音常在腹中部或腹部一侧。

1. 腹中部的收缩期血管杂音常提示腹主动脉瘤或腹主动脉狭窄。前者可于该部触到搏动的包块;后者则搏动减弱,下肢血压低于上肢,严重者触不到足背动脉搏动。

2. 若收缩期血管杂音在左、右上腹,常提示肾动脉的狭窄,可见于年轻的高血压病人。

3. 当左叶肝癌压迫肝动脉或腹主动脉时,也可在包块部位听到吹风样杂音或在肿瘤部位听到轻微的连续性杂音。

4. 静脉性杂音为连续的嗡鸣声,无收缩期与舒张期的节奏。常出现于脐周或上腹部,尤其是腹壁静脉曲张严重时,此音提示门静脉高压时的侧支循环形成。

三、搔弹音

用于微量腹腔积液的测定,又称水坑征。病人取肘膝位数分钟,使腹腔积液积聚于腹内最低处的脐区。将膜式听诊器体件贴于此处腹壁,医生以手指在一侧腹壁轻弹,听其声响。然后将体件向对侧腹部移动,继续轻弹,如声音突然变响,此体件所在处即为腹腔积液边缘。用此法可鉴定出少至120ml的游离腹腔积液。

关于腹部检查的顺序,近年来有一些新的看法。主要考虑到触诊或叩诊可能对听诊(尤其是肠鸣音)产生一定影响,故有人主张按照视、听、触、叩(或视、听、叩、触)的顺序进行检查。但记录病历时仍按照视、触、叩、听的顺序。

第六节 腹部常见疾病的症状与体征

一、急性胆囊炎

急性胆囊炎多发生于中年以上女性,发病常与感染、结石嵌顿、胆汁潴留和胰液反流等有关。

(一) 症状

主要症状为右上腹持续性疼痛,阵发性加剧,可有右肩胛部牵涉痛。常伴恶心、呕吐和发热。感染严重时,伴有黄疸。病人既往可有类似发作史。

(二) 体征

呈急性病容,烦躁不安,体温一般在39℃左右。出现轻度或明显黄疸,提示并发胆管结石或间质性肝炎。检查右上腹部有肌紧张和压痛(Murphy 征)阳性。右肋缘下可触及具有压痛并随呼吸上下移动的肿大胆囊;感染继续发展可形成胆囊积脓、坏疽、穿孔,导致弥漫性腹膜炎。

二、急性阑尾炎

急性阑尾炎系指阑尾管腔堵塞,细菌侵入管壁所引起的炎症。

(一) 症状

腹痛起始于上腹部或脐周(通过内脏神经反射而呈上腹或脐周痛),数小时后转移至右下腹痛为其特点。当炎症累及浆膜、刺激壁层腹膜时,疼痛即限于右下腹部。腹痛性质可分为隐痛、胀痛、跳痛或剧痛等。此外,可有恶心、呕吐、发热、便秘或腹泻等。

(二) 体征

体温常轻、中度升高,一般在37.5~38.5℃之间,病程早期尚未累及壁层腹膜时,右下腹可无压痛,而是上腹或脐周有位置不定的压痛,数小时后,右下腹部麦氏点有明显而固定的压痛和反跳痛。随着阑尾位置的变异压痛点亦随之改变,但仍固定于一个位置。在左下腹加压并突然松手时,可引起右下腹痛,这是由于内脏移动和结肠内气体倒流而刺激发炎的阑尾所致。嘱病人左侧卧位,右下肢向后过伸时引起右下腹痛,称腰大肌试验阳性,提示炎性阑尾位置较深,贴近腰大肌。当阑尾穿孔后,右下腹压痛和反跳痛更明显,伴有局部腹壁紧张;形成阑尾周围脓肿时,可触及有明显压痛的肿块。

三、肠 梗 阻

肠内容物在肠道内通过发生障碍时,称为肠梗阻。肠梗阻的分类对诊断与治疗具有指导意义。

(一) 症状

尽管肠梗阻的原因、部位、病变程度、发病急缓不同,可有不同的临床表现,但肠内容物在肠道内通过发生障碍则是一致具有的。其共同表现是腹痛、呕吐、腹胀和停止自肛门排粪排气。

(二) 体征

病人呈重症痛苦病容,脱水貌,呼吸急促,脉搏增快,甚至休克。腹部膨隆,腹肌紧张,有压痛。机械性肠梗阻时可见肠型及蠕动波,听诊肠鸣音亢进,呈金属音。麻痹性肠梗阻时无肠型,肠鸣音减弱或消失。

四、急性腹膜炎

当腹膜受到细菌感染或化学性物质如胃液、胆汁、血液等刺激时,所发生的急性炎症,称为急性腹膜炎。

（一）症状

1. 腹痛一般都很剧烈，且呈持续性，常因变换体位而加剧。疼痛多自原发病变部位开始，炎症扩散后可延及全腹，但仍以原发病灶部位明显。胃肠穿孔产生突发的全腹剧痛，常是急性腹膜炎的典型症状。

2. 恶心、呕吐开始时因腹膜受到刺激，引起反射性恶心呕吐，呕吐物为胃内容物。当发生麻痹性肠梗阻时，呕吐物中含有胆汁甚至粪便样物。

3. 全身症状常有发热、衰弱，严重者可发生休克。

（二）体征

急性弥漫性腹膜炎病人呈急性危重症面容，冷汗，表情痛苦，皮肤及舌面干燥。呼吸表浅而加快，脉搏频数而无力。腹式呼吸明显减弱或消失。当腹腔渗出液增多或肠管麻痹时，可显示腹部膨胀。触诊有典型的腹膜刺激征——压痛、反跳痛及腹肌紧张，且较广泛。胃、十二指肠溃疡穿孔时由于胃酸的强烈刺激，可出现板状腹。当腹腔内有较多的游离液体时，可叩出移动性浊音。胃肠穿孔时，由于胃肠内气体逸入腹腔内，叩诊肝浊音界缩小或消失。听诊有肠鸣音减弱或消失。急性局限性腹膜炎时，病灶部位有典型的腹膜刺激征，尤以压痛明显，伴有反跳痛及局限性腹壁紧张。如因炎症使附近的大网膜及肠袢粘连成团，或局部已形成脓肿，则可触及有明显压痛的肿块。

五、消化性溃疡

胃与十二指肠溃疡是一种常见的消化系统疾病。一般认为胃液的消化作用是溃疡形成的基本因素，故称消化性溃疡。

（一）症状

为慢性、周期性、节律性、局限性上腹疼，伴有嗳气、流涎、反酸、恶心、呕吐等症状。

（二）体征

病人多数体型瘦长、腹上角锐。溃疡活动期时，上腹部常有压痛点，与疼痛部位一致。并可在背部 10～12 胸椎段有椎旁压痛。胃溃疡在上腹部偏左侧，十二指肠溃疡在上腹部偏右侧压痛。缓解期则不明显。后壁溃疡穿孔，可有明显背部压痛。出血时可见皮肤及结膜苍白。

六、肝硬化

肝硬化是一种常见的慢性进行性肝病。引起肝硬化的病因很多，主要有病毒性肝炎、慢性酒中毒、血吸虫病、营养不良、药物及工业中毒和慢性心功能不全等。据其病理特征分为小结节性、大结节性、混合性及不完全分隔性肝硬化。

（一）症状

肝硬化起病隐匿，进展缓慢，肝又有较强的代偿功能，所以在肝硬化发生后一段较长时间，甚至数年内并无明显症状及体征。

临床上肝硬化可分为代偿期（早期）和失代偿期（中、晚期），两期之间的界限可不明显或有重叠。

代偿期肝硬化症状不明显，可有食欲不振、消化不良、腹胀、恶心、大便不规则等消化系统症状及乏力、头晕、消瘦等全身症状。这些均非特异性。

失代偿期时上述症状加重，并可出现水肿、腹腔积液、黄疸、皮肤黏膜充血、发热、肝昏迷、无尿等。

（二）体征

肝硬化病人面色灰暗，缺少光泽，皮肤、巩膜多有黄疸，于面部、颈部、上胸部可见毛细血管扩张或蜘蛛痣，手掌大小鱼际肌及末端指腹发红称为肝掌，男性病人乳房发育、压痛。肝由大而变缩小，质地变硬，表面不光滑。脾轻度至中度大，下肢可出现水肿。

失代偿期病人均出现肝功能障碍及门静脉高压的表现：①腹腔积液；②静脉侧支循环的建立与开放；③脾大及功能亢进。

腹部常见综合体征见表3-6-2。

表3-6-2　腹部常见综合体征

	视　诊	触　诊	叩　诊	听　诊
腹腔积液征	急性出现的大量腹腔积液，腹部外形膨隆呈球状，脐可突出甚或形成脐疝。慢性增加的大量腹腔积液，腰部向两侧膨出呈蛙状腹，腹式呼吸减弱，病人被迫取半坐位	急性出现大量腹腔积液时，腹壁紧张。慢性腹腔积水，腹壁松弛，可触到波动感	可叩得移动性浊音	肠鸣音正常或亢进，若炎症性腹腔积液可致肠麻痹，则肠鸣音减弱甚或消失
气腹征	腹部膨胀呈球状	腹壁较紧张，若胃肠穿孔所致之腹腔内积气，可有定位的压痛点	叩诊显著鼓音，肝浊音界缩小或消失	肠鸣音正常，肠麻痹时，肠鸣音减弱或消失
腹膜炎征	腹壁平坦或膨隆，腹式呼吸减弱或消失	腹壁紧张呈板状腹，有压痛、反跳痛，结核性者可有揉面感，	肠麻痹时叩得明显鼓音，有炎性液体渗出时可叩出移动性浊音	肠鸣音减弱或消失

【附】　腹部检查纲要举例

主要内容	结果记录举例
一、视诊	
外形	平坦、膨隆、凹陷
腹壁	未见皮疹、色素沉着、腹纹、瘢痕、疝；脐、腹股沟未见异常，体毛分布正常
腹壁静脉	未见
腹式呼吸	存在
胃肠型和蠕动波	未见
上腹部搏动	隐约可见
二、触诊	
腹壁紧张度	软、无张力增高
压痛与反跳痛	无压痛及反跳痛

续表

主要内容	结果记录举例
脏器触诊	
(1)肝	肋下 2cm,质软,表面光滑,边锐,无压痛
(2)脾	肋下 2.5cm,质中等硬度,表面光滑,边锐,有切迹
(3)胆囊	胆囊未及,胆囊区 Murphy 征阴性
(4)肾脏	右肾下极触及,无压痛及包块
(5)膀胱	未触及
腹部包块	未触及包块
液波震颤	无液波震颤
振水音	无振水音
三、叩诊	
腹部叩诊音	鼓音
肝叩诊界限	肝上下界约 11cm
肝区叩痛	无叩痛
Traebe 区及脾脏叩诊	Traube 区缩小,脾在 1 线测量肋下 2.5cm
脾区叩痛	无叩痛
移动性浊音	未叩出
膀胱叩诊	未叩出圆形浊音区
肋脊角叩痛	无叩痛
四、听诊	
肠鸣音	2~3 次/分
血管杂音	未闻及
摩擦音	未闻及

(于三新)

第七章

肛门、直肠、生殖器

肛门、直肠及生殖器的检查是全面体格检查的一部分，对临床诊断有重要意义。在临床工作中，常由于客观环境、条件的限制或对该检查重要性认识不足或病人不愿接受检查而被忽略，以至发生误诊、漏诊或延误治疗，造成严重后果。因此，医生应向有指征的病人说明检查目的、方法和重要性，得到病人的配合。

一、肛门与直肠

肛门与直肠检查方法较简便，常可为临床诊断提供许多重要体征。检查方法通常采用视诊和触诊。

（一）视诊

1. 肛门闭锁与狭窄　见于新生儿先天性畸形，狭窄也可因感染及手术、外伤瘢痕收缩所致。

2. 肛门外伤与感染　肛门有创口或瘢痕，见于外伤或术后。肛门周围有局限性红肿及压痛，见于肛门周围脓肿。

3. 尖锐湿疣与生殖器疱疹　肛门周围散在或呈簇状小而尖的丘疹，质稍硬，粉色或白色称为尖锐湿疣；肛门周围呈群集丘疹，可单簇或散在多簇，可很快形成水疱，破裂后形成糜烂或溃疡随后结痂，称为生殖器疱疹。其发病多为肛交直接传播。

4. 肛裂　肛门黏膜有裂伤，可伴有梭形或圆形多发性小溃疡，排便时疼痛且出血，常因惧痛而抑制便意，以致大便干燥，加重症状，检查时有明显触压痛。

5. 痔　是肛门和直肠下部痔静脉丛瘀血扩张的结果。根据发生部位分为：

(1)外痔：见于肛门外口(齿状线以下)有紫红色柔软肿物，为直肠下静脉扩张所致。局部有压痛及组织水肿。

(2)内痔：见于肛门内口(齿状线以上)黏膜下有紫红色肿物，为直肠上静脉扩张所致。排便时可脱出肛外，严重时大便带血。内痔发生血栓或嵌顿时出现剧痛、肿胀、瘀血加重。

(3)混合痔：是齿状线上、下的静脉丛扩张，其上部被直肠黏膜覆盖，下部被肛管皮肤覆盖。具有外痔与内痔的特点。

6. 肛管直肠瘘　简称肛瘘，是直肠、肛管与肛门周围皮肤相通的瘘管，经久不愈。多继发于肛门直肠周围脓肿，少数为结核性。

7. 直肠脱垂又称脱肛　检查时嘱病人下蹲，用力屏气做排便动作，如在肛门外看到紫红色球状突出物即为直肠部分脱垂(直肠黏膜脱垂)，如突出部分为椭圆形块状物，表面有环行皱襞,即为直肠完全脱垂(直肠壁全层脱垂)。

(二)触诊

对肛门或直肠的触诊称为肛诊或直肠指诊。不仅对肛门直肠的局部病变(如直肠脓肿、直肠息肉、直肠癌肿等)具有重要诊断价值,而且对盆腔疾病(如阑尾炎、髂窝脓肿、前列腺与精囊病变、子宫及输卵管的病变等)也是一项不可缺少的诊断方法。

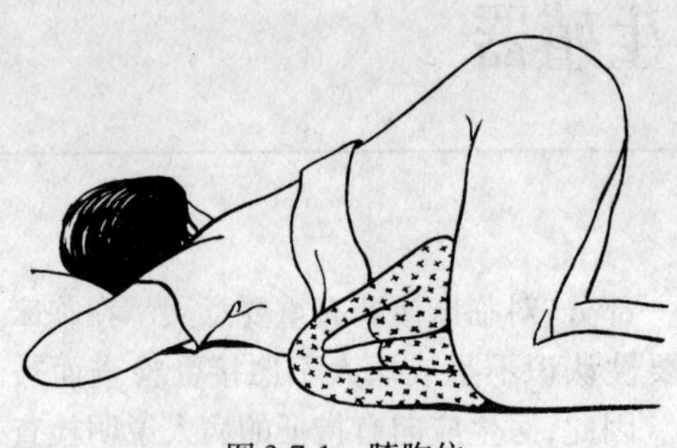

图 3-7-1 膝胸位

病人体位依照具体病情及检查的目的选用膝胸位(图 3-7-1)、左侧卧位或仰卧位等(图 3-7-2)。触诊时医生右手示指戴指套或手套,并涂以适量润滑剂(凡士林、肥皂、液体石蜡等)。先将探查的示指指腹置于肛门外口轻轻按摩,等病人肛门括约肌松弛后,探查示指再徐徐插入肛门,做直肠全周检查。忌用手指指尖直接顶入(图 3-7-3)。肛门与直肠指诊的检查包括:肛门及括约肌的紧张度、肛管及直肠的内壁。注意有无压痛及黏膜是否光滑,有无结节、肿块及波动感。男性还可触诊前列腺及精囊,女性则可检查子宫颈、子宫、输卵管等,必要时可用双合诊。

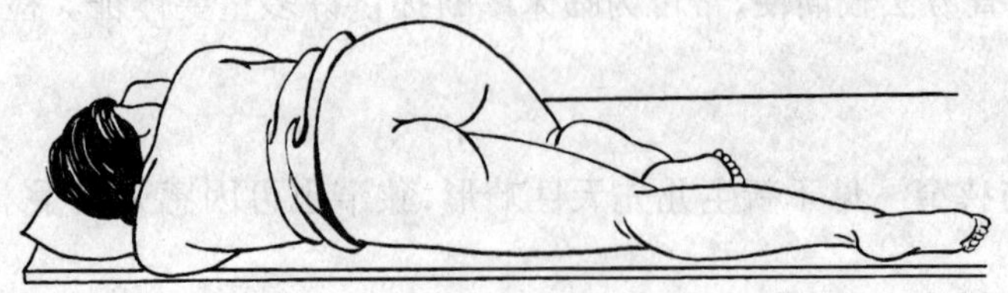

图 3-7-2 左侧卧位

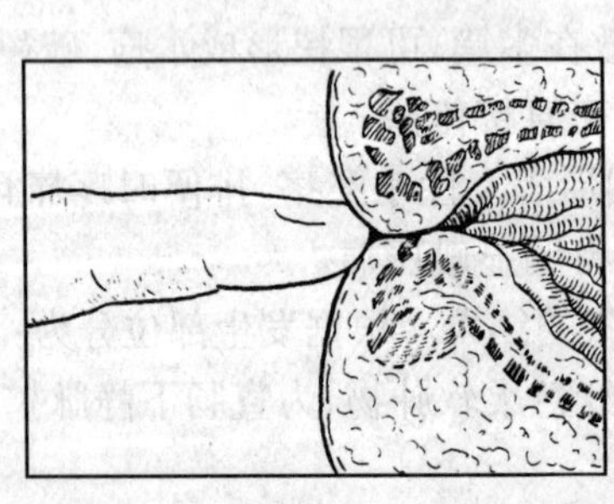

错误方法

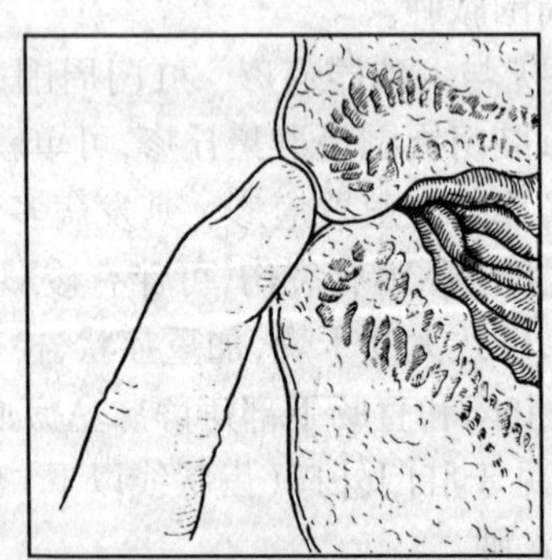

正确方法

图 3-7-3 直肠指诊

直肠指诊常有以下异常发现:①剧烈触痛,见于肛裂及感染;②触痛伴有波动感见于肛门、直肠周围脓肿;③触及柔软、光滑而有弹性的包块,多为直肠息肉;④触及坚硬凹凸不平的包块,应考虑直肠癌;⑤指诊后指套表面带有粘液、脓液或血液,说明有炎症或伴有组织破坏,必要时应取其涂片镜检或作细菌学检查,以助诊断。

二、生　殖　器

（一）男性生殖器

1. 阴茎　由3个海绵体构成，分龟头、体、根三部分，正常成年人阴茎长约7～10cm，海绵体充血后使阴茎增粗增长、变硬，称为勃起。检查内容包括：

（1）包皮：成人包皮不应掩盖尿道口，上翻可露出阴茎头。包皮上翻不能露出尿道口或阴茎头称包茎。包皮长过阴茎头但上翻后能露出尿道口和阴茎头称包皮过长，易引起炎症和包皮嵌顿，甚至可诱发阴茎癌。

（2）阴茎头与阴茎颈：检查时如发现阴茎头部有硬结并伴有暗红色溃疡、易出血者应考虑阴茎癌，晚期常融合呈菜花状，组织坏死时有恶臭。阴茎颈处出现单个椭圆形硬质溃疡称为下疳，愈合后遗留瘢痕，此遗迹对诊断梅毒有重要价值。阴茎颈也是性传播疾病尖锐湿疣、生殖器疱疹的好发部位。

（3）尿道口：正常尿道口黏膜红润、清洁、无分泌物粘附。尿道炎或不洁性交引起尿道口发红，附有分泌物或溢脓，并有触痛及排尿疼痛，常见于淋病。

（4）阴茎大小：正常成年人阴茎过小，见于垂体功能或性腺功能减退者，儿童患有肾上腺皮质肿瘤时外生殖器可呈成年型。

2. 阴囊　检查时病人取立位或坐位，两腿分开，医生将两手拇指置于阴囊前面，其余两手四指放在阴囊后面，双手同时触诊，进行对比。

（1）阴囊水肿：多由全身性疾病引起，如右心功能不全、慢性肾小球肾炎、肾病综合征、重度营养不良等；局部因素如炎症、下腔静脉阻塞、过敏反应等。

（2）阴囊象皮肿：阴囊皮肤粗糙、增厚如象皮样，见于丝虫病所致的淋巴管炎或淋巴管阻塞。

（3）精索：位于附睾上方，正常时为柔软的索条，无挤压痛，如出现挤压痛，并有局部皮肤发红时，多为精索的急性炎症；呈串珠样肿胀者，见于输精管结核；触诊如蚯蚓团状感觉时，则为精索静脉曲张。

（4）睾丸：正常表面光滑柔韧，检查时注意其大小、形状、硬度、有无压痛等。睾丸急性肿痛可由外伤、流行性腮腺炎、淋病等引起，睾丸慢性肿痛多为结核所致。一侧睾丸肿大、坚硬并有结节，应考虑睾丸肿瘤；睾丸过小见于肥胖性生殖无能症；无睾丸常见于性染色体数目异常所致的先天性无睾症，为单侧或双侧。如果睾丸未降入阴囊内而在腹腔、腹股沟管、阴茎根部等处，称为隐睾，隐睾可影响第一性征和精子的发育与成熟，并有癌变可能。

（5）睾丸鞘膜积液：表现为阴囊肿大，触诊有水囊感，透光试验阳性。检查方法：用不透光的纸片卷成圆筒，一端置于胀大部位，将手电筒置于对侧照射，如有鞘膜积液，被遮处阴囊呈橙红色均质半透明状，如不透明则考虑睾丸肿瘤或腹股沟斜疝等。

（6）附睾：位于睾丸的后外侧，上端膨大，下端细小。慢性附睾炎时，附睾肿大且有压痛，触诊可摸到结节。附睾肿胀而无自觉症状，且无明显挤压痛，但触诊时有结节性硬块，应考虑附睾结核。晚期，当结核病灶破溃后可形成瘘管，经久不愈。

3. 前列腺　检查时，病人取肘膝位，医生带指套，涂适量润滑油，以示指徐徐插入肛门，向腹侧触诊。前列腺位于膀胱下方、耻骨联合后约2cm，距肛门约4cm，包绕在尿道根部，左右各一，两叶之间有一正中沟，质坚实而有弹性，腺体的排泄管开口于尿道内。

良性前列腺肥大时,指诊可发现正中沟消失、平滑、无压痛及粘连;前列腺肿大且有明显压痛,见于急性前列腺炎,如有波动感,提示化脓性感染;腺体质地坚硬、表面不光滑呈结节状,应考虑前列腺癌。

4. 精囊 位于前列腺外上方,质地柔软,正常不易触知。如触到条索状肿胀并有压痛,应考虑前列腺炎或积脓引起;如精囊表面呈结节状,多为前列腺结核所累及。

(二)女性生殖器

女性生殖器官分为两部分:一部分为外生殖器,包括阴阜、大阴唇、小阴唇、阴蒂和阴道前庭;另一部分为内生殖器,包括阴道、子宫和子宫附件。子宫附件由输卵管和卵巢组成。

女性生殖器检查包括视诊、触诊和阴道窥器检查。一般女性病人不常规进行生殖器检查,如有适应证或疑有妇产科疾病时应进行此项检查。

1. 外阴 首先通过视诊,观察阴毛的多少及分布,阴蒂的大小、长短,大小阴唇有无畸形或水肿、炎症、湿疹,观察外阴部有无白癍、溃疡、赘生物、尖锐湿疣、生殖器疱疹、损伤等情况,然后注意处女膜是否与婚史、产史相符。

2. 阴道壁和子宫颈 通过阴道窥器进行观察(图 3-7-4),注意黏膜的色泽:如为红色且有出血点,表示有炎症的可能;如为紫蓝色,则可能与妊娠有关。同时注意阴道分泌物的量与性质,正常阴道有少许分泌液,为酸性;泡沫样分泌物见于滴虫性阴道炎;色白并含小片豆腐样分泌物,多是真菌感染所致。此外,还要观察阴道壁上有无溃疡、赘生物或瘘管,也可作涂片检查或活组织检查,明确诊断。进一步检查子宫颈,要注意子宫颈的位置和方向,正常子宫颈口应朝下、朝后(向阴道后穹窿)。还要注意子宫颈的大小,黏膜的颜色及有无由产伤引起的撕裂。子宫颈炎时,子宫颈充血、肥大、糜烂,有时子宫颈管腺体增生,呈红色颗粒状,或变成息肉,质脆易出血。对严重子宫颈炎病人,应取活组织作病理检查,特别警惕癌变。

3. 双合诊 是盆腔检查中最重要的项目。检查者用一手的两指或一指放入阴道内,另一手在腹部配合检查,称为双合诊(图 3-7-5)。目的在于扪清阴道、宫颈、附件、宫旁、结缔组织及盆腔内其他各组织有无异常。

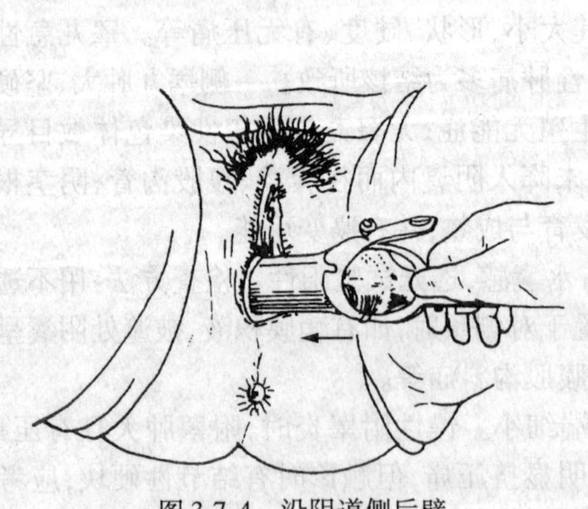

图 3-7-4 沿阴道侧后壁放入阴道窥器

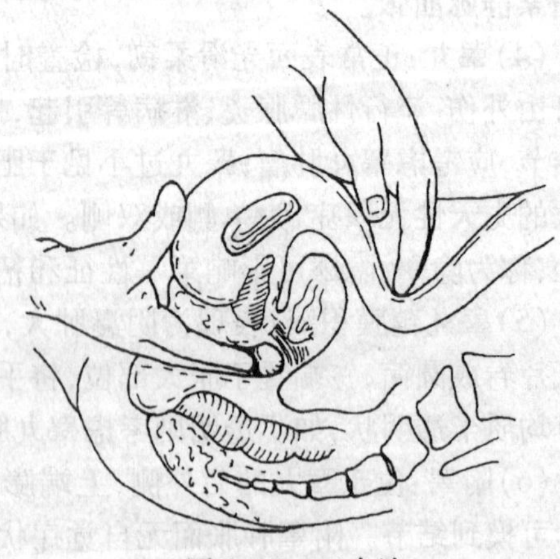

图 3-7-5 双合诊检查子宫

检查方法:戴好消毒手套,首先检查阴道通畅度和深度,有无先天畸形、瘢痕、结节或肿块;再扪触宫颈大小,质地,有无接触性出血,若上抬或左右摆动宫颈时病人感疼痛称宫颈举痛,是盆腔器官有病变的表现。检查子宫应了解其大小，形状、位置、质地、活动度和有无压痛。多数妇女子宫呈前倾前屈位；“倾”指宫体纵轴与身体纵轴的关系。宫体朝向耻骨称前倾；朝向骶骨称后倾。“屈”指宫体与宫颈间的关系。若两者间的纵轴形成的角度朝向前方为前屈；朝向后方为后屈。正常输卵管不能扪及；正常卵巢偶可扪及，约为 3cm×2cm×1cm 可活动的块状物，触之略有酸胀感。

4. 三合诊 即腹部、阴道、直肠联合检查(图 3-7-6)，目的在于弥补双合诊的不足。检查时，一手示指放入阴道，中指放入直肠，其余步骤同双合诊。此检查方法，可扪清后倾后屈子宫的大小、发现子宫后壁、直肠子宫陷凹或宫骶韧带及双侧盆腔后部的病变，估计病变范围，尤其是癌肿浸润范围以及阴道直肠隔、骶前方或直肠有无病变等。

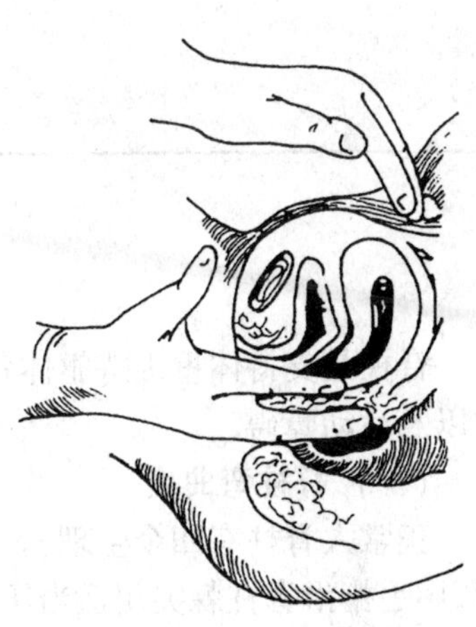

图 3-7-6 三合诊检查

5. 直肠-腹部诊 一手示指伸入直肠，另手在腹部配合检查，称直肠-腹部诊。一般适用于未婚、阴道闭锁或其他原因不宜行双合诊的病人。

6. 记录 通过盆腔检查，将检查结果按解剖部位的先后顺序记录：

外阴：发育情况及婚产式(未婚式、已婚未产或经产式)及异常情况描述。

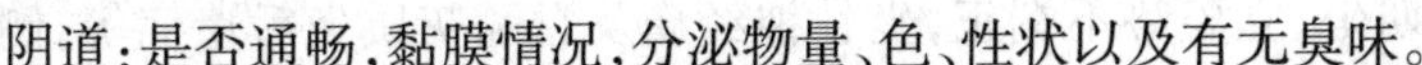

阴道：是否通畅，黏膜情况，分泌物量、色、性状以及有无臭味。

宫颈：大小、硬度，有无糜烂、息肉、撕裂、赘生物，有无接触性出血、举痛等。

宫体：位置、大小、硬度、活动度、有无压痛等。

附件：有无块状物、增厚或压痛。若扪及块状物，记录其位置、大小、硬度、表面光滑与否、活动度，有无压痛以及与子宫及盆壁的关系。左右两侧情况分别记录。

未婚病人不作阴道检查，必要时作直肠-腹部检查。

(于三新)

第八章

脊柱及四肢

一、脊　柱

脊柱是支持体重维持躯体各种姿势的重要支柱。脊柱病变的主要表现为疼痛、姿势的异常以及活动障碍。

（一）脊柱弯曲度

正常人脊柱有四个生理弯曲，即颈、腰椎段向前凸，胸、骶椎段向后凸。检查脊柱有无侧弯，用手指沿脊柱棘突用适当压力从上向下划压，划压后皮肤即出现一条红色的充血线，借此可观察。

1. 脊柱侧凸　脊柱离开正中线向一侧偏曲称为脊柱侧凸。脊柱侧凸可分姿势性和器质性两种，前者见于儿童发育期坐、立姿势不端正，坐骨神经痛及脊髓灰质炎后遗症等，侧凸早期，脊柱曲度尚未固定，变换体位可使侧凸得以纠正。器质性侧凸见于佝偻病、外伤后、慢性胸膜肥厚、胸膜粘连及肩部畸形等，改变体位不能使侧凸得到纠正。

2. 脊柱前凸　表现为脊柱过度向前凸出性弯曲，可见于妊娠、大量腹腔积液、腹腔内巨大肿瘤、髋关节结核及先天性髋关节后脱位。

3. 脊柱后凸　即脊柱过度后弯俗称驼背，小儿脊柱后凸，多为佝偻病引起；青少年脊柱后凸，多为胸椎结核，病变常发生在胸椎下段；成年人胸段呈弧形后凸，见于强直性脊柱炎；老年人脊柱后凸，多发生于胸段上半部，是由于骨质退行性变，导致胸椎椎体压缩而成。

（二）脊柱活动度

正常脊柱活动自如。检查时嘱病人做前屈、后伸、侧弯、旋转等动作，以观察脊柱活动情况。脊柱活动受限见于：颈部肌纤维组织炎、颈肌韧带劳损、腰肌韧带劳损、颈椎病、腰部肌纤维组织炎、脊柱骨折、脱位及椎间盘脱出、脊柱结核或肿瘤等。

（三）脊柱压痛与叩击痛

1. 压痛检查方法　病人取坐位，检查者用右手拇指自上而下逐个按压脊椎棘突，观察有无压痛。

2. 叩击痛检查方法有两种　直接叩击法是用叩诊锤或手指直接叩击各脊柱棘突。间接叩击法是嘱病人取端坐位，医生左手掌放置于病人头顶，右手半握拳以小鱼际肌部叩击左手，观察病人有无疼痛。

正常人脊椎无压痛及叩击痛，脊椎有病变，受损部位可出现压痛及叩击痛，见于骨折、椎间盘突出及脊柱结核等。

二、四　　肢

检查内容主要包括四肢及其关节的形态、肢体位置、活动度或运动情况等。正常人四肢与关节左右对称、形态正常、无肿胀及压痛、活动不受限。

（一）形态异常

检查时应注意有无四肢畸形、肌萎缩、水肿、静脉曲张、肢端肥大、关节脱位、骨折和双侧肢体粗细、长短不一等；注意有无关节红、肿、热、痛；有无肢端发绀、杵状指（趾）和反甲（匙状指）等。

1. 指关节变形　常见于类风湿关节炎，多为双侧性病变，关节呈梭状畸形，活动受限，活动期关节可有肿痛（图3-8-1）。尺神经或正中神经损伤、进行性肌萎缩等，手背及手掌的骨间肌及大小鱼际肌明显萎缩，致使手指关节呈鸟爪形手。

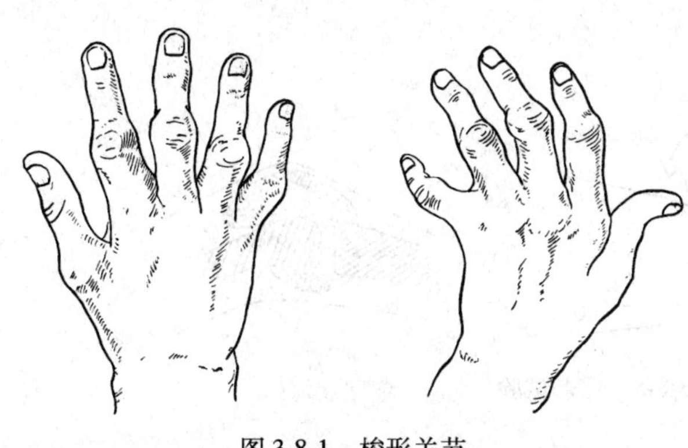

图3-8-1　梭形关节

2. 腕关节变形

（1）腱鞘囊肿：多发生于腕部的背侧或桡侧，为圆形无痛性囊状隆起，坚韧，可顺肌腱的垂直方向稍微推动。

（2）腱鞘滑膜炎：关节部呈结节状隆起，柔韧，可影响关节活动，多由于类风湿性关节炎或结节性病变引起。

（3）腱鞘纤维脂肪瘤：发生于腕关节背面，触之柔软或柔韧，推动时可随肌腱来回移动。

此外，当腕关节局部软组织炎症、扭伤或发生骨折时，均可使关节外形改变。

3. 杵状指（趾）　表现远端指（趾）节呈杵状膨大（图3-8-2）。正常人指甲根软组织与甲床的角小于180°，杵状指（趾）时此夹角等于或大于180°（图3-8-3）。杵状指（趾）发病机制尚不明，一般认为与肢端缺氧、代谢障碍和中毒损害有关。临床见于：慢性阻塞性肺气肿、支气管扩张、慢性肺脓肿、脓胸、支气管肺癌、肺性肥大性骨关节病、发绀性先天性心脏病、亚急性感染性心内膜炎、肝硬化等。

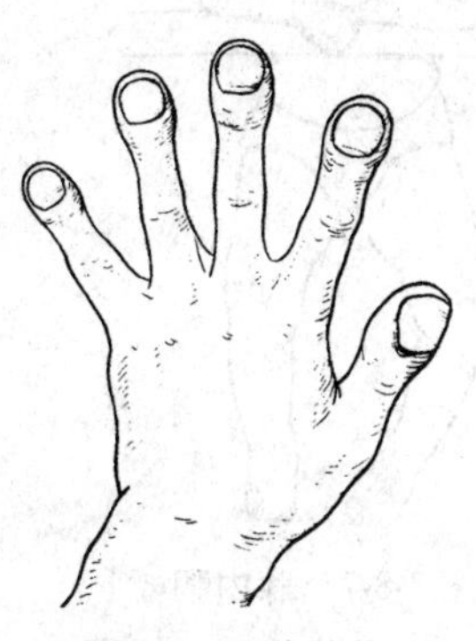

图3-8-2　杵状指

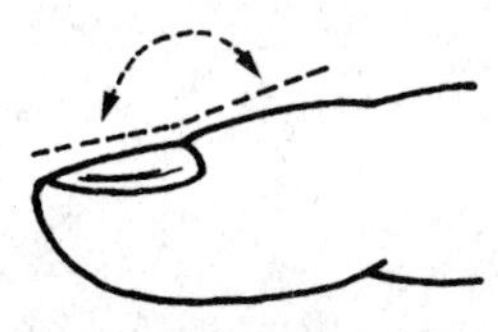

正常人甲根与甲床角度

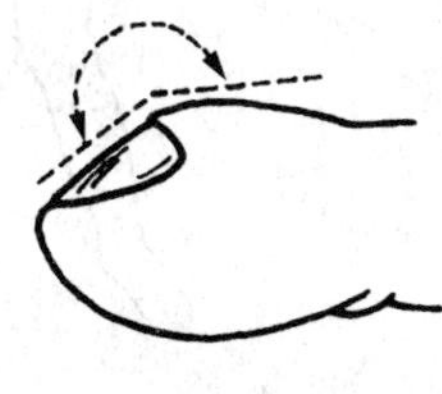

杵状指

图3-8-3　杵状指甲根与甲床角度变化

4. 匙状指　亦称反甲，表现为指甲中心部凹陷，边缘翘起，呈匙状。病变指甲变薄、表面粗糙、有条纹(图3-8-4)。认为系组织缺铁,某些氨基酸代谢障碍所致。见于缺铁性贫血,偶见于风湿热。

5. 膝关节变形 膝关节肿胀、运动障碍,多见于风湿性关节炎,也可见于外伤性关节炎、老年性骨关节痛、痛风等。当风湿或痛风发作时则可有明显的红肿。当关节腔有积液时可出现浮髌现象。检查方法:医生以左手的拇指和其余手指分别固定在肿胀的关节上方两侧,右手拇指和其余手指分别固定在肿胀关节的下方两侧,目的是使关节腔内液体不致来回流动而影响浮力,然后用右手示指将髌骨连续按压数次,压下时髌骨与关节面有碰触感,松开时髌骨则有随手浮起感,此即为浮髌试验阳性(图3-8-5)。

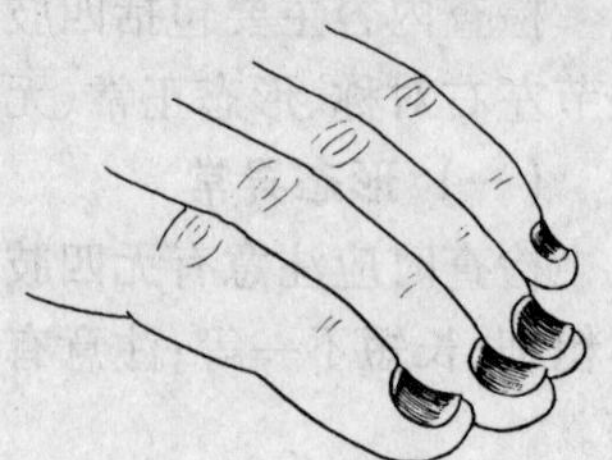

图3-8-4 匙状甲

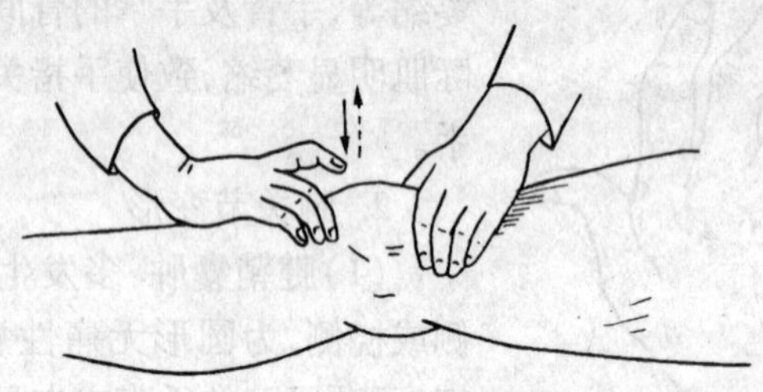

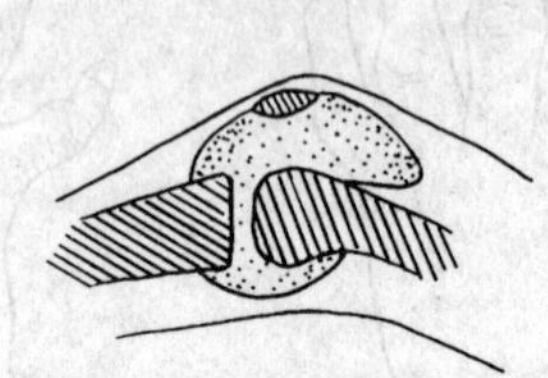

图3-8-5 浮髌试验

6. 膝内、外翻畸形 临床较常见的畸形还有膝内、外翻,正常人两脚并拢直立时双膝和双踝可以靠拢,如双膝靠拢时,两内踝却分离,呈X形腿,称为膝外翻(图3-8-6);若直立时双踝可以并拢,而双膝关节却远远分离,呈O形腿,称膝内翻(图3-8-7)。这两种畸形多见于佝偻病和大骨节病。

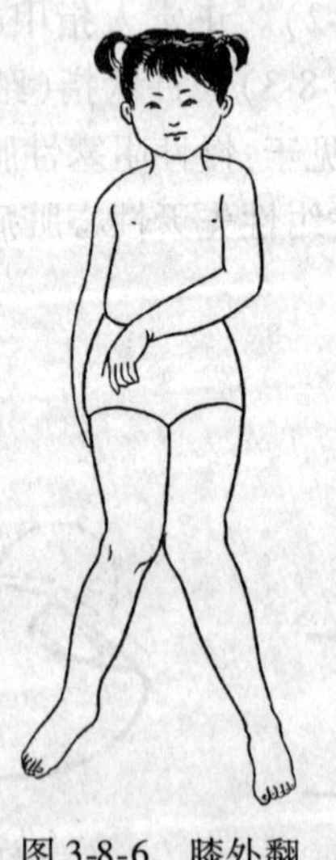

图3-8-6 膝外翻

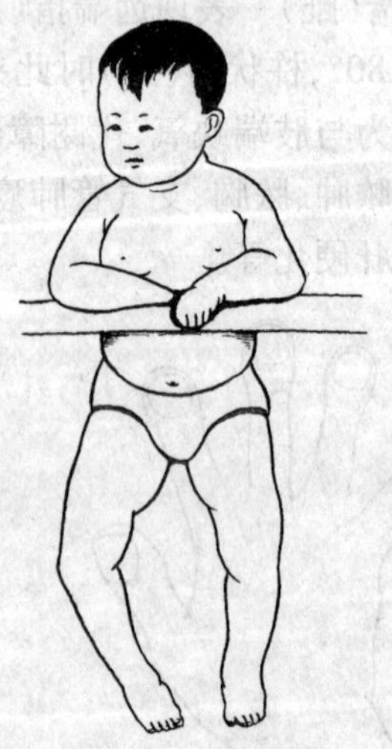

图3-8-7 膝内翻

7. 足内、外翻畸形 临床上见于脊髓灰质炎后遗症和先天畸形。正常人足作内、外翻动作时均可达35°,复原时足掌、足跟可全面着地,而足内、外翻畸形者则足呈固定型的内翻、内收位或固定的外翻和外展位，多见于先天性畸形及脊髓灰质炎后遗症。

8. 肢端肥大　由于软组织、骨骼及韧带增生肥大，致使肢端粗大，手指短粗，此由于腺垂体生长激素分泌过多所致，多见于肢端肥大症与巨人症。

9. 肌肉萎缩　病人肌肉体积缩小，肌肉软弱无力、松弛，可为一侧肢体或双侧肢体的一部分或全部出现肌肉萎缩。见于脑血管意外后遗症及周围神经病变如：多发性神经炎、脊髓灰质炎、横贯性脊髓炎等，也可见于外伤后截瘫和进行性肌萎缩。

10. 水肿　全身性水肿，常表现为双侧肢体水肿，且下肢较上肢明显。局限性水肿，表现为一侧性或肢体某局部，是由于局部静脉或淋巴结回流障碍所致，如静脉血栓形成、丝虫病等。丝虫病引起的水肿，局部纤维组织增生，皮肤增厚变粗，指压后无凹陷，称象皮肿。

（二）运动功能障碍

1. 神经肌肉组织的损害　四肢的主动运动是在神经的协调下由肌肉、肌腱带动关节来完成的，其中任何一个环节损害，均会引起运动功能障碍或异常，肢体失去随意运动功能称瘫痪。检查时，让病人自己运用各肢体向不同方向作各种动作。注意所有关节的运动范围。运动障碍分轻度障碍或完全不能运动表现，可根据病变部位和随意运动丧失的部位分为：偏瘫、单瘫、截瘫、交叉瘫。

2. 关节的损害　关节的病变可使四肢关节（肩关节、肘关节、腕关节、指关节、髋关节、膝关节、踝关节）的伸、屈、内收、外展、旋转等运动受限，不能达到各自活动的幅度或出现疼痛。正常的上下肢各关节活动度如下：

肩关节　屈曲（上臂前举）可达90°，伸（上臂后伸）可达45°，外展可达90°，内收肘部可达前正中线，外旋约30°，内旋约80°。

肘关节　只能作伸屈运动，握拳屈腕、屈肘时拇指可触及肩部，伸直为180°。

腕关节　背伸约70°，掌屈约80°，外旋约20°，内收约30°。

指关节　各指关节可以伸直，屈曲可紧握成拳。

髋关节　屈曲时，股前部可与腹壁相贴，后伸可达30°，外展约60°，内收约25°，外旋与内旋各45°。

膝关节　屈曲时小腿后腓肠肌可与股后部相贴，伸直可达180°，膝关节在半屈位时，小腿可作小幅度的旋转动作。

踝关节　立位时，足与小腿成直角。背屈约为35°，跖屈约45°，内、外翻各约35°。

当以上各关节不能达到其各自的活动幅度时，为关节运动受限。见于相应部位的炎症、骨折、脱臼、肌腱及软组织损伤及纤维化。

（于三新）

第九章

神经系统检查

神经系统检查是全身体格检查中的一个重要组成部分。检查所获得体征同样为疾病的定位与定性提供诊断信息。神经系统的症状与体征也可出现于全身性疾病过程中。因此,熟练掌握神经系统的基本检查方法及其技巧是对医学生临床教学中不可缺少的内容,本章介绍的神经系统检查包括脑神经、运动神经、感觉神经、神经反射、自主神经检查、昏迷的检查及失语症、失用症和失认症等方面的检查。

第一节 脑神经检查

脑神经(cranial nerve) 共12对,脑神经检查对颅脑病变的定位诊断具有重要意义。检查时应按序进行,以免遗漏。

(一) 嗅神经

嗅神经(olfactory nerve)系第1对脑神经,嗅神经感受器分布于鼻粘膜,中枢位于大脑的额叶和颞叶。通过问诊可了解嗅觉的灵敏度。检查时嘱患者闭目,堵塞一侧鼻孔。用盛有气味而无刺激性溶液的小瓶或有特殊气味的物品(如醋、香水、肉桂油、香烟、酒或香皂等)置于患者的鼻孔下,让患者辨别各种气味。两侧鼻孔分别测试并比较,了解一侧或双侧嗅觉是否正常、减退或消失。如鼻腔有炎症或阻塞时不能作此检查。

临床上单侧嗅觉丧失提示同侧嗅球、嗅丝病变,多见于创伤,少数为嗅沟脑膜瘤。双侧嗅觉丧失多见于感冒或鼻粘膜本身病变。如出现幻嗅则见于颞叶肿瘤或癫痫发作。

(二) 视神经

视神经(optic nerve)系第2对脑神经,视觉纤维起自视网膜,经过神经、视交叉、视束、外侧膝状体、视放射而至枕叶皮质。视神经检查包括视力、视野和眼底检查。

1. 视力 分为远视力和近视力两种,分别用国际远视力和近视力表(读字片)检查。

(1)远视力:常用分数表示其视力,分子是检查时的距离,一般为5米,分母表示正常人在该距离应看到的一行,如5/10指病人在5米处仅能看清正常人在10米处应能看清的一行。

(2)近视力:常用小数来表示视力,即0.1~1.5。当视力减退到不能辨认表上最大的字体(视力小于0.1)时,嘱患者在一定距离内辨认手指的数目或手指的移动(几米指数、眼前手动),然后记录其距离以表示视力。对视力减退显著者可用电筒检查是否有光感,如无光感为完全失明。检查时注意排除影响视力的眼部病变。

2. 视野(visual field) 指眼球正视前方固定不动时所能看到的空间范围。正常人均能看到向内约60°,向外90°~100°,向上约50°~60°,向下60°~75°,其外下方视野最大。常用测试方法分为视野计测试法(眼科介绍)和手试测试法。

手测试法:嘱患者背光于医生对面而坐,两者相距60~100cm,测试左眼时,患者用右手遮住右眼,以左眼注视医生的右眼,医生以示指在两人中间位置,分别自上、下、左、右等不同的方位从外周逐渐向眼的中央部移动,嘱患者在看见手指时立即示意。如患者能在各方向与医生同时看到手指,属正常视野。

临床上一侧视神经受损表现同侧全盲;视交叉中部受损表现两颞侧偏盲;一侧视束受损表现两眼对侧视野的同向偏盲;视辐射下部受损表现两眼对侧视野的同向上象限盲,视辐射上部受损两眼对侧视野的同向下象限盲,视辐射完全受损表现损伤两眼对侧同向偏盲;枕叶中枢受损表现偏盲及视觉失认(图3-9-1)。

3. 眼底检查　正常眼底可见视乳头呈球形或椭圆形,边缘清楚,颜色淡红,生理凹陷清晰。动脉色鲜红,静脉色暗红,动静脉管径比例正常为2∶3。眼底检查应在不散瞳的情况下进行,以免影响瞳孔反射的观察。检查时应注意视乳头的形态、大小、色泽及边缘;注意视网膜血管粗细弯曲度、动静脉粗细比例、动静脉处的情况;注意视网膜有无出血、渗出、色素沉着、结节和剥离等。

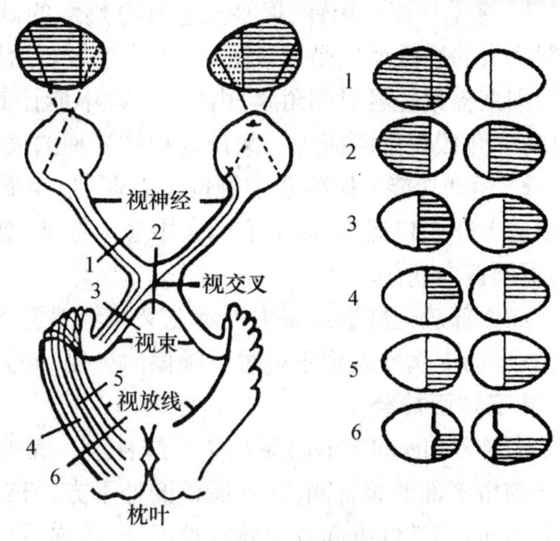

图3-9-1　视路病变和视野缺损示意图

(三) 动眼、滑车、展神经

动眼(oculomotor nerve)、滑车(trochlear nerve)、展神经(abduct nerve)分别系第3、4、6对脑神经。动眼神经核位于中脑四叠体上丘水平的导水管周围腹侧灰质中,成群的大神经元支配提上睑肌、上直肌、下直肌、内直肌和下斜肌,内脏运动核发出的纤维支配瞳孔括约肌和睫状肌;滑车神经核位于中脑四叠体下丘水平的导水管周围腹侧灰质中,其纤维支配上斜肌;外展神经核位于脑桥盖部,第四脑室上端底部,其纤维支配外直肌。

1. 外观　观察双侧眼裂有无增大或变窄,是否等大。上眼睑有无下垂,眼球有无前突或内陷、斜视、同向偏斜、眼球震颤。

2. 眼球运动　患者取坐位,医生在其对面,如果患者卧位,医生应立于其右侧。嘱患者头部不动,如果患者头不由自主的转动时可用左手拇指按其颏部加以限制。先查左眼,后查右眼。检查时医生伸右臂,竖示指,距患者眼前约30~40cm处。嘱患者两眼球随医生的手指向各方向移动。检查每个方向都要从中位开始,不能将各个方向连起来画圆圈。注意眼球运动受限方向及程度、两眼是否同步、有无复视、斜视和眼球震颤。

3. 瞳孔及光反射　正常瞳孔圆形、居中、两侧等大,随光线强弱而缩小与扩大,正常瞳孔直径约3~4mm。直径<2mm为瞳孔缩小,直径>5mm为瞳孔扩大。检查时,以手电筒从侧面由外向内分别照射瞳孔,感光侧的瞳孔缩小,称直接对光反射。如用手隔开双眼,未直接感光侧的瞳孔也缩小,称间接对光反射,正常人均存在。检查瞳孔的调解反射时,嘱患者平视远处,然后突然注视某一近物,正常者双侧眼球内聚,瞳孔缩小。瞳孔反射异常可由动眼神经或视神经受损所致。

动眼神经麻痹表现为上眼睑下垂,眼球转向外上方,不能向内、向上和向下运动,瞳孔扩大,出现复视;滑车神经麻痹表现为眼球向下及向外运动减弱,临床上少见;展神经麻痹表现眼球不能外展,斜视和复视。

(四) 三叉神经

三叉神经(trigeminus nerve)系第5对脑神经, 为混合神经,含有较大的感觉根和较小的运动根。其感觉纤维起源于半月神经节内的感觉神经元,三叉神经分三支,即眼支、上颌支和下颌支。感觉支分别传导头面部痛、温、触觉及面部肌肉的本体感觉。运动纤维支配咀嚼肌、颞肌、内翼状肌、外翼状肌、下颌舌骨肌等,运动功能主要在于咀嚼肌群的作用。

1. 感觉功能 用针、棉签及盛有冷热水的试管检查面部的痛觉、温觉和触觉,两侧对比,询问病人的感觉反应是否减退、消失或过敏。角膜反射检查:嘱患者向一内上注视,医生用捻成的细束棉絮轻触对侧角膜,由外向内,不能让其见之,反射作用为双侧的瞬眼动作(直接和间接)。角膜反射障碍为三叉神经功能受损的表现。

2. 运动功能 医生双手触按患者颞肌、咀嚼肌,嘱患者作咀嚼动作,对比双侧肌力强弱;再嘱患者作张口运动,以上下门齿中缝为标准,观察张口时下颌有无偏斜。当一侧翼状肌瘫痪时,下颌偏向病侧。

如面部感觉减退或丧失提示三叉神经感觉支破坏性损伤;三叉神经分支放射痛为刺激性损伤;运动支病变表现张口时下颌偏向患侧,同侧咀嚼肌无力。

(五) 面神经

面神经(fcaial nerve)系第7对脑神经。面神经由运动、感觉、副交感等纤维组成。运动核位于脑桥下部的腹背侧,在外展核的外下方。核内的运动细胞分为上、两组,分别支配上、下面部表情肌;感觉纤维起源于膝状神经节,传递舌前2/3味觉;副交感等纤维主要起自脑桥下部的上涎核,支配颌下、舌下唾液腺及口腔和舌部的粘液腺。

1. 视诊 观察额纹及鼻唇沟、眼裂、及口角是否对称。

2. 运动功能 嘱患者作皱额、闭眼、露齿、鼓腮或吹口哨等动作,比较两侧的对称性。

3. 味觉检查 嘱患者伸舌,将不同味感的物质(食糖、食盐)以棉签涂于舌前2/3处,不能缩舌和吞咽,每试过一种溶液要用温水漱口,试完一侧再试另一侧。面神经损害则舌前2/3味觉丧失。

面神经麻痹分为中枢性和周围性两种。一侧面神经中枢性瘫痪,表现对侧颜面下半部表情肌瘫痪,鼻唇沟变浅,口角下垂,不能吹口哨,额纹对称存在,眼裂正常。见于脑血管病、脑肿瘤或炎症。一侧周围面神经麻痹,则表现同侧颜面部所有表情肌瘫痪,眼裂变大,额纹消失,不能皱额、皱眉、闭目、鼓腮、露齿、吹口哨,鼻唇沟变浅,口角下垂并偏向健侧。见于面神经炎、听神经纤维瘤等。

(六) 位听神经

位听神经(auditory nerve)系第8对脑神经。位听神经由传导听觉的蜗神经和传导空间定位、司平衡的前庭神经组成。蜗神经的初级神经元为内耳耳蜗螺旋神经节的双极细胞,周围支接受螺旋器毛细胞的冲动,中枢支组成耳蜗神经,终止于颞叶的颞横回皮质;前庭神经的初级神经元为内耳道内前庭神经节的双极细胞,周围供应半规管壶腹和椭圆囊与球状囊的斑状感受器,中枢支组成前庭神经终止于颞叶上部。

听力检查常用耳语、表声或音叉进行检查,检查时,声音由远及近,测量单耳(另耳塞住)能够听到声音的距离,再同另一耳比较,同时与医生正常的比较。前庭功能检查,询问患者有无眩晕及平衡障碍,有无眼球震颤。

前庭神经病变时,表现为睁眼站立不稳,闭目倾倒,并有眩晕及眼球震颤等。

(七) 舌咽、迷走神经

舌咽(glossopharygeal nerve)和迷走神经(vagus nerve)系第9、10对脑神经。舌咽神经含运动、感觉和副交感纤维。运动纤维起源于延髓疑核心上部,支配茎突咽肌;感觉神经元在颈静脉孔附近的岩神经节和上神经节,周围支传导外耳道和鼓膜后侧的痛、温觉和舌后1/3味觉,中枢支止于延髓;副交感纤维起自延髓的下涎核,节后纤维支配腮腺。迷走神经的运动纤维起延髓的疑核,支配除软腭张肌和茎咽肌以外的所有咽喉、软腭的肌肉;感觉纤维在颈静脉孔附近的颈神经节和结神经节,周围支传导咽、喉、食管、气管及各内脏的感觉,中枢支止于延髓的孤束核;副交感纤维起自第四脑室底迷走神经背核,分布于内脏器官。两者解剖与功能关系密切,多同时受损,故常同时检查。

1. 运动功能 观察发音是否嘶哑或带鼻音,是否饮水呛咳、有无吞咽困难等。嘱患者张口,观察腭垂是否居中,两侧软腭高度是否一致,嘱患者发"啊"音时两侧软腭上抬是否对称,腭垂有无偏斜。

2. 感觉功能 用棉签或压舌板轻触两侧软腭或咽后壁,观察有无恶心反射(咽反射)。

3. 味觉 舌咽神经支配舌后1/3味觉。检查方法同面神经味觉检查,舌后1/3的味觉减退为舌咽神经损害。

舌咽、迷走神经受损时,表现构音障碍、吞咽困难、饮水呛咳、咽反射消失。一侧麻痹时症状较轻,张口时瘫痪侧的软腭咽弓低垂、软腭不能上提,腭垂偏向健侧,病侧咽部感觉丧失,咽反射消失。舌咽和迷走神经的单独损害,如无长束受损,多提示脑干以外病变,见于脑干炎、急性炎症性脱髓鞘性多发性神经病、慢性炎症性脱髓鞘性多发性神经病、延髓血管病变、肿瘤等。一侧皮质延髓束受损不引起舌咽迷走神经麻痹症状,因舌咽迷走神经核受双侧皮质延髓束支配。只有在双侧皮质延髓束受损时才引起症状,称假性延髓麻痹,常见于脑血管病或脑炎等。

(八) 副神经

副神经(accessory nerve)系第11对脑神经。副神经起于疑核,支配胸锁乳突肌和斜方肌上部。检查胸锁乳突肌与斜方肌有无萎缩、斜颈。嘱患者耸肩及转颈运动并加以阻力,比较两侧胸锁乳突肌收缩时的轮廓和坚实程度。斜方肌的功能为将枕部向同侧倾斜、抬高和旋转肩胛并使臂部上抬,双侧收缩时致使头后仰。检查时可嘱其耸肩或头部向一侧后仰时加以阻力。

一侧副神经受损时,可出现同侧胸锁乳突肌与斜方肌萎缩,垂肩和斜颈,耸肩(病侧)及转颈(向对侧)无力或不能。见于颈椎骨折或脱位、肌病等。

(九) 舌下神经

舌下神经(hypolossal nerve)系第12对脑神经,舌下神经其纤维起自第四脑室底部中线旁的舌下核,支配舌肌运动。观察舌在口腔的位置及形态,然后嘱患者伸舌,观察有无舌肌萎缩及肌束颤动,伸舌有无偏斜。

一侧麻痹时伸舌偏向病侧,核下性损害可见病侧舌肌萎缩,核性损害可见明显的肌束颤动,核上性损害则仅表现伸舌向病灶对侧偏斜。双侧麻痹者则伸舌受限或不能。

第二节 运动系统检查

运动系统包括随意和不随意运动，随意运动由锥体束支配，不随意运动（不自主运动）由锥体外系和小脑支配。运动系统检查包括肌营养、肌张力、肌力、不自主运动、共济运动、姿势及步态等。

（一）肌营养

观察两侧对称部位的肌肉体积和外形，有无肌肉萎缩及其假性肥大等。肌萎缩见于下运动神经元损害及肌肉疾病；假性肥大表现为肌肉外观肥大，触之坚硬，力量减弱，多发生在腓肠肌和三角肌。常见于进行性肌营养不良症。

（二）肌张力

肌张力（muscle tension）指肌肉松弛状态下做被动运动时的肌肉紧张度。以触摸肌肉的硬度及伸屈肢体时感知的阻力作判断。检查时嘱患者肌肉松弛，用手握其肌肉并体会肌肉的紧张程度，如肌肉柔软、弛缓为肌力减低，相反肌肉坚硬为肌张力增高；持患者的肢体做被动的屈伸运动从而感受其阻力，阻力减低或消失且关节活动范围较大为肌张力减低；阻力增加且关节活动范围缩小则为肌张力增高。

1. 肌张力增高　可分为以下两种：一是痉挛性肌张力增高，即上肢屈肌及下肢伸肌肌张力增高明显。在被动屈伸其肢体时，开始做被动运动时阻力大，终末突然阻力减弱，称“折刀式”肌张力增高，为锥体束损害表现；二是强直性肌张力增高，即伸肌和屈肌的肌张力均增高。在被动伸屈肢体时各方向阻力均增高，亦称“铅管状”肌张力增高（不伴震颤），如伴有震颤则出现规律而断续的停顿，称为“齿轮状”肌张增高。

2. 肌张力减低　见于下运动神经元疾病、小脑病变和肌原性病变等。

（三）肌力

肌力（muscle power）指肌肉运动时的最大收缩力，除肌肉的收缩力量外，还可以用动作的幅度和速度来衡量。检查时令病人作肢体关节的屈伸动作，医生从相反方向测试患者对阻力的克服力量，并注意两侧肌力对比。肌力的记录采用0～5级的六级分级法：

0级：为完全瘫痪。

1级：肌肉可收缩，但不能产生动作。

2级：为肢体能在床面上移动，但不能抵抗自身重力，即不能抬起。

3级：为肢体能抵抗重力抬离床面，但不能抵抗阻力。

4级：为肢体能作抗阻力动作，但未能达到正常。

5级：为正常肌力。

临床意义：不同程度的肌力减退可分别称为完全性瘫痪和不完全性瘫痪（轻瘫）。不同部位或不同组合的瘫痪可分别命名。

1. 单瘫　单一肢体瘫痪，多见于脊髓灰质炎。

2. 偏瘫　为一侧肢体（上、下肢）瘫痪，常伴有同侧中枢性面瘫及舌瘫。多见于颅内病变，如脑血管病、肿瘤等。

3. 交叉性瘫　为一侧脑神经损害所致的同侧周围性脑神经麻痹及对侧肢体中枢性偏瘫。

4. 截瘫　为双侧下肢瘫痪，为脊髓横贯性损伤的结果，见于脊髓外伤、炎症等。

（四）不随意运动

系随意肌不自主收缩所产生的一些无目的异常动作、多数为锥体外系损害的表现，不随意运动有以下表现。

1. 震颤（tremor）为两组拮抗肌交替收缩引起的不自主动作，可有以下几种类型：

（1）静止性震颤：静止时表现明显，动作如“搓丸”样，在作意向性动作时则减轻或消失，常伴肌张力增高，见于震颤麻痹。

（2）动作性震颤：震颤在动作时发生，愈近目的物愈明显，见于小脑疾患、扑翼样震颤。

（3）老年性震颤：与震颤麻痹类似，为静止性震颤，发生于老年人，常表现为点头或手抖，通常肌张力不高。

2. 舞蹈样运动（chorea） 为肢体大关节的一种快速、无目的、不对称的运动，类似舞蹈，持续时间不长，静止时可发生，精神紧张可诱发。睡眠时发作减轻或消失。动作也可发生在面部，如做鬼脸，多见于儿童脑风湿病变。

3. 手足徐动（athetosis） 为手指或足趾的一种缓慢持续的屈曲伸展动作，可重复出现，较有规则。见于脑性瘫痪、肝豆状核变性和脑基底节变性。

4. 手足搐搦 发作时手足肌肉呈紧张性痉挛，腕部屈曲，手指伸展，掌指关节屈曲，拇指内收靠近掌心与小指相对，形成助产士手。见于低钙血症和碱中毒（图 3-9-2）。

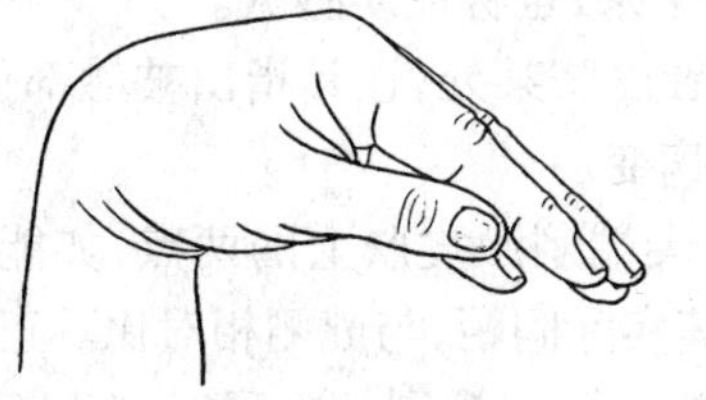

图 3-9-2 手搐搦示意图

（五）共济运动

机体任何一个动作的完成均依赖于某组肌群协调一致的运动称共济运动（coordintion），这种协调主要靠小脑的功能。前庭神经、视神经、深感觉及锥体外系参与。

1. 指鼻试验 嘱患者将一侧手臂外展伸直，再以示指尖触自己的鼻尖，由慢到快，先睁眼，后闭眼，重复进行，左右两侧比较。小脑半球病变时同侧指鼻不准，如睁眼时指鼻准确，闭眼时出现障碍则为感觉性共济失调。

2. 轮替试验 嘱患者伸直手掌，做快速重复性动作，如前臂的内旋和外旋动作，或一侧手以手掌、手背交替快速连续拍打对侧手掌，或以足趾反复叩击地面等。共济失调患者动作笨拙、不协调及快慢不一。

3. 跟-膝-胫试验 试验分三个步骤：嘱患者仰卧，先让一侧下肢伸直抬起，然后用足跟置于对侧膝盖上，再使足跟沿胫骨前缘直线向下移动。小脑损害时，动作不准；感觉性共济失调者睁眼做此试验正常，而闭眼时出现动作偏斜。

4. 闭眼难立（Romberg）征 嘱患者足跟并拢站立，闭目，双手向前平伸，若出现身体摇晃不稳或倾斜则为阳性，提示小脑病变。如睁眼时能站稳而闭眼时站立不稳，则为感觉性共济失调。

（六）姿势及步态（见图 3-2-1）。

第三节 感觉功能检查

感觉检查的主观性强，容易产生误差，故首先让患者了解检查的方法与目的，以取得充分配合。检查时要注意左右侧和远近端对比的原则，从感觉缺失区向正常部位逐步移动检查。

检查时嘱患者闭目,重复多次检查以避免主观或暗示作用。

(一) 浅感觉检查

1. 痛觉 用大头针或叩诊锤的针尖轻刺患者皮肤以检查患者痛觉,询问患者有无疼痛感觉,并记录感觉障碍类型(过敏、减退或消失)与范围。

2. 温度觉 用盛有热水(40~50℃)或冷水(0~10℃)的试管测试皮肤温度觉,交替接触皮肤,让患者辨认冷热。温度觉障碍见于脊髓丘脑束损害。

3. 触觉 用棉签或软纸片轻触患者皮肤或粘膜。询问有无感觉,触觉障碍见于后索病损。

(二) 深感觉检查

1. 运动觉 嘱患者闭目,医生轻轻上下移动患者的手指或足趾,令患者说出“向上”或“向下”移动方向,如感觉不明确可加大运动幅度或测试较大关节。运动觉障碍见于后索病损。

2. 位置觉 嘱患者闭目,医生将其肢体放于某一位置,让患者描述该位置,以检测其位置觉。

3. 震动觉 将震动着的128Hz音叉柄置于骨突起处(如内、外踝,手指、桡骨、尺骨茎突、胫骨、膝盖骨等)询问有无震动感觉及持续时间,判断两侧有无差别。

(三) 复合感觉检查

指皮肤定位感觉、两点辨别觉和形体觉,是脑综合分析的结果,也称皮质感觉。

1. 皮肤定位觉 嘱患者闭目,医生以手指或棉签轻触患者皮肤某处,让其指出被触部位。正常误差手部 <3.5mm,躯干部 <1mm,该功能障碍见于皮质病变。

2. 两点辨别觉 嘱患者闭目,以钝角分规或叩诊锤的两尖端刺激皮肤上的两点,如能感觉为两点,再逐渐缩小双脚间距,直至医生感觉为一点时,测其实际间距,与健侧相对比。正常身体各部位两点辨别觉灵敏度不同,可两侧比较。当触觉正常而两点辨别觉障碍时则为额叶病变。

3. 实体觉 嘱患者闭目,用单手触摸熟悉的物体,如钢笔、钥匙、硬币等,让其说出物体的名称。先测功能差的一侧,再测另一侧,两侧对比。功能障碍为脑皮质病变。

4. 图形觉 嘱患者闭目,在其皮肤上画图形(方、圆、三角形等)或写简单的字(一、二、十等),观察其能否识别。如有障碍,常为丘脑水平以上病变。

第四节 神经反射检查

神经反射是由反射弧的形成而体现的,反射弧包括感受器、传入神经元、中枢、传出神经元和效应器等。反射弧中任一环节有病变都可使反射活动受影响,使其减弱或消失。反射又受高级神经中枢控制,如锥体束以上病变,可使反射活动失去控制而出现反射亢进。

(一) 浅反射

刺激皮肤或粘膜可引起浅反射,包括以下几种:

1. 角膜反射(corneal reflex) 嘱患者向内上注视,以细棉签纤维由角膜外缘向内轻触患者角膜,正常时该眼睑迅速闭合,称直接角膜反射。反射弧为刺激三叉神经眼支传至脑桥,再由面神经支配眼轮匝肌,引起眼睑闭合。若刺激一侧引起对侧眼睑闭合,则称为间接角膜反射。凡直接与间接反射均消失者为三叉神经病变(传入障碍);如直接反射消失,间接反射存在,为病侧面神经瘫痪(传出障碍)。深昏迷患者角膜反射消失。

2. 腹壁反射(abdominal reflex)　嘱患者仰卧,下肢稍屈曲,使腹壁松弛,然后用钝头竹签或火柴棍分别沿肋缘下(胸髓7~8节)、脐平(胸髓9~10节)及腹股沟上(胸髓11~12节)的平行方向,由外向内轻划腹壁皮肤。正常反应是局部腹肌收缩。

3. 提睾反射(cremasteric reflex)　此反射与检查腹壁反射相同,用火柴棍或钝竹签由下向上轻划股内侧上方皮肤,可引起同侧提睾肌收缩,睾丸上提。中枢为腰髓1~2节。

4. 跖反射(plantar reflex)　嘱患查仰卧、下肢伸直,医生手持患者踝部,用钝头竹签划足底外侧,由后向前至小趾跖关节处转向趾侧,正常反应为足跖屈曲(即 Babinski 征阴性),反射中枢在骶髓1~2节。

5. 肛门反射　用大头针轻划肛门周围皮肤,可引起肛门外括约肌收缩。中枢为骶4~5节。

(二) 深反射

刺激骨膜、肌腱经深部感受器完成的反射,故称深反射。检查时,患者要合作,肢体应放松。叩击力量要匀等,要两侧对比。腱反射不对称是神经损害的重要定位体征。

1. 肱二头肌反射(biceps reflex)嘱患者肘部屈曲呈直角,医生以左手拇指置于患者肘部肱二头肌腱上,然后右手持叩诊锤叩左拇指指甲,可使肱二头肌收缩,引出屈肘动作。反射中枢为颈髓5~6节(图3-9-3)。

2. 肱三头肌反射(triceps reflex)　嘱患者上臂外展,肘部半屈曲,医生用左手托住其上臂,右手用叩诊锤直接叩击鹰嘴上方的肱三头肌腱,可使肱三头肌收缩,引起前臂伸展。反射中枢为颈髓6~7(图3-9-3)。

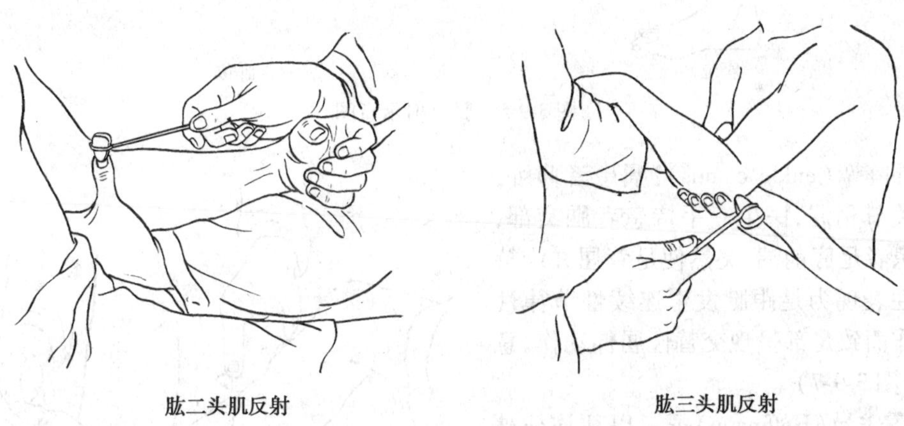

图3-9-3　肱二头肌反射与肱三头肌反射示意图

3. 桡骨膜反射(radioperiosteal reflex)　嘱患者前臂置于肘部半屈,前臂半旋前位,医生以左手托住其腕部,并使腕关节自然下垂,随即以叩诊锤叩桡骨茎突,可引起肱桡肌收缩,发生屈肘和前臂旋前动作。反射中枢在颈髓5~6节(图3-9-4)。

4. 膝反射(knee reflex)　坐位检查时,患者小腿完全松弛下垂,卧位检查时,嘱患者仰卧,医生以左手托起其膝关节使之屈曲120°,用右手持叩诊锤叩击其膝盖髌骨下方股四头肌腱,反射为股四头肌收缩而引起小腿伸展。反射中枢在腰髓2~4节(图3-9-5)

5. 踝反射(ankle reflex)　又称跟腱反射。嘱患者仰卧,髋及膝关节稍屈曲,下肢取外旋

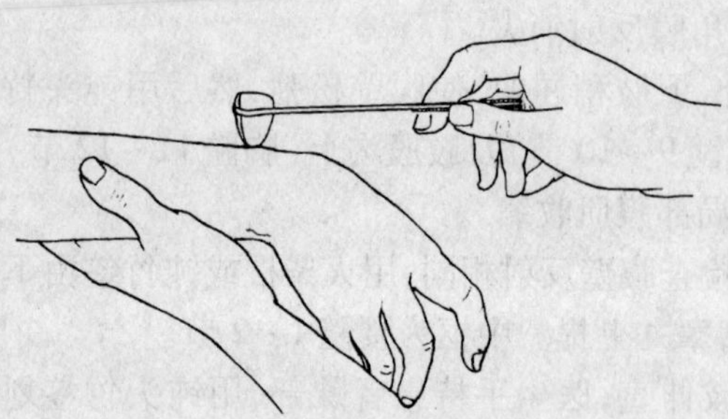

图 3-9-4 桡骨膜反射示意图

外展位。医生左手将患者足部背屈成直角，以叩诊锤击跟腱，反应为腓肠肌收缩，足向跖面屈。反射中枢为骶髓 1 ~2 节(图 3-9-6)。

6. 踝阵挛(clonus) 是腱反射极度亢进的表现，临床上常见：①髌阵挛(knee clonus)嘱患者仰卧，下肢伸直，医生用拇指和示指捏住其髌骨上缘，快速并连续向下推动数次后维持推力。阳性反应为股四头肌发生节律性收缩使髌骨上下移动，临床意义同深反射亢进。②踝阵挛(ankle clonus)：嘱患者仰卧，髋与膝关节稍屈，医生一手持患者腘窝部，一手持患者足底前端，突然使足背屈并维持之。阳性表现为足跟腱发生连续性节律性收缩动作而致足部呈现交替性屈伸动作，意义同上(图 3-9-7)。

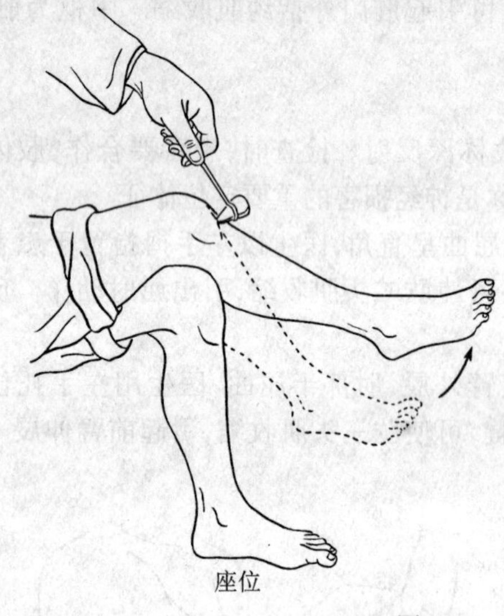

座位　　卧位

图 3-9-5 膝反射示意图

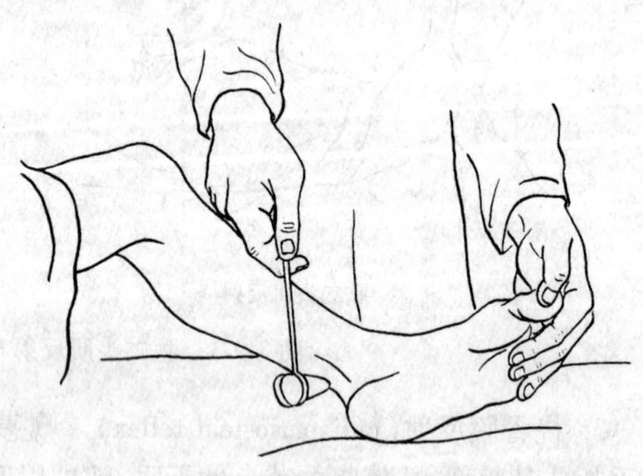

图 3-9-6 踝反射示意图

7. 霍夫曼(Hoffmann)征 以往该征被列入病理反射，实际上为牵张反射，可视为腱反射亢进的表现，也见于腱反射活跃的正常人。医生左手持患者腕部，然后以右手中指与示指夹住患者中指，以拇指快速地向下拨动其中指指甲，引起其余四指轻度掌屈反应则为阳性。(图 3-9-8)。

(三) 病理反射

指锥体束病损时，大脑失去了对脑干和脊髓的抑制作用而出现的异常反射。1 岁半以内的婴幼儿由于神经系统发育未完善，也可出现这种反射，属于非病理性的，而成人出现这些反

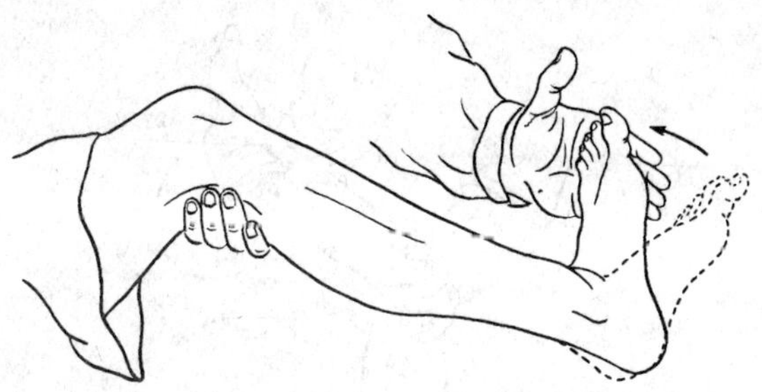

图 3-9-7 踝阵挛示意图

射为病理性。

1. 巴宾斯基(Babinski)征 检查方法与跖反射一样,用竹签沿患者足底外侧缘,由后向前至小趾跟部并转向内侧,阳性反应为拇趾背屈,其他四趾呈扇形展开。是最典型的病理反射,提示锥体束损害。

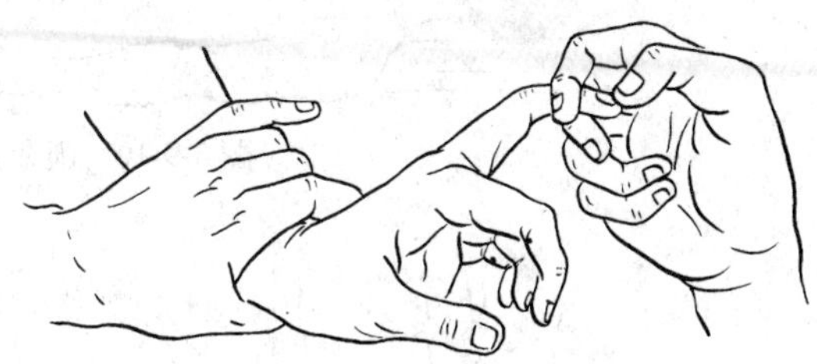

图 3-9-8 霍夫曼征示意图

2. Babinski 等位征 ①Chaddock 征 用竹签在外踝下方足背外缘,由后向前划至趾跖关节处;②Oppenheim 征 医生用拇指及示指沿患者胫骨前缘用力从上向下滑压;③Gordon征 检查时用手以一定力量挤压腓肠肌;④Gonda 征 将手置于患者第 4、5 足趾外侧背面,向跖面按压后突然放松;以上 4 种阳性反应同 Babinski 征,临床意义相同(图 3-9-9)。

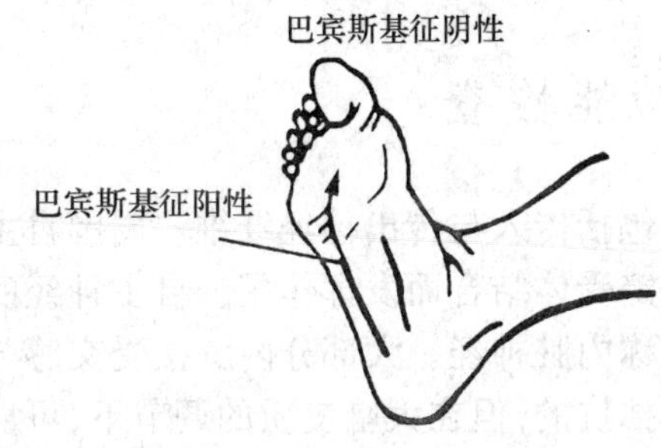

图 3-9-9 巴宾斯基征示意图

(四)脑膜刺激征

为脑膜受激惹的体征,见于脑膜炎、蛛网膜下腔出血和颅压增高等病况。

1. 颈强直 嘱患者仰卧,颈部放松,医生左手托住患者枕部,右手置于胸前作屈颈动作检查。当患者屈颈时如抵抗力增强,即为颈部阻力增高或颈强直。在除外颈椎或颈部肌肉局部病变后即可认为有脑膜刺激征。

2. 凯尔尼格(Kernig)征 嘱患者仰卧,一侧髋、膝关节处屈曲成直角,医生将患者小腿抬高伸膝。正常人膝关节可伸达 135°以上。如伸膝受阻且伴有疼痛与屈肌痉挛,则为阳性(图 3-9-10)。

3. 布鲁津斯基(Brudzinski)征 嘱患者仰卧,下肢伸直,医生一手托起患者枕部,另一手按于其胸前。使头部被动前屈,阳性表现为双侧膝关节和髋关节屈曲(图 3-9-11)。

(五)Lasegue 征

嘱患者仰卧,双下肢伸直。医生将患者伸直的下肢在髋关节处屈曲,又称直腿高举试验。正常人下肢可抬高 70°以上,如不到 30°即出现由上而下的疼痛即为阳性。见于神经根受刺激的情况,如坐骨神经痛、腰椎间盘突出或腰骶神经根炎等。

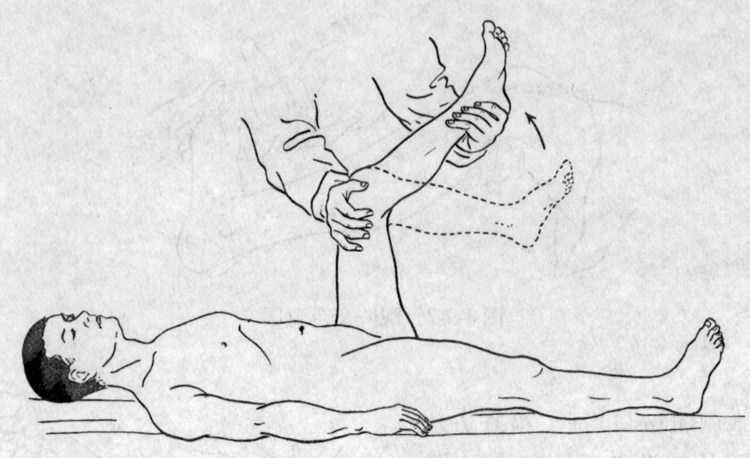

图 3-9-10 凯尔尼格征示意图

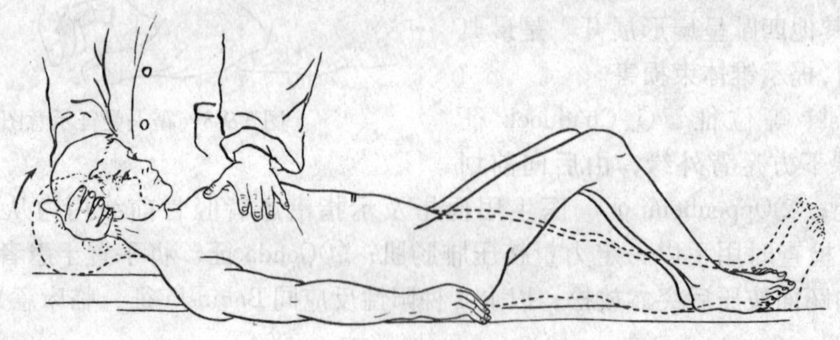

图 3-9-11 布鲁津斯基征示意图

第五节 自主神经功能检查

自主神经与躯体神经一样也分中枢与周围两部分,包括传入与传出神经纤维。周围自主神经可分为交感与副交感两个系统,通过神经介质与特定受体结合而发挥作用。自主神经的主要功能是调节内脏、血管、竖毛肌及腺体等活动,故又称内脏神经。大部分内脏接受交感与副交感神经纤维的双重支配,它们之间的作用虽是相互拮抗的,但在大脑皮质的调节下,可协调整个机体内、外环境的平衡。

(一) 一般观察

1. 皮肤粘膜 色泽如:苍白、潮红、发绀、色素减少或色素沉着等;质地如:光滑、变硬、增厚、变薄、脱屑、干燥及潮湿等;温度如:发热、发凉,有无水肿、溃疡和褥疮等。

2. 毛发和指甲 多毛、少毛、局部脱毛、指和趾甲变形松脆等。

3. 出汗 全身或局部出汗过多、过少或无汗等。

4. 内脏及括约肌功能 注意胃肠功能如胃下垂、腹胀及便秘等;排尿、排便障碍及其性质(尿频、尿急、排尿困难、尿潴留、尿失禁、自动膀胱等),检查下腹部膀胱区膨胀程度。

(二) 自主神经反射

1. 眼心反射 被检者仰卧,双目自然闭合,数其一分钟脉搏。医生用左手中指、示指分别置于患者眼球两侧,逐渐加压,以病人不疼为限。加压 20~30 秒后计数 1 分钟脉率,正常可减少10～12次/分,超过12次/分,提示副交感(迷走)神经功能亢进。加压后脉率不减少反而增加,提示交感神经功能亢进。

2. 卧立位试验 平卧位和直立位分别计数1分钟脉搏。正常由卧位到立位脉率增加10～12次/分,为交感神经兴奋性增强。由立位到卧位,脉率减慢10～12次/分,则为迷走神经兴奋性增强。

3. 皮肤划纹试验 用钝头竹签在胸腹壁两侧皮肤上适度加压划一条线,数秒钟后,皮肤出现白色划痕高出皮肤表面,稍后变红色条纹,属正常反应。如白色划痕持续较久,超过5分钟,说明皮肤血管收缩反应增强,提示交感神经兴奋性增高。如红色划痕迅速出现,持续时间较长则提示副交感神经兴奋性增高。

4. 竖毛试验 竖毛肌由交感神经支配。将冰块置于患者颈后或腋窝,数秒钟后可见竖毛肌收缩,毛囊处隆起如鸡皮。根据竖毛反射障碍的部位来判断交感神经功能障碍的范围。

5. 发汗试验 常用碘淀粉法,即以碘1.5g,蓖麻油10.0ml,与95%酒精100ml混合成淡碘酊涂布于全身皮肤,待干后再涂以淀粉。皮下注射毛果芸香碱10mg,使全身出汗,出汗处淀粉与碘发生反应而变为蓝色,无汗处皮肤颜色不变,可协助判断交感神经功能障碍的范围。

第六节 昏迷的检查

昏迷患者病情急重,检查时应有选择、重点地进行,并积极对症急救,与此同时进行详尽的全身检查及必要的辅助检查,争取及早明确病因并确定诊断,以达到有效的治疗。昏迷患者的病史采集很重要,需要通过患者的亲属或知情者了解,如有无外伤及药物中毒,可引起昏迷的内科疾病,起病过程、缓急及伴发的症状和体征等。

(一) 一般检查

1. 体温 高热提示有感染性或炎症性疾患;体温过高大多为脑干或下丘脑损害引起的中枢性高热或中暑;体温过低可能为休克、甲状腺功能低下、低血糖、镇静安眠药(如巴比妥类)过量或冻伤等。

2. 脉搏 脉搏不齐提示心脏疾病;微弱无力可能为休克或内出血等;脉搏过缓(40次/分左右)可能为房室传导阻滞或阿—斯综合征;过速提示休克、心功能不全、高热或甲亢危象;缓慢而有力提示颅内压增高。

3. 呼吸 深而快的规律性呼吸常见于糖尿病酸中毒;浅而速的规律性呼吸见于休克、心肺疾病或药物中毒。脑的不同部位损害可表现特殊的呼吸类型:①潮式呼吸提示大脑半球广泛损害;②中枢性过度呼吸提示中脑被盖部病损;③丛集式呼吸提示脑桥下部病变;④长吸式呼吸为脑桥上部损害所致;⑤呼吸节律失调提示延髓损害,尤其延髓下部损害。

4. 血压 血压过高多为高血压脑病或颅内压增高等;血压过低可能为脱水、休克、心肌梗死、镇静安眠药中毒、深昏迷状态等。

5. 气味 肝臭味提示肝昏迷;苹果味提示糖尿病酸中毒;氨味可能为尿毒症;酒味为急性酒精中毒;大蒜味为敌敌畏中毒。

6. 皮肤粘膜 皮肤粘膜发绀多为心肺疾患等引起缺氧;黄染见于肝昏迷或药物中毒;苍

白多为休克、贫血或低血糖；潮红为高热、阿托品类或CO中毒等；多汗提示有机磷中毒、甲亢危象或低血糖。

（二）神经系统检查

1. 瞳孔变化 双侧瞳孔不等大，一侧散大、固定，为该侧动眼神经受损，提示天幕裂孔疝、动眼神经损伤、或颈交感神经受刺激；双侧瞳孔散大可由于中脑受损、脑缺氧、深昏迷、阿托品类中毒、恐惧或疼痛所致；瞳孔缩小见于脑桥被盖部病变、吗啡中毒、深昏迷、颅压增高、梅毒等。

2. 眼球位置 观察眼球位置有助脑神经受损的判断，如眼球内聚提示双外展神经受损；眼球向外分离提示双动眼神经受损；一侧眼球呈外展位，提示该侧动眼神经受损等。

3. 眼底 必要时可进行眼底检查，观察眼底是否视乳头水肿或出血。有助于昏迷病因的诊断。

4. 肢体瘫痪 可通过自发活动减少及出现病理征来判定昏迷患者的瘫痪肢体。深昏迷的患者可重压其眶上缘或胸骨角，疼痛刺激使健侧上肢出现防御反应，瘫痪侧则无反应，通过患者面部疼痛表情来判断有无面瘫；也可将患者双上肢同时托举，然后突然放开任其坠落，瘫痪侧上肢迅即坠落，即坠落试验阳性；偏瘫侧下肢常呈外旋位，足底施以疼痛刺激时，瘫痪下肢回缩反应差或消失，病理征可为阳性。

5. 姿势反射 ①去大脑强直（decerebrate rigidity）表现角弓反张、四肢伸直姿势和肌张力增高，见于中脑损害、后颅凹病变、缺氧或低血糖等；②去皮层强直（decorticate rigidity）表现上肢屈曲、下肢伸直，常见于大脑白质广泛性病变、内囊和丘脑病变。这两种姿势反射多为全身性，也可为一侧性。

6. 脑膜刺激征 脑膜刺激征如伴发热，可提示中枢神经系统感染；不伴发热多为蛛网膜下腔出血。

7. 脑神经及脑干功能 ①头眼反射（oculocephalic reflex）：又称玩偶头试验，即轻扶患者头部向左右、上下转动时眼球向头部运动的相反方向移动，然后眼球逐渐回到中线位。此在婴儿为正常反射，随着大脑的发育而被抑制；此反射在大脑半球弥漫性病变时出现并加强，脑干弥漫性病变时消失；如为一侧脑干病变，头向同侧转动时无眼球运动反射，而向对侧仍存在；如仅为某一眼球的内收或外展障碍，提示该侧动眼神经或外展神经瘫痪；②睫脊反射：给患者颈部皮肤以疼痛刺激，正常反应为同侧瞳孔散大；③眼前庭反射（oculovestibular reflex）：用注射器将1ml冰水向一侧外耳道注入，正常出现快相向对侧的两眼震颤，如半球弥漫性病变而脑干功能正常时，出现两眼强直性向刺激侧的同向偏斜，如昏迷是由于脑干弥漫性病变引起，则无反应；④紧张性颈反射（tonic neck reflex）：又称颈伸展反射，向一侧旋转患者头部，出现面部所向一侧的上下肢强直性伸展，而枕部所向一侧的上下肢屈曲；在婴儿出现此反射属正常，随着大脑发育而被抑制；在去大脑、去皮层或中脑病变累及双侧锥体束时可出现，见于脑干上部肿瘤或脑基底部脑膜炎。

第七节 失语症、失用症和失认症的检查

对患者进行失语症、失用症等检查，首先要求患者的精神状态、智力、注意力、定向力、视听

力及发音器官正常,能够主动配合检查。检查过程中要求体贴、耐心、循序进行。

(一) 失语症检查

语言的基本形式包括听、说、读、写四种。失语症的检查包括口语表达、听理解、阅读及书写等方面。目前国内汉语失语症检查方法,采用汉语失语检查法(aphasia battery of chinese, ABC 法)。

1. 口语表达(speech expression)　包括自发谈话、复述和命名。谈话包括让患者回答问题、叙述和系列语言;字词提取测验和复述等发现音韵及语调变化、找词困难或错语、语法异常、命名及复述障碍等。

2. 听理解(comprehension)　通过听辨认观察患者能否判断和执行医生指令,对语音辨别及字词、句子的理解能力;也可通过复述、口述和对一组物、画、人、物命名,判断患者的口语理解能力。

3. 阅读(reading)　通过视读、听字词辨认、读词并配画、朗读指令并执行、选词填空等,以判定对文字的朗读及理解能力。

4. 书写(writing)　通过自发书写姓名、地址、系列数字、叙事性书写、听写、抄写、看图写及作文等判定书写能力。

(二) 失用症、失认症检查

1. 失用症很少被病人自己察觉,故很少有这方面主诉。如病人自己来描述,除非受损运动范围小,如打电话、穿衣困难外,很难描述清楚存在的问题,这些症状常被医生忽视。因同时伴有其他神经损害症状,所以很难检出特殊类型的失用症。病人如有失语则必须说服他模仿医生去做,病人必须能认识所要操作的物品,亦即没有失认症。检查失用症可给予口头和书面命令,步骤如下:

(1)运动性失用:观察患者的自发动作有无错误,简单的动作如伸舌、解纽扣等;复杂的动作如穿衣、打结、洗脸、梳发、划火柴和使用餐具等;在肢体运动性失用时,虽然无瘫痪,但各肌群不能按适当的顺序协调运动,使其动作笨拙,不能做精细动作,也不能完成快速的目的性动作如书写、弹琴等。

(2)观念性失用:嘱患者做某些动作,如先作伸舌、闭眼、举手和解纽扣等简单动作,然后做复杂动作如穿衣、梳头、打结、用锤子钉钉子、划火柴和燃点香烟等。患者常表现能做简单动作,但做复杂动作时往往出现时间、顺序障碍,致使不能完成,但模仿动作多无障碍。

(3)观念运动性失用:检查方法同上,患者不能按指令做简单动作如伸舌、招手、刷牙和敬礼等,也不能完成复杂的随意运动,但有时可自发地做出这些动作,模仿动作也出现障碍。

(4)结构性失用:取积木或火柴梗,请患者拼成简单的图案、图形,或用积木搭房子,由医生先做示范,然后再让病人模仿,看其有无结构性失用。

2. 失认症检查包括视觉、听觉和触痛觉等:

(1)视觉失认:①首先观察患者对周围物件的处理是否合适,可给病人看一些常用物品,令其辨认,并嘱其用语言、书写和手势来表达其辨认能力,如其不能辨认,可允许运用其他感觉帮助认识;②辨认颜色或令其将同色者归类;③对空间关系定位,如给病人看一些建筑物或风景画片,令其描述;或让其画钟面、人形或房屋等。

（2）听觉失认：要求患者闭目，嘱其辨认常见的声音，如铃声、抖动纸张声和敲击茶杯声等；对有一定音乐知识的患者，可让其倾听辨认一段乐曲或歌曲请其辨识。。

（3）触觉失认：对触觉性失认患者，嘱其闭目后把一些常用物品放在其手中。凭其单手抚摸并辨认之。

（孙九伶）

第四篇　病历书写

病历是指医务人员在医疗活动过程中形成的文字、符号、图表、影像、切片等资料的总和，是记载疾病发生、发展、诊治经过、治疗效果及转归等科学而严谨的文字记录，包括门(急)诊病历和住院病历。病历既是医疗、教学、科研管理的基础资料，又是评价医疗质量和医疗统计的原始资料，也是处理医疗纠纷和医疗保险重要的法律依据。因此，编写完整而规范的病历是每个医师必须掌握的一项基本功。医学生和住院医师必须努力学习，不断实践，以高度负责的精神和实事求是的科学态度，严肃认真地写好病历。

第一章　病历书写的基本要求

病历书写是指医务人员通过问诊、查体、辅助检查、诊断、治疗、护理等医疗活动获得有关资料，并进行归纳、分析、整理形成医疗活动记录的行为。病历书写的基本要求是:

1. 病历书写应当客观、真实、准确、及时、完整。

2. 住院病历书写应当使用蓝黑墨水或碳素墨水，门(急)诊病历和需复写的资料可以使用蓝色或黑色圆珠笔。

3. 病历书写应当使用规范的中文和医学词汇及术语。通用的外文缩写和无正式中文译名的症状、体征、疾病名称等可以使用外文。

4. 病历书写应当文字工整，字迹清晰，力求精练，表述准确，语句通顺，标点正确，各项应书写全面，不可遗漏。书写过程中出现错字时，应当用双线划在错字上，不得采用刮、粘、涂等方法掩盖或去除原来的字迹。

5. 病历应当按照规定的内容书写，并由相应医务人员签名。实习生、试用期医务人员书写的病历，应当经过在本医疗机构合法执业的医务人员审阅、修改并签名。进修医务人员应当由接收进修的医疗机构根据其胜任本专业工作的实际能力，经认定后才能书写病历。

6. 上级医务人员有审查修改下级医务人员书写的病历的责任。修改时，应当注明修改日期，修改人员签名，并保持原记录清楚、可辨。

7. 因抢救急危患者，未能及时书写病历的，有关医务人员应当在抢救结束后 6 小时内据实补记，并加以注明。

第二章

病历书写的种类、格式与内容

第一节　住院期间病历

病人住院期间应书写住院病历。住院病历包括完整住院病历、入院记录、病程记录、会诊记录、转科记录、出院记录、死亡记录、手术记录等。此外，因相同疾病再次住院时可书写再次住院病历。

一、住 院 病 历

完整住院病历的内容系统而完整，要求在病人入院后 24 小时内完成，一般由实习生或低年资住院医生书写。

(一) 住院病历格式与内容

住 院 病 历

姓名：	性别：
年龄：	婚姻：
民族：	职业：
籍贯（出生地）：	住址：
工作单位：	病史叙述者（注明可靠程度）：
入院日期：	记录日期：

主　诉：
现病史：
既往史：
系统回顾：
个人史：
婚姻史：
月经史：
生育史：
家庭史：

体格检查

体温(T)　　　　脉搏(P)　　　　呼吸(R)　　　　血压(BP)

一般状况　发育(正常),营养(良好、中等、不良、肥胖、消瘦),面容与表情(急性或慢性病容、表情痛苦、忧虑、恐惧、安静),体位(自主、被动、强迫),步态,神志(清晰、模糊、昏睡、昏迷),检查能否合作。

皮肤、粘膜　颜色(正常、潮红、苍白、发绀、黄染、色素沉着),温度,湿度,弹性,有无水肿、出血、皮疹、皮下结节或肿块、蜘蛛痣、溃疡及瘢痕,并明确记述其部位、大小和形态。

淋巴结　全身或局部浅表淋巴结(颌下、耳后、颈部、腋窝、滑车上、腹股沟部及腘窝部)有无肿大以及大小、数目、压痛、硬度、移动性、瘘管、瘢痕等。

头部及其器官

头颅:大小,形态,压痛,包块,头发(疏密、色泽、分布)。

眼:眉毛(稀疏、脱落),睫毛(倒睫),眼睑(水肿、运动、下垂),眼球(凸出、凹陷、运动、震颤、斜视、集合反射),结膜(充血、水肿、苍白、出血、滤泡),巩膜(黄染),角膜(混浊、云翳、白斑、瘢痕、反射),瞳孔(大小、集合反射、形态、对称否、对光及集合反射)。

耳:有无畸形、分泌物、乳突压痛,听力。

鼻:畸形,鼻翼扇动,鼻腔通气,鼻旁窦(上颌窦、额窦)区压痛,分泌物,出血。

口腔:气味,有无张口呼吸,唇(颜色、疱疹、皲裂、畸形、溃疡、色素沉着),牙(龋齿、缺齿、镶牙、义齿、残根,注明其位置),牙龈(色泽、肿胀、溢脓、出血、铅线),舌(位置、大小、形态、舌质、舌苔、溃疡、运动、震颤、偏斜),粘膜(发疹、出血、溃疡),扁桃体(大小、充血、分泌物、假膜),咽(色泽、充血、水肿、滤泡、分泌物、反射),喉(发音)。

腮腺　大小、硬度、压痛。

颈部　对称性,软硬度,有否颈静脉怒张,肝颈静脉回流征,颈动脉异常搏动,气管位置,甲状腺(大小、硬度、压痛、结节、震颤、杂音)。

胸部　胸廓(对称、畸形、局部隆起、压痛),呼吸(频率、节律、深度),异常搏动,乳房(大小、乳头,有无压痛和肿块),静脉曲张,皮下气肿。

肺脏

视诊:呼吸运动(两侧对比),呼吸类型,有无肋间隙增宽或变窄。

触诊:胸廓扩张度,语颤,胸膜摩擦感,皮下捻发感。

叩诊:叩诊音(清音、浊音、实音、鼓音),肺下界,肺下缘移动度。

听诊:呼吸音(性质、强弱、异常呼吸音及其部位),干、湿性啰音,胸膜摩擦音,语音传导。

心脏

视诊:心前区隆起,心尖搏动或心脏搏动的位置、范围、强度。

触诊:心尖搏动的性质及位置、强度、震颤(部位、期间),心包摩擦感。

叩诊;心脏左、右浊音界(列表记录)。可用左、右第2、3、4、5肋间离正中线的距离(厘米)表示,并注明锁骨中线至正中线的距离。

听诊:心率,心律,心音(强度、分裂、P_2 与 A_2 的比较、额外心音、奔马律),杂音(部位、性质、时期、强度、传导方向),心包摩擦音。

血管

桡动脉:脉率,节律(规则、不规则、脉搏短绌),奇脉,左、右桡动脉脉搏的比较。动脉壁的性质、紧张度。

周围血管征:毛细血管搏动征,枪击音,水冲脉,Duroziez 双重杂音,颈动脉明显搏动,其他动脉异常搏动。

腹部

视诊:外形(对称、大小、平坦、膨隆、凹陷),呼吸运动,皮疹,色素,腹纹,瘢痕,脐,疝,腹部体毛,静脉曲张与血流方向,胃肠型及蠕动波,上腹部搏动。腹围测量(有腹水或腹部包块时测量)。

触诊:腹壁紧张度,压痛,反跳痛,肿块(位置、大小、形态、压痛、搏动、移动度),液波震颤,振水音。

肝脏 大小(右叶可在右锁骨中线上从肋缘至肝下缘、左叶可由剑突至肝左叶下缘多少厘米表示)、质地、表面、边缘、压痛、搏动。

胆囊 大小、形态、压痛。

脾脏 大小(以肋缘下多少厘米表示,巨脾可以用简图表示)、硬度、压痛、表面、边缘、切迹。

肾脏 大小、形状、硬度、压痛、移动度。

输尿管 压痛点。

膀胱 膨胀。

叩诊:肝浊音界,肝区叩击痛,高度鼓音,移动性浊音,肾区叩击痛,膀胱叩诊。

听诊:肠鸣音(正常、增强、减弱或消失),振水音,血管杂音。

肛门、直肠 肛裂、痔、肛瘘、脱肛。直肠指诊(狭窄、肿块、压痛、前列腺肿大及压痛)。

外生殖器 根据病情需要作相应的检查。

男性:发育畸形、阴毛、龟头、包皮、睾丸、附睾、精索、鞘膜积液。

女性:有特殊情况时,可请妇科医生检查,包括外生殖器(阴毛、阴阜、大阴唇、小阴唇、阴蒂)和内生殖器(阴道、子宫、输卵管、卵巢)。

脊柱 侧凸、前凸、后凸、压痛、运动度。

四肢 畸形,杵状指(趾),静脉曲张,骨折,关节(红肿、疼痛、压痛、积液、脱臼、活动度受限、畸形、强直),水肿,肌肉萎缩,肢体瘫痪或肌张力增强。

神经反射 肱二、三头肌反射,膝腱反射,跟腱反射,腹壁反射,提睾反射,病理反射。必要时做运动、感觉及神经系统其他检查。

专科情况 如外科情况、眼科情况、妇科情况等。

实验室及特殊检查

实验室检查 应记录与诊断有关的实验室检查结果,包括病人入院后 24 小时内应完成的三大常规及其他检查结果。如系入院前所做的检查,应注明检查地点及日期。

血液 红细胞计数、血红蛋白测定、白细胞计数及分类。

尿液 色、比重、酸碱反应、蛋白、糖、尿沉渣显微镜检查。

粪便 色、性状、血、粘液、脓液、涂片显微镜检查。

特殊检查 在病人住院期间,根据病情需要,进行 X 线及其他有关检查(如心电图、超声波、胃镜、磁共振等)。

摘　要

将病史、体格检查、实验室检查及器械检查等的主要资料摘要综合,能简明扼要反映病情基本特点并提示诊断的根据,使其他医师或会诊医师通过摘要内容就能了解基本的病情。

初步诊断

医师签名

(二) 住院病历举例

××医院住院病历

姓名:钟××　　性　别:男
年龄:32 岁　　婚　姻:已
民族:汉　　职　业:教师
籍贯:浙江省绍兴县　　工作单位:浙江省绍兴市××小学
住址:浙江省绍兴市××路××花园×幢×室
入院日期:2002 年 12 月 18 日上午 8 时 记录日期:2002 年 12 月 18 日上午 8 时 10 分
病史叙述者:患者本人　　可靠程度:可靠

主诉　反复上腹痛伴反酸、嗳气 5 年,再发加重一周。

现病史　5 年前 11 月份开始,因饮食不规则,进食后感上腹部不适,间有隐痛、反酸和嗳气。以后症状逐渐加重,上腹部常有胀痛和烧灼感,多于进食后 0.5～1.5h 发生,至下次进食前逐渐缓解。此后每年冬春季常有发作,须经休息及服用胃病药后,症状才逐渐消失;夏季较少发作且症状轻微。一周前因疲劳及进食不规则,上述症状再发且较前加重,自服胃病药也不缓解。5 天前曾到门诊诊治,诊断为消化性溃疡。服西咪替丁和普鲁本辛等疗效欠佳而入院治疗。此次起病以来,精神疲乏,食欲减退,大小便正常,无呕血、黑便和发热。

既往史　平素尚健康,无伤寒、结核、疟疾等病史,无结核病接触史,无药物及食物过敏史,无外伤及手术史。

系统回顾

头颈五官:无视力障碍、耳聋、耳鸣、眩晕、鼻出血、牙痛、牙龈出血及声音嘶哑史。

呼吸系统:无长期低热、盗汗、慢性咳嗽、咳痰、呼吸困难、咯血史。

循环系统:无心悸、活动后气促、心前区痛、下肢水肿、腹水、头晕、头痛、晕厥、血压增高史。

消化系统:见现病史,无吞咽困难、腹泻、呕吐、黄疸、呕血和黑便史。

泌尿系统:无尿频、尿急、尿痛、腰痛、血尿、尿量异常、排尿困难、血压增高、颜面水肿史。

内分泌与代谢系统:无怕热、多汗、乏力、头痛、视力障碍、烦渴、多尿、水肿、显著肥胖或明显消瘦史。无毛发增多或脱落、色素沉着、性功能改变史。

造血系统:无皮肤苍白、头晕、眼花、耳鸣、记忆力减退、心悸、舌痛、皮肤粘膜出血、黄疸、淋巴结及肝脾大、骨痛史。

肌肉骨关节系统:无疼痛、关节畸形、肢体活动障碍及肌无力、肌肉萎缩史。

神经系统:无头痛、晕厥、记忆力减退、语言障碍、失眠、意识障碍、皮肤感觉异常、瘫痪、抽搐史。

精神状态:无幻觉、妄想、定向力障碍、情绪异常史。

个人史 出生并一直生活在绍兴市。师专毕业后到绍兴市××小学任教。平时工作较紧张,时常不能按时进餐,无外地长期居住史。无烟酒嗜好。否认有性病和冶游史。

婚姻史 结婚5年,爱人现年30岁,身体健康。夫妻关系和睦。

生育史 婚后生一女,4岁,身体健康。

家族史 父母及一兄一妹均健在,无相同疾病及遗传性疾病等病史。

体格检查

体温36.9℃ 呼吸16次/分 脉搏68次/分 血压110/70mmHg(14.7/9.3kPa)

一般状况 发育正常,营养中等,自动体位,精神疲乏,呈慢性病容,神志清晰。

皮肤、粘膜 无水肿、黄疸、出血及皮疹。

淋巴结 全身浅表淋巴结无肿大。

头部 头颅大小正常,头发色黑,有光泽。

眼:眼结膜无充血,巩膜无黄染。

耳:听力尚佳,耳无分泌物,乳突无压痛。

鼻:通畅,无分泌物,鼻窦无压痛。

口腔:唇色淡红;无龋齿、缺齿;牙龈无出血及溢脓;舌质淡胖,苔薄白,口腔粘膜无出血点及溃疡;两侧扁桃体无肿大,咽无充血。

颈部 两侧对称,柔软,无压痛,无颈静脉怒张及颈动脉异常搏动,气管居中,甲状腺无肿大。

胸部 胸廓对称,无畸形。

肺部

视诊:肋间隙无增宽或变窄。呼吸运动两侧对称。

触诊:语颤无增强或减弱,无摩擦感。

叩诊:两肺呈清音。肺下缘位于右侧锁骨中线上第5肋间,肩胛下角线第9肋间,左侧肩胛线第10肋间,移动度为4cm。

听诊:两肺呼吸音清晰,未闻及干、湿性啰音及胸膜摩擦音。

心脏

视诊:心尖搏动在左侧第5肋间锁骨中线内1cm。心前区无隆起,无弥散性搏动。

触诊:心尖搏动位置与视诊相同,未触及震颤。

叩诊:心界不大,心相对浊音界(见下表)

右侧(cm)	肋间	左侧(cm)
2.5	Ⅱ	3
2.5	Ⅲ	4
3	Ⅳ	6.5
	Ⅴ	8.5

锁骨中线距前正中线距离为9cm。

听诊:心率68次/分,心律整齐。二尖瓣区可闻及2/6级柔和吹风样收缩早期杂音,不向其它部位传导,其它各瓣膜听诊区未闻及杂音,无心包擦音,肺动脉瓣区第二音=主动脉瓣第二音($P_2 = A_2$)。

桡动脉:脉搏节律规则,搏动有力,无奇脉或脉搏短绌、水冲脉,血管壁弹性正常。

周围血管征:无毛细血管搏动征及枪击音。

腹部

视诊:两侧对称,平坦,无腹壁静脉曲张及胃肠蠕动波。

触诊:腹壁柔软,脐正上方3cm处有局限性压痛,无反跳痛。肝、脾、胆囊及肾未触及。

叩诊:呈鼓音,无移动性浊音。肝上界在右锁骨中线第5肋间,双侧肾区无叩击痛。

听诊:肠鸣音正常,无振水音和血管杂音。

肛门、直肠 无肛裂、脱肛、痔疮和瘘管,直肠指检括约肌紧张度正常,未查及肿物,无狭窄及压痛。

外生殖器 阴毛分布正常,外阴发育正常。

脊柱四肢 无杵状指、趾,运动正常,无红肿、压痛和畸形,关节活动不受限。

神经反射 皮肤划纹征阴性,两侧腹壁反射、二头肌、三头肌、膝腱及跟腱反射正常。Babinski征(-)、Oppenheim征(-)、Chaddock征(-)、Hoffmann征(-)、Kernig征(-)Brudzinski征(-)。

实验室及特殊检查

血象 红细胞4.3×10^{12}/L,血红蛋白12.7g/L,白细胞6.2×10^{9}/L,分类为中性分叶核粒细胞71%,淋巴细胞27%,嗜酸性粒细胞1%,中性杆状粒细胞1%。

粪 棕黑色,蛔虫卵(+),隐血试验(-)。

尿 尿常规无异常发现。

上消化道钡餐造影 胃小弯角切迹处可见一直径约1.0cm的乳头状龛影,突出于胃轮廓线之外。

摘 要

患者钟××,男,32岁,教师,于2002年12月18日因反复上腹痛伴反酸、嗳气5年,再发加重一周入院。病人于5年前因饮食不当,逐渐发生反复性上腹痛伴反酸、嗳气,疼痛多于进食后0.5~1.5小时发生。常在冬、春季发作加重,夏季则较少发作且症状轻微。一周前因过度疲劳,上述症状复发并加重,食欲减退,大小便正常。病人除本病外无其他病史。

体格检查:体温36.9℃,呼吸16次/分,脉搏68次/分,血压110/70mmHg(14.7/9.3kPa)。发育正常,营养中等,精神疲乏,呈慢性病容,神志清楚。唇色淡红,心肺无异常,腹部平软,脐正上方3cm处有局限性压痛。肝、脾、胆囊及双肾未触及。外生殖器、肛门、直肠指诊未见异常,脊柱、四肢及神经反射均未见异常。

实验室及特殊检查:粪蛔虫卵(+);隐血试验(-);上消化道钡餐造影显示:胃小弯角切迹溃疡。

初步诊断:

1. 慢性胃溃疡(活动期)
2. 肠道蛔虫症

医师签名:李××

二、常用医疗文件

(一) 入院记录

入院记录系完整住院病历的简要形式,一般由高年资住院医师书写,并且必须在病人入院后24h内完成。入院记录内容要精练,重点要突出。其基本内容与格式为:主诉及现病史与住院病历相同;其他病史(如既往史、个人史、月经生育史、家庭史等)、体格检查和辅助检查中只简明记录与诊断、鉴别诊断有关的阳性和阴性资料,另起一段书写,各部分不列小标题,以叙述方式顺序记录;免去摘要;在病历纸的左半侧记录初步诊断,在诊断名称的右下方医师签全名。

(二) 病程记录

1. 病程记录是指病人在住院期间病情发展变化和诊治过程的全面记录。病程记录内容要真实,记录要及时,重点要突出,前后要连贯,但不能记成流水账。记录时既要有分析、综合,也要有判断、预见,还要有计划和总结,其内容包括患者的病情变化情况、重要的辅助检查结果及临床意义、上级医师查房意见、会诊意见、医师分析讨论意见、所采取的诊疗措施及效果、医嘱更改及其理由、向患者及其近亲属告知的重要事项等。

2. 首次病程记录是指患者入院后由经治医师或值班医师书写的第一次病程记录,应当在患者入院当日接诊医师下班前完成。首次病程记录重点记录症状与体征要点、诊断依据及鉴别诊断、初步诊断、诊疗计划等。

3. 日常病程记录是指对患者住院期间诊疗过程的经常性、连续性记录。由住院医师书写,也可以由实习医师生或试用期医师书写。书写日常病程记录时,首先标明记录日期,另起一行记录具体内容。根据病情变化病程记录可一日一记,对病危患者应当随时书写病程记录,每天至少1次,记录时间应当具体到分钟;对病情较轻患者,至少2至3天记录一次;对病情稳定的慢性病患者,至少5天记一次病程记录。对住院时间长,病情有重大转折或超过一个月的患者要作阶段小结。病程记录完毕均应由记录医师签名。

(三) 会诊记录

会诊记录(含会诊意见)是指患者在住院期间需要其他科室或者其他医疗机构协助诊疗时,分别由申请医师和会诊医师书写记录。内容包括申请会诊记录和会诊意见记录:

申请会诊记录应当简要写明患者病情及诊疗情况、申请会诊的理由和目的,申请会诊医师签名等。紧急会诊应在会诊单右上角注明“急”字,并注明送出的具体日期和时间。被邀会诊的科室接到会诊单后,急会诊应在15分钟内到达,其他会诊也应在24小时内完成,并书写会诊意见记录。

会诊意见记录应当有会诊意见,(包括对病史、体征的补充,对病情的分析、诊断及进一步检查治疗的意见),会诊医师所在的科别或者医疗机构名称、会诊时间及会诊医师签名等。

集体会诊时,应由住院医师记录所有参加会诊医师的分析、检查、诊断及治疗意见。会诊内容可记入病程记录页内。

(四) 转科记录

转科记录是指患者住院期间出现其他专科疾病需要转科治疗时,经转入科室医师会诊并同意接收后，由转出科室和转入科室医师分别书写的记录，包括转出记录和转入记录。转出记录由转出科室医师在患者转出科室前书写完成（紧急情况除外）；转入记录由转入科室医师于患者转入后24小时内完成。转科记录内容包括入院日期、转出或转入日期、患者姓名、性别、年龄、主诉、入院情况、入院诊断、诊疗过程、目前情况、目前诊断、转科目的及注意事项或转入诊疗计划、医师签名等。

（五）出院记录

出院记录是指经治医师对患者此次住院期间诊疗情况的总结，应在患者出院前完成。内容主要包括姓名、性别、年龄、入院日期、出院日期、入院情况、入院诊断、诊疗经过、出院诊断、住院天数、出院情况、出院医嘱（含健康教育内容）、经治医师签名等。同样的记录还应记入病人的门诊病历。

（六）死亡记录

死亡记录是指经治医师对死亡患者住院期间诊疗和抢救经过的记录，应当在患者死亡后24小时内完成。内容包括入院日期、死亡时间、入院情况、入院诊断、诊疗经过（重点记录死亡前的病情演变及抢救经过）、死亡原因、死亡诊断等。记录死亡时间应当具体到分钟。

若作尸体病理解剖者，应将病理解剖报告放入病历中。

（七）其他

常用医疗文件还包括术前小结、手术记录和术后记录等。

术前小结是指在患者手术前，由经治医师对患者病情所作的总结。内容包括简要病情、术前诊断、手术指征、拟施手术名称和方式、拟施麻醉方式、注意事项等。

手术记录是指手术者书写的反映手术一般情况、手术经过、术中发现及处理等情况的特殊记录，应当在术后24小时内完成。特殊情况下由第一助手书写时，应有手术者签名。手术记录应当另页书写，内容包括一般项目（患者姓名、性别、科别、病房、床位号、住院病历号或病案号）、手术日期、术前诊断、术中诊断、手术名称、手术者及助手姓名、麻醉方法、手术经过、术中出现的情况及处理等。

术后记录是指参加手术的医师在患者术后即时完成的病程记录。内容包括手术时间、术中诊断、麻醉方式、手术方式、手术简要经过、术后处理措施、术后应当特别注意观察的事项等。

三、再次住院病历

再次住院病历与首次住院病历格式相同，但应注明本次为第几次住院。

如果因前次住院疾病复发而再次住院，现病史应简要叙述上次疾病和住院诊治经过，然后详细描述上次出院后至本次入院前的病情及治疗经过；既往史、个人史等可从略，但若有新的情况应加以补充。

如因新患疾病而再一次入院，须按完整住院病历格式书写，并将过去的住院诊断记录在既往史中。

四、表格式住院病历

表格式病历主要对主诉和现病史以外的内容进行表格化书写，参考格式如下：

表格式住院病历

门诊号＿＿＿＿＿＿＿＿

住院号＿＿＿＿＿＿＿＿

姓　　名	性　　别	年　　龄
婚　　姻	籍　　贯	民　　族
职　　业	工作单位	
住　　址	通讯地址	入院日期
记录日期	病史叙述者	可靠程度

病　　史

主　诉

现病史

既往史　平素健康状况:良好　　一般　　较差

传染病史　无　　　有:

预防接种史

过敏史　　无　　　有,过敏源:　　　　临床表现:

外伤史　　无　　　有:

手术史　　无　　　有:

系统回顾(有则在后划√无划 Ø,阳性病史在下面空间内填写发病时间及扼要诊疗经过)

呼吸系统:慢性咳嗽　咳痰　咯血　呼吸困难　胸痛　低热　盗汗

循环系统:心悸　气急　下肢水肿　心前区痛　高血压　晕厥　发绀

消化系统:食欲减退　反酸　嗳气　恶心　呕吐　腹胀　便秘　腹泻　呕血　黑便　便血　黄疸

泌尿生殖系统:腰痛　尿频　尿急　尿痛　排尿不畅　血尿　夜尿增多　浮肿

造血系统:乏力　头晕　眼花　牙龈出血　鼻出血　皮下出血　骨痛

内分泌与代谢系统:食欲亢进　食欲减退　多汗　烦渴　畏寒　多饮　多尿　双手震颤　性格改变　显著肥胖　明显消瘦　毛发增多　毛发脱落　色素沉着　性功能改变　闭经

肌肉骨关节系统:游走性关节痛　关节痛　关节红肿　关节变形　肌肉萎缩

神经系统:头昏　头痛　眩晕　晕厥　失眠　嗜睡　意识障碍　颤动　抽搐　瘫痪　感

觉异常　记忆力减退　视力障碍　智力减退

个人史　出生地　　从事何种工作　　地方病地区居住情况　　冶游史

嗜烟　(无　有)约__年,平均__支/日;戒烟(未　　已)约__年。

嗜酒　(无　偶有　经常)约__年,平均_ 两/日　其他:

婚姻史　　结婚年龄　　配偶情况

月经及生育史

初潮　岁　每次持续　天　末次月经日期　绝经年龄　岁　周期　天

经量(少　一般　多)　痛经(无　有)　经期(规则　不规则)

妊娠__次　顺产__胎　流产__胎　早产__胎　死产__胎

难产及病情:

家族史(注意与患者现病有关的遗传性疾病)

父:健在　　患病　　　　　　　已故　　死因

母:健在　　患病　　　　　　　已故　　死因

兄弟姐妹:　　　　　　　　　　子女及其他:

体格检查

体温　　℃　　脉搏　　　次/分　　呼吸　　次/分　　血压　/　mmHg(kPa)

一般状况　发育:正常　不良　超常;营养:良好　中等　不良;恶病质

面容:无病容　急性　慢性病容　其他:

表情:自如　痛苦　忧虑　恐惧　淡漠

体位:自主　半卧位　其他(　　)

步态:正常　不正常

神志:清晰　淡漠　嗜睡　模糊　昏迷　谵妄

配合检查:合作　不合作

皮肤粘膜　色泽:正常　潮红　苍白　发绀　黄染　色素沉着

皮疹:无　　有(类型及分布　　　　　　)

皮下出血:无　　有(类型及分布　　　　　)

毛发分布:正常　多毛　稀疏　脱落　　(部位　　　　　　)

温度与湿度:正常　冷　干　湿　　;弹性:正常　　减退

水肿:无　有　(部位及程度　);肝掌:无　有

蜘蛛痣:无　有　(部位　数目　);其他:

淋巴结　全身浅表淋巴结:无肿大　肿大　(部位及特征　　　　)

头部　头颅　大小:正常　大　小　;畸形:无　有(尖颅　方颅　变形颅);其他异常:压痛　包块　凹陷(部位　　　　)

眼　眼睑:正常　水肿　倒睫;结膜:正常　充血　水肿　出血　滤泡

眼球:正常　凸出　凹陷　震颤　运动　障碍(左　右　)

巩膜:无黄染　有黄染　;角膜:正常　异常(左　右　)

瞳孔:等圆　等大　不等　左__ mm,右__ mm

对光反射　正常　迟钝(左　右　)消失(左　右　)

其他：

耳 耳廓：正常 畸形 ；耳前瘘管 ；其他：

外耳道分泌物：无 有（左 右 性质 ）；乳突压痛：无 有（左 右）

听力粗试障碍：无 有（左 右）

鼻 外形：正常 异常（ ）；其他异常：无 有 （鼻翼扇动 鼻塞分泌物 ）；鼻窦压痛：无 有 （部位： ）

口 唇：红润 发绀 苍白 疱疹 皲裂 ；粘膜：正常 异常 （苍白出血点 ）；腮腺导管开口：正常 异常 （肿胀 脓性分泌物 ）

舌：正常 异常 （舌苔 伸舌震颤 向 左 右偏斜 ）

齿龈：正常 肿胀 溢脓 出血 色素沉着 铅线

齿列：齐 缺牙—┼— 龋齿—┼— 义牙—┼—

扁桃体： ；咽： ；声音：正常 嘶哑

颈部 抵抗感：无 有 ；颈动脉：搏动正常 搏动增强 一侧减弱（左 右）

颈静脉：正常 充盈 怒张 ；气管：正中 偏移 （向左 向右 ）

肝颈静脉回流征：－ ＋

甲状腺：正常 肿大 度 对称 侧为主：弥漫性 结节性：质软 质硬

其他异常：无 有 （压痛 震颤 血管杂音）

胸部 胸廓：正常 桶状胸 扁平胸 鸡胸 漏斗胸

膨隆或凹陷（左 右 ） 心前区膨隆 胸骨叩痛

乳房：正常对称 异常：左 右（男乳女化 包块 压痛 乳头分泌物）

肺脏

视诊：呼吸运动 正常 异常： 左 右（增强 减弱 ）

肋间隙 正常 增宽 变窄（部位： ）

触诊：语颤 正常 异常： 左 右 （增强 减弱 ）；胸膜摩擦感 无 有（部位： ）；皮下捻发感 无 有 （部位： ）

叩诊：正常清音 异常叩诊音（部位见图） 浊音 实音 过清音 鼓音

肺下界 肩胛线：右____肋间，左____肋间

移动度：右____cm，左____cm

听诊：呼吸 规整 不规整

呼吸音 正常 异常（性质、部位描写： ）啰音 无 有 干性：鼾音 哨笛音

湿性：大 中 小水泡音 捻发音（部位见图）

语音传导 正常 异常：减弱 增强 （部位： ）

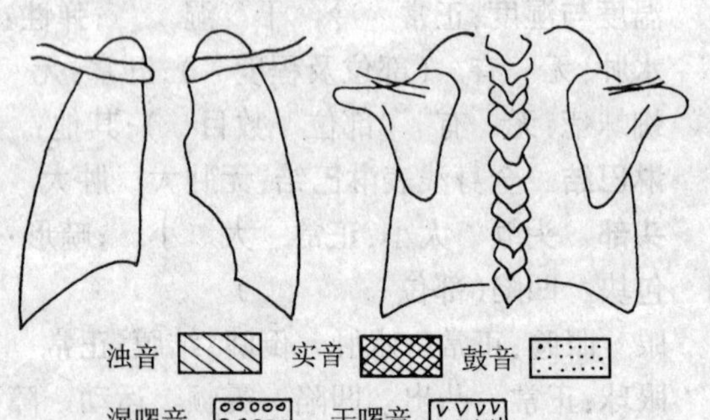

胸膜摩擦音 无 有（部位： ）

心脏

视诊：心前区隆起 无 有 ；心尖搏动 正常 未见 增强 弥散；

心尖搏动位置　正常　移位　(距左锁骨中线内　　外　　cm)；

右(cm)	肋间	左(cm)
	Ⅱ	
	Ⅲ	
	Ⅳ	
	Ⅴ	

注:锁骨中线距前正中线距离(cm)

其他部位搏动　无　有(部位:　　)

触诊:心尖搏动　正常　增强　抬举感　触不清;

震颤　无　有(部位　时期　);心包摩擦感　无　有

叩诊:相对浊音界:正常　缩小　扩大(左　右　)

听诊:心率____次/分　心律(齐　不齐绝对不齐)

心音　S_1 正常　增强　减弱　分裂

S_2 正常　增强　减弱　分裂

S_3 无　有　S_4 无　有　A_2　P_2

额外心音　无　奔马律(舒张期　收缩期前重叠);开瓣音　;其他杂音　　无　　有(描述强度、传导)

周围血管　无异常血管征　大血管枪击音　Duroziez 二重杂音　水冲脉　毛细血管搏动　脉搏短绌　奇脉　交替脉　其他

腹部

视诊:外形　正常　膨隆　蛙腹(腹围　　cm)　舟状　尖腹　;胃型　肠型　蠕动波　;腹式呼吸　存在　消失　;脐　正常　凸出　分泌物;

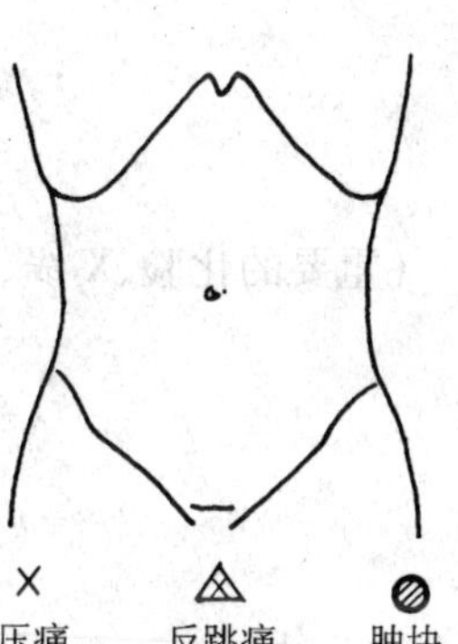

其他异常:无　有(腹壁静脉曲张　腹纹　手术瘢痕　疝)

触诊:柔软　腹肌紧张　部位　;压痛　无　有;反跳痛　无　有(见图)

液波震颤　无　有　;振水声　无　有

腹部包块　无　有　(部位　大小见图示)

特征描述:

肝:未触及　可触及:大小　cm　剑突下　cm

特征描述:

胆囊:未触及　可触及:大小　压痛　无　有　Murphy 征

脾:未触及　可触及:肋下　cm,特征描述:

肾:未触及　可触及:大小　硬度　压痛　移动度

输尿管压痛点:　无　有(部位:　　　)

叩诊:肝浊音界(存在　缩小　消失),肝上界位于右锁骨中线____肋间;移动性浊音　无　有　;肾区叩痛　无　有(左　　右　　)

听诊:肠鸣音　正常　亢进　减弱　消失　;气过水声　无　有　;

血管杂音　无　有　(部位:　　)

生殖器　未查　正常　异常:

肛门直肠　未查　正常　异常:

脊柱四肢　脊柱:正常　畸形(侧　前　后凸);棘突:压痛　叩痛　部位:　　　;活动

度 正常 受限

四肢:正常 异常 畸形 ;关节红肿 关节强直 肌肉压痛 肌肉萎缩 下肢静脉曲张 部位及特征: 杵状指趾

神经系统 腹壁反射(正常↓0) 肌张力(正常↑↓)

肌力(左 级;右 级) 肢体瘫痪 无 有(左 右 上 下)

肱二头肌反射 左(正常 ↓ 0 ↑)右(正常 ↓ 0 ↑)

膝腱反射 左(正常 ↓ 0 ↑)右(正常 ↓ 0 ↑)

跟腱反射 左(正常 ↓ 0 ↑)右(正常 ↓ 0 ↑)

(符号 ↑表示亢进 0表示消失 ↓表示减弱)

Hoffmann征(左 右) Babinski征(左 右)

Kernig征(左 右)其他:

专科情况:

实验室及器械检查结果

(重要的化验、X线、心电图及其他有关检查)

病 历 摘 要

入院诊断:

医生签名:

病史审阅者:

记录日期:

第二节　门 诊 病 历

一、书 写 要 求

1. 门诊病历要求简明扼要，重点突出。

2. 门诊诊断可在初诊或复诊时做出。如一时难以确诊者可暂以症状待诊，如“头痛待诊”、“腹泻待诊”、等，并在其后提出一个或几个可疑的诊断。如经 1 ~ 2 次复诊仍不能确诊时，应请求会诊或收入院进一步检查确诊。

3. 对复诊病人，应记录初诊后各种实验室及器械检查的结果，或初诊后治疗的效果、病情变化等。

4. 急诊危重病人就诊时，应详细记录就诊的时间（包括年、月、日、时、分）。除简要病史和重要体征外，尚应记录血压、脉搏、体温、呼吸、意识状态、初步诊断、救治措施与抢救经过。若抢救无效而死亡者，应记录死亡时间、死亡诊断和死亡原因。

5. 诊断应写在右下方，最后须有医师签全名。

二、书 写 内 容

（一）初诊

1. 封面应填写姓名、性别、年龄、婚姻、职业、住址、重要检查项目号（如 X 线片、心电图、CT 号等）、电话、药物过敏史。

2. 就诊日期（年、月、日），急诊病历应注明就诊时间（年、月、日、时、分）。

3. 主诉。

4. 病史　简要记录现病史以及与本次疾病有关的既往史、个人史和家庭史。

5. 体检　简要记录阳性体征及有鉴别意义的阴性体征。

6. 实验室检查和特殊检查　记录主要阳性结果和有鉴别意义的阴性结果。

7. 初步诊断　写在右下角，并将病名分行列出。

8. 处理意见　包括进一步检查、给药种类及时间、建议及疫情报告等，写在病历纸的左半侧，分行列出。

9. 医生签全名　写在病历纸的右半侧靠边处。

（二）复诊

1. 日期、时间。

2. 重点记录初诊后病情变化及治疗效果，也要记录必要的病史概要或补充修正的病史、体征及各项检查结果。如果需要，可进一步作辅助检查。

3. 体检（着重记录原来阳性体征的变化和新阳性发现）。

4. 补充的实验室或其他特殊检查。

5. 诊断（修正诊断）　若诊断无变化者不再重新书写诊断。

6. 处理意见。

7. 医师签全名。

三、门诊病例举例

（一）初诊记录

2002. 2. 13

反复上腹部隐痛4年,加重2个月。

自1999年3月开始,常于空腹和夜间饥饿时感上腹部隐痛,伴反酸、嗳气,多因饮食不规则或疲劳诱发,进食后上述症状可缓解甚至消失。近2个月来上述症状加重,食欲减退,精神疲乏。无发热、黄疸、呕血和黑便。

过去健康,无肝病及胃病史。

体检:P:72次/分;BP:115/80mmHg(15.3/10.7kPa)。巩膜无黄染,锁骨上淋巴结未触及。心肺未见异常。腹部平软,上腹部中线偏右压痛,肝、脾未触及,Murphy征阳性,未触及胆囊,无移动性杂音,肠鸣音正常。

初步诊断 腹痛待诊

1. 十二指肠溃疡
2. 慢性胆囊炎

处理:

1. 大便隐血试验
2. 上消化道钡餐造影
3. 胆囊超声检查
4. 法莫替丁 20mg Bid×7d

医生签名:钟××

（二）复诊记录

2002. 2. 20

病史同前。服药后症状减轻,食欲增加,精神好转。

体检:巩膜不黄,腹平软,上腹部中线偏右压痛。

大便隐血试验(-);上消化道钡餐造影显示十二指肠球部溃疡;B超显示胆囊未见异常。

诊断 十二指肠球部溃疡

处理

1. 法莫替丁 20mg Bid×14d
2. 甲硝唑 0.4 Tid×14d
3. 奥美拉唑 20mg qd×14d

医生签名:钟××

（三）急诊记录

2002. 11. 19 17:38

转移性右下腹痛10小时。

今日晨起时感上腹部隐痛,呈阵发性,6小时前腹痛转移并固定在右下腹,呈持续性加剧,伴恶心、呕吐,无便秘和腹泻。平素健康,未婚。

体检:T37.9℃,P98次/分,BP113/70mmHg。急性病容,心肺未见异常。右下腹麦氏点固定压痛，有腹肌紧张和反跳痛，肠鸣音减弱。

初步诊断　急性阑尾炎

处理

1. 血、尿常规检查
2. 阑尾超声检查
3. 胸、腹透视
4. 术前准备

医生签名：曾××

2002.11.19　18:29

血白细胞 $12.1\times10^9/L$，中性分叶核粒细胞89%。尿化验结果正常。胸、腹透视未见异常改变。阑尾超声显示阑尾膨胀如囊状，腔内无回声区含光点、光斑，阑尾壁明显增厚，毛糙模糊，周围可见暗带回声。

诊断　急性阑尾炎

处理

住院手术治疗

医生签名：曾××

第五篇　实验诊断

第一章　概　述

实验诊断(laboratory diagnosis)是指运用物理学、化学、生物学、免疫学、遗传学及分子生物学等技术,对病人的血液、体液、分泌物、排泄物及组织细胞等标本进行检验,以获得疾病病原、病理变化和器官功能状态等资料的一门科学。随着循证医学(evidence based medicine,EBM)的发展和要求,临床医学逐渐改变了以往以经验为主的诊断方法,学会应用实验室检查资料并与其他临床资料结合进行综合分析,对协助临床医生作出临床诊断、判断疗效和估计临床预后以及制订防治措施等均有十分重要的意义。

一、实验诊断学的临床应用和评价

(一) 正确选择实验室检查项目

慎重、准确、合理地利用临床检查数据是 EBM 的基本要求。在临床实践中,常有不同疾病检查同一项目有相同或类似的结果;而同一类疾病也可因病情、病程和个体差异而出现检验结果有很大差异的情况;实验室检查结果还可受检测方法、机体反应、仪器灵敏度或技术误差等多种因素的影响,有时可出现假阴性或假阳性结果。因此,选择检验项目时必须了解各项检验的临床价值,医生对检查项目的基础理论掌握得愈深入,对病情了解得愈深刻,两者结合得愈紧密,就能使实验检查发挥出更大的诊断意义。临床检验的内容日益丰富,项目繁多,选择检验项目时,一定要在认真和详尽地进行询问病史和体格检查得到初步诊断的基础上,从疾病诊断的实际需要出发,选用针对性和特异性较强的项目进行检查,做到有的放矢。

(二) 参考值

实验诊断的目的是通过各种实验检查获得体内信息和数据,参考值是用来判断身体正常或异常的标准尺度,即过去所称的正常值和正常范围。但是,正常人很难界定,世界卫生组织(WHO)认为,健康人不仅是无疾病,而且是身体、心理、精神和社会生活都良好的人。而患病是一个从量变到质变的过程。在人的发育和衰老过程中,身体还有一些功能和形态的变化,有时检查出现异常值,但不能视为不正常。还有许多人携带了遗传性缺陷或疾病的基因但并不发病,一般检查无法排除。故参考值只能是以大多数参考个体的检查值为基础,选用一定的统计学方法进行处理后计算出来的参数。各医疗单位因使用的检查方法和仪器的不同,可有不尽一致的参考值。随着科学技术的进步,检测技术的准确性、敏感度和特异性都在不断提高,过去认为体内没有的物质和病理成分,现在也能在正常人群的体内检出痕量。此外,由于生存条件和营养的改善以及环境因素的影响,都可使原有的参考值有所改变。因此,各实验室对某些检验项目应该建立自己的参考值。参考值相互比较时应注意所用方法和条件是否一致。

(三) 临床医学决定水平

医学决定水平是指样本中某成分含量变化的关键阈值,以指导医生在临床处理病人时该如何采取相应的措施。如血钠有 3 个医学决定水平:115mmol/L、135mmol/L、150mmol/L。当低于 115mmol/L,则可出现明显的低钠症状和体征,除查找原因外,应采取应急的治疗措施;若低于 135mmol/L,应配合其他检查,查找低钠原因,确定诊断;大于 150mmol/L 为高血钠,应即时采取措施降低血钠。故医学决定水平比参考值更有助于临床应用。

在临床常有稍高或稍低于参考值的检查结果,称为限界值(limit value),它们可能属于参考总体 95% 以外的部分正常人,也可能是疾病早期或轻型的异常值。对其临床意义的判定首先应排除技术和人为的误差,以及生理因素、药物的干扰。解释检验结果时必须结合其他临床资料全面考虑,以便能及时发现早期或潜伏期病人,必要时还需要进行动态观察,才有利于做出较为正确的判断。

(四) 影响实验诊断结果的常见因素

实验诊断的检验结果受多种因素的影响,如采集标本时机,采集前的准备,采集时身体、饮食状态,采集标本的方法、量、用具,标本的转运、保存等都有重要关系。能否按要求采集标本将影响实验检查的全过程,不恰当的标本是最易发生假阳性或假阴性的主要原因之一。如溶血标本不仅能使血细胞内、外成分混合,使检查结果升高或降低,不能反映血清或血浆标本的真实含量,还会因溶血使游离血红蛋白增加而干扰血清胆红素的测定。此外,病人性别、年龄、遗传因素、生活环境与嗜好等都会影响检验结果。特别是服用药物情况。目前临床所使用的药物繁多,其生物作用机制和化学结构很复杂。数以千计的药物对实验检查存在干扰和影响。医生在对病人进行实验诊断时应仔细询问病人服药情况,以便正确评估实验检查的临床意义。

第二章

临床血液学检验

第一节　血液一般检查

一、血液标本的采集和处理

1. 血液标本的种类　根据检测项目的方法和对标本的要求不同分为全血、血浆和血清。全血主要用于对血细胞成分的检查;血清用于大部分临床生化检查和免疫学检查;血浆适合多数血栓和止血的检查以及内分泌激素的测定。

2. 采血部位　凡需血量较少(< 0.1ml)的检验项目可用毛细血管采血法;凡需血量较多(>0.2ml)的检验项目用静脉采血法。严禁从静脉输液管中采取血液标本。

3. 采血时间　因人体生物节律在昼夜间有周期性变化,故在一天中不同时间所采的血标本,检验结果也会随着变化,如葡萄糖的测定。此外,甘油三酯、维生素 D 等还可有季节性变化。故检查的目的不同对采血时间有不同的要求。空腹采血是指在禁食 8 小时后空腹采取的标本,一般是在晨起早餐前采血,以避免饮食成分和白天生理活动对检验结果的影响。常用于临床生化检查。住院病人尽量固定时间采血,以便于对照比较。急诊采血不受时间限制。但是检验单上应标明急诊和采血时间。进行药物监测时,更需注意采血时药物浓度的峰值和低谷。

4. 标本采集后的处理

(1)抗凝:根据检验项目的要求,常采用加入不同的抗凝剂获得抗凝血标本,常用的抗凝剂有:①枸橼酸钠(有效抗凝浓度为 5mg/ml);②草酸盐(有效抗凝浓度为 2mg/ml);③乙二胺四乙酸(EDTA)盐(有效抗凝浓度为 1 ~ 2mg/ml);④肝素(heparin 有效抗凝浓度为 0.1 ~ 0.2mg/ml)等。

(2)及时送检和检测:血液离体后血细胞的代谢活动仍在继续进行,部分葡萄糖分解成乳酸,使血糖含量降低,乳酸含量增高;二氧化碳逸散,血液 pH 增高;氯离子从细胞内向血浆移动等变化而影响检验结果。处理不当的标本引起溶血也可不同程度影响检验结果。因此,血液标本采集后应尽快送检和检测。

二、红细胞检验

(一) 红细胞计数和血红蛋白浓度测定

【参考值】

	红细胞计数	血红蛋白浓度测定
成年男性	$(4.0\sim5.5)\times10^{12}/L$	120~160g/L
成年女性	$(3.5\sim5.0)\times10^{12}/L$	110~150g/L
新生儿	$(6.0\sim7.0)\times10^{12}/L$	170~200g/L

【临床意义】

1. 增加 生理性增加见于新生儿、高山居民、剧烈运动、激动、兴奋、恐惧或受冷水浴等刺激时等。病理性增加:①相对性增高,又称假性增高,是由于血液浓缩而引起。见于剧烈呕吐、严重腹泻、大面积烧伤、大量出汗、多尿等;②继发性增加,又称代偿性增高,见于肺源性心脏病、先天性心脏病等;③原发性增加,见于原因不明的骨髓增殖性疾病如真性红细胞增多症。

2. 减少 ①生理性减少见于生长发育快的婴幼儿,对营养的摄取、利用能力降低以及造血功能的减退的老年人,妊娠中晚期血液稀释等;②病理性减少见于各种原因引起的贫血。

(二) 红细胞形态的改变

正常红细胞呈双面凹陷圆盘形,经 Wright 染色后呈淡红色圆形无核,中心淡染,周边较深,直径6~9μm(平均7.5μm)。贫血时除红细胞数量减少外,尚可出现各种异常形态:

1. 大小异常 ①大红细胞(macrocyte)或巨红细胞(megalocyte):红细胞直径>10μm称大红细胞,红细胞直径>15μm称巨红细胞。见于巨幼细胞贫血;②小红细胞(microcyte):红细胞直径<6μm称小红细胞。多见于缺铁性贫血;③红细胞大小不均(anissocytosis):红细胞之间大小相差悬殊(直径相差一倍以上)。常见于各种重症增生性贫血,在重症巨幼细胞贫血时尤为显著。

2. 染色异常 ①低色素性红细胞(hypochromatic erythrocyte):血红蛋白含量低,染色淡,中心淡染区扩大。常见于缺铁性贫血、珠蛋白生成障碍性贫血、铁粒幼细胞贫血,也可见于某些血红蛋白病;②高色素性红细胞(hyperchromatic erythrocyte):血红蛋白含量高,染色深,中心淡染区消失。常见于巨幼细胞贫血;③嗜多色性红细胞(polychromatophil erythrocyte):胞质内残存部分嗜碱物质(核糖体),染成红蓝混合色调,呈灰蓝或灰红色。见于各种增生性贫血,尤以溶血性贫血多见。

3. 结构异常 ①嗜碱性点彩红细胞(basophilic stippling erythrocyte):重金属中毒时红细胞膜受损,胞质中的核糖体聚集变性而成嗜碱颗粒。常见于铅中毒者;②染色质小体(Howell-Jolly 小体):位于成熟或幼稚红细胞胞质内的紫红色圆形颗粒。见于溶血性贫血、巨幼细胞贫血、白血病、脾切除后等;③卡波环(Cabot 环):呈紫红色线圈状或"8"字形,存在于成熟或幼稚红细胞胞质内,常与 Howell-Jolly 小体并存。见于溶血性贫血、巨幼细胞贫血、白血病、脾切除后或铅中毒等;④有核红细胞(nucleated erythrocyte):幼稚红细胞出现在外周血中常见于溶血性贫血、巨幼细胞贫血、各种白血病等。

4. 形态改变 ①球形红细胞(spherocyte):直径<6μm,厚度增加,无中心浅染区,似球状。见于遗传性球形红细胞增多症(球形红细胞>25%)。自身免疫性溶血性贫血仅轻度增加;②椭圆形红细胞(elliptocyte):呈椭圆形或杆状。见于遗传性椭圆形红细胞增多症(椭圆形红细胞常>25%)。巨幼细胞贫血有时高达15%;③镰刀形红细胞(sickle cell):形如镰刀。见于镰形红细胞性贫血(HbS 病);④口形红细胞(stomatocyte):形如鱼口。常见于遗传性口形红细胞增多症(>10%)。少量可见于弥散性血管内凝血(DIC)及酒精中毒;⑤靶形红细胞(target cell):细胞中心和外缘染色深,二者之间以苍白环相隔,形如射击之靶。常见于珠蛋白生成障碍性贫血(靶形红细胞常>20%)。少量也可见于缺铁性贫血、溶血性贫血以及黄疸或脾切除后;⑥棘红细胞(acanthocyte):细胞表面有长短不一间距不等的棘状突起。常见于遗传性β-脂蛋白缺乏症。还可见于酒精中毒性肝病或制片不当;⑦裂红细胞(schistocyte):是红细胞碎片或不完整的红细胞,大小不一,形态不规则。正常人血涂片中裂红细胞<2%,在弥散性血管内凝血(DIC)、微血管病性溶血性贫血、心源性溶血性贫血时可增多;⑧红细胞形态不齐(poikilocytosis):指红细胞形态异常,发生各种改变,呈多样性。可见泪滴状、梨形、棍棒状、三角形、盔形、新月形等,常见于巨幼细胞贫血、骨髓增生异常综合征(MDS)、骨髓纤维化、溶血等。

(三) 血细胞比容测定

血细胞比容(hematocrit,HCT)是指红细胞在血液中所占容积的比值。主要与红细胞数量及其大小有关。

【参考值】 成年男性 0.42~0.49(42%~49%)
成年女性 0.37~0.43(37%~43%)
儿 童 0.35~0.49(35%~49%)
新生儿 0.49~0.54(49%~54%)

微量法较温氏法平均低0.01~0.02

【临床意义】

1. 增高 见于各种原因引起的血液浓缩、红细胞增多症等。HCT增高可致全血粘度增加,造成缺氧和易致血栓形成等后果。

2. 减低 见于各种贫血。由于贫血类型不同,血细胞比容减低的程度与红细胞计数的减少不一定平行。

(四) 红细胞平均值

贫血病人通常要测定红细胞数、血红蛋白含量和血细胞比容,根据以上实验数据,可间接换算出平均红细胞体积(MCV)、平均红细胞血红蛋白含量(MCH)和平均红细胞血红蛋白浓度(MCHC)三个红细胞平均值。

【参考值】 见表5-2-1

【临床意义】

综合分析MCV、MCH、MCHC三个平均值,用于贫血的细胞形态学分类,并据此初步判断贫血的病因,见表5-2-1。

(五) 红细胞体积分布宽度(red blood cells volume distribution width,RDW)

是根据红细胞平均体积和红细胞体积大小的标准差由血液分析仪自动计算得出的变异系数(CV%)。反映红细胞均匀性,RDW值越大,表示RBC大小不等越明显。

【参考值】 RDW:11.6%~14.8%

【临床意义】

1. 缺铁性贫血的早期诊断和疗效观察:缺铁性贫血时RDW值增大,当给予铁剂治疗有效时,RDW值一过性继续增大后逐渐降到正常。

2. 小细胞低色素性贫血的鉴别诊断:缺铁性贫血时RDW值增大,轻型珠蛋白生成障碍性贫血时RDW值正常。

表 5-2-1 根据 MCV、MCH、MCHC 的贫血形态学分类

贫血类型	MCV(fl)	MCH(pg)	MCHC(g/L)	病因
正细胞性贫血	82~92	27~31	320~360	急性失血性贫血、急性溶血性贫血再障、白血病等
大细胞性贫血	>92	>31	320~360	巨幼细胞贫血
单纯小细胞性贫血	<82	<27	320~360	慢性感染、炎症、肝病、尿毒症恶性肿瘤、风湿性疾病等所致的贫血
小细胞低色素性贫血	<82	<27	<320	缺铁性贫血、珠蛋白生成障碍性贫血铁粒幼红细胞性贫血

3. 贫血的分类:RDW 结合 MCV 对贫血进行形态学分类,比 MCV、MCH、MCHC 三个参数分类更全面,见表 5-2-2。

表 5-2-2 MCV-RDW 贫血形态学分类

类型	MCV	RDW	常 见 疾 病
小细胞均一性贫血	降低	正常	慢性病所致贫血,轻型珠蛋白生成障碍性贫血
小细胞不均一性贫血	降低	增大	缺铁性贫血、重型 β 珠蛋白生成障碍性贫血、血红蛋白 H 病
正细胞均一性贫血	正常	正常	某些白血病、多数再生障碍性贫血、大出血、部分慢性疾病性贫血
正细胞不均一性贫血	正常	增大	缺乏叶酸、维生素 B_{12} 引起的贫血、溶血性贫血、维生素 B_{12} 和铁同时缺乏、铁粒幼红细胞性贫血、血红蛋白病、骨髓纤维化
大细胞均一性贫血	增大	正常	少数再生障碍性贫血、巨幼细胞贫血、某些肝病性贫血
大细胞不均一性贫血	增大	增大	巨幼细胞性贫血、免疫性溶血性贫血

(六) 网织红细胞计数

网织红细胞(reticulocyte,Ret)是介于晚幼红细胞和成熟红细胞之间尚未完全成熟的红细胞。因其胞质内残存着数量不等的嗜碱性物质(核糖体、RNA),经活体染色后,胞质中出现浅蓝或深蓝色颗粒,颗粒多时呈网织状结构,故称之为网织红细胞。

【参考值】 相对值 成 人 0.005~0.015

新生儿 0.02~0.06

绝对值 $(24\sim84)\times10^9/L$

成熟指数(RMI) 10.3~34.0

【临床意义】

1. 增高 表示骨髓造血功能旺盛,见于增生性贫血。特别是溶血性贫血,Ret 可高达 20% 甚至更高。急性失血次之,缺铁性和巨幼细胞贫血轻度增加。白血病、重金属中毒、疟疾、肿瘤等病理性因素刺激也可使网织红细胞呈不规则轻度增高。

2. 减低 表示骨髓造血功能低下,如再生障碍性贫血,急性再障其浓度值可降至 $15\times10^9/L$ 以下,当采用放疗和化疗治疗肿瘤时,亦可造成对骨髓的抑制而致 Ret 降低。

三、白细胞检验

(一) 白细胞计数、分类计数和形态检查

1. 白细胞计数(white blood cell,WBC)

【参考值】 成 人$(4.0\sim10.0)\times10^9/L$
儿 童$(5.0\sim12.0)\times10^9/L$
新生儿$(15.0\sim20.0)\times10^9/L$

【临床意义】

生理变化 ①年龄:新生儿白细胞较高,一般在$(15\sim20)\times10^9/L$,个别可高达$30\times10^9/L$以上;②日间变化:一般在安静休息时白细胞数较低,活动进食后较高。下午高于上午。一日之内最高值与最低值之间可相差1~2倍;③运动、疼痛和情绪影响:当剧烈运动、剧痛和情绪激动时,可引起白细胞显著增加,可高达$30\times10^9/L$,且以中性粒细胞为主;④妊娠与分娩:妊娠期白细胞常轻度增加,分娩时因产痛与产伤可使白细胞进一步升高,但中性粒细胞比值多为正常,如无合并症,白细胞数于产后2周左右恢复正常。此后如再次升高,就有产后感染的可能。

病理变化 中性粒细胞为外周血白细胞中的主要成分,占50%~70%,因此中性粒细胞的增减,必然影响到白细胞总数的增减。中性粒细胞增减的临床意义与白细胞总数增减的临床意义也基本上是一致的。但是,少数时候二者的数量关系可不一致,在临床上应视具体情况分析。

2. 白细胞分类计数 在不同病理情况下,不同类型的白细胞变化情况各不相同。因此,分析白细胞变化的情况时,不仅要观察白细胞总数的变化,而且要观察各种类型白细胞比例的变化。

【参考值】 见表5-2-3

表5-2-3 各类白细胞参考值

细胞名称	百分率(%)	绝对值($\times10^9/L$)
中性杆状核粒细胞	1~5	0.04~0.5
中性分叶核粒细胞	50~70	2~7
嗜酸性粒细胞	0.5~5	0.05~0.5
嗜碱性粒细胞	0~1	0~0.1
淋巴细胞	20~40	0.8~4
单核细胞	3~8	0.12~0.8

【临床意义】

(1)中性粒细胞

1)增多:常伴有白细胞总数的增高和淋巴细胞相对值的减少。引起中性粒细胞增多的原因很多,大致分为:①生理性增多:为一过性增多,通常不伴有白细胞质的变化;②反应性增多:是机体对各种病因刺激的应激反应,动员骨髓贮存池中的粒细胞释放或边缘池粒细胞进入血循环,增多的粒细胞大多为成熟的分叶核粒细胞或较成熟的杆状核粒细胞。见于急性感染或炎症(为引起中性粒细胞病理性增多最常见的原因,尤其是金黄色葡萄球菌、肺炎链球菌等化

脓性球菌引起的局部炎症或全身性感染最为明显，增高程度与病原体种类、感染部位和程度以及机体的反应性等有关）；如急性风湿热、扁桃体炎、阑尾炎等，中性粒细胞常见增高；广泛的组织损伤或坏死，如严重外伤、手术创伤、大面积烧伤、心肌梗死等，多在12～36小时内增高；急性化学药物及农药中毒，如安眠药中毒及有机磷中毒；代谢性中毒如糖尿病酮症酸中毒及慢性肾炎尿毒症等；急性出血或急性溶血，特别是内脏（肝、脾等）破裂或宫外孕输卵管破裂所致大出血、大量血细胞破坏后，中性粒细胞迅速增高，白细胞数常达$20\times10^9/L$；严重烧伤、较大手术后、心肌梗死等。急性心肌梗死1～2天内常见白细胞明显增多，可持续一周，借此可与心绞痛鉴别；③异常增生性增多：为造血干细胞克隆性疾病，造血组织中性粒细胞大量增生，见于粒细胞白血病、骨髓增殖性疾病（包括真性红细胞增多症、原发性血小板增多症、骨髓纤维化）。前者造血组织中原始或幼稚粒细胞大量增生，释放至外周血中的主要是病理性粒细胞（如白血病细胞），后者除了一种血细胞成分的主要增多外，常伴有一种或两种其他血细胞的增生，故常有中性粒细胞增多。

2）减少：常伴有白细胞总数减低和淋巴细胞相对值增高。见于①某些感染：如革兰阴性杆菌感染（如伤寒、副伤寒）、病毒感染（如流感、麻疹、病毒性肝炎、水痘、巨细胞病毒等）、原虫感染（如黑热病、疟疾等）；②某些血液病：如再生障碍性贫血、粒细胞缺乏症等，白细胞数可$<1\times10^9/L$；③各种原因引起的脾功能亢进，单核-吞噬细胞系统吞噬破坏过多的白细胞及分泌过多的脾素灭活了促进粒细胞生成的某些因子；④化学药物中毒如退热镇痛药、抗生素（如氯霉素）、磺胺类药、抗肿瘤药、抗甲状腺药、抗糖尿病药以及免疫抑制剂等均可引起中性粒细胞减少；⑤放射性损伤，机体长期接触电离辐射如X线、镭照射等；⑥自身免疫性疾病，如系统性红斑狼疮等产生自身免疫性抗核抗体，导致粒细胞破坏增多。

（2）嗜酸性粒细胞

1）增多：见于①过敏性疾病，如支气管哮喘、血管神经性水肿、荨麻疹、食物过敏等；②寄生虫病，尤其是肠道寄生虫如钩虫、蛔虫感染等；③某些皮肤病，如湿疹、疱疹样皮炎、真菌性皮肤病、银屑病等；④某些传染病：如猩红热；⑤某些肿瘤，如淋巴系统的恶性肿瘤及某些上皮组织恶性肿瘤；⑥某些血液病，如慢性粒细胞性白血病，罕见的嗜酸性粒细胞性白血病等。

2）减少：见于严重的组织损伤（如大手术、大面积烧伤和重度创伤）、伤寒、副伤寒及其他传染病的进行期。肾上腺皮质功能亢进（Cushing 综合征）、长期使用肾上腺糖皮质激素时，血中肾上腺皮质激素的水平升高，可阻止骨髓释放嗜酸性粒细胞入血，并促使其向组织内浸润，使血中嗜酸性粒细胞减低。

（3）嗜碱性粒细胞

增多　见于慢性粒细胞性白血病；嗜碱性粒细胞性白血病；某些转移癌及骨髓纤维化。

（4）淋巴细胞

1）增多：①生理性增多：儿童期淋巴细胞较高；②病理性淋巴细胞增多：见于某些病毒或杆菌感染，如流行性腮腺炎、传染性单核细胞增多症、伤寒、副伤寒、百日咳、结核病等；急性传染病及中毒症的恢复期；某些血液病与恶性肿瘤：如淋巴细胞性白血病、淋巴瘤等；移植排斥反应。此外，再生障碍性贫血及粒细胞缺乏症等呈相对增多，即淋巴细胞的绝对值不增加，而比值增高。

2）减少：主要见于长期接触放射线、细胞免疫缺陷病及应用肾上腺皮质激素等。此外，各种引起中性粒细胞增多的原因均可导致淋巴细胞相对减少。

(5)单核细胞

增多 ①生理性增多:见于新生儿,生后2周内最高可达15%。婴幼儿及至学龄前儿童的单核细胞仍处于成人参考值上限;②病理性增多:见于某些感染,如活动性肺结核、亚急性感染性心内膜炎、疟疾、黑热病、立克次体病等;某些血液病,如单核细胞性白血病、粒细胞缺乏症恢复期、恶性组织细胞病及骨髓增生异常综合征(MDS)、霍奇金病等。

各种白细胞数量变化的临床意义简要概括如表5-2-4:

表5-2-4 各种白细胞数量变化的临床意义

分 类	常见疾病
中性粒细胞增多	急性化脓性感染,严重组织损伤,急性溶血,急性大出血,急性中毒,白血病及恶性肿瘤
中性粒细胞减少	某些革兰阴性杆菌感染,病毒感染,再生障碍性贫血等血液病,慢性理化损伤,自身免疫性疾病,脾功能亢进等
嗜酸粒细胞增多	寄生虫病,药物过敏及变态反应性疾病,皮肤病,血液病和某些恶性肿瘤,以及某些传染病等
嗜酸粒细胞减少	伤寒、副伤寒初期,大手术及烧伤等应激状态,长期应用糖皮质激素
嗜碱粒细胞增多	慢性粒细胞性白血病,骨髓纤维化,转移性恶性肿瘤,过敏性疾病,糖尿病等
淋巴细胞增多	某些病毒感染,结核病,淋巴细胞性恶性疾病,移植排斥反应,自身免疫病等
淋巴细胞减少	接触放射线,应用糖腺皮质激素,免疫缺陷病
单核细胞增多	急性传染病恢复期,淋巴瘤,某些血液病如单核细胞白血病,某些感染性疾病如结核、疟疾等

3. 外周血白细胞的核象变化及形态改变

(1)中性粒细胞的核象变化:中性粒细胞的核象是指粒细胞的分叶状况,它反映粒细胞的成熟程度。包括:①核象左移:外周血中杆状核粒细胞>6%,乃至出现更幼稚的细胞称为核象左移。核象左移常伴有白细胞总数增多者,称为再生性左移。核象左移,但白细胞总数不增加或降低者,称为退行性左移或变质性左移;②核象右移:外周血中中性分叶核粒细胞增多伴多分叶,同时分5叶核以上的细胞>3%时称为核象右移(图5-2-1)。

(2)中性粒细胞的形态变化:在重症传染病、各种化脓性感染、恶性肿瘤、中毒、大面积烧伤、放射性治疗等病理情况下,白细胞可引起形态改变。

1)中性粒细胞的中毒性变化:①中毒颗粒:Wright染色后,中性粒细胞胞质内出现深紫蓝色或紫黑色的粗大而分布不均匀的颗粒;②空泡变性:在中性粒细胞胞质中出现空泡,是脂肪变性的结果;③核变性:包括核固缩、核溶解、核破裂等;④球形包涵体(Döhle小体):胞质内出现大小不等的蓝色点状、线形、梨状或云雾状嗜碱性物质,是由于局部胞质不成熟、核质发育不平衡的结果;⑤中性粒细胞大小不均匀:是骨髓内中性粒细胞增殖发生不规则分裂的结果。中性粒细胞出现上述毒性变化者,称为中毒性粒细胞。

2)棒状小体(Auer小体):出现在中性粒细胞或单核细胞胞质内的紫红色棒状小体。对急性粒细胞性白血病、急性单核细胞性白血病的诊断和鉴别诊断有重要价值。

(3)淋巴细胞的病理形态

1)异型淋巴细胞:亦称Downey细胞。按其形态可分为三型:空泡型(Ⅰ型)、不规则型(Ⅱ型)、幼稚型(Ⅲ型)。主要见于传染性单核细胞增多症(>10%),也见于病毒(如风疹、麻疹、

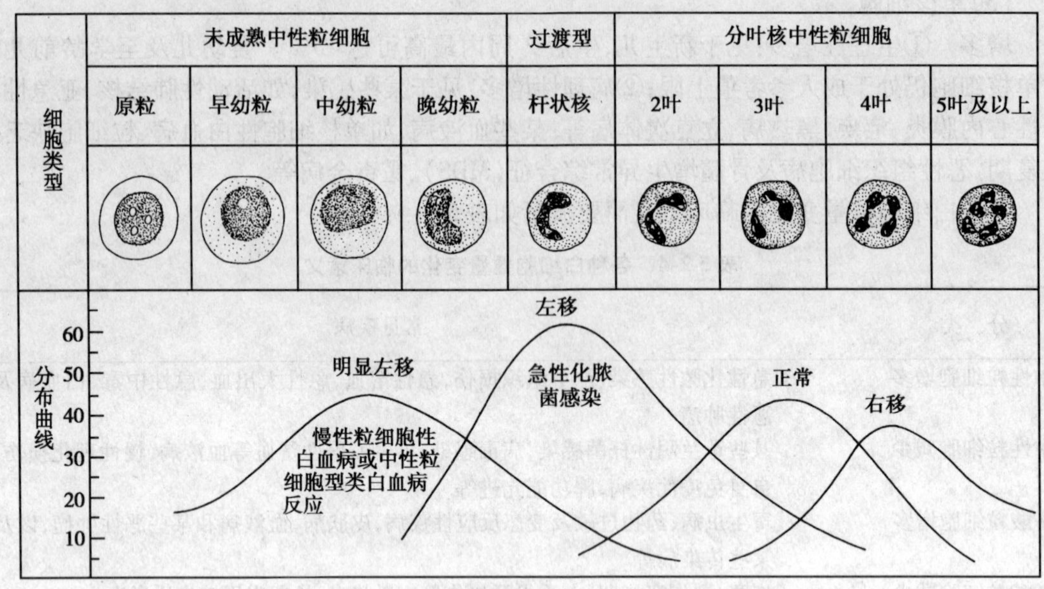

图 5-2-1 外周血白细胞的核象变化

流行性出血热)、细菌(伤寒、副伤寒)、立克次体感染及过敏性疾病。

2)具有卫星核的淋巴细胞:人体在接受大剂量电离辐射后,在淋巴细胞的主核旁有一个游离的小核,此称为卫星核。其形成系染色体受损所致,此种细胞常作为致畸、致突变的客观指标之一。

(4)白细胞变化与疾病预后的关系:①白细胞总数正常或稍高,中性粒细胞略有增多,可有核象轻度左移,表示感染程度较轻,机体抵抗力强,预后良好;②中性粒细胞 $>10\times10^9$/L,核象出现中度左移及毒性变化,嗜酸性粒细胞消失,表示病情较重;③白细胞总数与中性粒细胞比值明显增高,常分别 $>20\times10^9$/L 及 >80%;或感染严重时白细胞不增高反而降低,但中性粒细胞伴有严重核象左移,嗜酸性粒细胞消失,为病情险恶的征兆;④在急性感染过程中,如没有并发其他疾病,单核细胞逐渐增多,表示已进入恢复期。若嗜酸性粒细胞重新出现或上升,中性粒细胞核象左移减轻,毒性变化消失,则表示感染已被清除。

(二) 类白血病反应

类白血病反应(leukemoid reaction)是指机体受某些疾病或外界因素刺激而产生类似白血病的血象反应。其特点:①外周血白细胞数显著增高,和(或)出现幼稚细胞;②骨髓象有核细胞增生活跃,粒细胞核左移、可有毒性改变,红系无明显异常;③原发疾病好转或解除后,类白血病反应消失,预后良好。

四、血细胞分析仪参数与细胞直方图

(一) 血细胞分析仪参数

电阻型血细胞分析仪提供的常用参数见表 5-2-5。

(二) 细胞直方图

血细胞分析仪在提供多项实验参数的同时,能提供以血细胞的大小为横坐标、以细胞出现的频率为纵坐标的曲线图,即血细胞直方图。

表 5-2-5　电阻型血细胞分析仪分析参数

参数名称	英文缩写	报告单位
红细胞计数	RBC	10^{12}/L
血红蛋白浓度	Hb	g/L
血细胞比容	Hct	L/L
平均红细胞体积	MCV	fl
平均红细胞血红蛋白含量	MCH	Pg
平均红细胞血红蛋白浓度	MCHC	g/L
红细胞体积分布宽度	RDW	%
白细胞计数	WBC	10^{9}/L
淋巴细胞百分比	LY%	%
淋巴细胞计数	LY#	10^{9}/L
单核细胞百分比	MO%	%
单核细胞计数	MO#	10^{9}/L
粒细胞百分比	GR%	%
粒细胞计数	GR#	10^{9}/L
血小板计数	Plt	10^{9}/L
平均血小板体积	MPV	fl
血小板比容	Pct	L/L
血小板体积分布宽度	PDW	%

联合采用激光散射、细胞化学染色和高频电磁波技术的仪器,如流式细胞分析仪还能按特性将每一个细胞分配在三维立体区域内,由此得出细胞的坐标图称之为散点图。

细胞直方图提供了细胞比例变化或出现异常细胞的信息。主要用于仪器操作人员对检测结果的质控。因此,当对结果有怀疑或直方图有异常图形出现时,应查找原因并用显微镜对照检查。

第二节　溶血性疾病的实验室检查

当红细胞寿命缩短,破坏加速,以致骨髓造血不能代偿红细胞的破坏引起贫血时,称为溶血性贫血(hemolytic anemia,HA)。由于骨髓有较强的代偿功能,轻微的溶血若未超过骨髓的代偿能力,则不会发生贫血,此时称溶血性疾病。

一、溶血性疾病的分类

1. 根据病因分类(表 5-2-6)。

2. 根据溶血的部位分类　①血管内溶血:红细胞在血循环中溶解破坏,多为急性溶血,症状严重,后天获得性多见此类型;②血管外溶血:溶血发生在单核-巨噬细胞系统内称血管外溶血,红细胞主要在脾脏内破坏,占溶血性贫血的大多数,多为慢性过程,可急性发作,遗传性红细胞内在缺陷多为此类。病理状况下,血管外溶血往往比血管内溶血多见,但严重溶血时两种情况常同时存在,某些疾病(如自身免疫性贫血)兼有血管内和血管外两种溶血方式。

表 5-2-6 溶血性疾病的病因分类

分 类	疾病举例
遗传性	
红细胞膜结构异常	遗传性球形红细胞增多症
	遗传性椭圆形红细胞增多症
	遗传性口形红细胞增多症
红细胞酶缺陷	糖酵解的酶:如丙酮酸激酶缺陷症
	磷酸戊糖旁路的酶:如 6-磷酸葡萄糖脱氢酶缺陷症
	核酸代谢的酶:如嘧啶 5-核苷酸酶缺陷症
血红蛋白异常	珠蛋白生成障碍性贫血
	异常血红蛋白病:如 HbS、HbH、HbC
后天性	
免疫机制异常	自身免疫性溶血性贫血(AIHA)
	药物免疫性溶血性贫血
	血型不合所致的新生儿溶血病
	溶血性输血反应
红细胞膜结构异常	阵发性睡眠性血红蛋白尿症(PNH)
物理因素	红细胞破碎综合征(微血管病性溶血性贫血、心瓣膜置换术后,行军性血红蛋白尿)烧伤
化学毒物因素	蛇毒、砷化氢、硝基苯、苯肼等中毒
感染因素	疟原虫、溶血性链球菌、金黄色葡萄球菌等感染
其他	脾功能亢进

二、溶血性疾病的实验室检验程序

溶血性疾病的检验程序先从一些基本的筛选试验做起,一般可分为三个步骤:①确定有无溶血;②判断溶血部位是血管内溶血还是血管外溶血;③查明溶血的原因。

三、溶血性疾病常用的实验室检查

(一) 确定溶血存在的实验室检查

1. 红细胞破坏增加的指标 ①红细胞寿命:正常红细胞的半寿期用^{51}Cr标记红细胞测定,为 25 ~ 32 天。寿命缩短见于各种溶血性贫血,其半寿期常小于 15 天。轻度溶血性贫血变化不明显;②血清胆红素测定:溶血时红细胞破坏增加,非结合胆红素增高;③其他:包括血清乳酸脱氢酶(LDH)和同工酶测定、血清结合珠蛋白(Hp)测定、血浆游离血红蛋白测定、高铁血红素清蛋白测定(MHA)、尿含铁血黄素测定(Rous 试验)、尿中血红蛋白测定、尿胆原测定等。

2. 红细胞生成代偿性增加的指标 ①网织红细胞计数(Ret):网织红细胞计数增高是最容易获得的反映骨髓红细胞生成加速的指标;②其他形态学变化:外周血出现幼红细胞、嗜多色性红细胞等提示骨髓中红细胞系增生旺盛的红细胞形态改变;③骨髓改变:骨髓检查呈典型增生性贫血改变,尤以红系增生为甚,粒红比例减小或倒置。

(二) 溶血性疾病的病因诊断

1. 成熟红细胞的形态观察 显微镜下球形红细胞明显增多 >25%,可以确定是遗传性球形红细胞增多症；椭圆红细胞>25%提示遗传性椭圆形红细胞增多症；靶形红细胞增多，提示珠蛋白生成障碍性贫血；镰变试验中出现大量镰形红细胞，可诊断镰形红细胞贫血（HbS）病；裂红细胞同时伴小红细胞增多，对于机械性溶血的诊断具有特异性。

2. 红细胞渗透脆性试验　当红细胞膜有缺陷时，红细胞在低渗盐水中的适应性降低，即脆性增加。

【参考值】　开始溶血　4.0～4.4g/L（氯化钠）
完全溶血　3.2～3.6g/L（氯化钠）
病人与正常对照相差0.4 g/L以上为阳性

【临床意义】

(1)脆性增加：见于遗传性球形红细胞增多症、自身免疫性溶血性贫血伴球形红细胞增多、遗传性椭圆形红细胞增多症等。

(2)脆性降低：见于珠蛋白生成障碍性贫血、缺铁性贫血等。

3. 酸溶血试验（Ham 试验）　阵发性睡眠性血红蛋白尿（PNH）病人的红细胞膜对补体敏感，在酸性条件下能被正常人新鲜血清中的补体所溶解。

【临床意义】　阳性见于PNH。

4. 其他实验　包括筛查异常血红蛋白的血红蛋白电泳；用以检查红细胞葡萄糖-6-磷酸脱氢酶（G6PD）缺乏症的高铁血红蛋白还原试验；检查胎儿血红蛋白（HbF）增高的抗碱血红蛋白测定（alkali denaturation test）；检查不稳定血红蛋白病的异丙醇沉淀试验；诊断自身免疫性溶血性贫血（AIHA）抗人球蛋白（Coombs）试验等。

第三节　血液流变学检验

许多疾病可以引起血液流变特性的改变。血液流变特性的改变又与许多疾病，尤其是血栓前状态与血栓性疾病的发生、发展密切相关。

一、血液黏度

（一）全血黏度

全血黏度（whole-blood viscosity）测定是血浆黏度、血细胞比容、红细胞变形性和聚集能力、血小板和白细胞等流变学特性的综合表现，即是一个综合指标，它是血液最重要和最基本的流变学参数。

（二）血浆黏度

血浆黏度（plasma viscosity）受血浆蛋白、脂类、糖类、电解质等影响，以蛋白质对血浆黏度影响为主，其中以纤维蛋白原的影响为最大，纤维蛋白原含量越高，血浆黏度越大。

【参考值】　血液黏度可因仪器型号、测试温度、受检者性别与年龄不同而存在差异，见表5-2-7。

【临床意义】

1. 血液黏度增高　①冠心病，其增高程度可反映心肌缺血的严重性，尤其是低切变率下黏度增高，可能出现在心肌梗死之前，对预防心肌梗死的发生可提供一项前瞻性指标；②血液病，如红细胞增多症、白血病、异常免疫球蛋白血症、HS、DIC 等；③脑血栓形成；④高血压病；

⑤其他如恶性肿瘤、糖尿病、慢性肝炎、高脂血症、深静脉血栓形成等。

2. 血液黏度减低 见于贫血和低蛋白血症。

表 5-2-7 血液黏度参考值

项 目	参考值	
	男性	女性
全血黏度(mpa·s)		
切 230/s	3.79 ~ 4.88	3.12 ~ 4.13
变 46.0/s	5.19 ~ 6.70	4.13 ~ 5.50
率 5.75/s	8.20 ~ 13.14	5.69 ~ 10.05
血浆黏度(mpa·s)	1.199 ~ 1.631	
血细胞比容(%)	42.52 ~ 48.44	35.66 ~ 44.12
红细胞刚性指数	0.666 ~ 0.890	
红细胞聚集性指数	1.946 ~ 2.996	1.584 ~ 2.716
血液还原黏度	7.615 ~ 10.535	
低切变率下血液相对黏度	5.3352 ~ 9.598	3.753 ~ 6.811

(三) 红细胞变形性

正常红细胞本身具有变形能力,此种变形能力使细胞在血液中可沿流动方向变形或取向,从而减小了血液流动的阻力。红细胞变形能力降低或丧失,在高切变率下增加了红细胞之间的摩擦力,则血液黏度升高,而直接影响血液的流动性,使组织和器官的血液供给受到影响。红细胞变形性常用红细胞变形指数(deformation index, DI)表示。

【参考值】 (激光衍射法)

磷酸盐缓冲液下 切变率 150 DI > 35%

切变率 200 DI > 37%

【临床意义】 减低:①血液病:如 AIHA、HS、PNH、β-珠蛋白生成障碍性贫血、HbH、DIC 等;②心血管疾病:如冠心病、高血压等;③其他:如脑血栓形成、糖尿病、休克、肺心病、肝硬化等。

二、红细胞沉降率测定

红细胞沉降率(ESR)测定简称血沉,是红细胞在一定条件下沉降的速度。凡影响红细胞悬浮稳定性的因素就会影响红细胞聚集性,故血浆蛋白成分(清蛋白、纤维蛋白原及球蛋白等)、红细胞因素、生理因素、理化因素等均可引起血沉改变。

【参考值】 男性≤15mm/h 女性≤20mm/h

血沉方程 K 值 53 ±20(无性别差异)

【临床意义】

1. 生理性增快 妇女月经期 ESR 略增快,妊娠 3 个月后可能因生理性贫血 ESR 逐渐加快,直至分娩后 3 周逐渐恢复正常。老年人也可因血浆纤维蛋白原含量逐渐增加而血沉加快。

2. 病理性增快 ①各种炎症,如急性细菌性炎症、结核病活动期、病毒感染、活动性风湿热、风湿性关节炎和心肌炎等;②严重的组织损伤及坏死,如大手术、急性心肌梗死、大面积烧伤等;③恶性肿瘤、白血病等;④高球蛋白血症,如系统性红斑狼疮、慢性肾炎、肝硬化、多发性骨髓瘤等;⑤其他,如贫血、高胆固醇血症等。

ESR 在临床诊断无特异性。一般用于以下情况的辅助诊断:①动态观察病情变化。炎症性疾病及组织损伤或坏死如风湿热、结核病、心肌梗死等,病变活动时 ESR 增快,病情好转或静止时,ESR 可较前降低或恢复至正常;②良性肿瘤与恶性肿瘤鉴别的参考。良性肿瘤 ESR 多正常,恶性肿瘤则有不同程度增快,晚期或有转移时常明显增快;③反映血浆中球蛋白增高,从而考虑一些导致高球蛋白血症疾病的诊断与鉴别诊断。

第四节　骨髓细胞形态学检查

一、骨髓标本的采集方法

通过骨髓穿刺术抽取骨髓液作涂片检查,在骨髓穿刺“干抽”情况下,可使用骨髓环钻术(详见第九篇)。不同的部位造血活动有显著差异,对一些疑难病例最好是多部位穿刺。骨髓抽取量不宜过多,一般以少于 0.2ml 为宜。

二、骨髓细胞形态学检查结果分析

(一) 正常骨髓细胞形态学特征及其意义

1. 骨髓增生程度　根据骨髓涂片中有核细胞与成熟红细胞的比例进行判断。见表 5-2-8。

表 5-2-8　骨髓有核细胞增生程度

增生程度	成熟红细胞: 有核细胞	常见病因
极度活跃	0.5 ~ 1.2: 1	各种白血病
明显活跃	5 ~ 12: 1	白血病、增生性贫血、ITP
活　跃	16 ~ 32: 1	正常、某些贫血
减　低	35 ~ 70: 1	造血功能低下、粒细胞减少症
极度减低	300: 1	典型再生障碍性贫血

2. 骨髓中各系统细胞比例

(1)粒细胞系与红细胞系比例(粒/红比例)

【参考值】 粒/红比例为 2 ~ 4: 1

【临床意义】

1)粒/红比例增加:①急性或慢性粒细胞性白血病;②急性化脓性感染、中性粒细胞性类白血病反应;③纯红细胞性再生障碍性贫血。

2)粒/红比例减低或倒置:①粒细胞系减少,如粒细胞缺乏症;②红细胞系增多,如各种增生性贫血、脾功能亢进及真性红细胞增多症等。

(2)粒细胞系统(彩图 1)

【参考值】 正常粒细胞系统约占有核细胞的 50% ~ 60%。以中性杆状核最多,原始粒细胞 <2%,早幼粒细胞 <5%,嗜酸性粒细胞 <5%,嗜碱性粒细胞 <1%。

【临床意义】

1)增多:①各型粒细胞白血病。急性粒细胞白血病以原粒细胞及早幼粒细胞增多为主,慢性粒细胞白血病以中性晚幼粒及杆状核粒细胞增多为主;②大部分急性炎症和感染性疾病、中性粒细胞性类白血病反应等,以中性晚幼粒及杆状核粒细胞增多为主。

2)减少:见于再生障碍性贫血、粒细胞缺乏症或粒细胞减少症。

(3)红细胞系统(彩图1)

【参考值】 幼红细胞约占有核细胞的20%,以晚幼红细胞为主,中幼红细胞次之,早幼红细胞<5%,原始红细胞<1%,无巨幼红细胞。

【临床意义】

1)增多:①各类增生性贫血如溶血性贫血、失血性贫血、缺铁性贫血等,以中幼红及晚幼红细胞增多为主;②巨幼细胞贫血,在巨幼红细胞增多为主;③急性红白血病,以原红及早幼红细胞增多为主,并常伴幼红细胞巨幼样变。

2)减少:见于再生障碍性贫血。但在部分慢性型再生障碍性贫血病例,骨髓呈灶性增生部位所采取的骨髓标本,红细胞系比例可呈增多。

(4)淋巴细胞系统(彩图1)

【参考值】 正常约占有核细胞的20%,幼儿偏高,可达40%。以成熟淋巴细胞为主,原淋巴和幼淋巴细胞罕见。

【临床意义】 ①相对性增多:见于再生障碍性贫血、粒细胞缺乏症或粒细胞减少症;②绝对性增多:见于急性和慢性淋巴细胞白血病、恶性淋巴瘤、传染性淋巴细胞增多症和传染性单核细胞增多症、其他病毒感染、淋巴细胞性类白血病反应等。

(5)单核细胞系统(彩图1)

【参考值】 正常<4%,是成熟型单核细胞。

【临床意义】

增多:①血液系统疾病如急性单核细胞白血病、急性粒-单核细胞白血病、MDS、恶性组织细胞病、淋巴瘤等;②某些感染性疾病如结核病、布氏杆菌病、原虫感染(如疟疾、黑热病)、感染性心内膜炎等;③风湿性疾病如系统红斑狼疮、类风湿性关节炎;④其他如恶性肿瘤、肝硬化、药物反应等;

(6)浆细胞系统:浆细胞是由B淋巴细胞转化而来(彩图1)。

【参考值】 正常<2%,以成熟阶段的浆细胞为主。

【临床意义】

增多:①多发性骨髓瘤、浆细胞白血病、巨球蛋白血症、重链病等;②反应性浆细胞增多如慢性炎症及感染性疾病、风湿性疾病、恶性肿瘤、过敏性疾病;③再生障碍性贫血、粒细胞缺乏症等。

(7)巨核细胞系统(彩图1)

【参考值】 正常为$(25\sim75)\times10^9/L$,其中原巨核细胞0~5%,幼巨核细胞0~10%,颗粒型巨核细胞10%~50%,产血小板型巨核细胞20%~70%,裸核0~30%。

【临床意义】

1)增多:①原发性血小板减少性紫癜等;②骨髓增殖性综合征如慢性粒细胞性白血病、真性红细胞增多症、原发性血小板增多症、骨髓纤维化等;③脾功能亢进;④巨核细胞白血病。

2)减少:见于急、慢性再生障碍性贫血、急性白血病及其他骨髓浸润或破坏的疾病等。

（二）常用细胞化学染色

1. 过氧化物酶(POX)染色

【临床意义】 POX 染色主要用于急性白血病类型的鉴别。急性粒细胞白血病时,白血病细胞多呈强阳性反应;急性单核细胞白血病时呈弱阳性或阴性反应;急性淋巴细胞白血病则呈阴性反应。

2. 中性粒细胞碱性磷酸酶(NAP)染色

【参考值】 正常人中性粒细胞 NAP 阳性率 <40%,以"+"的阳性反应为主,阳性积分 <70。

【临床意义】 ①用于鉴别感染的性质:病毒感染 NAP 活性减低,细菌感染 NAP 活性增强;②用于慢粒与类白血病反应的鉴别:前者减低,后者增高;③用于急性白血病类型的鉴别:急淋 NAP 增高,急粒 NAP 减低;④用于 PNH 与再生障碍性贫血的鉴别:前者减低,后者增高;⑤用于恶性组织细胞病与反应性组织细胞增生的鉴别:前者减低,后者增高。

3. 其他化学染色　如用于缺铁性贫血的诊断和鉴别诊断的铁染色;鉴别白血病细胞种类酯酶染色;鉴别幼稚红细胞增生的性质、鉴别淋巴系统细胞增生的性质和白血病类型的糖原染色(PAS 反应)等。

（三）骨髓细胞学检查的临床评价

1. 肯定性诊断　某些具有特异性细胞学变化的疾病,其临床表现与细胞学特征均典型时可作肯定性诊断。如白血病、恶性组织细胞病、骨髓转移癌(瘤)、巨幼细胞贫血、血液寄生虫病等。

2. 支持性诊断　某些无特异性细胞学变化的疾病,其临床表现与骨髓象相符,或骨髓象仅有部分改变,但可解释其临床表现时,即可得出支持性结论。如缺铁性贫血、溶血性贫血、类白血病反应、粒细胞减少症、血小板减少症、传染性单核细胞增多症等。此时可提出进一步作某些辅助性诊断检查的建议。

3. 排除性诊断　临床已初步诊断为某种血液病,但骨髓象不符,可作出排除此病的诊断意见。但也可能是骨髓尚未反映出来的疾病早期,特别是临床症状典型者,应慎重对待,进一步作多部位多次穿刺,经仔细检查,甚至长期追踪观察后,才能提出否定意见。

4. 疑似性诊断　骨髓发现少量病理细胞,但临床表现尚不典型;或骨髓象非常典型,但与临床情况不符时,应考虑是否为疾病早期,可作追踪观察,或提示作其他辅助性诊断检查。

第五节　血栓与止血检测

生理情况下,机体通过自身调节,使止血、凝血与抗凝(包括纤溶)系统维持动态平衡,既不发生出血,也不引起血栓形成。当这一平衡失调,如止凝血活性减低或抗凝能力增强,就会使机体处于低凝状态而引起出血性疾病;反之,如止凝血活性增强,抗凝功能减弱,则导致血栓前状态或血栓性疾病。

一、血管壁与血小板相互作用的检测

1. 出血时间测定(BT)　BT 是指皮肤毛细血管被刺伤后开始出血到自然止血所需的时间。出血时间的长短主要受血小板数量和功能、毛细血管壁结构和功能、血浆中血管性血友病

因子(VWF)等因素的影响。

【参考值】 (6.88±2.08)min(出血时间测定器法)

【临床意义】

(1)BT延长:①血小板数量减少;②血小板功能障碍;③毛细血管异常;④缺乏VWF,轻型病例BT可正常,应选用较敏感的阿司匹林耐量试验;⑤其他如服用阿司匹林、血浆中抗凝物质增多、DIC、低纤维蛋白或无纤维蛋白血症、血管硬化和高血压病等。

(2)BT缩短:主要见于血栓前状态或血栓栓塞性疾病。

2. 血管性血友病因子抗原(vWF:Ag)测定 vWF由血管内皮细胞合成,合成后一部分储存于内皮细胞中,一部分释放入血,成为因子Ⅷ:C的载体。在早期止血过程中,VWF是血小板粘附于内皮下胶原的粘附蛋白,缺乏则影响血小板的粘附功能。

【参考值】 50%~150%

【临床意义】

1)减低:见于血管性假血友病。

2)增高:见于血栓性疾病、如缺血性心脑血管病、肾小球疾病、糖尿病、大手术后、妊娠高血压综合征等。

二、血小板的检测

1. 血小板计数(platelet count,Plt)

【参考值】 $(100\sim300)\times10^9/L$

【临床意义】

(1)增加:①原发性血小板增多症、真性红细胞增多症、慢性粒细胞性白血病的早期等骨髓增生性疾病;②严重组织损伤、急性大出血、急性溶血、脾切除术后。

(2)减少:血小板低于$50\times10^9/L$时,可发生自发性出血。病理性减少见于:①造血功能障碍,如再生障碍性贫血、急性白血病、放射病、多发性骨髓瘤、骨髓纤维化等;②血小板破坏增加,如原发性血小板减少性紫癜(ITP)、脾功能亢进、系统性红斑狼疮等;③血小板消耗过多:弥散性血管内凝血(DIC)、血栓性血小板减少性紫癜等;④血小板分布异常:脾肿大(肝硬化、Banti综合征)等。

2. 血块收缩试验(clot retraction test,CRT) 血液凝固后,血小板收缩蛋白使纤维蛋白网眼缩小,将网隙中的血清挤出。观察一定条件下析出的血清量,可间接反映血小板的功能。

【参考值】

定性试验:37℃ 0.5~1小时开始收缩,24小时内完全收缩。

定量试验:37℃ 1小时血块收缩率为48%~64%。

【临床意义】 血块退缩不良见于血小板减少、血小板功能异常、红细胞增多症及纤维蛋白原或凝血酶原显著降低等。

3. 血小板特殊检验 根据血小板的黏附、聚集和释放等各种生理特性,可分别作血小板黏附试验、血小板聚集功能试验、血浆β-TG和PF_4测定、TXB_2和6-酮-$PGF_{1\alpha}$测定以及血小板表面相关抗体测定等。其中血小板聚集试验作为一经典、简便而实用的血小板功能检测,在临床应用中有它独特的作用。它既可以作为血小板功能的检测,也可作为血小板活化程度的分析。

三、凝血因子的检查

（一）内源性凝血系统凝血因子的检查

1. 全血凝固时间测定(clotting time,CT)　血液离开血管进入注射器开始计时，直至在试管内凝固所需的时间即凝血时间。

【参考值】　玻璃试管法 4～12min

塑料试管法 10～19min

硅化试管法 15～32min

【临床意义】

1)CT 延长:见于血友病、纤维蛋白原或凝血酶原缺乏症、抗凝物质过多、纤溶亢进等。

2)CT 缩短:见于弥散性血管内凝血早期、血栓性疾病等。

2. 活化部分凝血活酶时间测定(activated partial thromboplastin time, APTT)

【参考值】男性(37±3.3)s　女性(37.5±2.8)s

【临床意义】

同 CT 测定,病人结果比正常对照延长 10s 以上有病理意义。在使用肝素治疗期间,用 APTT 监测药物用量。一般以 APTT 值维持在正常对照的 1.5～3.0 倍为宜。

（二）外源性凝血系统凝血因子的检查

1. 血浆凝血酶原时间测定(prothrombin time, PT)

【参考值】

①直接报告病人与正常对照 PT 的秒数:参考值为 11～14 秒,比正常延长 3 秒即有病理意义;②凝血酶原比值(PTR):即受检者 PT(s)/正常对照 PT(s),参考值为 1±0.15;③国际标准化比值(INR):INR = PTR^{ISI},是所用组织凝血活酶与已知的 ISI 国际参比品或其他标定过的参比品之间相比较的一个参数,ISI 值愈低,则 INR 愈准确。

【临床意义】

(1)PT 延长:①先天性外源性凝血因子缺乏,如纤维蛋白原、凝血酶原、Ⅴ、Ⅶ、Ⅹ因子缺乏症;②获得性外源性凝血因子缺乏,如胆汁淤积性黄疸、肝脏疾病、胃肠功能紊乱等;③抗凝物质过多、弥散性血管内凝血等。

(2)PT 缩短:①先天性因子Ⅴ增多症;②长期口服避孕药、血栓前状态和血栓性疾病等。

四、生理性抗凝蛋白和病理性抗凝物质检测

1. 血浆抗凝血酶Ⅲ(anti thrombin Ⅲ activity, AT-Ⅲ)活性测定

【参考值】　85%～135%(发色底物法)

【临床意义】

(1)AT-Ⅲ活性减低:①先天性 AT-Ⅲ缺陷;②获得性 AT-Ⅲ缺陷如肝脏疾病、DIC、外科手术后;③血栓前状态或血栓性疾病如心肌梗死、心绞痛、缺血性脑血管病、深静脉血栓、肺梗死。

(2)AT-Ⅲ活性增高:见于血友病、口服抗凝药物等。

2. 凝血酶时间测定(thrombin time,TT)

【参考值】　16～18 秒,被检血浆比正常延长 3 秒有意义。

【临床意义】

TT 延长:①肝素或类肝素物质增多,如重症肝炎、胰腺疾病或用肝素治疗中;②AT-Ⅲ活性增高;③低(无)纤维蛋白原血症;④DIC 中晚期 FDP 增多。

五、纤维蛋白溶解系统的检查

1. 优球蛋白溶解时间测定(euglobulin lysis time ELT)

【参考值】 加钙法(129.8 ±41.1)min

加酶法(157.5 ±59.1)min

【临床意义】

(1)ELT 缩短:反映纤溶活性增强,见于原发性或继发性纤溶亢进,如 DIC;

(2)ELT 延长:反映纤溶减低,见于血栓前状态或血栓性疾病。

2. 血浆硫酸鱼精蛋白副凝试验(3P 试验)

【临床意义】 正常人为阴性。阳性见于 DIC 的早、中期,对 DIC 的确诊极有意义。此外,在溶栓治疗后亦可呈阳性反应。3P 试验阴性并不能完全排除 DIC,因为 DIC 的晚期无 X 碎片可呈阴性反应。

3. 血浆 D-二聚体(D-dimer)测定

【参考值】 0~0.20mg/L(ELISA 法)

【临床意义】 D-二聚体是交联纤维蛋白的特异性降解产物,即只有在血栓形成和 DIC 时才会在血浆中增高。D-二聚体升高见于:①血栓性疾病如深静脉血栓、心肌梗死、肺梗死;②D-二聚体是继发性纤溶的特有降解产物,DIC 时增高,并以此可与原发性纤溶鉴别;③D-二聚体增高可作为溶栓治疗有效的观察指标。

六、检测项目的选择和应用

(一) 出血性疾病的检查步骤

这类疾病的检查项目多,首先应选用简单易行的项目作初筛试验,多数病例根据临床资料和初筛试验可获确诊。初步诊断或诊断尚有疑问时,可作进一步确诊试验。

1. 筛选试验通常选择 血小板计数、BT、CT、APTT、PT。

2. 进一步试验 ①筛选试验全部正常,则可能为血管异常所致的出血性疾病,可进一步作甲皱微循环检查;②血小板数量减少,常有 BT 延长和血块收缩不良,可进一步作骨髓检查,以鉴别血小板减少的原因;③血小板计数正常,而 BT 延长和血块退缩不良,则应进行血小板功能的检查;④CT、APTT 延长,PT 正常,则为内源性途径活酶生成障碍,多为血友病,可作简易凝血活酶生成试验(STGT)及纠正试验鉴别血友病的类型,也可进行Ⅷ:C、Ⅸ:C、Ⅺ:C 测定;⑤CT、APTT、PT 延长,则为凝血酶原、Ⅴ、Ⅶ、Ⅹ、纤维蛋白原缺乏或有抗凝物质存在,可进一步做纠正试验或相关凝血因子的测定。

(二) DIC 的组合试验

具有相应的临床症状并在实验室检查的支持下才能确诊 DIC。实验室对 DIC 的诊断分二步,首先是做 3 项过筛试验:①血小板计数:DIC 时血小板进行性减少,当血小板 $>100\times10^9$/L 时,DIC 的可能性就很小;②PT 测定:DIC 时延长,其阳性率占 90% 以上;③纤维蛋白原测定:DIC 时减少,低于 1.5g/L 有诊断意义(肝病 <1.2g/L),阳性率占 71%。3 项筛选试验全部阳性,结合临床可确诊 DIC。如 3 项中仅有 2 项阳性,则应作第二步的确诊试验。确诊试验是反

映继发性纤溶亢进的试验，可选择3P试验、ELT、D-二聚体测定等。

（三）血栓前状态的组合试验

血栓前状态（prethrombotic state，PTS）是由多种病因引起止血、凝血和抗凝系统失调的病理过程。其血液处在高凝状态，具有易导致血栓形成的多种血液学变化。PTS的早期诊断，对预防血栓性疾病有积极意义，可从以下方面对其进行监测：

1. 常用的筛选试验及PTS时改变　①PT和ATPP测定均缩短；②PAgT试验在ADP诱导下最大聚集率增高；③血浆纤维蛋白原测定增高（>4g/L）；④体外血栓形成试验时血栓长度、湿重和干重均增高，尤其血栓干重多>27mg；⑤血液黏度测定增高；⑥Hct增高。

2. 特异性试验及PTS时改变　①反映血管内皮受损的指标如VWF:Ag、血栓调节蛋白（TM）等测定增高；②反映血小板被激活的指标如β-TG、PF_4、TXB_2等测定均增高；③反映凝血过程被激活的指标如血浆纤维蛋白肽A（FPA）、凝血酶原片段$_{1+2}$（F_{1+2}）等测定均增高；④反映生理抗凝物质减弱的指标如AT-Ⅲ、蛋白C（PC）、蛋白S（PS）等测定均减少；⑤反映纤溶系统活性的指标t-PA测定活性减低，而血浆纤溶酶原活化剂抑制物（PAI）测定增高；⑥反映凝血和纤溶同时被激活的指标如D-二聚体测定增高。

第六节　输血检查

输血是一种治疗方法，它给予病人的是正常人体的血液或各种血液成分。随着现代科学技术的飞速发展，输血医学已逐渐形成一个独立的综合学科，成为现代医学的一个重要分支，现代输血的含义已不仅是全血、各种血液成分、血浆和血浆蛋白制品的输注，也包括以现代生物技术生产的各种与血液相关的成分，如以DNA重组技术生产的各种造血因子和各种血液代用品的输注。输血的方式已不再局限于从献血员体内采集后，或只在体外简单地分离或保存后就输给患者，而是可以根据需要，先在体外经过加工处理，如用紫外线照射全血或血细胞成分，分离有特定功能的细胞（如造血干细胞、淋巴细胞），进行体外培养、增殖和激活等，然后再输给患者。现代输血的含义还从输入延伸到去除，即去除患者血液中多余的或发生病理变化的血细胞或其他血液成分，如治疗性血细胞单采术和血浆置换术等。

一、血　　型

（一）红细胞血型系统

血型（blood groups）是人体的一种遗传性状，是血液成分以抗原为表现形式的遗传多态性的标志。人类自1900年在红细胞上发现ABO血型系统以来，在红细胞上又陆续发现了MN、P、Rh、Lutheran、Lewis、Kewis、Kell等血型系统，到目前为止，共发现400多种抗原，被分为28个血型系统。与人类输血关系最密切、最具有临床意义的是ABO血型系统，其次是Rh血型系统。

（二）其他血型系统

人类白细胞上被发现有三类抗原，一类同红细胞含有的各种抗原；第二类为白细胞上所特有的抗原，如中性粒细胞上的NA、NB、ND等系统的抗原；第三类为HLA抗原（human leucocyte antgen），这些抗原是白细胞与其他组织所共有的，又称为移植抗原，在器官移植、亲子鉴定等方面有重要意义；血小板上的抗原主要可分为两大类，一类为非特异性抗原，即与红细胞、白细胞血型抗原相同的抗原,如 ABO、HLA 系统的抗原;另一类为特异性抗原,即血小板上所特有的,主要为 HPA-1(旧称 Z_W 系统)、HPA-2(旧称 K_0 系统)等系统中的抗原;血清蛋白如免疫球蛋白也可分为 Am、Km、Gm 等型。

二、血型鉴定与交叉配血试验

(一) ABO 血型

1. ABO 血型分类　根据红细胞表面含有的抗原和血浆中存在的相应抗体,分为 A、B、AB、O 四型。ABO 血型系统抗原抗体分布情况见表(表 5-2-9)。

表 5-2-9　ABO 血型分类

型别	红细胞上的抗原	血清中的抗体
A	A、H	抗 B
B	B、H	抗 A
O	H	抗 A 及抗 B
AB	A 及 B、H	—

2. ABO 血型定型　ABO 定型包括正定型和反定型。即用已知标准血清鉴定红细胞上所含抗原称正定型,用已知标准红细胞鉴定被检血清所含抗体称反定型。结果判断和分析见表 5-2-10。

表 5-2-10　ABO 血型系统定型试验结果判断

血型	标准血清 + 被检红细胞(正定型)			标准红细胞 + 被检血清(反定型)		
	抗 A	抗 B	抗(A + B)	A 红细胞	B 红细胞	O 红细胞
A	+	−	+	−	+	−
B	−	+	+	+	−	−
O	−	−	−	+	+	−
AB	+	+	+	−	−	−

ABO 血型还可分为若干亚型。各亚型的抗原抗体及其与抗血清的反应见表 5-2-11。

表 5-2-11　各亚型的抗原抗体及其与抗血清的反应

血型	红细胞上的 A、B 抗原	血清中的抗体	与抗血清的反应		
			与抗 A	与抗 B	与抗 A_1
A_1	A_1、A	抗 B、抗 H(偶见)	+	−	+
A_2	A	抗 B、抗 A_1	+	−	−
A_1B	A_1、A、B	抗 H(偶见)	+	+	+
A_2B	A、B	抗 A_1(25%)*	+	+	−
B	B	抗 A、抗 A_1	−	+	−
O	无	抗 A、抗 A_1、抗 B	−	−	−

*指 25% 的 A_2B 型血清中含抗 A_1,+ 表示凝集,− 表示不凝集。

亚型重要性在于:①由于其抗原性较弱,易造成定型错误;②有不规则抗体(如抗 A_1)者常使同型间配血发生困难;③误输入不相合的亚型抗原,可使缺乏此抗原的受血者产生免疫性血型抗体,造成溶血的潜在威胁。

(二) Rh 血型

Rh 血型系统有 40 多种抗原,常见的抗原有 D、C、E、c、e 五种,由于 D 抗原性最强(仅次于 ABO 血型系统中的 A 抗原、B 抗原),故临床上以含 D 抗原为 Rh 阳性,不含 D 抗原为 Rh 阴性。Rh 血型系统与 ABO 血型系统不同的是本系统很少有天然抗体,大部分为免疫性抗体(一般在初次免疫后 2 ~6 个月内出现),这就是为何 Rh 阴性接受 Rh 阳性血第一次输血不引起溶血性输血反应,但却能使机体致敏产生 Rh 免疫性抗体,当再次接受 Rh 阳性血时,就会发生溶血性输血反应。同样,Rh 血型不合的妊娠,第一胎能存活,而自第二胎起才发生新生儿溶血,且随妊娠胎次增多而加重。因此,在输血时,除进行 ABO 血型鉴定外,有条件时还应进行 Rh 血型的鉴定。

(三) 交叉配血试验

交叉配血试验(cross matching)是检验受血者与供血者的血液是否相容的试验,是输血不可缺少的检验步骤,它是安全输血的保证。受血者血清与供血者红细胞的配合试验,称为主侧试验;受血者红细胞与供血者血清进行配合试验,称为次侧试验。肉眼和显微镜下观察有无凝集和溶血反应,同型配血主、次侧试验皆不凝集不溶血时方可输血;否则应查找原因。紧急时,如无同型血,可输入 O 型血,但主侧试验须无凝集和溶血。

三、输血与成分输血

(一) 血液及红细胞成分输注

1. 新鲜全血　一般认为采血 6 小时以内的全血称为新鲜全血。

【适应证】 遗传性和获得性凝血因子缺乏症、重症血小板减少症、血小板功能缺陷症、急性粒细胞缺乏症、重型再生障碍性贫血和 DIC 等。

2. 保存全血　保存于 4 ±2℃的血液,采用 ACD 保养液,只能保存 35 天。

【适应证】 主要是急性大出血,包括手术、创伤、消化道、呼吸道、泌尿生殖道和产妇出血等,另外还有许多内科性疾病的出血。

3. 少浆血及浓缩红细胞　从全血中移出部分血浆制得。其中少浆血的血细胞比容为 50%,浓缩红细胞制品的血细胞比容为 70% ~90%,输注前应加生理盐水调节。

【适应证】 各种慢性贫血,特别是心、肾功能不良的患者选用。

4. 代浆血或晶体盐红细胞悬液　全血移去 90% 血浆后,再加入代血浆或晶体盐保存液后的制品。

【适应证】 这种制品即可补充血容量,又补充红细胞,还可减少输血反应。

5. 少白细胞的红细胞　用专门的白细胞过滤器,去除全血或浓缩红细胞中 70% 以上的白细胞的制品。

【适应证】 输注此种制品,可避免由白细胞引起的不良反应。适用于需长期输血者、常有输血发热反应者及器官移植者等。

6. 洗涤红细胞　用生理盐水将新鲜红细胞洗涤 3 次以上,然后配成红细胞悬液即可。因 4℃保存不超过 24 小时,所以应尽快输注。

【适应证】 此种制品中白细胞、血小板、血浆蛋白的成分均减少,适用于输血有过敏史者、自身免疫性溶血性贫血者、器官移植者等。

7. 冰冻红细胞 在浓缩红细胞中加入甘油作保护剂,在 -80℃或 -196℃的条件下保存的红细胞。可延长红细胞的保存期。

【适应证】 主要用于稀有血型和自身血的贮存。使用前需解冻,洗去甘油后使用。

此外,红细胞还可制成年轻红细胞、辐射红细胞等制品,供不同需要的患者选用。

(二) 粒细胞和单个核细胞制品输注

1. 粒细胞 经过离心分离获得粒细胞,现在均采用单采机分离技术,这种方法可从健康献血员血液中获得$(5 \sim 10) \times 10^9$ 个粒细胞,即一次分离几升献血员全血可收获$(15 \sim 30) \times 10^9$ 个粒细胞,可供病人一次性输注。为了获得较高的粒细胞产率,临床也可采用药物或造血因子(如 C-CSF)使粒细胞产率明显提高。由于抗生素的大量应用,粒细胞采集、保存的困难,不良反应大,其应用也受到限制。

【适应证】 ①多种原因所致病人白细胞少于 0.5×10^9/L。②发热病人,抗生素不能控制。③白血病或骨髓移植后引起粒细胞缺乏症其不良反应:非溶血性反应如寒战、发热、呼吸困难,甚至出现肺水肿和休克等。移植物抗宿主病(GVHD),由于中性粒细胞制品中含有大量淋巴细胞,故有致 GVHD 的危险,因此粒细胞制品的输注要慎用。

2. 单个核细胞制品 采用单采机分离单个核细胞,也可采用密度梯度离心法分离纯化单个核细胞。这种单个核细胞主要包括淋巴细胞、单核细胞及造血干/祖细胞。

【适应证】 分离的淋巴细胞主要用于免疫过继治疗,如病毒感染、肿瘤及白血病等。造血干/祖细胞输注适用于:①自体骨髓移植病人。②肿瘤化疗后造血细胞减少。③白血病骨髓移植后造血重建。④难治性贫血及造血障碍性贫血。其不良反应与粒细胞输注相似,应慎重使用,既要考虑患者 ABO 和 Rh 血型相配,也要考虑 HIA 血型配合。但是单个核细胞的免疫治疗及造血干/祖细胞输注值得深入研究,并具有较好的应用前景。

(三) 血小板制品输注

将新鲜全血低速离心后分离出的血浆,约含全血中 70% 的血小板,即为富血小板血浆;将富血小板血浆再次离心,使血小板下沉,弃去上层少血小板血浆,存留下层含血小板的血浆,约含全血中 60% 的血小板,即为浓缩血小板。

【适应证】 因血小板数量减少或功能障碍的出血患者。

(四) 血浆及血浆蛋白制品的输注

1. 新鲜冰冻血浆 采血 6 小时内分离出血浆,将此血浆迅速置于 -20℃的条件下保存。它含有各种凝血因子。临用前在 37℃水浴中解冻。

【适应证】 凝血因子缺乏的大出血、手术、烧伤患者。

【禁忌证】 对血浆有过敏者,血容量正常的老、幼小病人,心功能不全者。

2. 普通冰冻血浆

【适应证】 严重肝脏疾病、凝血因子缺乏、心脏直视手术、大量输血、香豆素类药物作用的逆转、DIC、烧伤、AT-Ⅲ缺乏症、血栓性血小板减少性紫癜等。一般不适用下列情况:补充血容量、补充营养、消除水肿或腹水、增强免疫力、无必要补充凝血因子。

3. 冷沉淀物 将新鲜冰冻血浆在 1 ~5℃的温度下融化,在 4℃条件下离心后,吸出血浆,剩下不能溶解的部分即为冷沉淀物。它含丰富的纤维蛋白原、vWF、Ⅷ、ⅩⅢ因子,可使Ⅷ因子浓缩10倍。冷沉淀一般在-18℃以下冰冻保存,有效期为1年。

【适应证】 适用于血友病A、血管性血友病、先天性纤维蛋白原及XIII因子缺乏的患者。

4. 清(白)蛋白 从健康人血浆或人胎盘中提取制得,有增加血容量和维持血浆胶体渗透压的作用。主要适用于创伤、烧伤引起的白蛋白减少,排出毒物或解毒、纠正低蛋白血症、为组织提供营养,促进肝细胞等组织的修复与再生。

【适应证】 ①循环血容量减少:如低血容量性休克、感染性休克、急性呼吸窘迫综合征、烧伤等。②低蛋白血症:如肝移植、急性肝功能衰竭、外科手术、肠道恶性肿瘤、心脏分流术、肾病综合征等。③其他:如血浆交换(吉兰-巴雷综合征、新生儿红细胞增多症、新生儿高胆红素血症)、透析(血液透析、腹膜透析等)、腹水和原发性清蛋白缺乏症等。

5. 免疫球蛋白 免疫球蛋白是从大量献血员(3 000~6 000名献血员)的混合血浆中通过冰乙醇或聚乙二醇沉淀,DEAE-Sephadex或离子交换柱过柱分离精制而成。该制品中具有完整的未被修饰的免疫球蛋白IgG,其纯度不低于96%,也含有少量的IgA和IgM。IgG的半寿期大约为25d。

【适应证】 输注免疫球蛋白可增强人体免疫力,用于被动免疫的制品有正常人免疫球蛋白(丙种球蛋白)、静脉注射用免疫球蛋白和特异性免疫球蛋白。可用于预防某些传染病,治疗免疫缺陷疾患等。

【禁忌证】 有过敏症、对肌注丙种球蛋白有反应、选择性IgA缺陷症等。

四、输血不良反应和输血传播性疾病

(一)输血的不良反应

输血反应是指在输血过程中或输血后,受血者出现了用原来的疾病不能解释的、新的症状或体征。这就是输血引起的副作用,常见的输血反应有:

1. 发热反应 与输血有关且不能用任何其他原因解释的受血者体温升高1℃或1℃以上,于输血中或输血后1~2小时内有寒战、皮肤潮红等发热症状的反应。发热反应多发生于反复输血或多次妊娠的受血者。

【原因】 ①输入致热源 一般为可引起发热反应的细菌性代谢产物,可能是输血器具或血液保存液污染致热源;②免疫反应 受血者因多次输血体内存在对抗献血者白细胞、血小板或血浆蛋白的抗体,再次输入白细胞等后,可与相应抗体发生反应,引起细胞破坏而释放致热源。

2. 过敏反应 受血者在仅输入了几毫升血或血浆后出现咳嗽、支气管痉挛、呼吸窘迫、过敏性休克等症状,受血者或献血员常有过敏史。

【原因】 受血者为过敏体质,体内有反应素,输入的血液中含有受血者敏感的反应原。或献血员血浆中含有过敏性抗体(如青霉素抗体),经输血进入受血者体内,使受血者(如正在用青霉素),也发生过敏反应。也可见于血浆中缺乏IgA的受血者,因输血产生相应抗体,再次输血发生过敏反应。处理办法为:停止输血,注射抗过敏药。对多次输血有过敏反应者,改输洗涤红细胞或少白细胞的红细胞,输前口服或肌注抗过敏药。

3. 溶血型输血反应 输入受血者体内的红细胞发生破坏所引起的一系列不良反应,称为溶血性输血反应。

【原因】 ①血型不合:由于定型、交叉配血等错误造成输入ABO血型不合的血液,红细胞在血管内破坏,可有血压下降、血红蛋白尿、黄疸等表现,②输入大量含有免疫性抗A、抗B的血浆。

4. 细菌污染反应

【原因】 可见于输血器具或保存液灭菌不彻底;皮肤或空气消毒不严格;血液保存温度过高或血袋密封不严;血液取出血库后在室温中放置时间过长等均可引起细菌污染血液,最常见的为致病性革兰阴性杆菌。可引起受血者发生中毒性休克、寒战、高热、潮红等表现。

除了这四种输血反应外,还可见到输血后发生充血性心力衰竭、出血倾向、枸橼酸钠中毒等反应。在输血过程中密切观察患者的反应,每次出现输血反应均应追查原因,掌握反应发生规律,采取相应的改进措施,尽可能减少输血反应的发生。

(二)输血传播性疾病

输血或成分输血均有传播疾病的危险,常见的疾病有病毒性肝炎、艾滋病、巨细胞病毒感染、梅毒、疟疾和弓形虫病等,危害最大的是肝炎和艾滋病。

1. 病毒性肝炎 输血后肝炎主要与下列情况有关:①献血员肝炎的流行情况;②献血员在献血前检测肝炎指标的敏感度和特异性;③血液或血液成分制品的消毒或病毒灭活的效果。常见输血后肝炎为乙型肝炎、丙型肝炎,也有丁型肝炎、庚型肝炎。近年来在肝炎的检测方法上有很大提高,肝炎传播发生率在下降。

2. 艾滋病 输血或成分输血是艾滋病传播的重要途径。HIV不仅存在于血浆中,也存在于血液细胞中,输血或输注血液制品均能传播艾滋病。血友病病人因为经常输入混合血浆制备的因子Ⅷ,所以感染HIV的机会最多。

3. 巨细胞病毒感染 巨细胞病毒感染易发生在免疫功能低下的病人,如早产儿、先天性免疫缺陷、器官移植等。新鲜血液较库存血传播巨细胞病毒的机会多,原因是巨细胞病毒存活时间较短。

4. 疟疾 疟原虫在冰冻红细胞中可存活数年,潜伏期与输入疟原虫量、种类有关。

5. 梅毒 献血员患梅毒并处于梅毒螺旋体血症阶段,可传播梅毒。近年来我国性病发病率有所增加,因此对预防输血传播梅毒应予重视。

6. 其他EB病毒感染、黑热病、丝虫病、回归热、弓形虫病等均可通过输血传播。

第三章

体液和分泌液检验

第一节 尿液检验

一、尿标本的收集与保存

尿液收集容器要求清洁、干燥、一次性使用，收集尿液时避免阴道分泌物、月经血、粪便以及干扰性化学物质如表面活性剂、清洁剂等混入污染，容器上要做好姓名、病室、收集时间等必要的标记。通常收集尿液量10～20ml，如收集定时尿，容器应足够大，并加盖。做细菌培养，应在无菌条件下，用无菌容器收集中段尿液。尿标本应避免强光照射，以免尿胆原等物质因光照或氧化而减少。收集24小时全部尿液时，容器内应加防腐剂。注意防腐剂使用的种类、使用方式，并嘱咐病人注意防腐剂对自身的伤害。某些特殊检查应按试验要求留取标本，如作尿糖检查应留空腹尿。尿标本收集后应立即送检，在2小时内检查完毕，以免细菌繁殖、蛋白变性、有形成分溶解等。

二、尿液一般检验

（一）一般性状检查

1. 尿量（urinary volume）主要取决于肾小球滤过率和肾小管重吸收率。尿量常受气候、出汗量、饮水量和食物的影响。正常成人24小时尿量约为1.0～2.0L，平均1.5L。

【临床意义】

（1）增多：24小时尿量多于2.5L为多尿。①生理性增多见于饮水过多，精神紧张，输液过多，应用利尿剂、脱水剂或食用有利尿作用的食品等；②病理性增多见于糖尿病、尿崩症、慢性肾炎、肾盂肾炎晚期、急性肾衰竭多尿期等。

（2）减少：24小时尿量<2.5L为少尿。24小时尿量<0.1L为无尿。

1）生理性尿量减少见于出汗过多、水分摄入不足等。

2）病理性尿量减少：①肾前性：见于休克，大出血，心力衰竭，严重肝病，呕吐、腹泻、烧伤等引起的脱水等；②肾性：见于各种肾小球疾病引起的肾衰竭、肾移植后急性排斥反应；③肾后性：见于各种原因引起的尿路梗阻，如肿瘤、结石、前列腺增生等。

2. 颜色　正常尿呈淡黄色。

【临床意义】　尿色的改变易受尿量、食物、药物、疾病等因素的影响。尿内含有一定量的红细胞时称血尿(hematuria)。出血量不多时外观呈淡红色,出血量多时呈红色。每升尿中血量超过 1ml 时即可出现淡红色,称肉眼血尿。常见尿色与疾病的关系见表 5-3-1:

表 5-3-1 尿色与疾病的关系

尿色	原 因	常见疾病
深黄色	胆红素	阻塞性黄疸、肝细胞性黄疸等
浅红色或红色	红细胞	急性肾小球肾炎、肾结核、肾肿瘤、肾或泌尿道结石、某些出血性疾病
棕褐色或浓茶色	血红蛋白	各种原因所致溶血性疾病
蓝绿色	铜绿假单胞杆菌	泌尿系感染
乳白色	脂肪微粒	丝虫病或其他原因的肾周淋巴管阻塞、脓尿、细菌尿、泌尿系感染等
	磷酸盐	碱中毒、尿路结石、糖尿病、尿崩症等
近于无色		间质性肾炎等

3. 透明度 新鲜尿清澈透明,放置一段时间后呈微浊,是由尿路粘膜分泌物、少量上皮细胞和磷酸盐、碳酸盐、尿酸盐析出的结晶等引起。

【临床意义】 新鲜尿混浊:①尿酸盐沉淀;②磷酸盐或碳酸盐沉淀;③脓尿或菌尿,见于泌尿系感染如肾盂肾炎、膀胱炎等。

4. 酸碱反应(pH) 正常尿液呈弱酸性或中性(pH6~7),久置后呈弱碱性。尿液酸碱反应常受食物、药物的影响,进食植物性食物多者呈中性或弱碱性,进食肉类食物及蛋白质多者呈弱酸性。

【临床意义】 ①强酸性:见于酸中毒、糖尿病、肾炎、尿路结核、白血病、痛风、服大量酸性药物等;②强碱性:见于碱中毒、膀胱炎、肾盂肾炎、严重呕吐及服用大量碱性药物等。

5. 相对密度(relative density 又称比重)

【参考值】 正常成人普通饮食情况下,尿比重在 1.015~1.025 之间,晨尿约 1.020 左右。

【临床意义】

(1)增高:见于急性肾炎、高热、脱水、糖尿病等。

(2)降低:见于慢性肾衰竭(尿比重常固定在 1.010)、尿崩症(尿比重常<1.003)等。

(二) 化学检验

1. 蛋白质(Pro) 正常人终尿中蛋白质含量极微,约为 0.03~0.10g/24h。一般尿蛋白定性试验呈阴性反应。尿内蛋白质含量超过 150mg/24h,蛋白质定性试验呈阳性反应称为蛋白尿。

【参考值】 定性试验呈阴性;定量:20~80mg/24h 尿;24 小时超过 3.5g 为大量蛋白尿。

【临床意义】

(1)生理性蛋白尿:是指泌尿系统并无器质性病变,而是由于各种体内环境因素所致的暂时性蛋白尿。①功能性蛋白尿:见于剧烈活动、妊娠期、寒冷、高热等,是因肾血管痉挛或充血,肾小球通透性增加所致。尿蛋白一般不超过(+),定量多<0.5g/24h;②体位性蛋白尿,又称直立性蛋白尿,在晨尿中无蛋白,较长时间站立后尿中蛋白量增高,而平卧后尿蛋白又减少或消失,是立位引起肾脏暂时淤血所致。

(2)病理性蛋白尿:是指泌尿系统因器质性病变或其他病理原因引起的持续性蛋白尿。包括:①肾小球性蛋白尿(glomerular proteinuria):蛋白尿以清蛋白为主,尿蛋白质定量常>1g/

24h。多见于原发性或继发性肾小球疾病;②肾小管性蛋白尿(tubular proteinuria):蛋白尿以 α_2、β_2 微球蛋白为主,清蛋白含量正常或轻度增加,蛋白排出量常 <1g/24h。多见于肾盂肾炎、急性肾小管坏死、急慢性间质性肾炎等;③混合性蛋白尿(mixed proteinuria):尿中同时出现小分子及大分子量的蛋白。见于慢性肾炎、肾小管间质病、糖尿病型肾病综合征、系统性红斑狼疮等;④"溢出性"蛋白尿(overflow proteinuria):由于血浆中低分子量蛋白质如免疫球蛋白的轻链、血红蛋白或肌红蛋白等在血中过多,经肾小球滤过,超过肾小管重吸收能力而产生蛋白尿。见于多发性骨髓瘤、巨球蛋白血症、急性溶血性疾病、骨骼肌严重创伤等;⑤组织性蛋白尿(histic proteinuria):受炎症、中毒或药物刺激,肾小管对 T-H 糖蛋白的分泌量增加或因组织破坏使尿蛋白增加所致的蛋白尿。此外,肾脏以下的泌尿道疾病,产生大量脓液、血液、黏液等含蛋白质成分的物质,也可出现尿蛋白阳性,称为假性蛋白尿,见于膀胱炎、前列腺炎、肾盂肾炎等。

2. 尿糖(Glu)　正常人尿中含糖(一般指葡萄糖)量极微,每日尿内含量为 0.6～1.7mmol(0.1～0.3g),浓度为 0.3～0.8mmol/L(0.05～0.15g/L),用普通定性方法检查为阴性。当血糖浓度超过 8.8mmol/L(1.6g/L)时出现尿糖(通常指葡萄糖尿)。凡尿糖定性阳性,即为糖尿(diabetic urine)。

【参考值】　定性为阴性　定量为 0.56～5.0mmol/24h

【临床意义】　①暂时性糖尿:见于精神紧张、摄入大量糖、妊娠等;②持续性糖尿:见于糖尿病、甲亢、腺垂体功能亢进、嗜铬细胞瘤、库欣(Cushing)综合征(糖皮质激素分泌过多,糖原异生作用旺盛,抑制糖磷酸激酶和对抗胰岛内素作用出现糖尿,称为类固醇性糖尿病)、肾小管功能不全、肾糖阈降低、颅内压增高。

3. 尿酮体(Ket)　酮体是乙酰乙酸、β-羟丁酸和丙酮的总称,是脂肪分解代谢的中间产物。当血中酮体增高而从尿中排出,尿酮体检查阳性时称为酮尿(ketonuria)。

【参考值】　定性试验阴性　定量 0.34～0.85mmol/24h

【临床意义】　阳性见于糖尿病酮症酸中毒、严重妊娠呕吐、长期不能进食或绝食等。

4. 尿中胆色素检验　尿中胆色素包括胆红素(Bilirubin,Bil)、尿胆原(urobilinogen,Uro)和尿胆素(urobilin)简称尿三胆。

【参考值】　尿胆红素为阴性

尿胆原为弱阳性,尿液稀释至 1/20 后多为阴性

【临床意义】

(1)在阻塞性黄疸、肝细胞性黄疸时,尿中可出现胆红素。溶血性黄疸病人的尿中,一般不见胆红素。

(2)尿胆原稀释前呈阴性常见于完全阻塞性黄疸,尿胆原增多常见于溶血性疾患及肝实质性病变如肝炎。

5. 血红蛋白检验(BLD)　血浆中游离血红蛋白超过肾阈值 1.5g/L 时,即可产生血红蛋白尿,可用隐血试验(Occult blood test)检出。

【临床意义】　隐血试验阳性,见于急性溶血性疾病、药物中毒引起的肾衰竭、肾小球肾炎、肾脓肿、肾结石、肾盂肾炎、膀胱结石及炎症等。

6. 尿亚硝酸盐检验(Nit)正常人尿液中存在硝酸盐,这是机体内的正常代谢产物。某些细菌因含有硝酸盐还原酶,可使硝酸盐还原为亚硝酸盐,尿亚硝酸盐定性试验阳性。

【参考值】 阴性

【临床意义】 尿液中亚硝酸盐阳性检出率,取决于感染细菌是否含有硝酸盐还原酶、食物中是否含适量硝酸盐、尿液标本在膀胱中停留时间(尿液应在膀胱内停留 4 小时以上)及尿量等因素。阳性提示尿路感染,但阴性不能排除尿路感染。

7. 尿含铁血黄素检验(Rous 试验) 肾小管上皮细胞可吸收并分解血红蛋白,形成含铁血黄素,当随尿排出时即成为含铁血黄素尿。

【临床意义】 含铁血黄素是慢性血管内溶血的重要征象之一。阳性见于阵发性睡眠性血红蛋白尿症或其他慢性溶血性疾病引起的长期血管内溶血。溶血初期或溶血较轻也可呈阴性反应。

8. 尿淀粉酶(unrine amylase)测定

【参考值】 <1000U/L 苏氏(Somogyi)法

【临床意义】 急性胰腺炎一般在发病后 12 小时尿淀粉酶开始升高,持续 3~10 天后恢复正常;慢性胰腺炎急性发作可呈中度升高。此外胰腺管阻塞,如胰腺癌、胰腺外伤、胆石症、胆总管阻塞、胆囊炎等尿淀粉酶也轻度升高。

9. 妊娠试验

【临床意义】 妊娠试验可用于早期妊娠及生殖系统肿瘤的诊断和鉴别诊断。阳性表明尿液中绒毛膜促性腺激素(HCG)增高。采用免疫胶体金试纸条孕后 7 天可呈阳性结果,直至分娩后转为阴性。死胎及流产亦转为阴性。此外,葡萄胎、绒毛膜上皮癌、睾丸畸胎瘤也呈阳性结果。

(三) 显微镜检查

1. 上皮细胞 尿中所见的上皮细胞,可由肾、尿路等处细胞脱落而混入。包括肾小管上皮细胞(renai tubular epithelial cell 又称小圆上皮)、移行上皮细胞(transitional epithelial cell)、鳞状上皮细胞(squamous epithelial cell)。统称尿路上皮(图 5-3-1)。

【临床意义】 肾小管上皮细胞来自肾小管的立方上皮,此种细胞在尿中出现,常提示肾小管有病变,见于急性肾小管肾炎;移行上皮细胞来自肾盂输尿管、膀胱及尿道近膀胱段等处。在正常尿中不易见到,在肾盂、输尿管或膀胱颈炎症时可成片脱落;鳞状上皮细胞来自尿道前段或阴道的表层。正常尿中常见少量此类细胞。妇女尿中可大量出现,临床意义不大。若同时伴有大量白细胞,应注意泌尿系统炎症,肾盂肾炎时也增高。

2. 白细胞 尿中白细胞一般多为中性分叶核粒细胞,在肾移植术后和淋巴细胞性白血病尿中可见大量淋巴细胞。

【参考值】 正常成人尿中 WBC<200 万个/24 小时;正常男性<3 个/HP;女性<5 个/HP。

【临床意义】 增多主要见于泌尿系感染,如肾盂肾炎、肾结核、膀胱炎、尿道炎、精囊炎、前列腺炎等。

3. 红细胞

【参考值】 正常成人尿中红细胞约为 100 万个/24 小时以下,随意一次尿中不见,离心沉淀后高倍视野下偶见,如尿红细胞≥3 个/HP 为镜下血尿。

【临床意义】 血尿的出现提示泌尿系统有出血,见于急性肾炎、肾结核、泌尿道结石、肾肿瘤、出血性疾病等。按尿中红细胞的形态,可将血尿分为三种:①均一红细胞血尿:红细胞外形及大小正常,不伴红细胞管型,见于非肾小球性血尿;②变形红细胞血尿:红细胞大小不等,外形呈两种以上的多样性变化。常见细胞的一侧向外展出似葫芦或发芽的酵母菌样;胞质血红蛋白向四周集中形似炸面包圈等。见于肾小球性血尿;③混合性血尿:为形态正常的红细胞与形态异常红细胞混杂的血尿。如以变形红细胞为主的混合性血尿,多为肾小球性血尿。此外,还可采用血细胞分析仪或全自动尿液分析仪分析尿沉渣中的红细胞,通过平均红细胞体积(MCV)和红细胞分布宽度(RDW)的测定结果,来鉴别是否为肾小球性血尿。

4. 吞噬细胞

【临床意义】 在泌尿道急性炎症时出现。如急性肾盂肾炎、膀胱炎、尿道炎等,并伴有白细胞,其数量多少取决于炎症的程度(图 5-3-1)。

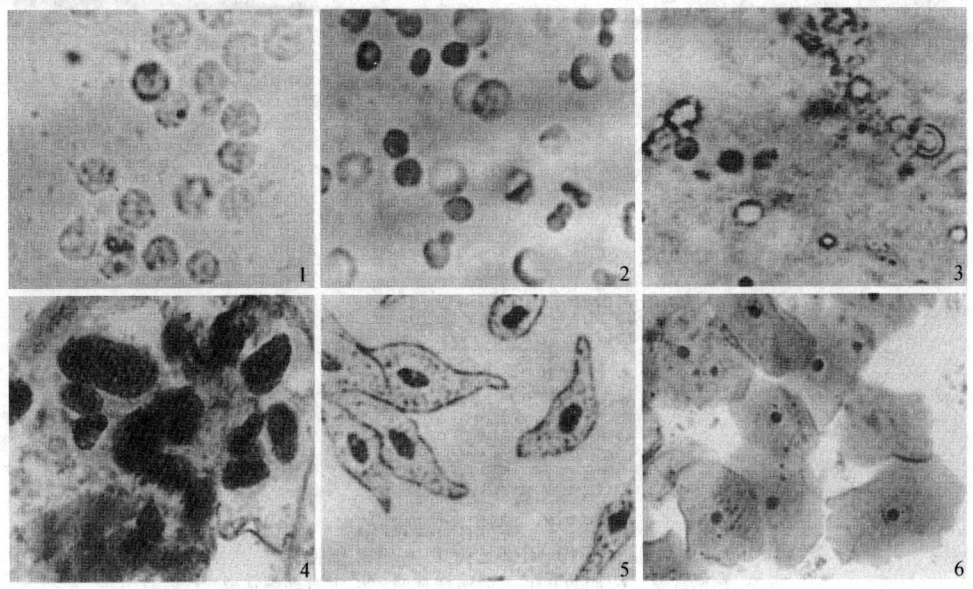

图 5-3-1　尿液中常见细胞

1. 白细胞　2. 正常红细胞　3. 变形红细胞　4. 肾小管上皮细胞　5. 变移上皮细胞　6. 鳞状上皮细胞

5. 管型(casts)　管型是蛋白质、细胞及其破碎产物在肾小管内凝固而形成的圆柱状体(图 5-3-2)。正常尿中无管型或偶见透明管型。当肾实质病变时,肾小球基底膜通透性增大,使肾小管内蛋白质含量增高;远端小管曲部炎症或受其他刺激因素影响,分泌 Tamm-Horsfall(T-H)蛋白增多。T-H 蛋白与血浆蛋白相结合,并在远端小管曲部中高度浓缩和酸化,逐渐由溶胶变成凝胶,经足够的停滞时间后使蛋白质得以浓缩、沉析、凝聚成管型。当形成管型的肾单位重新排尿时,已形成的管型便随尿排出。管型是尿沉渣中最有意义的成分,其组成及类别对肾实质性疾患的诊断、鉴别诊断有重要价值。

(1)透明管型(hysline cast)

【临床意义】 透明管型正常人尿中一般无,偶见于老年人清晨第一次尿中,在激烈运动后、高热、全身麻醉等情况下,可一过性出现。在肾实质病变时,如急性肾小球肾炎的早期及恢复期、肾盂肾炎、肾动脉硬化可明显增多,恶性高血压和充血性心功能不全时亦可见到。

(2)细胞管型(cellular cast):管型基质内含有细胞,其数量超过管型体积的 1/3 时,称细胞管型。根据管型基质内所含细胞种类的不同,此类管型又可分为以下几种类型:

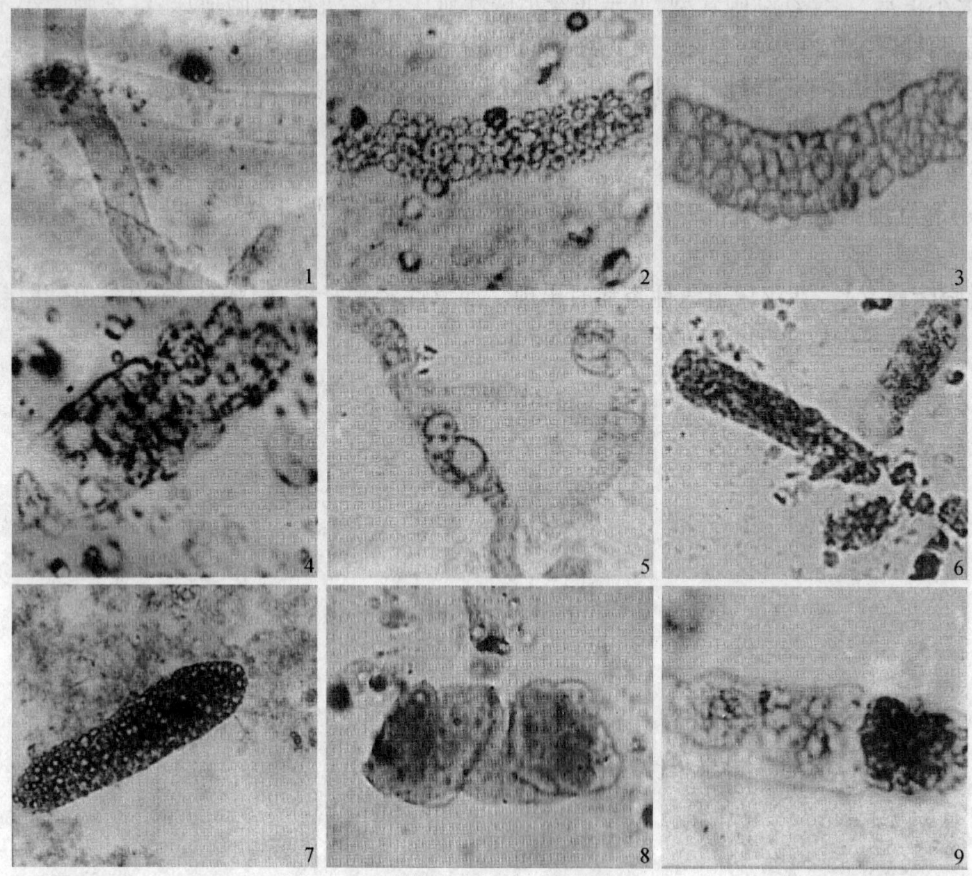

图 5-3-2 尿液中常见管型

1. 透明管型 2. 白细胞管型 3. 红细胞管型 4. 上皮细胞管型 5. 颗粒管型 6. 颗粒管型 7. 脂肪管型 8. 蜡样管型 9. 混合细胞管型

1)红细胞管型：

【临床意义】 红细胞管型是由于肾小球或肾小管出血，或血液流入肾小管所致。常见于急性肾小球肾炎、慢性肾小球肾炎急性发作期、急性肾小管坏死、肾移植术后急性排异反应。此管型还可能是某些疾病有肾损害时，或是某些肾病的唯一表现，如系统性红斑狼疮和其他胶原性疾病、肾硬化、肾静脉血栓形成等。

2)白细胞管型

【临床意义】 此种管型的出现，提示有化脓性炎症，常见于肾盂肾炎、间质性肾炎等。

3)肾上皮细胞管型

【临床意义】 此种管型出现，提示有肾小管病变，常见于急性肾小管坏死、药物或重金属中毒及肾移植术后排异反应，妊娠子痫等。

4)混合细胞管型

【临床意义】 此种管型见于肾炎反复发作、肾充血、坏死及肾病综合征等。

(3)颗粒管型(granular cast)：颗粒管型多由崩解变性的细胞分解物嵌入管型基质而成，根据其颗粒的粗细又可分为粗颗粒和细颗粒管型两种。

【临床意义】 颗粒管型的出现提示肾单位有淤滞现象。细颗粒管型大量出现见于急性肾炎后期和慢性肾炎时;粗颗粒管型见于慢性肾炎或某些原因(如药物中毒)引起肾小管损伤时。近年来用透射电镜观察尿沉渣超薄切片,发现部分普通光镜下的颗粒管型。实际上是细菌管型,白色念珠菌管型(见于肾脓肿及白色念珠菌败血症患者),或是血小板管型(见于急性DIC患者)。

(4)蜡样管型(waxy cast)

【临床意义】 此种管型出现提示局部肾单位有长期阻塞,有少尿或无尿现象存在,说明肾病变严重。见于慢性肾小球肾炎的晚期肾功能不全及肾淀粉样变。

(5)脂肪管型(fatty cast)

【临床意义】 见于慢性肾小球肾炎的肾病期、尤其多见于肾病综合征时。在偏光显微镜下,可精细地分析脂肪管型中的脂肪成分。如在肾病综合征时,其尿中脂肪管型经偏光显微镜检查可见到具有特异形象的胆固醇酯,即在管型的黑色背景中嵌有大小不等的明亮球体,其中含有一个暗色的十字架状形象,这对确诊本病有重要意义。

(6)宽大管型(broad csat)又称肾功能不全管型。

【临床意义】 可见于慢性肾炎尿毒症时。

出现大量管型是肾实质性疾患的标志。常见管型的种类及临床意义简要概括为表5-3-2和图5-3-2。

表5-3-2 常见管型的种类及临床意义

类型	组成成分及来源	临床意义
透明管型	肾小管分泌的T-H糖蛋白纤维血浆蛋白	肾小球肾炎、肾盂肾炎、慢性肾病、心力衰竭、应激反应、剧烈运动
红细胞管型	管型基质嵌入红细胞	急性肾小球肾炎、急性肾小管坏死、肾出血、肾硬化
白细胞管型	管型基质嵌入白细胞	肾盂肾炎、间质性肾炎
上皮细胞管型	管型基质嵌入肾上皮细胞	急性肾小管坏死、肾移植术后排异反应,妊娠子痫等
颗粒管型	细胞管型退变、细菌、尿酸盐	尿流停滞、慢性肾炎 溶菌酶等凝聚
蜡样管型	颗粒管型颗粒融合、硬化	尿流停滞、晚期肾功能不全及肾淀粉样变
脂肪管型	蛋白、肾上皮细胞变性	肾病综合征等
宽大管型	蛋白基质、产生于集合管	肾衰、慢性肾炎尿毒症

6. 结晶 尿中结晶多来源于食物或盐类的代谢物的析出,一般无临床意义。若出现于新鲜尿液中,并同时伴有多量红细胞,应怀疑有结石的可能;新鲜尿中出现尿酸铵,并有大量白细胞,表示膀胱有细菌感染。在酸性尿中,检出磺胺类药物结晶,应立即停药并碱化尿液。在某些情况下,尿液中也可出现胆固醇结晶、亮氨酸与酪氨酸结晶(可见于磷、四氯化碳中毒及急性重型肝炎和肝硬化)、胱氨酸结晶(先天性胱氨酸代谢异常)等病理结晶:

7. 寄生虫及虫卵 乳糜尿中可能找到微丝蚴;泌尿系统感染时可见阴道毛滴虫,在新鲜尿中可见其梨形滋养体;埃及血吸虫侵入肾及膀胱时,其虫卵可由尿中排出;污染粪便的尿液,有时亦可见到虫卵;污染精液的尿液,可找到精虫,但通常已无活动能力。

8. 尿沉渣定量检查

(1)过筛法和定量尿沉渣分析法

【参考值】 正常人每微升新鲜尿中红细胞、白细胞、肾小管上皮细胞为0～2个/μl,超过2～5个/μl为可疑,细胞>10个/μl具有临床意义。

(2)1小时尿沉渣计数法

【标本采集】 嘱病人正常饮食,不得过量饮水或服用利尿剂。于早6时排尿弃去,准确收集3小时尿液送验。

【参考值】 红细胞 男性<3万/小时 女性<4万/小时

白细胞 男性<7万/小时 女性<14万/小时

管 型 <3400个/小时

【临床意义】 正常情况下,细胞排泄率女性高于男性。急性肾小球肾炎时,红细胞、管型、白细胞均增多,但以前者最为突出;肾盂肾炎和尿路感染则以白细胞增多最为突出。

三、尿液的其他检验

尿液标本获取方便，检查无创伤，是临床检验的重要标本。除常规检查项目外，还可根据临床需要选择其他项目：如通过尿蛋白电泳区分蛋白尿的性质；通过微量清蛋白检查（尿中清蛋白排出量在30～300mg/24h，或排出率在20～200μg/min可划入这一病理范围）及时发现和治疗糖尿病、原发性高血压、妊娠诱发高血压、急性心肌梗死、自身免疫病等各种原因导致的早期肾损伤；测定尿清蛋白/肌酐比值筛查早期糖尿病肾病；通过尿溶菌酶测定肾小管疾病及判断预后、诊断急性单核细胞白血病；测定尿β_2-微球蛋白诊断近端小管曲部受损状态、作为肾小管性和肾小球性蛋白尿的鉴别和上下尿路感染的鉴别、协助诊断恶性肿瘤；通过乳糜尿试验诊断丝虫或阻塞淋巴管的其他原因；通过尿本周蛋白的检测确定多发性骨髓瘤、巨球蛋白血症等病人，具有十分广泛的用途。

四、常见泌尿系统疾病尿液检验特征

常见泌尿系统疾病的尿液检查结果见表5-3-3。

表5-3-3 常见泌尿系统疾病的尿液改变

病 名	尿外观	比 重	蛋白定性	红细胞	白细胞	管 型
急性肾小球肾炎	深黄浑浊，常为洗肉水样	1.020～1.030	+～++	可见大量变形红细胞	增多	易见透明和细颗粒管型、红细胞管型和肾上皮细胞管型
慢性肾小球肾炎	淡黄混浊	1.012～1.030	++～+++	增多	少量	常见透明、颗粒管型,可见脂肪、蜡样管型
肾盂肾炎	深黄混浊	1.010～1.020	±～++	多少不一	增多	慢性者可见透明管型、白细胞管型、颗粒管型
急性膀胱炎尿道炎	淡黄混浊	1.015～1.025	±～+	一般少,有血量增多	增多	无

续表

病　名	尿外观	比重	蛋白定性	红细胞	白细胞	管型
肾病综合征	深黄 混浊	1.020～ 1.040	＋＋＋～ ＋＋＋＋	少量	少量	易见颗粒管型、脂肪管型
肾结核	深黄、云雾状或混浊	1.015～ 1.025	±～＋	增多	增多	无
肾结石	深黄、混浊可见肉眼血尿	1.015～ 1.025	±～＋	增多	少量	无

第二节　粪便检验

一、粪便标本的采集和保存

粪便标本的采集方法直接影响检查结果的准确性，标本采集时应注意以下事项：①粪便标本务必新鲜不可混入尿液，盛器应洁净干燥，如作粪便细菌学检查应采集于消毒的容器内；②采集标本时应用干净竹签挑取粪便含有黏液或脓血部分，外观无异常的粪便应从粪便的表面不同部位、深处及粪端多处取材；③一般检查留取少量粪便即可（花生仁大小），如作集卵检查须留取鸡蛋大小粪便，如孵化血吸虫毛蚴最好留取全部粪便；④检查痢疾阿米巴滋养体应于排便后立即送检，从脓血和稀软部分取材，寒冷季节标本送验及检查时均需保温；⑤检查蛲虫卵时需用透明薄膜拭子于清晨排便前向肛门周围皱缝处拭取并立即送验；⑥做化学法隐血试验时，应于前3日禁食肉类及含有动物血的食物，并禁服铁剂及维生素C，否则出现假阳性；⑦粪便标本要求采集后1小时内检查完毕，否则可因pH或消化酶的作用而导致有形成分破坏。

二、一般性状检查

包括排泄量、颜色、性状、气味、黏液、脓液、结石和寄生虫体的检查。

【参考值】 正常粪便为棕黄色成形柱状软便。可有少量黏液，无脓、血和寄生虫。

【临床意义】 粪便的颜色、形状发生异常改变，常可提示相应的一类疾病（表5-3-4）。

表5-3-4　粪便颜色、性状与临床意义

颜色、性状	临　床　意　义
黄色、金黄色	胆红素，服用山道年、大黄、番泻叶等药物
绿色	胆绿素、食用大量绿叶菜、婴幼儿腹泻
白陶土色	阻塞性黄疸、胆道梗阻、食用脂肪过量、钡餐后
黑色	上消化道出血，服用铁剂、铋剂
酱油色	阿米巴痢疾，细菌性痢疾，食用大量咖啡、可可等
鲜血样	直肠/肛门出血，痢疾，结肠癌，食用西瓜、番茄及利福平等药物
稀糊状	急性肠炎、艾滋病伴发隐孢子虫感染、痢疾早期
黏液状	肠道炎症或受刺激、肿瘤、便秘、某些细菌性痢疾

续表

颜色、性状	临床意义
稀水状	急性肠炎、急性肠道传染病、食物中毒
米泔水样	霍乱、副霍乱
脓血样	细菌性痢疾、溃疡性结肠炎、局限性肠炎、结核、直肠癌
黏液血样	阿米巴痢疾、结肠癌
球状	便秘
扁平带状	肠痉挛、肛门狭窄、肿瘤
乳凝块状	消化不良、婴儿腹泻
蛋花样	假膜性肠炎、肠道菌群失调性肠炎

三、显微镜检查

(一) 细胞

1. 白细胞　正常粪便中不见或偶见，消化道炎性病变时大量出现，多见于黏液脓血样粪便中，主要是退变的中性粒细胞。过敏性肠炎、肠道寄生虫病特别是钩虫病和阿米巴痢疾时，粪便中可见嗜酸性粒细胞增多，还可伴有夏科-莱登结晶(Charcot-Leyden erystals)。

2. 红细胞　正常粪便中无红细胞，上消化道出血的红细胞已被破坏，需通过隐血试验证实。下消化道出血、感染、溃疡性结肠炎、直肠/结肠癌、直肠息肉、急性血吸虫病、痔疮、肛裂等情况时可以看到新鲜红细胞；在阿米巴痢疾的粪便中，红细胞较白细胞多，大多黏连成堆有破碎；细菌性痢疾时，红细胞少于白细胞，多呈散在分布。

3. 巨噬细胞　急性细菌性痢疾粪便中可见到巨噬细胞，是诊断急性细菌性痢疾的重要依据。溃疡性结肠炎、嗜盐菌性肠炎等粪便中也可见到。

4. 上皮细胞　正常粪便可有少量肠柱状上皮细胞，但多已破坏而不可识别。增多见于肠道炎症，多呈圆形或矮柱状，结构模糊，混杂于白细胞之间。假膜性肠炎时，因肠粘膜小块脱落，可见到形态明显的成片柱状上皮细胞。

5. 肿瘤细胞　在血性便中如见到肿瘤细胞，常为乙状结肠癌或直肠癌所致。

(二) 寄生虫卵和原虫检查

1. 寄生虫卵　粪便中可见到的寄生虫卵有：蛔虫卵、鞭虫卵、蛲虫卵、钩虫卵、华支睾吸虫卵、血吸虫卵、姜片虫卵、带绦虫卵等。

2. 肠寄生原虫　寄生于肠道内的原虫常见的有阿米巴原虫，其滋养体常见于急性阿米巴痢疾的脓血便中；蓝氏贾第鞭毛虫，主要为儿童感染，引起慢性腹泻；隐孢子原虫，现确诊为免疫缺陷综合征病人、儿童腹泻的主要病原，并列为艾滋病的重要检测项目之一；人芽囊原虫，也可引起腹泻(图 5-3-3)。

四、化学检查

(一) 隐血试验

当上消化道少量出血，红细胞被破坏，肉眼不见血色，镜检不能看到红细胞，隐血试验阳性。目前有化学法和免疫学方法。前者缺乏特异性，食入维生素 C 或其他具有还原作用的药

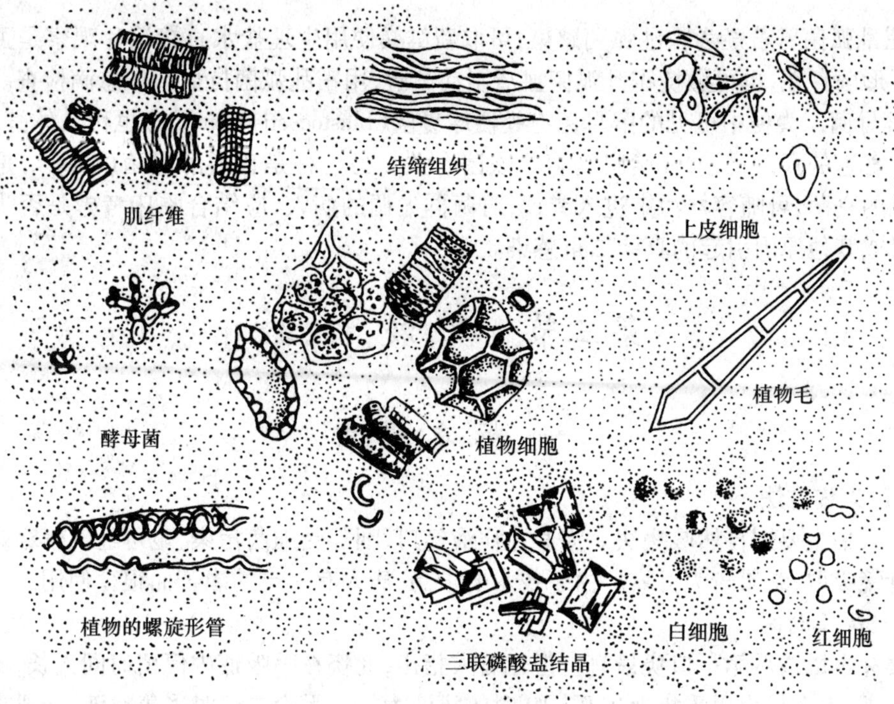

图 5-3-3　粪便中的有形成分

物可引起假阴性，因此，要求素食 3 天后，再收集标本进行试验；后者采用单克隆或多克隆抗体，针对粪便中的人血红蛋白或人红细胞基质，一般血红蛋白为 0.2mg/L 或 0.03mg/g 粪便就可得到阳性结果，因而不需选择饮食。但上消化道出血有部分不能检出，原因是血红蛋白被消化酶降解变性或消化而失去抗原性等。粪便隐血试验无论用什么方法，均要求多部位多层面采集粪便标本，多次试验，以保证检出率，并区分出血是间断性还是持续性。

（二）胆汁成分检查

1. 胆红素定性　正常成人粪便中无胆红素。阳性见于慢性肠炎、溃疡性腹泻、成人大量应用抗生素后。

2. 粪胆原和粪胆素定量　正常粪便中有粪胆原或粪胆素，两者减少有助于胆道梗阻（胆总管结石、肿瘤等）的诊断，增多有助于溶血性疾病的诊断。

五、细菌学检查

1. 正常菌群　细菌占正常粪便干重的 1/3，以大肠埃希菌、肠球菌和其他厌氧菌为主要菌群，约占 80%，产气杆菌、变形杆菌等不超过 10%，此外还有少量的芽胞菌和酵母菌，总量亦低于 10%。正常人粪便中菌量和菌谱成相对稳定状态，并与宿主之间处于生态平衡，若正常菌群的比例失调或者突然消失，临床上称为菌群失调症（dysbacteriosis）。其确诊需通过培养及有关细菌学鉴定，但是，通过多次粪便涂片，作革兰染色后，油镜观察粪便中的球菌（革兰阳性）和杆菌（革兰阴性）的比例是否正常，可作为菌群失调检查的辅助方法。长期使用广谱抗生素、免疫抑制剂或慢性消耗性疾病病人，粪便中球菌/杆菌比值变大。若该比值明显增大，革兰阴性杆菌减少或消失，革兰阳性球菌或真菌等明显增多，常提示肠道正常菌群紊乱或发生二重感染。

2. 霍乱弧菌 若疑为霍乱弧菌感染,可取新鲜粪便用生理盐水直接涂片观察是否有运动很强的弧形菌存在,也可做抗霍乱弧菌血清制动试验,用霍乱弧菌抗血清作悬滴检查。

3. 酵母菌 粪便中可见的酵母菌有粪便球囊菌(blastocystis hominis)也称人体酵母菌,是一种人体寄生的真菌,长期轻度腹泻多与该菌有关。另一种是普通酵母菌(yeast),是一种环境中常见的真菌,可随容器污染进入粪便,对菌群失调的病人,应结合临床考虑是否为大量应用抗生素或其他原因引起的真菌二重感染。

第三节 痰液检验

一、标本采集

(一) 采集方法

标本采集主要用自然咳痰法。为避免痰液经口、咽部受细菌污染,也可经气管穿刺吸取或经支气管镜吸取,结果较为可靠。由于技术要求高,病人有一定的痛苦而很少使用。

(二) 采集时间

收集标本以清晨第一口痰最宜。但也有人指出,此痰在呼吸道内停留时间太长,不适宜做细胞学检查,因而提出以采集上午9~10时的痰液为好。无论在何时采集痰液,均要求病人留痰前应先漱口,清洁口腔,然后用力咳出气管深处痰液,盛于清洁容器内送验。用作细菌培养的标本,必须用无菌采集法;用灭菌水漱口,以避免口腔内常驻菌的污染。

(三) 结核分枝杆菌检查

作漂浮或浓集法检查结核菌时,最好留12~24小时痰液送检,可提高阳性率。如病人正用抗生素治疗,应暂停用药24小时后留取痰液为宜。

(四) 防腐剂的使用和保存

收集24小时痰量做分层检查,嘱病人将痰留在无色广口瓶内,必要时加少量石炭酸防腐。不能及时送检时,可暂时冷藏保存,但一般不宜超过24小时。

二、一般性状检查

(一) 量

正常人无痰或仅有少量泡沫样痰或黏液痰。在呼吸系统疾病时,痰量可超过50~100ml。慢性呼吸系统炎症的痰量较急性为多,细菌性炎症较病毒感染为多。

(二) 颜色

正常痰液为无色或灰白色。病理情况下,痰的颜色改变可反映存在某些呼吸系统的疾病(表5-3-5),但特异性差。

(三) 气味

正常人的痰液无特殊气味。血腥味见于肺癌、肺结核;粪臭味见于隔下脓肿与肺相通时;恶臭见于肺脓肿、晚期肺癌或支气管扩张。

(四) 性状及异物

病理状态下,痰液的不同性状或出现异物常提示某些病理过程,有助于临床诊断。

表 5-3-5　痰液颜色与疾病的关系

痰液颜色	原因与疾病
红色、棕红色	红细胞或血红蛋白存在所致。见于肺癌、肺结核、支气管扩张、急性肺水肿。痰中带鲜红血，经常见于肺结核早期或病灶播散
铁锈色	大叶性肺炎、肺梗死
粉红色泡沫痰	为左心功能不全、肺瘀血致毛细血管通透性增加，造成急性肺水肿的特征性表现
黄色、黄绿色	呼吸道化脓性感染，见于肺炎、肺脓肿、支气管扩张、慢性支气管炎、结核。黄绿色常为铜绿假单胞菌感染或干酪样肺炎的特征性表现
烂桃样灰黄色	肺组织坏死所致，见于肺吸虫病
棕褐色	慢性充血性心力衰竭肺瘀血、阿米巴性肺脓肿或穿过隔膜后与肺相通的阿米巴肺脓肿
灰色、黑色	吸入大量尘埃或烟雾所致，见于矿工、锅炉工和长期吸烟者

1. 浆液性　稀薄的泡沫样痰液。因肺瘀血，毛细血管内液体渗入肺泡所致。见于肺水肿等。

2. 黏液性　无色透明或灰色粘稠痰，见于急性支气管炎、支气管哮喘或早期肺炎等。

3. 脓性　为大量脓细胞、弹力纤维、坏死组织、细菌等组成，常呈黄色、黄绿色或黄褐色，见于化脓性感染的呼吸道疾病，如支气管扩张、肺脓肿、脓胸向肺内溃破、进行性肺结核。

4. 血性　痰中混有血丝或血块，或为大量鲜红色泡沫样血痰，亦可为纯粹鲜血或血块，后者又称为咯血。见于肺结核、支气管扩张、肺癌、肺吸虫病等。

5. 混合性痰：由二种或三种性状痰混合，如黏液脓性痰、浆液脓性痰等。

6. 异物　①支气管管型：见于慢性支气管炎、纤维性支气管炎、大叶性肺炎（较小，不分支）、支气管白喉（管型较大，有时分支）；②痰块：见于慢性支气管炎及支气管扩张、肺坏疽等病人；③硫磺样颗粒：常见于肺放线菌病；④肺石：由肺结核干酪样物失水后钙化而形成，或异物进入肺组织后钙化而形成；⑤寄生虫：有时可检出肺吸虫，偶见蛔虫及钩虫的蚴虫。

三、显微镜检查

1. 白细胞　正常痰液中可有少量中性粒细胞，一般无临床意义。见到大量脓细胞，表示有化脓性感染；嗜酸性粒细胞见于支气管哮喘、过敏性支气管炎、嗜酸性粒细胞增多症、肺吸虫病；淋巴细胞多见于肺结核。

2. 红细胞　正常痰液中无红细胞。如见多量红细胞，表示呼吸道出血，见于呼吸道疾病和出血性疾病。

3. 上皮细胞　正常痰液中可含少量上皮细胞，一般无临床意义。肺泡上皮细胞见于肺炎症性疾病，如大量出现，则表明肺组织崩解；鳞状上皮细胞，一般无意义；柱状上皮细胞常见于支气管哮喘和慢性支气管炎。

4. 肺泡巨噬细胞　吞噬炭粒者称为炭末细胞，见于炭末沉着症及吸入大量烟尘者。吞噬含铁血黄素者称含铁血黄素细胞，又称心力衰竭细胞，见于心力衰竭引起的肺瘀血、肺梗死及肺出血病人。

5. 寄生虫　常见有肺吸虫、肺包囊虫病的棘球蚴、阿米巴滋养体、卡氏肺孢子虫等。找到肺吸虫卵可诊断为肺吸虫病,偶可见钩虫卵、蛔虫卵等。

6. 结晶 夏科-莱登结晶,见于支气管哮喘、肺吸虫病等;胆固醇结晶见于慢性肺脓肿;脓胸、慢性肺结核、肺肿瘤、肝脓肿破入支气管内;酪氨酸结晶见于脓胸。

7. 柯什曼(Curshmann)螺旋体 因黏液丝扭转,肺内二氧化碳张力增加而凝固形成,见于支气管哮喘。

8. 脱落细胞检查 肺癌病人痰中带有脱落的癌细胞,如取材适当,检查方法正确,阳性率较高,对肺癌有较大诊断价值。癌细胞检查最好用巴氏染色法,癌细胞形态学上可分为鳞癌、腺癌及未分化癌。

9. 细菌检查 一般细菌检查常用 Gram 染色,痰中可见到的致病菌种类很多,如葡萄球菌、肺炎链球菌、链球菌、白喉杆菌、铜绿假单胞菌及肺炎杆菌等。一旦发现致病菌应作痰培养,以鉴定菌种,并作药物敏感试验。检查结核分枝杆菌使用抗酸染色法,为提高检出阳性率,可作沉淀集菌法或漂浮集菌法。PCR 法可进一步提高结核杆菌的检出率。

四、免疫学检查

免疫学检查主要是 IgA 和 IgE 测定。IgA 减少者易患呼吸道感染性疾病。IgE 增高主要见于支气管哮喘和过敏性肺炎。

五、细 菌 培 养

根据所患疾病有目的的进行细菌、真菌和支原体培养,如结核菌、厌氧菌等均需有特殊培养基,进行厌氧菌培养不能用咳出之痰,而必须由环甲膜穿刺术取痰,按厌氧菌培养要求进行。如有必要可采集支气管肺泡灌洗液进行真菌培养或取其沉淀物直接分离培养。

第四节 胃液及十二指肠引流液检验

一、胃液及十二指肠引流液标本的采集

胃液及十二指肠引流液通过胃液采集术和十二指肠引流术采集。详见第九篇。由于上消化道纤维内镜检查术及 B 型超声检查在肝胆疾病诊断中广泛应用,大大提高对上消化道炎症、溃疡、肿瘤及慢性胆囊炎、胆石症等诊断的正确性,只是在特殊情况下如需了解胃的分泌功能,胃泌素瘤及恶性贫血的诊断和鉴别诊断时才进行。

二、胃液及十二指肠引流液标本检查的临床应用

1. 胃泌素瘤及胃癌的诊断与鉴别诊断 空腹胃液总量 >1000ml,BAO >15mmol/h,五肽胃泌素刺激后 MAO 无明显增加,BAO/MAO >0.6,则有助于胃泌素瘤的诊断。

2. 贫血的鉴别诊断 恶性贫血是一种巨幼细胞贫血,是由于内因子生成减少或体内产生内因子抗体,使维生素 B_{12} 吸收减少所致的一种贫血。胃液分析呈真性胃酸缺乏,使用五肽胃泌素刺激后仍无游离盐酸分泌,给予维生素 B_{12} 治疗后贫血可以纠正,但仍无胃酸分泌,以此区别于营养性巨幼细胞贫血。

3. 其他 ①儿童肺结核的诊断:不会咳痰的幼儿,常将含有结核菌的痰咽入胃内,若借浓

缩法在胃液中找到抗酸杆菌,则可协助肺结核的诊断;②协助某些寄生虫病的诊断:如肝吸虫病、阿米巴肝脓肿及胆道蛔虫症的诊断;③伤寒带菌者的诊断:B胆汁中培养出伤寒杆菌可诊断为伤寒带菌者。

第五节 脑脊液检验

一、脑脊液的采集及检查适应证

脑脊液(CSF)标本一般通过腰椎穿刺术获取。详见第九篇。

二、一般性状检查

1. 颜色 正常脑脊液为无色水样液体。病理状态下可有不同颜色改变(表5-3-6)。

表5-3-6 脑脊液颜色改变的临床意义

颜 色	原 因 与 疾 病
红色	穿刺损伤、蛛网膜下腔、脑室出血
黄色	陈旧性出血、椎管梗阻、感染、重症黄疸、新生儿溶血病、药物色素
乳白色	化脓性脑膜炎
微绿色	铜绿假单胞菌感染
褐色或黑色	脑膜黑色素瘤

2. 透明度 正常脑脊液清晰透明,病毒性脑膜炎、流行性乙型脑炎、中枢神经系统梅毒等由于脑脊液中细胞数仅轻度增加,脑脊液仍可清晰透明或微混;结核性脑膜炎时细胞数中度增加,呈毛玻璃样混浊;化脓性脑膜炎时,脑脊液中细胞数极度增加,呈乳白色混浊。腰椎穿刺时的损伤出血,脑脊液呈红色混浊。

3. 凝块或凝膜 正常脑脊液内不含纤维蛋白原,静置24小时,不会出现凝块、沉淀或薄膜。当有炎症渗出时,因纤维蛋白原及细胞数增加,可使脑脊液形成凝块或薄膜。

三、化 学 检 查

(一) 蛋白质

1. 蛋白质定性检查 正常脑脊液中蛋白含量甚微,不到血浆蛋白含量的1%,主要为清蛋白。定性试验方法常用潘氏(Pandy)试验和罗-琼(Ross-Jones)试验。

【参考值】 阴性或弱阳性(Pandy试验)。

2. 蛋白定量试验 脑脊液中蛋白参考值在不同实验室、不同检测方法常有较大的变化,此外还受年龄和穿刺部位影响,儿童蛋白含量较低,腰椎穿刺脑脊液中蛋白含量高于脑室穿刺。

【参考值】 儿童(腰椎穿刺)0.20～0.40g/L
成人(腰椎穿刺)0.20～0.45g/L

小脑延髓池穿刺 0.10～0.25g/L

脑室穿刺 0.05～0.15g/L

【临床意义】 增加:①血脑屏障通透性增加:常见原因有脑膜炎、出血(蛛网膜下腔出血、脑出血等)、内分泌或代谢性疾病(糖尿病性神经病变,甲状腺及甲状旁腺功能减退,尿毒症及脱水等)、药物中毒(乙醇、酚噻嗪、苯妥因中毒等);②脑脊液循环障碍:如脑部肿瘤或椎管内梗阻颅内占位性病变(脊髓肿瘤、蛛网膜下腔粘连等);③鞘内免疫球蛋白合成增加:如神经梅毒、多发性硬化症、急性硬化性全脑炎;④鞘内免疫球蛋白合成增加伴血脑屏障通透性增加:如 Guillain-Barre 综合征、胶原血管疾病。慢性炎症性脱髓鞘性多发性神经根病,如多发性神经根神经炎,可有蛋白质含量升高,而细胞正常或接近正常,呈蛋白-细胞分离现象;⑤损伤性腰椎穿刺。

(二) 糖测定

脑脊液中葡萄糖来自血糖,其含量约为血糖的60%,它受血糖浓度、血脑屏障通透性及脑脊液中糖酵解的速度的影响。较理想的脑脊液中糖检测应在禁食4小时后作腰穿检查。检测方法同血糖测定。

【参考值】 儿童 2.8～4.5mmol/L

成人 2.5～4.5mmol/L

脑脊液葡萄糖/血浆葡萄糖 0.3～0.9

【临床意义】 ①脑脊液中葡萄糖低于2.25mmol/L或比率小于0.3为降低,显著减低见于急性化脓性脑膜炎,中度减低见于结核性脑膜炎,轻度减低见于真菌性脑膜炎和低血糖;②脑脊液糖含量增高见于糖尿病、脑或蛛网膜下隙出血、饱餐或注射葡萄糖后、早产儿或新生儿等。

(三) 氯化物

脑脊液中氯化物的含量较血浆约高20%左右。是维持CSF渗透压的重要因素。

【参考值】 正常成人脑脊液中氯化物含量为119～129mmol/L。

【临床意义】 结核性脑膜炎时氯化物明显降低,常低于106mmol/L。脑脊液氯化物低于85mmol/L时有可能导致呼吸中枢抑制而出现呼吸停止,因而脑脊液氯化物明显降低时应及时采取措施。化脓性脑膜炎时氯化物下降较少,多在107～116mmol/L之间,而病毒性脑炎、脊髓灰质炎和脑肿瘤时可不降低或稍降低。在慢性肾衰竭、脱水、心力衰竭等情况下脑脊液中氯化物可升高。

(四) 酶测定

正常脑脊液中有20多种酶,但其含量远低于血清,中枢神经系统疾病时,可因脑组织破坏,中枢神经细胞受损逸出、血-脑脊液屏障通透性改变或脑脊液对酶的清除率下降等原因而使脑脊液中各种酶含量增加。酶学检查的主要项目有:乳酸脱氢酶(lactate dehydrogenase, LDH)、门冬氨酸氨基转移酶(aspartate aminotransferase, AST)、肌酸激酶(creatine kinase, CK)、溶菌酶(lysozme, LZM)等。

四、显微镜检查

1. 细胞计数 正常脑脊液中无红细胞,仅有少量白细胞,当穿刺损伤引起血性脑脊液时,白细胞计数须经校正后才有价值。

【参考值】 成人(0～0.008)×10^9/L

儿童$(0 \sim 0.01) \times 10^9/L$

2. 细胞分类

【参考值】 正常脑脊液中主要为淋巴细胞和单核细胞,两者之比为7:3。

【临床意义】 增多:①中枢神经系统感染性疾病 感染早期白细胞增加明显,以中性粒细胞为主,中期激活型淋巴细胞和单核-巨噬细胞增多,修复期主要是淋巴细胞增多。化脓性脑膜炎、脑脓肿时,细胞明显增多,常$>0.2 \times 10^9/L$,以中性粒细胞为主;结核性脑膜炎时细胞中度增多,常为粒细胞、淋巴细胞和浆细胞共存的现象;病毒脑膜炎时,白细胞多为轻度增高,以淋巴细胞为主;新型隐球菌性脑炎时,白细胞可增高,以淋巴细胞为主;②脑寄生虫病:脑脊液细胞增多,嗜酸性粒细胞明显增多,同时有浆细胞增多;③中枢神经系统肿瘤性疾病:脑脊液中可找到肿瘤细胞;④脑室和蛛网膜下腔出血:为均匀血性脑脊液,除红细胞明显增加外,还可见各种白细胞,但仍以中性粒细胞为主,出血时间超过2~3天可发现含有红细胞或含铁血黄素的吞噬细胞。

五、细菌学检查

细菌学检查可用直接涂片法或离心沉淀后取沉淀物制成薄涂片。疑为化脓性脑膜炎,作革兰染色后镜检;如疑为结核性脑膜炎,将脑脊液静置24小时取所形成的薄膜,涂片作抗酸染色镜检;如疑为隐球菌脑膜炎,则在涂片上加印度墨汁染色,可见不受色的荚膜。亦可用培养或动物接种法检查。

六、常见脑脊液检查结果与疾病的关系

脑脊液检查结果与疾病的关系见表5-3-7。

表5-3-7 常见中枢神经系统疾病的脑脊液变化

疾病	压力	外观	蛋白质	糖	氯化物	细胞计数	细胞分类	致病菌
正常成人	70~180mm H_2O	无色清晰	0.15~0.45g/L	2.24~4.2mmol/L	119~129mmol/L	$(0 \sim 0.008) \times 10^9/L$	淋巴细胞为主	无
化脓性脑膜炎	明显升高	浑浊、脓性,可有凝块	明显增多可达10~50g/L	明显减少或消失	稍低	显著增多	以中性粒细胞为主	化脓菌
结核性脑膜炎	增高	透明、微浑或毛玻璃样,放置后有凝膜	中度增加	减少	明显减少	增多	早期中性粒细胞为主,后期淋巴细胞为主	抗酸杆菌
病毒性脑炎或脑膜炎	稍增高	清晰或微浑	轻度增加	正常	正常	轻度增加	早期中性粒细胞为主,后期淋巴细胞为主	无

续表

疾病	压力	外观	蛋白质	糖	氯化物	细胞计数	细胞分类	致病菌
新型隐球菌性脑膜炎	增高	清晰或微浑	增加	减少	减少	正常或增多	淋巴细胞为主	隐球菌
脑室或蛛网膜下隙出血	增高	血性	增加	增加	正常	增多	红细胞为主	无
脑肿瘤	增高	清晰或微浑	增加	正常	正常	正常或稍多	淋巴细胞为主	无

第六节 浆膜腔积液检验

正常人浆膜腔内少量液体来自壁层浆膜毛细血管内的血浆滤出，并通过脏层浆膜的淋巴管和小静脉的回吸收，当液体的产生和回吸收不平衡时，引起积液。由各种理化因素刺激产生的非炎性积液为漏出液(transudate)；由于细菌毒素、组织缺氧以及炎症介质作用使血管内皮细胞受损，导致血管通透性增加产生的炎性积液称渗出液(exudate)。

一、浆膜腔积液标本的采集

浆膜腔积液标本采集通过浆膜腔穿刺方法获取，如胸腔穿刺、腹腔穿刺及心包穿刺(详见第九篇)。送检标本最好留取中段液体，放入消毒容器内。为防止出现凝块、细胞变性、细胞破坏自溶等，除立即送检和及时检验外，用作常规和细菌学检验的标本应按 1ml/60ml 加入 100g/L 的 EDTA-Na_2 抗凝剂，生化检验标本则用肝素抗凝，另留一份标本不加抗凝剂，以观察有无凝固现象。

二、一般性状检查

(一) 量、颜色和透明度

1. 量 随病情和积液形成的部位而异，多者可达数千毫升。

2. 颜色 漏出液一般为深浅不同的黄色或黄绿色。渗出液的颜色随病情而变化，如红色、棕色、咖啡色等，见于结核、肿瘤、出血等；深黄色脓样多见于细菌感染，可因大量脓细胞和细菌存在所致；乳白色则由淋巴管阻塞或破裂所致；绿色见于铜绿假单胞菌感染。

3. 透明度 漏出液常为清晰透明或微浑。渗出液常因含大量细胞、细菌而呈不同程度的浑浊、云雾状；乳糜液因含有大量脂肪也呈混浊外观。

(二) 凝固性

漏出液因纤维蛋白原含量少，一般不易凝固；渗出液因含有大量的纤维蛋白原等凝血因子和细菌、组织裂解产物，往往自行凝固或有凝块形成，但当渗出液中含有大量纤溶酶时，亦可因纤维蛋白降解破坏而不出现凝固。

(三) 相对密度

漏出液相对密度常在1.015以下，渗出液在1.018以上，在两者之间(1.015～1.018)为临界值。

三、显微镜检查

(一) 细胞计数

【参考值】 漏出液细胞较少，常低于$0.3\times10^9/L$，渗出液则常超过$1\times10^9/L$。$(0.3\sim1)\times10^9/L$之间为临界值，但两者的细胞数之间无明显区别界限。

(二) 细胞分类

漏出液中细胞较少，以淋巴细胞为主，有少量间皮细胞；渗出液中细胞较多。各种细胞增多的临床意义不同：①中性粒细胞为主：常见于化脓性积液及结核性积液的早期；②淋巴细胞为主：多见于慢性炎症如结核性、梅毒性及肿瘤积液等；③嗜酸性粒细胞增多：常见于气胸、血胸、过敏性疾病或寄生虫病所致的积液，多次穿刺、人工气胸、手术后积液等；④其他细胞：在炎性积液时，出现大量中性粒细胞同时，常伴有组织细胞出现，见于瘀血、恶性肿瘤等；浆膜刺激或受损时，间皮细胞增多，间皮细胞在渗出液中因各种原因容易导致异形变或退行性变，应注意与肿瘤细胞区别；若见有多量形态不规则、胞体大、核大的细胞，应注意查找肿癌细胞；若见到较多浆细胞，应考虑增殖型骨髓瘤；在狼疮性浆膜炎中，偶可查见狼疮细胞。

(三) 寄生虫

乳糜性积液中可找到微丝蚴，包虫病胸水可发现头节和小钩，阿米巴所致胸水进行碘染色可查到阿米巴滋养体 。

(四) 肿瘤细胞检查

标本抽出后应立即离心取沉淀物涂片作巴氏染色或HE染色。在浆膜腔积液中检出恶性肿瘤细胞是诊断原发性或继发性癌肿的重要依据。

四、化 学 检 查

(一) 酸碱度(pH)

【参考值】 漏出液pH >7.4，渗出液一般偏低。

【临床意义】 胸腔积液pH > 7.3，可见于肺炎积液；pH < 7.3，且伴葡萄糖减低(<3.36mmol/L)，表明有并发症的肺炎积液、类风湿胸膜炎及恶性积液；pH <6.0，为食管破裂的特征，也见于严重的脓胸。腹腔积液pH <7.32或血性腹腔积液pH的差值超过0.1，对于自发性细菌性腹膜炎诊断的敏感性和特异性90%。心包积液pH明显降低见于风湿性或化脓性心包炎。恶性肿瘤、尿毒症、结核性和特发性疾病时，积液pH可中度减低(pH7.2～7.4)。

(二) 总蛋白

【参考值】 漏出液常低于25g/L，渗出液常超过40g/L。在25～40g/L之间难以判断性质，多为恶性肿瘤性积液。

【临床意义】 胸腔积液的蛋白定量除非与其他指标一起测定，否则其临床意义较小。在鉴别诊断心包积液性质时，可同时定量测定浆膜腔积液蛋白和血清蛋白的含量，计算两者之比，对判断积液性质很有价值，一般漏出液积液蛋白/血清蛋白 <0.5，而渗出液时积液蛋白/血清蛋白≥0.5。

（三）葡萄糖

漏出液中葡萄糖含量与血糖相似，渗出液中葡萄糖常因细菌或细胞酶的分解而减少，如化脓性胸（腹）膜炎、化脓性心包炎，积液中葡萄糖含量 <1mmol/L，甚至无糖。结核性炎症积液糖含量多在 2.8 ~4.4mmol/L 之间。类风湿性浆膜腔积液糖含量常 <3.33mmol/L，红斑狼疮积液糖基本正常。积液葡萄糖与血液葡萄糖比值（积液葡萄糖/血清葡萄糖），结核性积液比值常 <0.96，非结核性积液比值多≥0.96。

（四）脂类

胆固醇、甘油三酯和脂蛋白电泳对鉴别真性与假性乳糜性积液有价值。胸腔积液的甘油三酯超过 1.24mmol/L，提示为乳糜性积液；如在 0.68 ~1.24mmol/L 之间，需进一步做脂蛋白电泳，有乳糜微粒区带时可证实为乳糜性积液；甘油三酯低于 0.56mmol/L，且乳糜微粒区带不明显或缺如时，则为非乳糜性积液。腹腔积液胆固醇水平以 1.2mmol/L 为界，恶性积液胆固醇 >1.2mmol/L，而肝硬化腹腔积液胆固醇 <1.2mmol/L，鉴别的敏感性和特异性平均为 90% 左右。

（五）酶测定

1. 乳酸脱氢酶（LDH） 浆膜腔积液中 LDH 测定有助于漏出液与渗出液的鉴别诊断，前者活性与正常血清相近，后者活性增高。化脓性胸膜炎 LDH 活性显著升高，可达正常血清的 30 倍，在疾病过程中若 LDH 活性逐步增高，提示炎症加重，需加强抗感染治疗，相反若 LDH 活性降低，提示炎症吸收。癌性积液中度增高，结核性积液略高于正常。

2. 腺苷脱氨酶（adenosine deaminase，ADA） ADA 以红细胞和 T 细胞内含量最丰富，ADA 活性增高见于各种疾病所致的积液，按其活性高低顺序为：结核性 > 癌性 > 非炎性积液。通常当 ADA >40U/L 应考虑为结核性。用 ADA 测定诊断结核性积液其阳性率可达 90%，优于结核菌素试验、细菌检查和活体组织检查。经抗结核药物治疗有效后，积液的 ADA 随之下降，因此 ADA 测定也可作为抗结核疗效观察的指标。

3. 其他 乳酸含量测定有助于细菌性感染与非感染性的鉴别诊断；原发性或继发性肺腺癌病人的胸腔积液、大多数胰腺炎、胰腺癌或胰腺创伤所致的腹腔积液中的淀粉酶中淀粉酶活性显著增高；结核性积液溶菌酶（lysoztme，LZM）活性明显升高（>30mg/L）。

五、微生物与免疫学检查

如疑为渗出液应将标本经无菌操作离心后取沉淀物涂片，作革兰染色或抗酸染色，寻找病原。真菌引起的积液可查到菌丝、芽胞等。必要时应进行细菌培养。阳性应同时作药物敏感试验以供临床用药参考。根据需要还可测定 T 细胞亚群、γ-干扰素、肿瘤坏死因子、非特异性免疫复合物、补体、类风湿因子、抗结核抗体、肿瘤标志物等。

六、漏出液和渗出液的鉴别

漏出液和渗出液的鉴别见表 5-3-8。

表 5-3-8　渗出液与漏出液鉴别表

检验项目	渗出液	漏出液
原因	炎症、肿瘤、理化刺激	非炎性所致
外观	色不定，黄色、血性、脓性等，多浑浊	淡黄、透明或微浑
相对密度	>1.018	<1.015
凝固性	易凝固	不易凝固
Rivalta 试验	阳性	阴性
蛋白定量	>40g/L	<25g/L
积液蛋白/血清蛋白	>0.5	<0.5
葡萄糖定量	少于血糖	与血糖相近
乳酸脱氢酶(LDH)	>200IU/L	<200IU/L
积液 LDH/血清 LDH	>0.6	<0.6
有核细胞数	$>1\times10^9$/L	$<0.3\times10^9$/L
有核细胞分类计数	急性感染以中性粒细胞为主 慢性感染以淋巴细胞为主	以淋巴细胞、间皮细胞为主
细菌检查	常可检出病原菌	无

第七节　阴道分泌物(白带)检验

一、标本采集方法

一般采用消毒棉拭子蘸取或用金属吸液管吸取阴道分泌物，并将标本置入含 0.5～1.0ml 的生理盐水试管内混匀，立即送检。也可将标本直接涂在含少许生理盐水的玻片上送检。若观察寄生虫原虫活体形态，应使标本保温在 25～37℃之间。采集标本前 24 小时内应无性交、无盆浴、无阴道灌洗、近期内未服用激素类药物。所用器具应清洁干燥无污染。采集标本时禁用各种润滑剂。

二、显微镜检查

(一) 阴道清洁度检验

阴道清洁度是以阴道杆菌、上皮细胞、白细胞(或脓细胞)和杂菌(主要指球菌)的多少来判定的。它是阴道炎症和生育期妇女卵巢功能，雌激素水平的判断指标。用生理盐水将阴道分泌物制成涂片，在高倍镜镜检下，阴道清洁度的判定标准如下(表 5-3-9)：

清洁度Ⅰ～Ⅱ度为正常，Ⅲ～Ⅳ度为异常，大多可能为阴道炎，同时常可发现病原菌。真菌或滴虫等病原体。在卵巢功能不足，雌激素减低时，阴道上皮增生较差，糖原减少，阴道杆菌也少，易感染杂菌，也可使阴道清洁度变差．应及时进行治疗。

(二) 其他检验

1. 阴道滴虫(trichomonas vaginalis，TV)性阴道炎　阴道滴虫感染是妇科常见病。阴道滴虫适宜在 25～42℃之间活动生长繁殖，故检验时应注意保温，方可观察到滴虫的活动。检查方法有直接涂片法、涂片染色法、体外培养法及免疫学检验法。除滴虫外，偶见溶组织阿米巴感染会阴、前庭、阴道、宫颈等处，可于溃疡面刮取标本进行检查。在丝虫病流行区，淋巴管阻塞严重者可在阴道壁渗出液中查到微丝蚴。

表 5-3-9 阴道清洁度的分级判断

清洁度	阴道杆菌	杂菌（球菌）	上皮细胞	白细胞（或脓细胞）
Ⅰ	++++	−	++++	0~5/高倍
Ⅱ	++	−	++	5~15/高倍
Ⅲ	−	++	−	15~30/高倍
Ⅳ	−	++++	−	>30/高倍

2. 真菌性阴道炎 常见的真菌感染多为白色念珠菌、阴道纤毛菌、放线菌等。盐水涂片中注意寻找真菌孢子、菌丝或纤毛菌丛。

3. 细菌性阴道炎 细菌性阴道炎（bacterial vaginosis，BV）为一非特异性炎症，是由阴道加特纳（gardnerella vaginalis）菌或其他厌氧菌感染所致。是女性生殖道常见病和多发病，亦属性传播疾病之一。通过对阴道菌群的观察和线索细胞的检出，可作出细菌性阴道炎的诊断：①阴道分泌物明显增多，且呈均匀的稀薄状；②阴道分泌物 pH＞4.5；③胺试验呈阳性反应（即向阴道分泌物中滴加 2.5mol/LKOH 溶液后出现鱼腥气味）；④阴道分泌物涂片镜检找到线索细胞（在胞质内寄生了大量加特纳菌及其他短小杆菌的阴道鳞状上皮细胞）。在上述 4 项检查中，以找到线索细胞为首要条件。凡检出线索细胞并伴有其他任意两项检查为阳性者，即可诊断为细菌性阴道炎。

三、肿瘤细胞检查

分泌物制成涂片作巴氏染色或 HE 染色。检出恶性肿瘤细胞是诊断女性生殖道原发性或继发性癌肿的重要依据。此外，慢性子宫颈炎涂片中可出现核异质细胞；宫颈湿疣涂片中可找到核周空穴细胞、角化不良细胞或湿疣外底层细胞。

四、微生物学检查

涂片革兰染色检查淋病双球菌、类白喉杆菌、葡萄球菌。链球菌、大肠杆菌、枯草杆菌等。通过细菌培养并经鉴定可确定诊断。

第八节 精液检验

一、标本采集和保存

一般在精液采集前需禁欲 3~5 天。通常用手淫法采集精液于干燥无菌瓶中，尽可能在 30 分钟内保温送检。

二、常规检查

精液常规检查包括精液量、液化时间、颜色和透明度、粘稠度、气味和显微镜检查。精液常规检验参考值及异常情况见表 5-3-10。

表 5-3-10　精液常规检验参考值及异常情况判断表

项　目	参考值	可　疑	异　常
精液量(ml)	2~6	1.5~2.0	<1.5 或 >8.0
液化时间(分钟)	<30	30~60	>60
pH 值	7.2~8.0		<7.0
精子活动率(%.h)	≥60	40~60	<40
精子活动力(%.h)	a 级 >60%	d 级 >40%	c 级~d 级 >40%
精子数个/L	(20~200)×10^9/L	(10~20)×10^9/L	<10×10^9/L
畸形精子(%)	<30	30~50	>50
pH 值	7.2~8.0		
红细胞	<5 个/HP		
白细胞	<5 个/HP		
细菌	阴性		

三、化学检查

精液中的一些生化物质可反映性腺的功能,如酸性磷酸酶、枸橼酸、锌反映前列腺功能;前列腺素、果糖反映精囊功能;肉毒碱、a 葡萄糖苷酶反映附睾功能。精浆中的化学物质对不育男性的诊断、治疗和病因分析均有重要的临床意义。

四、免疫学检查

(一) 抗精子抗体(AsAb)的检测

人类精子具有抗原性,在某些病理因素刺激下可在自身或配偶的血液及生殖道分泌物中产生 AsAb,是引起久婚不育的重要原因之一。常用的检测方法有:精子凝集试验(SAT)、精子制动试验(SIT)、间接免疫荧光试验、放射免疫检测法(RIA)及酶联免疫吸附法(ELISA)等。当精子活动力和活率异常时,提示精液中有抗体存在,即可用以上试验进行筛检。参考值为阴性。

(二) 精浆免疫球蛋白测定

【参考值】　正常精浆中 IgA 为(90.3±57.7)mg/L、IgG 为(28.6±16.7)mg/L、IgM 为(2.3±1.9)mg/L。

【临床意义】　AsAb 阳性者 IgM 可增高,生殖系统炎症时,IgA 含量增加。

此外,精液免疫学检验在临床上开展的项目还有:精浆中免疫复合物(IC)测定,精浆免疫抑制物(MIM)测定等。

五、精子功能检查

精子功能检查包括精子穿透试验(体内和体外)、精子尾部低渗肿胀试验、精子顶体反应试验、精子速度试验。精子运动轨迹试验等多种能反应精子生存周期中各阶段功能完整性的试验。穿透试验对衡量精子生育力非常有效,临床上已将精子穿透率作为人工授精的特异性指标。

第九节 前列腺液

一、标本采集

检查前3天内避免性交,采用前列腺按摩术(见第九篇)收集标本。

二、常规检查

包括一般性状检查和显微镜检验。基本项目与参考值见表5-3-11。

三、生物化学检查

前列腺液的化学成分复杂,可因疾病而发生改变,故前列腺液的生物化学检查可作为鉴别诊断的参考指标,也可用于疾病的疗效评价和预后判断。前列腺液的部分生物化学成分参考值见表5-3-12。

表5-3-11 前列腺液常规检查和参考值

检验项目	参考值
颜色	淡乳白色
性状	稀薄黏液状,有蛋白光泽
pH值	6.3~6.5
红细胞	<5个/HP
白细胞	<10个/HP
卵磷脂小体	多量或满视野
细菌	阴性

表5-3-12 前列腺液部分生物化学成分参考值

生物化学成分	参考值
锌(mmol/L)	5.38±0.75
LDH_5/LDH_1	0.48±0.09
运转蛋白(mg/L)	133±40
补体C3(mg/L)	33±29
补体C4(mg/L)	44±23
IgG(mg/L)	300±75
IgA(mg/L)	120±30
IgM(mg/L)	70±15

第四章

肾脏病常用的实验室检查

肾脏的主要功能是生成尿液，维持体内水、电解质、酸碱平衡。肾脏也有内分泌功能，可产生肾素、活性维生素D、红细胞生成素等，调节血压、钙磷代谢和红细胞生成。

第一节 肾小球功能的检查

肾小球的功能检测包括肾小球滤过功能检查和有肾小球屏障功能检查。本节主要介绍肾小球滤过功能检查，肾小球屏障功能检查见尿蛋白和尿酶检查。

一、血清尿素测定

血清尿素（urea）是蛋白质代谢的最终产物。经肾小球滤过随尿排出，肾小球滤过率降低到正常的50%以下时，血清尿素测定升高。

【参考值】 3.0～7.2mmol/L（速率法）

【临床意义】 增高：①器质性肾功能损害，尿毒症时可达21.4mmol/L以上；②肾前因素如高蛋白饮食、蛋白质分解代谢亢进、肾上腺皮质激素治疗等；③肾后因素如前列腺肥大、尿路结石或肿瘤等。

二、血清肌酐测定（serum creatinine，Scr）

在外源性肌酐摄入量稳定的情况下，Scr的浓度取决于肾小球滤过能力，当肾小球滤过率降低时，肾脏排出肌酐减少，Scr升高。Scr反映肾损害较尿素更为特异、更敏感，但并非早期诊断指标。

【参考值】 苦味酸法 男性53～106μmol/L
女性44～97μmol/L
速率法 44～133μmol/L

【临床意义】

1. 增高说明肾小球滤过功能中度至重度损害。见于各种原发性和继发性肾损害、急、慢性肾功能不全。

2. 若血肌酐与尿素均升高，常见于器质性肾衰竭，若只尿素升高，血肌酐正常可能为肾前因素所致。

三、血清尿酸测定

血清尿酸(uric acid,UA)来源于体内核酸中嘌呤分解代谢的最终产物和食物中核蛋白分解代谢产物,嘌呤代谢紊乱或肾脏排泄功能下降时,血尿酸增高。肾脏病早期血尿酸增高较肌酐早,有利于肾损害的早期诊断。

【参考值】 男性150~420μmol/L 女性90~360μmol/L

【临床意义】 增高:①急、慢性肾脏疾病,如肾炎、肾结核、肾盂肾炎、肾积水等引起的肾衰竭;②痛风;③核酸代谢增强,如白血病、多发性骨髓瘤;④子痫。

四、内生肌酐清除率测定

内生肌酐清除率(endogenous creatinine clearance,Ccr)是指肾在单位时间内,把若干毫升血液中的内生肌酐全部清除出去。由于肌酐绝大部分经肾小球滤过,不被肾小管重吸收,很少被肾小管排泌,因此Ccr是反映肾小球的滤过功能的敏感指标。

【标本采集】

1. 病人连续低蛋白饮食3天,每日进食蛋白质应少于40g,并禁食肉类,避免剧烈运动。
2. 于第4天早晨8时将尿排净,然后收集24小时尿液,并加入甲苯4~5ml防腐。
3. 在第4天内采取抗凝血2~3ml与24小时尿液同时送检。

【参考值】 80~120ml/min

【临床意义】

1. Ccr能敏感地反映肾小球滤过功能有无损害 Ccr降低说明肾小球滤过功能受损,常见于急、慢性肾小球肾炎。急性肾小球肾炎首先出现Ccr下降,并随病情好转而回升;慢性肾小球损害,Ccr呈进行性下降。
2. 评估肾功能受损程度 ①Ccr70~51ml/min为轻度损害;Ccr 50~31ml/min为中度损害;Ccr小于30ml/min为重度损害。②根据Ccr将肾功能分为4期:第1期(肾衰竭代偿期)Ccr为51~80ml/min;第2期(肾衰竭失代偿期)Ccr为50~20ml/min;第3期(肾衰竭期)Ccr为19~10ml/min;第4期(尿毒症期或终末期肾衰竭)Ccr为<10ml/min。
3. 指导治疗 Ccr<40ml/min,应限制蛋白质摄入;Ccr<30ml/min,噻嗪类利尿剂常无效;Ccr≤10ml/min应进行人工透析治疗。
4. Ccr可作为肾移植术的疗效观察指标 Ccr逐渐回升,说明肾移植成功,反之亦然。急性排异反应时,Ccr可再度下降。

第二节 肾小管功能试验

一、肾脏浓缩和稀释功能试验

观察病人的尿量和尿相对密度的变化,用以判断肾浓缩与稀释功能的方法,称为肾脏浓缩和稀释试验。

正常人脱水时,肾小管和集合管对水的重吸收明显增多,尿液浓缩,比重可上升至1.020以上;大量饮水或应用利尿药后,肾小管和集合管对水的重吸收减少,尿液稀释,比重降至

1.010 以下，夜尿量增多。当肾脏病变致远端小管和集合管受损，影响肾浓缩和稀释功能时，尿量和尿比重发生变化。

【标本采集】 病人如常饮食，每餐含水量限制在 0.5 ~ 0.6L，不另外饮水。上午 8 时排尿弃去，每隔 2h 各收集一次尿，直至晚上 8 时（共 6 次），此后到次晨 8 时的尿液收集在一个容器内。将标本送检以测各份尿标本的尿量和比重。

【参考值】 尿量：成人 24 小时尿量约为 1 ~ 2L；日尿量 > 夜尿量（3∶1 ~ 4∶1）；12 小时夜尿量 < 0.75L。

相对密度：最高尿比重 > 1.020；最高与最低比重之差 > 0.009。

【临床意义】

1. 早期肾功能不全　夜尿量 > 750ml，夜尿量 > 日尿量。

2. 浓缩功能不全　最高尿比重 < 1.020，比重差 < 0.009。若比重固定在 1.010 称为等渗尿，表示肾功能严重受损，肾小管浓缩功能很差。

3. 稀释功能不全　日尿比重恒定在 1.018 以上，常见于急性肾小球肾炎、出汗过多等。

二、尿渗透浓度（Osmotic concentration）测定

尿液渗透压受溶质的离子数量的影响，不能离子化的物质如蛋白质、葡萄糖等对尿渗量影响小，故测定尿渗量较尿比重更能真正反映肾浓缩和稀释功能。

【标本采集】 晚餐后禁水 8 ~ 12 小时，留取晨尿约 100ml，收集在清洁干燥的容器中，不加防腐剂；同时抽静脉血 2ml，用肝素抗凝。

【参考值】 尿渗透浓度 600 ~ 1000mOsm/kg · H_2O，尿与血浆渗透浓度之比为浓缩指数，正常为 3 ~ 4.5∶1。

【临床意义】 禁水 12 小时，尿渗透浓度大于 800mOsm/kg · H_2O、浓缩指数大于 3，表示肾浓缩功能正常。低于 600mOsm/kg · H_2O 提示肾浓缩功能不全，急性肾小管功能障碍，浓缩指数小于 1。由于尿渗透浓度测定真正反映肾脏水盐代谢功能，是评价肾脏浓缩功能更好的指标。近年尿渗透浓度测定有取代尿相对密度测定的趋势。

三、酚红排泌试验

酚红是一种对人体无害的色素。静脉注射的酚红大部分经近端肾小管上皮细胞主动分泌，因其不被肾小管回吸收，故尿中的酚红含量高低可反映近端肾小管的排泌功能。

【标本采集】 饮水 300 ~ 400ml，20 分钟排出膀胱中残余尿液后静脉注射 0.6% 酚红 1ml，于注射后 15 分钟、30 分钟、60 分钟、120 分钟各留尿 1 次送检。

【参考值】 15 分钟 > 0.25　2 小时 > 0.55

【临床意义】

1. 酚红排泌量减少：说明肾小管排泌功能减低，见于慢性肾炎、肾动脉硬化症、肾盂肾炎等。某些慢性肾炎病人，15 分钟酚红排泌量减低，而 2 小时排泌总量仍在正常范围内。因而在分析酚红排泌试验的结果时，不能只看 2 小时排泌总量是否正常，尤其应重视 15 分钟的排泌量。酚红排泌量减少尚可见于肾血流量减少，尿路阻塞，使用某些由近端肾小管排出的药物如青霉素、阿司匹林等。

2. 酚红排泌量增加：见于甲状腺功能亢进、低蛋白血症等。是由于与清蛋白结合的酚红

减少而致排泄增加。

四、酸碱平衡功能试验

肾脏通过肾小管对碳酸氢钠重吸收、排泌可滴定酸、生成和排泌氨等对机体的酸碱状态进行调节。当肾小管受损时，酸碱平衡功能试验异常，尿可滴定酸度降低、尿氨减少、尿 HCO_3^- 增加。

第三节 有效肾血浆流量测定

血浆中某物质经过肾循环1分钟内可完全被清除，则该物质的血浆清除率等于肾1分钟内的血流量，即为流经肾的有效肾血浆流量(ERPF)。

【参考值】 600～800ml/min

【临床意义】

1. 反映血流动力学的改变：肾血管性疾病如肾动脉狭窄、肾静脉血栓、肾动静脉畸形等ERPF降低；慢性肾炎时，由于肾血管受损，ERPF可降低；高血压病的早期，由于血管痉挛、肾动脉硬化，致ERPF降低；其他如休克、心力衰竭、肝肾综合征，ERPF可一过性明显降低。

2. 协助诊断肾小管病变：如慢性肾盂肾炎ERPF出现不同程度的下降。

3. 判断移植肾急性肾小管坏死，对观察早期排斥反应有一定的价值。

肾功能试验还有：鉴别诊断急、慢性肾衰和观察肾衰血液透析效果的氨甲酰血红蛋白测定、比Ccr更灵敏，与GFR的相关性更好的半胱氨酸蛋白酶抑制蛋白C测定、诊断慢性肾衰的血清5-羟肌酐测定(5-羟肌酐/肌酐可反映病人体内氧化应激的程度)等。

第四节 肾功能试验的选择与应用

正常肾具强大储备能力，当肾损害尚未达到明显程度时，各种试验仍可正常，因此，在评价结果时应配合其他临床资料进行全面综合分析，才能作出正确的判断。临床可按检查的目的(如早期诊断、估计预后、病情观察、制定治疗方案)、所需检查的肾脏病变部位(如肾血管系、肾小球、近端或远端小管等)，由简到精、由易到难选择肾功能试验。以下就临床常用肾功能试验的应用进行评价。

1. 尿液一般检查 不但对肾疾病的诊断有一定价值，而且有助于了解肾功能受损及其程度。该检查简便、快速、实用。

2. 内生肌酐清除率 是反映肾小球滤过功能及粗略估计有效肾单位数量的试验。该检查操作简便、敏感性高，是临床常用的肾功能试验之一。

3. 尿浓缩稀释试验 是测定远曲小管及集合管重吸收试验，方法简便，但不能精确反映肾组织损害部位及范围。

4. 酚红排泌试验 反映肾近曲小管排泌功能，但受肾血流影响较大，敏感性差，但因其简便易行，在临床上使用较为广泛。

5. 血清尿素及肌酐测定 反映肾小球滤过功能，敏感度差，但因简便，故临床仍在使用，常用于尿毒症的诊断及治疗方案的制定。

6. 血液 pH 测定及血浆二氧化碳含量　反映肾小管泌氢、重吸收等酸碱平衡功能，与电解质、肌酐、血清尿素等联合检测，可以判断是否有酸碱平衡紊乱、电解质紊乱及尿毒症，并作为病情监测指标。

7. 血浆蛋白清除率　是检查肾小球滤过屏障作用的试验。

第五章

肝脏病常用的实验室检查

肝脏在体内蛋白质、糖、脂类、维生素、激素等物质代谢中起着重要作用，同时肝脏还有分泌、排泄、生物转化及胆红素代谢等功能。为了解肝脏功能状态设计的实验室检查方法，称为肝功能试验。

第一节　肝脏病常用的实验室检查

一、蛋白质代谢功能检查

（一）血清总蛋白、清蛋白、球蛋白及清蛋白、球蛋白比值测定

血清中多数蛋白和全部的血清清蛋白（albumin，A）由肝脏合成，当肝细胞受损时血浆蛋白质合成减少，因此血清总蛋白和清蛋白检测是反映肝脏功能的重要指标。

【参考值】 总蛋白　60～80g/L

清蛋白　40～55g/L

球蛋白　20～30g/L

清蛋白/球蛋白（A/G）1.5～2.5∶1

【临床意义】

1. 严重肝病及肝硬化时，血清总蛋白降低。

2. 炎症时单核-吞噬细胞系统受刺激，球蛋白（globulin，G）生成增加，导致A/G倒置。见于慢性肝炎、原发性肝癌、多发性骨髓瘤、原发性巨球蛋白血症等。病情好转后，A/G比值逐渐接近正常。

（二）血清蛋白电泳

【参考值】 醋酸纤维膜法　清蛋白（A）0.62～0.71

α_1 球蛋白 0.03～0.04

α_2 球蛋白 0.06～0.10

β 球蛋白 0.07～0.11

γ 球蛋白 0.09～0.18

【临床意义】

1. 轻症肝炎时，电泳结果无显著变化；病情加重后，清蛋白、α 球蛋白、β 球蛋白减少和 γ 球蛋白的增加，并与肝炎的严重程度平行，常随肝炎的慢性化而显著增加，在观察肝炎的进程中有重要意义。

2. 肝硬化时清蛋白中度或重度减少，α_1 球蛋白、α_2 球蛋白和 β 球蛋白有降低倾向，γ 球蛋白显著增加。

3. 肝癌常与肝硬化合并发生，电泳图像与肝硬化相似，但常有 α_1 球蛋白、α_2 球蛋白增高。

（三）血清前清蛋白测定

前清蛋白（prealbumin，Pre-Alb）由肝细胞合成。蛋白电泳时迁移在清蛋白之前，半衰期较其他血浆蛋白短，因此它比清蛋白更能早期反映肝细胞损害。它的血清浓度明显受营养状况及肝功能改变的影响。

【参考值】 0.2～0.4g/L

【临床意义】

1. 作为肝功能早期损害的指标，急性肝细胞损害时明显下降。

2. 作为监测营养不良的指标。

（四）血浆凝血因子测定

因大多数凝血因子在肝内合成，故血浆凝血因子测定亦为衡量肝功能的一项指标。

（五）血氨测定

肠道中未被吸收的氨基酸及未消化的蛋白质、血液中的尿素渗入肠道，在大肠杆菌作用下生成的氨经肠道吸收入血，经门静脉进入肝脏。大部分氨在肝内生成尿素，经肾脏排出体外。

【参考值】 18～72μmol/L（谷氨酸脱氢酶法）

【临床意义】

1. 增高　生理性增高见于高蛋白饮食或运动后；病理性增高见于严重肝损害（如重症肝炎、肝硬化、肝癌等）、上消化道出血、尿毒症及肝外门脉系统分流形成等。

2. 降低　见于低蛋白饮食、贫血。

二、脂类代谢功能检查

血脂是血浆中的中性脂肪（甘油三酯、胆固醇）和类脂（磷脂、糖脂、固醇、类固醇）的总称。

（一）血清总胆固醇、胆固醇酯测定

血清中的胆固醇2/3与脂肪酸形成胆固醇酯（cholesterol，CE），其余为游离型胆固醇，二者合称为总胆固醇（total cholesterol，TC）。肝是合成、储存胆固醇的主要器官。

【参考值】 总胆固醇　2.86～5.98mmol/L
胆固醇酯　2.34～3.38mmol/L
胆固醇酯/游离胆固醇　3∶1

【临床意义】

1. 增高　常见于高脂血症、动脉粥样硬化、重症糖尿病、肾病综合征、胆总管阻塞、甲状腺功能减退等。

2. 降低　常见于甲状腺功能亢进症、营养不良、慢性消耗性疾病；胆固醇酯/游离胆固醇比值下降提示肝细胞损害。

（二）阻塞性脂蛋白 X（LP-X）测定

当胆道阻塞胆汁淤积时，由于胆汁排泄受阻，胆汁内的磷脂逆流入血，血中出现大颗粒脂蛋白，称为阻塞性脂蛋白 X。

【参考值】 正常血清中 LP-X 阴性

【临床意义】 一般认为 LP-X 定量 >2000mg/L,提示肝外胆道阻塞。

三、胆红素代谢的检查

胆红素是血红蛋白的代谢产物。衰老的红细胞在单核-巨噬细胞系统破坏、分解后生成的非结合胆红素（unconjugated bilirubin，UCB）与清蛋白结合运至肝内生成结合胆红素（conjugated bilirubin，CB），UCB 不溶于水，不能通过肾小球滤过，CB 溶于水，能通过肾小球滤出进入尿中。正常 CB 在肝脏经胆道直接排入肠道不反流入血，当肝细胞损伤、胆道阻塞或胆管破裂时 CB 可入血。CB 与 UCB 合称为总胆红素（serum total bilirubin，STB）。

【参考值】 总胆红素 5.1～19.0μmol/L

结合胆红素 0～6.8μmol/L

非结合胆红素 3.4～12μmol/L

【临床意义】

1. STB、CB 及 UCB 皆增高、CB/STB 为 20%～50% 提示肝细胞性黄疸。
2. STB 和 CB 增高、CB/STB >50% 为阻塞性黄疸。
3. STB 和 UCB 增高、CB/STB <20% 为溶血性黄疸。

临床通过血中总胆红素、结合胆红素、非结合胆红素测定及尿胆红素、尿胆原的检查（见第三章第一节）对黄疸的诊断与鉴别诊断有重要价值（表 5-5-1）。

表 5-5-1 正常人及常见黄疸的胆红素代谢检查结果

	血清胆红素(μmol/L)			尿内胆红素	
	CB	UCB	CB/STB	尿胆红素	尿胆原(μmol/L)
正常人	0～6.8	1.7～10.2	0.2～0.4	阴性	0.84～4.2
梗阻性黄疸	明显增加	轻度增加	>0.5	强阳性	减少或缺如
溶血性黄疸	轻度增加	明显增加	<0.2	阴性	明显增加
肝细胞性黄疸	中度增加	中度增加	>0.2，<0.5	阳性	正常或轻度增加

四、胆汁酸代谢检查

胆汁酸(bile acid,BA)测定多指测定总胆汁酸(TBA)。胆汁酸在肝内合成随胆汁排入肠道,由小肠重吸收,经门静脉入肝。

【参考值】 0～10μmol/L

【临床意义】 增高:①肝细胞损害,如急性肝炎、慢性活动性肝炎、肝癌、肝硬化、中毒性肝病等;②门脉分流;③胆道阻塞,如肝内、外的胆管梗阻。

五、血清酶及同工酶检查

肝脏是人体含酶最丰富的器官。酶学检查是肝功能检查中常用的方法,但酶普遍存在于各组织器官中,故在分析检验结果时,应注意肝外因素的影响。同工酶是指具有相同催化活性，但分子结构、理化性质及免疫反应等都不相同的一组酶。同工酶存在于人体的不同组织，或在同一组织、同一细胞的不同细胞器中。同工酶测定能增加对肝胆系统疾病的鉴别诊断的能力。

（一）血清氨基转移酶及其同工酶测定

1. 血清氨基转移酶　氨基转移酶简称转氨酶，用于肝功能检查的主要是血清丙氨酸氨基转移酶（alanine aminotransferase，ALT，旧称谷氨酸丙酮酸转移酶即 GPT）和门冬氨酸氨基转移酶（aspartate aminotransferase，AST，旧称谷氨酸草酰乙酸转移酶即 GOT）。ALT 广泛存在于肝、心、脑、肾、肠等组织细胞内，以肝内含量最高；AST 在心肌中含量较高，肝次之。

【参考值】

	比色法（Karmen 法）	速率法（37℃）
ALT	5～25 卡门氏单位	<40U/L
AST	8～28 卡门氏单位	<45U/L
ALT/AST	≤1	

【临床意义】

（1）急性病毒性肝炎：ALT 与 AST 均显著升高，以 ALT 升高更明显，ALT/AST>1。在肝炎病毒感染后 1～2 周，转氨酶达高峰，在第 3～5 周逐渐下降，ALT/AST 比值逐渐恢复正常。在急性肝炎恢复期，如转氨酶活性不能降至正常或再上升，提示急性病毒性肝炎转为慢性。急性重症肝炎时，病程初期以 AST 升高明显，如在症状恶化时，黄疸进行性增加，酶活性反而降低，即出现“胆酶分离”现象，提示肝细胞严重坏死，预后不佳。

（2）慢性病毒性肝炎：转氨酶轻度上升（100～200U）或正常，ALT/AST>1，若 AST 升高较 ALT 显著，即 ALT/AST<1，提示慢性肝炎进入活动期可能。

（3）酒精性肝病、药物性肝炎、脂肪肝、肝癌等非病毒性肝病：转氨酶轻度升高或正常，且 ALT/AST<1。酒精性肝病 AST 显著升高，ALT 接近正常。

（4）肝硬化：转氨酶活性取决于肝细胞进行性坏死程度，终末期肝硬化转氨酶活性正常或降低。

（5）肝内、外胆汁淤积：转氨酶活性通常正常或轻度上升。

（6）急性心肌梗死：急性心肌梗死发病后 6～8 小时 AST 增高，18～24 小时达高峰，4～5 天后恢复，若再次增高提示梗死范围扩大或新的梗死发生。

（7）其他疾病：骨骼肌疾病（皮肌炎、进行性肌萎缩）、肾梗死、肺梗死、休克、胰腺炎、传染性单核细胞增多症等，转氨酶轻度升高（50～200U）。

2. AST 同工酶　在肝细胞中有两种 AST 同工酶，存在于胞浆内的 AST 称为上清液 AST（supernatant-AST，ASTs）；存在于线粒体中的 AST 称为线粒体 AST（mitochondrial-AST，ASTm）。正常血清中大部分为 ASTs，ASTm 仅占 10% 以下。当肝细胞受到轻度损害，线粒体未遭破坏，血清中 ASTs 漏出增加，而 ASTm 正常；当肝细胞严重损害，线粒体遭到破坏，此时血清中 ASTm 升高，因此 ASTm 升高表明肝细胞坏死严重。

【参考值】　ASTm<5U

【临床意义】　轻、中度急性肝炎，血清中 AST 轻度升高，其中以 ASTs 上升为主，ASTm 正常；重症肝炎、急性重症肝炎、酒精性肝病时血清中 ASTm 升高；氟烷性肝炎、妊娠脂肪肝、肝动脉栓塞术后及心肌梗死时 ASTm 也升高。

（二）碱性磷酸酶及其同工酶的测定

1. 碱性磷酸酶 碱性磷酸酶（alkaline phosphatase，ALP）主要分布在肝脏、骨骼、肾、小肠及胎盘中，胆道疾病时可能由于 ALP 生成增加而排泄减少，引起血清中 ALP 升高。

【参考值】 磷酸对硝基苯酚连续监测法（30℃）：成人 40～160U/L；儿童 <250U/L。

【临床意义】 增高：①阻塞性黄疸：伴黄疸的急、慢性肝炎、肝脓肿、肝坏死；②原发性肝癌、转移性肝癌；③骨骼系统疾病、佝偻病、肿瘤、骨折愈合期等

2. 碱性磷酸酶同工酶

【参考值】 正常人血清中以 ALP_2 为主，占总 ALP 的 90%，出现少量 ALP_3；发育中儿童 ALP_3 增多，占总 ALP 的 60% 以上；妊娠晚期 ALP 增多，占总 ALP 的 40%～65%；血型为 B 型和 O 型者可有微量 ALP_5。

【临床意义】

（1）胆汁淤积性黄疸，尤其是癌性梗阻，100% 出现 ALP_1，且 $ALP_1 > ALP_2$。

（2）急性肝炎时，ALP_2 明显增加，ALP_1 轻度增加，且 $ALP_1 < ALP_2$

（3）肝硬化时，ALP_5 多明显增加，但不出现 ALP_1。

（三）γ-谷氨酰转移酶及同工酶测定

1. γ-谷氨酰转移酶 γ-谷氨酰转移酶（γ-glutamyl transferase，GGT）旧称 γ-谷氨酰转肽酶（γ-glutamyl transpeptidase，γ-GT），主要存在于细胞膜和微粒体上。肾脏、肝脏和胰腺含量丰富，但血清中 GGT 主要来自肝胆系统。

【参考值】 速率法（37℃）：男性 <50U/L 女性 <30U/L

【临床意义】 增高：①原发性或转移性肝癌，其升高程度与肿瘤大小及病情严重程度呈平行关系。当肿瘤切除后，GGT 可降至正常，复发时又升高，故动态观察可监测疗效、判断预后；②肝内外胆汁淤积性黄疸；③GGT 上升达 100～2 000 U/L 有助于酒精性肝病的诊断；④其它如药物肝损害、阿米巴肝脓肿等亦可有 GGT 升高。

2. GGT 同工酶 GGT 同工酶有三种：GGT_1、GGT_2、GGT_3。

【参考值】 正常人以 GGT_3 为主。

【临床意义】 ①GGT_1 升高见于肝实质损害；②GGT_2 升高见于肝癌、阻塞性黄疸。

第二节 肝脏病检查项目的选择与应用

肝脏具有强大的贮备、代偿和再生力，肝功能检查正常不能排除肝脏病变；肝外影响因素也可影响肝功能检查结果，结果有变化不一定就是肝脏损伤。在临床工作中，临床医生必须具有科学的临床思维，合理选择肝脏功能检查项目，结合病人其他临床资料，对肝脏功能做出正确而全面的评价。

一、肝脏实验室检查的选择原则

1. 根据试验性质和特点选择 尽量选用灵敏性和特异性相对较高的指标。

2. 根据临床需要选择 ①提供肝脏原发性疾病的诊断依据；②评估肝脏损伤程度及预后；③观察治疗效果，判断疗效以及对治疗药物的耐受程度；④健康检查等。不要过多地选用

功能和意义重复或相近的检查项目。

二、筛选组合肝功能试验

1. 健康休格检查　可查 ALT、肝炎病毒标志物、血清蛋白电泳、A/G 比值。前两者可发现病毒性肝炎，后两者可发现慢性肝病。

2. 怀疑为无黄疸性肝炎　对急性病人可查 ALT、前清蛋白、胆汁酸、尿内尿胆原及肝炎病毒标志物；对慢性病人加查 AST、ALP、GGT、血清蛋白总量、A/G 比值及血清蛋白电泳。

3. 黄疸病人　查 STB、CB、尿二胆、ALP、GGT、LP-X、胆汁酸。

4. 怀疑为原发性肝癌：除查 ALT、AST、STB、CB 外，还需查 AFP、AFU、GGT 及其同工酶，ALP 及其同工酶和 LDH。

5. 肝硬化　查 ALT、STB、CB、血清总蛋白、A/G、血清蛋白电泳、MAO（单胺氧化酶）、脯氨酸酰羟化酶（PH）、及 PⅢP（Ⅲ型前胶原氨基末端肽）等。

6. 疗效判断及病情随访　急性肝炎可查 ALT、AST、前清蛋白、STB、CB、尿二胆；慢性肝病可观察 ALT、AST、STB、CB、PT、血清总蛋白、A/G 比值及蛋白电泳等，必要时查 MAO、PⅢP。原发性肝癌应进行 AFP、GGT、ALP 及其同工酶等。

第六章

临床常用生物化学检查

第一节 血糖及其代谢物检测

血清葡萄糖(glucose,Glu)经氧化为组织提供能量,血糖过高时可转变为肝糖原和脂肪贮存,需要时脂肪与蛋白质也可转变为血糖。肝、胰岛素、内分泌激素和神经等因素均可影响血糖的水平。

一、空腹葡萄糖检测

【参考值】 3.9~6.1mmol/L(酶法)

【临床意义】

1. 增高 ①生理性:见于饭后1~2小时、食糖过多、情绪紧张等;②病理性:主要见于糖尿病,还见于甲状腺、脑腺垂体、肾上腺皮质功能亢进、颅内压增高(如颅外伤、颅内出血、脑膜炎)、脱水(如呕吐、腹泻、高热)等。

2. 减低 ①生理性或暂时性:饥饿、剧烈运动、注射胰岛素或口服降糖药物后等;②病理性:胰岛素分泌过多(如胰岛素B细胞增生或肿瘤)、升糖激素分泌不足(如甲状腺、脑腺垂体、肾上腺皮质功能减退等)、血糖来源减少(如严重肝病、长期营养不良)等。

二、口服葡萄糖耐量试验

正常人口服一定量葡萄糖后,在短时间内暂时升高的血糖即可降至空腹水平,此现象称为耐糖现象。当糖代谢紊乱时,口服一定量葡萄糖后则血糖急剧升高,经久不能恢复至空腹水平;或血糖升高虽不明显,在短时间内不能降至原来的水平,称为耐糖异常或糖耐量降低。观察口服75g葡萄糖后1/2小时、1小时、2小时、3小时的血糖动态变化称为口服葡萄糖耐量试验(oral glucose tolerance,OGTT)。

【参考值】 0.5~1小时血糖达高峰值,为7.8~9.0mmol/L。2小时恢复至空腹血糖值。

【临床意义】 OGTT主要用于无症状、轻型糖尿病的诊断。①如服糖后2小时,血糖值为≥11.1mmol/L可诊断为糖尿病;②如服糖后2小时,血糖值为7.8~11.1mmol/L为糖耐量减低。

三、糖化血红蛋白检测

糖化血红蛋白(glycohemoglobin,GHb)是血红蛋白与葡萄糖非酶催化缩合成的,其反应的速度主要取决于血糖浓度及血糖与 Hb 的接触时间。由于糖化过程非常缓慢,一旦形成不再解离,不受血糖浓度暂时波动的影响,故对高血糖特别是血糖和尿糖波动大的病人,有独特的诊断意义。

【参考值】 (5.23±1.44)%

【临床意义】

1. 作为糖尿病长期病情控制的指标。GHb 提示近 1~2 个月来血糖平均水平。

2. 作为糖尿病的预测筛选指标。GHb 小于 8%,基本排除糖尿病。GHb 大于 9%,预报糖尿病准确度约为 78%、灵敏度为 68%、特异性 94%。

第二节　血清脂质和脂蛋白检测

血清脂类物质(脂质)包括胆固醇(CHO)〔70% 是胆固醇脂(CE)、30% 是游离胆固醇(FC),合称总胆固醇(TC)〕、甘油三酯(TG)、磷脂(PL)和游离脂肪酸(FFA)。除 FFA 与清蛋白结合外,其他都包含在脂蛋白(Lp)中,其中的蛋白质部分称为载脂蛋白(apoLp)。根据密度不同,Lp 分为高密度脂蛋白(HDL)、低密度脂蛋白(LDL)、极低密度脂蛋白(VLDL)和乳糜微粒(CM)。密度介于 LDL 和 HDL 之间的 Lp,称为 Lp(a)。按载脂蛋白的成分不同分为 ApoA、B、C、D、E。

一、血清脂质(甘油三酯)检测

甘油三酯(TG)是血中脂类的主要成分,由肝、脂肪组织及小肠合成。体内的甘油三酯有来自食物的即外源性和体内合成即内源性两条途径,与动脉硬化的形成有密切关系。

【参考值】 0.56~1.70mmol/L

【临床意义】

1. 增高　见于原发性高脂血症、动脉粥样硬化、肥胖症、冠心病、糖尿病、肾病综合征、胆道阻塞、甲状腺功能减退、高脂饮食、酗酒等。

2. 减少　见于甲状腺功能亢进、肾上腺皮质功能减低、重症肝病、吸收不良等。

二、血清脂蛋白检测

(一) 脂蛋白电泳测定

脂蛋白(LP)由脂质和特异蛋白(载脂蛋白)结合而成的复合物。各种脂蛋白因所含脂类及蛋白质的不同,其密度、颗粒大小、表面电荷、电泳行为及免疫性均有不同。

【参考值】 α-LP(以 HDL、C 为主)30%~40%

前 β-LP (以 VLDL、C 为主)13%~25%

β-LP(以 LDL、C 为主)50%~60%

CM　阴性

【临床意义】

1. CM 阳性　见于高脂蛋白血症Ⅰ、Ⅱ型。

2. β-LP 增加　见于高脂蛋白血症Ⅱ型。

3. 前 β-LP 增加　见于高脂蛋白血症Ⅰ、Ⅱb 型、Ⅳ、Ⅴ型。

4. 前 β-LP 降低　见于门静脉肝硬化、急性肝炎早期。

5. α-LP 降低　见于动脉粥样硬化、肝炎等。

（二）高密度脂蛋白胆固醇（HDL-C）测定

HDL 的功能之一是运输内源性胆固醇至肝脏处理，故有抗动脉粥样硬化作用。

【参考值】 ≥1.04mmol/L 为合适水平

【临床意义】 HDL-C 水平与冠心病发病率呈显著负相关。HDL-C 降低（<0.9mmol/L）是临床冠心病的先兆。此外，动脉粥样硬化、糖尿病、肝损害和肾病综合征时，HDL-C 降低。

（三）低密度脂蛋白胆固醇测定

低密度脂蛋白（LDL）是血清中携带胆固醇的主要颗粒。LDL 向组织及细胞内运送胆固醇，直接促使动脉粥样硬化。常规检查中，通过 LDL 中胆固醇（LDL-C）的含量间接反映 LDL 的水平。

【参考值】 <3.12mmol/L 为合适水平

【临床意义】 LDL-Ch 增高是发生冠心病的危险因素。

（四）脂蛋白（α）测定

脂蛋白（α）〔LP（α）〕的结构与 LDL 相似，有促进动脉粥样硬化和血栓形成的作用。

【参考值】 <300mg/L（ELISA 法）

【临床意义】 LP（α）增高是动脉粥样硬化（冠心病、脑卒中等）的独立危险因素。

三、血清载脂蛋白检测

（一）载脂蛋白 A_1 测定

载脂蛋白 A_1（Apo-A_1）由肝脏和小肠合成，是 HDL 的主要载脂蛋白成分（占 90%），它可催化卵磷脂胆固醇酰基转移酶（LACT），可将组织细胞内多余的胆固醇酯运至肝脏处理，因此 Apo-A_1 有清除组织内脂质和抗动脉粥样硬化作用。

【参考值】 ELISA 法　男性（1.42±0.17）g/L

女性（1.45±0.14）g/L

【临床意义】 Apo-A_1 含量与冠心病和动脉粥样硬化的发生呈负相关，是诊断冠心病的一种较敏感的指标。Apo-A_1 下降主要见于冠心病，未控制的糖尿病、肾病综合征、活动性肝炎、营养不良等。

（二）载脂蛋白 B 测定

载脂蛋白 B（Apo-B）主要在由肝脏合成，是肝内合成 LDL 和 VLDL 的主要蛋白质。

【参考值】 ELISA 法　男性（1.01±0.21）g/L

女性（1.07±0.23）g/L。

【临床意义】 Apo-B 含量与冠心病和动脉粥样硬化的发生呈正相关。Apo-B 增高主要见于冠心病，未控制的糖尿病、肾病综合征、活动性肝炎、营养不良等。

Apo-A/B 比值<1.0 对诊断冠心病的敏感性和特异性较 TC、TG、HDL.C 和 LDL.C 高。

第三节　血清电解质检测

钾(K^+)、钠(Na^+)、氯(Cl^-)、钙(Ca^{2+})、无机磷(P^{2-})等以离子形式存在于血液、细胞间液和细胞内液中。血清中主要的阳离子是K^+、Na^+、Ca^{2+},主要阴离子是Cl^-、P^{2-};细胞内主要的阳离子是K^+、Mg^{2+},主要的阴离子是蛋白、有机磷盐。血清中的阳离子与阴离子必须相等才能维持电解质的平衡。

一、血清阳离子检测

(一) 血钾(kalium,K)测定

【参考值】 3.5~5.5mmol/L

【临床意义】

1. 增高　①摄入过多:如心、肾功能衰竭补钾过快、过多,输入大量库存血液等;②肾功能不全、尿毒症;③细胞内钾释出:严重溶血、组织损伤、酸中毒。

2. 减低　①静脉输入葡萄糖与胰岛素;②频繁呕吐、长期腹泻、瘘管引流、长期使用排钾利尿剂而未补钾;③肾上腺皮质功能亢进促进钾的排泄。

(二) 血钠(natrium,Na)测定

【参考值】 135~145mmol/L

【临床意义】

1. 增高　①肾上腺皮质功能亢进、严重脱水;②摄入食盐过多或应用高渗盐水过多;③长期应用ACTH或糖皮质醇激素、原发性醛固酮增多症。

2. 降低　①肾上腺皮质功能减退,如缺乏醛固酮、皮质醇等;②胃肠道失钠失水:如呕吐、腹泻、肾失钠失水,反复使用利尿剂;③大量浆膜腔积液引流,大量出汗只补水不补钠。

(三) 钙(calcium,Ca)测定

人体中的钙绝大部分存在于骨骼中,骨骼中的磷酸钙与体液中的钙及HPO呈动态平衡,不断地由沉淀到溶解,互相转换。血液中的钙几乎存在于血清中,其中约1/2与蛋白质结合呈非扩散型钙,其余1/2呈离子状态,呈游离型钙,二者之和为血清总钙。

【参考值】 血清总钙　2.25~2.75mmol/L
离子钙　1.10~1.32mmol/L

【临床意义】

1. 增高　原发性甲状旁腺功能亢进症、假性甲状旁腺功能亢进症(见于上皮细胞样肺癌)、变形性骨炎(Papet病)等骨病、转移性骨癌和多发性骨髓瘤等、其他摄入钙过多:如静脉补钙过量、大量饮用牛奶、服用维生素D过多等。

2. 减低　甲状旁腺功能减退症、维生素D缺乏症、钙吸收不良、肾脏疾病如急、慢性肾衰竭及肾性佝偻病、肾病综合征、妊娠后期及哺乳期妇女等。

二、血清阴离子检测

(一) 氯(chlorides,Cl)测定

【参考值】 95~106mmol/L(离子选择电极法)。

【临床意义】

1. 增高 ①肾小管酸中毒、腹泻、长期应用糖皮质醇激素；②脱水：如呕吐、出汗等水分丧失，血液浓缩；③肾上腺皮质功能亢进：如库欣综合征及肾小管对 NaCl 重吸收增加；④呼吸性碱中毒；⑤摄入高盐、过量补充林格液、NaCl 溶液、$CaCl_2$ 溶液、NH_4Cl 溶液等。

2. 减少 ①摄入不足；②长期应用利尿剂；③肾上腺皮质功能减退；④呼吸性酸中毒。

（二）血无机磷测定

饮食中磷在小肠内被吸收，以磷酸盐的形式经肾及肠排出。血液内的磷主要有两种形式，即有机磷和无机磷，无机磷的含量与钙有一定关系，两者浓度的乘积为一常数。

【参考值】 成人 0.97～1.61mmol/L 儿童 1.29～1.94mmol/L

【临床意义】

1. 增高 见于甲状旁腺功能减退、肾衰竭伴酸中毒、维生素 D 使用过多等。

2. 减少 见于甲状旁腺功能亢进、佝偻病、重症糖尿病、长期腹泻、吸收不良等。

第四节 血清铁及其代谢物检测

食物中的铁多为三价铁（Fe^{3+}），在肠腔内还原为二价铁（Fe^{2+}），被吸收后氧化为 Fe^{3+}。正常铁主要由肾排泄。铁分为两部分：一部分是在执行生理功能的，包括血红蛋白铁、组织内铁、血液中的转运铁；另一部分主要以铁蛋白和含铁血黄素的形式储存于肝、脾及骨髓等组织的单核-吞噬细胞系统内。

一、血清铁检测

血清铁（SI）检测是测定血清中与蛋白质（主要为转铁蛋白）结合的铁量，其数值除决定于标本中的铁含量以外，还受到血清中运铁蛋白量的影响。

【参考值】 男性 11～30μmol/L 女性 9～27μmol/L

【临床意义】

1. 增高 见于溶血性贫血、巨幼细胞贫血、再生障碍性贫血、急性肝炎、反复输血、铁剂治疗、铅中毒等。

2. 降低 ①各种原因引起的缺铁性贫血，如饮食中长期缺乏铁或铁吸收障碍；②慢性失血，如痔、消化性溃疡出血等；③铁需求量增加，如妊娠、婴幼儿、哺乳期等；④慢性疾病并发贫血，如严重感染、肝硬化、恶性肿瘤、尿毒症等。

二、总铁结合力检测

正常情况下血浆转铁蛋白仅 1/3 与铁结合，未与铁结合的占 2/3，故转铁蛋白常处于不饱和状态。凡能与 100ml 血清中全部转铁蛋白结合的最大铁量（饱和铁）称为总铁结合力（total iron binding capacity，TIBC）。总铁结合力检测是间接测定血清中转铁蛋白含量的试验。

【参考值】 男性 50～77μmol/L 女性 54～77μmol/L（亚铁嗪比色法）

【临床意义】

1. 增高　见于缺铁性贫血、妊娠后期、急性肝炎、肝细胞坏死、反复输血等。

2. 降低　见于肝硬化、遗传性转铁蛋白缺乏症、肾病综合征、脓毒症、肿瘤、非缺铁性贫血、慢性感染等。

三、铁蛋白检测

铁蛋白(ferritin,SF)主要是在肝脏合成的,与储存铁呈正相关,血清铁蛋白检测是诊断缺铁的敏感指标。

【参考值】 男性 15～200μg/L　女性 12～150μg/L (RIA 或 ELISA 法)。

【临床意义】

1. 增高　①体内贮存铁增加:如原发性血色病,继发性铁负荷过大(如依赖输血的贫血病人);②铁蛋白合成增加:如炎症或感染、恶性疾病(如急性粒细胞白血病、胰腺癌、肝肿瘤)、甲状腺功能亢进等;③组织内铁蛋白释放增加:如肝坏死、恶性肿瘤、慢性肝病、镰刀细胞瘤等。

2. 降低　①体内贮存铁减少:如妊娠、缺铁性贫血;②铁蛋白合成减少、维生素 C 缺乏等。

第五节　心肌酶和心肌蛋白检测

一、心肌酶测定

心肌内含有多种酶,当心肌损伤时,它可释放入血,使血内相应酶活性增高。

(一) 肌酸激酶(CK)测定

肌酸激酶(creatine kinase,CK)主要存在于骨骼肌、心肌,其次存在于脑、平滑肌等细胞的胞质和线粒体中。

【参考值】 连续监测法(37℃)男性 38～174U/L　女性 26～140U/L

【临床意义】 肌酸激酶是 AMI 早期诊断敏感指标之一:AMI 发病 3～8 小时开始升高,10～36 小时达到高峰,3～4 天恢复正常。动态监测有助于 AMI 的病情观察和预后估计。除心肌梗死增高外,病毒性心肌炎、脑血管意外、脑膜炎、甲状腺功能减退等血清 CK 活性也增高。

(二) 肌酸激酶同工酶测定

CK 同工酶包括:①CK-BB(CK_1),主要存在于脑、前列腺、肠、肺;②CK-MB(CK_2),主要存在于心肌中;③CK-MM(CK_3),主要存在于骨骼肌和心肌中。CK 同工酶测定对鉴别血清 CK 增高的病因有重要价值。

【参考值】 琼脂糖凝胶电泳法:

CK-MM 为 94%～96%

CK-MB 为低于 5%

CK-BB 含量极微

【临床意义】 CK-MB 升高是诊断心肌梗死最特异、最敏感的指标;CK-MM 升高是检查肌肉损伤最敏感的指标;CK-BB 升高可作为脑损伤的指标。

(三) 乳酸脱氢酶测定

乳酸脱氢酶(lactate dehydrogenase,LDH)主要存在于心肌、骨骼肌、肾脏,其次存在于肝、脾、胰、肺、肿瘤组织，红细胞内含量极为丰富。

【参考值】 比色法 190～310 U/L

速率法(37℃)100～240 U/L

【临床意义】 增高:①心肌梗死：MI 发病 8～18 小时升高，24～72 小时达高峰，6～10 天后恢复正常，故 LDH 有助于 MI 后期诊断。若 LDH 升高后恢复迟缓或病程中再次增高，提示梗死范围扩大或再梗死；②肝脏疾病；③其他疾病：白血病、淋巴瘤、贫血、肌营养不良、骨骼肌损伤、胰腺炎、肺梗死等。

（四）乳酸脱氢酶同工酶测定

由于 LDH 的特异性较差，故临床上多测定 LDH 同工酶(LDH_1～LDH_5)。LDH_1 主要存在于心脏；LDH_2 主要存在于骨骼肌，其次肝脏、血小板等；LDH_3 主要存在于肺及脾，其次为脑、肠、淋巴与分泌腺等。

【参考值】 血清乳酸脱氢酶同工酶因测定方法及条件不同，其结果也不相同(表 5-6-1)。

表 5-6-1 乳酸脱氢酶同工酶参考值

同工酶	醋纤膜电泳	圆盘电泳	琼脂糖电泳
LDH_1	0.24～0.34	0.327±0.046	0.313±0.052
LDH_2	0.35～0.44	0.451±0.0353	0.275±0.02
LDH_3	0.19～0.27	0.185±0.0298	0.24±0.042
LDH_4	0～0.05	0.029±0.0089	0.042±0.017
LDH_5	0～0.02	0.0085±0.0055	0.029±0.012

【临床意义】

1. AMI、病毒性心肌炎、风湿性心肌病、克山病等 LDH_1 和 LDH_2 显著升高，尤其以 LDH_1 增高更显著，$LDH_2/LDH_1<1$。

2. 肝疾病，如急、慢性肝炎，肝硬化，肝癌等 LDH_5 增高，阻塞性黄疸 LDH_4 和 LDH_5 均增高，但以 LDH_4 增高多见。

3. 癌肿、消化道肿瘤 LDH_5 增高为主，但有时 LDH_3、LDH_4、LDH_5 同时增高；肺癌以 LDH_3 增高为主；白血病以 LDH_2、LDH_3 增高为主。

二、心肌蛋白检测

（一）肌钙蛋白 T 测定

肌钙蛋白是心肌内的调节蛋白，有三种亚单位：肌钙蛋白 T(TnT)、肌钙蛋白 C(TnC)、肌钙蛋白 I(TnI)组成。当心肌损伤时，TnT 释放出来，TnT 测定可反映心肌受损的程度，对诊断 AMI 极为重要。

【参考值】 ELISA 法：0.02～0.13μg/L >0.2μg/L 为诊断临界值。

【临床意义】

1. AMI 发病后 3～6 小时升高，10～24 小时达高峰，10～15 天恢复正常。肌钙蛋白 T 测定不仅有早期诊断 AMI 的价值，而且在 AMI 的亚急性期也有较高的诊断价值，其特异性明显优于 CK-MB 和 LDH。

2. 不稳定型心绞痛升高则提示有小范围心肌梗死的可能。

（二）肌红蛋白测定

肌红蛋白(Mb)存在于心肌和骨骼肌中,AMI 后心肌组织中的 Mb 进入血液循环中,经肾由尿排出。故测定 Mb 可用于诊断急性心肌梗死。

【参考值】 成人男性 <80μg/L 成人女性 <60μg/L

【临床意义】 AMI 发病后 0.5 ~2.0 小时开始升高,5 ~12 小时达高峰,18 ~30 小时恢复正常,是 AMI 早期诊断指标。Mb 升高尚见于急性肌损伤、肾衰竭、心力衰竭和肌病等。

第六节 其他血清酶检测

一、酸性磷酸酶检测

酸性磷酸酶(acid phosphatase,ACP)主要来自前列腺,称前列腺酸性磷酸酶(PAP),它可被酒石酸抑制;还可来自骨、肝、脾、红细胞、血小板等,称非前列腺酸性磷酸酶,不被酒石酸抑制。男性 ACP 一半来自前列腺;女性 ACP 主要来自肝、红细胞、血小板。

【参考值】 ACP 0 ~9 U/L PAP 0 ~3 U/L (速率法)

【临床意义】

1. 前列腺癌特别是转移性前列腺癌,ACP 明显增高,而 PAP 对前列腺癌的诊断更敏感。
2. 前列腺肥大症、前列腺炎 ACP 增高。
3. 原发性骨肿瘤、恶性肿瘤骨转移、代谢性骨病、肝病、白血病、溶血等也增高。

二、淀粉酶及其同工酶检测

淀粉酶(AMS)主要由胰腺和唾液腺分泌,其中来源于胰腺的为淀粉酶同工酶 P(P 型),来源于腮腺的为淀粉酶同工酶 S(S 型)。AMS 随血液循环于尿中排出。

【参考值】

Somogyi 法:血清淀粉酶 400 ~1800U/L 尿液淀粉酶 <1000U/L

淀粉酶同工酶:血清 S 型为 45% ~70% P 型为 30% ~55%

【临床意义】

1. 血清淀粉酶增高 ①急性胰腺炎:急性胰腺炎一般于发病后 6 ~12 小时血清 AMS 开始升高,3 ~5 天后恢复正常;②慢性胰腺炎、胰腺癌、急性阑尾炎、溃疡病穿孔、肠梗阻等;③肾功能障碍:血淀粉酶增高,尿淀粉酶降低;④各种肝病:血、尿淀粉酶常同时降低。

2. 淀粉酶同工酶 ①S 型增高:见于腮腺炎、肺癌、卵巢癌等;②P 型增高:见于急性胰腺炎、慢性胰腺炎急性发作等。

第七节 血 气 分 析

血气分析(analysis of blood gas)与酸碱指标测定是临床急救和监护病人的一组重要的生化指标,尤其对呼吸衰竭和酸碱平衡紊乱病人的诊断治疗起着关键的作用。

【参考值】 见表 5-6-2

表 5-6-2 血气分析测定参考值

主要指标	参考值
酸碱度(pH)	7.35~7.45
二氧化碳分压(PCO_2)	4.65~6.0kPa(35~45mmHg)
氧分压(PO_2)	10.0~13.3kPa (70~100mmHg)
二氧化碳结合力(CO_2-Cp)	22~31mmol/L
二氧化碳总量(TCO_2)	24~32mmol/L
标准碳酸氢盐(SB)	22~27mmol/L
缓冲碱(BB)	45~55 mmol/L
碱剩余(BE)	-2.3~+2.3mmol/L
氧饱和度(SO_2)	95%~98%
血阴离子差额(AG)	8~16mmol/L,平均12mmol/L

【临床意义】 见表5-6-3。

表 5-6-3 酸碱平衡紊乱血气分析鉴别

类别		pH	PCO_2	HCO_3^-	BE	K^+	Cl^-	AG
呼吸性酸中毒	代偿性	N	↑	↑	↑			
	失代偿	↓	↑↑	↑	↑↑	↑	↓	
呼吸性碱中毒	代偿性	N	↓	↓	↓			
	失代偿	↑	↓↓	↓	↓↓	↓	↑	
代谢性酸中毒	代偿性	N	↓	↓	↓			
	失代偿	↓	↓	↓↓	↓↓	↑	↑或N	↑或N
代谢性碱中毒	代偿性	N	↑	↑	↑			
	失代偿	↑	↑	↑↑	↑↑	↓	↓	↑
呼吸性酸中毒合并代谢性酸中毒		↓↓	↑	↓	↓	↑	↑	↑
呼吸性碱中毒合并代谢性酸中毒		↑↑	↓	↑	↑	↓	↓	N或↑
呼吸性酸中毒合并代谢性碱中毒		○	↑↑	↑↑	↑↑	N	↓	N
代谢性酸中毒合并呼吸性碱中毒		○	↓↓	↓↓	↓↓	N	N	↑
代谢性碱中毒合并代谢性酸中毒		○	N	○	N	↓	N	↑

○-不定;N-正常;↑-升高;↓-降低

第八节 内分泌激素检测

下丘脑和垂体、甲状腺和甲状旁腺、肾上腺皮质和髓质、睾丸和卵巢、以及胰腺、胃肠道和心脏等均是体内分泌激素的主要组织。激素可作用于特定的靶细胞,与靶细胞受体结合后引起一系列生化反应,从而调节机体的新陈代谢和诸多的生理功能。

一、甲状腺和甲状旁腺激素检测

(一) 甲状腺素和游离甲状腺素测定

甲状腺素(T_4)以两种形式存在:一种与蛋白质(甲状腺结合球蛋白,TBG)结合,为结合型T_4;另一种呈游离状态,为游离型甲状腺素(FT_4),结合型与游离型之和为血清总T_4(TT_4),T_4不能进入外周组织细胞,只有转变为FT_4后才可进入细胞发挥其生理功能,故测定FT_4比测定T_4意义更大。

【参考值】 RIA:T_4为65～155nmol/L　FT_4为10.3～31.0pmol/L

【临床意义】

1. 增高　甲状腺功能亢进症、先天性甲状腺结合球蛋白增多症、口服避孕药、雌激素、原发性胆汁性肝硬化等。

2. 减低　甲状腺功能减退症、肾衰竭、糖尿病酮症酸中毒、恶性肿瘤、心力衰竭等。

3. 观察甲亢和甲减治疗效果,T_4/TBG比值比T_4更灵敏。

(二) 三碘甲腺原氨酸和游离型三碘甲腺原氨酸测定

三碘甲腺原氨酸(T_3)以两种形式存在:一种与蛋白质(甲状腺结合球蛋白)结合,为结合型T_3;另一种呈游离状态,为游离型T_3(FT_3),结合型与游离型之和为血清总T_3(TT_3),T_3不能进入外周组织细胞,只有转变为FT_3后才可进入细胞发挥其生理功能,故测定FT_3比测定T_3意义更大。

【参考值】 RIA:T_3为1.54～3.08nmo/L　FT_3为3.2～10.4pmo/L

【临床意义】

1. 判定甲状腺功能　甲亢时T_3和FT_3升高;甲减时T_3和FT_3降低。其中FT_3对甲亢的诊断较为敏感,是诊断T_3型甲亢特异的指标。

2. 观察甲亢和甲减药物治疗的效果。

3. 与T_4同时测定可作为T_3型及T_4型甲亢鉴别的特异方法:T_3型甲亢T_3升高,T_4正常;T_4型甲亢T_4升高,T_3正常。

(三) 甲状旁腺激素测定

甲状旁腺激素(parthyroid hormone,PTH)是由甲状旁腺合成和分泌的一种多肽激素。PTH的主要生理功能是拮抗降钙素,促进骨的转换,动员骨钙释放,加快磷酸盐的排出,加快维生素D的活化等。

【参考值】 1～10pmol/L(免疫化学发光法)

【临床意义】

1. 增高　见于原发性和继发性甲状旁腺功能亢进症、佝偻病、骨软化症、慢性肾病等。

2. 减低　见于甲状旁腺萎缩、恶性肿瘤骨转移、非甲状旁腺性高血钙等。

二、肾上腺皮质激素检测

(一) 尿17-羟皮质类固醇和17-酮皮质类固醇测定

尿17-羟皮质类固醇(17-hydroxycorticosteroid,17-OH)为肾上腺所分泌的激素,其尿中排出量可反映肾小腺皮质的功能。尿17-酮皮质类固醇(17-ketosteroid,17-KS)是肾上腺皮质激素及雄性激素的代谢产物,尿17-KS含量高低在女性或儿童反映肾上腺皮质功能,在成年男性则反映肾上腺皮质或睾丸的功能状态。

【参考值】 小儿随年龄增高而逐渐升高,至青春期达到成人水平;15岁以前无性别差异,60~70岁的老年人较中年人为低。

尿17-OHCS(化学法) 男性为8.2~27.6μmol/24h
女性为5.5~22.1μmol/24h

尿17-KS(化学法) 男性为28~76μmol/24h
女性为21~52μmol/24h

【临床意义】

1. 尿17-OHCS

(1)增高:常见于肾上腺皮质增生引起的功能亢进,肾上腺皮质肿瘤、肥胖症、甲状腺功能亢进症、大量激素治疗过程中,大面积烧伤、大手术等。

(2)降低:常见于肾上腺皮质功能减退,如Addison病、某些慢性病如肝病、结核等。

2. 尿17-KS

(1)增高:常见于肾上腺皮质功能亢进,腺垂体功能亢进、肾上腺皮质癌或睾丸癌等。

(2)降低:见于肾上腺皮质功能减低、腺垂体功能减低、男性性功能减低等。

(二)血皮质醇和尿游离皮质醇测定

皮质醇主要由肾上腺皮质的束状带及网状带细胞所分泌。皮质醇进入血液后大部分与血中的肾上腺皮质激素结合球蛋白(CBG)及清蛋白等结合,游离的皮质醇甚少,只有当血中皮质醇大量增加时才出现游离型皮质醇(血F),并由尿排泄(尿F)。皮质醇的分泌受ACTH的控制。

【参考值】 血F:早晨8时为140~630nmol/L
下午4时为80~410nmol/L
晚8时小于早晨8时的50%
尿F:30~276nmol/24h

【临床意义】

1. 增高或节律异常 见于肾上腺皮质功能亢进(如Cushing综合征)、异位ACTH综合征、单纯性肥胖、应激反应、高皮质醇结合球蛋白血症等。

2. 降低 见于肾上腺皮质功能减低、某些药物影响(如苯妥英钠、水杨酸)等。

(三)血浆和尿醛固酮测定

醛固酮(aldosterone,Ald)是由肾上腺皮质的球状带细胞所分泌,受肾上腺素-血管紧张素系统调节。在血液中主要以游离状态存在和运输,它在肝内被降解,由尿排出。

【参考值】

血浆Ald:

	卧位	立位
普通饮食	238.6±104pmol/L	418.9±245pmol/L
低钠饮食	646.6±333.4pmol/L	945.6±49lpmol/L

尿Ald:普通饮食24小时尿中醛固酮排出量为21.36±7.2nmol/24h,范围为9.4~

35.2nmol/24h。

【临床意义】

1. 增高　见于原发性和继发性醛固酮增多症，前者由肾上腺皮质增生、腺瘤或癌所引起；后者见于心力衰竭、肝硬化、肾病综合征、多胎妊娠、创伤、手术、高血压、甲亢和长期低钠饮食等。

2. 降低　见于肾上腺皮质功能减低（如 Addison 病）、原发性单一醛固酮减少症、自主神经功能紊乱、高钠饮食、妊娠高血压综合征、恶性葡萄胎、宫内死胎等。

三、肾上腺髓质激素检测

（一）尿儿茶酚胺测定

儿茶酚胺（catecholamine，CA）包括肾上腺素、去甲肾上腺素和多巴胺，血液中 CA 主要来源于交感神经和肾上腺髓质，它们都由尿排出。

【参考值】　71～229.5nmol/24h（微柱法）

【临床意义】　增高见于嗜铬细胞瘤、交感神经母细胞瘤、心肌梗死、原发性高血压发作期、肾上腺髓质增生等。

（二）尿香草扁桃酸测定

香草扁桃酸（vanillylmandelic acid，VMA）是肾上腺素和去甲肾上腺素代谢产物，由尿排出。

【参考值】　20～50μmol/24h（化学比色法）

【临床意义】　嗜铬细胞瘤病人，尿 VMA 明显升高，神经母细胞瘤和交感神经细胞瘤病人也见增高。但阵发性发作病人在非发作期可以正常。

第七章

临床常用免疫学检查

临床免疫学检查主要是通过检测血清(体液)中有无特异性抗原或抗体,以协助诊断和治疗疾病。

第一节　血清免疫球蛋白检测

一、血清免疫球蛋白的分类

免疫球蛋白(immunoglobulin,Ig)通常是指具有抗体活性和(或)与抗体结构相似的一类球蛋白。是由浆细胞产生,存在于机体的血液、体液和某些细胞(如淋巴细胞)的胞膜上。根据免疫球蛋白的重链结构的不同,可将免疫球蛋白分为五类即 IgG、IgA、IgM、IgD、IgE。

二、血清免疫球蛋白的检查与临床意义

【参考值】 IgG 7.6～16.6g/L
IgA 0.71～3.35g/L
IgM 0.48～2.12g/L
IgD 0.01～0.04g/L
IgE 0.001～0.009g/L

【临床意义】 正常人血清中各类免疫球蛋白的含量随年龄变化,但含量恒定。患某些疾病时出现 Ig 异常,表现为过高、过低,或产生无抗体活性的 Ig。

1. 各类 Ig 的含量增高　常见于慢性感染、慢性肝炎、肝癌、淋巴瘤及自身免疫性疾病(系统性红斑狼疮、类风湿性关节炎)。

2. 单一类型 Ig 的含量增高　常见于免疫增殖性疾病,如分泌型多发性骨髓瘤、巨球蛋白血症(IgM 增高)等。

3. Ig 含量的降低或缺乏　见于先天性或获得性体液免疫缺陷病、联合免疫缺陷病。最多见者是缺乏 IgA,病人易反复呼吸道感染,缺乏 IgG 易患化脓性感染,缺乏 IgM 易患革兰阴性菌败血症。此外,还见于长期接受免疫抑制剂治疗的病人。

第二节　血清补体检测

一、补体的命名与性质

补体(complement,C)是存在于人或动物体液中的一组与免疫有关并具有酶原活性的球蛋白。它由传统途径的9种成分C1～C9,旁路途径的3种成分及其衍生物、B、D、P、H、I等因子组成。补体、体液因子和免疫细胞共同参与抗感染免疫过程,也与某些自身免疫性疾病的发病机制有关。补体测定分两类,即总补体活性和单一成分的定量。

二、血清总补体溶血活性测定

血清总补体溶血活性(total hemolytic complement activity,CH_{50})主要反映补体传统途径(C1～C9)活化的活化程度。

【参考值】　50～100U/ml(试管法)

【临床意义】

1. CH_{50}增高　见于各种急性炎症、某些恶性肿瘤、组织损伤。

2. CH_{50}降低　见于肾小球肾炎、自身免疫性疾病、感染性心内膜炎、急性乙型病毒性肝炎、慢性肝病等。

三、血清补体C3测定

补体C3(complement C3,C3)是一种β_2-球蛋白,它主要由肝细胞合成与分泌,在补体系统中含量最丰富,是传统途径和旁路途径被激活的关键成分。

【参考值】　(0.8±1.6)g/L(单向免疫扩散法)

【临床意义】　C3的消长与总补体基本一致,但更敏感。

四、补体C4检测

补体C4是一种β_1-球蛋白,为补体传统途径活化过程中的中间成分,在补体活化、促进吞噬、防止免疫复合物沉着和中和病毒等方面发挥作用。

【参考值】　(0.43±0.64)g/L(单向免疫扩散法)

【临床意义】

1. 增高　见于风湿热、结节性动脉周围炎、皮肌炎、关节炎和组织损伤等。

2. 降低　见于自身免疫性肝炎、狼疮性肾炎、SLE、类风湿关节炎、IgA性肾病等。

第三节　细胞免疫的检测

人体的淋巴细胞分为T、B和NK等细胞群,它们又分别有若干亚群,各有其特异的表面标志和功能。临床上各种免疫性疾病均可出现不同群淋巴细胞数量和功能的变化。对它们进行检测可用以判断机体的细胞免疫功能。

一、T 细胞免疫功能检测

（一）E 玫瑰花结形成试验（又称 E 花环试验）

T 细胞表面有绵羊红细胞（SRBC）受体，可与 SRBC 结合形成花结样细胞，称为 E 玫瑰花结形成试验（erythrocyte rosette formation test，ERFT）。本试验用于检测 T 细胞的数量。根据检测时形成花结的时间不同（立即、30 分钟、2 小时），分为活化花结形成细胞（activated E rosette formatron cell，EaRFC）试验、稳定花结形成细胞（EsRFC）试验和总花结形成细胞（EtRFC）试验。

【参考值】 EaRFC 为（23.6±3.5）%
EsRFC 为（3.3±2.6）%
EtRFC 为（64.4±6.7）%

【临床意义】

1. 增高 见于甲状腺功能亢进症、淋巴细胞性甲状腺炎、重症肌无力、器官移植排斥反应等。

2. 降低 见于免疫缺陷性疾病，如免疫性疾病、恶性肿瘤、某些病毒感染、多发性神经炎、大面积烧伤、淋巴增殖性疾病。

（二）T 细胞转化试验（又称淋转试验）

T 淋巴细胞被植物血凝素（PHA）或刀豆蛋白 A（ConA）刺激可转化为淋巴母细胞，计数淋巴细胞及转化的淋巴母细胞的数量，求出转化的百分率。本试验反映 T 细胞的免疫功能。

【参考值】 转化百分率为（60.1±7.6）%

【临床意义】 降低同 E 玫瑰花结形成试验。但 Down 综合征时明显增高。本试验除反映机体的细胞免疫水平外，也用以估计疾病的疗效和预后：如用免疫增强剂治疗恶性肿瘤或慢性白色念珠菌病，转化率由低至正常，表示有疗效，且预后较好。

（三）T 细胞分化抗原的测定

根据 T 细胞膜表面分化抗原（cluster differentiation，CD）不同将 T 细胞分为多个亚群，例如 CD_3 代表总 T 细胞，CD_4 代表 T 辅助细胞（T_H），CD_8 代表 T 抑制细胞（T_S）等。不同亚群的细胞常为功能不同的细胞。

【参考值】

免疫荧光法（IFA）：CD_3 为 63.1%±10.8%
CD_4（T_H）为 42.8%±9.5%
CD_8（Ts）为 19.6%±5.9%
CD_4/CD_8（T_H/Ts）为（2.2±0.7）/1

流式细胞术：CD_3 为 61%～85%
CD_4 为 28%～58%
CD_8 为 19%～48%
CD_4/CD_8 为 0.9～2.0/1

【临床意义】

1. CD_3 降低 见于自身免疫性疾病，如类风湿关节炎、SLE 等。

2. CD_4 降低 见于恶性肿瘤、艾滋病、应用免疫抑制剂、遗传性免疫缺陷症等。

3. CD_8 减低　见于自身免疫性疾病或变态反应性疾病等。

4. CD_4/CD_8 比值　CD_4/CD_8 比值增高,见于恶性肿瘤、自身免疫性疾病、病毒性感染、变态反应等,如监测器官移植排斥反应时 CD_4/CD_8 比值增高预示可能发生排斥反应;CD_4/CD_8 比值减低,见于艾滋病。

5. CD_3、CD_4、CD_8 较高且有 CD_1、CD_2、CD_5、CD_7 增高:可能为 T 细胞型急性淋巴细胞白血病。

二、B 细胞免疫功能的检测

(一) B 细胞膜表面免疫球蛋白的测定

B 细胞表面有一种特征性的免疫球蛋白(surface membrane immunoglobulin,SmIg)。早期的前 B 细胞表达 IgM,成熟的 B 细胞表达 IgD、IgM 或 IgA、IgE 等。求出各类 Smlg 细胞的百分数,其总和为血液中 B 细胞的百分率。

【参考值】

IFA 法:Smlg 阳性细胞均值为 21%(16% ~28%)

SmIgG 为 7.1%(4% ~13%)

SmIgM 为 8.9%(7% ~13%)

SmIgA 为 2.2%(1% ~4%)

SmlgD 为 6.2%(5% ~8%)

SmIgE 为 0.9%(1% ~1.5%)

【临床意义】

1. 增高　见于慢性淋巴细胞白血病、多毛细胞白血病、原发性巨球蛋白血症(SmIgM 阳性细胞可高达 78%)。

2. 降低　见于免疫缺陷性疾病。

(二) 红细胞-抗体-补体花结形成试验(又称 EAC 花环试验)

B 细胞表面有 IgG 的 FC 受体和补体受体等。鸡(羊)红细胞经相应的抗红细胞抗体(EA)致敏后,与 B 细胞混合,EA 的 Fc 段与 B 细胞表面的 Fc 受体结合所形成的花结样细胞称为 EA 花结形成细胞(EA-RFC);如在 EA 致敏红细胞中再加入补体,与 B 细胞表面的补体受体结合,则形成 EAC 花结形成细胞(EAC-RFC);B 细胞表面还具有小鼠红细胞受体,能与小鼠红细胞结合,形成鼠红细胞花结(M-RFC)。这组试验总称为红细胞-抗体-补体花结形成试验。

【参考值】　EA-RFC 为 8% ~12%

EAC-RFC 为 8% ~12%

M-RFC 为 8.5 ±2.8%

【临床意义】

1. 增高　见于淋巴增殖性疾病,如慢性淋巴细胞白血病、多毛细胞白血病等。

2. 降低　见于免疫缺陷性疾病,如原发性和继发性免疫缺陷病等,尤以 M-RFC 降低更明显。

(三) B 细胞分化抗原的测定

应用 CD_{19} 等单克隆抗体,CD_{19} 等分别与 B 细胞表面抗原结合,求出 CD_{19} 等阳性细胞百分率和 B 淋巴细胞数。

【参考值】 CD_{19}11.74±3.37%（流式细胞术）

【临床意义】

1. 增高 见于急性淋巴细胞白血病（B 细胞型，且有 SmIg、HLA-D 表达）、慢性淋巴细胞白血病和 Burkitt 淋巴瘤等。

2. 降低 见于无丙种球蛋白血症、使用化疗或免疫抑制剂后。

三、自然杀伤细胞免疫功能的检测

（一）自然杀伤细胞活性的测定

自然杀伤细胞（NK）能直接杀伤靶细胞，如肿瘤细胞或受病毒感染的细胞等，它的活性与机体免疫功能、抗肿瘤活性有关。

【参考值】 ^{51}Cr 释放法 自然释放率＜10%～15%

自然杀伤率为 47.6%～76.8%

^{51}Cr 利用率为 6.5%～47.8%

酶释放法 细胞毒指数为 27.5%～52.5%

流式细胞术法 13.8%±5.9%

【临床意义】 NK 细胞活性可作为判断机体抗肿瘤和抗病毒感染的指标之一。在血液系统肿瘤、实体瘤、免疫缺陷病、艾滋病和某些病毒感染病人，NK 活性减低；宿主抗移植物反应者，NK 活性升高。

（二）抗体依赖性细胞毒作用的测定

抗体依赖性细胞毒作用（antibody dependent cell-mediated cytotoxicity，ADCC）的特异性是由抗体所决定的。NK 细胞表面有抗体 Fc 受体，当靶细胞与相应的抗体结合后，抗体被激活，NK 细胞得以与抗体的 Fc 段结合，引起靶细胞的杀伤与破坏。

【参考值】 ^{51}Cr 释放法：^{51}Cr 释放率＜10% 为阴性；10%～20% 为可疑阳性；＞20% 为阳性。

溶血空斑法 ＜5.6% 为阴性

【临床意义】

1. 增高 见于自身免疫性疾病，如自身免疫性血小板减少症、自身免疫性溶血性贫血、免疫性粒细胞缺乏症，甲状腺功能亢进，移植排斥反应等。

2. 降低 见于恶性肿瘤、免疫缺陷病、慢性肝炎、肾功能衰竭等。

第四节 自身免疫性疾病的检查

一、类风湿因子测定

类风湿因子（rheumatoid factor，RF）是变性 IgG 刺激机体产生的一种自身抗体，主要存在于类风湿性关节炎病人的血清和关节液内。

【参考值】 阴性

【临床意义】 本试验主要用于类风湿性关节炎的辅助诊断，其阳性率达 80% 以上，是类风湿性关节炎诊断标准之一。本试验特异性不高，阳性尚可见于其他自身免疫性疾病如皮肌炎、硬皮病、慢性肝炎、SLE、自身免疫性溶血贫血等，故应结合其他临床资料进行鉴别。

二、抗核抗体的检查

抗核抗体（antinuclear antibody，ANA）是一种泛指抗各种细胞核成分的自身抗体，它是血清中存在的一类和自身组织细胞的细胞核发生反应的自身抗体的总称。

【参考值】 阴性，血清滴度 >1∶40 为阳性。

【临床意义】 未经治疗的系统性红斑狼疮阳性率可达 96%。因此，未经治疗疑似系统性红斑狼疮者，经多次检查均为阴性，可排除本病。此检查还可作为估计病情动向的指标。但本检查特异性较差，风湿性关节炎、进行性全身硬化症、皮肌炎、慢性肝炎等也可呈阳性。

第五节　肿瘤标志物的检测

肿瘤标志物是由肿瘤细胞本身合成、释放或者是由机体对肿瘤细胞反应而产生的一类物质，存在于血液、细胞、组织或体液中。检测肿瘤标志物的目的：肿瘤普查、辅助诊断、观察疗效和判断预后。

一、肿瘤标志物的分类

肿瘤标志物的分为：①蛋白类肿瘤标志物，如甲胎蛋白、癌胚抗原、癌抗原 125、组织多肽抗原、癌抗原 15-3、前列腺特特抗原、鳞状上皮细胞癌抗原等；②糖脂类肿瘤标志物，如癌抗原-50、癌抗原 72-4、糖链抗原 19-9 等；③酶类肿瘤标志物，如前列腺酸性磷酸酶、神经元特异性烯醇化酶、异常凝血酶原、α-L-岩藻糖苷酶等。

二、常见肿瘤标志物的检测及临床意义

（一）甲胎蛋白测定

甲种胎儿球蛋白（alpha fetoprotein，AFP）是在胎儿早期由卵黄囊和肝脏合成的一种糖蛋白。出生后几周内消失。当肝细胞或生殖腺胚胎组织发生恶性病变时，原来已丧失合成 AFP 能力的细胞又重新开始合成，以致血中 AFP 含量明显升高。

【参考值】 <20μg/L（RIA 或 ELISA 法）

【临床意义】 增高：主要见于原发性肝癌，诊断阈值为超过 300μg/L。生殖腺胚胎癌（睾丸癌、卵巢癌、畸胎瘤等）、胃癌或胰腺癌时，血中 AFP 含量也可升高。病毒性肝炎、肝硬化时 AFP 一过性升高（20～200μg/L），常随转氨酶恢复而降低，如转氨酶恢复正常而 AFP 增高，应考虑癌变之可能。妊娠 3～4 个月，孕妇 AFP 开始升高，7～8 个月达高峰，以后下降，但多低于 300μg/L。

（二）癌胚抗原的测定

癌胚抗原（carcinoembryonic antigen，CEA）是一种由胎儿肠道及内胚层细胞合成的一种糖蛋白。出生后含量极低。但在部分恶性肿瘤病人的血清中又可发现 CEA 含量有异常升高，它对肿瘤的诊断、预后、复发判断有意义。

【参考值】 <15μg/L（RIA 或 ELISA 法）

【临床意义】

1. 辅助恶性肿瘤诊断 多数恶性肿瘤,尤其胃肠道肿瘤、肺癌、乳腺癌等,血清 CEA 含量明显升高,阳性率可达 60% ~100%。

2. 观察疗效,推测预后 血清 CEA 增高的肿瘤病人,经手术切除及抗癌药物治疗好转时,其 CEA 含量逐渐降低;相反,CEA 继续增高;复发者,已下降的 CEA 可再度升高。若 CEA 水平持续升高,或其数值超过正常 5 ~6 倍,提示预后不良。

(三) 癌抗原 125 测定

癌抗原 125(cancer antigen 125,CA125)为一种糖蛋白性肿瘤相关抗原,存在于卵巢肿瘤的上皮细胞内。

【参考值】 男性及 50 岁以上女性低于 2.5 万 u/L;20 ~40 岁女性低于 4.0 万 u/L(RIA)。

【临床意义】 卵巢癌病人血清 CA125 水平明显升高,其阳性率可达 97%,故对诊断卵巢癌有较大临床价值,尤其对观察疗效和判断复发较为灵敏。其他癌症,如宫颈癌、乳腺癌、肺癌、胰腺癌、肝癌、胆道癌、胃癌、结肠直肠癌等也有一定的阳性反应。

(四) 癌抗原 15-3 测定

癌抗原 15-3(cancer antigen15-3,CA15-3)在乳腺癌病人的血清中可见 CA15-3 的水平明显升高,所以对乳腺癌有重要的辅助诊断作用,但其特异性有限。

【参考值】 RIA 法和化学发光免疫分析(CLIA)法:<2.5 万 u/L。

【临床意义】 CA15-3 可明显升高见于乳腺癌、转移性卵巢癌、结肠癌等。临床常用于观察乳腺癌治疗后有无复发及监测乳腺癌的转移。

(五) α-L-岩藻糖甙酶测定

α-L-岩藻糖甙酶(a-L-fucosidase,AFU)广泛存在于人体组织细胞、血液和体液中,在原发性肝癌病人血清中增高,是原发性肝癌的标志物之一。

【参考值】 234 ~414μmol/L(ELISA 法和分光光度连续监测法)。

【临床意义】 原发性肝癌病人血清 AFU 水平增高,与 AFP 联合检测可提高原发性肝癌诊断阳性率达 93.1%。动态观察对判断肝癌疗效、预后、复发有重要意义。转移性肝癌、乳腺癌、肺癌、子宫癌、卵巢癌,肝硬化、慢性肝炎、消化道出血等也有不同程度的增高。

第六节 感染免疫的检测

一、细菌感染免疫的检测

(一) 血清抗链球菌溶血素"O"的试验

溶血素"O"是一种 A 群溶血性链球菌所产生的毒素,有抗原性,机体感染 A 群溶血性链球菌后 2 ~3 周可产生相应的抗体,称抗链球菌溶血素"O"(anti-streptolysin"O"test,抗 O 或 ASO)。

【参考值】 阴性 滴度<1:400

【临床意义】 血清抗体效价>1:400,提示机体受过链球菌感染;抗体效价逐渐升高对活动性风湿热、急性肾炎诊断意义更大。

（二）血清C-反应蛋白测定

C-反应蛋白(CRP)是一种由肝脏产生的急性期反应蛋白，能激活补体，促进吞噬并具有其他免疫调控作用。因它能与肺炎球菌菌体的C多糖起沉淀反应，故称CRP。血清CRP测定有助于对炎症、组织坏死、恶性肿瘤等诊断及疗效观察。

【参考值】 免疫扩散法：定量<10mg/L 定性试验阴性

【临床意义】 各种急、慢性细菌感染，组织损伤，手术创伤，心肌梗死、恶性肿瘤等CRP均升高，随病情好转可迅速恢复正常，故可用于观察疾病的活动情况。

（三）肥达反应

人体被伤寒沙门菌感染后，该菌菌体"O"抗原和鞭毛"H"抗原，刺激人体产生相应抗体。副伤寒杆菌分甲(A)、乙(B)和丙(C)三型，它们均有各自的鞭毛抗原，这些抗原在人体内可产生各自相应的抗体。肥达反应(WR)是利用伤寒和副伤寒沙门菌菌液为抗原，检测病人血清中有无相应抗体的一种凝集试验。常用于伤寒、副伤寒的辅助诊断。

【参考值】 直接凝集法 伤寒肥达反应O<1:80 H<1:160

副伤寒肥达反应A、B、C均<1:80

【临床意义】

1. 病人血清抗体于发病后1周开始出现，1周时阳性率约5%～20%，第2周后逐渐增高，第4周达90%，以后逐渐下降。因此，追踪检查其效价有无递增，常作为近期感染本病的指征，但凝集效价的高低，不能作为伤寒、副伤寒的疗效指标。

2. O、H效价均增高，可诊断为伤寒；O及A、B、C中一项增高可诊断为副伤寒。应用抗生素或免疫抑制剂可影响抗体效价，故阴性者不能排除本病。

3. 曾感染过伤寒或接种过伤寒疫苗，而近期又感染了布氏杆菌或流感者，可产生高H低O的凝集效价，此称"回忆反应"。结核、败血症、斑疹伤寒、病毒性肝炎等也有此现象。因此，单有高H、低O，临床意义不大。

（四）幽门螺杆菌抗体测定

【参考值】 阴性(金标免疫斑点法)

【临床意义】 HP-Ah阳性见于胃、十二指肠幽门螺杆菌感染，如胃炎、胃溃疡和十二指肠溃疡等，其敏感性大于90%，特异性为85%。

（五）其他免疫检测

布氏杆菌病凝集试验诊断布氏杆菌感染；结核分枝杆菌抗体和DNA测定诊断结核分枝杆菌感染；流行性脑脊髓膜炎(由脑膜炎双球菌所致)抗体测定等。

二、病毒感染免疫检测

（一）嗜异性凝集试验及吸收试验

传染性单核细胞增多症系由EB病毒感染所致。本病病人血清中可出现一种凝集异种动物(如绵羊)红细胞的抗体，称IgM嗜异性抗体。利用嗜异性凝集试验(Paul-Bunnell test)检测该抗体可作辅助诊断。

【参考值】 阴性或凝集效价低于或等于1:7(红细胞凝集法)

【临床意义】 EB病毒感染后2～3周嗜异性抗体效价达高峰，常>1:56；以后下降，3个月后消失；但也有病人可延续到6～12个月。若第一次检测效价增高不明显，而追踪检查时效价上升4倍以上,更有诊断价值。本试验为非特异性试验,效价增高也可见于血清病、霍奇金病和日本血吸虫病急性期等,可用吸收试验加以鉴别。

(二)汉坦病毒抗体IgM测定

【参考值】 阴性(ELISA法)

【临床意义】 肾综合征出血热(hemorrhnagic fever with renal syndrome,HFHS)的病原体是汉坦病毒(Hantavirus,HTV)。抗-HTV IgM是感染HTV后出现于病人血清中的一种特异性抗体。感染HIV4~5天后即可在血清中检出抗-HTV IgM,7~10天达高峰,抗-HTV IgM阳性率可达95%,其后开始下降。所以检测抗-HTV IgM有助疾病早期诊断。

(三)其他病毒的免疫检测

流行性乙型脑炎病毒抗体IgM测定:流行性乙型脑炎病毒(披膜病毒科黄病毒属中的一种病毒)感染后早期可产生特异性IgM抗体,因此检测IgM抗体有助于早期诊断;人巨细胞病毒(一种疱疹病毒,有双链DNA)抗体和DNA测定诊断巨细胞病毒;柯萨奇病毒抗体和RNA测定柯萨奇病毒(Coxsackie virus,Cox为小RNA病毒,基因为单链RNA)。轮状病毒抗体和RNA测定轮状病毒(rotavirus属胃肠病毒科,基因由11个片段组成的双链RNA,是引起人病毒性胃肠炎最常见的病原体)。

三、寄生虫感染免疫检测

(一)弓形虫抗体和DNA测定

弓形虫感染为人畜共患性疾病,可引起中枢神经系统、眼的病变,也可引起流产。先天畸形等。弓形虫抗体(toxopla antibody)有IgM和IgG两型;它的核酸为DNA。

【参考值】 间接血凝试验、IFA法和ELISA法测定IgG、IgM均为阴性。PCR法测定DNA为阴性。

【临床意义】 IgM升高是近期感染的指标,IgG增高是既往感染的指标;双份血清IgG抗体滴度4倍以上增高或单份血清IgG抗体滴度≥1:512,提示近期感染可能性大。DNA阳性对弓形虫病的诊断有重要意义。

(二)疟原虫抗体和抗原测定

【参考值】 IFA法和ELISA法测定抗体为阴性;免疫印迹法测定抗原为阴性。

【临床意义】 疟原虫抗体阳性提示近期有疟原虫感染。但是疟原虫抗体检测阴性不足以否定疟疾,应做抗原检测或涂片法找疟原虫。此对回顾性分析、流行病学调查有意义。

(三)其他免疫检测

常用有日本血吸虫(schistosoma)抗体测定、囊虫抗体测定。

四、常见性传播性疾病的免疫检测

性传播疾病(STDs,简称性病),是一组通过性行为传播的侵犯皮肤、性器官和全身多脏器损害的疾病。常见临床类型有:①艾滋病:是人类免疫缺陷病毒(HIV)引起的免疫缺陷病;②梅毒:由梅毒螺旋体梅毒亚种所致慢性性传播性疾病;③淋病:由淋病奈瑟菌引起的泌尿生殖系统化脓性炎性疾病;④非淋菌性尿道炎(NGU):是由沙眼衣原体和支原体等引起的尿道炎症;⑤生殖器疱疹与尖锐湿疣:分别由单纯疱疹病毒(HSV)和人类乳头瘤病毒(HPV)所致。

（一）艾滋病血清学检查

艾滋病（AIDS）由人类免疫缺陷病毒（HIV）引起，当机体感染 HIV 数周到半年后，绝大多数病人体内可出现抗-HIV。检测血清抗-HIV 是 AIDS 诊断的一个主要指标。

【参考值】 筛选试验：ELISA 法血清抗-HIV 阴性；快速蛋白印迹法血清抗-HIV 阴性。

确诊试验：蛋白印迹试验（WB）血清抗-HIV 阴性；RT-PCR 法检测 HIV-RNA 均为阴性。我国多采用前一种方法。

【临床意义】 筛选试验敏感性高，但特异性不高，有假阳性，故筛选试验阳性的病人需故确诊试验证实。确诊试验阳性并伴有临床症状者，诊断为艾滋病病人；无任何临床症状者，为 HIV 携带者。

（二）梅毒血清学检查

当机体感染梅毒螺旋体后，血清中可产生梅毒螺旋体抗体，包括非特异性抗体（反应素）和特异性抗体。检测梅毒螺旋体抗体有助于诊断。其中检测非特异性抗体的试验为初筛试验；检测梅毒螺旋体的特异性抗体的试验为确诊试验。

【参考值】

初筛试验：性病研究实验室试验（VDRL）阴性
　　不加热血清反应素试验（USR）阴性
　　快速血清反应素试验（RPR）阴性

确诊试验：梅毒螺旋体血凝试验（TPHA）阴性
　　荧光螺旋体抗体吸收试验（FTA-ABS）阴性

【临床意义】 定性的初筛试验敏感性高，操作简便，用于梅毒的筛选，但可出现假阳性，故初筛试验阳性应做确诊试验。确诊试验灵敏度高，特异性强，阳性可肯定梅毒的诊断。

（三）沙眼衣原体 IgG、IgM 抗体测定

沙眼衣原体（chlamydia trachomatis，CT）是衣原体中的一种，是引起性传播疾病常见病原体之一。CT 感染后于体内可出现 IgG、IgM 抗体。

【参考值】 IFA 法：CT-IgM 效价≤1∶32，CT-IgG≤1∶512，阳性结果应排除类风湿因子的干扰。金标免疫斑点法的敏感性和特异性可达 90% 以上。

【临床意义】 CT-lgM 出现较早，持续约一个月；阳性提示近期有 CT 感染，有利于早期诊断；CT-IgG 出现较晚，持续时间较长；提示曾有过 CT 感染。此外，CT 抗体阳性也可见于沙眼、成人包涵体结膜炎、非淋菌性尿道炎等。

五、其他感染免疫的检测

（一）外-斐反应

斑疹伤寒、落基山斑疹热、恙虫病等的病原体属立克次体，立克次体与变形杆菌 OX_{19}、OX_2、OX_K 有交叉抗原，利用变形杆菌 OX_{19}、OX_2、OX_K 菌株的菌体抗原作为诊断抗原来检测立克次体感染病人血清中的抗体，即为外-斐反应（WFR）。

【参考值】 凝集试验阴性　凝集效价≤1∶40

【临床意义】 斑疹伤寒类凝集素在发病后 5～12 天出现，2～3 周达高峰，恢复期迅速下降，5 个月后基本消失。凝集效价 >1∶160 时有诊断价值，效价递增，诊断意义更大。斑疹伤寒 OX_{19} 增高，落基山斑疹热 OX_{19}、OX_2 增高，恙虫病 OX_K 增高。

（二）冷凝集素试验

肺炎支原体引起的原发性非典型肺炎病人，血清中常含有高滴度的冷凝集素，它能与病人自身红细胞或“O”型人红细胞于0～4℃条件下起凝集反应，在37℃时已凝集的红细胞呈可逆性的完全散开，冷凝集试验有助于支原体肺炎的诊断。

【参考值】 直接凝集试验阴性或凝集效价<1:10

【临床意义】 非典型肺炎发病2周后，直接凝集试验阳性，凝集效价可达1:32或更高，4周达高峰，但阴性也不能排除本病。其他疾病，如阵发性寒冷性血红蛋白尿、肝硬化、疟疾、钩端螺旋体病、传染性单核细胞增多症等也可呈阳性，但效价均较低。

第七节 肝炎病毒感染的检查

病毒性肝炎主要有五型：即甲型（HA）、乙型（HB）、丙型（HC）、丁型（HD）、戊型（HEV），现知还有已型和庚型肝炎。

（一）甲型肝炎的检查

目前多以血清抗甲型肝炎病毒抗体（抗-HAV）测定作为诊断依据，包括抗HAV-IgG和抗HAV-IgM。①抗HAV-IgM在急性期早期即出现，是诊断甲型肝炎的特异性指标；②抗HAV-IgG阳性表示曾感染过HAV或接种过甲肝疫苗而获得免疫力。

（二）乙型肝炎的检查

乙型肝炎病毒（HBV）感染人体后，在血清中形成三种抗原-抗体系统：乙肝表面抗原（HBsAg）-抗体（抗-HBs）；乙肝e抗原（HBeAg）-抗体（抗-HBe）；乙肝核心抗原（HBcAg）-抗体（抗-HBc）。

1. HBsAg及抗-HBs　HBsAg阳性是HBV感染的标志，见于乙肝的潜伏期、急性期、慢性乙肝、乙肝病毒携带者、部分肝硬化和肝癌。抗-HBs阳性表示机体对乙肝病毒有一定抵抗力，见于急性乙肝恢复期，也见于HBV既往感染和乙肝疫苗接种后。

2. HBeAg和抗-Hbe　HBeAg阳性表明乙肝处于活动期，并有较强的传染性，HBeAg持续阳性，表明肝细胞损害较重，且可转为慢性乙型肝炎或肝硬化。乙肝急性期即出现抗-HBe阳性者，易进展为慢性乙肝，慢性活动性肝炎出现抗-HBe阳性者可进展为肝硬化；HBeAg与抗-HBe均阳性，且ALT升高时可进展为原发性肝癌。抗HBe阳性表示大部分乙肝病毒被消除，病毒复制水平低，病情趋于稳定和恢复，传染性较低。

3. HBcAg和抗-HBc　HBcAg存在于Dane颗粒的核心部位，其外面被乙型肝炎表面抗原所包裹，一般情况下血清中不易检测到游离的HBcAg。抗-HBc是反映HBV感染的重要指标，见于急、慢性乙肝和HBsAg携带者。高滴度（1:1000）的抗HBc-IgM说明近期感染，若持续阳性可有慢性化趋势；抗HBc-IgG阳性是既往感染的指标，持续高滴度则提示HBV在体内继续复制。

HBV五项指标（两对半）检测结果的意义见表5-7-1。

（三）丙型肝炎的检查

血清抗-HCV检查是诊断丙肝的主要依据。连续监测血清抗-HCV有助于鉴别慢性抑或自限性HCV感染。抗HCV-IgM阳性可确诊HCV早期感染。

（四）丁型肝炎的检查

丁肝抗原阳性表示有HDV感染，见于急、慢性丁型肝炎。抗HDV-IgM阳性表示急性或近期感染 HDV。慢性活动期滴度较低。

表 5-7-1　HBV 五项指标检测结果的意义

HBsAg	抗 HBs	HBeAg	抗 HBe	抗 HBc	临床意义
−	−	−	−	−	过去及现在均未感染 HBV
−	−	−	−	+	曾感染 HBV,急性 HBV 感染恢复期
−	−	−	+	+	同上
−	+	−	−	−	HBV 感染恢复或接种疫苗后
−	+	−	+	+	曾感染 HBV,急性 HBV 感染恢复期
+	−	−	−	+	急性 HBV 感染、慢性 HBV 携带者
+	−	−	+	+	急性 HBV 感染趋向恢复(小三阳)
+	−	+	−	+	急性或慢性乙肝,传染性强(大三阳)
+	−	−	−	−	急性 HBV 感染早期
+	−	+	−	−	急性 HBV 感染中期
−	−	+	−	−	急性 HBV 感染趋向恢复
+	−	+	+	+	同上
+	−	−	+	−	同上
−	−	−	+	−	HBV 感染已恢复
−	+	−	+	−	同上

(五) 戊型肝炎的检查

抗 HEV-IgM 阳性见于戊肝急性期,恢复期效价降低或消失。

(六) 庚型肝炎病毒标志物的检测

抗-HGV 阳性表示曾感染过 HGV,多见于输血后肝炎或使用血液制品引起的 HGV 合并 HCV 感染的病人。

第八节　冠状病毒感染的检测

冠状病毒是一种 ssRNA(+)病毒,在电镜下,病毒颗粒呈不规则形,直径约为 60 ~ 220nm,有包膜,其表面有梅花形的膜粒,状如皇冠,故称为冠状病毒(coronavirus)。颗粒中心在负染电镜下呈不定形态,核壳体呈疏松状态。包膜上有两种糖蛋白:一种是 S 蛋白,也是主要的抗原,能与受体结合,使细胞融合;另一种是 M 蛋白,参与包膜形成。冠状病毒只感染脊椎动物,与人和动物的许多疾病有关。人冠状病毒分别属于 OC43 和 229E 两个抗原型,它是引起人类上呼吸道感染的病原,占成人上呼吸道感染的 10% ~ 24%。常引起成人的普通感冒,也是成人慢性气管炎病人急性加重的重要病原。成人中 70% 中和抗体阳性。5 ~ 9 岁儿童有 50% 可检出中和抗体。

传染性非典型肺炎的严重急性呼吸系统综合征(severe acute respiratory sydrome,SARS)的病毒是一种新型的冠状病毒。病毒可以和 I 群冠状病毒的多克隆抗体发生反应。但对病毒的部分测序表明,SARS 病毒明显不同于其他冠状病毒群。和其他人类及动物冠状病毒相比,核酸序列相似性为 56% ~63%,氨基酸序列的相似性为 57% ~74%。

【血象】　白细胞计数一般不增高或减少,白细胞减少主要是淋巴细胞的渐进性减少且有异常形态变化；血小板减少；HDL、门冬氨酸酶、肌酸磷酸激酶升高。

【诊断方法】 诊断方法现有三种，样品处理须在 BSL-3（三级生物安全防护）实验室中进行，病毒培养和动物试验需要在 3 + 级的条件下进行：

1. 抗体检测 ELISA（IGM/IGA）方法可以可靠地检出出现临床症状 20 天后 SARS 病人血清中的病毒抗体。某些病人在 14 ~ 21 天时，已经可以检测到抗体。免疫荧光法检测可以检测出病毒感染 VERO 细胞 10 天后产生的 M 免疫球蛋白。

2. 分子检测方法 用逆转录多聚酶链式反应（RT-PCR）方法检测 SARS 病毒的核酸。目前已经发展到 7 对引物使用于检测过程中，检测样品包括血液、粪便、呼吸道分泌物。当对同一人体的不同样品，或对同一样品的重复检测结果均为阳性时，说明样品中存在 SARS 病毒；SARS 疑似病人样品检测结果阳性时，可明确诊断为 SARS 病人；健康人样品检测结果阳性时，可明确为 SARS 病毒感染者；检测结果为阴性时，不能作为排除 SARS 病例或疑似病例的依据。

3. 细胞培养方法 利用 VERO 细胞来检测 SARS 病人的呼吸道分泌物和血液样品，阳性结果表示 SARS 病人感染了冠状病毒，阴性结果不能作为排除 SARS 诊断的依据。

SARS 病毒的其他检测方法目前正在进一步研究之中。我国已成功开发出多种检测抗 SARS 病毒抗体的蛋白质芯片。

第八章

临床药物监测和毒品检测

第一节 临床药物监测

一、临床药物监测的概念

随着越来越多的药品用于临床,因用药不当发生不良反应者日益增多。临床药物监测是在临床药物治疗过程中,通过检测血中的药物浓度,再根据药物代谢动力学(简称药代动力学)原理和公式,调整给药方案,以达到满意的药物疗效,减少、减轻甚至避免药物不良反应的措施。

二、需要进行监测的药物

符合下述条件的药物或情况则需要监测血药浓度:①药物的有效浓度和中毒浓度接近,毒副反应强的药物;②具有非线性药代动力学特性的药物;③药代动力学个体差异大的药物;④有或涉及心、肝、肾和胃肠道损伤或疾病,常能导致药物的药代动力学参数发生显著改变者;⑤药物的毒性反应与疾病的症状难以区分时;⑥用于防治慢性疾病发作而需要长期使用药物,难以判断其疗效时;⑦当药物治疗失败可能会导致严重后果时;⑧合并用药时两药物相互作用而可能影响药物浓度或使药效发生改变者;⑨较难确定患者是否遵医嘱服用药物;⑩诊断和处理药物过量中毒时。常用治疗药物浓度监测见表5-8-1。

表5-8-1 常用治疗药物浓度监测

药物类型	药名	有效血药浓度(血清)	中毒浓度(血清)
解热镇痛药	扑热息痛	10~20mg/L	250mg/L
	乙酰水杨酸	150~300mg/L(以水杨酸计,抗炎症治疗)	>300mg/L
支气管扩张药	茶碱	8~20mg/L(扩张支气管用)	>20mg/L
		6~11mg/L(抢救新生儿用)	
抗癫痫药	卡马西平	4~10mg/L	>12mg/L
	苯巴比妥	15~40mg/L	50mg/L
	苯妥英	10~20mg/L(成人、儿童和3月以上婴儿)	>20mg/L
		6~14mg/L(早产儿、新生儿和2周~3月婴儿)	

续表

药物类型	药名	有效血药浓度(血清)	中毒浓度(血清)
抗生素类	丁胺卡那霉素	15~25mg/L(峰值)	
		<5mg/L(谷值)	12mg/L
	庆大霉素	5~12mg/L(峰值)	
		<2mg/L(谷值)	2mg/L
	链霉素	15~40mg/L(峰值)	40mg/L(峰值)
		<5mg/L(谷值)	5mg/L(谷值)
治疗精神病药物	阿米替林	120~250μg/L(阿米替林与去甲替林总浓度)	500μg/L
	丙米嗪	150~250μg/L(丙米嗪与地昔帕明总浓度)	500μg/L
治疗心脏病药物	利多卡因	1.5~5mg/L	7mg/L
	普鲁卡因胺及N-乙酰普鲁卡因胺	普鲁卡因胺4~10mg/L	>16mg/L
		N-乙酰普鲁卡因胺6~20mg/L	
其他	奎尼丁	2~5mg/L	>5mg/L
	地高辛	0.9~2.2μg/L(少数病人可高于上限)	2.4μg/L

三、监测标本采集时间

临床药物监测中最常发生的错误是标本采集时间不适当。根据错误的数据而改变给药方案,使病人的药物治疗无效或中毒。如药物在体内尚未达到分布平衡时就采样,测得的血药浓度偏低,据此增加剂量可致中毒;如在分布相取样,测得的结果偏高,据此减少剂量会影响疗效。药物的稳态血药浓度(C_{SS})通常要经4~5个半减期方能达到。在监测血药浓度过高引起的毒性反应时,应于达C_{SS}峰值时取样。若考虑血药浓度低(因剂量偏小,或剂量并不小而是生物利用度低,或病人对该药的清除率高)而造成治疗失败时,则在C_{SS}谷值时取样。如药物中毒抢救,可在任何时间采血。对于半减期长的药物,在达到C_{SS}后,在分布相结束至下次给药间取样;调整给药方案后需待再次达C_{SS}时再采样。

四、血药浓度测定方法

血样在进行血药浓度测定前,多数需进行去除蛋白质,以及待测成分的提取、消化等处理。可供选择的血药浓度测定方法很多,几乎现有的分析技术均可采用。如分光光度法、定量薄层层析法、气相色谱法、高效液相色谱法及免疫学方法。根据每种方法的特点,结合被测药物的结构、理化性质及其有效血药浓度范围,选择灵敏性好、精密性好、误差小、特异性强、准确性高的方法。

五、影响血药浓度的因素

(一)药物方面的因素

1. 生物利用度　它是药物在给药部位吸收人体循环的量和速度。药物的剂型、理化性质、制剂配方中的辅料或生产工艺都能影响生物利用度,从而改变其吸收相对份量和速度,导致血液药物浓度变化。此外,不同厂家生产的同一药物、同一剂型、同一剂量产品的生物利用度也有差别，就是同一厂家不同批次的同一产品也可能有差别。即药剂所含的药量虽然相同，但所达到的血药浓度并不一定相同。

2. 药物相互作用　接受药物治疗时，往往不是应用一种药物，可能同时或在一定时间内先后联合应用两种以上的药物，这样可改变它们单用时的效应，这种改变称为药物相互作用。由药代动力学原因产生的相互作用，多数会影响血药浓度；而药效学原因一般不会改变血药浓度，也可能会发生影响血药浓度与药效间的相关性。药物相互作用可使原有的药理效应增强或减弱，也可能发生作用的变化。

（二）机体方面的因素

1. 生理因素　主要是年龄、性别等。

2. 病理因素　胃肠道系统功能障碍能改变药物的吸收速率常数和吸收分数，影响血药浓度。某些慢性疾病引起的低蛋白血症，会使血中药物与血浆蛋白结合量减少，游离药物增多，尽管血药浓度可能并无变化，但药效可能增加，或出现不良反应。若肾小球滤过和肾小管排泌功能受损，主要经肾消除的药物排泄减慢，可能造成药物在体内蓄积，使血药浓度增高。

3. 遗传因素　药代动力学个体间的差别主要由于遗传因素所致。影响药物转化的遗传多型性有乙酰化多型性、P_{450}单氧化酶多型性。

第二节　毒品检测

一、毒品的概念

毒品（toxic substance）是指非医疗、科研、教学而滥用的有依赖性的药品或物质。药物滥用包括吸毒、医源性药物的错误或过量使用。在我国有关法规中所指的毒品，是指鸦片、海洛因、吗啡、大麻、可卡因和冰毒等，以及国务院明令规定管制的其他能使人成瘾的麻醉药品和精神药品。毒品与《药品管理法》中规定的“毒性药品”在概念上有所区别，范围也不相同。

二、毒品分类

毒品和致人成瘾的药物统称为依赖性药物。依赖性药物的分类方法有多种。依据国际禁毒公约，可将其分为麻醉药品、精神药物和其他三大类。

（一）麻醉药品

麻醉药品（narcotic drugs）是指在精神上能引起麻痹作用的药物，与药理学上或手术中用的麻醉药完全不同。主要有：①阿片类（opioids）包括阿片、吗啡、可待因、海洛因、哌替啶（度冷丁）。芬太尼、美沙酮、二氢埃托啡等。它们能产生精神依赖性和躯体依赖性，并产生耐受性；②可卡因（cocaine）；③大麻（Cannabis）主要成分为四氢大麻酚等。

（二）精神药物

1. 镇静催眠药和抗焦虑药　苯二氮草类、巴比妥类、甲喹酮（安眠酮）、格鲁米特（导眠能）等。上述药物均有较强的依赖性，可引起精神依赖性和躯体依赖性，并较快形成耐受，滥用相当普遍。

2. 苯丙胺类　包括苯丙胺、甲基苯丙胺、去氧麻黄碱，冰毒等。

3. 致幻剂（hallucinogens）　有麦角二乙胺（LSD）、赛洛西宾（裸盖菇素）、麦司卡林（三甲氧苯乙胺,仙人球毒碱)等。它们有着各异的化学结构,但都引起视、听幻觉和其他幻觉,并产生认知和知觉的紊乱,有时还有类似精神病行为的状态。

(三) 其他

包括烟草、酒精、部分挥发性有机溶剂如三氯乙烷等。

三、滥用毒品药物的分析检测

许多基本问题与临床药物监测是相类似的。滥用药物的分析检测是药物分析,因为滥用药物中的很大一部分是很有价值的治疗药物;它也是毒物分析。它的分析检测结果对滥用药物诊断的确诊是重要的。它主要对滥用药物的成分或其在人体内的代谢产物进行鉴别确证,必要时进行含量测定。标本有生物检材(如尿液、血液、唾液、头发、指甲等)和滥用药物的样品。分析检测工作的首要环节是滥用药物的分离提取。分离提取时,既要考虑药物本身性质,还要考虑样品的性状与存在状况。存在于植物中、制剂中或体液中,分离提取的处理方法各不相同,要根据具体情况来选择方法。一般都要采用有机溶剂提取分离;对于盐类,则可先利用水浸法调 pH 后,再用有机溶剂提取。样品经溶剂提取后一般仍含有多种成分,还需进行分离,多采用色谱法,如薄层色谱法、高效液相色谱法、气相色谱等。为满足快速、操作简单进行定性分析的要求,目前还有采用免疫胶体金标记的试剂盒。检测时通常至少选择两种不同原理的试验,以增加其特异性和可靠性。非法的滥用药物里往往加有染料、掺杂物,注意对颜色反应将有干扰。

(须建 唐秀红)

第六篇　医学影像诊断

第一章

总　论

医学影像学(medical imaging)是以影像方式显示人体内部结构的形态和功能信息及实施以影像导向的介入性治疗的科学。主要内容包括X线成像、计算机体层成像(computed tomography,CT)、发射体层成像(emission computed tomography,ECT)、超声成像(ultrasonography,USG)及磁共振成像(magnetic resonance imaging,MRI)及介入放射学(interventional radiology,IVR)等。医学影像学不仅扩大了检查范围,提高了诊断水平,而且还可对某些疾病进行治疗,已经成为医疗工作的重要支柱。

各种成像技术的成像原理和方法不同,诊断价值与限度各异,都有各自的优势和不足,一种成像技术不可能适用于人体所有器官的检查和疾病诊断,也不能或不能完全代替另一种检查技术,有时需要综合应用多种成像技术和检查方法。

学习影像诊断学的目的在于了解成像基本原理、成像方法和图像特点,明确不同成像技术在疾病诊断中的价值与限度,并根据不同疾病恰当选择检查方法及正确理解检查结果。本篇重点介绍X线成像、计算机体层成像及磁共振成像的基本知识及在各系统疾病诊断中的作用。

第一节　X 线 成 像

X线是1895年由德国物理学家威·康·伦琴(W·C·Roentgen)发现的,不久就应用于临床。因当时对这种射线的性质不了解,故以数学上的未知数“X”命名,并沿用至今,后来为纪念伦琴,又称伦琴射线。

一、X线的产生

X线是由高速运行的电子群撞击物质突然受阻时产生的。因此,X线的产生必须具备3个条件:①自由活动的电子群;②电子群在高压电场和真空条件下高速运行;③使高速运行的电子群突然受阻的靶面。自由活动的电子群在高压电场和真空条件下以高速由X线管的阴极灯丝向阳极靶撞击,使阳极靶原子结构发生能量转换,其中不足1%能量形成了X线,由X线管窗口发射,其余99%以上则转换为热能,由X线管散热设施散发。

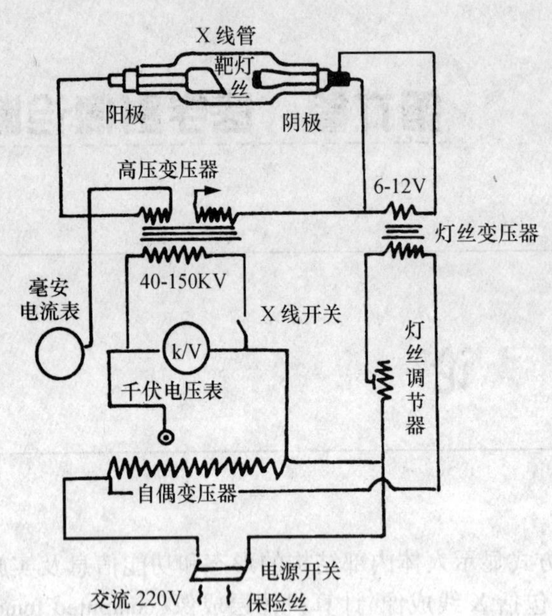

图 6-1-1 X 线机电路示意图

X 线机基本结构由 X 线管、变压器和控制台构成，三者之间以电缆相连（图 6-1-1）。除通用型 X 线机外，还有适用于心血管、胃肠道、泌尿系统、乳腺等检查的专用 X 线机。

近年来以数字化方式采集、显示、存储的 X 线摄影术如计算机 X 线成像（computed radiography，CR）和数字 X 线成像（digital radiography，DR）、数字减影血管造影（digital subtraction angiographt，DSA）等不断应用于临床，不但扩大了检查范围、提高了诊断敏感性，而且较大幅度地降低了检查中的 X 线剂量。

二、X 线的特性

X 线是一种波长很短的电磁波，肉眼看不见，其波长范围为 0.0006～50nm。目前 X 线诊断常用的 X 线波长范围为 0.008～0.031nm。X 线除上述一般物理性质外，还具有以下几方面与影像形成有关的特性：

1. 穿透性　X 线能穿透一般可见光线不能穿透的物质，如人体、衣服等。其穿透能力与 X 线波长有关，波长愈短，穿透力愈强；波长愈长，穿透力愈弱。X 线的穿透性是 X 线成像的基础。

2. 荧光效应　X 线能激发荧光物质（如铂氰化钡、硫化锌镉、钨酸钙等），使波长短的 X 线转换为波长长的肉眼可见的荧光。这种转换称荧光效应。荧光物质接受的 X 线穿透力愈强，量愈大，产生的荧光也愈强。这种特性是荧光透视的基础。

3. 感光效应　X 线具有和普通可见光线相同的感光效应，经 X 线照射后，能使涂有溴化银的胶片感光，形成潜影，经过显影、定影，感光的溴化银中的银离子（Ag^+）被还原成金属银（Ag）呈黑色，并沉积于胶片上。未感光的溴化银，经定影从 X 线片上被洗掉，而显示出胶片片基的透明本色。根据金属银沉淀的多少，便产生了黑白对比的影像。感光效应是 X 线摄影的基础。

4. 电离效应与生物效应　X 线穿过任何物质时都可产生电离效应，使组成物质的分子分解为正负离子。X 线进入人体后所产生电离作用，使人体产生生物学方面的改变，可致细胞生长受到障碍甚至破坏，受损害的程度与 X 线量成正比，此种改变为生物效应。它是放射防护和放射治疗的基础。

三、X 线成像的基本原理

X 线穿过人体后，之所以能使人体组织器官在荧光屏或胶片上形成影像，一方面基于 X 线具有穿透性、荧光效应和感光效应等特性，另一方面基于人体组织器官有密度和厚度的差别，由于存在这种差别，当 X 线透过人体各种不同组织结构时，它被吸收的程度不同，所以到达荧光屏或胶片上的 X 线量即有差异，从而形成黑白或明暗不同且有层次差异的影像。

1. 自然对比　当X线穿过人体时,人体组织结构因存在密度和厚度的差异,吸收X线程度不同,吸收的越多,穿透的越少,反之就越多,因此到达荧光屏或X线胶片上的X线量就有差异,于是在X线胶片或荧光屏上显示出黑白或明暗的对比,这种人体自然存在着的对比称为自然对比。

人体组织按其密度高低不同,大致可分为四类:①骨骼:骨骼和钙化结构中含有大量钙质,在X线影像上密度最高,属于高密度,在X线胶片上呈白色,荧屏上呈暗影;②软组织和体液:包括皮肤、肌肉、内脏实质性脏器、神经、结缔组织、血液、脑脊液、淋巴液及各种分泌液等,由于对X线吸收基本相同,属于中等密度,在X线胶片上呈灰白色;③脂肪组织:由于结构疏松,密度较软组织低,为较低密度,在X线胶片上呈灰黑色;④气体:在呼吸道、鼻窦、乳突及胃肠腔内含有气体,气体吸收X线最少,属于最低密度,在X线胶片上呈黑色,荧屏上呈明亮的透光影。

例如胸部照片,含气体密度低的肺组织与密度高的肋骨及纵隔形成明显的自然对比;四肢高密度的骨骼与周围中等密度的软组织形成明显的自然对比。当人体有些组织器官发生病理变化时,也可以与正常组织形成自然对比。如肺结核病变可在原属低密度的肺组织内产生中等密度的渗出、增殖、纤维性改变和高密度的钙化性病变,在胸片上于肺影的背景上出现代表病变的白色影像;骨质破坏后,由于骨组织被肉芽组织或肿瘤组织所取代而密度减低,故与正常骨组织形成对比。利用这一原理观察人体各个不同部位的正常与病理变化,达到诊断疾病的目的。

2. 人工对比　除了胸部及四肢有鲜明的自然对比外,有些部位如腹腔脏器、头颅、肌肉、血管、肾盂与肾实质等组织器官的密度一致或近似,不能形成对比而显示各自的影像。当发生病变后也难以显示出来。为扩大检查范围,临床上进行此类器官X线检查时,将密度较高的物质(碘剂、钡剂)或密度较低的物质(气体)引入组织器官内或其周围,造成人工密度差异,即人工对比。这种检查方法,称造影检查。引入人体内形成对比的物质称对比剂或造影剂。

四、X线检查方法

(一) 普通检查

包括荧光透视(fluroscopy)和普通摄影(radiography),是最常用的检查方法。

1. 透视　检查时将被检查者的检查部位置于X线管与荧光屏之间,X线穿透人体时,由于人体组织器官存在着自然对比或人工对比,使组织器官在荧光屏上显示出明暗不同的影像。透视检查时由于荧光亮度较低,所以需在暗室内进行,透视前医生要做好暗适应。若采用影像增强电视系统,影像亮度明显增强,则可在亮室进行。透视的优点是简便易行,能立即得出检查结果;可任意变换病人体位,改变方向进行观察;可观察器官的运动功能,如心脏及大血管搏动、胃肠蠕动等。缺点是不能客观记录病变的影像,不利于复查对比;影像比较模糊,细微或对比度差的病变易漏诊;对于密度较大、组织较厚的部位如颅骨、脊柱等,常难以观察。

2. 普通摄影　普通摄影是将病人的检查部位置于X线管与装有X线胶片的暗盒中间,X线穿过被检查部位后,使胶片感光,经显影、定影处理后,在胶片上显示被检部位的影像。利用人体的自然对比,不引入对比剂所得到的照片称平片,是应用最为广泛的检查方法。其优点是显示的图像清晰、细致;可作为客观记录长期保存,以备会诊和复查对比;可检查密度较大、组织较厚的部位。缺点是费用较高;每一照片仅是一个方位和一瞬间的影像;不能观察器官运动。

以上两种检查方法各有优缺点，应合理选择，相互配合，取长补短，可提高诊断的正确性。

（二）特殊检查

软射线摄影是用波长较长、穿透力较弱的射线进行摄影，可用于检查软组织病变，多用于乳腺的检查。

其他特殊检查有体层摄影、高千伏摄影、放大摄影、荧光摄影等，目前临床已较少应用。

（三）造影检查

造影检查就是利用人工对比的原理，使组织器官的内部和外部与对比剂产生明显对比，从而观察组织器官各种功能与器质性变化，以达到诊断的目的。

1. 对比剂　理想的对比剂应具备的条件是：无毒无害、对比度强、使用方便、性能稳定、价廉易得。按密度高低分为两大类：

(1)高密度对比剂：为原子序数高、比重大、吸收X线多的对比剂，主要是钡剂与碘剂，又称阳性对比剂。

钡剂：指医用纯净的硫酸钡，它不被胃肠道吸收，无毒副作用，主要用于胃肠道检查。根据检查部位及目的不同，可调成不同浓度。

碘剂：含碘对比剂种类繁多，应用广泛，常用的有下列几类：①无机碘化物：一般用12.5%碘化钠水溶液，多用于逆行肾盂造影及膀胱造影；②有机碘化物：如用于静脉尿路造影、心血管造影及CT增强扫描的泛影葡胺，用于胆道造影的口服用药碘番酸、静脉注射用药胆影葡胺等；③碘油：如用于支气管造影、子宫输卵管造影的碘化油，用于脊髓造影的碘苯酯等。非离子型对比剂如碘普罗胺、碘曲仑、碘海醇等具有低渗性、低粘度、低毒性等优点，临床应用逐渐增多，但价格较贵。

(2)低密度对比剂：为原子序数低及比重小的气体，又称阴性对比剂。有空气、氧气和二氧化碳等。主要用于腹膜后充气造影及关节造影等。

2. 造影方式　可分为以下两种：

(1)直接引入法：①口服法：如口服硫酸钡进行食管及胃肠造影检查；②灌注法：钡剂灌肠、支气管造影、腮腺造影、逆行性胆管及泌尿系造影、脓腔及瘘管造影、子宫输卵管造影等；③穿刺注入法：直接穿刺或经皮穿刺引入导管，将对比剂注入组织或器官内，如心血管造影、关节腔造影、淋巴管造影和脊髓造影等。

(2)间接引入法：又称生理排泄法，是将对比剂经静脉注射或口服引入血循环后，使其特异性地经某一器官排泄、积蓄，从而使其显影的方法，如静脉肾盂造影、静脉胆道造影等。

3. 造影前准备及造影反应的处理　对各种造影检查都应做好检查前准备并了解注意事项，以保证造影检查效果和病人的安全。除给予必要的术前用药外，还应在造影前向病人做好解释工作，消除病人的紧张心理。应备好抢救药品及器械，以备急用。在对比剂中，钡剂较安全。用气体造影时应防止气栓发生。造影反应中，以碘对比剂过敏的相对较多见，严重者甚至危及生命，因此，使用有机碘剂造影时，需做碘过敏试验，如出现严重过敏反应，立即停止检查并进行抢救。

（四）X线检查方法的选择

X线检查方法种类较多，应在了解各种检查方法的适应证、禁忌证及优缺点的基础上，根据病人的具体情况及客观条件，从诊断的实际需要出发，优先选择安全、简便、准确而又经济的检查方法。一般先考虑透视和平片检查，必要时才考虑造影检查，如怀疑食管和胃肠病变，可直接首选造影检查。为给确诊提供更多信息，有时几种检查方法都是必须的，如某些先天性心脏病除透视和平片检查外，为进一步确诊和准备手术时，还须做心血管造影。此外，选用非创伤性而又安全的方法检查，尽量减轻病人的痛苦和负担。

五、X 线诊断的原则与步骤

在 X 线诊断学中，必须遵循一定的原则和步骤进行。

（一）X 线诊断原则

1. 认识正常影像　根据正常解剖、生理的基础知识，认识人体组织器官在荧光屏上或 X 线照片上所表现的正常影像。

2. 分析异常影像　根据病理解剖及病理生理学的基础知识，分析病理改变时在 X 线照片上所产生的阴影，并进一步了解其病理演变过程（包括病变的进展和愈合的情况）的 X 线表现。

3. 结合临床，作出诊断　X 线检查是临床检查方法之一，决不可单纯根据黑白影像就主观作出结论。必须联系临床资料，包括病史、症状、体征及其他各种检查结果，进行全面分析推理，从而达到正确诊断的目的。

（二）X 线诊断步骤

进行 X 线影像观察时，应按一定程序，全面系统地观察分析，不漏过每一细节，避免造成误诊或漏诊。具体的诊断步骤是：

1. 分析判断 X 线照片质量　观察照片时，首先应核对 X 线标号（左、右号，X 号及日期）及检查部位等是否正确无误，然后分析照片技术条件如对比度、清晰度是否良好；摄影体位是否正确；有无移动现象；有无人为伪影等，最后判断照片能否满足 X 线诊断的需要，对不合格的照片应重新检查，不能勉强诊断。

2. 按顺序全面系统观察　X 线照片上所显示的解剖部位及各种征象都不能遗漏，必须应按一定顺序，全面系统的进行观察分析。例如，观察胸片时，可按胸廓、纵隔、肺野、肺门、膈肌及胸膜等顺序进行。否则，容易被某一注目病变阴影所吸引，忽略了更有诊断意义的其他征象。

3. 对异常 X 线影像的观察　观察异常影像时，应注意分析病变的部位、分布、数目、大小、形态、边缘、密度、结构和器官本身及邻近组织器官的功能改变等。这些征象是推断病变性质的重要依据。在分析判断时，找出有关键意义的征象，做出初步的 X 线诊断。

4. 结合临床确立 X 线诊断　X 线诊断是否正确，还必须用临床各种资料和其他检查结果加以验证。临床资料中的年龄、性别、职业、接触史、生活史、症状及体征、病情变化、治疗反应及其他重要检查等，对确定 X 线诊断均具有重要意义，有时甚至起关键性作用。如初步考虑的 X 线诊断与其他临床资料相吻合，则诊断往往是正确的；如不吻合，则应采取进一步检查措施，以达到明确诊断的目的。

X 线诊断结果基本上有三种情况：①肯定性诊断：即经过 X 线检查，可以确诊。②否定性诊断：即经过 X 线检查，排除了某些疾病。但应注意它有一定的局限性，因有些疾病 X 线检查所见晚于临床表现，病变早期 X 线检查可以阴性，如急性化脓性骨髓炎，早期尽管临床症状明显，但骨组织 X 线改变要发病 1 ~2 周后才会出现；另外病变与其所在器官组织间的自然对比好坏也会影响X线征象的显示。因此,要正确评价否定诊断的意义。③可能性诊断:即经过X线检查,发现了某些异常X线征象,但不能确定病变性质,因而只能提出几种可能性。

六、X线的防护

X线检查在我国应用很广泛,X线穿过人体将产生一定的电离和生物效应,若接受X线量过多,就可致机体产生放射反应,甚至造成不同程度的放射损害。因此,应该做好X线检查的防护工作。但是,如X线曝射量在规定容许范围内,一般则少有影响,不构成危害。因此,不应对X线检查产生疑虑或恐惧,而应强调和重视X线防护,尽量避免不必要的X线曝射,合理、安全地使用X线检查,保护被检者(尤其是孕妇及婴幼儿)和放射线工作人员。X线的防护可采取遮盖、屏蔽、远距离、缩短曝光时间等办法,也可用高千伏技术、影像增强技术、高速增感屏、快速感光胶片等措施减少曝光量。

1. 对病人防护　选择恰当的X线检查方法,设计正确的检查程序。每次检查曝射次数不宜过多,短期内不要多次重复检查。投照时注意投照位置、范围及曝射条件的准确性,对不需要的部位,尤其相邻的性腺用铅橡皮遮盖。早孕妇女不宜作X线检查。

2. 对放射线工作人员防护　应严格执行国家有关放射防护卫生标准的规定,正确进行X线检查的操作,认真执行保健条例。做X线检查时穿戴铅防护衣、铅手套,采用屏蔽设备、影像增强器及远距离隔室操纵等,减少曝射量。定期监测所受X线剂量和做体格检查,保证工作人员身体健康。

第二节　计算机体层成像

计算机体层成像(X-ray computed tomography),简称X线CT或CT。它由Hounsfield于1969年设计成功,1972年公诸于世。它是利用X线束对人体选定层面进行扫描,取得信息,经计算机处理而获得的重建图像。CT检查的特点是简便、迅速、安全和无痛苦。CT显示的是断面解剖图像,其密度分辨力明显优于常规X线图像,从而显著扩大了人体的检查范围,提高了病变的检出率和诊断的准确率,同时也大大地促进了医学影像学的发展。

一、CT的成像基本原理与设备

1. CT成像的基本原理　CT是用X线束对人体某部位一定厚度的层面(横断面)进行扫描,由探测器接收透过该层内组织的X线,将其转变为可见光后,由光电转换器转变为电信号,再经模拟/数字转换器转为数字,输入计算机储存和运算。图像形成的处理有如对选定层面分成若干个体积相同的长方体,称之为体素。扫描所得信息经计算而获得每个体素的X线衰减系数或吸收系数,再排列成数字矩阵。经数字/模拟转换器把数字矩阵中的每个数字转为由黑到白不等灰度的小方块,即象素,并按矩阵排列,构成CT图像。CT图像可在CT监视器显示,也可由多幅照相机或激光照相机摄成胶片。

2. CT设备　CT设备主要有以下三部分:①扫描部分:由X线管、探测器和扫描架组成;②计算机系统:将扫描收集到的信息数据进行贮存运算重建图像;③图像显示和存贮系统:将经计算机处理、重建的图像显示在电视屏上或用多幅照相机或激光照相机拍摄(图6-1-2)。

CT设备发展迅速,探测器从原始的1个发展到现在的多达4800个,扫描方式也从平移/

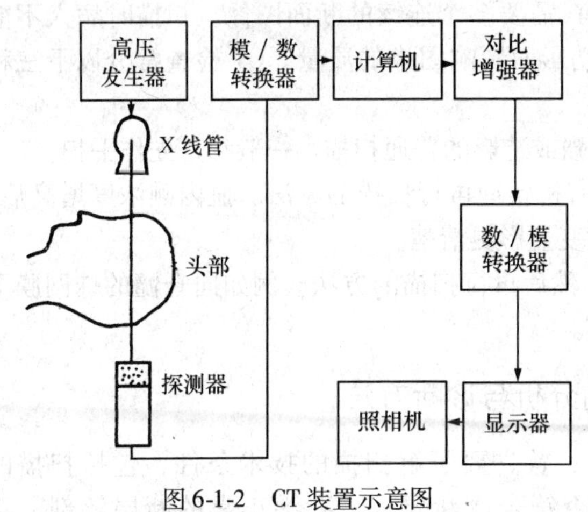

图 6-1-2 CT 装置示意图

旋转、旋转/旋转、旋转/固定,发展到螺旋CT扫描(spiral CT scan)。螺旋CT扫描的优点是扫描速度快,可避免运动伪影,例如呼吸运动的干扰,可提高图像质量;由于层面是连续的,不易遗漏病变;可行三维重建,注射对比剂后可作CT血管造影,并对心脏、大血管、喉、气管及支气管、结肠等可行腔内视法,也称CT仿真内镜。新近又开发出CT透视,称之为第五代CT或超高速(电子束)CT,所用的扫描方式与前者完全不同,X线的产生采用电子枪,不用X线球管,扫描时间可短到40ms以下,每秒可获得多帧图像,并可摄得电影图像,尤其适用于心血管系统疾病检查和急性创伤等不能很好合作的病人检查。

二、CT图像的特点

CT图像多为横断面图像,是经计算机处理后的再建图像,每一幅图像是由一定数目由黑到白不同灰度的象素按矩阵排列所构成。这些象素反映的是相应体素的X线吸收系数。不同CT装置所得图像的象素大小及数目不同。在一定的视野范围内,象素越小,数目越多,构成的图像越细致,即空间分辨力高。CT图像是以不同灰度来表示,反映器官和组织对X线的吸收程度。与X线图像所示的黑白影像一样,密度高的组织为白影,如骨骼;密度低的组织为黑影,如肺部。CT与X线图像相比,其密度分辨力高,如人体软组织之间的密度差别虽小,也能形成对比,显示出良好的解剖结构图像及软组织内病变的图像,这是CT突出的优点。因此,CT可以更好地显示由软组织构成的器官,如脑、脊髓、纵隔、肺、肝、胆、胰和盆部器官等,并在良好的解剖图像背景上显示出病变的影像。

X线图像反映正常与病变组织的密度高低,但无量的概念。CT图像不仅以不同灰度显示组织密度的高低,还可将组织对X线吸收系数换算成CT值,用CT值说明密度高低的程度,具有一个量的概念。CT值单位用HU(Hounsfield unit)来表示。通常以水为标准,把水的CT值定为0HU,人体中密度最高的骨皮质X线吸收系数最高,CT值定为+1000HU,气体的密度最低,定为-1000HU,人体中密度不同的各种组织的CT值则居于-1000HU到+1000HU的2000分度之间。人体软组织的CT值多与水相近,一般在20~50HU,脂肪的CT值为-70~-90HU。由于CT密度分辨力高,密度差虽小,也可形成对比而显影。

CT图像为某一部位多个连续的横断面图像,为了显示整个器官,需要多个连续的层面图像,通过CT设备上图像重组程序,可重组成冠状面和矢状面的层面图像。螺旋CT可作任意平面的图像重建和三维立体图像重建,可以更直观地显示正常结构及病变的立体方位。

三、CT检查技术

病人卧于检查床上,摆好位置,选好层面厚度与扫描范围,使扫描部位伸入扫描架的孔内,即可进行扫描。CT多用横断面扫描,每一扫描层厚5mm或10mm,一些特殊部位或特殊需要可选用1mm或2mm薄层。为了显示整个器官,需要多个连续的断面图像。扫描时病人不能动,胸、腹部扫描要屏住呼吸。以免造成运动伪影而影响图像的质量。CT检查常分以下三种扫描:

1. 平扫 是一般CT扫描,指不用造影增强或造影的普通扫描。一般都是先作平扫。

2. 造影增强扫描 是经静脉注入水溶性有机碘剂再行扫描的方法。血内碘浓度增高后,器官与病变内碘的浓度可形成密度差,可使病变显影更清楚。

3. 造影扫描 是先作器官和结构的造影,然后再行扫描的方法。例如向脊髓的蛛网膜下腔注入对比剂后再行扫描,称为脊髓造影扫描。

四、CT图像的分析与诊断方法

在观察分析CT检查部位的层面图像时,首先要了解扫描的技术条件,包括扫描的范围、层厚、是平扫还是增强扫描等,是否符合诊断要求,熟悉正常的断层解剖,再对每帧横断面图像进行细微观察。结合一系列多帧图像的观察,立体地了解器官的大小,形状和器官的解剖关系。病变在良好的解剖背景上显影是CT的特点,也是诊断的主要依据。当病变大小达到一定程度,并同邻近组织有足够的密度差时,即可显影。根据病变高于、低于、或等于所在器官的密度而分为高密度、低密度或等密度病变。如果密度不均,有高有低,则为混杂密度病变。发现病变要分析病变的位置、大小、形状、数目和边缘,还可测定CT值,以了解其密度的高低。如行增强扫描,则应观察与分析有无密度增高,即有无强化。如病变密度不增高,则为无强化,密度增高则为强化。强化程度和形式不同,可以是均匀强化或不均匀强化,也可表现为病变周边强化,即环状强化。对强化区行CT值测量,并与平扫时的CT值比较,可了解强化的程度。此外,还要观察邻近器官和组织的受压、移位、浸润和破坏等。

CT在发现病变、确定其位置、大小与数目方面是较敏感而可靠的,对部分具有典型征象的病变,可以做出定性诊断,但仍有部分对病理性质的诊断有一定的限制。所以在综合分析CT图像时,需要与临床资料和其他影像相结合,才能做出正确的诊断。

五、CT诊断的临床应用及评价

CT诊断由于具有很高的价值,已广泛应用于临床。近年来,随着仪器设备的不断改进,应用的范围日益扩大,在各系统疾病的诊断中发挥着重要的作用。但由于设备比较昂贵,检查费用较高,某些部位的定性诊断还有一定的限度,所以CT不宜作为常规检查手段,应在了解其优势的基础上,合理选择应用。CT诊断应用于各系统疾病有以下特点及优势:

1. 对中枢神经系统疾病的诊断其价值很高,诊断较为可靠,应用普遍。常用于颅内肿瘤、外伤性颅内血肿、脑损伤、脑脓肿及肉芽肿、脑梗死、脑出血、椎管内肿瘤和椎间盘脱出等疾病的诊断。螺旋CT扫描,可以获得比较精细和清晰的血管重建图像,即CT血管造影(CTA),还可做到三维实时显示,已部分取代常规的脑血管造影,可用于脑血管狭窄、阻塞及脑血管畸形等疾病的诊断。

2. 对头颈部疾病的诊断也很有价值,如眼眶内占位性病变、鼻窦肿瘤、中耳小胆脂瘤、听骨破坏与脱位、内耳骨迷路的轻微破坏、耳先天发育异常以及鼻咽癌的早期发现等均有一定价值。

3. 对胸部疾病的诊断由于高分辨力 CT 技术的发展和应用，使 CT 能更清楚地显示肺组织结构的细节，提高了 CT 对肺弥漫性病变及某些灶性病变的诊断和鉴别诊断的价值。CT 对明确纵隔和肺门有无肿块或淋巴结增大、支气管有无狭窄或阻塞，对原发和转移性纵隔肿瘤、淋巴结结核、中心型肺癌等病变的诊断均很有帮助。对 X 线平片较难显示的部位，如与心脏、大血管重叠病变的显示，更具有优越性。对胸膜、膈、胸壁病变，也可清楚显示。

4. 对心脏与大血管的检查主要用于心包病变的诊断、观察冠状动脉和心瓣膜的钙化、大血管壁的钙化及动脉瘤改变等。电子束 CT 对心脏疾病的诊断价值较高。

5. 对腹部及盆腔疾病的检查,主要用于肝、胆、胰、脾、腹膜腔、腹膜后间隙以及泌尿生殖系统疾病的诊断,尤其是占位性病变、炎症性和外伤性病变等。CT 对了解消化道肿瘤的内部结构与管壁受浸润程度和转移情况均有较大的价值。

第三节 磁共振成像

磁共振成像(magnetic resonance imaging,MRI)是利用原子核在磁场内共振而产生信号,信号经重建形成图像的一种新的成像技术。自 20 世纪 80 年代初 MRI 开始应用于临床以来,得到了迅猛发展,目前已经成为临床一种重要的检查手段。

一、MRI 成像的基本原理

原子核由质子和中子组成,凡具有奇数质子的原子核都具有自旋性质,因而产生磁矩或磁场,如同一个小磁体。氢质子具有良好的自旋和产生强磁场的性质,而人体内含大量氢原子核,氢质子是一个小磁场,整个氢原子核实际是一个自旋小磁体。

一般 MRI 成像大致经历以下几个过程:①无外加磁场时,正常人体内的氢质子杂乱无章地沿着自身的轴不断自旋运动,排列无一定规律性;②当人体进入外加均匀强磁场中,则自旋轴按磁场磁力线呈平行和反平行的方向重新排列,具有了规律性。平行于外磁场磁力线的质子处于低能级状态,数目略多。反平行于外磁场的质子处于高能级状态。病人本身成为一个磁体,有了自己的磁场,即发生了磁化。这种磁化沿着外磁场纵轴(Z 轴)方向,为纵向磁化;③用特定频率的射频脉冲(radiofrequency,RF)进行激发,氢质子被激发后吸收一定的能量被诱发而产生共振,即发生了磁共振现象。质子吸收射频脉冲的能量,由低能级迁至高能级,使纵向磁化减小。同时导致质子同步、同速运动,即同相位,其磁力叠加起来而出现横向的磁矢量,即横向磁化;④停止激发后,则被激发的氢质子将吸收的能量逐渐释放出来,重新恢复到被激发前的按磁场磁力线方向排列;⑤释放出的能量以电磁波形式被接收,经计算机处理转化为 MR 信号重建图像。

RF 停止后,氢原子核的相位和能级恢复到激发前状态的过程称弛豫过程,而恢复到原来平衡状态所用时间为弛豫时间。弛豫时间有两种:一种是自旋-晶格弛豫时间(纵向弛豫时间),称 T_1;另一种是自旋-自旋弛豫时间(横向弛豫时间),称 T_2。人体不同组织有不同 T_1、T_2 弛豫时间(表 6-1-1),人体正常组织与病理组织的 T_1、T_2 之间有一定差异,这种组织间弛豫时间上的差异,是 MRI 的成像基础。

表 6-1-1 不同组织的 T_1、T_2 值

组织	脂肪	肌肉	肝脏	脑灰质	脑白质
T_1(ms)	180	600	270	520	390
T_2(ms)	90	40	50	100	90

MR 图像反映人体的组织特征,用接收器收集来自人体不同组织的 MR 信号,进行空间编码,经数字化后输入计算机,用转换器将每个 T 值转为模拟灰度,而重建图像。

二、磁共振基本设备

MRI 的成像系统包括 MR 信号产生和数据采集系统、数据处理及图像显示等(图 6-1-3)。

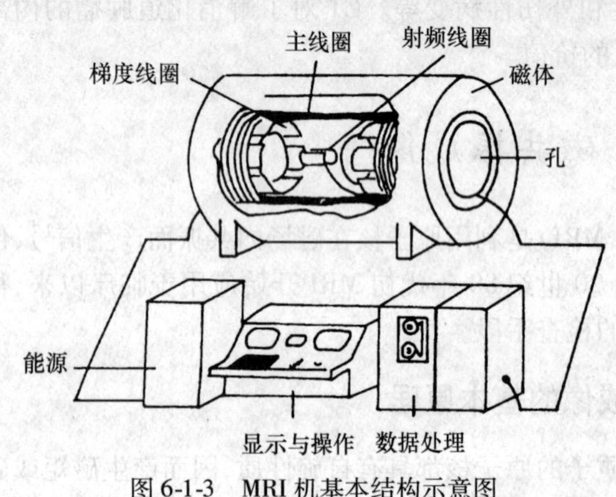

图 6-1-3 MRI 机基本结构示意图

1. 磁体 磁体用于产生一个高度均匀和稳定磁场。常用磁体的类型说明 MRI 设备的类型。磁体有常导型、超导型和永磁型三种。

2. 梯度线圈 梯度线圈绕在磁体圆桶内,用来修改主磁场产生梯度磁场。梯度磁场有 X、Y、Z 三个方向基本轴线圈,形成三个梯度磁场,为人体 MR 信号提供了空间定位及三维编码的可能,并有驱动器,迅速完成选定层面(冠状、矢状与轴面)的三维编码,得到任意层面方向的图像。

3. 射频发射器 包括频率合成器、射频形成、放大和功放,产生所需的射频脉冲电流送到射频发射线圈。由计算机控制,用来发射射频脉冲,使磁化的氢质子吸收能量产生共振。

4. 接收器 由前置放大器、射频放大器、带通滤波器、检波器、低频放大器和模拟/数字转换器组成,其接收到的 MR 信号经放大和处理后变为数字信号进入计算机。

5. 计算机 采集 MR 信号、贮存、图像处理和显示。另外,计算机还负责对整个系统各部分的运行控制,使整个成像过程各部分的动作协调一致。

三、磁共振成像检查技术

MR 的扫描技术不仅可获得人体横断面、冠状面、矢状面及任何方向断面的图像,还需获得 T_1WI 和 T_2WI。MRI 的图像如主要反映组织间 T_1 特征参数时,为 T_1 加权像(T_1weighted image,T_1WI);着重反映组织间 T_2 特征参数时,则为 T_2 加权像(T_2weighted image,T_2WI)。因此一个层面可有 T_1WI 和 T_2WI 两种扫描方法,分别获得 T_1WI 和 T_2WI 有助于显示正常与病变组织。目前,MRI 主要依赖于四个因素:即氢质子密度、T_1、T_2 和流空效应(心血管内的血液流动迅速,流出采集层面,测不到 MR 信号,在 T_1WI 或 T_2WI 中均呈黑色)。

磁共振血管造影(magnetic resonance angiography,MRA)是一种新技术,具有无创伤性,成像时间短,不需插管或注入对比剂,同时显示动脉、毛细血管与静脉,不仅可直接观察血管特征,还可测量血流速度。

MRI还可做造影增强,即从静脉注入能使质子弛豫时间变短的顺磁性对比剂,目前多用钆-二乙三胺五醋酸(gadolinium-DTPA,Gd-DTPA)。

MRI检查时应注意:①MRI的扫描时间与成像时间较长,一般要8~16分钟后才能依次连续显示出多个层面的图像。因此,检查时间长,需病人的充分配合;②带有心脏起搏器的病人应远离MRI设备;③体内有金属物植入,如金属夹、动脉瘤银夹结扎术后、人工股骨头、假肢、人工心脏瓣膜、眼球内金属异物者,应列为MRI检查的禁忌证;④对妊娠期妇女、有生命危险的急危重、癫痫及精神失常者应慎重对待。

四、磁共振成像的分析与诊断方法

(一)正常组织与病理组织的磁共振信号

在MR图像中,不同组织间信号差别主要由其所含氢质子的密度及 T_1 与 T_2 弛豫时间不同所致。图像中较暗的组织都呈低信号,因为氢质子含量少、T_1 长、T_2 短或采集信号时处于流动的液体。在图像中较亮的组织呈强信号,因氢质子密度高、T_1 短、T_2 长或采集信号时处于流速慢的液体。

1. 正常组织磁共振信号　人体不同组织其MRI的信号不同(表6-1-2)。

表6-1-2　人体不同组织MRI信号特点

加权方式	骨	肌肉	脂肪	空气	水	血液	脑脊液
T_1	黑	灰黑	白	黑	黑	黑	黑
T_2	黑	灰	灰白	黑	白	白	白
质子密度	黑	灰黑	白	黑	灰黑	灰黑	灰黑

2. 病理组织磁共振信号　不同的病理过程、病理组织有各自的质子密度及 T_1、T_2 时间,在MR图像上就有各自的不同信号特点。

(1)水肿:任何原因所引起的实质性或间质性水肿,其组织含液体量增多,具有长 T_1 和长 T_2 特点,在 T_1WI上呈黑色,而在 T_2WI上呈白色。

(2)出血:出血在MR影像表现复杂,其信号强度随出血时间后延而发生变化。24h内不易发现异常信号,1~3天亚急性期 T_1WI信号不明显,T_2WI上可呈稍低于周围组织的信号,3~14天亚急性期 T_1WI和 T_2WI均为高强度信号呈白色,14天后为慢性期,T_1WI或 T_2WI信号均减弱,在血肿周围出现环形更低的信号带。

(3)梗死、变性、坏死、囊性变:由于组织梗死、变性、坏死及囊性变等一系列病理变化,总的说来为水分增多,故在MR图像上表现为长 T_1 和 T_2 物质的影像特点。T_1WI信号强度变低呈黑色,而 T_2WI信号强度增加而为白色。

(4)钙化:组织内质子密度非常小,在 T_1WI和 T_2WI上呈低信号的黑色。

(5)肿瘤:一般肿瘤组织为生长旺盛的组织,含水分较正常组织高,质子密度也较高,在 T_1WI为中等稍高信号影像,在 T_2WI上为高信号影像,与正常组织有明显差异。由于肿瘤来源于不同病理组织,成分复杂,其MR信号强度也不相同。常常与其原发组织的特点有关,如脂肪瘤含脂肪组织较多,其信号与脂肪相同;骨肉瘤内的肿瘤骨,其信号特点与骨皮质类似。

（二）分析诊断

在诊断过程中，应按一定程序及步骤进行，逐步进行全面系统地观察分析。

1. 先了解 MRI 的设备类型、磁场强度和扫描条件，这些因素与形成图像对比度均有直接关系，同时有助于分析 T_1WI 和 T_2WI 图像。

2. 注意扫描部位是否正确，有无伪影干扰及图像排列次序是否合适等。

3. 对每帧图像结合冠状面、矢状面和横断面等进行全面逐一观察分析，这对病变定位及起源的判断十分重要。对 T_1WI 和 T_2WI 进行分析，比较二者图像上病变信号强度的变化，便于对病变性质的判断。

4. 仔细观察器官的大小、形态、位置等，有助于对引起器官位置及形态变化的疾病做出诊断。

5. 对病变的观察，要注意病变的位置、形态、大小、内部结构、边缘轮廓及与器官、显影血管等的关系，有助于对病变定性。

五、磁共振成像的临床应用及评价

MRI 因图像结构清晰、逼真，能从横断面、冠状面、矢状面及任何方向断面显示图像；对被检查者又无辐射、无损伤、无痛苦，具有突出的优越性，因此已被广泛应用于临床。但是，其设备昂贵检查费用高，检查所需的时间长，对某些器官和疾病的检查还有限度，因此，需要严格掌握适应证。

1. MRI 在神经系统最早应用，也较成熟，应用亦最广。不仅可显示灰质、白质，还可显示一些神经核，可识别脑神经。三维成像和流空效应，对病变定位不仅准确，还可了解病变与血管的关系，为病变定性提供诊断依据。应用 MRI 诊断颅内原发性肿瘤和转移瘤、颅内感染、脑梗死、脑积水、脑血管畸形、脊髓和脊柱疾病具有特异性且优于 CT。

2. 对胸腔疾病的诊断：①纵隔在 MRI 上，脂肪与血管形成良好对比，易于观察纵隔肿瘤及其与周围血管的解剖关系，可清楚显示肿瘤对腋下、臂丛及椎管的侵犯；②对肺门淋巴结肿大与中心型肺癌的诊断帮助较大；③心脏大血管在 MRI 上可显示房室、血管的大小、内腔，并可观察血流动力学改变，有利于功能判断，也可识别异常组织。

3. 对腹部与盆腔器官（如肝、肾、膀胱、前列腺和子宫）、颈部和乳腺，MRI 检查也具有相当价值。对早期恶性肿瘤的显示、肿瘤对血管的侵犯及肿瘤的分期均优于 CT。

4. 对侵及骨髓的病变可清楚显示，如肿瘤、感染及代谢疾病等，在显示关节内病变及软组织方面优于其他影像学检查。

5. MRI 在显示骨骼和胃肠方面受到限制。

（张 维）

第二章

呼吸系统

胸部由于气管、支气管和肺内含有气体,与周围组织形成良好的自然对比,为X线检查提供了有利条件。

透视方法简单,可观察呼吸运动,但不易发现细微病变,X线照射剂量较大。

X线平片易于显示正常的解剖结构,肺部许多疾病利用X线平片可以准确地显示其部位、形状及大小,方法简单,诊断价值很高,因而应用最广。由于平片是胸部各种组织相互重叠形成的复合投影,某些隐蔽部位如心影后的病变常难以显示。

CT检查对发现小的肺肿瘤、肺癌所致的肺门和纵隔淋巴结转移及纵隔肿瘤的诊断价值均较大,CT对肺部多种疾病具有很高的诊断价值,广泛应用于呼吸系统疾病的诊断。

MRI对纵隔肿瘤具有定位和定性诊断价值,也有助于了解纵隔肿瘤与心、大血管的关系。

第一节 X线诊断

一、呼吸系统X线检查方法

(一) 透视

胸部荧光透视(chest fluoroscopy)为常用的检查方法。一般取立位,按一定步骤对肺野、肺门、纵隔、心、大血管、横膈等做全面观察,还可观察呼吸运动。透视方法简单、经济、快速。但因影像较暗,细微病变不易发现,近年来多采用影像增强及闭路电视技术,更有利于观察病变,而且在一定程度上减少了医生、病人所接受的射线量。

(二) 摄影

常用的摄影位置为站立后前位及侧位,为了对病变准确定位,或更好地显示病变形态,还可摄斜位、前弓位、侧卧水平方向后前位。不能站立的病人,取仰卧位,摄前后位片。

(三) 支气管造影

支气管造影是向支气管内注入碘油等对比剂,直接显示支气管形态和结构的检查方法,主要适用于支气管扩张症等疾病的诊断。可确定支气管扩张的范围及类型。病人有一定痛苦,目前应用较少。

二、呼吸系统正常X线表现

正常胸部X线影像是胸腔内、外各种组织和器官重叠的复合投影,必须熟悉后前位及侧位片上各种正常投影及常见变异表现。

（一）胸廓

1. 软组织

(1)胸大肌:在胸大肌发达的男性,两侧肺野上部中外带形成扇形均匀较高密度影,下缘清楚,呈一斜线与腋前皮肤皱褶相连,一般右侧明显。

(2)女性乳房及乳头:女性乳房可表现为两肺下野半圆形密度增高影,下缘清楚,向上密度逐渐变淡,上缘不清,外下缘与腋部皮肤连续。乳头有时在两肺下野第五肋间处形成小圆形致密影。年龄较大的妇女多见,有时亦见于男性。一般两侧对称,如单侧出现时,勿误为肺内结节病灶。

(3)胸锁乳突肌及锁骨上皮肤皱褶:胸锁乳突肌在两肺尖内侧形成外缘锐利、均匀致密的影像。锁骨上皮肤皱褶表现为锁骨上与其平行、宽约3~5mm的软组织影,内侧与胸锁乳突肌影相连。

2. 骨骼

(1)肋骨:起于胸椎两侧,后段高呈水平状向外走行,前段自外上向内下倾斜走向形成肋弓。1~10肋骨前端有肋软骨与胸骨相连,因软骨不显影,故X线片上肋骨前端呈游离状。随着年龄增长,肋软骨可出现钙化,表现为不规则斑点状或斑片状致密影,勿误为肺内病变。肋骨可有分叉、肋骨联合、颈肋等先天变异。

(2)肩胛骨:后前位投照时,肩胛骨投影到肺野以外,未能全部避开肺野时,其内缘常与肺中野外带重叠,勿误认为胸膜肥厚。

(3)锁骨:为略呈横置的“S”状弯形,两侧对称,其内侧与胸骨柄形成胸锁关节,内端下缘有半月形凹陷,边缘可规则或不规则,为菱形韧带附着处。

(4)胸骨与胸椎:后前位片上,胸骨与胸椎及纵隔影重叠,只有胸骨柄和上部胸椎横突可凸出于纵隔阴影外,勿认为是纵隔或肺门淋巴结增大。

（二）气管、支气管

气管起于环状软骨下缘,长11~13cm,宽1.5~2cm,呈纵行的带状透亮影,位于胸廓的中央。在第5~6胸椎平面分为左、右主支气管,气管分叉部下壁形成隆突,分叉角度为60°~85°,两侧主支气管与气管长轴的角度不同,右侧为20°~30°,左侧为40°~55°。两侧主支气管分为肺叶支气管,肺叶支气管又分出肺段支气管,经多次分支,最后与肺泡相连,气管、支气管在胸部平片上观察不满意,在体层摄影和支气管造影时可清楚显示。

（三）肺

1. 肺野　是含气的肺在胸片上所显示的透明区域。肺野的透亮度与肺泡的含气量成正比。吸气时肺内含气量多,透亮度高,呼气时透亮度低。为便于标明病变位置,将每一侧肺野纵行分为三等分,分别称为内、中、外三带。又分别在第2、4肋骨前端下缘画一水平线,将肺野分为上、中、下三野(图6-2-1)。

2. 肺门与肺纹理　肺门影是肺动、静脉、支气管及淋巴组织的总合投影(图6-2-2)。后前位上,肺门位于两肺中野内带2~4前肋间,左侧比右侧略高1~2cm。右肺门分上、下两部:上部由上肺静脉、上肺动脉及下肺动脉干后回归支组成。下部是右下肺动脉主干。上、下部相交形成一较钝的夹角,称肺门角。左肺门上部由左肺动脉弓及其分支和上肺静脉构成,下部由左下肺动脉及其分支构成。由于左心缘的掩盖,只能见到一部分。侧位时两侧肺门大部分重叠,

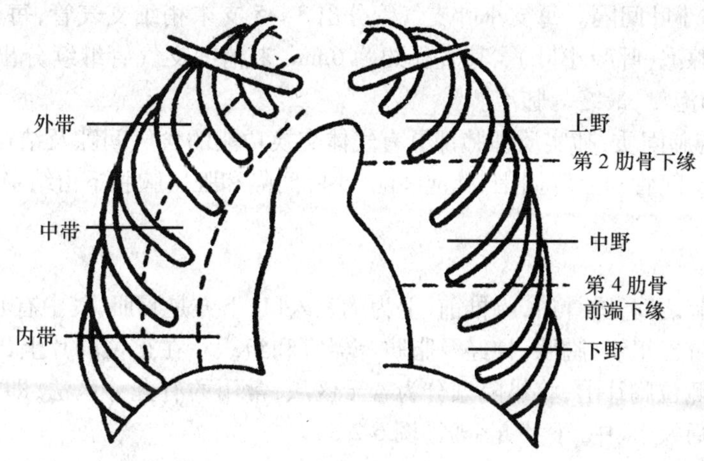

图 6-2-1　肺野的划分

形似尾巴拖长的逗号。肺门的前缘为右上肺静脉干,后上缘为左肺动脉弓构成,逗号形尾部由两下肺动脉干构成。在椭圆形肺门阴影附近,有两个圆形透亮区系右和左上叶支气管起始部的轴位投影。

肺纹理是由肺血管、支气管和淋巴管等组成,主要成分是肺动脉分支,呈自肺门区向外延伸放射状分布的树枝状影,逐渐变细,一般肺野外带肺纹理已显示不清。

3. 肺叶、肺段和肺小叶

(1)肺叶:被脏层胸膜分隔的解剖单位。肺叶与肺叶之间的胸膜裂隙为叶间裂。右肺有上、中、下三叶,左肺有上、下二叶。右肺有斜裂与水平裂。侧位上右肺斜裂上起第 4 胸椎水平,向前下斜行达膈前部距前肋膈角 2 ~ 3cm 处。水平裂起自斜裂的中部,向前稍向下达前胸壁。水平裂上方为上叶,下方为中叶,斜裂后下方为下叶。左肺只有斜裂,其起点较右侧略高,其前上方为左肺上叶,后下方为左肺下叶。

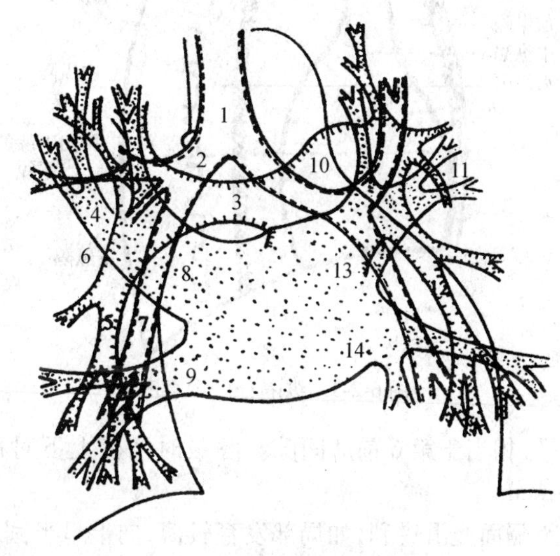

图 6-2-2　肺门结构示意图

1. 气管　2. 右主支气管　3. 右肺动脉　4. 下后静脉干　5. 右下肺动脉干　6. 肺门角　7. 中间支气管　8. 右上肺静脉　9. 右下肺静脉　10. 左肺动脉　11. 舌叶动脉　12. 左下肺动脉　13. 左上肺静脉　14. 左下肺静脉

肺叶在后前位片上前后重叠,右肺中叶与下叶完全重叠,中叶在前,下叶在后。右上叶与下叶的上部重叠。左肺上、下叶大部分重叠。在确定病变的部位时,应结合侧位片,根据叶间裂的位置,辨别病变位于哪个肺叶。

(2)肺段:肺叶由 2 ~ 5 个肺段组成,各有其单独的支气管。肺段的名称与相应的支气管一致。正常时,X 线片不能显示肺段的界限,只有在病理情况下,肺段单独受累时,才能看到肺段的轮廓。

(3)肺小叶:每个肺叶由 50 ~ 80 个肺小叶组成,肺小叶的直径约 1cm,小叶之间有疏松的结缔组织间隔，称小叶间隔。每支小叶支气管分出 3～5 支末稍细支气管，每个末稍细支气管所属的范围称为腺泡(呼吸小叶)，其直径约为 6mm，末梢细支气管继续分出呼吸细支气管，再分为肺泡管、肺泡囊，最终为肺泡。

(4)肺实质与肺间质：肺实质即肺部具有气体交换功能的含气间隙及结构，包括肺泡与肺泡壁。肺间质是支气管和血管周围、肺泡间隔、小叶间隔和脏层胸膜下由结缔组织所组成的支架及间隔。

(四) 纵隔

纵隔位于两肺之间，胸骨后，胸椎前，上为胸腔入口，下方是膈肌，其中有心、大血管、气管、食管、主支气管、淋巴组织、胸腺、神经及脂肪等器官和组织。在正位胸片上，主要观察其与肺部邻接的轮廓。侧位胸片上，将纵隔划分为若干区域，常用的有九分区法，即在侧位片上将纵隔划分为前、中、后及上、中、下共九个区(图 6-2-3)。

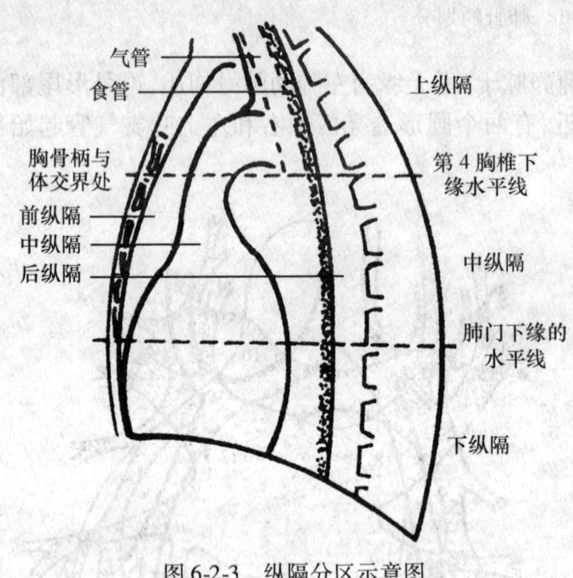

图 6-2-3 纵隔分区示意图

前纵隔系胸骨后、心、主动脉升部和气管之前的狭长三角区；中纵隔相当于心、主动脉弓部、气管及肺门所占据的区域；食管前壁为中、后纵隔的分界线；食管以后和胸椎旁区为后纵隔。自胸骨柄体交界处至第 4 胸椎下缘连一水平线，其上为上纵隔，其下至肺门下缘(相当于第 8 胸椎下缘)的水平线为中纵隔，肺门下缘至膈为下纵隔。

(五) 膈

膈为薄层腱膜肌组织，后前位上分左右两叶，呈圆顶状。膈在外侧及前、后方与胸壁相交形成肋膈角，在内侧与心形成心膈角。外后肋膈角深而锐。右膈高于左膈 1～2cm，一般位于 9～10 后肋水平，相当于第 6 前肋间隙。呼吸时两膈上下对称运动，运动范围为 1～3cm，深呼吸时可达 3～6cm。

膈面光滑锐利，如局部发育较薄，向上呈半圆形隆起，称局限性膈膨升，为正常变异，膈肌前缘附着于肋骨前端，当深吸气时，膈受肋骨牵连，膈顶可呈波浪状，称波浪膈。

胸腹腔病变所致压力改变可使膈的位置、运动发生改变。如肺气肿、大量胸腔积液，可使膈降低，运动减弱；妊娠、大量腹水、巨大腹腔肿块，可使膈升高。膈神经麻痹时，膈也升高，由于膈的运动功能减弱或丧失，出现吸气时正常侧下降而患侧上升，呼气时则反之的矛盾运动。

(六) 胸膜

胸膜分为两层，贴着胸壁和纵隔的一层为壁层，包绕肺和叶间的部分为脏层，两层之间的间隙为胸膜腔。胸膜菲薄，正常时不显影，只有在胸膜反褶处，X 线与胸膜走行方向平行时，X 线平片上才显示为薄层状或线状致密影，见于肺尖胸膜反褶及叶间裂反褶。

三、呼吸系统基本病变的 X 线表现

胸部可发生多种疾病，病理改变复杂，因此不同疾病可产生相似或者相同的 X 线表现。如肺部很多疾病可形成肿块影，肿块就是一个基本病变。基本病变 X 线表现是以大体病理改变为基础，必须认识各种基本病变，结合临床进行分析，才能对疾病作出诊断。

（一）支气管改变

支气管可由腔内肿块、异物、先天性狭窄、分泌物淤积、水肿、血块及痉挛收缩等原因导致不同程度的阻塞。

1. 阻塞性肺气肿　肺气肿是由于支气管部分阻塞产生活塞作用，空气能被吸入，不能完全呼出，导致肺组织过度充气而膨胀的一种状态。

肺气肿 X 线检查表现为肺局部透明度增加、肺纹理稀疏。弥漫性阻塞性肺气肿，X 线检查表现为两肺透亮度增加，肺纹理稀疏、变细、变直，胸廓呈桶状，前后径增加，肋间隙变宽，膈位置低、平直、活动度明显减弱，心呈狭长的垂位型。

2. 阻塞性肺不张　是由多种原因所致肺内气体减少、肺体积缩小、肺萎陷的改变。可由支气管完全阻塞、肺外压迫及肺内瘢痕组织收缩等引起。阻塞的部位不同引起一侧性、肺叶、肺段和肺小叶的肺不张。

肺段性肺不张 X 线表现为基底朝外、尖端指向肺门的三角形或片状致密影。肺叶不张：各肺叶不张表现不同，但有其共同的特点，即肺叶萎缩、体积缩小、密度增高，叶间裂向心性移位及纵隔不同程度向患侧移位；相邻肺组织呈代偿性肺气肿表现（图 6-2-4）。

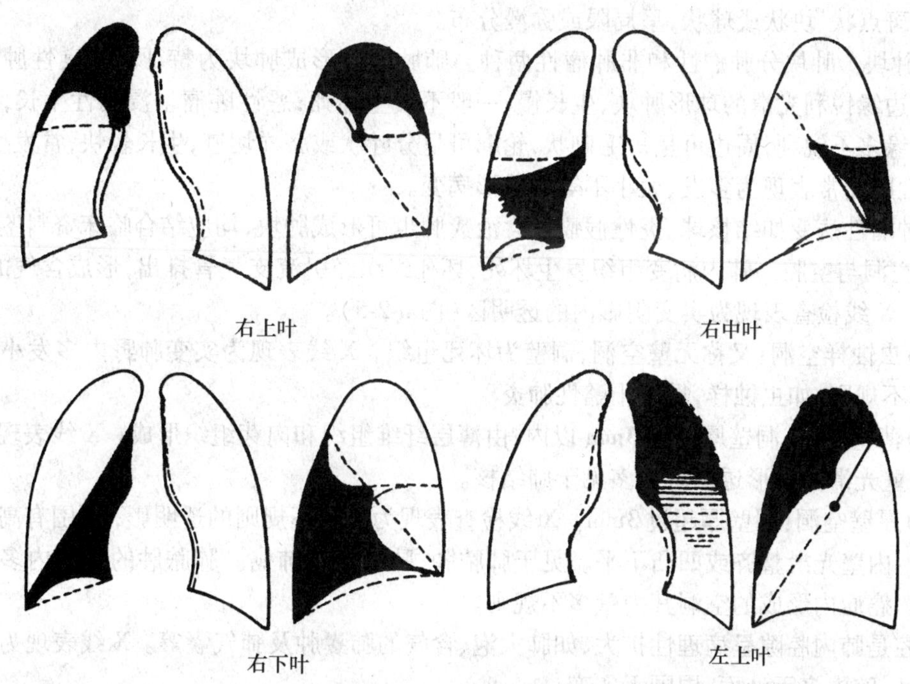

图 6-2-4　肺叶肺不张示意图

一侧性肺不张：X 线表现为患侧肺野均匀致密，纵隔向患侧移位，膈升高，肋间隙变窄，健侧肺可有代偿性肺气肿表现。

（二）肺部病变

1. 渗出与实变 渗出是机体对急性炎症的反应。肺部急性炎症发展到某一阶段，形成渗出性实变。由于液体可沿肺泡孔向邻近肺泡蔓延，故病变与正常组织之间无截然分界。肺泡内的病理液体可以是炎性渗出液、血液及水肿液。X 线检查表现为密度较均匀的斑片状或云絮状影，边缘模糊，与正常肺之间无清楚界限。小范围的实变，随病变进展可成为大片状实变。如实变占据整个肺叶，则形成边缘锐利的全叶性实变影。较大的含气支气管与实变的肺组织常形成对比，在实变影像中可见到含气支气管影，称支气管气像（air bronchogram）。炎性渗出形成的实变，经治疗多可在 1 ~2 周内吸收。

2. 增殖 肺的慢性炎症在肺组织内形成肉芽组织，为增殖性病变。见于肺结核和各种慢性肺炎。X 线检查表现为结节状影，称为腺泡结节状病变。密度较高，边缘清楚，可呈梅花瓣样，无融合趋势。多个病灶集聚时各个病灶仍可分辨。

3. 纤维化 纤维化病变是肺部病变在愈合过程中产生的纤维结缔组织所形成的瘢痕。分为局限性和弥漫性两类。局限性者表现为：①局限的条索状阴影，粗细不匀，走行僵直，密度高，与正常肺纹理不同；②病变较大被纤维组织代替后，收缩形成团块状阴影，密度高，边缘清楚。病变累及 1 ~2 个肺叶，可使部分肺组织发生膨胀不全，形成大片状致密影，密度不均。周围组织器官可被牵拉移位。弥漫性纤维化病变表现为紊乱的索条状、网状或蜂窝状阴影，可有多数弥散的颗粒状或小结节状影。自肺门区向外伸展，直至肺野外带，在网状阴影的背景上，可有多数弥散的颗粒状或小结节状影，多见于肺尘埃沉着病及慢性间质性肺炎等。

4. 钙化 多发生于退行性变或坏死组织内。X 线检查表现为致密影，边缘锐利，形状不一，可为斑点状、块状或球状，呈局限或弥漫分布。

5. 肿块 肿块分肿瘤性和非肿瘤性两种。肺肿瘤以形成肿块为特征。肺良性肿瘤多有包膜，呈边缘锐利光滑的球形肿块，生长慢，一般不发生坏死；恶性肿瘤呈浸润性生长，多无包膜，故边缘多不锐利，周边可呈短毛刺状，轮廓可呈分叶状或脐样切迹，生长较快，常发生坏死。肺转移性肿瘤常表现为多发、大小不等的球形病变。

非肿瘤性病变如结核球、炎性假瘤及含液囊肿也可形成肿块，均应结合临床资料鉴别。

6. 空洞与空腔 肺内病变组织发生坏死，坏死组织经引流支气管排出，形成含气的残腔，称空洞。X 线检查表现为实变阴影内的透明区（图 6-2-5）。

（1）虫蚀样空洞：又称无壁空洞，洞壁为坏死组织。X 线表现为实变肺野内多发小的透明区，轮廓不规则，如虫蚀样，见于干酪性肺炎。

（2）薄壁空洞：洞壁厚度在 3mm 以内，由薄层纤维组织和肉芽组织形成。X 线表现为境界清晰，内壁光滑的圆形透明区。多见于肺结核。

（3）厚壁空洞：洞壁厚超过 3mm。X 线检查表现为形状不规则的透明影，周围有高密度的实变区。内壁光滑整齐或凹凸不平。见于肺脓肿、肺结核及肺癌。肺脓肿的空洞内多有明显的液面。癌瘤内形成的空洞其内壁多不规则。

空腔是肺内腔隙呈病理性扩大，如肺大泡、含气的肺囊肿及肺气囊等。X 线表现为壁菲薄的透亮区，腔内多无液面，周围无实变。

（三）胸膜病变

1. 胸腔积液 胸腔积液是由多种疾病累及胸膜而产生的。液体可以是渗出液、漏出液、脓液、乳糜液或血液等。X 线检查可显示积液征象，但难以区别液体的性质。

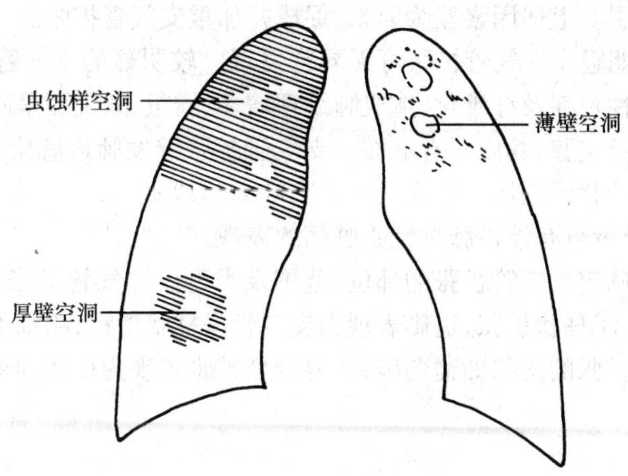

图 6-2-5 空洞的三种形态示意图

(1)游离性积液:少量积液时,液体首先聚积于后肋膈角,液体量在 300ml 以上时,立位表现为肋膈角变钝、变平,透视下液体可随呼吸及体位改变而移动;中量积液时,表现为下肺野均匀致密,肋膈角消失,膈面及心缘被遮盖,由液体形成的致密影其上缘呈外高内低的斜形弧线;大量积液是指液体上缘达第二前肋间以上,患侧肺野均匀致密,有时仅肺尖透明,肋间隙增宽,纵隔向对侧移位。

(2)局限性胸腔积液:包裹性积液是指胸膜炎时,脏壁两层胸膜发生粘连,液体被局限于胸腔的某一部位。切线位时显示为自胸壁凸向肺野的半圆形或梭形致密影。发生于叶间胸膜则为叶间积液,表现为位于叶间裂部位的梭形致密影。积液位于肺底与膈之间称肺下积液。液体将肺下缘向上推移,表现为肺下野密度增高,上缘呈上突的圆顶状,易误认为膈升高,倾斜体位或卧位可见游离积液的征象。

2. 气胸与液气胸 气胸为脏层或壁层胸膜破裂,空气进入胸腔所引起。常见原因有胸壁穿通伤、胸部手术或胸腔穿刺等。也可由突然用力、剧烈咳嗽使胸腔内压骤然升高,而致脏层胸膜破裂者,称为自发性气胸,常见于严重的肺气肿、胸膜下肺大泡、表浅的结核性空洞等。X 线表现为胸腔上部或外侧无肺纹理结构的透亮区,内侧可见被压缩的肺边缘,呈纤细的线状致密影,纵隔向健侧移位,膈下降,肋间隙变宽。

胸腔内液体与气体并存为液气胸。立位检查时,表现为横贯胸腔的液面,液面上方为空气及被压缩的肺。气体较少时,则只见液面而不易看到气体。

3. 胸膜肥厚、粘连和钙化 轻度胸膜肥厚、粘连表现为肋膈角变浅、变平,膈运动受限。膈胸膜的粘连表现为上缘的幕状突起。广泛胸膜肥厚时,显示肺野透亮度减低,或沿胸廓内缘呈带状致密影,肋间隙变窄,膈上升及纵隔向患侧移位。胸膜钙化表现为片状、不规则点状或条状高密度影。有时包绕于肺表面呈壳状。

四、呼吸系统常见疾病的 X 线诊断

(一) 支气管扩张

支气管扩张是常见的慢性支气管疾病,主要病因有:①慢性感染引起支气管壁组织的破裂;②支气管内分泌物淤积和长期剧烈咳嗽,引起支气管内压增高;③肺不张与肺纤维化对支

气管产生的外在性牵引。上述因素互为因果，促成并加重支气管扩张。

X线平片表现早期轻度支气管扩张可无异常发现。较明显的支气管扩张，由于支气管及其周围间质组织的慢性炎症及纤维化，造成肺纹理增多、增粗、紊乱而呈网状，扩张而含气的支气管可表现为多个薄壁空腔，其内可有液面。支气管扩张继发肺内感染，表现为在增多、紊乱的肺纹理中伴有小斑片状模糊影。病变区可有肺叶或肺段不张，表现为密度不均的三角形致密影。病变广泛、严重者可有慢性肺源性心脏病的表现。

支气管造影可以确定支气管扩张的部位、范围及类型。支气管扩张根据造影表现可分为柱状、囊状与混合型。①柱状扩张，造影表现为支气管呈柱状增粗，粗细不匀；②囊状扩张表现为支气管末端呈多个扩张的囊状如葡萄串；③混合型扩张表现为柱状和囊状扩张并存，病变多较广泛。

(二) 肺炎

肺炎按病变的解剖分布可分为大叶性肺炎、支气管肺炎和间质性肺炎。

1. 大叶性肺炎　大叶性肺炎早期即充血期，X线检查可无阳性发现，或只表现为病变区肺纹理增多，肺野局部透明度略低。病变进展至实变期（红肝样变期及灰肝样变期），X线检查表现为密度均匀的致密影，形状与肺叶的解剖轮廓一致，为其典型表现（图6-2-6）。由于实变的肺组织与含气的支气管相衬托，有时在实变区中，可见透明的支气管影，即支气管气像。临床上，由于抗生素的广泛应用，以整叶实变的典型表现业已少见，病变多累及肺叶的一部分或某些肺段，常表现为肺内片状或三角形致密影。消散期表现为实变区的密度逐渐减低，范围缩小。由于病变的消散不均匀，多表现为散在、大小不等和分布不规则的斑片状致密影。炎症可完全吸收或只遗留少量索条状影。临床上症状减轻常较肺内病变吸收为早，病变多在两周内吸收。

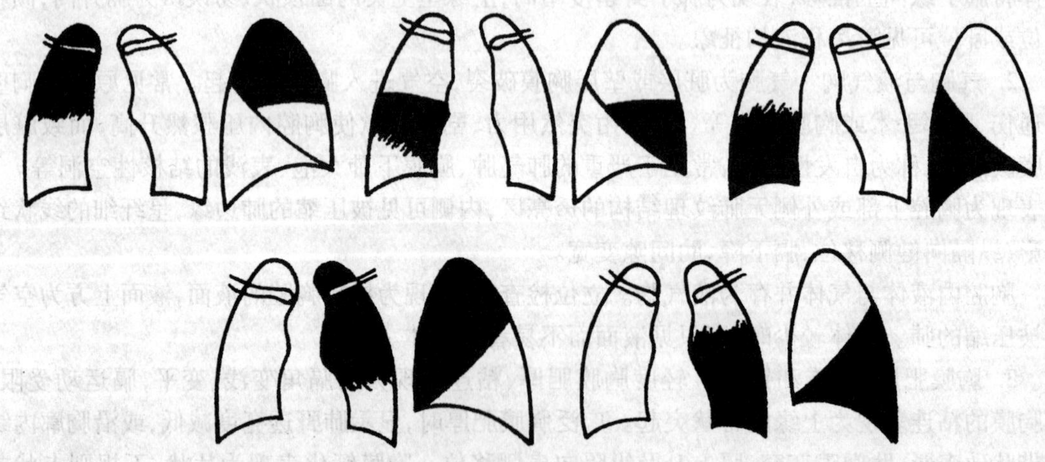

图6-2-6　各肺叶大叶性肺炎示意图

2. 支气管肺炎　多见于婴幼儿、老年及极度衰弱的病人，可由支气管炎和细支气管炎发展而来，主要病理改变是小支气管壁充血、水肿、肺间质内炎性浸润及肺小叶的渗出和实变。

X线检查表现　病变常见于两肺中、下肺野的内、中带，表现为肺纹理增多、增粗和模糊，沿肺纹理分布的斑点状或斑片状模糊影，密度不均。密集的小病变可融合成较大的片状。小儿患者常见肺门影增大、模糊，常伴有局限性肺气肿。

3. 间质性肺炎　多见于小儿,常继发于麻疹、百日咳或流行性感冒等急性传染病。病变主要侵及小支气管壁及肺间质,引起炎性细胞浸润。炎症沿淋巴管扩展,引起淋巴管炎及淋巴结炎。由于小支气管粘膜的炎症、充血及水肿,可引起肺气肿或肺不张。病变可有肺泡的轻度炎症浸润。

X线检查表现　病变较广泛,常以两肺门区及两肺中、下野为著。表现为肺纹理增粗、模糊,可交织成网状,其间可有小点状影。肺门轻度增大,密度增高,结构模糊不清。婴幼儿的急性间质性肺炎,由于细支气管炎引起部分阻塞,则以弥漫性肺气肿为主要表现。

(三) 肺脓肿

肺脓肿系肺坏死性炎性疾病,早期为化脓性炎变,继之发生坏死液化形成脓肿。

X线检查表现　急性化脓性炎症阶段,肺内出现大片状致密影,其边缘模糊,密度较均匀,可侵及一个肺段或一叶的大部。当组织发生坏死时,其内可见低密度区,如病变中心肺组织坏死、液化与引流支气管相通后,在实变影中出现含有液面的厚壁空洞。周围有炎性浸润时,其边缘模糊(图6-2-7)。侵犯胸膜可引起脓胸或脓气胸。

慢性肺脓肿表现为圆形或不整形空洞,洞壁厚,内、外壁边缘清楚,有或无液面,周围为密度不均,排列紊乱的索条状及斑片状影。多房性空洞显示为多个大小不等的透明区。支气管造影可见多房相通、多支相连、多叶受侵的表现。慢性肺脓肿常伴有支气管扩张,胸膜肥厚及粘连。

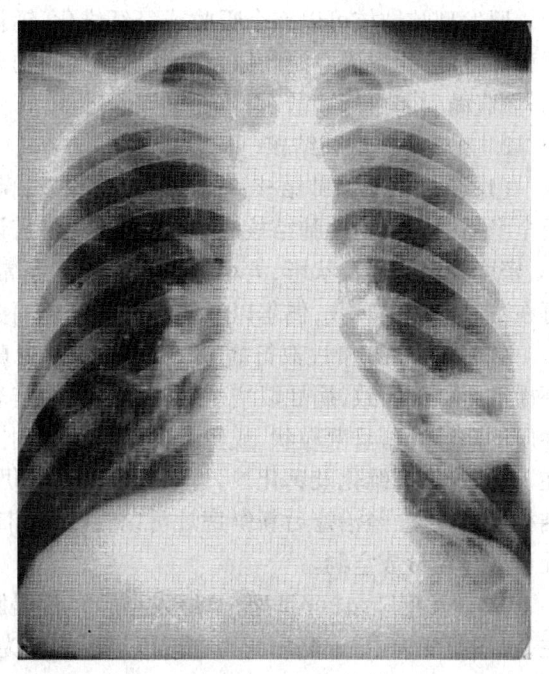

图6-2-7　左下肺脓肿
左下肺可见类圆形密度增高影,中间有一含有液面的空洞

血源性肺脓肿表现为两肺多发、散在,大小不等的圆形、椭圆形或片状致密影,部分病灶中可形成小空洞,也可有液面。

膈下脓肿、肝脓肿直接蔓延引起的肺脓肿,可见患侧膈升高,运动明显受限,邻近肺野内有大片致密影,可有明显的空洞,常伴有胸膜肥厚。

(四) 肺结核

肺结核是由结核分枝杆菌引起的肺部慢性传染病,结核病中最常见的是肺结核病。影像学检查能够发现病变,确定其部位、范围和性质,并能观察病变的转归,对肺结核的防治有着重要作用。

肺结核的病理变化较复杂。机体的免疫力和细菌的致病力都直接影响着病变的性质、病程和转归。因此,肺结核有多种形态的X线表现。

肺结核的分型对肺结核的防治具有重要意义。1998年8月中华结核病学会制定了新的中国结核病分类法,将结核病分为五类:原发型肺结核(代号:Ⅰ型);血行播散型肺结核(代号:Ⅱ型);继发型肺结核(代号:Ⅲ型);结核性胸膜炎(代号:Ⅳ型);其他肺外结核(代号:Ⅴ型)。

1. 原发型肺结核(Ⅰ型) 原发型肺结核为初次感染所发生的结核,多见于儿童,但也可见于未感染过结核杆菌的青少年或成人。包括原发综合征和胸内淋巴结结核。

(1)原发综合征:结核杆菌侵入肺部后,多在上叶下部或下叶上部近胸膜处发生急性渗出性病变为原发病灶,其周围可发生不同程度的病灶周围炎。结核杆菌可侵入淋巴管,循淋巴液引流到肺门或纵隔淋巴结,引起相应结核性淋巴管炎和淋巴结炎及淋巴结肿大。X线检查,原发病灶表现为大小不一的片状模糊影,大者可占据数个肺段甚至一个肺叶。淋巴管炎表现为自原发病灶引向肺门的数条索条状影。肺门和纵隔肿大的淋巴结表现为肿块影。原发病灶、淋巴管炎和淋巴结炎三者组成哑铃状阴影。原发综合征,是原发型肺结核的典型表现,但较少见。

(2)胸内淋巴结结核:原发病灶经治疗后易于吸收消散,淋巴结炎常伴不同程度的干酪样坏死,愈合较慢,有时淋巴结病变继续发展,则表现为肺门或纵隔淋巴结肿大,为胸内淋巴结结核。根据其X线的不同表现,分为结节型和炎症型。结节型为圆形或椭圆形结节状影,内缘与纵隔相连,突向肺野,外缘边界清晰;炎症型表现为肺门影增大,边缘模糊,境界不清。

原发型肺结核可以完全吸收或经纤维化、钙化而愈合。少数病人抵抗力低下,原发病灶可干酪样化、液化形成空洞。原发灶及淋巴结内的干酪样坏死物可通过支气管播散,也可通过淋巴、血流而引起血行播散。

2. 血行播散型肺结核(Ⅱ型)

(1)急性粟粒型肺结核:系大量结核分枝杆菌一次或短时期内数次进入血循环,引起肺部及全身播散。粟粒性肺结核病灶小,透视不易辨认,在X线片上表现为两肺弥漫均匀分布,大小、密度相同的粟粒状影,大小约1.5~2mm,正常肺纹理常不能显示。经过适当治疗后,病灶可在数月内逐渐吸收,偶尔以纤维硬结或钙化而愈合。

(2)亚急性或慢性血行播散型肺结核:系少量结核分枝杆菌在较长时间内多次进入血循环播散至肺部所致,病灶以增殖为主。X线检查表现为大小不一、密度不同、分布不均的多种性质的病灶。可呈粟粒状、或较大的结节状,两肺上中野为著,下野较少。早期播散的病灶多在上肺野,为纤维化及钙化灶,近期播散的病灶仍为增殖性或渗出性,多位于中、下肺野。本型结核发展较慢,经治疗后新鲜病灶可以吸收,陈旧病灶多以纤维化或钙化而愈合。恶化时,病灶可融合并形成空洞。

3. 继发型肺结核(Ⅲ型) 继发型肺结核是肺结核中的主要类型。可出现以增殖病变为主、浸润病变为主、干酪病变为主或以空洞病变为主等多种病理改变。多为已静止的原发病灶重新活动,或为外源性再感染。由于机体对结核分枝杆菌已产生了特异性免疫力,结核分枝杆菌不再向淋巴径路蔓延,病变趋向局限于肺尖、锁骨下区及下叶背段。

X线检查表现多种多样。锁骨上、下区可见中心密度高、边缘模糊的片状影,为陈旧性病灶及周围炎。锁骨下区新的渗出性病灶,表现为小片云絮状影,也可呈肺段或肺叶分布的大片渗出性病变。也可表现为任何肺野的圆形浸润影。以上病灶内可溶解形成空洞。病变的发展过程较为复杂,可有渗出、增殖、纤维化和空洞等多种性质的病灶同时存在(图6-2-8)。

浸润型肺结核还包括结核球及干酪性肺炎两种特殊类型的病变。

(1)结核球:为纤维膜包绕干酪样结核病灶形成。X线检查表现为圆形、类圆形或分叶状,直径约2~3cm大小,边缘清楚、光滑,一般密度均匀,球内可出现层状、环状或斑点状钙化,也可有小空洞存在。结核球附近常有散在的纤维增殖性病灶,称为卫星病灶。

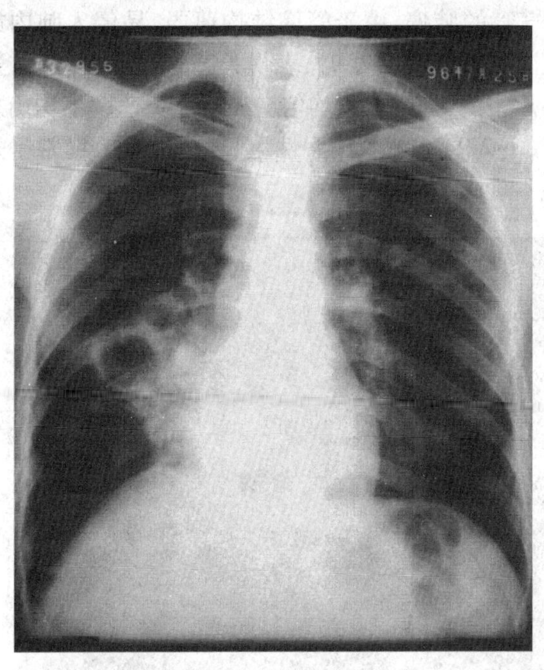
图 6-2-8　右肺结核空洞形成

(2)干酪性肺炎:见于机体抵抗力较差、对结核菌高度过敏的病人。

大量结核菌经支气管播散,引起大叶性干酪性肺炎。

X 线检查表现为大叶性或肺段性致密影,密度不甚均匀,其中可见多数小的边缘不规则的透亮区。其他肺野可见由支气管播散的小片状浸润影。

肺结核空洞或干酪样变的淋巴结,可通过引流支气管或破入支气管而发生支气管播散,形成小叶性干酪性肺炎。X 线检查表现为两肺散在小叶性实变影。

继发型肺结核的晚期,由于多种性质病变的恶化、好转与稳定交替发展,可形成纤维厚壁空洞、广泛纤维性变及支气管播散灶。

X 线检查表现为两肺上部多发的厚壁空洞,轮廓大多不甚光滑规则,周围有较广泛的纤维索条影和散在的新老病灶。病肺因纤维化而萎缩,上叶萎缩使肺门影向上移位,下肺野血管纹理被牵引向上及下肺叶的代偿性肺气肿,使膈肌下降、平坦,故肺纹理拉直,呈垂柳状,亦可见叶间裂向上移位和附近肋间隙变窄等。多数病人预后不良,极少数病人病情可好转,空洞消失或净化,纤维组织广泛增生,成为以纤维化为主的稳定状态。

4. 结核性胸膜炎(Ⅳ型)　结核性胸膜炎可单独发生,也可与肺部结核同时出现。在结核性胸膜炎发展的不同阶段,有结核性干性胸膜炎、渗出性胸膜炎及结核性脓胸。

结核性干性胸膜炎不产生明显渗液或仅有少量纤维素渗出,X 线检查可无异常或仅出现患侧膈肌运动受限;渗出性胸膜炎,多为单侧,液体一般为浆液性,偶为血性。病程长,有纤维素沉着,引起胸膜肥厚、粘连或钙化等。X 线表现为胸腔积液和胸膜肥厚的相应征象。

(五) 肺肿瘤

肺肿瘤分为原发性与转移性两类,原发性者又分为良性与恶性。良性肺肿瘤临床少见,恶性肺肿瘤中约 98% 为原发性支气管肺癌。

1. 原发性支气管肺癌　起源于支气管上皮、腺体、细支气管及肺泡上皮。组织学上可分为鳞癌、腺癌、未分化癌及细支气管肺泡癌。X 线检查将癌肿发生于主支气管、肺叶支气管称中心型;发生在肺段以下支气管者称为外围型。

(1)中心型肺癌:早期癌肿局限于粘膜内,可无异常发现。病变发展,癌组织从支气管粘膜表面向腔内生长或沿支气管壁浸润生长,使管腔狭窄,先引起肺叶或一侧肺的阻塞性肺气肿,但很难发现。由于支气管狭窄、引流不畅而发生阻塞性肺炎,表现为同一部位反复发生、吸收缓慢的炎性实变,病变逐渐加重。如支气管管腔被完全阻塞后,引起肺不张。癌瘤穿透支气管壁,同时向腔外生长和伴有肺门淋巴结转移时,则形成肺门肿块。发生于右肺上叶的支气管肺癌,肺门部肿块和右肺上叶不张连在一起,下缘可形成横“S”状,为典型征象。

(2)外围型肺癌:发生于肺段以下较小支气管的肺癌,由于管壁结构薄弱,易侵入肺内或经局部淋巴管播散在肺小叶内生长,形成肿块。早期病变较小时,表现为肺野内密度较高,边缘模糊的结节状或球形影;或表现为肺炎样小片浸润影,密度不均匀。癌瘤生长速度不均衡及局部淋巴播散灶的融合,可形成分叶状肿块(图 6-2-9)。如呈浸润性生长,则边缘毛糙常呈短细毛刺状。肿块中心可坏死形成厚壁、偏心性不规则空洞。

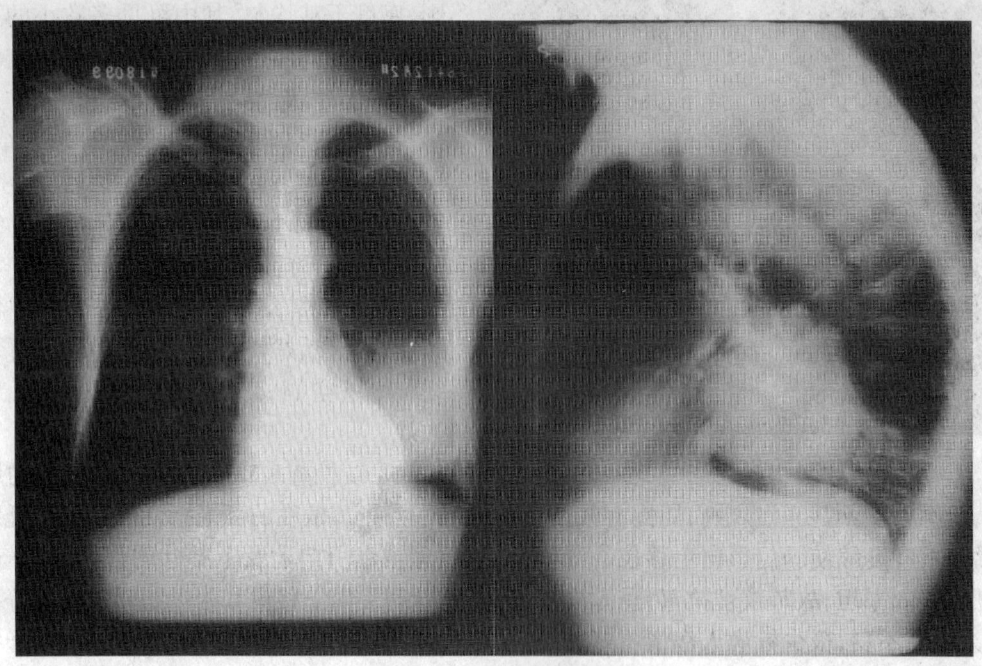

图 6-2-9 外围型肺癌
后前位、侧位显示左下肺分叶状肿块影

肺癌可转移至肺门和纵隔淋巴结,表现为肺门增大及纵隔旁肿块。胸膜转移时表现为胸腔积液。肺癌也可发生肺的转移,表现为肺野内多发圆形影,或呈网状结节阴影。

2. 肺转移瘤 肺外的恶性肿瘤可通过血行、淋巴或由邻近器官直接蔓延等途径转移至肺部,约 30% 的恶性肿瘤有肺部转移。血行转移表现为两肺多发大小不一的圆形或结节状致密影,密度均匀,境界清楚,形似棉球状,中下肺野分布较多。少数呈单发球形灶。也可表现为粟粒状或小片状影。淋巴转移表现为两肺和(或)纵隔淋巴结增大,自肺门向外呈放射状分布的索条状影,其间可见微细的串珠状小点状影。也可与血行转移并存。

纵隔、胸膜和胸壁组织的恶性肿瘤,可直接蔓延至肺部,出现大小不等的转移灶。

(六) 纵隔原发性肿瘤

其种类繁多,起源于纵隔某种组织的肿瘤,有其一定的好发部位,根据肿瘤的部位,可推测肿瘤的类别(图 6-2-10)。

1. 前纵隔肿瘤 常见的有胸腺瘤、胸内甲状腺肿及畸胎类肿瘤。

(1)胸腺瘤:多位于前纵隔的中部偏上,呈圆形、椭圆形或梭形,有时呈薄片状,贴近大血管。肿瘤常向一侧肺野突出。良性者边缘多光滑锐利;恶性者多呈分叶状,穿破包膜侵入邻近组织时,边缘可毛糙不整,并可发生胸膜反应。

(2)畸胎瘤:来自原始胚胎组织的残留物。可分为囊性(皮样囊肿)和实质性两种。皮样

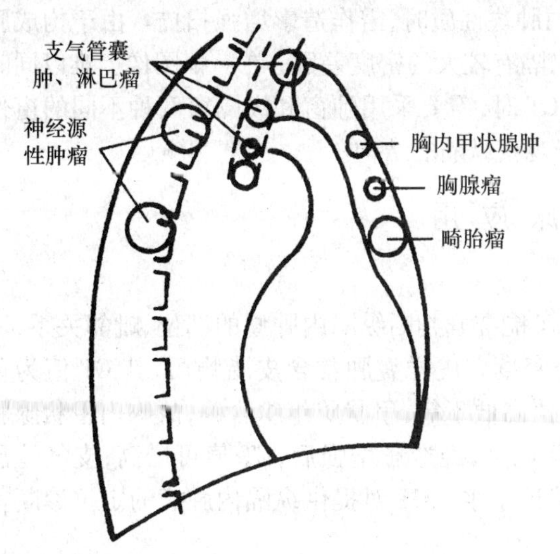

图 6-2-10　纵隔肿瘤发生部位示意图

囊肿多为良性，实质性肿瘤可为良性或恶性，肿瘤多位于前纵隔中部，心与主动脉联接区。良性者多为单侧突出的圆形或卵圆形肿块，边缘光滑；恶性者多呈分叶状，边缘不规则，由于含有多种组织，故密度不均，若其内有骨骼、牙齿为该肿瘤的特征性表现。皮样囊肿可发生囊壁的蛋壳样钙化。

(3)胸内甲状腺肿：包括先天性异位及胸骨后甲状腺肿。多位于前纵隔上部，呈卵圆形或梭形，多与颈部肿块相连。气管受压向对侧和后方移位。肿块可随吞咽而上下移动。肿块内可有斑片状钙化。

2. 中上纵隔肿瘤

(1)恶性淋巴瘤：是发生在淋巴结的全身性恶性肿瘤。纵隔内病变多与颈部及全身淋巴结病变同时存在。X 线检查表现为上中纵隔双侧性纵隔影增宽，融合的肿大淋巴结呈分叶状突向肺野，侧位上多在中纵隔气管与肺门附近。肿瘤可向肺内浸润，也可侵及胸膜及心包而产生胸腔积液和心包积液。淋巴瘤对放射治疗敏感。

(2)支气管囊肿：多位于气管旁或气管分叉附近。囊肿表现为中纵隔气管周围的卵圆形影，边缘锐利、光滑，密度均匀，呼吸时随气管活动。由于囊肿较柔软，深呼吸时其形态可以改变。

3. 后纵隔肿瘤　后纵隔常见的是神经源性肿瘤，多为良性，包括神经纤维瘤、神经鞘瘤、节细胞神经瘤，恶性者有神经纤维肉瘤。X 线表现为后纵隔脊柱旁圆形、椭圆形或哑铃状肿块，边缘清楚、锐利，密度均匀。发生在椎间孔者，可压迫椎间孔使之扩大。压迫肋骨头及脊柱，可产生边缘光滑的压迹。恶性者可呈分叶状，侵蚀破坏邻近骨质。

第二节　CT 诊断

胸部疾病经传统 X 线检查多数可确诊。CT 检查费用较大，一般不作为常规检查，多用于某些疑难问题的补充检查。CT 具有较高的密度分辨力，并能根据病变区的 CT 值来确定病变是囊性、实性抑或脂肪性，有无微小钙化、脂肪沉着、坏死及出血等改变；CT 对肺内微小病灶的发现、对纵隔疾病和淋巴结增大的诊断具有特殊价值。用高分辨力 CT 对肺内弥漫性间质性病变及支气管扩张的诊断更具有突出效果。CT 为横断面图像，无前后重叠，对于显示病变的形态、部位、来源、毗邻关系以及发展状况等为传统 X 线检查所不及。

一、检查方法及技术

胸部 CT 检查常规取仰卧位，两臂向上自然弯曲置于头两侧。根据胸部正侧位片所见，在定位像上做出扫描计划。常规扫描采用 10mm 层厚，间隔 10mm。对肺门部或肺内小病灶可采用 5mm 层厚或更薄层扫描。一般采用平扫，如需观察病变与血管的关系，鉴别是血管断面还是增大的淋巴结，或疑为血管畸形，判断肺内肿块性质时，需作造影增强扫描。由于构成胸部的组织复杂，在CT图像上，胸壁、肺组织及纵隔有较大的密度差别，在一幅图像上难以同时清楚显示肺野和纵隔内结构，所以在观察胸部CT时，需要采用肺窗和纵隔窗两种不同的窗位和窗宽，肺窗适合于观察肺实质，纵隔窗适用于观察纵隔的结构。

二、临床应用

（一）纵隔肿瘤

CT对于纵隔病变的诊断具有重要价值。CT能准确判断纵隔内肿瘤的部位、毗邻关系，通过测定CT值，能判断肿瘤为囊性、实质或脂肪密度。皮样囊肿常含皮脂物质，其CT值为负值；畸胎瘤内含有不同组织成分，瘤体内的CT值高低不等；甲状腺组织含碘，故胸内甲状腺肿密度较其周围的纵隔组织高，CT值可在100HU以上，经造影增强后，CT值可增高；支气管囊肿、心包囊肿、皮样囊肿的囊性部分，CT值多接近于水。CT对提供纵隔内肿瘤的定位诊断很有优势。

（二）纵隔淋巴结增大

纵隔内增大的淋巴结可以是结核性、非特异性炎症、肉芽肿和肿瘤转移等。CT对发现纵隔淋巴结肿大的敏感性较高，但对鉴别增大淋巴结的性质尚有一定限度。常需增强扫描，与纵隔内血管断面影区别。正常时，纵隔内有很多淋巴结，直径为3～6mm，多数分布在纵隔的上中部。纵隔内淋巴结增大，可为单个或多个。直径大于15mm的淋巴结认为有增大。

（三）肺内结节性病变

CT显示小病变，对于普通胸片未能发现或不能肯定的结节性病变具有特殊的效果，CT能较好地显示肺尖、心后区、胸骨后区以及后肋膈角处的病变。

（四）肺癌

CT可以显示管腔内软组织肿块、支气管壁的不规则增厚、管腔狭窄、阻断，相应肺叶或肺段的肺不张或阻塞性肺炎；可以观察肿块内部结构是否均匀，有无坏死液化；并可观察胸膜皱缩现象及分叶征和脐样切迹。薄层扫描可见肿块边缘向外的刺状突起或呈短细毛刺状。因此，CT对于明确肺癌的诊断、判断手术切除的可能性、随访治疗效果等价值较高。临床疑为肺

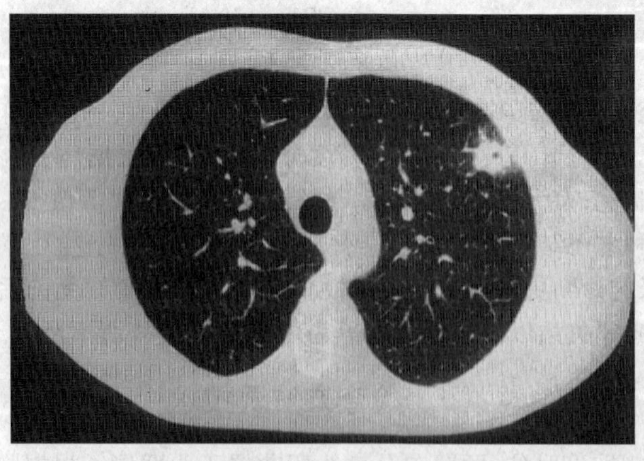

图6-2-11　左肺外围型肺癌
CT扫描见左肺上叶前外侧球形病灶，外缘呈分叶状，边缘有毛刺，中间可见小空洞

癌，或痰中找到癌细胞而胸片无相应发现者，CT 可以发现心后区、脊柱旁、奇静脉食管隐窝及后肋膈角处的隐匿病变。CT 可以明确纵隔有无肿大淋巴结、肿瘤与周围组织之间的关系（图 6-2-11）。

第三节　MRI 诊　断

MRI 能获得横轴位、冠状位、矢状位以及斜位断层图像，从立体角度对病变状态作出精确判断。较大的血管呈低信号或无信号，易于确定病变和血管的关系。因此，MRI 在胸部疾病的诊断中有重要作用。尤其对纵隔、胸壁，大血管病变的诊断有其独特的优点。由于肺实质内含有大量气体，其磁共振信号强度极低，检查时间长，呼吸及心脏搏动可以在肺内产生伪影，故 MRI 对肺实质病变检查效果较差。

一、检 查 方 法

胸部 MRI 检查常取卧位，用体部线圈，层厚 7 ~ 10mm。常规先做 T_1WI 横断面成像和 T_2WI 横断面成像，然后根据诊断需要做冠状、矢状或斜位扫描。为减少心跳造成的伪影，采用心搏门控技术。

二、临 床 应 用

（一）纵隔病变

MRI 可提供优越的软组织和血管对比影像，能使绝大多数纵隔肿块显示满意，并能对实性肿块与血管病变鉴别，还可区别是囊性还是实性。根据肿瘤的形态、边缘是否规整、是否侵及邻近组织，还可判断肿瘤的良、恶性。能够显示肿块与邻近器官的关系以及后者是否受累，有助于肿块的定位、定性、判断手术切除肿瘤的可能性和肿瘤分期及治疗选择等。

MRI 对纵隔增大淋巴结的检出率与 CT 相似，但 MRI 无需增强就可辨别血管横断面与增大的淋巴结。

（二）肺癌

MRI 对中心型肺癌产生的纵隔旁、肺门区肿块显示清楚，亦可显示肺段以上支气管的狭窄或中断，MRI 可以从多个方位观察病变，有利于立体地了解肿瘤的毗邻关系及病变的确切范围。

MRI 可显示肿瘤对心包、胸壁及纵隔的侵犯情况，亦可显示血管壁受侵和血管腔内的栓子及瘤栓。

（苗来生）

第三章

循环系统

循环系统的影像诊断主要是心脏和大血管的检查。心脏位于纵隔内,心、大血管与两侧肺野形成良好的自然对比。

X 线透视和平片可以观察心、大血管的大小、形态及搏动情况。心血管造影能进一步了解心内部结构、功能状态和血流动力学变化。

CT 对心脏、大血管的检查要求有足够快的扫描速度。电子束 CT 和多层螺旋 CT 适用于心脏大血管的检查,可用于心脏大血管的血流方向、速度、心肌灌注和储备功能的评价。

MRI 可准确测量心腔径线和室壁厚度,并可进行心功能测定,使心血管疾病的临床诊断更加准确可靠。

第一节 X 线诊断

一、心、大血管的 X 线检查方法

(一) 普通检查

1. 透视 透视下可以通过转动病人体位,从不同角度观察心、大血管的形态、搏动及其与周围结构的关系。常先采取站立后前位观察心形态、大小、位置,然后从不同方向观察心各房室和大血管的表现,还需注意观察肺部血管的改变。

2. 摄影 常用的摄影位置有后前位、右前斜位、左前斜位和左侧位。

(1)后前位:病人直立,前胸贴片,摄远达片,即靶-片距离为 2m,以减小心影放大率。

(2)右前斜位:病人右前胸贴片,身体向左旋转 45°~60°,主要观察左心房和右心室漏斗部,吞钡后可观察左心房食管压迹。

(3)左前斜位:病人左前胸贴片,身体向右旋转 55°~65°,可观察各房室及主动脉弓部的全貌。

(4)左侧位:病人左胸贴片,可观察左心房和左心室。左侧位吞钡观察左心房较右前斜位片更客观可靠。

(二) 造影检查

心血管造影是将对比剂快速注入心腔和大血管内,以显示心和血管内腔的形态及血流动力学的改变,为诊断心、大血管疾病并为手术治疗提供更有价值的资料,常用的造影方法有以下几种:

1. 右心造影 先行右心导管检查,经导管注入对比剂,显示右侧心腔和肺血管。主要适用于右心及肺血管的异常及伴有发绀的先天性心脏病。

2. 左心造影 经周围动脉插管,导管尖端送入左侧心腔选定的部位,经导管注入对比剂。适用于二尖瓣关闭不全、主动脉瓣口狭窄、心室间隔缺损、永存房室共道及左心室病变。

3. 主动脉造影 经周围动脉插入导管,导管尖端放于主动脉瓣上3~5cm处,注射对比剂后,能使主动脉升部、弓部和降部显影。适用于主动脉本身病变、主动脉瓣关闭不全、主动脉与肺动脉或主动脉与右心之间的异常沟通(如动脉导管未闭、主-肺动脉隔缺损、主动脉窦动脉瘤穿破入右心)等。

4. 冠状动脉造影 用特制导管,从周围动脉插入主动脉,使其分别进入左、右冠状动脉内行选择性动脉造影。主要用于冠状动脉粥样硬化性心脏病的检查,是经皮冠状动脉成形术和冠状动脉搭桥术前必须的检查步骤。

心血管造影是一种比较复杂的检查方法,病人有一定的痛苦和危险,必须严格掌握适应证和禁忌证。

二、心、大血管的正常X线表现

(一)心、大血管正常X线投影

心为一不规则几何体,X线投影在一个平面上,互相重叠仅能显示各房室和大血管的轮廓,必须用不同的位置投照,才能使各个房室和大血管的边缘显示出来。

1. 后前位 是心、大血管的正位投影,有左右两个边缘(图6-3-1)。

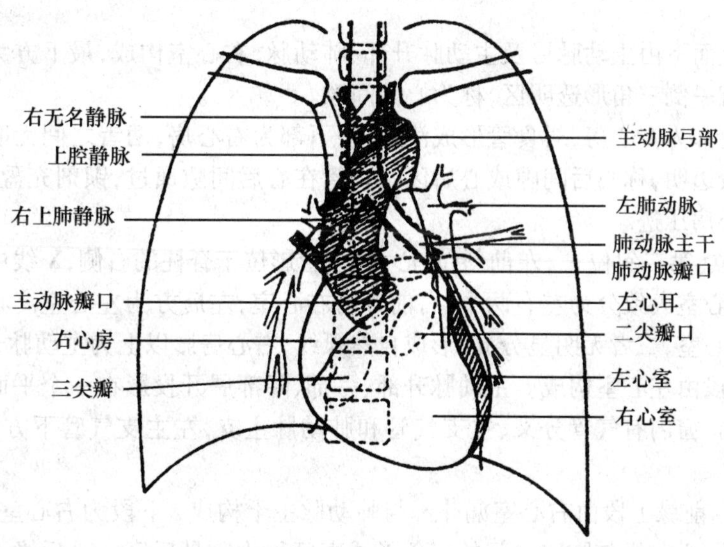

图6-3-1 后前位正常心、大血管影像解剖示意图

心右缘分为两段:上段边缘平直,为主动脉升部和上腔静脉的复合投影,幼年及青年期以上腔静脉为主,在老年,以主动脉升部为主。心右缘下段为右心房所构成,弧度较大。

心左缘分为三段:上段为主动脉球,呈弧形突出,由主动脉弓部和降部相移行的部分形成。中段为肺动脉段,由肺动脉主干与左肺动脉构成,此段较低平或稍突出,也称心腰部。下段为左心室段,为一明显向左突出的长弧形。左心室在下方形成心尖。左心室与肺动脉段的搏动方向相反,两者的交点称为相反搏动点。左心室与肺动脉之间,有长约 1.0cm 的一小段,由左心耳构成,正常时,不能与左心室区分。

2. 右前斜位(第一斜位) 右前斜位,心位于胸骨与脊柱之间,分为前、后两缘(图 6-3-2)。

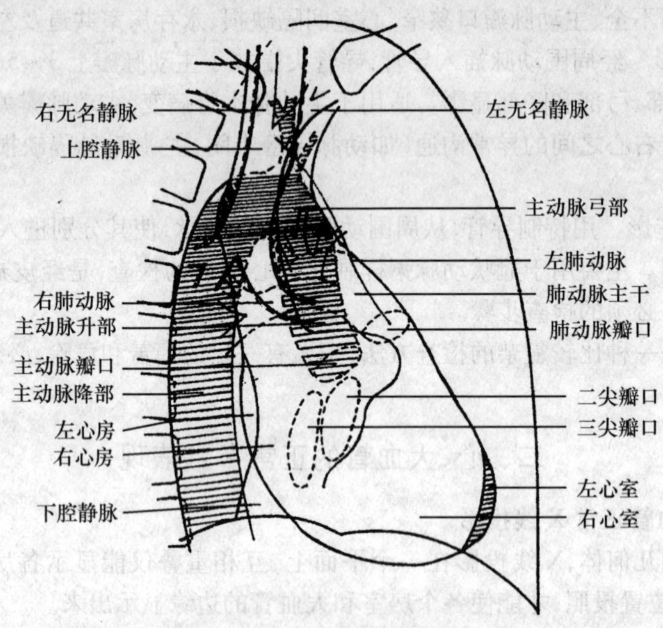

图 6-3-2 右前斜位正常心、大血管影像解剖示意图

心前缘自上而下由主动脉弓及主动脉升部、肺动脉、右心室构成,最下方为左心室。心前缘与胸壁之间有一倒三角形透明区,称为心前间隙。

心后缘中上部为左心房,对食管形成浅压迹,下部为右心房,两者之间无明确分界。心后缘与脊柱之间较透明,称心后间隙或心后区。食管在心后间隙通过,钡剂充盈时可显影,并可在前壁显示左心房压迹。

3. 左前斜位(第二斜位) 左前斜位,心、大血管影位于脊柱的右侧,X 线中心线与室间隔接近平行,两个心室大致分为左右两半,右前方为右心室,左后方为左心室。心前缘上段为右心房,下段为右心室,二者无明显分界,形成自然弧线,右心房影以上为主动脉升部。心后缘上段由左心房,下段由左心室构成。主动脉升部、弓部、降部展开投影在一个平面上,呈拱形,其下方为主动脉窗,窗内有气管分叉、主支气管和肺动脉主支,左主支气管下方为左心房影(图 6-3-3)。

4. 左侧位 前缘上段由右心室漏斗部与肺动脉主干构成,下段为右心室前壁,前缘下部与胸壁紧密相邻,心前缘与胸壁之间的三角形透亮区称为胸骨后区。心后缘上中段由左心房构成,下段由左心室构成。心后下缘、食管与膈之间的三角形间隙,为心后食管前间隙(图 6-3-4)。

(二) 心、大血管的搏动

心左缘的搏动主要为左心室的搏动,搏动最强,收缩期急剧内收,舒张期逐渐向外扩张。左心室以上可见主动脉和肺动脉的搏动,方向与左心室的搏动相反。心右缘的搏动代表右心房的搏动。

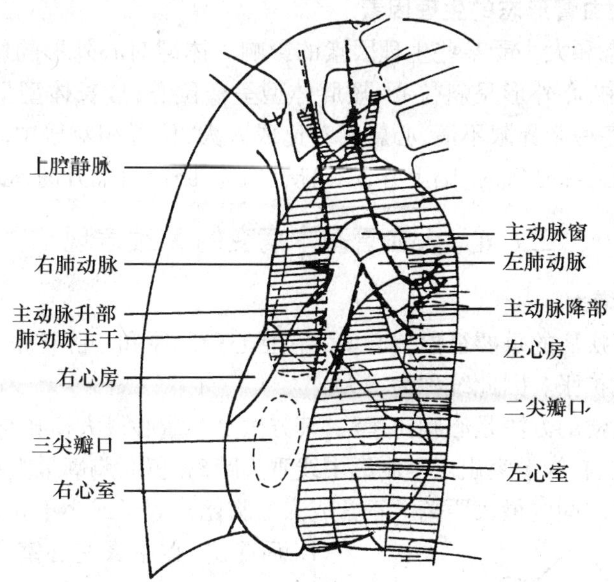

图 6-3-3　左前斜位正常心、大血管影像解剖示意图

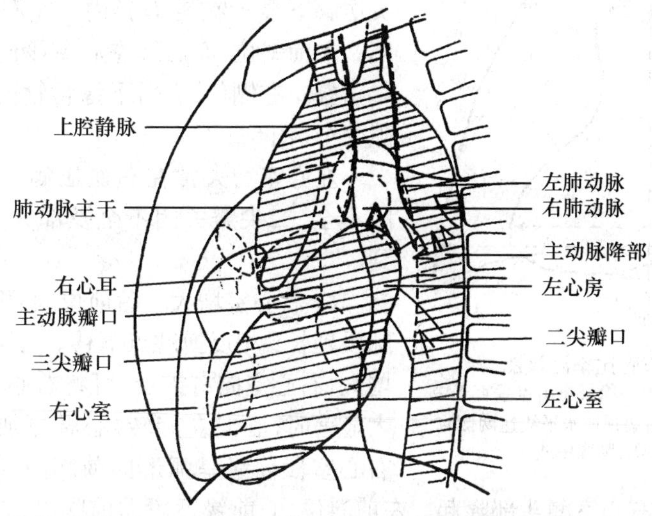

图 6-3-4　左侧位正常心、大血管影像解剖示意图

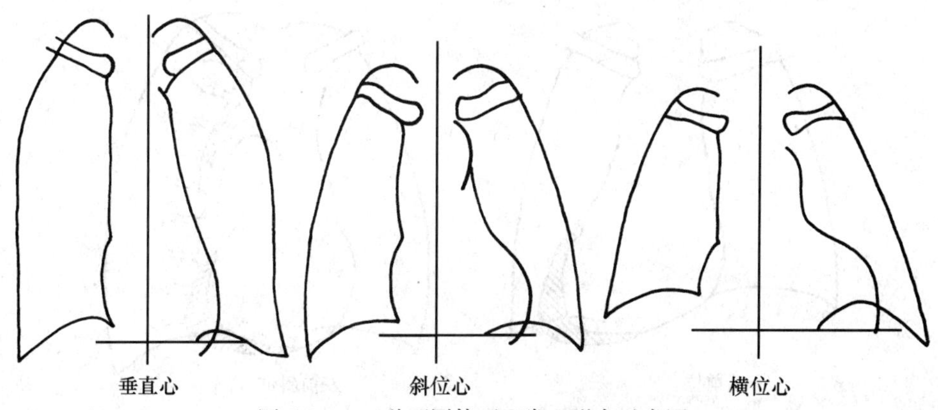

图 6-3-5　三种不同体型正常心形态示意图

（三）影响心、大血管形态的生理因素

心、大血管的形态和大小受某些生理因素的影响。体型对心外形的影响较明显。普通体型即均称型，体格适中，心外形呈斜位心；矮胖体型呈横位心；瘦长体型呈垂位心（图6-3-5）。婴幼儿心接近球形，各弓影界限不清，心影相对比成人大，位置相对居中。深吸气时，膈下降，心影伸长，趋向垂位心；深呼气时，膈上升，趋向横位心。卧位时膈升高，心上移呈横位心。

三、心、大血管基本病变的X线表现

（一）心各房室增大

心增大是心血管疾病的重要征象。心增大包括心壁肥厚和心腔扩张，两者常并存，X线检查很难区别肥厚抑或扩张。因此统称为增大。

确定心增大最简便的方法是心胸比率法，其方法是测量心最大横径与胸廓最大横径之比。心最大横径取心影左、右缘最突出点至胸廓中线垂直距离之和，胸廓最大横径是在右膈顶平面取两侧胸廓肋骨内缘之间的最大距离。正常成人心胸比率等于或小于0.5（图6-3-6）。

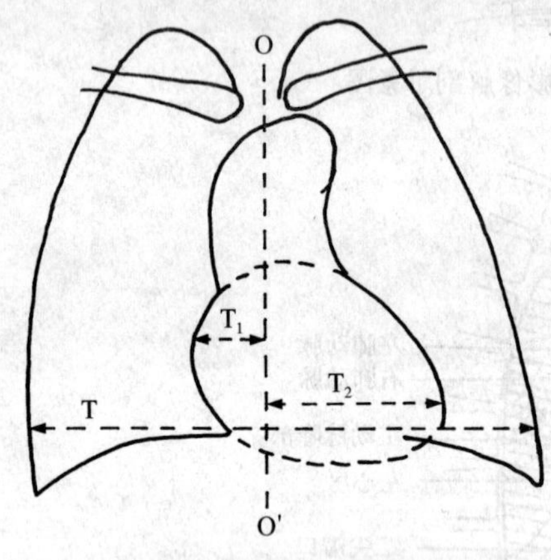

图6-3-6 心胸比率测量图

T_1、T_2：心横径，取两侧心缘最突出点垂直于中线；T：胸廓横径，于右膈顶取水平线达两侧胸廓内缘；OO′：胸廓中线

1. 后前位，心左缘左心室段延长，相反搏动点上移，心尖向左下延伸，向左越出锁骨中线，向下心尖居膈下显示在胃泡影内。左心室段圆隆，心腰凹陷。左前斜位，心后缘左心室段向后下突出，与脊柱影重叠。左侧位，心后下缘食管前间隙消失，心后间隙变窄（图6-3-7）。

左心室增大常在高血压病、主动脉瓣狭窄或关闭不全、二尖瓣关闭不全及部分先天性心脏病中见到。

2. 右心室增大 后前位，心腰平直或隆起，肺动脉段延长，相反搏动点下移。心尖圆隆上翘，心横径增大，右心室向右扩展，可将右心房推向右上方。增大显著时，心向左旋转，心腰更加突出。右前斜位，右心室段前缘呈弧形向前膨凸，心前间隙变窄甚至闭塞。肺动脉段和右心室漏斗部隆起。左前斜位，心前缘下段向前膨出，心前间隙下部变窄，

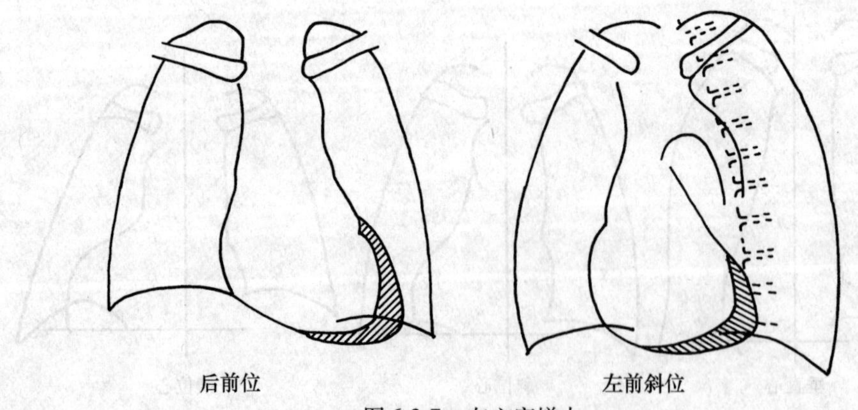

后前位　　左前斜位

图6-3-7 左心室增大

心膈面延长,左心室推向左后方,室间沟向后上移位,心后缘可与脊柱重叠,向后最突出点的位置比左心室本身增大为高。侧位,心前缘与前胸壁的接触面增大,同时漏斗部和肺动脉段凸起(图6-3-8)。

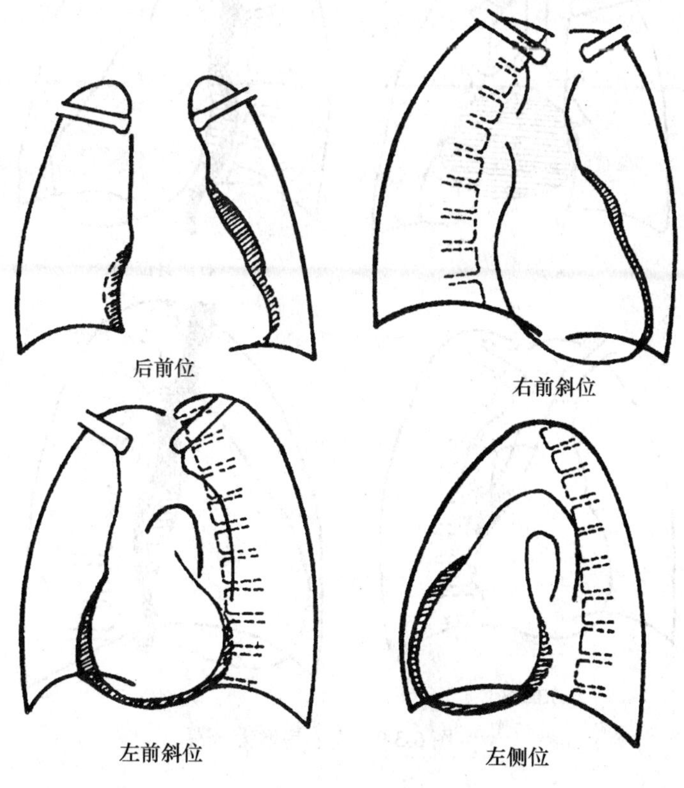

图6-3-8　右心室增大

右心室增大常见于二尖瓣狭窄、慢性肺源性心脏病、肺动脉狭窄、心房或心室间隔缺损以及法洛(Follot)四联症等。

3. 左心房增大　左心房增大主要发生在体部,可向后、上及左、右方向增大(图6-3-9)。后前位,左心房早期向后增大时,心轮廓不发生改变,但在心底部偏右侧出现圆形或椭圆形密度增高影,与右心房重叠,形成双心房影。如向右增大凸出于右心缘,可见右房弧形边缘上段又出现一较大弧度,称双弧征。左心房增大显著时,可使位于左心室段与肺动脉之间的心耳部增大、突出,通常称第三弓,心左缘出现四个弓。

右前斜位,食管吞钡,可显示左心房食管压迹加深,甚至局限性向后移位。轻度增大时,仅食管前壁受压;中度增大,食管后壁均有受压移位;重度增大,食管明显后移与脊柱重叠。

左前斜位,心后缘上段饱满、隆起,左主支气管受压抬高,气管分叉角度增大。

左心房增大的主要原因为二尖瓣狭窄、二尖瓣关闭不全、左心室功能衰竭和某些先天性心脏病(如动脉导管未闭、室间隔缺损)等。

4. 右心房增大,后前位,心右缘下段向右扩张、膨隆。明显增大时,弧度加大,最突出点位置抬高,常有上腔静脉增宽。右前斜位,心后缘下段向后突出。左前斜位,心前缘上段向前上

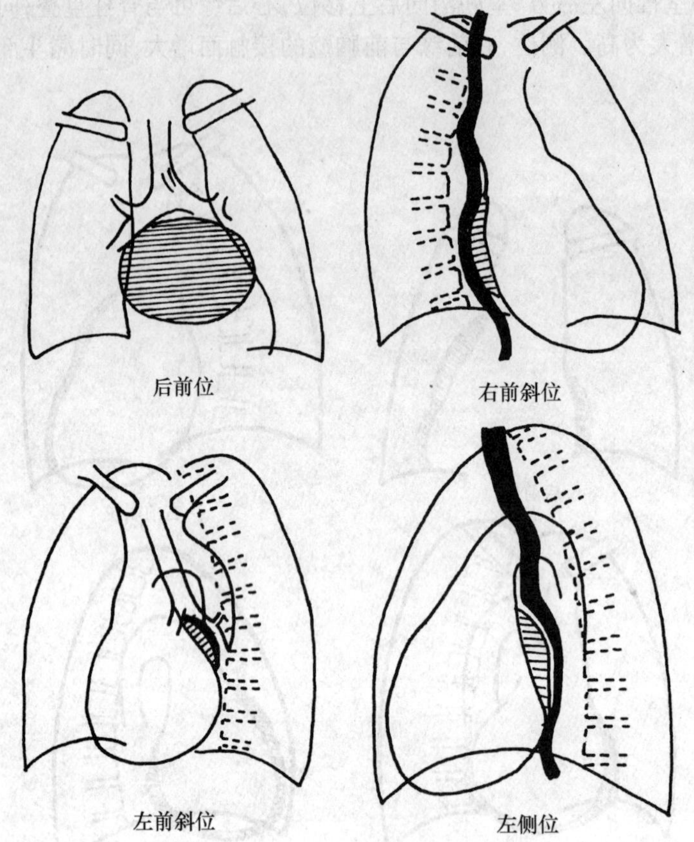

图 6-3-9 左心房增大

膨隆延长(图 6-3-10)。

5. 心普遍增大 后前位,心影向两侧增大。右前斜位和左侧位,心前间隙和心后间隙均缩小,食管普遍受压后移,左前斜位,支气管分叉角度增大。增大的原因不一,常见的瓣膜疾病中,初始只有负荷最大的心腔增大,最后整个心肌代偿功能不全,心普遍增大,但增大的程度并不均等对称。另一种是心肌本身损害或某些全身疾病影响心脏,心肌软弱无力,心均等对称增大,如心肌炎、严重贫血、全心衰竭等。

(二) 心形状的改变

心脏疾病所致的某些房室增大,使心外形发生改变,在后前位上常见三种心型:

1. 二尖瓣型 主动脉结较小,心腰部饱满或突出,左心缘下段圆隆,心右缘下段较膨隆,心影外形呈梨形。常见于二尖瓣狭窄、慢性肺源性心脏病、先天性心脏病心房、心室间隔缺损等。

2. 主动脉型 主动脉结突出,心腰凹陷,心左缘下段向左扩展,心影呈靴形。常见于高血压病和主动脉瓣病变。

3. 普遍增大型 心影比较对称地向两侧增大。以心肌炎、全心衰竭、心包积液为多见。

(三) 心、大血管搏动的改变

心、大血管搏动主要表现为搏动强弱、幅度和频率的改变。外围阻力增大和负荷过重但心脏仍有代偿能力时,心搏动增强、幅度增大;心力衰竭时则搏动减弱、幅度减小、频率加快;心包

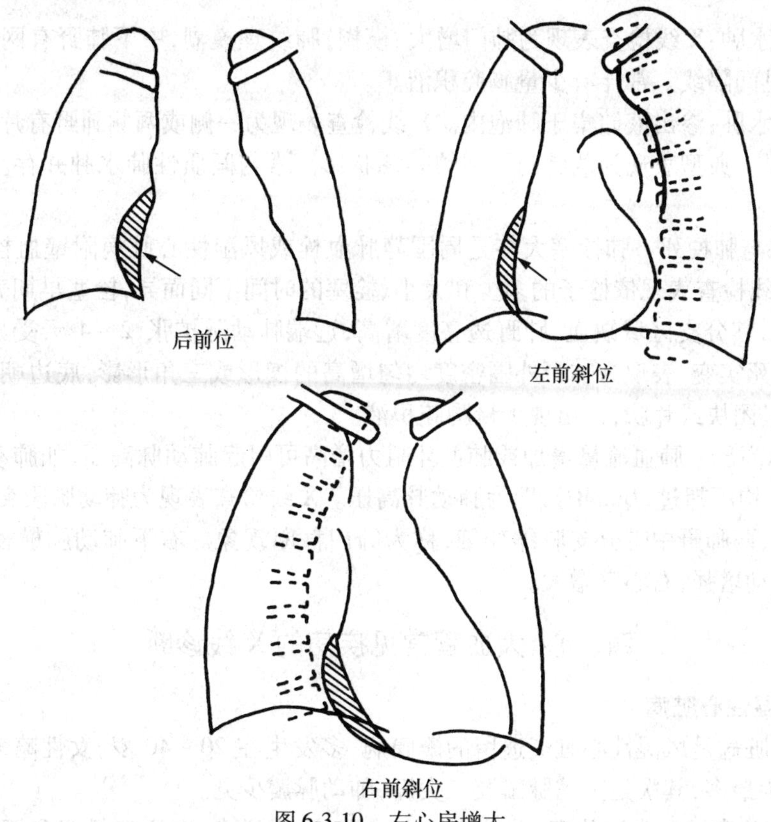

图 6-3-10　右心房增大

积液时，心搏明显减弱或消失；主动脉瓣关闭不全时，心和主动脉搏动显著增强；甲状腺功能亢进和贫血时，心和主动脉搏动均有增强。

（四）肺循环的改变

通过肺循环沟通左、右心腔。肺血管的改变，对诊断心血管病，具有重要意义。

1. 肺充血　是指肺动脉内血流量增加，后前位表现为肺动脉段膨隆，两侧肺门影增大，肺纹理成比例增粗，向外周伸展，边缘清楚、锐利。透视下，可见肺动脉段和两侧肺门血管搏动增强，即"肺门舞蹈"（hilar dance）。肺充血常见于左向右分流的先天性心脏病，如心房间隔或心室间隔缺损、动脉导管未闭等。

2. 肺瘀血　是指肺静脉回流受阻，血液淤滞于肺内，肺静脉普遍扩张。后前位，主要表现为肺纹理增强、模糊，肺野透亮度显著减低，两肺门影增大，肺门血管边缘模糊，结构不清。肺瘀血严重时出现间隔线（kerley 线），常见的是 kerley B 线，表现为肋膈角附近与外侧胸壁垂直的线状影，长约 2～3cm，宽约 0. 1cm，为肺静脉压升高引起渗出液存留在小叶间隔内所致。肺瘀血常见于二尖瓣狭窄和左心衰竭等。

3. 肺血减少　是指肺内血流量的减少，由于右心排血受阻引起，主要见于肺动脉狭窄、三尖瓣狭窄等。X 线检查表现为肺门影小，肺野内肺纹理普遍变细小、稀疏。肺野透明、清晰。肺动脉分支管径可明显小于其伴行的支气管管径。严重的肺血减少时，可由支气管动脉建立侧支循环，在肺野内显示为很多细小、扭曲而紊乱的网状血管影。

4. 肺水肿　是由于毛细血管内液体大量渗入肺间质和肺泡所致。肺水肿可分为间质性和肺泡性两种。

间质性肺水肿：X 线检查表现为肺门增大、模糊，肺纹理模糊，中下肺野有网状影，肺野透亮度减低，可见间隔线。常伴有少量胸腔积液。

肺泡性肺水肿：渗出液储集于肺泡内。X 线检查表现为一侧或两侧肺野有片状模糊影，以内、中带为多见。典型表现为两肺门周围的蝶翼状影。常与间质性肺水肿并存。见于尿毒症和左心衰竭等。

5. 肺栓塞与肺梗死　肺栓塞大多是周围静脉血栓或风湿性心脏病附壁血栓脱落进入肺动脉引起。X 线检查表现依栓子的多少和大小、栓塞的时间不同而异，栓塞早期表现为受累肺动脉远端变细，其分支区域缺血，肺野透亮度增高，近端肺动脉扩张，2～4 天受累区域形成典型的出血性坏死实变，表现为肺野外围密度均匀增高的楔形或三角形影，底边朝向胸膜，尖指向肺门，也可呈团块或片状，常出现少量胸腔积液。

6. 肺动脉高压　肺血流量增加或肺循环阻力增高可引起肺动脉高压，如肺动脉收缩压超过 30mmHg，平均压超过 20mmHg，即为肺动脉高压。X 线检查表现为肺动脉段突出，肺门肺动脉大分支扩张，两肺野中带分支收缩变细，称为肺门截断现象。右下肺动脉横径超过 15mm，肺门肺动脉搏动增强，右心室增大。

四、心、大血管常见疾病的 X 线诊断

（一）风湿性心脏病

风湿性心脏病是风湿性心脏炎遗留的瓣膜病，多发生在 20～40 岁，女性略多。瓣膜损害中，以二尖瓣为最多，其次是主动脉瓣及三尖瓣，肺动脉瓣少见。

1. 二尖瓣狭窄　二尖瓣狭窄，左心房排血受阻，压力增高，左心房扩张和肥厚，肺静脉回流受阻，出现肺瘀血，肺动脉压升高，进一步导致右心室肥厚。长期的二尖瓣狭窄，使血流量减少，左心室及主动脉均可萎缩。

X 线检查表现　左心房和右心室增大、肺淤血及肺循环高压征象。后前位，心影增大呈二尖瓣型，主动脉结小，肺动脉段膨隆突出，左心耳部突出，心左缘出现四个弓影，心尖上翘，心左缘下段较平直，心底部可见双心房影。肺野内出现肺纹理增强、模糊，肺野透亮度降低、间隔线等肺瘀血和间质水肿的征象。有时可见肺野内出现直径 1～2mm 大小的颗粒状影，为含铁血黄素沉着。右前斜位，心前缘饱满，心前间隙缩小。吞钡后，可见食管左心房压迹加深或局限性向后移位。左前斜位，心后缘上部向后上方膨出，左主支气管受压抬高，支气管分叉角度加大。心前缘下段向前膨隆。

2. 二尖瓣关闭不全　在左心室收缩时，部分血液反流至左心房，左心房血量增加而扩张。心室舒张时，左心房过度充盈的血液进入左心室，增加了左心室负荷，左心室增大。

X 线检查表现　轻者心影大小形状无明显改变，或仅见左心房、左心室轻度增大。二尖瓣反流较重，左心房可明显增大，搏动增强，左心室也增大，主动脉结正常或略小。

（二）慢性肺源性心脏病

慢性肺源性心脏病简称肺心病，是由慢性长期肺部原发病变或严重胸廓畸形所引起的心脏病。肺部原发病变以慢性支气管炎及肺气肿为最常见。由于缺氧引起肺小动脉痉挛以及肺血管床逐渐减少，肺循环阻力增加，使肺动脉压升高，右心室压力负荷加重，造成右心室肥厚扩张或右心衰竭。

X线检查表现 ①肺部慢性病变,常见慢性支气管炎,广泛肺组织纤维化或肺气肿的表现;②肺动脉高压的表现,常出现在心影形态改变之前;③右心室增大,肺动脉段隆突,心左缘圆隆,心呈二尖瓣型或垂直型,部分病例由于肺气肿、膈低位等原因,心横径和心胸比率不大或比正常还小。发生心力衰竭时,心影可明显增大。

(三) 高血压性心脏病

长期高血压引起左心室肥大以及心功能不全即为高血压性心脏病。持续性高血压可造成左心室负荷增大,导致左心室出现向心性肥厚,甚至发生扩大。主动脉可迂曲、延长。

X线检查表现 早期左心室向心性肥厚,心影外形可无明显改变,或心影轻度增大,心左缘左心室段圆隆。病程较长,左心室增大显著,心尖向左下延伸至膈下胃泡内,心腰凹陷,主动脉结明显突出,主动脉升部、弓部及降部扩张延长,心呈主动脉型。心力衰竭时,心影可明显增大。

(四) 心包炎

心包炎是心包膜脏层和壁层的炎性病变,大多数继发于其他疾病,以结核性、风湿性、化脓性和病毒性为常见。急性心包炎可分为纤维蛋白性(干性)和渗出性(湿性)两种,后者表现为心包积液。

X线检查表现 干性心包炎心影外形大小可无变化,心缘各弓影清楚,心缘搏动正常。渗出性心包炎积液量在300ml以下者,心影大小和形状可无明显改变,X线检查难以发现。积液达中等量以上时,心影对称地向两侧增大,心缘正常弧度消失,典型者心外形呈烧瓶状,如积液量缓慢增多,则呈球形,两心膈角呈锐角。由于心包在心底部的附着处高于心与大血管的交界处,卧位时,心底部影增宽,主动脉影缩短。心缘搏动减弱或消失,但主动脉的搏动相对正常。由于体静脉血液回流到右心房受阻,致使上腔静脉增宽,右心室排血量减少,肺纹理减少。

急性心包炎未能及时治疗,吸收不彻底,可引起心包肥厚,心包脏壁两层之间发生粘连,并形成坚实的纤维结缔组织,限制了心的收缩和舒张活动,发展成缩窄性心包炎。

X线检查表现 缩窄性心包炎,因受累部位不同,表现亦异。①心影大小正常或轻度增大,也可中度增大;②心外形呈三角形或近似三角形,也可呈球形或其他形状,心影各弓分界不清,也可表现为一侧或两侧心缘平直;③心包钙化,以蛋壳状、带状为多见,也可呈斑片状或结节状等,钙化为缩窄性心包炎的特征性表现;④心搏动明显减弱,由于心包增厚的程度不一,各部位搏动的强弱不同;⑤静脉压升高,致使上腔静脉扩张。

(五) 冠状动脉粥样硬化性心脏病

冠状动脉粥样硬化性心脏病是指冠状动脉粥样硬化使血管腔阻塞,导致心肌缺血、缺氧而引起的心脏病,它和冠状动脉功能性改变(痉挛)一起,统称为冠状动脉性心脏病,简称冠心病。

X线检查表现 平片上偶可见冠状动脉钙化影。少数病人在透视下可见左心室边缘局限性搏动减弱或消失。急性心肌梗死,有时可见肺瘀血及肺水肿,左心室增大。当有心室壁瘤时,可见局限性膨出、运动消失或矛盾运动。冠状动脉造影,可见病变段有狭窄或闭塞,管腔不规则或瘤样扩张。左心室造影,表现为运动减弱、消失、反相运动及运动时相异常。如室间隔穿孔,可见室水平的左向右分流。乳头肌断裂或功能失调时可见不同程度的二尖瓣脱垂和反流。

（六）先天性心脏病

先天性心脏病是胎儿时期心脏发育障碍引起的心和大血管畸形。种类较多，按其血流动力学改变，可分为左向右分流、右向左分流和无分流三类。X线检查根据肺血管表现分为肺血增多、肺血减少和肺血正常三种类型。X线检查是诊断先天性心脏病的一种重要方法。下面介绍临床常见的先天性心脏病及其X线检查表现。

1. 房间隔缺损　是临床上最常见的先天性心脏病。当有心房间隔缺损时，左心房的血液向右心房分流，右心房、右心室及肺动脉内的血流量明显增加，引起右心房、右心室扩张、肥厚，久之可出现肺动脉高压和右心衰竭。当右心房的压力增高接近或超过左心房的压力时，可出现双向分流或右向左分流。

X线检查表现　缺损小、分流量小时，可无明显异常。缺损大、分流量大时，可见心影呈中度增大，为右心房、右心室增大，右心房显著增大为房间隔缺损的特征性改变。肺动脉段突出明显，心呈二尖瓣型。两肺充血，肺门血管影增粗，肺内血管纹理成比例增粗、增多，边缘清楚。肺动脉段及肺门血管搏动增强，常有"肺门舞蹈"征象。

2. 室间隔缺损　是指单纯间隔缺损。当有室间隔缺损时，血液自左心室分流入右心室，如分流量大，右心室、肺循环、左心房及左心室的血流量明显增加，左、右心室负荷增加而发生肥厚扩张，左心房亦可轻度增大。肺动脉血流量增加，久之可发生肺动脉高压。当右心室压力接近或超过左心室，则出现双向分流或右向左分流，临床上出现发绀，即形成广义的艾森曼格（Eisenmenger）综合征。

X线检查表现　缺损小，分流量少，心大小形态无明显改变。典型者，左、右心室增大，多为中度以上增大，肺动脉段膨隆，肺门血管增粗伴搏动增强，出现"肺门舞蹈"征。肺内血管纹理增多增粗。产生肺动脉高压后，两肺中外带纹理变细，肺门血管增粗呈"截断"征，右心室增大明显。

3. 动脉导管未闭　动脉导管是胎儿时期血循环的正常通道，出生后由于肺循环建立，故其随即发生功能上的关闭，以后形成动脉韧带。如出生后一年未闭合者称为动脉导管未闭。此时主动脉的血液可经未闭的动脉导管分流入肺动脉，再经肺循环回到左心房、左心室，经主动脉又到肺动脉，在此循环通路上血流量显著增加，造成左心房、左心室增大。因肺循环阻力增加，右心室亦增大。

X线检查表现　心影大小与分流量有关，分流量大，心呈中-高度增大，左、右心室均增大，左心房亦增大。肺血明显增多，肺动脉段凸出，肺门动脉扩张伴"肺门舞蹈"。主动脉结常增宽，主动脉与肺动脉交界处有时可见局限性膨出，称为"漏斗征"，此为动脉导管未闭的典型征象。

4. 法洛（Fallot）四联症　包括肺动脉狭窄、室间隔缺损，主动脉骑跨和右心室肥厚四种畸形。

X线检查表现　典型四联症，心影呈木靴形，右心室增大，将左心室推向后上方，使心尖圆隆、上翘呈羊鼻状，心腰凹陷，如有第三心室形成，则心腰平直或轻度隆起，左心室因血流量减少而缩小。右心房由于回心血量增多及右心室压力增高而有轻度到中度增大。肺血减少，表现为肺门缩小，肺野血管纹理纤细。主动脉增宽并向前、向右移位。心血管造影可明确四联症畸形及其程度，为手术治疗提供重要参考资料。

第二节　CT　诊　断

胸部CT扫描能显示心、大血管轮廓以及与纵隔内器官、组织的毗邻关系，对下述疾病有一定的诊断价值：

（一）心包积液

心包炎引起的心包积液，包绕在心脏周围，积液的CT值在12～14HU，如密度较高，表示心包积血或渗出液，如密度较低，多为漏出液或淋巴液。缩窄性心包炎可见到心包增厚，或有心包钙化，下腔静脉可扩张。

（二）心脏肿瘤

心脏粘液瘤，增强扫描时显示心腔内有圆形、椭圆形低密度病灶。

（三）左心室室壁瘤

室壁瘤表现为心室轮廓变形膨出，心室壁菲薄，增强扫描时，心室有不增强的肿块为附壁血栓。

（四）大血管动脉瘤和主动脉夹层

主动脉瘤表现为主动脉局限性扩张，扩张的主动脉壁可见到钙化，增强时血管内有半月形充盈缺损，提示为附壁血栓。主动脉夹层在CT增强扫描时可显示真腔、假腔和内膜片，CT诊断的准确率较高。

（五）大血管先天性变异及异常

右位主动脉弓，CT显示主动脉弓位于气管的右侧。

常规CT设备由于扫描时间与成像时间长，运动伪影等使心内结构显示不清，心、大血管疾病的CT检查受到限制。螺旋CT扫描与心血管造影并用，可得到心、大血管内腔的三维重建图像，能了解心、大血管腔内的情况和心血管壁的厚度等。超高速CT扫描与心血管造影并用，可显示心、大血管内血栓、粘液瘤、瓣膜形态改变等；对冠状动脉钙化可作定量分析；并可行心肌厚度、心室容积、血流量和组织内灌注的测定。由于扫描时间短，可行心、大血管的动态观察（图6-3-11）。

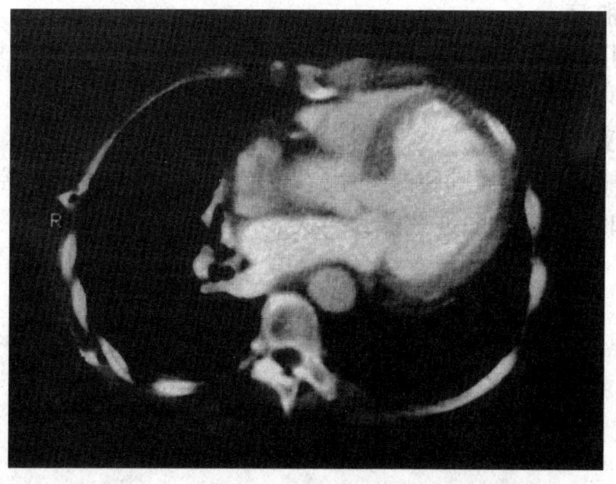

图6-3-11　心脏电子束CT增强扫描正常表现

第三节 MRI 诊断

MRI 在心、大血管疾病诊断中具有重要作用。由于血流的流空效应，心、大血管内腔呈黑的无信号区，与心、血管壁的灰白信号之间形成良好的对比，能清楚地分辨心肌、心内膜、瓣膜和心包；用心电门控获得心动周期中预定点上的图像，动态观察处于心动周期不同时相的心肌状态；MRI 不需改变病人体位，就可获得横轴位、冠状位、矢状位和斜位等任意切面的图像，采用快速成像序列、磁共振电影与磁共振血管造影，可观察心、大血管的运动状态，可对心功能作定量分析，能计算和显示出左心室容积、左心搏出量、射血分数、心肌厚度和心肌增厚率。

MRI 对下述疾病有诊断价值

（一）心肌梗死

①急性心肌梗死，在 T_2WI 上病变的信号强度增高。梗死部心室壁变薄，心壁运动障碍，邻近梗死部位的心室腔内血流速度减慢而信号增高；②陈旧性心肌梗死，梗死部位体积缩小，室壁变薄，局部室壁信号强度下降；③室壁瘤，室壁显著变薄伴信号强度下降，病变区局限性膨凸，呈反向和（或）无运动，MRI 能准确确定瘤体的部位、大小、有无附壁血栓及其对左心功能的影响程度。

（二）心肌病

充血型心肌病表现为心腔扩大、心肌收缩不良，心肌增厚率下降，心腔内可见血流信号。肥厚型心肌病，显示心肌异常的部位、分布、范围和程度，房室的内径、形态、左心室流出道狭窄。

（三）心包病变

①心包积液，MRI 可以检出少量和局限性心包积液；②缩窄性心包炎，MRI 主要征象是心包增厚并呈低信号，还可显示受压狭小变形的右室，室间隔变平以及右心房、下腔静脉扩张；③心包囊肿和肿瘤。

（四）心脏肿瘤

MRI 可显示心房粘液瘤、心肌肿瘤。

（五）先天性心脏病

MRI 可用于房间隔缺损、室间隔缺损、主动脉缩窄、动脉导管未闭和复杂性先天性心脏病的诊断。

（六）大血管病变

①主动脉夹层，能显示真、假腔和内膜片；②主动脉瘤，可见主动脉腔扩大、壁薄及瘤内血栓；③主动脉异常，如缩窄和扩张；④腔静脉的狭窄和阻塞。

（苗来生）

第四章

消化系统

消化系统包括腔道性脏器和实质性脏器,腔道性脏器有食管和胃肠道,实质性脏器有肝、胆、胰和脾。

食管和胃肠疾病主要依靠钡剂造影,尤其是气钡双重对比造影检查,可显示消化道的位置、轮廓、腔的大小、内腔及粘膜皱襞。肝胆胰脾在X线平片上呈软组织密度,难以区分病变或正常组织,平片诊断价值有限。

CT对了解食管和胃肠肿瘤有无向腔外侵犯及侵犯的程度、肿瘤与周围脏器及组织间的关系、有无淋巴结转移和远隔脏器的转移等均具有重要价值。CT可以清楚地显示肝胆胰脾,并能显示因病变造成的密度改变。通过注射对比剂后,CT增强扫描能了解病变部位的血供情况,为实质性脏器病变的首选检查技术。

MRI可用于观察食管病变如食管肿瘤向周围侵犯的情况。MRI难以发现胃肠道粘膜改变,对胃肠疾病的诊断价值较小。MRI对肝胆胰脾实质性脏器疾病的诊断具有一定的价值。

第一节 消化系统X线诊断

一、食管与胃肠X线检查方法

(一)普通检查

透视和平片主要用于急腹症和不透X线异物的检查。

(二)造影检查

常用的对比剂为医用硫酸钡,用于食管、胃肠钡餐造影和结肠钡灌肠造影检查。按造影方法可分为传统的钡剂造影法和气钡双重对比造影法,目前多用气钡双重对比造影法。

1. 食管钡餐检查　主要用于观察食管病变。吞服钡剂1~2口,取右前斜、左前斜位,透视观察全段食管并辅以摄片。

2. 上消化道双重对比钡餐造影检查　主要用于观察食管、胃和小肠病变,对回盲部病变也有一定价值。检查前禁食、水12小时;胃内如有大量潴留液时,应先抽出后再进行检查;检查前3天禁服不透X线(如钙、铁、铋剂等)和影响胃肠功能药物。疑有胃肠穿孔和肠梗阻时,禁用钡剂检查。上消化道出血者一般在出血停止和病情基本稳定后数天方可进行检查。检查前15~20分钟肌内注射低张药物如山莨菪碱,使胃肠平滑肌松弛,口服产气剂使胃充气扩张,然后口服少量钡混悬液,并请病人变换体位使钡剂均匀涂布在胃粘膜表面,清晰显示胃小区。

3. 结肠双重对比造影检查 此方法是检查结肠病变的基本方法之一。检查前连续 2 天无渣饮食、口服缓泻剂。经肛管注入适量钡混悬液,然后注入适量气体,使钡剂均匀涂布于结肠壁形成气钡双重对比像。

二、食管与胃肠正常 X 线表现

(一) 食管

食管位于后纵隔,上起下咽部,下接贲门。胸段分上、中、下 3 段:主动脉弓水平以上为上段,略偏左;主动脉弓水平以下至第 8 胸椎水平高度为中段,基本居中;第 8 胸椎水平以下为下段,稍偏右。下段膈上局限性扩张处为膈壶腹。

食管左前壁有 3 个生理性压迹,由上而下分别为主动脉弓压迹、左主支气管压迹和左心房压迹,在前 2 个压迹之间相对膨出,勿误认为憩室。食管有 2 个生理性高压区,即食管入口处和穿过膈肌处。

食管充盈时,宽度为 1.5 ~3.0cm,边缘光滑整齐,粘膜皱襞 3 ~6 条,呈纤细纵行而平行的条纹状透亮影,向下通过贲门与胃小弯粘膜皱襞相连。吞咽动作或食物刺激,食管出现自上而下对称性蠕动波,称第一蠕动波。第二蠕动波由食物对食管壁的压力引起,常始于主动脉弓水平向下推进。

(二) 胃

胃分胃底、胃体和胃窦。胃的入口处为贲门,贲门水平线以上为胃底,立位时含气称胃泡。贲门到幽门的胃右缘称胃小弯,其左外缘称胃大弯,胃大弯最低点称胃下极。胃小弯转角处称胃角切迹。贲门与胃角切迹之间部分称胃体。角切迹至幽门管的部分为胃窦(图 6-4-1)。胃的形态与体型和胃本身张力有关。一般分为牛角型、钩型、无力型和瀑布型(图 6-4-2)。

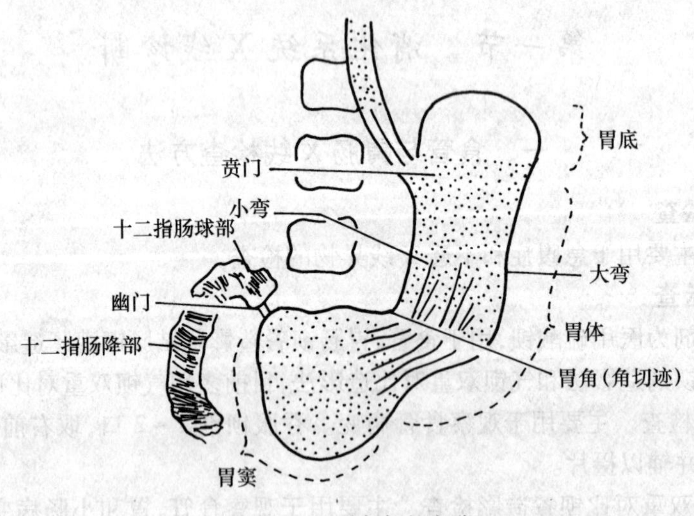

图 6-4-1 胃各部的名称

胃轮廓在胃小弯和胃窦大弯侧一般光滑整齐。胃底和胃体大弯侧常呈锯齿状,系横、斜走行的粘膜皱襞所致。

胃粘膜像因粘膜皱襞间沟内充钡呈条纹状致密影,皱襞为条纹状透明影。胃底粘膜皱襞粗大而弯曲,呈不规则的网状或脑回状。胃体部小弯侧粘膜皱襞较细、整齐,与小弯平行,大弯

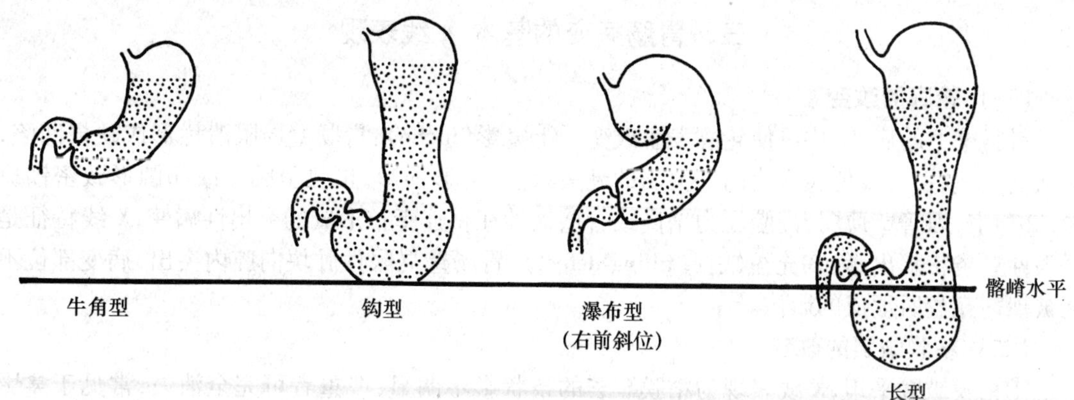

图 6-4-2 胃的分型

侧粗大而成斜向或横向走行。胃体部一般可见 4～6 条粘膜皱襞，宽度不超过 5mm。胃窦部粘膜皱襞主要与小弯平行，也可斜行。在良好的低张双重对比造影片上，不显示上述粘膜皱襞，而显示胃小区。胃小区呈网状结构。

胃蠕动起自胃体上部，有节律呈波浪状向幽门方向推进，蠕动波逐渐加深，通常同时可见 2～3 个蠕动波。胃窦部呈向心性收缩。胃的排空时间受多种因素影响，一般在服钡后 2～4 小时内排空。

（三）十二指肠

十二指肠上起幽门下接空肠，呈 C 字形包绕胰头。分为球部、降部、横部和升部。球部呈三角形或锥形，两缘对称，尖端指向右后上方，底部平整，中央为幽门管开口。球部向下走行的部分为降部，紧接降部有很小一段呈水平走行，称横部。横部以后反转向左后上方至十二指肠悬韧带的部分为升部。球部轮廓光滑，粘膜皱襞呈纵行条纹状。降部以下的粘膜皱襞呈羽毛状。球部蠕动为整体收缩，一次将钡剂排入降部。降部以下的蠕动多呈波浪状，也可出现逆蠕动。

（四）空肠与回肠

空肠与回肠二者无明显分界，逐渐移行。空肠主要位于左上和中腹部，蠕动较活跃，粘膜皱襞呈羽毛状。回肠主要位于中、下腹部和盆腔，蠕动缓慢，常显示充盈像，轮廓光滑，可见分节运动，粘膜皱襞较稀少。一般在服钡剂后 2～6 小时钡首达盲肠，7～9 小时小肠完全排空。

（五）结肠与直肠

大肠位于腹腔四周。肝、脾曲结肠和直肠位置较固定，横结肠和乙状结肠移动度较大。直肠壶腹为大肠中最宽部分，其次是盲肠。结肠的 X 线特征为充钡时大致对称的袋状突出，称结肠袋，以盲肠、升结肠和横结肠明显，降结肠以下逐渐变浅，乙状结肠接近消失，直肠无结肠袋。过度充盈或结肠收缩可使结肠袋变浅甚至消失。结肠粘膜皱襞相互交错。升结肠粘膜皱襞较密，以斜行和横行为主，降结肠以下粘膜皱襞渐稀少且以纵行为主。结肠蠕动由右半结肠出现强烈收缩，将钡剂推向左半结肠。一般服钡后 24～48 小时全部排空。阑尾在钡餐或钡灌肠检查时可显影或不显影，如显影呈长条形影，位于盲肠内下方，一般粗细均匀，边缘光整，易于推动。

三、胃肠病变的基本 X 线表现

（一）轮廓的改变

胃肠壁上的病变，均可使轮廓发生改变。①龛影(niche)：胃肠壁局限溃烂形成缺损凹陷，被钡剂充填后，切线位表现为向外突出的乳头状、三角形钡影，正位呈圆形或卵圆形致密钡斑影；②憩室：因管壁薄弱，内腔压力增高或管壁被外在粘连牵拉形成的突出性病变，X 线特征是局限性囊袋状膨出影；③充盈缺损(filling defect)：胃肠壁局限性肿块向腔内突出，病变部位不能被钡剂充盈所形成的影像。

（二）粘膜皱襞的改变

①粘膜皱襞平坦，X 线表现为粘膜皱襞的条状影不明显，严重者可完全消失，常见于龛影周围的粘膜及粘膜下层炎性水肿、恶性肿瘤的粘膜和粘膜下层浸润；②粘膜破坏，X 线表现为粘膜皱襞中断、消失，代之以杂乱不规则的钡影，多由恶性肿瘤侵蚀所致，炎性病变的粘膜破坏多呈移行性改变；③粘膜皱襞增宽和迂曲，X 线表现为粘膜皱襞增宽常伴有迂曲和紊乱，多见于慢性胃炎和粘膜下静脉曲张；④粘膜皱襞纠集，X 线表现为粘膜皱襞从四周向病变区集中，呈放射状，多由慢性溃疡性病变纤维瘢痕收缩而造成。

（三）管腔大小的改变

①狭窄：指管腔持久性缩小称狭窄，主要见于炎症、肿瘤、瘢痕、粘连、痉挛、外在压迫和发育不全等，肿瘤性狭窄范围局限，边缘毛糙，管壁僵硬；炎症性狭窄范围多广泛或具有分段性，边缘较清楚；外在压迫性狭窄多呈偏侧性，可见压迹或伴有移位；先天性狭窄多较局限，边缘多光滑；痉挛性狭窄形态可变，时轻时重，痉挛解除恢复正常；肠粘连引起狭窄形态不规则，肠管移动度受限，甚至相互聚拢。②扩张：指管腔持久性增大称扩张，狭窄近侧常扩张，严重者可梗阻。梗阻以上肠管扩张并可见气液平面。早期蠕动增强，继而蠕动减弱。神经功能障碍引起的扩张(如麻痹性肠梗阻)，则引起肠管普遍胀气扩张。

（四）位置和可动性改变

病变的压迫、推移和粘连可改变胃肠的位置。压迫多见于肿物，使胃肠出现弧形压迹，多可触及肿物。粘连与牵拉可造成位置改变且固定。先天性肠道旋转不良、盲肠高位或低位等，可致胃肠位置发生变异，但可动性存在。腹水或先天性固定不良可使肠管可动性加大。

（五）功能性改变

胃肠器质性病变常伴有功能改变，可单独存在，也可有几种功能性改变共存。①张力改变：指胃肠平滑肌收缩与舒张的程度。张力增高 X 线表现为管腔缩窄、蠕动增强；张力减弱则管腔扩大、松弛、蠕动减弱；②蠕动改变：胃肠肌肉有节律性的收缩，是内容物前进的动力，蠕动增强 X 线表现为蠕动波增多、加深、运行加速、排空加快，多见于炎症、溃疡；蠕动减弱 X 线表现为蠕动波减少、变浅、运行慢，见于胃肠麻痹和癌肿局部浸润；与正常运行方向相反的蠕动称逆蠕动，多见于梗阻以上；③运动力改变：指胃肠输送食物的能力、钡剂到达和离开某部位的时间；④分泌功能改变：分泌增加，X 线表现为空腹时胃内液体增多，称胃潴留，钡剂造影检查可见钡剂呈絮片下降，不能均匀涂布于粘膜面，常见于胃、十二指肠溃疡。小肠和结肠分泌增加，X 线表现为钡剂分散呈团块状、雪花片状和线带状，钡剂附着差，粘膜皱襞模糊，常见于炎症和溃疡性病变。

四、食管与胃肠常见病的 X 线诊断

（一）食管静脉曲张

食管静脉曲张是门静脉高压症的主要表现之一，多见于肝硬化。

X 线钡餐检查是简便、安全而有效的方法。早期见食管下段粘膜皱襞稍增宽和迂曲，管壁边缘略不整齐。中期，食管中下段粘膜皱襞明显增宽、迂曲呈串珠状或蚯蚓状充盈缺损，管壁边缘呈锯齿状。晚期，可累及食管中上段至全长，粘膜皱襞极度增宽、迂曲，腔内形成团块状充盈缺损，食管张力低下，管腔扩张，蠕动减弱，排空延迟。

（二）胃、十二指肠溃疡

1. 胃溃疡　龛影是胃溃疡的直接 X 线征象，多见于小弯，切线位呈乳头状（图 6-4-3）、锥状、三角形突向胃轮廓线以外，边缘光滑整齐，密度均匀，底部平整或稍不平。正位呈圆形或卵圆形致密钡斑影。龛影口部常有一圈粘膜水肿造成的透明线。这种粘膜水肿带是良性溃疡的特征，依其范围有不同的表现：①粘膜线：龛影口部一条宽 1～2mm 透明线；②项圈征：龛影口部的透明线带，宽 0.5～1cm，如一个项圈；③狭颈征：龛影口部明显狭窄，使龛影犹如有一个狭长的颈。粘膜皱襞纠集：龛影周围瘢痕收缩，导致粘膜皱襞呈放射状集中于龛影边缘且逐渐变细，是良性溃疡特征之一。溃疡引起的瘢痕性改变可致胃变形和狭窄，胃小弯溃疡可使小弯短缩，形成“蜗牛”形胃。

胃溃疡引起的功能性改变包括：①痉挛切迹（“B”形胃）：小弯溃疡，在大弯的相对应处出现深的痉挛切迹；②分泌增加，使钡剂不易附着于胃壁，液体多时在胃内形成气液面；③胃的张力、蠕动和排空功能异常，早期多增强，晚期多减弱。

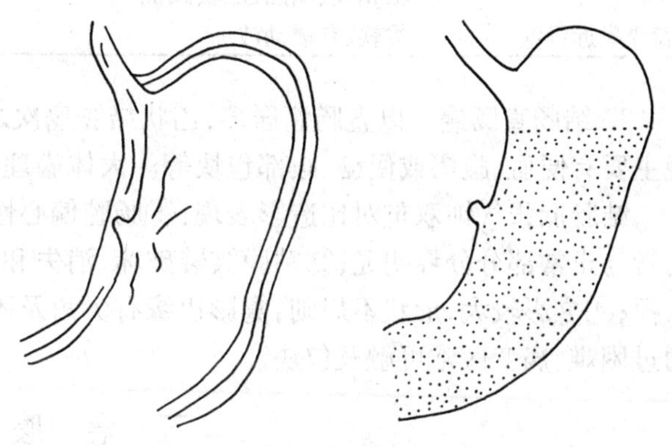
图 6-4-3　龛影切线位观

溃疡深达浆膜层时称穿透性溃疡，表现为龛影深度超过 1cm，周围有水肿带。溃疡穿过浆膜层形成包裹时称穿孔性溃疡，特点是龛影较大，呈囊袋状，囊袋内可见气液钡分层现象。

2. 十二指肠溃疡　90% 以上发生在球部，偶发于球后部。龛影是球部溃疡的直接征象，直径多在 0.8cm 以下，常单发。龛影正位显示圆形或类圆形致密钡斑影，切线位突出腔外。由于球部腔小壁薄，易产生变形，X 线检查表现为山字形、三叶形等。球部溃疡愈合后，龛影消失，但球部变形继续存在。十二指肠球部溃疡还可见激惹征、球部压痛等征象。

（三）食管与胃肠肿瘤

食管与胃肠肿瘤有良性和恶性，其中恶性多见，常见的有食管癌、胃癌和结肠癌。

1. 食管癌　临床主要症状是进行性吞咽困难。大体病理形态分为浸润型、增生型、溃疡型。X 线钡餐造影检查是简便而有效的诊断方法。食管癌 X 线表现为：①管腔狭窄：食管局限性环状狭窄，管壁僵硬，分界清楚；②充盈缺损：腔内大小不等、边缘不规则的结节状充盈缺损；③粘膜皱襞破坏、消失、中断；④龛影，形态不规则长形龛影，其长径与食管的纵轴一致。

2. 胃癌 是胃肠最常见的恶性肿瘤,多见于胃窦、小弯和贲门区。大体病理形态分为浸润型、增生型、溃疡型。早期,X线低张气钡双重造影,表现为胃小区、胃小沟破坏消失,可见不规则小龛影和小的充盈缺损,胃轮廓局部凹陷和僵直。

中晚期胃癌X线表现:①胃腔变窄:胃壁僵直无蠕动,多见于浸润型,也可见于增生型胃癌,胃广泛受累时形成"皮革"状胃;②充盈缺损:呈大小不等、边缘不规则的充盈缺损,与正常胃壁分界清楚,多见于增生型胃癌;③粘膜皱襞破坏、消失、中断或粘膜皱襞结节状或杵状增粗;④龛影:见于溃疡型,癌肿向腔内突出形成大而浅的不规则碟形溃疡。切线位见龛影位于胃轮廓之内,呈半月形,外缘平直内缘不规则而有多个尖角,龛影外围出现宽窄不一的透亮带,称环堤,轮廓不规则,粘膜纠集但中断于环堤外,以上表现称半月综合征。胃良、恶性溃疡X线检查的主要鉴别要点见表6-4-1。

表6-4-1 胃良性溃疡与恶性溃疡X线鉴别诊断

	良性溃疡	恶性溃疡
龛影位置	突出胃轮廓线外	位于胃轮廓线内
龛影形态	圆形或乳头状,边缘整齐	大而浅、不规则、尖角样
龛影周围粘膜皱襞	呈放射状向龛影集中,直达龛影边缘并逐渐变细	粘膜皱襞未达龛影边缘而中断消失,断端呈杵状
龛影口部	粘膜线、项圈征、狭颈征	环堤征、半月征
病变附近胃壁	柔软、有蠕动波	僵硬、峭直,无蠕动波

3. 结肠直肠癌 以直肠癌居多,乙状结肠癌次之。发病率仅次于胃癌和食管癌。临床表现主要有便血、腹泻或便秘、腹部包块等。大体病理分为浸润型、增生型、溃疡型。

结肠低张气钡双重对比造影表现:①肠腔偏心性或环行狭窄,轮廓不规则,肠壁僵硬,病变肠管与正常部分分界明显;②粘膜皱襞破坏、消失和中断;③肠腔内有大小不等的结节状充盈缺损;④龛影较大,形状不规则,龛影边缘有尖角及不规则结节状充盈缺损,如癌肿较大,钡剂通过困难,病变区常可触及包块。

五、急 腹 症

X线检查对胃肠穿孔、肠梗阻的诊断有重要价值。

(一) 胃肠穿孔

胃肠穿孔多见于消化性溃疡、外伤及肿瘤,以胃、十二指肠溃疡穿孔最多见。立位X线腹部平片或透视主要表现为膈下游离气体,呈新月形、眉弓状透亮影。小肠及阑尾、胃后壁穿孔等,有时可无气腹征象,因此,X线检查未间气腹也不能排除胃肠穿孔。如病人近期做过子宫输卵管通气、腹部手术和人工气腹等,也可见腹腔游离气体,应结合病史与胃肠穿孔鉴别。

(二) 肠梗阻

肠梗阻一般分为机械性、动力性和血运性三类。机械性肠梗阻根据有无肠管血运障碍分为单纯性和绞窄性。动力性肠梗阻分为麻痹性与痉挛性肠梗阻。血运性肠梗阻有肠管血循环障碍和肠肌运动功能失调。X线检查通常采用透视和平片。

1. 急性机械性单纯性小肠梗阻 小肠肠腔阻塞后,梗阻以上肠腔扩张,充满气体和液体。立位透视和平片可见梗阻近端小肠积气扩张,肠腔内积液。积气肠管一般呈弓拱形,出现高低不等和长短不一多个气液平面,呈阶梯状排列,透视下可见液平面随肠蠕动而上下运动,为特征性表现。卧位片见空肠呈鱼肋状或弹簧状粘膜皱襞,空肠呈光滑管状影。

2. 绞窄性肠梗阻 常见于肠扭转、内疝、套叠等。由于肠系膜血管发生狭,导致肠壁血循环障碍引起小肠坏死。绞窄性肠梗阻 X 线表现除小肠扩张、积气和积液外,还可出现特殊征象:如假肿瘤征、空回肠换位征、咖啡豆征、长液面征等。

3. 麻痹性肠梗阻 常见于腹膜炎、腹部手术后、胸腹部外伤等。系肠道运动力减弱或消失所致。X 线表现:胃、小肠和结肠均积气扩张。肠内气体多液体少,致肠内气液面较低,甚至肠腔内几乎全为气体。

(三) 肠套叠

肠套叠常见于婴幼儿,成年人多继发于肠道肿瘤。套叠部分外层的肠管为套鞘部,内层的肠管为套入部,肠段被箍紧,血液循环发生障碍,时间过长可发生肠坏死。

空气灌肠检查可见套入部梗阻端呈球形软组织影。钡剂灌肠检查当钡剂进入套入部时,呈杯口状或环状充盈缺损。钡剂进入套入部与鞘部间隙内可呈弹簧状影像为典型表现。诊断明确后,临床无肠坏死表现时,可行适当加压配合手法向套叠方向按压,使其复位。复位后,软组织阴影或充盈缺损消失,空气或钡剂大量进入回肠,临床症状和体征也消失。

六、胆系疾病 X 线诊断

透视和平片对胆系疾病的诊断价值有限,口服胆囊造影和静脉胆系造影已较少应用。

1. 术后“T”形管胆管造影 主要观察残余结石、胆管狭窄等。造影应在 X 线透视监视下进行。

2. 内镜逆行性胆胰管造影(endoscopic retrograde cholangio-pancrea-ticography,ERCP) 是将十二指肠纤维镜送至十二指肠降段,将导管经乳头插入胆管和胰管内,注入对比剂,主要显示胆管和胰管,对观察胰腺疾病、胆管结石和肿瘤有较大的诊断价值。

3. 经皮肝穿刺胆管造影(percutaneous transhepatic cholangiography,PTC) 在 X 线透视监视下,采用细针经皮经肝穿刺胆管,注入对比剂,显示肝内胆管和胆总管情况。主要用以鉴别梗阻性黄疸的原因和确定梗阻部位。

第二节 CT 诊 断

一、食管与胃肠疾病 CT 诊断

CT 检查多在 X 线造影检查发现病变后进行。主要了解癌肿向腔外侵犯的程度、周围脏器及组织间的关系,有无淋巴结和远隔脏器转移等。有助于肿瘤分期,为制定治疗方案和估计预后提供依据。CT 仿真内镜对胃肠疾病尤其是肿瘤的诊断有一定的价值。

二、肝脏疾病 CT 诊断

(一) 肝脏 CT 正常表现

CT 平扫,肝实质呈均匀软组织密度,CT 值 50~70HU。肝脏轮廓光滑。肝圆韧带,亦称纵裂,裂内有脂肪,CT 能清晰显示。此裂左侧是左叶外侧段,右侧是左叶内侧段。肝中静脉位于左叶和右叶之间。肝右静脉位于右叶的前段和后段之间。肝门内有肝动脉、肝管和门静脉，门静脉最粗。

（二）肝脏常见疾病 CT 表现

1. 原发性肝癌　多发生在慢性肝炎和肝硬化基础上。CT 平扫多数表现为边界不规则低密度病灶，可单发或多发。癌肿内如合并坏死和囊变时密度更低，如有出血呈高密度改变。增强扫描见动脉期呈不均匀强化，癌肿边界更清楚。门静脉期和肝实质期病灶密度迅速降低。癌肿处肝体积增大，局部凸出；门静脉增粗，强化后门静脉内充盈缺损，提示有癌栓形成。

2. 转移性肝癌　CT 平扫呈单发或多发大小不等的类圆形低密度影，边缘可光滑或不光滑。增强扫描多数病变有不同程度的不均匀强化。典型表现为病灶中心为低密度，边缘呈环状强化。

3. 肝海绵状血管瘤　CT 平扫：单发或多发密度均匀的类圆形边缘清楚的低密度区。增强扫描：血管瘤边缘出现小结节或分散不连续的环状强化，延期扫描，强化逐渐向中心扩展，最后低密度区全部强化为等或高密度，是与肝癌鉴别的重要征象。

4. 肝脓肿　CT 平扫见单发或多发圆形、卵圆形边缘较清楚低密度区，增强扫描脓腔不强化，急性期病灶边缘模糊，慢性期脓肿壁呈环形强化，边缘光滑整齐，厚度均匀。如腔内有气体和气液面时，具有较大的诊断意义。

5. 肝囊肿　CT 平扫见单发或多发、边界锐利光滑的圆形或卵圆形低密度病灶，CT 值与水近似。增强扫描囊肿不强化，而正常肝强化，病灶边缘更清晰。

6. 肝硬化　CT 平扫：早期肝脏正常或增大，中晚期肝脏缩小，肝轮廓呈结节状凹凸不平，肝叶比例失调，肝门和肝裂增宽，脾大，可伴有腹水。门静脉、脾静脉和侧支血管扩张。肝硬化时，由于不同程度的脂肪变性，可导致肝的密度减低。

三、胆系疾病 CT 诊断

CT 检查对梗阻性黄疸及胆囊病变的诊断与鉴别诊断有较大意义。

（一）胆系 CT 正常表现

CT 平扫肝内胆管一般不显示。肝总管位于肝门区呈圆形低密度影，胆总管呈圆形位于胰上段及胰头内后方。肝外胆管显示圆形低密度影。正常胆囊 CT 平扫呈密度均匀的卵圆形影。囊壁厚约 1～2mm，边缘光滑，CT 值略高于水。增强扫描见胆囊壁强化，胆囊内液体不强化。

（二）胆道疾病 CT 表现

1. 胆石症　CT 平扫：根据结石的化学成分不同，胆囊和胆管结石 CT 表现为高密度、等密度、低密度和环状影。高密度结石表现为胆囊内或胆管内的高密度影。等密度结石平扫不易发现，造影扫描表现为胆囊内充盈缺损影。肝外胆管结石除见结石影外还可见近肝侧胆管扩张。肝内胆管结石表现为沿肝内胆管走行分布的管状、点状、不规则状高密度影。

2. 胆道梗阻　胆道梗阻发生后，主要是胆道扩张和黄疸。CT 可准确显示胆管扩张，肝内胆管扩张表现为肝内树枝状低密度影，或多个小圆形低密度区。增强扫描见肝实质和血管强化，胆管无强化，显示更清晰。胆总管宽径大于 10mm 则视为扩张。根据胆管扩张范围可判定梗阻的部位。

3. 胆囊癌　为胆系最常见的恶性肿瘤。胆囊癌多发生在胆囊底部和颈部，CT 表现分三种类型:①胆囊壁增厚型,表现为胆囊壁不规则或结节状增厚;②腔内型,表现为胆囊内单发或多发乳头状肿块;③肿块型,胆囊腔几乎全部被肿瘤所占据,形成软组织肿块。

四、胰腺疾病CT诊断

(一)胰腺CT正常表现

正常胰腺呈凸向腹侧的带状影,由胰头至胰尾渐变细小。胰腺实质密度均匀,略低于脾。随年龄增长胰腺萎缩,密度不均,常呈羽毛状。正常胰管可不显示或小于2~4mm。增强扫描可见胰腺密度均匀增高。

(二)胰腺疾病CT检查表现

1. 胰腺炎　分为急性胰腺炎和慢性胰腺炎。急性胰腺炎CT表现为胰腺弥漫性或局限性增大,密度正常或略减低。胰腺周围常因有炎性渗出轮廓模糊,邻近肾前筋膜增厚,并可见多个水样低密度区。增强扫描见均匀性强化,坏死区不强化。慢性胰腺炎常见的CT表现为胰腺局部增大,多合并胰内、外假性囊肿,表现为边界清楚的低密度区,CT值近于水。胰管常有不同程度扩张。沿胰管分布的斑点状或胰实质内钙化影是其特征性表现。病变后期可见胰腺萎缩。

2. 胰腺癌　胰腺癌大多数发生在胰头部,CT表现为胰腺局部或弥漫性增大,边缘不规则,其密度常与胰腺的密度相等,肿块内坏死、液化可形成低密度区。增强扫描癌肿多不强化或略强化。而正常胰实质强化明显,肿瘤呈低密度。胰头癌常有不同程度的胰管扩张。胰腺癌侵犯或压迫胆总管时,肝内、外胆管扩张和胆囊增大。如胆总管和胰管同时扩张,形成所谓"双管征",是胰头癌的一个重要征象。

第三节　肝脏疾病MRI诊断

一、肝脏MRI正常表现

肝脏的MRI解剖形态与CT相似,正常肝实质信号均匀,T_1WI上信号强度中等,比脾信号稍高,T_2WI上信号强度明显低于脾。肝静脉、门静脉及其主要分支在T_1WI、T_2WI均呈管状无信号,扩张的胆管在T_1WI上呈低信号,T_2WI上呈高信号。

二、肝脏常见病变MRI表现

1. 原发性肝癌　肝癌在T_1WI上呈稍低信号强度,边界不清。T_2WI上信号高于正常肝组织。因癌肿内常有脂质聚积、出血坏死等改变,故在T_1WI和T_2WI上呈不均匀的混杂信号。增强扫描肝癌明显强化,边界更为清楚,其中低信号区(出血、坏死等)则无强化。如在低信号的门静脉中出现高信号块影,系门静脉内癌栓表现。

2. 肝海绵状血管瘤　血管瘤在T_1WI上呈均匀低信号区,T_2WI上为高信号,在重T_2WI上其信号强度更高。增强扫描,血管瘤强化比肝癌高,且停留时间长,有助于二者鉴别。

(苗来生)

第五章

泌尿系统

泌尿系统包括肾、输尿管、膀胱和尿道等。

X线平片能较好地显示泌尿系结石，但大多数病变不易显示，诊断价值有限。肾具有排泄含碘对比剂的能力，排泄性尿路造影不仅能显示肾盂、肾盏、输尿管和膀胱的形态而且可以大致了解肾的排泄功能。

CT易于发现泌尿系小的结石。可显示肿瘤内的钙化、脂肪组织等，对肿瘤的定位和定性诊断具有很高的价值。

MRI可观察肾、膀胱等器官肿瘤的侵袭范围、淋巴结转移和静脉内癌栓，在肿瘤的准确分期等方面具有重要价值。

第一节　泌尿系统X线诊断

一、泌尿系统X线检查方法

1. 腹部平片　腹部平片主要用于检查泌尿系阳性结石。

2. 静脉尿路造影(intravenous pyelography，IVP)　又称排泄性尿路造影，是将有机碘液注入静脉内，经肾排泄，使肾盂、肾盏、输尿管和膀胱显影。检查前应清除肠管内气体和粪便，并限制饮水；做碘剂过敏试验。禁忌证：严重的肝、肾和心血管疾病、过敏体质，甲状腺功能亢进、妊娠等。造影方法有常规法、双倍剂量法和大剂量法。

3. 逆行性肾盂造影　在膀胱镜引导下，将导管插入输尿管与肾盂交接处，经导管注入对比剂后摄片。本法用于静脉尿路造影不显影或显影不佳及不适合做静脉尿路造影者。

二、泌尿系统正常X线表现

1. 肾　肾位于脊柱两旁，在后前位X线片上肾影呈长轴自内上向外下斜行，正常肾影呈蚕豆状，边缘光整，外缘为凸面，内缘凹陷为肾门。肾影长约12～13cm，宽5～6cm。肾上缘约在第12胸椎上缘，下缘平第3腰椎下缘，右肾比左肾低1～2cm。

正常肾盂形态变异较大，多呈喇叭形，少数为分叉状或壶腹状。肾盏包括肾大盏和肾小盏：肾大盏略呈长管状，数目和形态有变异，其末端分出数个肾小盏，肾小盏呈短管状，末端稍膨大，切线位顶端呈杯口状凹陷。如肾小盏方向与X线束一致，则形成环状或圆形致密影。

逆行肾盂造影时，如注射压力过高可造成对比剂回流又称逆流或反流。常见的有肾小管、肾窦、淋巴管和血管周围逆流。

2. 输尿管　造影片上输尿管为细长条状影，沿腰大肌前缘下行。入盆腔后，多在骶髂关节内侧走行，过骶骨后再弯向外，斜行进入膀胱。输尿管有三个生理狭窄区，即与肾盂连接处、跨越骨盆边缘处和进入膀胱壁内处。输尿管走行柔和，可有曲折，但边缘光滑。

3. 膀胱　膀胱造影可显示膀胱内腔，正常容积为350～500ml，其形状、大小取决于充盈程度及与周围器官的关系，充盈时呈卵圆形，横置于耻骨联合上方，边缘光整，密度均匀，其顶部可略凹陷。

三、泌尿系统常见病的X线诊断

（一）尿路结石

尿路结石可发生于肾至尿道的任何部位。约90%尿路结石在X线平片上显示，称阳性结石。少数如尿酸盐类结石则X线平片上不显示，称阴性结石。

1. 肾结石　可单发或多发，单侧或双侧。绝大多数位于肾盂内，其次是下组肾盏。X线平片表现为肾窦区内密度均匀一致、也可为分层状或浓淡不均，呈圆形、卵圆形、桑椹状、鹿角状、珊瑚状致密影，大小不等，小者仅为点状或结节状、大者可充满肾盂肾盏。其中，分层、桑椹状、鹿角状致密影是肾结石的典型表现。侧位片见肾结石与脊柱影重叠。

2. 输尿管结石　多数为肾结石脱落入输尿管，多停留于输尿管生理狭窄处。X线平片表现为圆形、卵圆形、桑椹状致密影。结石位于输尿管行径上，长轴与输尿管走行一致。静脉尿路造影可确定结石是否在输尿管内，其结石上方输尿管及肾盂肾盏有不同程度的扩张积水。逆行性肾盂造影时，对比剂在结石部位受阻。输尿管结石与腰椎横突或与骶骨重叠时，易被遗漏。

3. 膀胱结石　多为阳性结石，X线平片表现为骨盆中下部耻骨联合上方，圆形、卵圆形，单发或多发，大小不一，边缘光滑或毛糙，密度均匀或呈分层状致密影。结石可随体位而改变位置。膀胱造影，阴性结石表现为膀胱内的充盈缺损。

（二）泌尿系结核　泌尿系结核可累及肾、输尿管及膀胱，以肾结核尤为重要。

1. 肾结核　结核菌随血循环播散到肾，初期为肾皮质感染，其后累及肾髓质，形成干酪样变和结核性脓肿。脓肿破溃入肾盏、肾盂，形成空洞，造成肾盏和肾盂破坏。病变向下蔓延可引起输尿管、膀胱结核。肾结核干酪化病灶可发生全肾钙化且功能丧失称为肾自截。

X线平片：早期平片可无异常。晚期有时可见肾区呈云絮状、环形或斑点状钙化甚至全肾钙化。静脉尿路造影：早期肾功能可正常，当结核性溃疡累及肾小盏，表现为肾小盏杯口边缘不规则如虫蚀状。溃疡空洞与肾盏相通时，可见肾实质内团块状对比剂与受累肾盏相连，受累肾盏可变形狭窄。肾盂肾盏广泛破坏积脓时，排泄性尿路造影常不显影，逆行肾盂造影可见肾盂、肾盏及多发空洞共同形成一大而不规则的空腔。

2. 输尿管结核　造影表现为输尿管管腔不规则狭窄与扩张，呈串珠状。晚期输尿管僵硬、短缩，有时可见管壁条索状钙化。

3. 膀胱结核　平片诊断价值有限。早期膀胱结核造影表现为膀胱轮廓模糊，边缘不整齐，容量减少。晚期膀胱挛缩变小，容积减少，边缘不规则呈锯齿状改变，膀胱结核又可逆行向上蔓延，使健侧输尿管下段受侵，造成管壁增厚、管腔狭窄，上段输尿管和肾盂积水。有时可见输尿管反流。

（三）泌尿系肿瘤

泌尿系肿瘤分良性和恶性肿瘤，恶性多见。肾肿瘤分肾实质肿瘤和肾盂肿瘤。

1. 肾癌 也称肾细胞癌，是肾脏最常见的恶性肿瘤。腹部平片可见肾影增大，肾轮廓出现局限性突出或呈分叶状改变，肿块大者可占据上腹部。10% ~15% 的肾癌可见钙化，呈斑点状、条状或弧线形致密影。尿路造影检查：由于癌肿压迫，使肾盏伸长、狭窄、变形。如癌肿较大而波及多个肾盏，可见肾盏变细、变长、分离呈“蜘蛛足”样改变。肿瘤压迫或侵犯肾盂时，肾盂变形或出现充盈缺损。肾动脉造影检查，表现为网状和不规则杂乱血管影及池状充盈区，相邻血管发生移位、分离。

2. 膀胱癌 多为移行细胞癌，呈乳头状生长，称乳头状癌。

X 线平片，偶可见癌肿钙化。膀胱造影，表现为自膀胱壁突向腔内的结节状或菜花状充盈缺损，表面多凹凸不平、大小不等、也可表现为膀胱壁僵硬不规则。

第二节 泌尿系统 CT 诊断

一、泌尿系统 CT 检查方法及正常表现

肾脏 正常肾在横断面上，为边缘清晰、密度均匀、轮廓光滑的圆形或椭圆形软组织影。肾门内凹，有肾动、静脉和输尿管。肾窦呈脂肪性低密度，其中可显示水样密度的肾盂。腹段输尿管位于腰大肌前缘处呈点状软组织密度。增强扫描：注射对比剂后 1 分钟内扫描，肾血管和肾皮质明显强化，髓质仍维持较低密度；2 分钟时扫描，髓质强化程度类似或略高于皮质；5 ~10 分钟扫描，肾盂、肾盏和输尿管内含碘尿液积聚而呈高密度。

膀胱检查需充满尿液，以区别其壁与内腔。CT 平扫横断面上充盈的膀胱呈圆形、椭圆形或类方形，其内尿液为均匀水样密度。

二、泌尿系统常见病的 CT 诊断

（一）肾血管平滑肌脂肪瘤

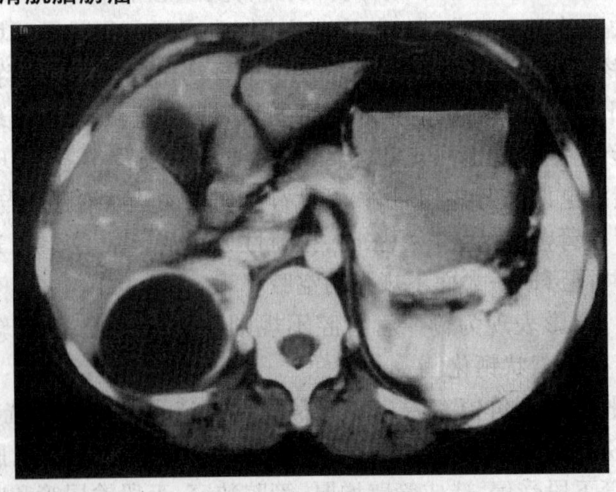

图 6-5-1 右肾囊肿
CT 增强扫描，右肾圆形水样密度病变，
边缘光滑、锐利，无强化

CT 平扫表现为肾实质内密度不均匀肿块,边界清楚,较大肿块常突向肾外,肿块内有脂肪密度灶和软组织密度灶。增强扫描,肿块内的脂肪性低密度区无强化,而血管性结构明显强化。

(二) 肾囊肿

CT 平扫可见肾实质内单发或多发圆形或类圆形、密度均匀、边缘光滑的水样低密度病灶。增强扫描见病变区无强化(图 6-5-1)。

(三) 肾癌

肾癌 CT 平扫表现为肾实质内边缘不规则肿块,可向外突出,密度均匀或不均匀。增强扫描,癌肿多为不均匀强化。癌肿向外侵犯可致肾周脂肪消失(图 6-5-2)。

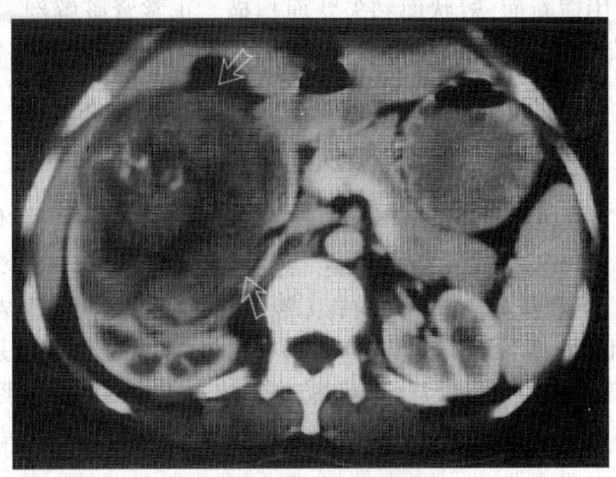

图 6-5-2 右肾癌
CT 增强扫描,右肾卵圆形肿块,呈不均匀强化

(四) 肾盂癌

肾盂癌,CT 平扫表现为肾盂内密度高于尿液但低于肾实质的分叶状软组织肿块,肾窦周围脂肪受压或消失,也可侵入邻近肾实质。肾盂或肾盏梗阻时,出现肾积水。增强扫描,癌肿轻度强化,延迟扫描能清楚显示癌肿造成肾盂内的充盈缺损。

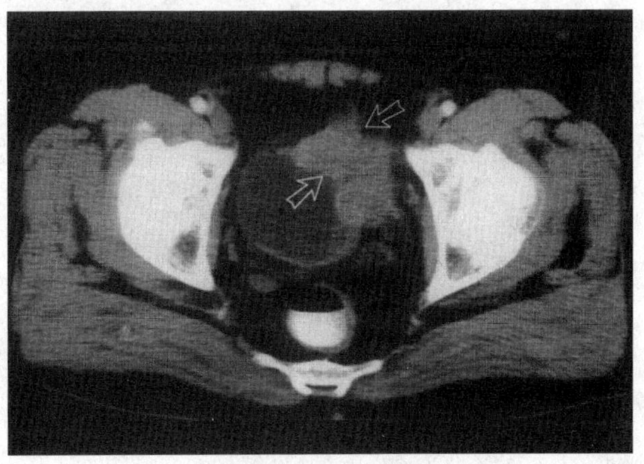

图 6-5-3 膀胱癌
CT 增强扫描,膀胱不规则肿块

(五) 膀胱癌

膀胱癌,CT 平扫表现为自膀胱壁向腔内突入或向腔外突出的结节状、菜花状软组织密度肿块,或膀胱壁不规则增厚。增强扫描,早期癌肿多为均匀强化,延期扫描,腔内充盈对比剂,肿块表现为低密度充盈缺损(图 6-5-3)。

第三节 泌尿系统 MRI 诊断

一、MRI 检查方法及正常表现

MRI 检查一般采用横断面、冠状面和矢状面扫描。正常肾脏解剖表现与 CT 基本相同。T_1WI 上肾皮质信号高于髓质,T_2WI 上整个肾实质呈均匀高信号。肾窦脂肪组织在 T_1WI 和 T_2WI 上分别呈高信号或中等信号。

二、肾脏疾病 MRI 诊断

1. 肾癌 肾癌多呈圆形、卵圆形或不规则肿块,呈浸润性生长,癌肿信号不均匀,在 T_2WI 上病变周边常见低信号,代表癌肿的假性包膜。增强扫描见肿块呈不均匀强化。MRI 的重要价值在于确定肾静脉、下腔静脉及右心房内有无癌栓,发生癌栓时,这些结构的流空信号消失。

2. 肾血管平滑肌脂肪瘤 MRI 表现与 CT 基本相似,其特征性表现是肾实质不均质肿块内有脂肪性高信号或中等信号病灶,且可为脂肪抑制技术所抑制而信号明显下降。

(苗来生)

第六章

生殖系统

生殖系统的器官和组织均为软组织，各种不同的影像技术对生殖系统疾病的诊断价值不同。

X 线透视和平片可用于观察金属性节育环，由于 X 线对生殖腺的辐射作用目前较少应用。生殖系统的器官和组织缺乏对比，在 X 线透视和平片上显影不佳，大多数病变也不易显示，诊断价值有限。子宫输卵管造影，可显示子宫输卵管的内腔，是子宫输卵管疾病，尤其是不孕症的重要诊断技术。

CT 可准确显示子宫及卵巢肿瘤的位置、大小以及周围组织侵犯的范围，对部分肿瘤可作出定性诊断。

MRI 对女性盆腔及生殖器病变的诊断价值较高。MRI 对子宫肌层显示清楚，适用于子宫肌瘤等疾病的诊断。MRI 能够显示前列腺肿瘤的组织结构特点，了解肿瘤侵犯范围，并能准确分期。

第一节　女性生殖系统 X 线诊断

一、女性生殖系统 X 线检查方法和正常表现

1. 透视　主要用于金属节育器的检查。

2. 平片　可观察骨盆的形态、大小、有无畸形及骨骼病变，也可发现胎儿、节育器和异常钙化。

3. 子宫输卵管造影　经子宫颈口注入 40% 碘化油或 76% 泛影葡胺，使子宫和输卵管显影。一般在月经停止后 5～10 天内进行。临床上主要用于查找不孕症的原因，输卵管通畅情况。禁忌证：月经期、妊娠期、子宫出血、生殖器急性炎症等。

二、女性生殖系统正常表现

正常子宫呈倒置三角形，底边在上，为子宫底；两侧为子宫角，与输卵管相通。子宫腔边缘光滑整齐。宫颈管呈长柱形，边缘呈羽毛状。输卵管自两侧子宫角向外下方走行，呈迂曲柔软的细线状。

三、妇科常见病 X 线诊断

1. 子宫发育畸形　子宫输卵管造影可显示子宫先天性异常，如双子宫、双宫颈、双角子

宫、半隔子宫、纵隔子宫、鞍形子宫、单角子宫和子宫发育不全等。

2. 子宫输卵管炎 子宫输卵管炎由非特异性炎症和结核所致，是不孕的主要原因。子宫输卵管造影是检查慢性子宫输卵管炎的主要方法，还有分离粘连的作用。

(1)子宫输卵管结核：造影显示宫腔边缘不规则，严重时狭小、变形。双侧输卵管狭窄、僵直，边缘不规则，狭窄与憩室状突出相间。输卵管完全闭塞时，闭塞端圆钝，其近端呈局限性膨大。

(2)慢性输卵管炎：多为双侧性，造影检查，输卵管边缘略不规则，炎症致输卵管腔粘连与闭塞，闭塞近端扩大积水，如碘化油进入其中，显示多数油珠集合，这种改变是非结核性炎症的重要征象。

第二节 生殖系统 CT 与 MRI 诊断

一、女性生殖系统 CT 与 MRI 诊断

盆腔 CT 主要用于检查有无肿块，确定其起源与性质，以及肿瘤与周围组织的关系、有无转移等。MRI 的优点在于软组织密度分辨力高，且为多参数、多方位成像，对病变范围和组织特征的显示优于 CT。

子宫在 CT 上表现为横置梭形或椭圆形软组织密度影，宫体中央密度略低，边缘光滑锐利。增强扫描子宫肌均匀强化。MRI 检查子宫可做横断面、矢状面和冠状面成像。生育期妇女，子宫体矢状面和横断面上显示最好。T_1WI 上，周围高信号脂肪组织的对比下，正常宫体、宫颈和阴道表现为均一较低信号。T_2WI 上能清楚显示子宫和阴道各部解剖结构，中心的高信号代表宫腔内分泌物，中间的低信号带为子宫肌内层，周围的中等信号是子宫肌外层。正常卵巢在 T_1WI 上为低信号，T_2WI 上其内卵泡呈高信号，中心为低至中等信号。

1. 子宫肌瘤 CT 表现为子宫增大，有时可见肿块向外隆起或呈分叶状。密度等于或低于正常子宫，瘤内可出现钙化。MRI 在 T_1WI 上表现均匀中等信号，在 T_2WI 上信号高于子宫肌层，易于识别。瘤内钙化呈低信号，坏死区在 T_1WI 上为低信号，在 T_2WI 上为高信号。

2. 子宫癌 CT 可表现为不规则隆起肿块，癌肿内坏死呈低密度区。增强扫描见子宫强化而癌肿不强化。癌肿向周围蔓延时，可见宫旁脂肪层消失，子宫轮廓模糊，有软组织影向周围浸润。宫颈癌 CT 可见宫颈增大，呈不规则软组织肿块。MRI 检查宫体癌在 T_1WI 上表现为略低信号的肿块，在 T_2WI 上表现为高信号。宫颈癌在 T_2WI 上表现为高信号肿块，宫颈管增宽，正常分层消失。注射对比剂后，癌肿明显强化。

二、男性生殖系统 CT 与 MRI 诊断

1. 前列腺 CT 检查前列腺紧邻膀胱下缘，横断面上呈椭圆形软组织密度影，境界清楚。年轻人腺体的平均上下径、前后径和横径分别为 3cm、2.3cm 和 3.1cm 则分别为 5cm、4.3cm 和 4.8cm。正常前列腺 MRI 在 T_1WI 上腺体呈均一低信号，T_2WI 上移行区和中央区呈低信号，周围区为较高信号，周边可见低信号环影，代表前列腺被膜。

2. 精囊 CT 平扫能清楚显示，精囊位于膀胱底后方，呈八字形对称的软组织密度影，边缘常呈小的分叶状。MRI 上精囊位于前列腺后上方和膀胱后方，由卷曲的细管构成，内含液

体，T_1WI 上呈低信号，T_2WI 上呈高信号。

3. 前列腺增生　CT 表现为横径大于 5cm 或于耻骨联合上 2cm 层面仍可见前列腺，密度均匀，分界清楚。MRI 检查，前列腺增生多表现为中央带和移行带均增大，T_1WI 上为均匀低信号，T_2WI 上呈均匀或不均匀的高、低相间混杂信号。

4. 前列腺癌　癌肿早期，CT 表现为前列腺外形不对称性膨隆，其内可见密度稍低的癌结节。突破包膜向外最易侵犯精囊。前列腺癌多发生在前列腺的外周带，MRI 检查，T_1WI 上肿瘤为低信号，T_2WI 上正常前列腺周围部呈高信号，癌肿为低信号，对比明显。T_2WI 上高信号周围区内出现低信号或低信号结节，常为前列腺癌表现。

（苗来生）

第七章

骨骼肌肉和关节系统

骨骼肌肉和关节系统简称骨肌关节系统。骨骼、关节及其邻近软组织的疾病多而复杂，全身性疾病也可引起骨骼改变。医学影像学的各种成像技术，都能在不同程度上反映疾病的病理变化，是骨肌关节疾病的主要诊断技术。

X 线平片能显示骨与关节病变的范围、部位和程度，而且技术方法简便，目前仍为骨肌和关节系统疾病临床诊断的最常用和首选检查方法。CT 无影像重叠，密度分辨力高，对骨内小病灶和软组织的观察远较 X 线平片为佳。

MRI 可任意平面和三维成像，对形态、结构及病变观察更全面。对软组织和骨髓病变的分辨力高，比 X 线平片和 CT 更具优势。

第一节　骨与关节系统 X 线诊断

一、骨与关节 X 线检查方法

（一）X 线平片

任何部位，包括四肢长骨、关节和脊柱都要摄正侧位片，四肢骨应包括相邻关节，有的部位根据需要加摄斜位和切线位片等。诊断困难时，可同时摄健侧相应部位及相同体位片，进行对比观察。

（二）血管造影

多用肢体动脉造影，主要用于血管疾病的诊断和良、恶性肿瘤的鉴别诊断。

二、骨与关节正常 X 线表现

（一）骨的发育

骨的发育包括骨化与生长。骨化有两种形式，一种是膜内化骨，包括颅盖诸骨和面骨。另一种为软骨内化骨，躯干及四肢骨和颅底骨与筛骨属软骨内化骨。

（二）骨的结构

长骨由以下部分构成：①骨膜：位于骨干表面，X 线检查正常时不显影；②骨皮质：含钙多，为密质骨，X 线表现为均匀致密影，骨干中央部位最厚，向两端逐渐变薄，一般完整连续，外面光滑，内面不光滑；③骨髓腔：位于骨干中央呈管状，X 线表现为骨干包绕的无结构的半透明区；④骨端：骨的两端膨大部分称骨端。未成年人的长骨两端为软骨，称骺软骨。当骺软骨以软骨方式骨化称继发或二次骨化中心，呈圆点状骨化，逐渐长大，称骨骺。近骨骺的骨干骨松质部分称干骺端，骨骺与干骺端之间的软骨为骺板，在 X 线片上呈横行半透明的线称骨骺线（图 6-7-1）。

成年后骨骺线闭合，骨的长径停止生长，完成骨的发育。骨骼的骺软骨内二次骨化中心出现时的年龄，骨骺与干骺端完全闭合，即骨骺线完全消失时的年龄称骨龄，常可用来判断骨骼的发育情况。

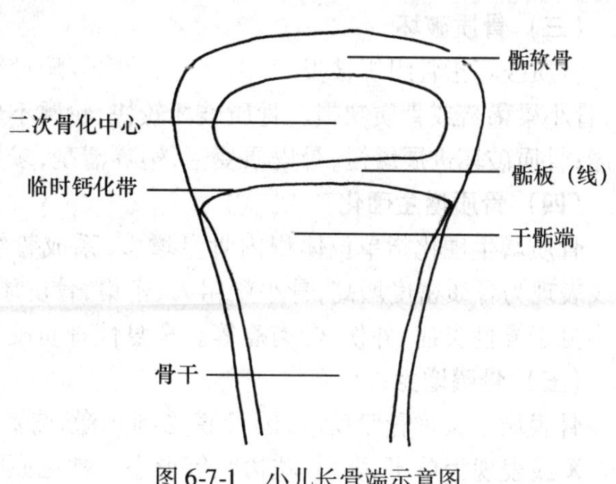

图 6-7-1　小儿长骨端示意图

（三）四肢关节

四肢关节由骨端、关节软骨、关节腔和关节囊构成。①关节面：X 线片所见的是骨性关节面，关节面光滑整齐，由一薄层密质骨构成；②关节间隙：X 线片上显示的关节间隙，包括构成关节两个相对骨端的骨性关节面之间的关节软骨、少量滑液和窄的解剖间隙。新生儿关节间隙宽，骨骼发育完成后，则为成年人的固定宽度。

（四）脊柱

脊柱由脊椎和其间的椎间盘所组成。脊柱包括 7 个颈椎、12 个胸椎、5 个腰椎、5 个骶椎和 3～5 个尾椎组成。其中骶椎和尾椎分别连成骶骨和尾骨。除第 1 颈椎外，成人脊柱由椎体和附件构成，附件包括椎弓、椎弓板、横突、棘突和关节突组成。X 线正侧位片上，椎体呈长方形，主要由骨松质组成，由上向下逐渐增大，周围为一层致密的骨皮质，轮廓光滑。椎体两侧有横突影。在横突内侧可见椭圆形致密影，称椎弓环，为椎弓根的投影。椎弓根的上下方为上下关节突。椎弓由椎弓根和椎弓板围成，椎弓板由椎弓根向后内延续，在中线联合形成棘突，投影在椎体中央偏下方，呈尖向上类三角形的线状致密影，大小和形状不同。椎体后缘和椎弓围成椎管，容纳脊髓。椎间孔居相邻椎弓、椎体、关节突及椎间隙之间，呈半透明影，颈椎斜位、胸、腰椎侧位显示清楚。

椎间盘：位于相邻椎体之间，两个椎体之间带状半透明影称椎间隙，相邻椎间隙宽度近似。

（五）软组织

骨与关节的软组织包括皮肤、皮下脂肪、肌肉、肌腱和滑膜囊等，优良的 X 线片可显示软组织的层次和轮廓。

三、骨与关节病变的基本 X 线表现

（一）骨质疏松

骨质疏松指单位体积内骨组织的含量减少，即骨组织中有机成分和无机成分均减少。X 线表现为骨密度减低，骨小梁变细、减少，骨皮质吸收变薄。椎体内结构呈纵行条纹，周围骨皮质变薄，椎体变扁，上下缘内凹，椎间隙增宽。疏松易发生骨折或椎体压缩性骨折。常见原因有骨折、感染、恶性肿瘤、老年、妇女绝经期后及营养不良、代谢和内分泌障碍等。

（二）骨质软化

骨质软化指单位体积内骨含钙量减少，而有机成分不变，骨质变软。主要X线表现有骨密度减低，骨小梁变细、模糊，骨皮质变薄，承重骨骼变形。常见原因有佝偻病、骨质软化症，也可见于代谢性骨疾病等。

（三）骨质破坏

骨质破坏指骨组织被炎症、肉芽肿、肿瘤等病理组织所代替。X线表现有局部骨质密度减低，骨小梁稀疏或骨质缺损。骨质破坏较快，轮廓不规则，边缘模糊，常见于急性炎症和恶性骨肿瘤；骨质破坏进展缓慢，骨皮质变薄，边界清楚，多见于良性骨肿瘤。

（四）骨质增生硬化

骨质增生硬化指单位体积内骨量增多，系成骨细胞活跃形成新生骨或软骨内成骨所致。X线表现为骨质密度增高，骨小梁粗大、密集，骨皮质增厚，骨髓腔变窄或消失。局限性增生硬化多见于慢性炎症、外伤、骨肉瘤等。全身性骨质硬化常见于石骨症、氟中毒等。

（五）骨膜增生

骨膜增生又称骨膜反应，因骨膜受到刺激，骨膜内层成骨细胞活动增加所引起的骨质增生。X线表现为单层、多层、花边状等形态。常见原因有炎症、肿瘤、外伤等。

（六）骨质坏死

骨组织局部血供中断，骨组织代谢停止，坏死的骨质称死骨。典型的X线表现是骨质局限性密度增高，骨质坏死多见于急性、慢性化脓性骨髓炎，也见于骨缺血性坏死等。

（七）软骨钙化

软骨钙化指软骨基质钙化，反映骨内外有软骨组织或瘤软骨存在。X线表现为环形、半环形、颗粒状和团块状无结构的致密影。良性病变软骨钙化密度高，边缘清楚；恶性病变软骨钙化密度低，边缘模糊，钙化残缺不全。

（八）骨骼变形

骨骼变形多与骨骼大小改变并存，可累及一骨、多骨或全身骨骼。发育畸形使一侧骨骼增大；骨软化症和成骨不全使全身骨骼变形；脑垂体功能亢进使全身骨骼增大；骨肿瘤使骨局部膨大、变形。

（九）软组织改变

外伤或感染，X线表现为皮下脂肪层和肌间隙模糊、消失；开放性损伤和厌氧菌感染时，软组织内可见气体影；软组织肿瘤和骨恶性肿瘤侵犯软组织时，可见软组织肿块影；肢体长期活动受限，可见肢体变细，肌肉变薄；外伤后可发生骨化性肌炎，软组织内可见钙化、骨化影。

（十）关节肿胀

关节肿胀多由关节积液或关节囊及关节周围软组织充血、水肿、出血和炎症所致。X线表现：大量关节积液可见关节间隙增宽，关节周围脂肪影移位变形；关节周围软组织肿胀表现为密度增高，皮下脂肪层和肌间隙模糊消失。多见于炎症、外伤和出血性等疾病。

（十一）关节破坏

关节破坏指关节软骨及骨性关节面被病理组织代替的结果。关节软骨破坏时，X线表现为关节间隙变窄，当侵蚀骨性关节面时，出现相应部位的骨质破坏和缺损，严重时可致关节半脱位和变形。

（十二）关节强直

关节强直分为骨性和纤维性强直。骨性强直X线表现为关节间隙明显狭窄或消失，有骨小梁通过关节连接两侧骨端，多见于化脓性关节炎愈合期；纤维性强直是关节破坏后被纤维组织连接，X 线表现为关节间隙狭窄，无骨小梁贯穿，常见于关节结核等。

第二节　骨与关节常见病的 X 线诊断

一、骨与关节外伤

骨与关节外伤可引起骨折和关节脱位。

（一）骨折

骨和软骨结构发生断裂，骨的连续性和完整性中断称骨折。

1. 骨折基本 X 线表现　骨的断裂多为不整齐的断面，X 线片上呈贯穿骨皮质边缘锐利的不规则透明裂隙，称骨折线；骨折断端相互嵌入或压缩性骨折表现为骨密度增高带，骨小梁扭曲、紊乱，看不到骨折线。

2. 骨折类型　根据骨折线的形态和走向，可分为横行、纵行、斜行、线形、螺旋形、Y 形、T 形、星形等。根据骨碎片情况分为粉碎性、撕脱性、嵌入性骨折等。根据程度分为完全性与不完全性骨折。

3. 骨折的对位和对线关系　完全性骨折要注意骨折断端的移位。确定移位时，在长骨以骨折近端为准，借以说明远端的移位方向和程度。骨折端可发生内外或前后移位、上下断端重叠或分离，还可有成角、旋转移位（图 6-7-2）。上述骨折断端的内外、前后和上下移位称对位不良，成角移位称对线不良。骨折的对位和对线情况与预后关系密切，故在骨折复位后复查时，应注意骨折断端的对位与对线关系。

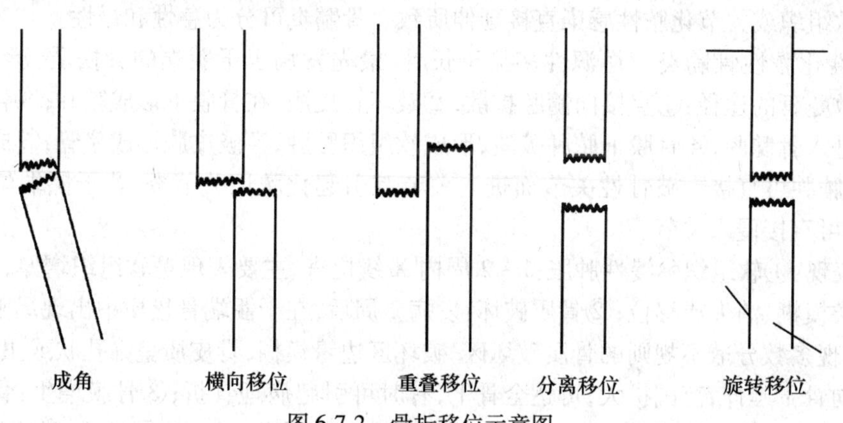

图 6-7-2　骨折移位示意图

4. 骨折的愈合　骨折愈合是一个连续的过程。骨折后断端出血形成血肿及肉芽组织，再由成骨细胞产生新骨称骨痂，使断端连续并固定。骨折断端形成血肿时，X 线片可见骨折线变得模糊不清。骨痂形成，X 线表现为骨折断端周围不规则线状或斑片状致密影。骨痂范围加大，骨折线消失而成为骨性连接。骨折愈合的速度与病人年龄、营养状况、骨折类型和部位、有无合并症及治疗方法等有关。

5. 骨折合并症　①延迟愈合和不愈合：常见原因有复位不良、固定不佳、感染及软组织嵌入骨折断端等，X 线表现为骨痂出现延迟，骨折线消失迟缓或长期存在；不愈合表现为骨折断端为密质骨封闭;②骨折畸形愈合:可有成角、旋转、缩短等。骨折还可引起创伤性关节炎、缺血性坏死、骨关节感染、骨质疏松、骨化性肌炎等。

6. 常见骨折 ①Colles 骨折：又称伸展型桡骨远端骨折，指桡骨远端近关节面 2 ~ 3cm 内的横断或粉碎骨折，远折端向背侧或桡侧移位，向掌侧成角，可伴尺骨茎突骨折；②肱骨髁上骨折：以儿童多见，骨折线横过喙突窝或鹰嘴窝，远侧端多向背侧移位；③股骨颈骨折：老年人多见，骨折可发生于股骨头下、股骨颈或基底部，断端常有错位或嵌入，头下骨折在关节囊内，易引起关节囊损伤，影响关节囊血管对股骨头、颈部的血供，使骨折愈合缓慢，甚至发生缺血性坏死；④脊椎骨折：常见于第 12 胸椎和第 1 腰椎椎体，单个椎体多见。X 线表现为椎体压缩呈楔形，椎体前缘骨皮质嵌入，因断端嵌入，在椎体中央可见横行不规则致密线。有时在椎体前上角可见分离的碎骨块。其上下椎间隙一般正常。严重时常并发脊椎后突成角、侧方移位，甚至发生椎体错位而压迫脊髓导致截瘫，也可伴有棘突或横突等骨折。

（二）外伤性关节脱位

①肩关节脱位:分前脱位和后脱位,肩关节囊前壁薄弱,以前脱位多见,肱骨头前脱位时,常同时向下移位,位于肩胛盂下方;②肘关节脱位:分后脱位、前脱位和侧脱位,前者多见。因过伸或向后冲击的外力引起尺、桡骨向肱骨后方脱位。常合并骨折、关节囊及韧带损伤,还可并发血管和神经损伤。

二、骨与关节化脓性感染

（一）化脓性骨髓炎

化脓性骨髓炎多由金黄色葡萄球菌致病。根据致病菌进入骨髓的途径,可分血源性、外伤性及邻近软组织或关节化脓性感染直接延伸所致。骨髓炎可分为急性和慢性。

1. 急性化脓性骨髓炎 血源性多见于长骨,最先发病于干骺端的骨松质,形成骨脓肿。骨脓肿扩散蔓延的途径:①直接向髓腔扩散;②破坏骨皮质,在骨膜下形成脓肿;③骨膜下脓肿沿哈氏管进入骨髓腔;④骨膜下脓肿破溃,形成软组织脓肿,穿破皮肤形成瘘管;⑤成人因无骺软骨阻挡,脓肿可直接穿破骨性关节面进入关节腔引起化脓性关节炎,若干骺端位于关节囊内,则感染可直接侵入关节。

X 线表现:①软组织弥漫性肿胀:1 ~2 周内 X 线检查,主要表现是软组织增厚,密度增高,肌间隙脂肪模糊、消失或移位;②骨质破坏:发病 2 周后,在干骺端骨松质中出现局限性骨质疏松,继而出现多数分散不规则的骨质破坏区,破坏区边缘模糊,骨皮质呈筛孔状或虫蚀状破坏,骨质破坏向骨干延伸,范围扩大,可达全骨干,有时可引起病理骨折;③骨膜增生:骨质破坏周围有单层、多层或花边状等形态骨膜增生,广泛骨膜增生则形成包壳;④死骨:因脓肿使骨膜被掀起和血栓性动脉炎,使骨皮质血供发生障碍,引起骨质坏死,形成长条形死骨,与周围骨质分界清楚,且密度高。

2. 慢性化脓性骨髓炎 多为急性化脓性骨髓炎未及时彻底治疗的结果。临床可见排脓瘘管经久不愈或时愈时发。病理改变主要以骨质增生硬化和死骨形成。

X 线表现:骨皮质增厚和骨干增粗,轮廓不整,骨髓腔狭窄或消失。骨膜增生呈分层、花边状等形态。虽然有骨质增生,但如未痊愈,仍可见骨质破坏和死骨。因有明显骨质增生硬化,常需用过度曝光片才能显示。

(二) 化脓性关节炎

化脓性关节炎常由金黄色葡萄球菌经血行感染关节滑膜致病,少数由关节开放性损伤或骨髓炎侵犯关节所致。多见于髋和膝关节。

X 线表现:急性期关节周围软组织肿胀,关节间隙增宽,常合并关节半脱位和脱位。构成关节的骨骼有明显的骨质疏松。在关节内脓液中蛋白溶解酶的作用下,关节软骨被破坏,即引起关节间隙狭窄。关节软骨下骨质发生破坏,在关节持重面出现早而且明显。愈合期可见关节面骨质增生硬化,严重时可导致关节骨性强直。

三、骨与关节结核

骨与关节结核多继发于肺结核,好发于儿童和青少年。多见于脊椎、髋和膝关节。临床经过缓慢,常见全身结核性中毒症状,局部可有肿痛和功能障碍等。

1. 长骨骨骺和干骺结核　骨骺和干骺端结核好发于股骨上端、尺骨近端和桡骨远端。病变早期 X 线表现为局限性骨质疏松,随后出现干骺端局限性边缘较清楚的骨质破坏区,邻近无明显的骨质增生,骨膜增生少见或很轻微。有时在骨质破坏区内可见沙粒样死骨,密度不高,边缘模糊。

2. 关节结核　分滑膜型和骨型关节结核,前者是结核菌经血行先侵犯滑膜,再波及关节软骨及骨端,此型较多见。后者多继发于骨骺和干骺端结核。

滑膜型关节结核,病变早期 X 线表现为关节周围软组织肿胀,密度增高,关节间隙正常或增宽,骨质疏松,可持续数月或一年以上。因 X 线表现无特点,诊断较困难。当肉芽组织侵犯软骨和骨性关节面,首先在关节非承重面的边缘出现虫蚀状骨质破坏,关节上下边缘多对称受累。关节软骨破坏出现较晚,虽然已有明显关节面骨质破坏,而关节间隙变窄出现较晚。关节软骨破坏广泛时,可致关节半脱位。

骨型关节结核,是在骨骺和干骺结核的基础上,又出现关节周围软组织肿胀,关节骨质破坏及关节间隙不对称狭窄。

3. 脊椎结核　脊椎是骨关节结核中最常见的部位,以腰椎最多,其次是胸椎,颈椎结核少见。

X 线表现:①椎体骨质破坏:多见椎体边缘骨质破坏,也可见椎体中央受累,由于椎体骨质破坏和脊柱承重关系,椎体塌陷变扁或呈楔状,整个椎体可被破坏消失;②椎间隙变窄或消失:由于病变开始多累及椎体上下缘,侵及软骨板,引起软骨和椎间盘破坏,椎间隙狭窄或消失,相邻椎体互相融合在一起;③脊柱后突畸形:多见于胸椎结核,因病变广泛,多数椎体受累;④冷性脓肿:椎体骨质破坏可产生大量干酪样物质流入脊柱周围软组织。颈椎结核可形成咽后壁脓肿,侧位片可见咽后壁软组织增厚,呈弧形前突。胸椎结核形成椎旁脓肿,表现为局限性梭形边缘清楚的软组织影。腰椎结核形成腰大肌脓肿,表现为腰大肌轮廓不清或呈弧形向外突出。

四、常见慢性骨关节病

1. 类风湿关节炎　是以多发性、非特异性关节炎症为重要表现的全身性疾病,以对称性侵犯手足小关节为特征。

X 线表现:①关节周围软组织呈梭形肿胀;②关节间隙早期因积液而增宽,关节软骨破坏则变窄;③关节面边缘可见小的虫蚀样骨质破坏区;④骨性关节面模糊、中断,可伴有小囊状骨质侵蚀破坏;⑤关节邻近骨质疏松和肌肉萎缩;⑥晚期可见关节半脱位或脱位。可引起纤维性强直或骨性强直。

2. 退行性骨关节病　又称骨性关节炎,是一种关节软骨退行性变、关节面和其边缘形成新骨为特征的一组非炎症性病变。分原发性和继发性两种。前者是原因不明的关节软骨退行性变所致,常见于40岁以上,承重大关节多受累,如髋、膝关节和脊柱等;后者则是继发于炎症和外伤,任何年龄、任何关节均可受累。

X线表现:①四肢关节间隙略变窄,关节边缘唇状骨质增生,骨性关节面硬化致密,关节面下方可见小圆形透光区,其边缘硬化,可见关节内游离体。构成关节的诸骨端一般无明显的骨质疏松;②椎间隙变窄,椎体关节面骨质硬化及边缘骨赘形成,相邻椎体骨赘可连接形成骨桥。椎体上、下关节突变尖、关节面硬化。椎体后缘骨刺突入椎间孔或椎管内,可压迫神经根或脊髓,引起脊髓压迫症状。有时在椎间盘内可见气体影(真空征)。

五、骨 肿 瘤

骨肿瘤包括骨原发性肿瘤、继发性肿瘤和瘤样病变,可分为良性和恶性。

X线检查不仅可显示肿瘤的准确部位、大小、邻近骨骼和软组织的改变,对多数病例还能判断其为良性或恶性、原发性或转移性。但因骨肿瘤的表现多种多样,典型征象不多,因而确立组织类型仍较困难。

良、恶性骨肿瘤X线鉴别要点:良性骨肿瘤生长缓慢,不侵犯邻近组织和器官,骨质破坏多呈膨胀性,与正常骨分界清楚,边缘锐利,骨皮质保持连续性,无骨膜增生和软组织肿块;恶性骨肿瘤生长迅速,可侵犯邻近组织和器官,骨质多呈浸润性破坏,病变区与正常骨界限模糊,边缘不整,骨皮质有不同程度的破坏,常有肿瘤骨,可有不同形式的骨膜增生,易侵犯软组织形成肿块。

1. 骨软骨瘤　又称外生骨疣,是最常见的良性骨肿瘤。有单发和多发。好发于股骨下端和胫骨上端。

本病X线表现具有特征性,表现为长骨干骺端骨性隆起,分带蒂和广基底两型。肿瘤多背离关节生长。肿瘤包括骨性基底和软骨帽盖两部分,骨性基底为母体骨的骨皮质向外突出的赘生物,基底部顶端略膨大,或呈菜花状,顶缘为不规则的致密线,软骨帽在X线上不显影,可出现点状或环状钙化影。肿瘤较大时可压迫邻近骨骼,形成边缘整齐的压迹,甚至引起畸形和骨发育障碍。

2. 骨巨细胞瘤　又称破骨细胞瘤。一般认为起源于骨内不成骨的间充质组织。病理分三级,Ⅰ级为良性,Ⅱ级为过度类型,Ⅲ级为恶性。多见于20~40岁。肿瘤好发于长骨骨端,以股骨下端、胫骨上端和桡骨远端为多见。

X线表现:肿瘤多呈膨胀性改变,多房性偏心性骨质破坏,边缘清楚,骨皮质较薄,轮廓一般完整,其内可见纤细数量不等的骨嵴,构成分房状。有的肿瘤膨胀明显,甚至将对侧的另一骨端包绕起来是其特征表现。骨质破坏区也可呈单一的溶骨性骨质破坏。肿瘤内无钙化或骨化影。如病变区骨皮质出现筛孔状或虫蚀状骨质破坏,骨性包壳和骨嵴残缺,骨膜增生较显著,出现软组织肿块影,则提示为恶性骨巨细胞瘤。

3. 骨肉瘤　骨肉瘤是最常见的原发性恶性骨肿瘤,起源于骨间叶组织,以瘤细胞能直接形成骨样组织或骨质为特征。多见于青少年,男性多于女性。好发于股骨、胫骨和肱骨的干骺端。

骨肉瘤X线检查的基本表现:①骨质破坏:干骺端骨松质呈小斑片状或大片状骨质破坏区,骨皮质呈筛孔状或虫蚀状骨质破坏;②肿瘤骨:可表现为象牙样、磨玻璃样、棉絮样和针状致密影;③骨膜增生:可引起不同形态的骨膜增生,当肿瘤组织破坏并吸收骨膜增生的中心部分,两端残留的骨膜增生与骨皮质构成的三角称codman三角,是骨肉瘤常见的X线征象;④软组织肿块:为肿瘤侵入周围软组织,形成圆形或半圆形、边缘不清的软组织肿块影,其内可见瘤骨。

骨肉瘤根据骨质破坏和肿瘤骨的多少可分为三型:成骨型、溶骨型和混合型。①成骨型,也称硬化型,以瘤骨形成为主,表现为骨内大量斑片状、云絮状高密度影,呈象牙质样;②溶骨型,以骨质破坏为主,呈斑片状至大片状溶骨性骨质破坏;③混合型,成骨型和溶骨型的X线征象并存。

4. 转移性骨肿瘤　X线表现可分为溶骨型、成骨型和混合型。溶骨型最常见,多发生在长骨的骨干或干骺端,X线表现为骨松质中多发或单发的小的虫蚀状或大片状骨质破坏区。发生在椎体的溶骨性破坏,因承重而被压扁,但椎间隙保持完整。成骨型转移瘤少见,X线表现为骨松质内结节状、斑片状密度均匀一致的高密度影,骨皮质多完整。混合型转移则兼有溶骨型和成骨型的骨质改变。

第三节　CT　诊　断

CT横断面图像,可显示复杂的解剖关系,并可区分密度差别小的脂肪、肌肉和软骨等组织,能显示细微的钙化和骨化,易于查出病灶,并能确定其部位、范围、形态与结构。

(一) CT检查技术和正常表现

躯干、四肢一般做横断面扫描。在骨窗图像上,长骨骨皮质呈高密度的环状结构,骨松质表现为细密的网状影,骨髓腔呈低密度。在软组织窗图像上,肌肉、肌腱、关节软骨和骺软骨在低密度脂肪组织的衬托下也能清晰显示。

(二) 骨与关节疾病CT诊断

CT可发现X线片不易显示的骨折、脱位、关节内游离体及软组织血肿。可显示骨破坏、小死骨及软组织脓肿,有助于骨髓炎诊断与鉴别诊断。还能显示骨肿瘤的大小、形态、轮廓和结构以及与周围组织的关系,了解骨髓腔内浸润及软组织侵犯范围。CT检查对软组织肿瘤能清楚显示出边界、包膜。良性肿瘤边界清楚,有包膜,密度均匀;恶性肿瘤一般边界模糊,密度不均匀。脂肪瘤有典型脂肪密度,具有特征性。

CT对脊椎及椎间盘病变的诊断价值较高。①椎间盘膨出:CT表现为椎间盘向四周匀称地超出椎体边缘,其后缘正中仍保持前凹的形态。硬膜囊前缘及椎间孔内脂肪可受压,脊髓可有或无受压移位。椎体边缘常见骨质增生,有时可见椎间盘有“真空”征和髓核钙化。②椎间盘突出:CT主要表现为椎间盘后缘向椎管内局限性突出的软组织密度影。硬膜囊受压和神经根受压,硬膜外脂肪间隙受压变形、移位或消失。

第四节 MRI 诊断

MRI 可清晰地显示软组织(脂肪、肌肉、韧带)、软骨和骨髓,但对骨皮质、钙化及细小骨化的显示不如 X 线和 CT。

一、长骨、四肢关节与软组织

(一) MRI 检查方法及正常表现

MRI 根据受检部位不同选择不同的体线圈或表面线圈,使影像更为清晰。正常皮下脂肪、骨髓在 T_1WI、T_2WI 和 PdWI 上均呈高信号;骨皮质、韧带、肌腱和纤维软骨呈低信号;肌肉和关节透明软骨呈中等偏低信号。液体,如关节内积液,炎症和肿瘤组织在 T_1WI 上为低信号,T_2WI 上为高信号。

(二) 骨关节疾病 MRI 表现

MRI 主要用于检查膝关节外伤所致的半月板断裂和韧带撕裂。半月板断裂处信号增高,准确率在 90% 以上,优于关节造影和关节内镜。十字韧带撕裂在矢状面 T_1WI 表现外形不整、断裂,在低信号韧带内出现高信号。股骨头缺血性坏死在冠状面 TlWI 和 T_2WI 上,出现带状或半月形低信号区,具有特征性。

(三) 软组织病变 MRI 表现

MRI 主要用于诊断肿瘤、血肿、脓肿和滑膜囊肿等,可确定其位置、大小、范围和邻近结构受累情况。

二、骨 髓

MRI 是观察骨髓的最佳方法,正常成人骨髓在 T_1WI 和 T_2WI 上均呈高信号。骨髓瘤、淋巴瘤和骨肉瘤在 T_1WI 上均呈低信号,可准确确定其范围。

三、脊 柱

MRI 能清楚显示脊椎、椎间盘、椎管及椎管内软组织。对椎间盘变性、膨出和脱出、椎管狭窄、脊柱外伤、肿瘤和感染性疾病的诊断价值很高。

脊髓 MRI 检查以矢状面为主,辅以横断面和冠状面。椎间盘变性呈低信号,其内可见不规则斑点状高信号区。椎间盘膨出在矢状面 T_2WI 上可见向后隆起,横断面上匀称地超出椎体边缘,硬膜囊前方显示光滑。MRI 还可清楚显示椎管狭窄、韧带肥厚等。对脊柱外伤、化脓性骨髓炎等也有较高的诊断价值。

(苗来生)

第八章

中枢神经系统

第一节　X 线 诊 断

一、正常X线表现

(一) 头颅平片

头颅平片是颅脑疾病基本检查方法,其方法简单、经济、无痛苦。常用的位置有后前位和侧位,有时根据病变部位和病变性质,还可选用切线位、颏顶位及透视下点片。

头颅平片用于:①明确病变的位置和性质;②提示病变存在,仅能发现有颅内压增高,不能确定其原因。X线平片检查也有其局限性,临床症状明显,但X线平片上常无异常发现。

正常颅骨平片表现,因个体、年龄和性别而异,生长发育时期的头颅大小与形状变化较大。

1. 颅板　儿童颅板薄,成人较厚,成人颅骨分为颅内板、外板和板障结构,内、外板为致密骨,X线片上为高密度线状致密影,板障位于内、外板之间为骨松质,内含骨小梁和板障静脉,呈细颗粒状低密度影。枕骨粗隆颅板最厚,颞骨鳞部最薄。

2. 颅缝　额骨、顶骨、颞骨、枕骨之间的间隙为颅盖骨缝。

后前位片上,矢状缝位于颅骨中线,人字缝由其后方向两下外侧走行,颞鳞缝呈短直线状,由外上斜向内下。

侧位片上,冠状缝和人字缝自上向下,枕骨乳突缝为人字缝向下的延续,顶骨乳突缝则由人字缝下部向前延伸。

颅缝在颅外板多呈锯齿状,内板较平直。新生儿的颅缝宽约1mm,3岁左右开始闭合,闭合后的颅缝边缘硬化,为正常表现(图6-8-1)。

3. 颅板压迹　①脑回压迹:是脑回压迫颅骨内板而形成的局限性颅板变薄区,X线平片上显示为圆形或卵圆形密度减低区。在囟门闭合前后的发育期,脑组织发育较快,脑回压迹较为显著,成人压迹浅,数目少。②脑膜中动脉压迹:系脑膜中动脉压迫颅内板形成的压痕,侧位片呈线条状透亮影,自颅中窝向上走行。③板障静脉压迹:板障静脉为颅骨板障内的营养静脉,其压迹呈粗细不均匀的树枝状或网状排列,走行方向不一。④蛛网膜颗粒压迹:蛛网膜颗粒为脑脊液回流入静脉窦的结构,压迫颅内板显示为边缘锐利,不规则的颗粒状密度减低区,位于矢状窦的两旁,距中线2~3cm范围内,大小不等。

4. 蝶鞍　蝶鞍位于颅底中央,容纳脑垂体,颅骨侧位片上,可观察蝶鞍的大小、形状及结

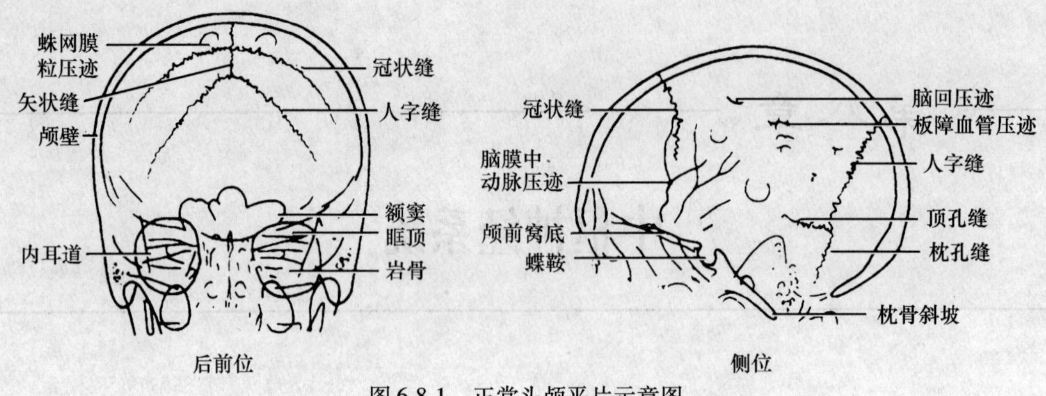

图 6-8-1 正常头颅平片示意图

构。正常蝶鞍前后径平均为 11.5mm,深径 9.5cm。形状分为椭圆形、圆形和扁平形。

(二) 脑血管造影

脑血管造影是经皮穿刺将有机碘对比剂注入脑血管内,显示脑血管形态的方法。

造影方法有:①颈动脉造影,常用经皮颈内动脉直接穿刺法,注入对比剂后拍摄动脉期、静脉期和静脉窦期像,幕上病变常用颈动脉造影,可显示大脑的大部分血管;②椎动脉造影,多经股动脉穿刺插入导管,前端送入椎动脉以行造影,此法用于幕下病变;③全脑血管造影,多采用经股动脉插管法,导管分别送入两侧颈总动脉及椎动脉行造影检查,观察全脑血管。

脑组织的血液供应由前部的颈内动脉系统和后部的椎基底动脉系统构成。

颈内动脉经颅底入颅后,先向前发出眼动脉入眼眶,而后发出脉络膜后动脉和后交通动脉向后走行,终支为大脑前、中动脉。大脑前、中动脉的分支包括走行于脑表面的皮质支和穿行于脑深部的髓质支:大脑前动脉发出的皮质支包括额极动脉、胼缘动脉和胼周动脉,而大脑中动脉发出额顶升支、顶后支、角回支和颞后支;大脑前、中动脉发出的髓质支由一些穿动脉组成,供应脑底组织,如豆状核和内囊。颈内动脉系统主要供应双侧大脑半球的大部分血液(图 6-8-2)。

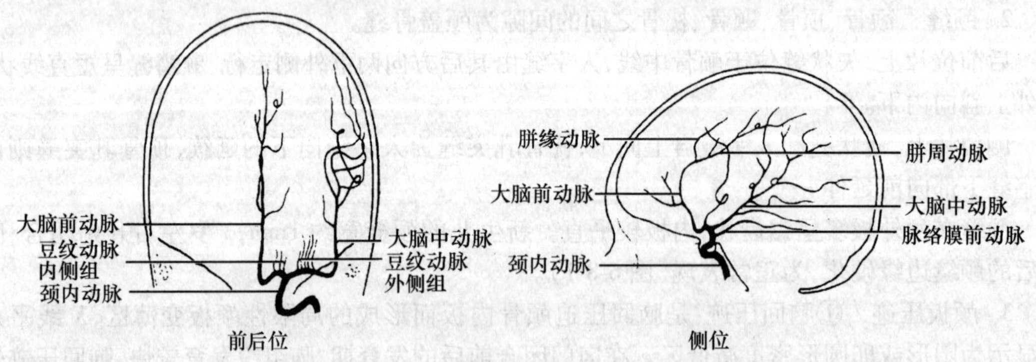

图 6-8-2 颈内动脉系统血管造影示意图

左、右椎动脉在脑桥前的正中沟内汇合成一条大血管,即基底动脉。基底动脉自脑桥延髓交界处的起点至终端分出两支大脑后动脉一直上行,其他的分支还有小脑下前动脉、小脑上动脉和脑桥穿支等,供应整个延髓、脑桥、中脑及小脑的血液。

正常脑血管走行迂曲、自然,由近及远逐渐分支变细,管壁光滑,分布均匀,各分支走行较为恒定。

二、异常X线表现

（一）头颅平片异常表现

1. 颅内压增高征 颅内压增高发生的原因很多,可见于颅内的肿瘤、血肿、脓肿以及脑水肿等。由于颅内病变导致颅内容积增大或脑脊液循环路径受阻,引起阻塞性脑积水,使颅内压增高。其基本X线征象有以下几种:

(1)颅缝增宽:是颅内压增高的一种可靠征象,在生长发育期和青年期,各颅缝均可增宽,在成人颅缝增宽不明显。

(2)脑回压迹增多:多见于慢性颅内压增高,增高越严重,时间越长,压迹表现越明显。

(3)蝶鞍改变:多见于成年人,颅内压增高时,表现为蝶鞍的吸收,增大和变形,后床突和鞍背最早发生骨吸收。晚期,前床突和蝶骨小翼受累,蝶鞍增大呈气球状。

2. 肿瘤定位征

(1)局限性颅骨变化:恶性肿瘤可致颅骨破坏,脑膜瘤可引起颅骨增生。

(2)蝶鞍改变:垂体瘤可使蝶鞍扩大,表现为气球样膨大,呈"鞍内型"改变;鞍旁肿瘤可使患侧鞍底受压下陷,形成双鞍底,前床突上翘或破坏,呈"鞍旁型"改变。

(3)岩骨和内耳道改变:听神经瘤可使内耳道扩大,三叉神经瘤可使岩尖破坏缺损。

(4)钙斑:脑瘤出现钙化率为3%~15%,根据钙斑所在位置及特点大致可确定脑瘤的部位,为脑瘤的诊断提供重要的依据。例如鞍区的弧形或不规则形钙化提示颅咽管瘤;颅内团块状钙化多为脑膜瘤;条带状钙化多为少突胶质细胞瘤。

(5)松果体钙化移位:一侧大脑肿瘤可使其向对侧移位,额区肿瘤使其向后下移,顶区肿瘤向下移。

（二）脑血管造影异常表现

1. 脑血管移位 颅内占位性病变及其周围水肿可使脑血管移位,移位的程度取决于肿瘤的大小和生长方式。可呈局限性弧形移位,迂曲、聚拢、伸直或相互分开等。大脑半球占位性病变,可使大脑前动脉移位。

2. 肿瘤血管的形态与分布 良性肿瘤的新生血管较为成熟,粗细均匀,轮廓清楚,恶性肿瘤的新生血管粗细不一,密度不均,分布弥漫,呈模糊小斑点状。一些恶性脑胶质瘤、脑膜瘤和转移瘤的肿瘤血管较丰富。

3. 脑血管形态异常 脑血管畸形、动脉瘤、脑肿瘤等可使脑动脉增粗、迂曲、狭窄变细或走行僵直。

第二节 CT 诊 断

一、检 查 方 法

（一）平扫

脑CT平扫:以横断面扫描为主,以眦耳线(眼外眦与外耳孔中心连线)为基线,依次向上扫描8~10个层面,层厚8mm或10mm。检查颅后窝则取与眦耳线成20°角,有时加扫冠状面。扫描时头部固定,不合作病人及儿童需给予镇静。

(二) 增强 CT

经静脉注入含碘水溶性对比剂后再扫描。强化是指病灶密度增高。病灶强化与病变组织血循环丰富，病变周围组织充血与过度灌注，病变血脑屏障形成不良或破坏等因素有关。增强后病灶常常显示更清楚。根据有无强化、强化的程度和形式，有利于判断病变的性质。

二、脑 CT 正常表现

正常脑横断面上,常用 8 个标准层面图像,掌握这些标准层面图像的特征,是 CT 诊断的基础。

1. 颅底层面(图 6-8-3):从前向后包括额窦与筛窦、眼眶、蝶窦、中颅窝、枕大孔和后颅窝等颅底结构。

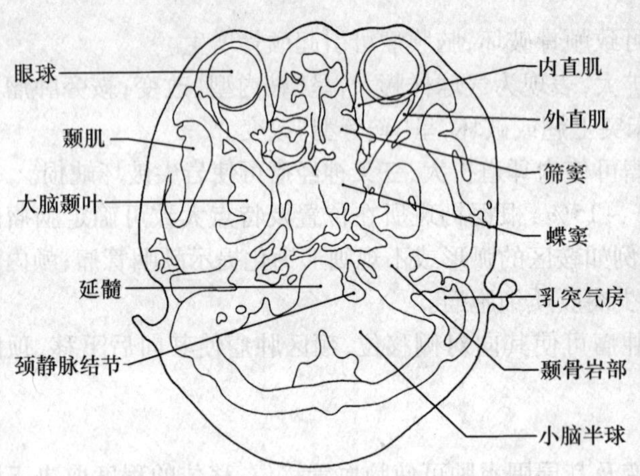

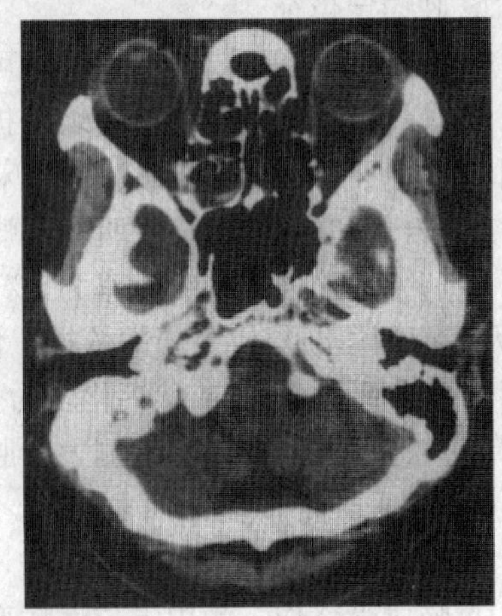

图 6-8-3 颅底层面结构图

2. 蝶鞍层面(图 6-8-4):此层面前部可见额叶底部、眼眶顶壁,向后可见垂体窝、岩锥,并可见中颅窝和后颅窝的脑组织。

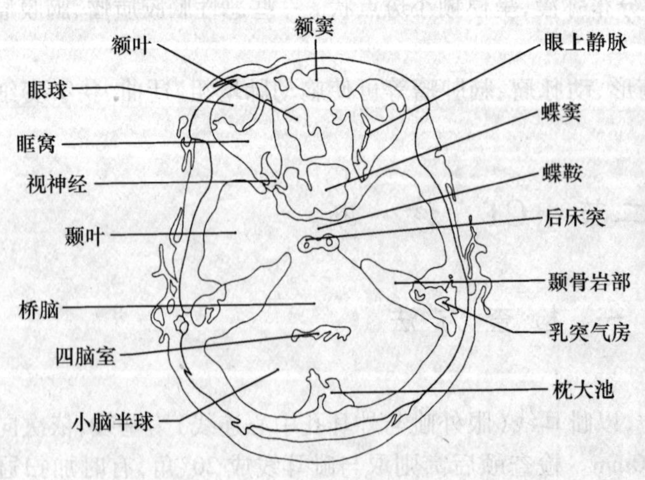

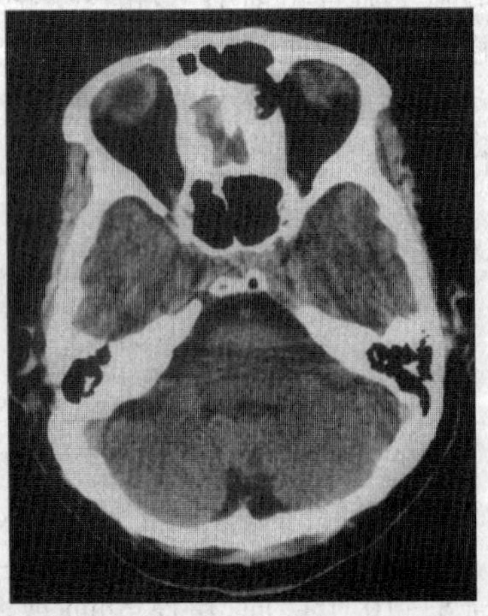

图 6-8-4 蝶鞍层面结构图

3. 鞍上池层面(图 6-8-5):可见六角或五角星形低密度的鞍上池,其后为中脑,再后可见四脑室。

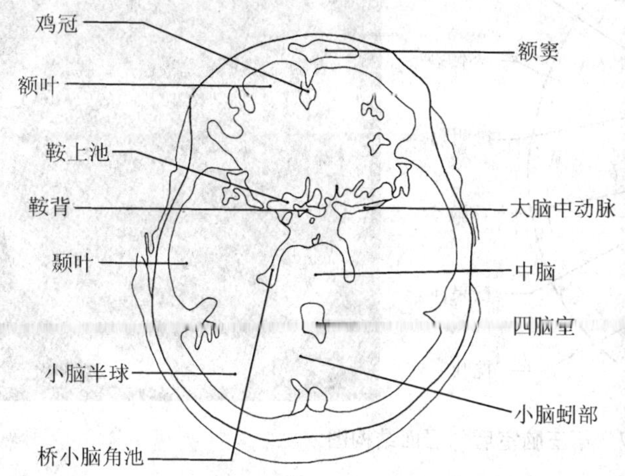

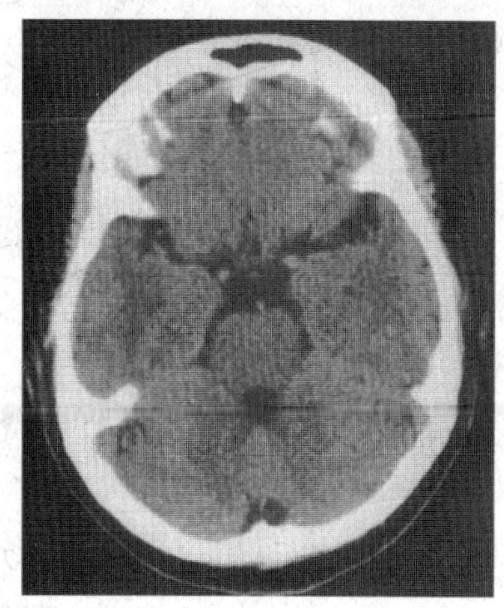

图 6-8-5　鞍上池层面结构图

4. 第三脑室前部层面(图 6-8-6):第三脑室近似不规则的平行四边形,此层面位置稍低,可见第三脑室的前部,中脑后部可见四叠体池。

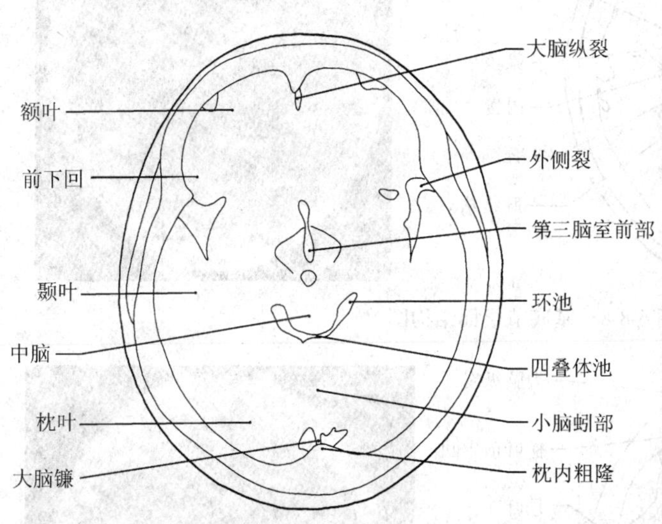

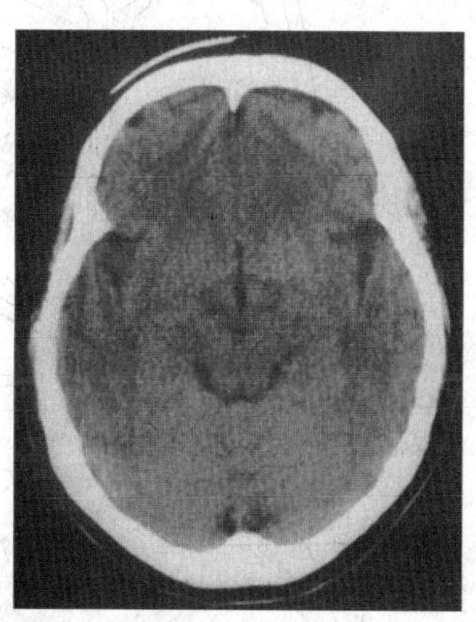

图 6-8-6　第三脑室前部层面结构图

5. 第三脑室后部层面(图 6-8-7):稍高可见第三脑室后部,并可见第三脑室后部的松果体,此层面是观察第三脑室与松果体区病变的重要层面。第三脑室前部可见两侧的侧脑室前角。

6. 内囊层面(图 6-8-8):此层面重要的结构是两侧的内囊、基底节区和丘脑,该区是脑卒中的好发部位。

7. 侧脑室体部层面(图 6-8-9):可见双侧侧脑室体部,脑皮质、髓质和大脑纵裂,脑皮质包绕的髓质区称为半卵圆中心。

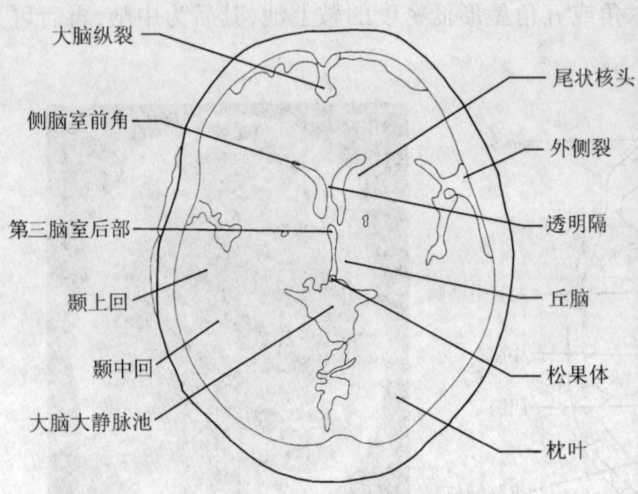

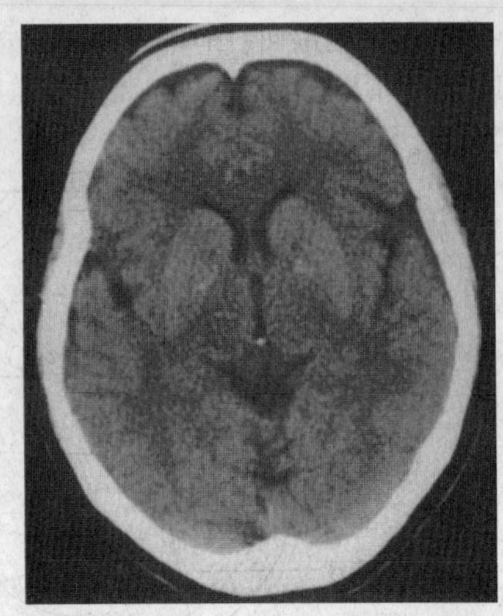

图 6-8-7 第三脑室后部层面结构图

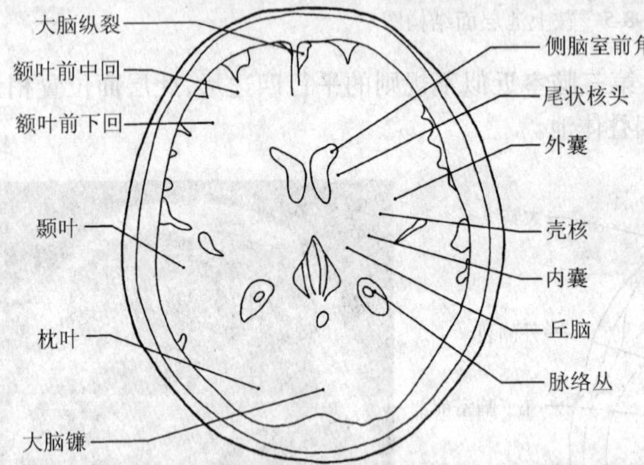

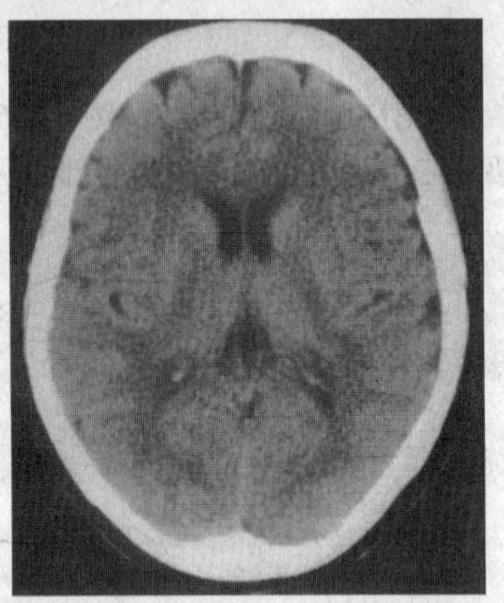

图 6-8-8 基底节层面结构图

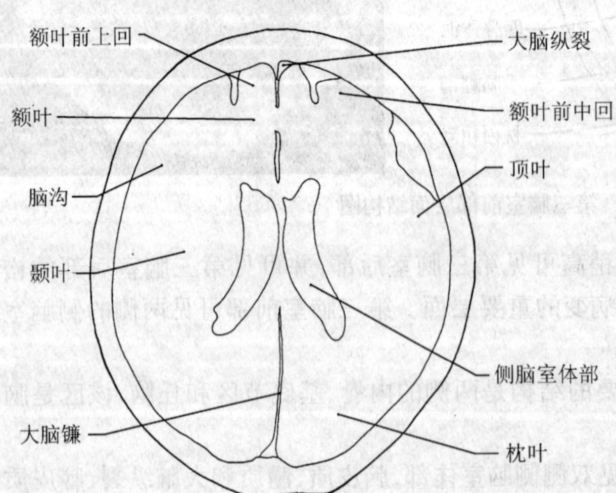

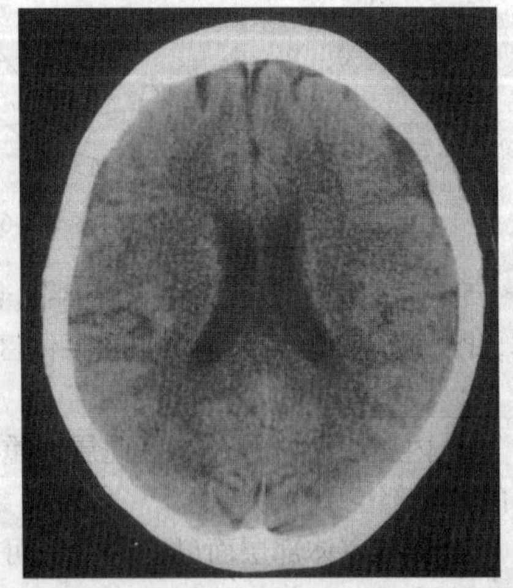

图 6-8-9 侧脑室体部层面结构图

8. 脑室上层面(图 6-8-10):可见双侧额顶叶脑沟、皮质、髓质和大脑纵裂。

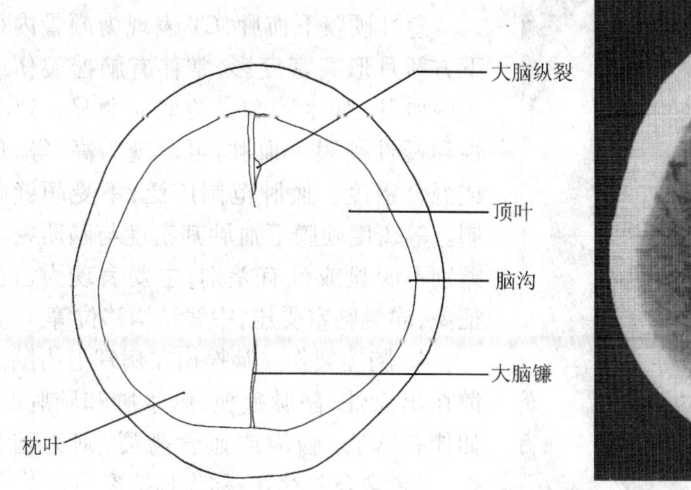

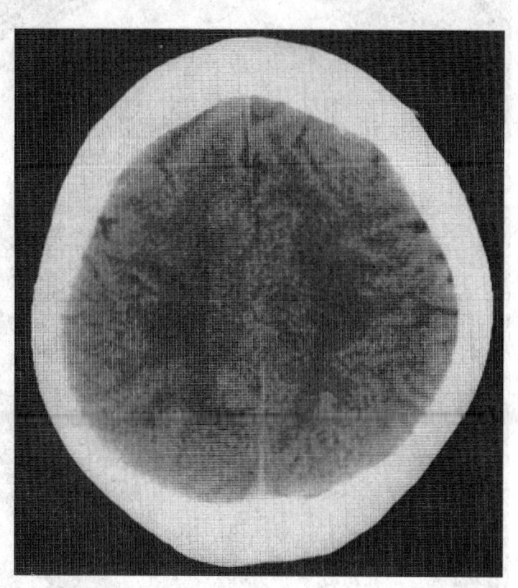

图 6-8-10　脑室上层面结构图

三、颅脑常见疾病 CT 诊断

(一) 颅脑损伤

1. 颅骨骨折　颅骨骨折在头颅外伤中比较常见,按部位可分为穹窿骨骨折和颅底骨骨折;按骨折是否与外界相通可分为闭合性和开放性骨骨折两类:按骨折的形态可分为线状骨折、凹陷性骨折、粉碎性骨折和穿通骨折,各种骨折类型可以相互生存。

CT 表现　骨窗上可清楚显示线样骨折的颅骨连续性中断;粉碎性骨折可见骨折碎片的情况;凹陷性骨折可见陷入的程度,穿通骨折可见颅骨缺损和移位的骨折片。CT 在显示颅骨骨折与颅内关系具有明显的优点,可见骨折片嵌入脑组织的程度,及有无脑挫伤和脑出血。

骨折碎片刺破硬脑膜,即造成开放性损伤;开放性骨折易继发颅内感染。

除骨折线表现以外,CT 常可发现骨折的其他并发异常。①急性硬膜外和硬膜下血肿;②脑挫裂伤和脑内血肿;③颅内积气,气体可见于硬膜外腔、硬膜下腔、蛛网膜下腔,甚至脑实质或脑室内;④窦腔积液,颅底骨折邻近鼻窦或乳突,可出现鼻窦或乳突积液;⑤脑脊液外漏,由于颅骨骨折和邻近硬膜受损造成蛛网膜下腔的脑脊液由骨折处进入鼻腔或耳道,造成脑脊液鼻漏或耳漏。颅内积气、窦腔积液和脑脊液鼻漏或耳漏是骨折的间接征象,如发现上述征象则提示骨折的存在。

2. 硬膜外血肿　硬膜外血肿是由头部外伤引起脑膜血管损伤,血液进入硬膜与颅骨内板之间的硬膜外间隙。硬膜与颅骨内板粘连紧密,故血肿较局限。

CT 表现　急性硬膜外血肿的特征表现为颅骨内板下梭形高密度影。多位于骨折相应部位或对冲部位。因血肿内侧为硬膜,故内缘光滑锐利。急性期血肿呈均一高密度影(图 6-8-11),CT 值 50 ~ 70HU。其后血肿内血液凝固、血块收缩而使 CT 值升高。并发硬膜下积气时,血肿内亦可见气体密度影。因血肿位于硬膜外,故中线结构移位较轻,可并发脑挫裂伤或脑水肿。

3. 硬膜下血肿　颅内出血积聚于硬脑膜与蛛网膜之间称为硬膜下血肿。根据血肿形成

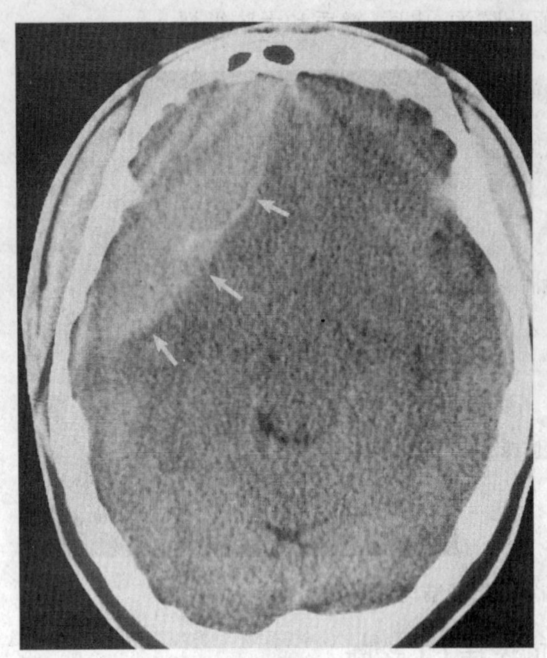

图 6-8-11 急性期硬膜外血肿 CT 表现
箭头所示为右侧额叶的硬膜外血肿，
呈梭形高密度影，边界清楚

时间可分为急性、亚急性和慢性硬膜下血肿三类。

急性硬膜下血肿，CT 表现为颅骨内板下方新月形高密度影，常伴有脑挫裂伤或脑内血肿，脑水肿和占位效应明显。亚急性和慢性硬膜下血肿，可表现为高、等、低或混合密度。血肿范围广泛，不受颅缝限制。等密度硬膜下血肿其密度与脑质密度差别不明显或没有差别，主要表现为占位征象，同侧脑室受压，中线结构移位等。

4. 脑挫裂伤 脑挫伤在病理上指脑内散在出血灶，静脉瘀血、脑水肿和脑肿胀，如伴有脑膜、脑沟或血管撕裂，则为脑裂伤，二者常合并存在，称为脑挫裂伤。

脑挫裂伤 CT 表现为低密度水肿区内，散布斑点状高密度出血灶，伴有占位效应。

5. 脑内血肿 挫伤性脑内血肿是指脑实质内出血形成血肿，多发生于额、颞叶。血肿多由对冲性脑挫裂伤出血所致。

CT 平扫，血肿表现为形态不规则的高密度灶，边界清楚，周围有水肿及占位效应。4 周后血肿可为低密度。

(二) 脑血管疾病

脑血管疾病主要见于缺血性和出血性脑血管疾病，包括脑梗死、脑出血、脑动脉瘤及脑血管畸形等。

1. 脑梗死 脑梗死是指脑血管闭塞所致脑组织缺血性坏死。

脑的大或中等管径动脉闭塞，引起病变血管供应区脑组织坏死。梗死早期，CT 检查不易发现，或仅显示病变区密度略减低，边缘模糊，灰白质分界不清，24 小时后 CT 可显示边界较清楚的低密度区，同时累及灰质和白质，呈三角形或扇形低密度区（图 6-8-12）。2 ~ 3 周时可出现“模糊效应”，病灶变为等密度而消失。1 ~ 2 个月后形成低密度囊腔。

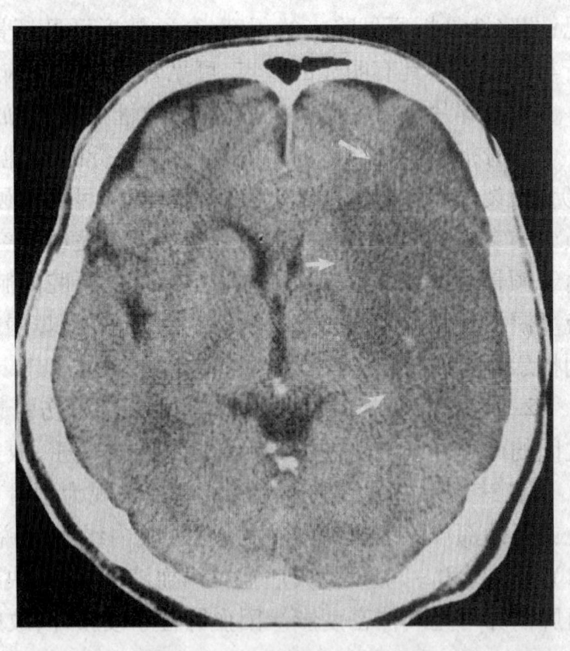

图 6-8-12 脑梗死的 CT 表现
图中箭头所示为低密度的梗死区

腔隙性脑梗死是脑穿支小动脉闭塞引起的深部脑组织较小面积的缺血性坏死，好发于基底节区和丘脑区。CT 表现为基底节或丘脑区类圆形低密度灶，边界清楚，直径在10～15mm。

出血性脑梗死，CT表现为在低密度脑梗死灶内，出现不规则斑点、片状高密度出血灶。

2. 颅内出血　主要包括高血压性脑出血、动脉瘤破裂出血、脑血管畸形出血等。

（1）高血压性脑出血：是脑内出血的最常见原因，出血部位常见于壳核、外囊、丘脑、内囊、脑桥、大脑半球白质内等。

急性期，CT表现为边界清楚、密度均匀的肾形、类圆形或不规则形高密度影，周围水肿带宽窄不一，局部脑室受压移位（图6-8-13）。破入脑室可见脑室内积血。出血3～7天后为吸收期，CT可见血肿周围变模糊，水肿带增宽，血肿范围缩小，密度减低，小血肿可完全吸收。囊变期开始于2个月以后，较大的血肿吸收后成为大小不等的囊腔，边界清楚，呈脑脊液密度，可伴有不同程度的脑萎缩。

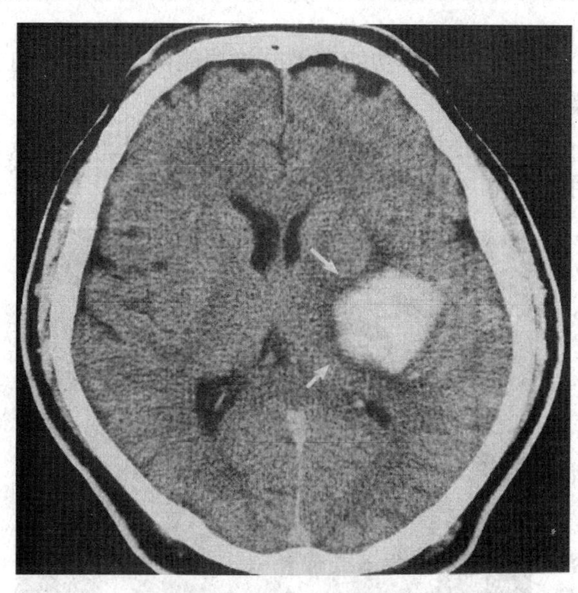

图6-8-13　脑出血的CT表现
图中箭头所示为左侧基底节区的高密度出血灶

（2）蛛网膜下腔出血：是由于颅内血管破裂，血液进入蛛网膜下腔所致。

CT表现为脑沟、脑池密度增高，为直接征象，间接征象有脑积水、脑水肿、脑梗死、脑内血肿、脑室内出血等。

3. 脑血管畸形　脑血管畸形以动—静脉畸形最常见。

CT平扫表现为边界不清的混杂密度病灶，可有高密度钙化和低密度软化灶，无占位表现，周围可有脑沟增宽等脑萎缩改变。增强扫描可见点状、条状血管强化影，以及粗大的引流血管影。

（三）颅内肿瘤

颅内肿瘤包括来源于颅骨、脑膜、血管、垂体、脑神经、脑实质和残留的胚胎组织的肿瘤，以及转移性肿瘤和淋巴瘤等。

CT对确定有无肿瘤，并作出定位及定量诊断可靠，70%～80%的病例可作出定性诊断。颅内肿瘤种类多，定性诊断要根据肿瘤的CT征象判断。直接征象：①肿瘤发生的部位；②肿瘤的密度；③肿瘤的数目、大小、形态和边缘；④肿瘤增强的程度及形态。肿瘤的间接征象：①瘤旁水肿，表现为围绕肿瘤的低密度区，占位效应指由于肿瘤本身和（或）瘤旁水肿造成邻近解剖结构的受压变形、闭塞或移位；②颅骨变化，邻近颅骨的肿瘤可造成骨板的受压变薄、骨质侵蚀破坏等。

1. 胶质瘤　胶质瘤包括星形细胞瘤、少突胶质瘤、室管膜瘤和髓母细胞瘤等，以星形细胞瘤最常见。

星形细胞瘤分类较复杂，按肿瘤分化程度分为四级，Ⅰ级分化良好，呈良性，Ⅱ级肿瘤是一种良恶交界性肿瘤，Ⅲ、Ⅳ级分化不良，呈恶性。分化不良的星形细胞瘤呈弥漫浸润性生长，形态不规则，与脑质分界不清，半数以上肿瘤有囊变。肿瘤血管形成不良，血脑屏障结构不完整。

Ⅰ级星形细胞瘤，CT平扫表现为脑内均匀的低密度病灶，CT值18～24HU，肿瘤边界大多数不清楚，少数清楚，占位效应轻。增强扫描Ⅰ级星形细胞瘤呈轻度强化，Ⅱ级星形细胞瘤既可表现为Ⅰ级肿瘤的特征，也可表现为Ⅲ、Ⅳ级星形细胞瘤的特征。Ⅲ、Ⅳ级星形细胞瘤，CT平扫密度不均匀，呈高、低或混杂密度，肿块形态不规则，边界不清，占位效应和瘤周水肿明显，可见坏死囊变区。增强扫描，病灶均有强化，多呈不规则环形强化伴壁结节强化，有的呈不均匀性强化。

2. 脑膜瘤　脑膜瘤起源于蛛网膜颗粒，与硬脑膜相连，多居于脑外，好发部位为矢状窦旁，脑凸面、蝶骨嵴、鞍结节、小脑幕、小脑桥脑角等。肿瘤包膜完整，多由脑膜动脉供血，血运丰富，常有钙化。

CT平扫肿块呈等密度或高密度，常见斑点状钙化，肿瘤以宽基底靠近颅骨或者硬脑膜，边界清楚，呈类圆形，邻近颅骨受侵犯可引起骨质增生或破坏。增强扫描，肿块呈均匀一致，显著强化。

3. 垂体瘤　垂体瘤绝大多数为垂体腺瘤，分为有分泌功能和无分泌功能两类。肿瘤向上生长可穿破鞍隔突入鞍上池，向下可侵入蝶窦。

CT平扫表现为蝶鞍扩大，肿块呈等或高密度，内常有低密度灶，鞍内肿块向上突入鞍上池。增强扫描，大多数肿瘤均匀或不均匀明显强化，少数呈环形强化(图6-8-14)。

局限于鞍内小于10mm的垂体微腺瘤，宜采取冠状位扫描，平扫不易显示，冠状位增强扫描，鞍内垂体微腺瘤可呈均匀或不均匀强化、局限性低密度。垂体高度≥8mm，垂体上缘膨突，垂体柄偏移和鞍底下陷。

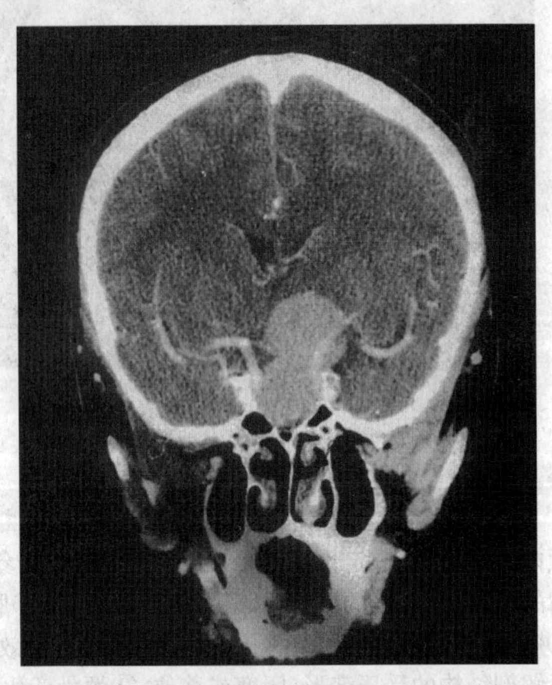

图6-8-14　垂体瘤
冠状位CT增强扫描，鞍区及鞍上哑铃状肿块，边界清楚

4. 听神经瘤　听神经瘤多起源于听神经前庭部分的神经鞘，为良性脑外肿瘤。早期位于内耳道内，以后发展长入桥小脑角。

CT平扫，肿瘤居岩骨后缘，以内听道为中心，为桥小脑角池内的等、低或高密度肿块，肿瘤周围可见轻至中度水肿。第四脑室受压移位，伴幕上脑积水。骨窗观察内耳道呈锥形扩大，增强扫描，表现为均匀或不均匀强化，也可呈环形强化，坏死囊变区不强化。

5. 脑转移瘤　脑转移瘤多由肺癌、乳腺癌、胃癌、结肠癌、甲状腺癌、绒癌等引起。常为多发，也可单发。易出血、囊变、坏死。

CT平扫表现为脑内多发或单发结节，呈等或低密度灶，出血时密度增高，瘤周水肿明显，呈指套样。增强扫描，绝大多数病例有强化，可呈结节状或环形强化，也可混合出现。

（四）颅内感染性疾病

颅内感染性疾病的发病率较高,引起颅内感染的病原体种类很多。

1. 脑脓肿　化脓性细菌进入脑组织引起炎性改变,进一步导致脓肿形成,病理上分为急性炎症期、化脓性坏死期和脓肿形成期。

化脓性脑炎在 CT 表现为皮髓质交界区的低密度影,形态不规则,边界模糊。炎细胞浸润使脑组织液化坏死或伴有点状出血,也可表现为混杂密度区。周围脑组织水肿明显,可有占位效应。增强扫描后低密度区可有不规则斑点状或脑回状强化。

脓肿形成后表现为圆形或类圆形的低密度影，脓肿周边可见等密度的脓肿壁。脓肿周围可见不规则的脑水肿和占位效应。增强扫描脓肿呈环状强化；较小的脓肿可呈结节状强化。早期脓肿壁薄、厚度均匀、强化明显、周围伴中度的水肿；晚期脓肿逐步萎缩、水肿减轻直至消失、环形强化可持续存在。如脓肿压迫脑室系统，可引起阻塞性脑积水。

2. 脑囊虫病　是最常见的脑寄生虫病,多发生于脑实质内,也可累及脑室或脑膜。

脑实质型:CT 表现为:①急性脑炎型,脑内广泛低密度,增强扫描无强化;②多发小囊型,CT 平扫在半球区有多发散在小圆形或卵圆形低密度影,囊腔内可见小结节状致密影,为囊虫头节,增强扫描一般无强化;③单发大囊型,CT 表现为脑内圆形、椭圆形或分叶状低密度,边界清楚,无实性结节;④多发结节或环状强化型,平扫为散在多发低密度影,可出现结节或环状强化;⑤多发钙化型,脑实质内可见直径 2 ~5mm 圆形或椭圆形多发钙化。

脑室和蛛网膜下隙囊虫病,CT 显示局部脑室或脑池扩大,合并阻塞性脑积水。

3. 颅内结核　颅内结核可以是结核性脑膜炎,结核瘤或结核性脑脓肿。

CT 表现　结核性脑膜炎,CT 平扫可见脑底池密度增高,增强扫描脑膜广泛强化。脑实质粟粒型结核,CT 平扫表现为脑实质内小的等密度或低密度结节影,增强扫描,结节有强化。脑结核瘤 CT 平扫呈等或低密度灶,可见结节或环形强化。

第三节　MRI　诊　断

一、正常 MRI 表现

MRI 的优势和特点是可进行横断面、矢状面和冠状面多方向成像，对颅脑解剖结构显示直观、清楚，还可进行多参数成像，脑组织在不同的加权图像中表现出不同的组织学特征。

脑白质与脑灰质相比,含水量少而含脂量多。脑白质信号在 T_1WI 上高于脑灰质,而在 T_2WI 上则稍低于脑灰质。

脑室、脑池及脑沟内含有脑脊液,其主要成分为水,呈长 T_1、长 T_2 表现,即在 T_1WI 上为低信号,T_2WI 为高信号(图 6-8-15)。

脑动脉血管因其血流迅速造成流空效应,常显示为无信号区,MRI 可以直接显示颅内血管的位置、分布与形态。

颅骨内外板、硬脑膜、乳突气房、含气鼻旁窦腔等结构含质子少,为无信号或低信号;颅骨板障内含脂肪较多,且其内的静脉血流较慢,呈高信号;头皮和皮下组织含大量的脂肪,在 T_1WI 及 T_2WI 上均呈高信号(图 6-8-16、17)。

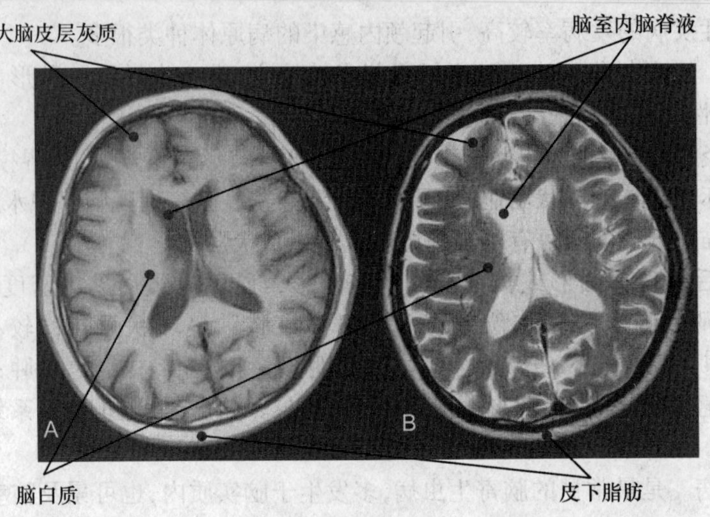

图 6-8-15　脑室体部层面 T_1WI 与 T_2WI 表现

图 A 为 T_1WI，图 B 为 T_2WI

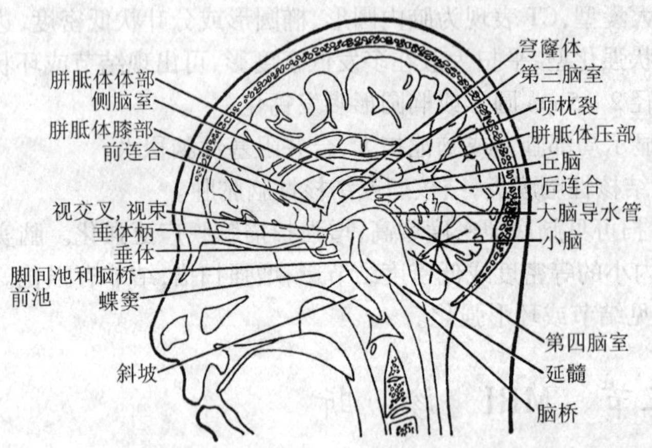

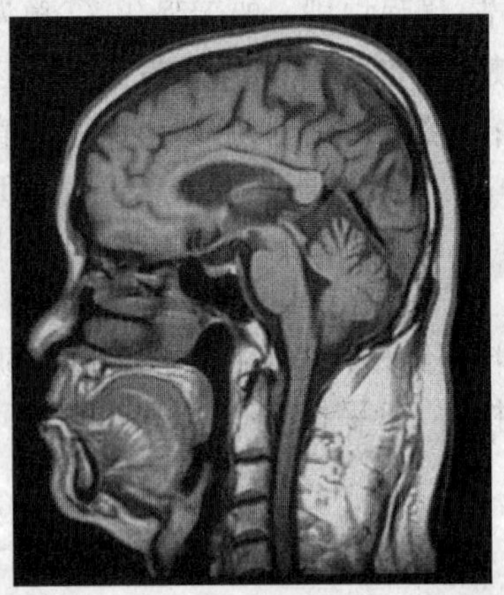

图 6-8-16　正中矢状面结构图

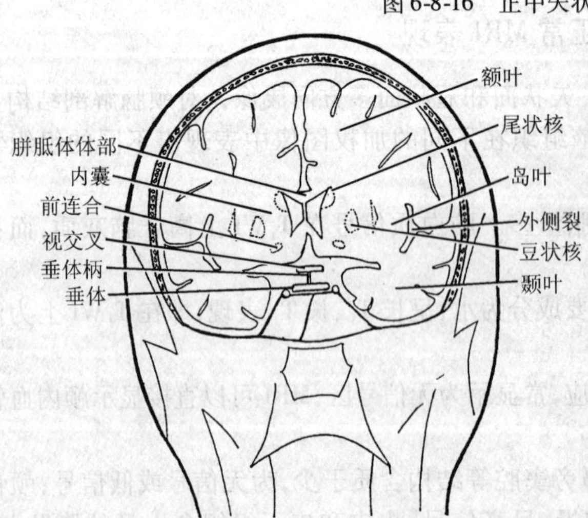

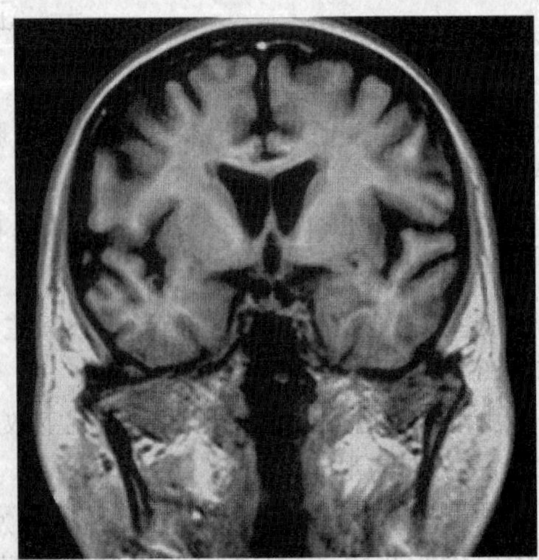

图 6-8-17　经垂体冠状面结构图

二、颅脑常见疾病的MRI诊断

（一）颅脑损伤

1. 硬膜外血肿　MRI表现形态与CT显示相似，血肿呈梭形，边界锐利。急性期，T_1WI上血肿信号强度与脑实质相仿，呈等信号，T_2WI上呈低信号；出血3～14天内，血肿在T_1WI上开始出现高信号，T_2WI上信号升高。亚急性期和慢性期血肿，在T_1WI和T_2WI上均呈高信号。

2. 硬膜下血肿　硬膜下血肿的MRI信号变化，随期龄而异，与硬膜外血肿相似。

3. 脑挫裂伤　脑挫裂伤MRI表现变化较大。非出血性脑损伤，早期表现为脑组织水肿，T_1WI上呈低信号，T_2WI上呈高信号。出血性脑损伤，急性期MRI对出血显示不如CT，亚急性期，出血在T_1WI和T_2WI呈高信号。T_1WI上表现为低信号病灶内可见散在高信号区。慢性期，出血可遗有囊腔，T_1WI上为低信号，T_2WI上呈绕以低信号环的高信号区。

4. 脑内血肿　早期血肿在MRI上只能显示占位效应及周围水肿所致的信号变化，T_1WI上血肿呈等信号，周围有低信号水肿带，在T_2WI上血肿仍为等信号，周围水肿带为高信号。亚急性和慢性期，血肿在T_1WI上信号增高。

（二）脑血管疾病

1. 脑梗死　MRI对脑梗死发现早，敏感性高。脑梗死早期，T_1WI上梗死区为低信号，T_2WI上为高信号。后期，主要表现为局限性脑萎缩，大的病灶形成软化灶，类似脑脊液信号。

2. 高血压性脑出血　急性期（<3天）血肿，T_1WI上为等信号，T_2WI为低信号。亚急性期（3～14天）血肿，T_1WI开始出现高信号，T_2WI上仍为低信号，6～8天，血肿在T_2WI上呈高信号。慢性期（$\geqslant 15$天）血肿，呈长T_1和长T_2信号。

3. 脑血管畸形　动静脉畸形的血管成分在T_1WI和T_2WI上均表现为低或无信号暗区，回流静脉由于血流缓慢，T_1WI为低信号，T_2WI上为高信号，病变区内常可见到新鲜或陈旧的局灶性出血信号，周围脑组织萎缩。

4. 颅内动脉瘤　颅内动脉瘤是指发生于颅内动脉的局灶性异常扩大，约90%起自颈内动脉系统，无血栓动脉瘤，T_1WI与T_2WI均为无信号或低信号，动脉瘤内血栓，MRI可为高、低、等或混杂信号。

（三）颅内肿瘤

1. 胶质瘤　星形细胞瘤在T_1WI上为略低信号，T_2WI为明显高信号。肿瘤信号可均匀或不均匀。良性星形细胞瘤，边界清楚，信号均匀或呈混合信号，占位征象轻。恶性星形细胞瘤边界不清，信号不均匀，常伴有坏死、囊变，增强扫描，肿瘤可明显强化（图6-8-18）。

2. 脑膜瘤　脑膜瘤多数在T_1WI上呈等信号，T_2WI上为高或中等信号。脑膜瘤血供丰富，脑瘤血管无血脑屏障，增强扫描肿瘤呈明显均一强化。

3. 垂体瘤　垂体瘤在T_1WI上呈稍低信号，T_2WI上呈等或高信号，为鞍内圆形或卵圆形肿块，可向鞍上生长。垂体微腺瘤一般用冠状面和矢状面薄层检查，可显示垂体柄移位、鞍膈升高和鞍底局部下陷等征象。

4. 听神经瘤　MRI可清晰显示内耳道内肿瘤，肿瘤较大时，可见脑桥小脑角区肿块，在T_1WI上呈略低或等信号，T_2WI上呈高信号，增强扫描呈显著强化。

5. 脑转移瘤　脑转移瘤一般在T_1WI上为低信号，T_2WI上为高信号，由于肿瘤病理类型复杂，信号变化较多。增强扫描转移瘤可明显强化，呈结节状、环状强化。

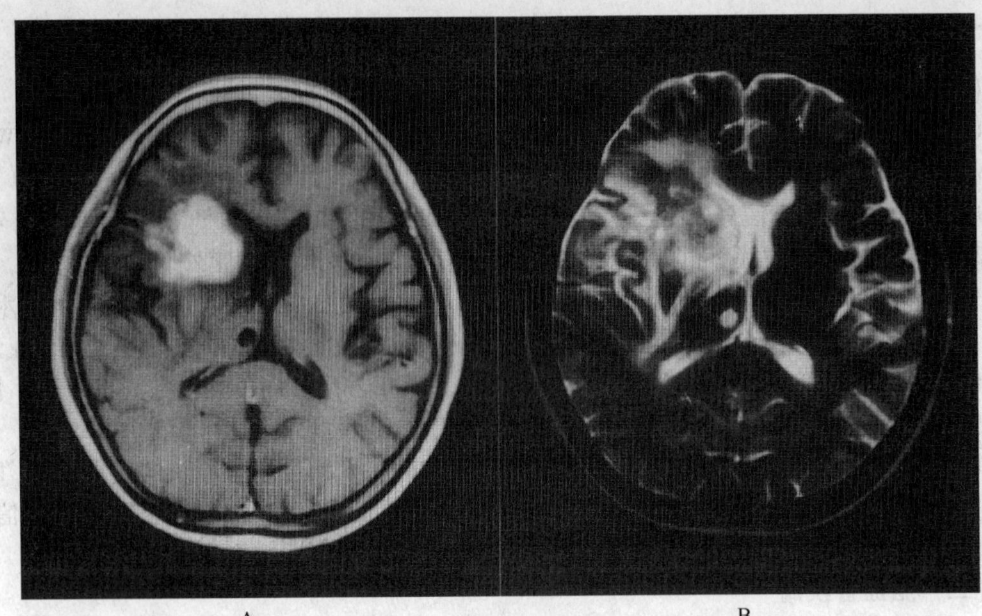

图 6-8-18 胶质瘤
增强 MRI 右基底节区及颞叶肿块 T_1WI 均匀高信号，T_2WI 不均匀信号

（四）颅内感染性疾病

1. 脑脓肿 急性脑炎期，病变区表现为 T_1WI 低信号，T_2WI 为高信号。脓肿形成，脓肿壁在 T_1WI 上为等信号环形间隔，T_2WI 上脓肿和周围水肿为高信号，脓肿壁为等或低信号。增强扫描，脓肿壁显著强化，脓腔不强化。

2. 脑囊虫病 脑实质型脑囊虫病多为 2～8mm 大小的圆形囊性病变，增强检查囊壁可强化，也可不强化。脑室、脑池和脑沟的囊虫，为长 T_1 和长 T_2 信号。

3. 颅内结核 结核性脑膜炎以脑底部为重，T_1WI 上可见脑底池信号增高，增强后显示脑膜明显异常强化。结核瘤在 T_1WI 上信号低，包膜为等信号，T_2WI 上多数信号不均匀，包膜信号可低可高。

第九章

眼、耳、鼻、咽喉

眼、耳、鼻和咽喉位于头面部和颈部，组织结构复杂，病变较多，影像学检查可确定病变的部位、大小和范围，并可作出定性诊断。

X线平片可显示含气空腔和骨质改变，对软组织病变显示不佳。

CT可清楚显示位置深在、解剖结构复杂的组织，是眼、耳、鼻、咽喉疾病的主要检查技术。

MRI可明确病变与邻近血管的关系，对眼、耳、鼻、咽喉及颈部疾病尤其是肿瘤的诊断具有重要价值。

眼、耳、鼻、咽喉及颈部疾病复杂，内容较多，本章重点介绍鼻窦及乳突疾病的诊断。

第一节 鼻 窦

一、X线诊断

鼻窦位于颅面和颅底骨内，窦腔内含有气体，与周围骨质形成良好的自然对比，适于X线平片检查。

（一）X线检查方法

平片是检查鼻窦的基本方法，为了减少颅骨与鼻窦重叠，摄片时需采用特殊体位，如显示上颌窦摄枕颏位（Waters位）；坐位和立位可显示窦腔积液。

（二）正常鼻窦X线表现

正常鼻窦是由骨质围绕的透明窦腔，鼻窦大小和窦腔透明度与发育程度有关。额窦位于鼻根和双侧眼眶顶内上方，多呈扇形，窦腔内可有骨性间隔，两侧多不对称，可不发育或发育不良。上颌窦位于鼻腔两侧，眼眶下方，呈尖端向下的三角形或近似四边形，两侧大小、形态基本对称。筛窦在两眼眶间呈蜂房状，其外侧壁为眼眶内壁，两侧多较对称。蝶窦位于蝶鞍下方，近似椭圆形透明影，窦腔清晰、锐利，大小及外形个体差异较大。

（三）鼻窦常见病的X线诊断

1. 鼻窦炎　为鼻窦粘膜病变，多累及数个鼻窦，单发者多见于上颌窦。X线表现：急性期显示窦腔密度均匀增高，混浊。有渗出液时，坐位水平投照可显示窦腔内气液平面，液体充满窦腔时呈致密影。慢性期粘膜增厚明显，在窦腔内形成围绕窦壁的环状软组织密度影。粘膜增生形成息肉时，窦腔内可见圆形、半圆形软组织块影。如充满整个窦腔则呈均匀密度增高影。

2. 鼻窦囊肿 鼻窦囊肿有粘膜囊肿、粘液囊肿和粘液腺囊肿,X 线均表现为边缘光滑的半圆形软组织影,突向腔内,囊肿充满窦腔时,使整个窦腔呈均匀高密度影,窦腔扩大,窦壁骨质变薄。

3. 鼻窦肿瘤 良性肿瘤好发于额窦和筛窦,X 线表现为窦腔内边缘光滑的骨性致密影。恶性肿瘤以鳞癌多见,好发于上颌窦,其次是筛窦。X 线表现为窦腔内软组织肿块,肿瘤破坏窦壁,并向窦外侵犯时,窦壁有不同程度的骨质破坏和窦腔外软组织肿块。

二、CT 与 MRI 诊断

鼻窦 CT 检查一般取横断和冠状面扫描。鼻窦和鼻腔内含空气,CT 显示为低密度;鼻甲、鼻中隔、窦壁为高密度。正常窦壁粘膜很薄,不能显示。窦周软组织呈中等密度。MRI 主要用于鼻窦肿瘤诊断,确定肿瘤侵犯范围与邻近结构的关系。

(一) 鼻窦囊肿

粘液囊肿 CT 和 MRI 上呈含液囊肿表现,粘膜囊肿表现为上颌窦内半圆形肿块。

(二) 良性肿瘤

骨瘤 CT 表现为突向窦腔内的骨性肿块,边缘光滑,易于诊断。

(三) 恶性肿瘤

以上颌窦癌和转移瘤多见。CT 和 MRI 表现为轮廓不光滑,伴有窦壁不同程度的骨质破坏,窦腔内外软组织肿块。还可显示肿块内坏死灶,窦外脂肪间隙移位、消失,还可显示肿瘤的侵犯范围和颈部淋巴结转移。

第二节 乳 突

一、X 线 诊 断

(一) 乳突 X 线检查方法和正常 X 线表现

常用 25°侧斜位(Schuller 位),多摄双侧乳突片对比观察。

根据乳突气房发育情况可分为气化型、硬化型和板障型。气化型乳突气房清晰透明,间隔完整锐利,气房愈近外围愈大,大者常见于乳突尖部。板障型乳突表现为如颅骨板障结构。硬化型乳突表现为气房消失,致密硬化。鼓窦是鼓室向后上伸延的大气房,位于外耳道后上方。鼓室上方为鼓室盖。乙状窦前缘呈一光整线状致密影,与外耳道后壁距离为 10～15mm,若小于 10mm 为乙状窦前移。

(二) 乳突常见病的 X 线诊断

1. 乳突炎 分为急性和慢性。急性乳突炎 X 线检查可见乳突气房模糊不清,透明度较差,蜂房间隔骨质模糊。慢性乳突炎 X 线检查可见乳突气房消失,密度增高,可并发胆脂瘤。

2. 胆脂瘤 常并发于慢性化脓性中耳乳突炎,由脱落上皮聚集而形成的团块。好发于上鼓室、鼓室入口和鼓窦,可延及乳突。典型 X 线表现为鼓窦区呈圆形或类圆形透亮影,边缘常见连续或不连续硬化环。

二、CT和MRI诊断

（一）先天性畸形

耳部高分辨力CT扫描可清晰显示听骨、内耳骨迷路、软组织结构，有利于诊断先天性耳畸形，以及畸形的类型、部位及程度。

（二）胆脂瘤

胆脂瘤CT扫描可见鼓室入口和鼓窦软组织肿块和骨质破坏。MRI上乳突气房和鼓窦T_2WI呈高信号，胆脂瘤呈中等信号。

（苗来生）

第十章

介入放射学

介入放射学是以影像诊断学为基础，并在影像设备导向下，应用经皮穿刺及导管技术等，对一些疾病进行非手术治疗或者用以取得组织学、细菌学、生理和生化材料，以明确病变性质的新型临床医学。

介入放射技术大体可分为血管和非血管性两类。

第一节 血管介入技术

血管内介入技术是通过经皮穿刺插入导管，行选择性或超选择性血管造影，在明确病变部位、性质、范围和程度的基础上，根据适应证，经插入血管的导管进行栓塞、血管腔内血管成形术、心脏瓣膜成形术和灌注药物等治疗。

一、经导管栓塞术

经导管栓塞术(transcatheter embolization) 是经动脉或静脉内导管将栓塞物送入到病变或器官的供应血管内，使之发生闭塞，中断血供，达到预期的治疗目的。

经导管栓塞术常用于以下方面：

(一) 控制出血

1. 外伤性出血 肝、脾、肾等腹腔脏器的外伤性出血、骨盆骨折所致的盆腔大出血，行选择性或超选择性栓塞治疗，可予根治或为外科手术创造条件。

2. 胃肠道出血 胃、十二指肠溃疡出血，可依据出血的部位，对供血动脉行栓塞治疗。

3. 大咯血 肺结核、支气管扩张、肺癌等引起的咯血，可行支气管动脉栓塞止血。

4. 肿瘤出血 身体各部位实体肿瘤的瘤体内出血，均可行相应动脉的栓塞治疗。

5. 子宫肌瘤 症状性子宫肌瘤，即子宫肌瘤造成月经量过多、经期延长、严重痛经和局部压迫等症状，经保守治疗效果不佳，可选用介入治疗。通过栓塞子宫肌瘤的供血动脉，使肌瘤丰富的肿瘤血管床广泛闭塞，肌瘤缺血而萎缩，可有效地控制出血，改善症状，并能保留子宫。

6. 医源性出血 手术时误伤血管或术后感染引起的动脉炎或动脉瘤破裂出血，可行血管栓塞治疗。

7. 胃食管静脉曲张出血 经皮穿刺肝静脉，栓塞胃冠状静脉，控制出血。

8. 鼻出血 鼻出血由多种原因引起。对于严重出血，临床填塞等处理不能止血者，行选择性颈外动脉造影，栓塞颌内动脉止血，可收到良好效果。适用于先天性出血性毛细血管扩张症并发鼻出血、严重自发性和高血压性鼻出血、外伤性鼻出血、累及鼻部的血管畸形及小动脉瘤出血等。

（二）治疗血管性疾病

血管性疾病主要是动静脉畸形、动静脉瘘、动脉瘤的栓塞治疗。

（三）肿瘤的术前栓塞

部分肿瘤术前栓塞其供血动脉和肿瘤血管，阻断肿瘤血供，使肿瘤缩小，减少手术时出血，对不能手术切除的肿瘤，可用栓塞治疗，以缓解症状。

（四）消除病变器官的功能

1. 内科性脾切除 各种原因所致的脾大并发脾功能亢进，具有外科手术指征者，可采用经导管部分性脾动脉栓塞，造成脾实质部分栓塞，抑制或消除其功能亢进。既可保留部分脾功能，又不影响机体的免疫功能，成为治疗脾功能亢进的首选技术。

2. 内科性肾切除 对于不适宜手术和血管成形术的肾动脉狭窄所致的高血压、恶性高血压晚期的肾衰、肾病所致严重蛋白尿、肾衰经血液透析出现大量腹水以及不明原因的大量蛋白尿病人，可通过肾动脉栓塞造成肾缺血梗死，以消除肾分泌生物活性物质的功能。

3. 内科性甲状腺切除 甲状腺功能亢进症可行超选择性插管至甲状腺上、下动脉并造影，明确甲状腺上、下动脉位置及甲状腺的血供状况，注入栓塞剂，栓塞部分供血动脉，局部腺体缺血坏死，激素分泌量减少，可有效地抑制甲状腺功能亢进。

二、经皮血管腔内血管成形术

经皮血管腔内血管成形术（percutaneous transluminal angioplasty，PTA）是应用导管等器械扩张或再通动脉粥样硬化或其他原因引起的血管狭窄或闭塞性病变。主要技术有：①球囊血管成形术，是通过血管造影，确定血管狭窄的部位、程度后，调换球囊导管，充胀球囊，作用于狭窄的血管，使之扩张，适用于治疗中等或大血管的局限、孤立性短段狭窄；②激光血管成形术，是利用激光效应和光化学解吸作用，消融粥样斑或血栓使血管再通；③动脉粥样斑切除术，是经导管将高速或低速旋转的削刀或磨球，置于血管闭塞病变处，操作体外导管尾端驱动装置，削刀或磨球旋转，切除或磨碎病变，使血管再通，主要适用于治疗高度狭窄或完全闭塞的血管；④血管内支架，是采用镍钛记忆合金等特殊材料，制成不同结构的圆筒形支架，支撑于血管狭窄处，使之保持血流通畅，支架主要同球囊血管成形术、激光血管成形术和旋切法等相配合应用，在扩张或再通病变血管后，放置内支架，可提高血管再放开率，减少再狭窄；⑤超声血管成形术，是利用超声能量消除粥样斑、血栓等，以再通血管；⑥静脉血管成形术，如下腔静脉成形，用于布-加综合征。

三、心脏瓣膜狭窄经皮球囊成形术

（一）二尖瓣成形术

二尖瓣成形术是治疗二尖瓣狭窄的一种新技术。目前我国多采用 Inoue 技术，其方法是经皮穿刺股静脉，导管经股静脉进入右心房，穿刺房间隔，将球囊导管送入左心房，顺血流方向置于二尖瓣口，通过充盈球囊膨胀的机械性力量，使粘连的交界部分离。这种技术具有安全、可靠、创伤小等优点，并可获得满意的即刻及远期疗效。

（二）肺动脉瓣成形术

肺动脉瓣成形术,其方法是先行右心导管检查和左心室造影,计算肺动脉瓣环直径,选用适合的球囊,将球囊导管经股静脉、右心房、左心室送入肺动脉,置球囊于肺动脉瓣口,充盈球囊,扩张狭窄的肺动脉瓣。肺动脉瓣球囊成形术疗效好,再狭窄发生率低,已成为治疗单纯性肺动脉瓣狭窄的首选方案。

(三) 主动脉瓣成形术

是经股动脉穿刺插管,作左心室、升主动脉造影,以确定瓣口狭窄程度,将球囊送至主动脉瓣口,充盈球囊,扩张瓣口,可取得良好效果,但主动脉瓣关闭不全等并发症发生率较高,目前应用较少。

四、动脉导管未闭封堵术

动脉导管未闭封堵术 是经血管腔内导管,将特制的蘑菇状封堵伞或弹簧栓子送至未闭的动脉导管处,阻断主动脉与肺动脉之间的血液分流,具有创伤小、康复快、病人痛苦少、操作相对简单等优点。

五、房间隔缺损封堵术

房间隔缺损封堵术 是经导管将封堵器置于心房间隔缺损处,封堵房间隔缺损的一种非手术治疗方法。

六、经导管灌注药物治疗

(一) 胃肠道出血的血管收缩治疗

弥漫出血性胃炎、Mallory-Weiss 综合征(剧烈恶心、呕吐所致食管贲门粘膜撕裂伤)、小肠和结肠粘膜出血性炎症或憩室炎等引起的上、下消化道出血,可先行腹腔动脉和肠系膜上、下动脉造影,将导管超选择性插入出血血管,经导管灌注血管加压素,减少出血部位血流和促进出血血管局部血栓形成,以控制出血。

(二) 化疗药物灌注治疗

化疗药物灌注治疗主要用于治疗原发性支气管肺癌和原发性肝癌等。是经皮穿刺经动脉插入导管,经导管灌注化疗药物,增加肿瘤局部的药物浓度,可提高化疗效果。化疗药物灌注加栓塞治疗,可阻断肿瘤血供,抗癌药物停留时间延长,使肿瘤生长减慢,肿瘤扩散途径堵塞,手术切除时癌肿硬化、边界清楚、出血少。

(三) 动脉血栓的溶栓治疗

动脉血栓的溶栓治疗是经选择性动脉造影,确定血栓或栓子闭塞血管及其部位和程度后,经导管注入尿激酶、链激酶或组织纤溶酶原激活剂等溶栓剂,使血栓或栓子溶解,适用于冠状动脉、脑动脉、肺动脉、肾动脉、肠系膜上动脉及四肢动脉血栓形成或栓子脱落造成的栓塞。

七、血栓清除术

血栓清除术 是经导管抽吸,以清除引起血管闭塞的急性或亚急性血栓或脱落栓子,恢复或改善闭塞血管远端血流的一种技术。

八、经颈静脉肝内门-体静脉分流术

经颈静脉肝内门-体静脉支架分流术 （transjugular intrahepatic portosystemic stent shunt, TIPSS） 是经皮穿刺颈静脉插入导管,经上腔静脉、右心房、下腔静脉,将导管插入肝静脉,由肝静脉穿刺入肝内门静脉主要分支,在肝静脉与门静脉之间的肝实质内扩张形成通道,并放置内支架,在肝内建立一个肝静脉与门静脉之间的人工分流通道,部分门静脉血分流进入下腔静脉,使门静脉压力降低,有效地预防和控制食管胃底静脉曲张破裂出血,是治疗门静脉高压症的一种新方法。

第二节　非血管介入技术

（一） 管道狭窄扩张成形术

胃肠道、胆管、气管、支气管等的狭窄,局部可用球囊扩张和放置内支架治疗。食管狭窄、幽门良性狭窄、上胃肠道吻合术后的吻合口狭窄,可用球囊扩张;食管癌梗阻可用球囊扩张或内支架治疗。

（二） 经皮穿刺引流与抽吸术

1. 经皮肝穿刺胆管引流　用于恶性胆系梗阻减压和梗阻性黄疸术前减压。

2. 经皮尿路引流　当上尿路梗阻,经静脉尿路造影、逆行肾盂造影无法判断梗阻部位和性质时,可在影像导向下,经皮细针穿刺患侧肾盂肾盏,先抽吸积蓄的尿液进行化验检查,然后注入对比剂,行肾盂造影。明确诊断后,如适宜进行尿路引流治疗,可行经皮穿刺,将引流导管置于肾盂、输尿管内进行引流或灌注药物等诊断和治疗性操作。

3. 囊肿、脓肿经皮抽吸引流　胸部、腹部、盆腔内脏器的囊肿、脓肿、血肿和积液等均可在CT、超声、透视等影像系统导向下,经皮穿刺放置引流、抽吸。抽吸液可作细菌、生化、细胞学等项检查,还可经引流管注入药物治疗。

（三） 结石的介入处理

常用的有经T形管取石,术后残留胆管结石,可先行T形管造影,明确结石部位后,顺导管插入取石网篮导管,将网篮深入至结石附近,张开网篮,网住结石,经T形管取出。

（四） 椎体及椎间盘病变的介入治疗

1. 经皮椎体成形术　经皮穿刺椎体,向椎体内注入由骨水泥(其主要成分是聚甲基丙烯酸树脂)粉与钽粉加骨水泥液混合而成的糊状物,凝固后可加强椎体骨质,使脊柱变稳定,防止新的或进一步的椎体压缩塌陷,并可缓解疼痛。主要用于治疗影响椎体支撑力的病变,如椎体溶骨性转移瘤、骨髓瘤及骨质疏松等引起的椎体压缩性骨折。

2. 经皮椎间盘脱出切吸术　在X线片、CT、MRI检查确定椎间盘脱出的平面后,病人俯卧或仰卧于有影像增强器的X线机床上,在透视下确定进针的方法,用套管针穿刺,将导管送至椎间盘,经此通道送入环锯切割纤维环,退出环锯后送入髓核夹取钳,夹碎并夹取髓核,达到治疗的目的。

3. 经皮腰椎间盘胶原酶溶解术　经皮穿刺向病变的椎间盘内注入胶原酶蛋白水解酶简称胶原酶,能特异性地溶解胶原蛋白成分,消除突出的椎间盘对神经根的压迫,用于治疗腰椎间盘突出症。

4. 经皮腰椎间盘激光消融减压术 经皮穿刺腰椎间盘，利用激光脉冲(或辐射)对髓核进行溶化、凝固，减少髓核的体积，减轻椎间盘内的压力，达到治疗腰椎间盘突出症的目的。

(五) 经皮针活检

经皮针活检，其方式有细针抽吸活检、切割式活检和环钻式活检。主要用于肺内结节、肿块的定性诊断；肝、胰、肾、腹膜后等部位性质不明的病变以及骨关节、肌肉、盆腔等部位病变的诊断。

(苗来生)

第七篇　器械检查

第一章

心电图的基本知识

心电图(electrocardiolgram,ECG)是将心脏电生理活动和变化所产生的生物电信号通过仪器放大和描记出的曲线图形。根据其不同的生物电变化对心脏电生理状态和病变做出判断，为临床诊断和治疗提供重要线索。心电图自从发明和应用于临床近一百年以来，对心脏疾病的诊治及抢救危重病人发挥了重要作用。

第一节　心电产生原理

从心脏的电生理学研究中已知，静止的心肌细胞处于极化状态，细胞膜外侧为正电荷，细胞膜内侧为负电荷，膜内外两侧保持动态平衡，没有电位差的变化。这时细胞膜表面任何两点间均无电位差，当用探测电极描记时，呈现出一水平线(图7-1-1A)。当心肌细胞膜的任何一点受到阈刺激时，细胞膜对钾、钠、钙、氯等离子的通透性发生改变，引起细胞膜内外正、负离子分布发生逆转，早期主要是钠离子内流。受到刺激处的细胞膜发生除极(depolarization)，此时细胞膜内带正电荷、膜外带负电荷，形成动作电位(action potential)。细胞膜外受到刺激处的细胞膜与未受到刺激处静止状态的细胞膜形成一对电偶(dipole)，电源在前，电穴在后。除极化从细胞膜受刺激点开始，然后向周围扩布性传导，产生动作电流，一直到整个细胞完成除极化。如果此时将探查电极朝向电源(正电位)描记出一向上的波形，若将探查电极朝向电穴(负电位)描记出一向下的波形(图7-1-1B、C)。

当心肌细胞全部除极完成后，出现极化状态的恢复过程称为心肌细胞的复极(repolarization)。此时心肌细胞膜外产生的电偶为电穴在前，电源在后。该过程中探测电极面对电源，描记出一向上的波形，探测电极面对电穴描记出一向下的波形(图7-1-1D、E)。

从物理学中可知，将既有数量大小，又有方向的量，称为向量。一个心肌细胞激动产生的细胞膜外一个电偶向量，许多心肌细胞产生的心电向量总和，称为综合心电向量。综合向量的方向和大小随着心动周期不断发生变化。其某一瞬间的向量称为瞬间综和向量。按时间顺序将各个瞬间综合向量箭头的顶点连接起来，就形成了一条环形曲线，将其称为心电向量环。该环中含有无数个瞬间向量。由于心脏是一个外观类似圆锥形的立体器官，所以它形成的心电向量环是立体的，具有三维空间，故称其为空间(或立体)心电向量环。在一个完整的心动周

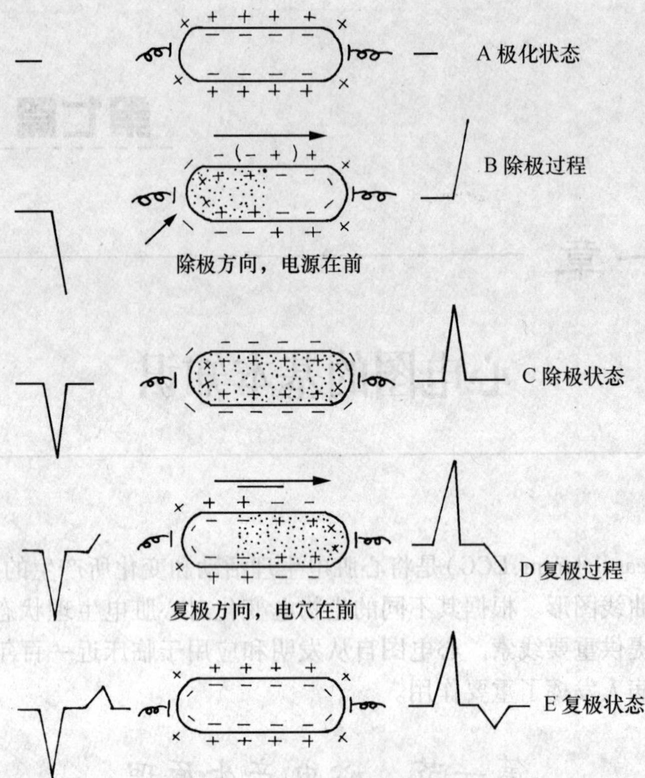

图 7-1-1 心肌细胞除极和复极过程

期中，包括心房、心室的除极和心室的复极生物电活动，在此过程中分别形成 P、QRS、T 心电向量环。P 心电向量环，心电图上表现为 P 波；QRS 心电向量环，心电图上表现为 QRS 波群；T 心电向量环，心电图上表现为 T 波。

第二节 心电图各波段的组成和命名

一个完整心动周期生物电活动所描记的心电图的组成包括，四个波（P 波、QRS 波群、T 波、U 波）；两个间期（P-R 间期、Q-T 间期）；一个段（S-T 段）（图 7-1-2）。

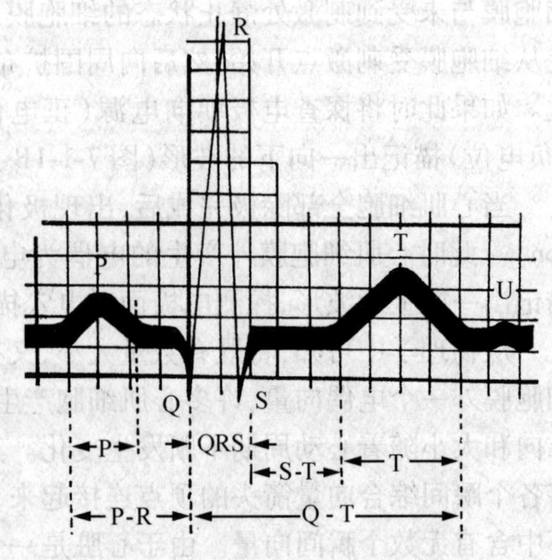

图 7-1-2 心电图各波段的组成

P 波 是心电图中描记的第一个波，表示心房除极时的电位、时间和方向变化。

P-R 间期 指心房从除极开始到心室除极开始的时间。

QRS 波群 代表左右心室肌除极的电位、时间和方向变化。

ST 段 指 QRS 波群终点至 T 波起点之间的线段，代表心室除极结束至复极前的一段时间。ST 段一般为一等电位线。

T 波　表示心室快速复极时的电位变化。

QT 间期　指从 QRS 波群开始到 T 波结束，表示心室肌复极的全过程所需要的时间。

U 波　在 T 波之后 0.02～0.04s 出现的一个小波，一般认为 U 波代表后继电位影响。其方向与 T 波相同。

第三节　心电图导联

心电图导联是指将电极板置于人体表面任何两点，并用导线分别与心电图机相连所构成的电路，称为心电图导联。为了统一诊断标准，国际上对心电图导联的连接方式作了统一规定。临床上常用的导联有十二个导联。

一、常用导联

1. 标准导联　临床上又称为双极肢体导联，反映两肢体间的电位差(图 7-1-3)。

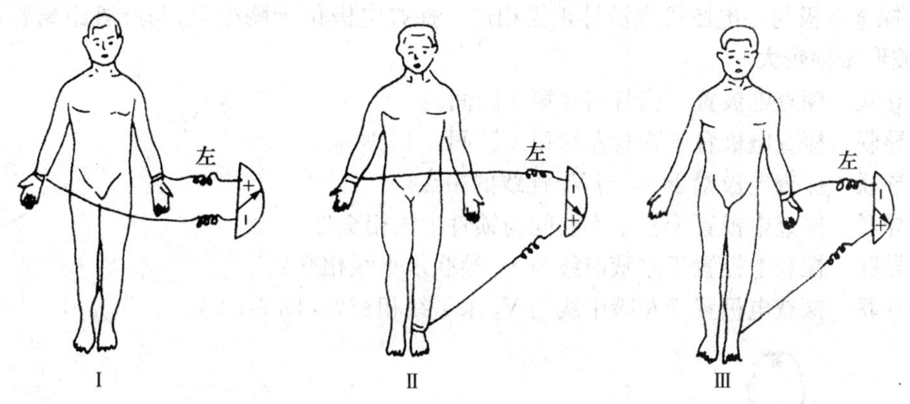

图 7-1-3　标准导联连接方式

Ⅰ导联　左上肢连于心电图机电流计的正极，右上肢与心电图机电流计的负极相连。当左上肢的电压高于右上肢时，描记出的图形向上，反之，描记出的图形向下。

Ⅱ导联　左下肢连于心电图机电流计的正极，右上肢连于心电图机电流计的负极。当左下肢电压高于右上肢时，描记出的图形向上，反之描记出的图形向下。

Ⅲ导联　左下肢连于心电图机电流计的正极，左上肢连于心电图机电流计的负极。当左下肢电压高于左上肢时，描记出的图形向上，反之描记出的图形向下。

2. 单极肢体加压导联　为了探测体表某一部位的电位变化，需要应用单极导联，它的连接方法是将左、右上肢和左下肢的电极各增加 5000 欧姆电阻并连接到一点，称为中心电端，用 T 表示。该点电位接近于零，一般认为是无关电极，它与心电图机电流计的负极相连。将右上肢(VR)、左上肢(VL)、左下肢(VF)，分别与心电图机电流计的正极相连。但是这种导联描记出的波形过小，不易辨认，所以采用单极肢体加压导联(图 7-1-4)。它是在描记某一肢体的单极导联心电图时，将该肢体的电路与中心电端连接切断，此时描记出的图形不变，振幅不变，利于分析。

加压单极右上肢导联(aVR)：右上肢接正极，左上肢和左下肢共同连接负极。

加压单极左上肢导联(aVL)：左上肢接正极，右上肢和左下肢共同连接负极。

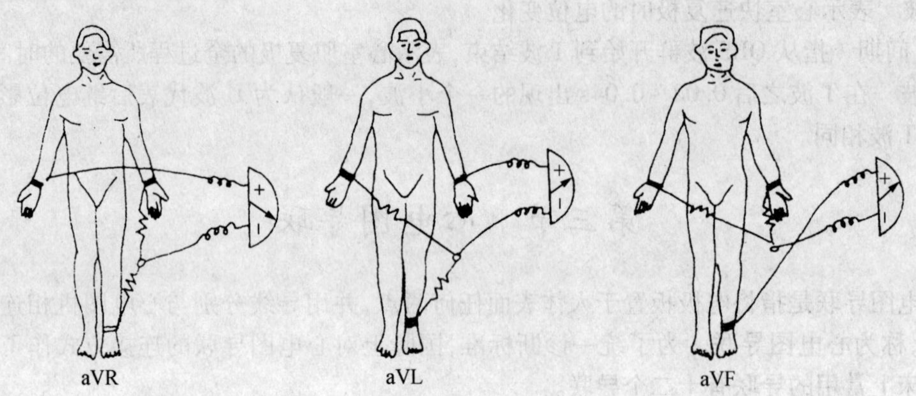

图 7-1-4 加压导联连接方式

加压单极左下肢导联(aVF):左下肢接正极,左上肢和右上肢共同连接负极。

3. 胸导联(用 V 表示) 属于单极导联,方法是将中心电端(T)与心电图机电流计的负极相连,探查电极与心电图机电流计正极相连。探查电极位于胸壁上,与心脏距离较近,所以描记的波形振幅较大。

V_1 导联 探查电极置于胸骨右缘第 4 肋间。

V_2 导联 探查电极置于胸骨左缘第 4 肋间。

V_3 导联 探查电极置于 V_2 与 V_4 连线的中点。

V_4 导联 探查电极置于左第 5 肋间与锁骨中线相交处。

V_5 导联 探查电极置于左腋前线与 V_4 导联水平线相交处。

V_6 导联 探查电极置于左腋中线与 V_4 水平线相交处(图 7-1-5)。

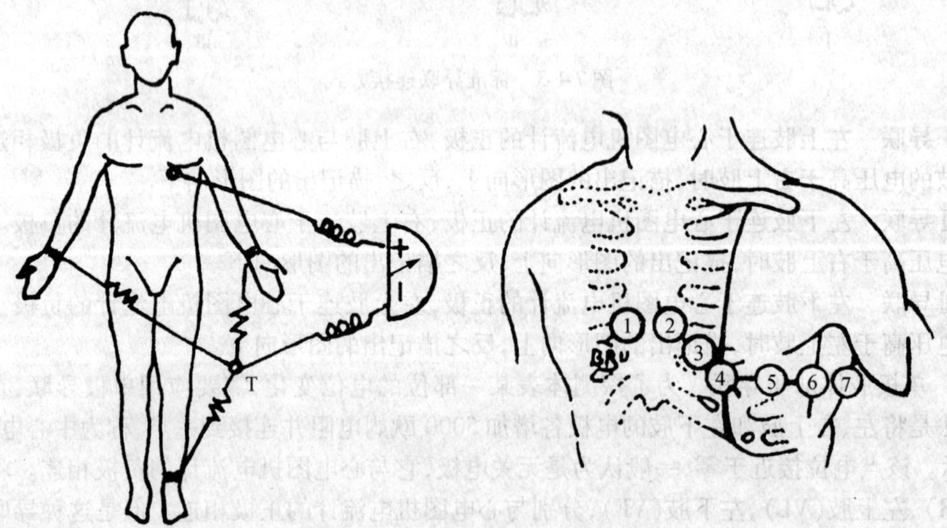

图 7-1-5 胸导联连接方式和电极位置

在一般情况下,上述诸导联即可满足临床工作需要。对疑有右室肥大、右位心、右心室心肌梗死等时,可以加做 $V_3R \sim V_6R$ 导联。此时探查电极放置在右胸侧相当于 $V_3 \sim V_6$ 的相对应位置。若疑有后壁心肌梗死时可加做 $V_7 \sim V_9$ 导联,探查电极分别置于左腋后线与 V_4 同一水平(V_7)、左肩胛线与 V_4 同一水平(V_8)、左脊柱旁线与 V_4 同一水平(V_9)。

Ⅰ、aVL 导联反映左心室高侧壁的电位变化。Ⅱ、Ⅲ、aVF 三个导联反映左心室下壁(膈面)的电位变化。aVR、V_3R、V_1、V_2 反映右心室壁的电位变化。V_3 导联反映室间隔的电位变化。V_4 ~ V_6 导联反映左心室前壁及前外侧壁的电位变化。V_7 ~ V_9 导联反映左心室后壁的电位变化。不同导联反映相应部位的心电变化,对心肌缺血、心肌梗死的定位诊断提供一定的帮助。

心电图机的肢体导联线有红、黄、绿、黑 4 种颜色。红色接右上肢;黄色接左上肢;绿色接左下肢;黑色接右下肢。

二、导 联 轴

1. 肢体导联轴 某一导联正、负极间假想的连线,称为该导联的导联轴。将左、右上肢、左下肢三个点连接起来,形成一个三角形,此即 Einthoven 等边三角形,分别以 R、L、F 表示。RL 代表Ⅰ导联的导联轴。RF 代表Ⅱ导联的导联轴。LF 代表Ⅲ导联的导联轴。再从该三角形的中点 O 处(相当于心电偶的中心处,电位为零)画三条直线,分别垂直于 RL、RF、LF,将三个导联轴都平分为二,Ⅰ导联轴左侧为正、右侧为负。Ⅱ、Ⅲ导联的下方为正、上方为负(图 7-1-6)。在等边三角形内再做三条垂直的对角线,即代表三个加压单极肢体导联的导联轴。RR’是 aVR 导联轴, OR 为正, OR’为负。LL’是 aVL 导联轴,OL 为正,OL’为负。FF’是 aVF

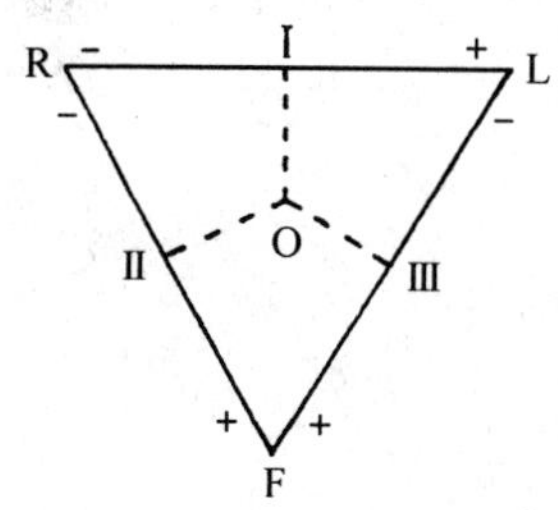

图 7-1-6 标准导联的导联轴

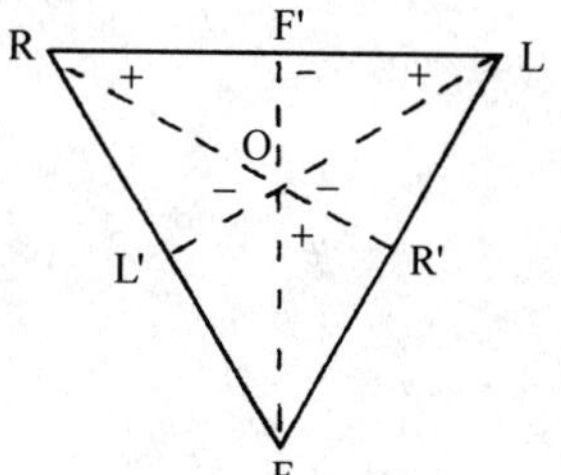

图 7-1-7 加压导联的导联轴

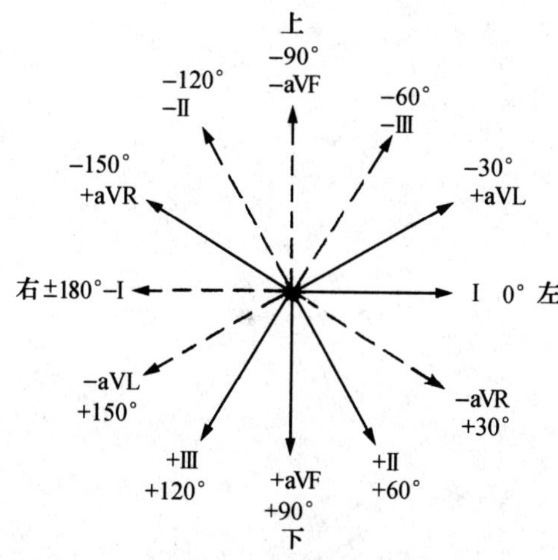

图 7-1-8 六轴系统

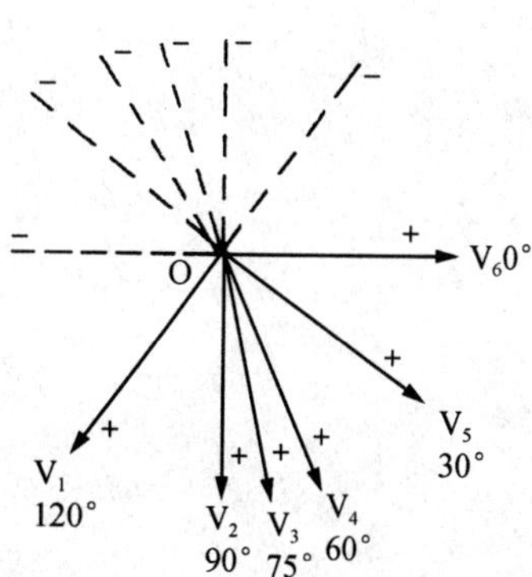

图 7-1-9 胸导联轴

导联轴，OF 为正，OF' 为负（图 7-1-7）。

Ⅰ、Ⅱ、Ⅲ、aVR、aVL、aVF 六个肢体导联的导联轴都位于额面。如将三个标准导联的导联轴平行地移至三角形的中心，并通过电偶中心点 O，这样就清楚地显示了六个导联轴之间的位置关系。从而构成了额面六轴系统（图 7-1-8）。该系统的每一条轴由中心点分为正负二段，轴与轴之间的夹角为 30°。六轴系统对测定额面心电轴以及判定肢体导联心电图的波形有较大帮助。

2. 胸导联轴　胸导联的各探查电极置放的位置大都在同一水平上（横面）。依据上法，也可以画出各胸导联的导联轴。O 点为电偶中心，电位为零，近探查电极的一侧为正，另一侧为负（图 7-1-9）。

（邵同先）

第二章

正常心电图

第一节　心电图测量

心电图是一组具有正、负向波的综合曲线,可以显示在心电示波器上,也可以用描笔将图形记录在有正方形小格的记录纸上(图 7-2-1)。心电图记录纸上横向坐标可以检测各波的宽度,即时间。每小格距离为 1.0mm,采用 25mm/s 的纸速时,则横坐标上 1.0mm 的距离等于 0.04s,根据需要可以提高走纸的速度。如成倍提高至 50mm/s 或 100mm/s,则每小格 1.0mm 就分别表示为 0.02s 或 0.01s。心电图记录纸上的纵向坐标可以检测各波的振幅。先将心电图机上的增益调整标准,即输入 1.0mV 的定标电压,正好能使心电图机的描笔上下移动 10mm,即每 1.0mm 的振幅相当于 0.1mV 的电压。在实际操作时可根据具体情况而改变定标电压。如受检者心电波形振幅过小者可加倍输入,振幅过大者可减半输入。

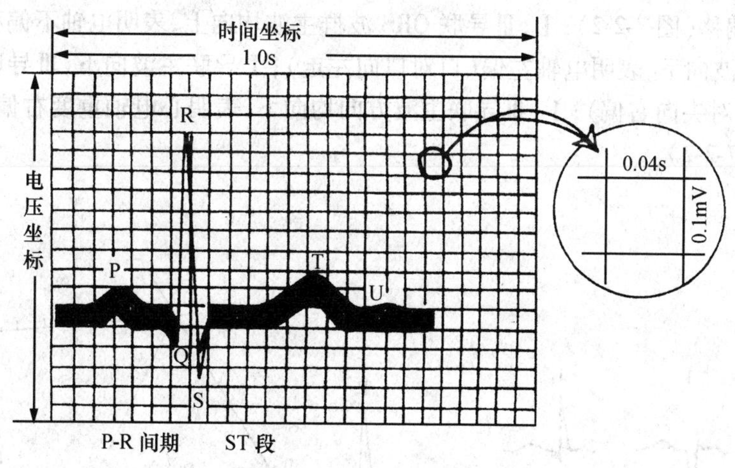

图 7-2-1　心电图的波形、波段命名及测量方法

一、心率的计算

测量 P-P(或 R-R)间期(一个心动周期的时间),以秒(s)表示,代入下列公式,即为每分钟心房或心室率。若心律不齐,则需测量 5 个以上 P-P(或 R-R)间期的平均值代入公式。心率 = 60/P-P(或 R-R)间期,例如:R-R 间期为 0.8s,则心率为 60/0.8 = 75 次/分。

二、各波段振幅的测量

首先检查电压是否正确。基线(等电位线)应以T-P段为准。因此时心脏无电流活动,电位等于零。

测量向上的波,自基线的上缘垂直至波顶,测量向下的波,自基线的下缘垂直量至波的底端;若为双向波,上下振幅的绝对值之和为其电压数。

三、各波段时间的测量

选择比较清楚的导联进行,测量时从该波起始部分内缘,量至终止部分内缘。

室壁激动时间(VAT)测量　它代表心室激动由心内膜经心肌至心外膜所经历的时间。测量时从 V_1 或 V_5 导联的Q波或R波的起始部分内缘至波顶点垂线之间的距离,即为 V_1 或 V_5 导联的室壁激动时间。

四、平均心电轴

1. 概念　每一次心动周期的心电活动,可以用一系列顺序出现的瞬间综合心电向量来表达。左、右心室除极向量环的最大向量在额面上投影的角度,称为平均心电轴,简称心电轴。具体方向采用心电轴与Ⅰ导联正侧端所构成夹角表示,并规定Ⅰ导联左(正)侧端为0°,右(负)侧端为±180°,循0°的顺钟向的角度为正,逆钟向者为负。正常心电图的额面平均心电轴指向左下。

2. 检测方法

(1)目测法:是一种较简单测量方法。通常利用Ⅰ与Ⅲ导联ORS波群的主波方向来判定心电轴是否有偏移(图7-2-2);Ⅰ、Ⅲ导联QRS波群主波均向上,表明电轴不偏移;Ⅰ导联主波向上,Ⅲ导联主波向下,表明电轴左偏(口对口向左走);Ⅰ导联主波向下,Ⅲ导联主波向上,表明电轴右偏(尖对尖向右偏);Ⅰ、Ⅲ导联主波方向均向下,表明心电轴重度右偏,又称为"假性电轴左偏"(图7-2-2)。

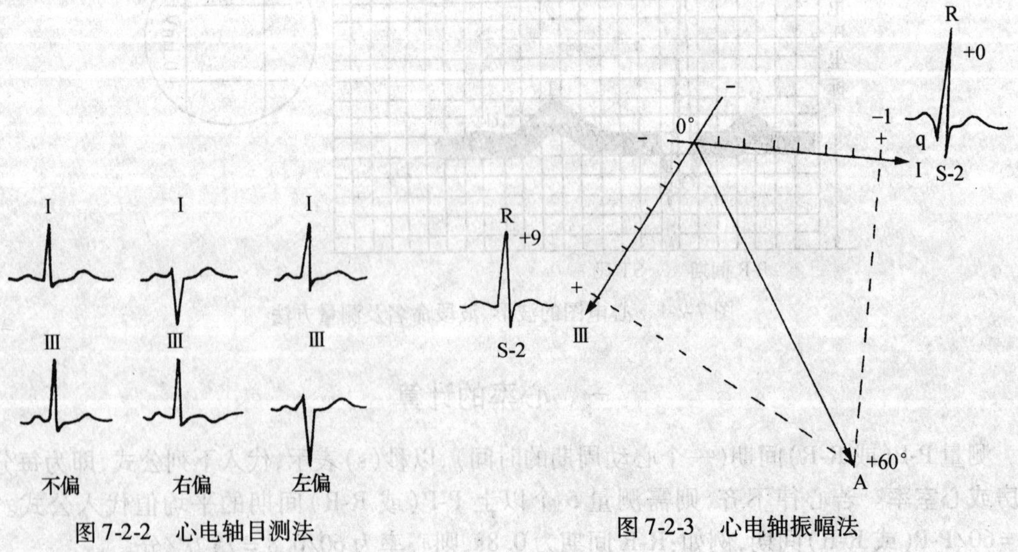

图7-2-2　心电轴目测法

图7-2-3　心电轴振幅法

(2)振幅法(作图法):将Ⅰ导联 ORS 波群的代数和(R 波为正,Q、S 波为负)记于六轴系统中的Ⅰ导联轴上。将Ⅲ导联 ORS 波群的代数和记于Ⅲ导联轴上。然后自上述两点各引垂线,两垂线相交于一点 A,连接 O 点与 A 点,OA 即为所求的电轴。图 7-1-12 即为一例实际测量心电轴的方向。该图显示Ⅰ导联 R 波为 +8(小格数),Q 波为 -1,S 波为 -1,代数和为 +6。Ⅲ导联 R 波为 +8,S 波为 -2,无 Q 波,其代数和为 +6。按上述方法求得其心电轴为 +45°(图 7-2-3)。

(3)查表法:按Ⅰ导联和Ⅲ导联 ORS 波群正、负波幅的代数和的二个数据,从一绘制专用的心电轴表中直接查得相应的心电轴。

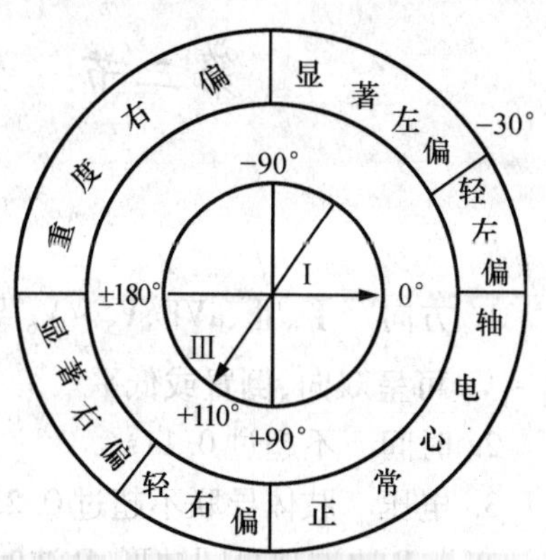

图 7-2-4　心电轴示意图

3. 临床意义　正常心电轴的范围在 0° ~ +90°之间心电轴在 0 ~ -30°之间称为"轻度左偏";-30° ~ -90°者为显著左偏。左偏见于横位心(肥胖、妊娠晚期、大量腹水等)及左室肥大,左前分支阻滞等。电轴在 +90° ~ +110°则称为电轴轻度右偏,见于正常垂位心,右室肥厚等。电轴 > +110°者为电轴显著右偏,见于重症右室肥厚及左后分支阻滞等(图 7-2-4)。

五、心脏钟向转位

从心尖方向观察,可以设想心脏循其长轴(纵轴)作顺钟向和逆钟向转位。"顺钟向转位"时,因右心室转向前、向左,左心室被推向左后,V_3 导联出现 rS 形(正常 V_3 应呈 RS 形),而 V_5、V_6 呈 RS 形,见于右心室肥厚。"逆钟向转位"时,因左心室转向前、向右,V_3 现 Rs 形,而 V_2(甚至 V_1)出现 RS 形,多见于左心室肥大(图 7-2-5)。

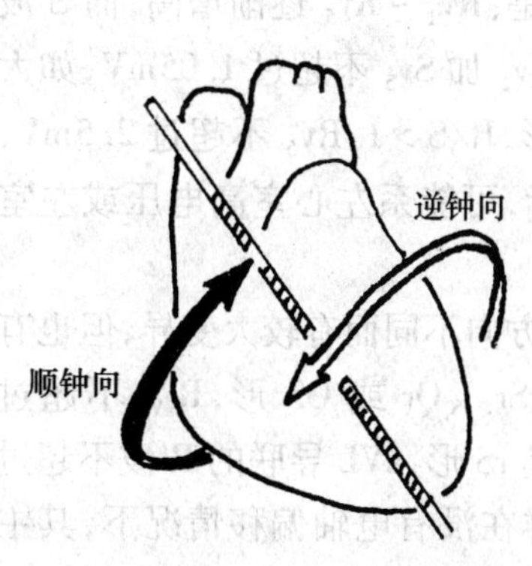

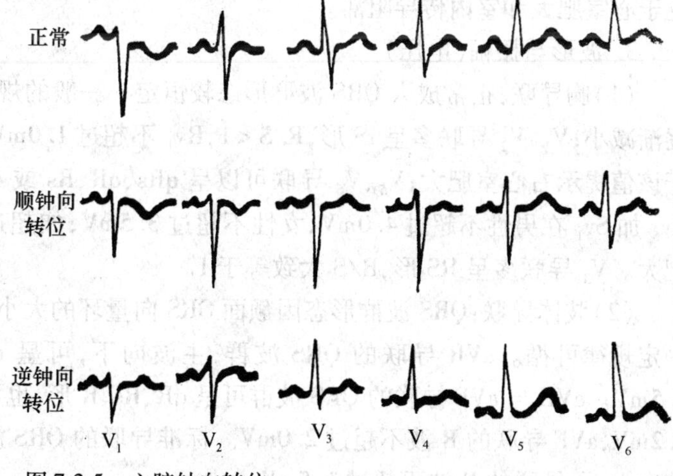

图 7-2-5　心脏钟向转位

第二节 正常心电图波形和正常值

一、P 波

1. 方向 Ⅰ、Ⅱ、aVF、V_5～V_6 导联直立，其中以Ⅱ导联振幅最高，aVR 导联倒置，Ⅲ、aVL、V_1～V_2 可呈双向、倒置或低平。

2. 时间 不超过 0.11s。

3. 电压 肢体导联不超过 0.25mV，胸导联不超过 0.2mV。

正常 P 波波顶呈圆钝形，P 波时间超过正常范围见于左房肥大，电压超过正常值见于右房肥大，P 波低平一般无病理意义。

二、P-R 间期

P-R 间期正常范围是 0.12～0.20s。P-R 间期与心率快慢有关，成年人心率在 60～100 次/分钟，心率越快 P-R 间期越短，反之越长。在老年人和心率过缓者 P-R 间期可略延长，但不能超过 0.22s。P-R 间期延长，表示有房室传导阻滞。

三、QRS 波群

1. 命名 QRS 波群在等电位线上第一个向上的波，称为 R 波。R 波之前向下的波，称为 Q 波。R 波之后向下的波，称为 S 波。如果 S 波之后还有向上的波称为 R'波。R'波之后还有向下的波称为 S'波。如果整个 QRS 波群均向下时，称为 QS 波。QRS 波群中，振幅较大者用大写英文字母表示，如 Q、R、S。振幅较小者用小写英文字母表示，如 q、r、s。

2. 时间 正常成年人 QRS 波群时间为 0.06～0.10s，不超过 0.11s。QRS 波群时间延长见于心室肥大和室内传导阻滞。

3. 波形与振幅(电压)

(1)胸导联：正常成人 QRS 波群形态较恒定。一般的规律是：Rv_1～Rv_5 逐渐增高，而 S 波逐渐减小；V_1、V_2 导联多呈 rS 形，R/S＜1，Rv_1 不超过 1.0mV，Rv_1 加 Sv_5 不超过 1.05mV，如大于该值提示右心室肥大；V_5、V_6 导联可以呈 qRs、qR、Rs 或 R 形，R/S＞1，Rv_5 不超过 2.5mV，Rv_5 加 Sv_1 在男性不超过 4.0mV，女性不超过 3.5mV，如超过者，可能系左心室高电压或左室肥大。V_3 导联多呈 RS 形，R/S 大致等于 1。

(2)肢体导联：QRS 波群形态因额面 ORS 向量环的大小及方向不同而有较大变异，但也有一定规律可循。aVR 导联的 QRS 波群，主波向下，可呈 rS、rSr'、Qr 或 QS 形，R_{aVR} 不超过 0.5mV。aVL 与 aVF 导联的 QRS 波群可呈 qR、Rs、R 形，也可呈 rS 形，aVL 导联的 R 波不超过 1.2mV，aVF 导联的 R 波不超过 2.0mV。标准导联的 QRS 波群在没有电轴偏移情况下，其主波向上，Ⅰ导联的 R 波不超过 1.5mV。

三个标准导联或三个加压单极肢体导联中，每个导联的正向波与负向波的绝对值相加如小于 0.5mV，称为肢体导联低电压。可见于肺气肿、心包积液、严重水肿的病人，偶尔见于正常人。

四、Q 波

正常 Q 波时间一般不超过 0.04s，振幅不超过同导联 R 波的 1/4。正常 V_1 导联不应有 Q 波，但可呈 QS 形。V_5，V_6 常有正常 Q 波。超过正常范围的 Q 波，即 Q 波过深或过宽均称为异常 Q 波，常见于心肌梗死。

五、J 点

QRS 波群终末与 ST 段起始之交点称为 J 点，亦称连接点，多在等电位线上，可随 ST 段的偏移而发生位移。J 点上移，多由心室肌除极尚未结束，而部分心肌已开始复极；J 点下移，可由心动过速等原因，使心室肌除极与心房肌复极并存，导致心房复极波（Ta 波）重叠于 QRS 波群的后段所致。

六、ST 段

正常 ST 段为一等电位线，可以有轻微向上或向下移位。在任何导联中，ST 段下移不应超过 0.05mV；ST 段抬高，在胸导联 V_1、V_2 不应超过 0.3mV，V_3 导联不应超过 0.5mV，V_4 ~ V_6 和肢体导联均不应超过 0.1mV。ST 段下移超过正常范围，见于心肌缺血和心肌损伤。ST 段上升超过正常范围，见于急性心肌梗死，急性渗出性心包炎，变异型心绞痛等。

七、T 波

1. 形态　正常时 T 波圆钝，占时较长。上升支缓慢离开基线，下降速度较快，因此两支不对称。正向 T 波，升支长于降支。负向 T 波，降支长于升支。

2. 方向　正常者 T 波方向与 QRS 波群主波方向一致，即 Ⅰ、Ⅱ、V_4 ~ V_6 导联 T 波直立，aVR 倒置，Ⅲ、aVL、aVF、V_1 ~ V_3 导联 T 波可直立、倒置或双向。如果 V_1 导联 T 波直立，V_2 ~ V_6 导联 T 波均不应倒置。

3. 振幅　在以 R 波为主导联中，T 波振幅不应低于同导联 R 波的 1/10。胸导联 T 波可达 1.2 ~ 1.5mV。T 波轻度升高一般无重要意义，如果显著升高，可见于心肌梗死的超急性期和高血钾。当 T 波低平或倒置，则见于心肌损伤，心肌缺血，低血钾等。当 T 波明显倒置，且两支对称，顶点居中时称为“冠状 T 波”，见于心肌梗死急性期，慢性冠状动脉供血不足和左心室肥大。

八、Q-T 间期

正常心率时 Q-T 间期的范围在 0.32 ~ 0.44s 之间。Q-T 间期的长短与心率快慢有密切关系，心率快 Q-T 间期短，反之则长。为了避免受心率影响，常用校正的 Q-T 间期，即 Q-Tc = Q-T/$\sqrt{R-R}$。Q-Tc 就是 R-R 间期为 1s（心率 60 次/分）时的 Q-T 间期。正常 Q-Tc 不超过 0.44s，延长时见于心肌损害、心肌缺血、低血钙、低血钾、某些药物作用等。Q-T 间期延长使心肌易颤期延长，容易引起心室纤颤。Q-T 间期缩短，见于洋地黄效应、高血钙等。

九、U 波

U 波方向与 T 波相同。以 V_3 导联最明显。U 波过高者见于低血钾。倒置时见于高血钾、冠心病、心肌梗死等(图 7-2-6)。

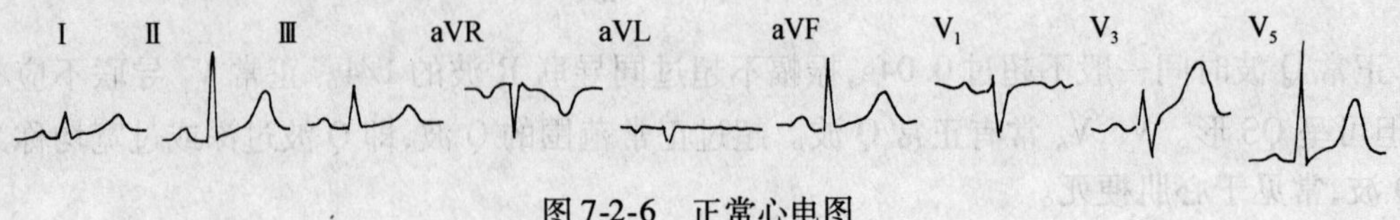

图 7-2-6 正常心电图

第三节 小儿心电图

由于儿童生长发育迅速,生理解剖与成年人有明显不同,其心电图与成人亦有明显差别,年龄愈小,差别愈大。总的趋势为自起初的右心室占优势,逐渐转变为左心室占优势,具体特点如下:

一、心 率

小儿心率较成年人快,10 岁后才接近成人心率水平(60~100 次/分)。

二、P 波

P 波时间较成年人短,婴儿短于 0.09s,儿童短于 0.10s。P 波振幅在新生儿较高,可达 0.25mV,可能由于儿童肺动脉压较高所致。以后 P 波较成年人低。P-R 间期也较成年人短,7 岁以后趋于恒定(0.10~0.17s)。

三、P-R 间 期

P-R 间期较成年人短,7 岁以后趋于恒定(0.10~0.17s)。

四、QRS 波群

婴幼儿的 QRS 波群呈右心室占优势,表现为 V_1、V_3R 导联呈高 R 波,V_5、V_6 导联出现深 S 波,以后随年龄增长 Rv_1 逐渐降低,Rv_5 逐渐增高。Q 波较成年人为深,多见Ⅱ、Ⅲ、aVF 导联。心电轴常 > +90°。

五、T 波

T 波变异性较大,新生儿期左胸导联和肢体导联常出现 T 波低平、倒置。

(邵同先)

第三章

异常心电图

第一节 心房、心室肥大

心脏房室肥大引起的心电图改变认为与下列因素有关：心肌纤维肥大与增粗、除极面积增大、向量也可发生变化，致使心肌除极时电压也随之增高；心室壁增厚、心腔扩大以及心肌细胞变性所致心脏传导功能低下使心肌激动的总时间延长；心肌肥厚与劳损及相对性血液供应不足致使心肌复极顺序发生改变。心脏房室肥大的心电图改变固然对器质性心脏病的诊断提供帮助，但在实际应用中也有局限性：如果左、右心室均发生肥厚，则由于左、右心室肌产生的心电向量会发生相互抵消而使心电图表现"正常"；除房、室肥大外，其他因素也同样能引起类似的心电图改变。因此，在做出诊断结论时，必须结合临床资料及其他检查结果，通过全面系统分析才能得出正确的结论。

一、心 房 肥 大

（一）右房肥大

1. P 波电压

(1)肢体导联 P 波电压≥0.25mV。右心房肥厚时，P 向量向前、向下增大，故在额面上的心电图Ⅱ、Ⅲ、aVF 导联表现最明显。

(2)胸导联 P 波电压≥0.2mV。

2. P 波时间　在正常范围。右房肥大时，虽然除极时间有延长，但仅与左房除极相重叠的时间增加，不超过左房除极结束时间，故两心房除极总时间并不延长(图 7-3-1)。右心房肥大的心电图 P 波高尖，又称为"肺型 P 波"，常见于慢性肺源性心脏病及某些能引起右心房负荷过重的先天性心脏病。

（二）左心房肥大

1. P 波时间　P 波时间＞0.11s，P 波顶端常有切迹呈双峰状，两峰间距≥0.04s，也可呈平顶型。这些改变在Ⅰ、Ⅱ、aVL 导联更明显。这是因为 P 向量的终末部分向左后增大之故，又称"二尖瓣型 P 波"(图 7-3-2)。

2. V_1 导联上呈先正后负的双向 P 波。负向部分称为 P 波的终末电势。将 V_1 导联中 P 波倒置部分的时间乘以深度(电压)即为 $Ptfv_1$ 终末指数。左心房肥大时，该指数负值≥－0.03mm/s。正常人的 $Ptfv_1$ 终末指数负值小于－0.02mm/s(图7-3-3)。左心房肥大主要见于

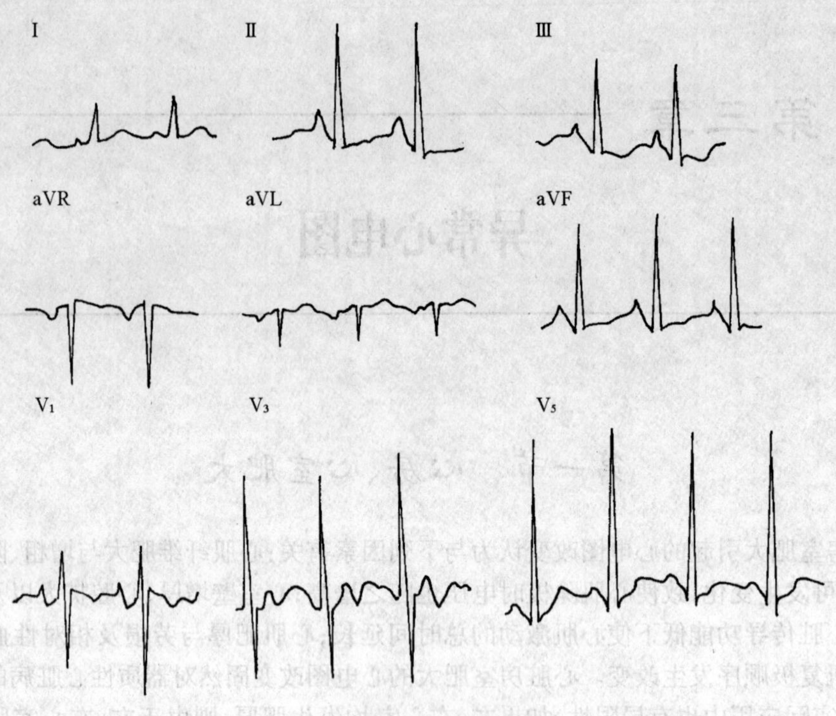

图 7-3-1 右心房肥大

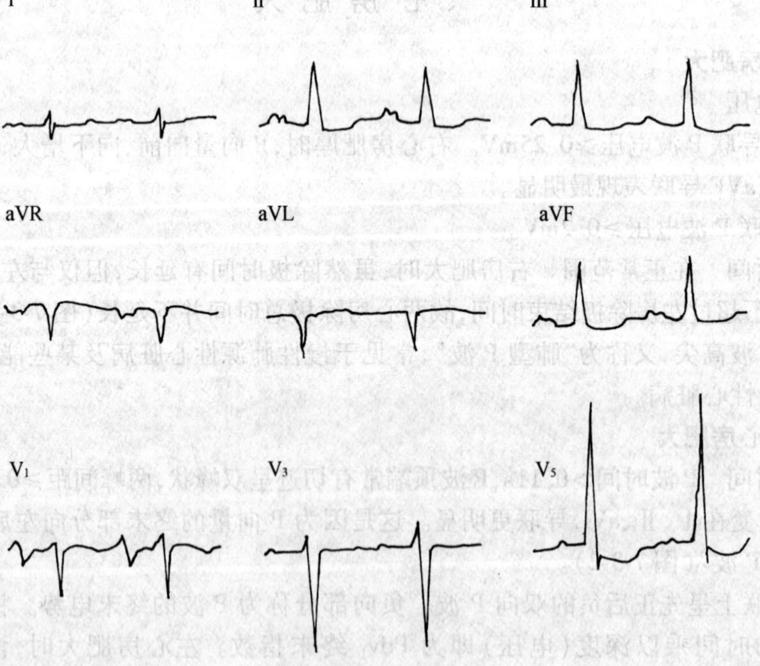

图 7-3-2 左心房肥大

二尖瓣或主动脉瓣病变、高血压、慢性衰竭等。

（三）双侧心房肥大

左、右心房激动并非完全同时而有先有后，其向量不易抵消而各自表现出来。心电图上表现出异常高尖并增宽呈双峰的P波，多见于风湿性心脏病和先天性心脏病（图7-3-4）。

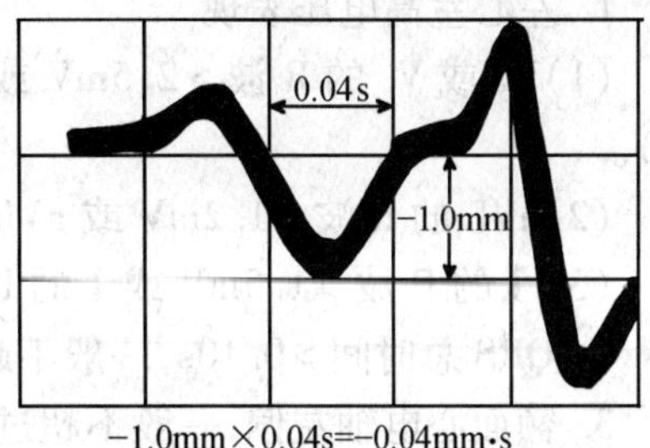

图7-3-3 P波终末电势示意图

二、心 室 肥 大

（一）左心室肥大

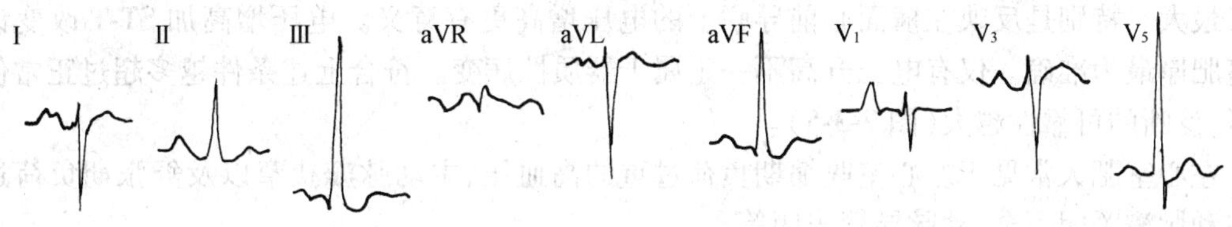

图7-3-4 双侧心房肥大

左心室肥大时，使心电活动中本已占优势的左室更为突出，表现为QRS最大向量向左、后增大，亦可偏上；QRS时间延长；肥大的心肌血液供应不足而出现继发性的ST-T改变（图7-3-5）。

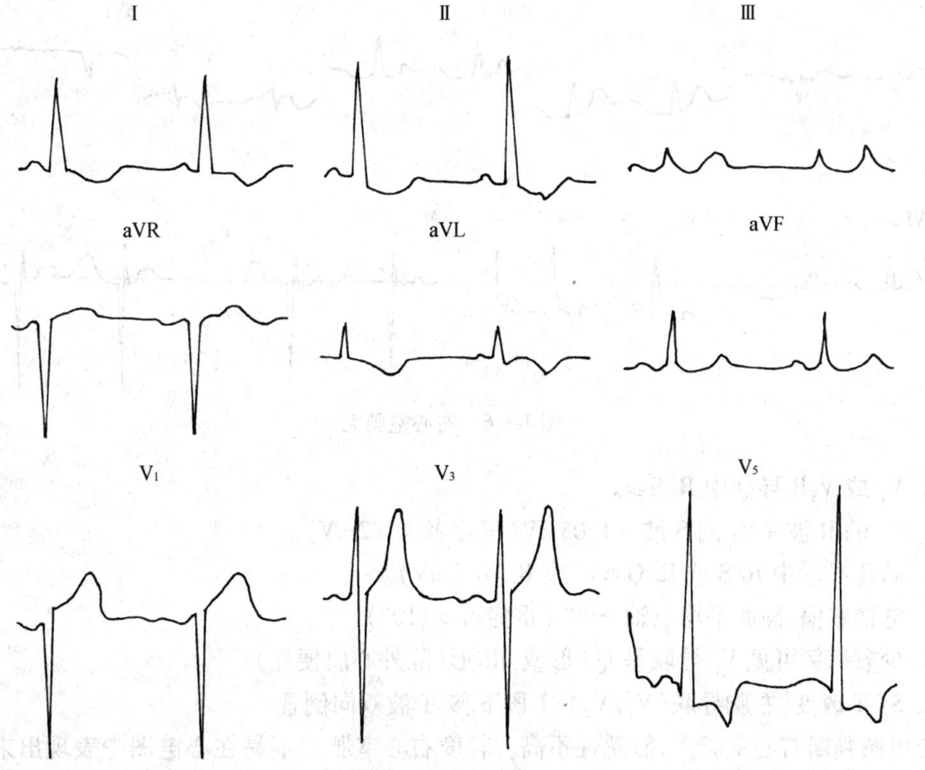

图7-3-5 左心室肥大

1. 左心室高电压表现

(1) V_5 或 V_6 的 R 波 >2.5mV 或 V_5 的 R 波 + V_1 的 S 波 >4.0mV（男性）或 >3.5mV（女性）。

(2) aVL 的 R 波 >1.2mV 或 aVF 的 R 波 >2.0mV。

(3) Ⅰ的 R 波 >1.5mV 或Ⅰ的 R 波 + Ⅲ的 S 波 >2.5mV。

2. QRS 总时间 >0.10s，一般不超过 0.11s。

3. 额面心电轴左偏，一般不超过 -30°。

4. ST-T 改变　ST-T 向量与 QRS 最大向量常呈相反方向趋势，心电图上表现以 R 波为主的导联中，T 波低平、双向甚至倒置，同时可以伴有 ST 段呈缺血型压低达 0.05mV 以上，在以 S 波为主的导联中（如 V_1 导联），则反可见到直立的 T 波。上述诸条标准中，以左心室电压增高意义最大。特别是反映在横面心前导联上的电压增高更有意义。电压增高加 ST-T 改变诊断左室肥厚最为准确。仅有电压升高不一定属于器质性病变。符合上述条件越多超过正常值越大者，诊断的可靠性越大（图 7-3-5）。

左心室肥大常见于左心室收缩期负荷过重的高血压、主动脉瓣狭窄以及舒张期负荷过重的主动脉瓣关闭不全、动脉导管未闭等。

（二）右心室肥大

发生右心室肥大时，QRS 向量多偏向右前方，使正常时左心室电活动占优势转为右心室占优势（图 7-3-6）。

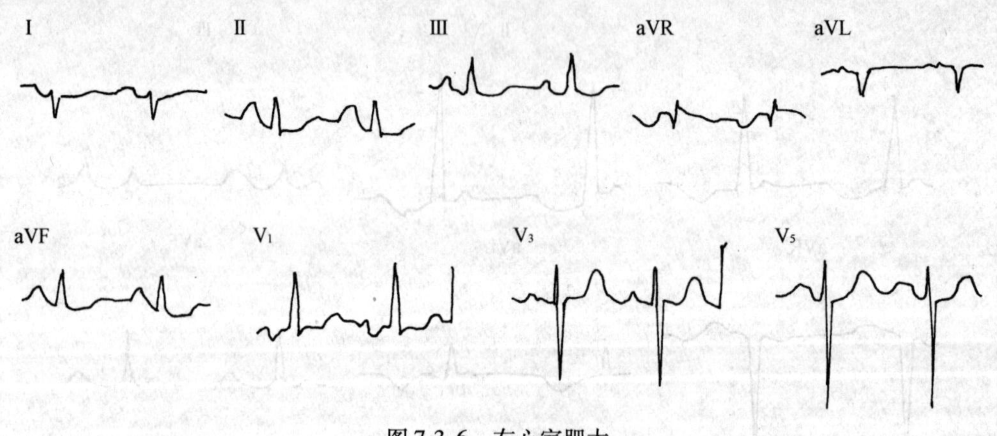

图 7-3-6　右心室肥大

1. V_1 或 V_3R 导联中 R/S≥1。

2. V_1 的 R 波 + V_5 的 S 波 >1.05mV（重症者 >1.2mV）。

3. aVR 导联中 R/S 或 R/Q≥1（或 R >0.5mV）。

4. 电轴右偏，额面平均电轴≥90°（重症可 >110°）。

5. 少数病例可见 V_1 导联呈 QS 形或 qR 形（除外心肌梗死）。

6. ST-T 改变，右胸导联（V_1、V_2）ST 段下移，T 波双向倒置。

心电图判断右心室肥大，敏感性不高。轻度右心室肥大不易在心电图中表现出来。右心室肥大者见于右心室收缩期负荷过重（如肺动脉瓣狭窄及肺动脉高压者）或右心室舒张期负荷过重（如房间隔缺损及三尖瓣关闭不全等）时。重度右心室肥厚见于某些先天性心脏病及部分重症肺心病。

右心室流出道肥厚所引起右心室肥大,除极向量向右后方而不是向右前方增大。使 V_1 导联中不出现 R 波。此种病例主要见于二尖瓣狭窄及慢性肺源性心脏病,心电图主要表现为 V_5 或 V_6 导联中 R/S≤1(所谓“极度顺钟向转位”);Ⅰ导联低电压伴 R/S<0.5。

(三)双侧心室肥大

当左、右心室均发生肥大时,心电图可有如下表现类型:

1. 大致正常形 这是因为两心室的综合向量均增大而互相抵消。

2. 一侧心室肥大图形,此种情况以单表现左心室肥大居多,右心室肥大往往被掩盖。是因为左心室原就比右心室厚,故双侧心室均增大而仅反映出左心室肥大。

3. 双侧心室肥大图形 这类图形少见,心电图可表现为:①左及右胸导联分别出现左及右心室肥大的心电图表现;②出现右心室肥大的同时,至少合并以下一项改变:电轴左偏;V_5 导联 R 波电压增高;$Rv_5 + Sv_1$ 男性 >4.0mV,女性 >3.5mV;③出现左心室肥大心电图同时,至少合并一项以下改变:电轴显著右偏;V_1 导联的 R/S >1;aVR 导联的 R 波 >0.5mV 且 R 波 >Q 波;显著的顺钟向转位(图 7-3-7)。

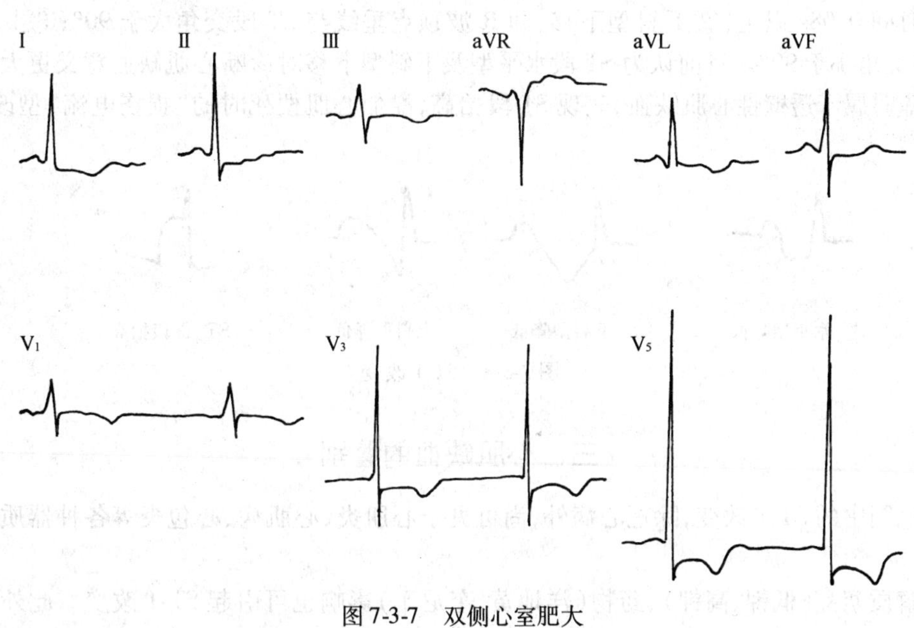

图 7-3-7 双侧心室肥大

第二节 心肌缺血与 S-T 段与 T 波改变

一、心肌缺血的心电图类型

某一部分心肌发生缺血时,心室肌的复极就不能正常进行,从而导致 ST-T 向量也会发生改变。同是心肌缺血,T 向量发生改变的类型却不相同。一般认为,在正常情况下,心室的复极过程是从心外膜开始向心内膜进行的,当心肌缺血时,根据心室壁受累的层次,可大致出现以下两种类型的心电图改变:

（一）心内膜心肌缺血

此时心内膜下缺血的心肌复极较正常时更为延迟，以至于最后的心内膜下心肌复极时，已没有其他与之相抗衡的心电向量存在，致使心内膜下的心肌复极显得十分突出，产生了与QRS主波方向一致的高大T波。例如下壁心内膜心肌缺血时，在Ⅱ、Ⅲ、aVF导联上可出现高大的正向T波。同理，如前壁心内膜心肌缺血可在V_2导联出现高大的正向T波。

（二）心外膜心肌缺血

可引起心肌复极顺序发生逆转，即心内膜复极在先，心外膜复极在后，于是出现了与正常方向相反的T向量，心电图上即表现为与QRS主波方向相反的T波。例如下壁心外膜心肌缺血时，可在Ⅱ、Ⅲ、aVF导联中出现深而倒置的T波。

二、心肌缺血的临床意义

上述的T波改变虽然可由心肌缺血引起，但是非心肌缺血时也能发生T波改变。影响T波形态的因素很多。心肌缺血时，ST段移位意义更大些。ST段下移必须≥0.05mV才有诊断意义，ST段下移有三种类型：①水平型下移，即R波顶点垂线与ST段的交角等于90°，ST段下移持续时间0.08s以上；②下斜型下移，即R波顶点垂线与ST段交角大于90°；③上斜型下移，上述交角小于90°。目前认为ST段水平型及下斜型下移对诊断心肌缺血意义更大。变异型心绞痛时属于透壁性心肌缺血，表现ST段抬高，酷似心肌梗死时的"损伤电流"型改变（图7-3-8）。

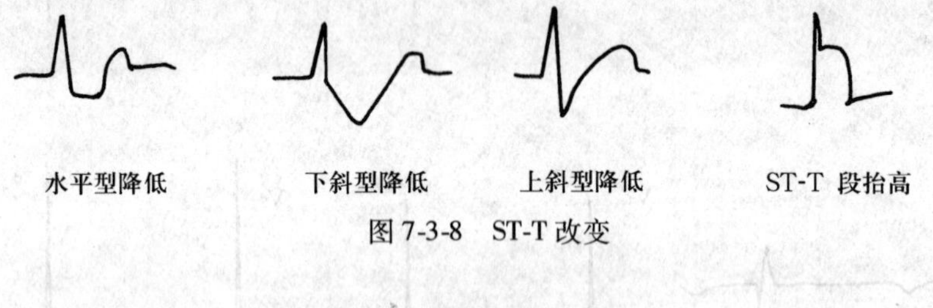

图7-3-8 ST-T改变

三、心肌缺血的鉴别

心电图中的ST-T改变，除冠心病外，尚可见于心肌炎、心肌病、心包炎等各种器质性心脏病。

电解质紊乱（低钾、高钾）、药物（洋地黄、奎尼丁）影响也可引起ST-T改变。此外尚见于心肌肥大、束支传导阻滞等。还有所谓功能性ST-T改变，如过度呼吸、无力型体型的青年人、饱餐后、恐惧不安等。

上述疾病引起的ST-T的改变，均有其各自的病史和临床症状及体征，一般不难鉴别。

第三节 心肌梗死

心肌梗死目前是一种多发病，绝大多数心肌梗死是由冠状动脉粥样硬化引起心肌缺血，导致心肌坏死所致。大约70%～80%的急性心肌梗死病人心电图有典型表现，且有一定规律可循，故心电图对确定诊断、判断预后有重要意义。心肌梗死的部位与冠状动脉闭塞的关系如下：左冠脉前降支闭塞，引起左心室前壁、前间隔、心尖部、下侧壁和二尖瓣前乳头肌梗死；左冠脉回旋支闭塞，引起左心室高侧壁、膈面（左冠脉优势型）、左心房梗死，并可累及房室结；左冠脉主干闭塞，引起左心室广泛梗死；右冠脉闭塞，引起左心室膈面（右冠脉优势型）后间隔、右心室梗死，并可累及窦房结和房室结。左心室心内膜下梗死常是上述三支冠脉都有病变的结果。

一、基本图形及机制

（一）缺血型改变

冠脉血流中断开始，T 波逐渐呈现缺血型改变，特点是：①升支与降支对称，失去正常形态；②顶端变为尖耸箭头状；③T 由直立（与 QRS 主波方向相同）变成倒置（与 QRS 主波方向相反）。心肌缺血时 T 向量是自缺血区指向非缺血区。若缺血首先发生在心内膜，T 波向量指向心外膜，同时心内膜复极也较心外膜晚，复极方向与正常 T 波顺序相同，仍然是从心外膜指向心内膜，这样复极到心内膜时已无与之平衡的电力了，因而形成了较晚出现的较大的 T 向量环，在心电图上表现出高大的正向 T 波。此种变化持续时间甚短，临床实际工作中不易得到，属于心肌梗死早期或“超急性期”。如缺血区贯穿心室达心外膜时，则 T 波向量背离心外膜，同时心肌复极方向也与正常顺序相反，从心内膜指向心外膜，T 向量环与 QRS 向量环方向相反，心电图出现倒置的 T 波，即所谓“冠状 T 波”。心肌从缺血到损伤的电生理改变，是一个从量变到质变的过程，一旦进入损伤期，则又出现与 T 波向量方向相反的 ST 向量（图 7-3-9）。

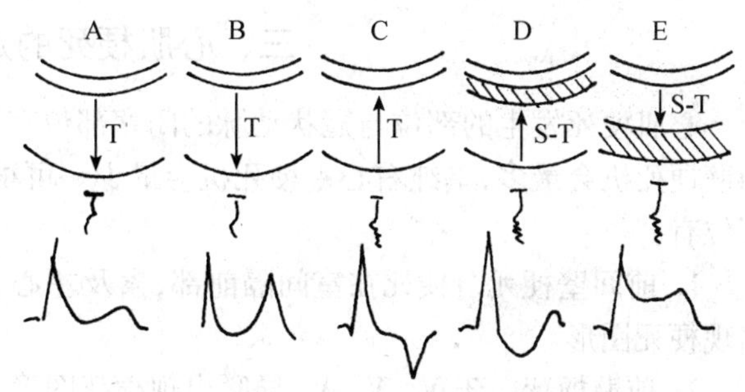

图 7-3-9　心肌缺血、损伤时 ST-T 改变

（二）“损伤型”改变

缺血时间进一步延长，缺血程度进一步严重，则会出现“损伤型”图形，主要表现为 ST 段的移位。心肌细胞严重受损，在未受激动时不能保持极化状态，以至于正常心肌与受损心肌间存在电位差，即产生“损伤电流”，心肌除极时此电流消失。当心肌激动或除极时，受损的心肌不能除极或不能完全除极，导致“除极受阻”。正常心肌除极完毕后，受损心肌未除极完毕，正常心肌与受损心肌间又产生电位差，待整个心肌除极完毕，此电位差方能消失。无论损伤电流的存在和消失或心肌除极受阻，其结果均为在心室除极后与除极前相比发生了明显的电位差，因而产生 ST 向量。其方向是自正常心肌指向损伤心肌。与此相应，在心电图上引起 ST 段的相应改变。心内膜下心肌损伤时在面对损伤区导联上 ST 段下移，心外膜心肌损伤时在面对损伤区导联上 ST 段抬高（图 7-3-9）。

（三）“坏死型”改变

损伤进一步加重导致细胞变性、坏死和一系列修复过程。由于坏死的细胞不能恢复为极化状态，也不能产生动作电位，无电流产生，致使心电的综合向量方向背离坏死区，故在心电图相应的导联上表现为异常的 Q 波或 QS 波。

二、心肌梗死的图形演变及分期

心肌梗死时，除了前述的具有特征的图形改变外，图形本身还具有一系列地演变过程，这对急性心肌梗死的动态观察，具有重要的意义。根据心肌梗死的发生时间，可以区分为早期（也称超急性期）、急性期、亚急性期和陈旧期。

1. 早期　梗死数分钟至数小时，出现缺血型和损伤型变化。表现为巨大、高耸的不对称的T波，ST段呈斜上型抬高。但不出现异常Q波。此期电生理状态极不稳定，易发生室颤，也是溶栓治疗的最佳时期。

2. 急性期　梗死后数小时至数天，持续至数周。在梗死后6～12h开始出现急性期图形，常需48～72h才能发展成典型的急性期图形。ST段继续抬高，凸面向上，呈弓背状，常可见到“单向曲线”（ST段与T波融合为一向上曲线，有时分辨不出R波），出现病理性Q波。T波开始倒置。此期可同时出现缺血型、损伤型、坏死型图形。Q波一般永久存在，但可以缩小，个别人可完全消失。

3. 亚急性期　梗死后数周至数月，抬高的ST段逐渐降至基线，坏死型Q波继续存在，倒置的T波逐渐变浅，直至恢复正常或恒定不变。

4. 陈旧期　梗死后数月至数年。心肌梗死后3～6个月，ST-T波不再变化，只存留坏死性Q波。梗死后ST段持续抬高，如超过6个月，一般认为发生了室壁瘤。随着瘢痕组织逐渐缩小和周围心肌代偿性肥大，数年后梗死范围可能缩小，甚至无法辨认。

三、心肌梗死的定位诊断

心肌梗死发生的部位与冠状动脉的闭塞部位有关。以左冠状动脉前降支梗死最常见。前间壁梗死机会最多，单纯右心室梗死机会最少。可根据梗死图形的具体导联而确定部位，常见部位有：

1. 前间壁梗死　梗死在室间隔前部，累及左心室前壁靠近室间隔处。于V_1、V_2、V_3导联出现梗死图形。

2. 前壁梗死　于V_3、V_4、V_5导联出现梗死图形。

3. 前侧壁梗死　V_4～V_6、Ⅰ、aVL导联出现梗死图形（图7-3-10）。

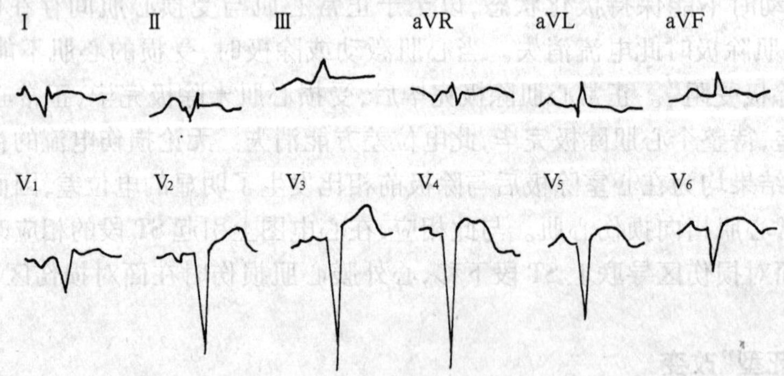

图7-3-10　前侧壁梗死

4. 下壁（膈面）梗死　Ⅱ、Ⅲ、aVF导联出现梗死图形（图7-3-11）。

5. 后壁（正后壁）梗死　V_1、V_2、V_3R导联R波增高。V_7～V_9导联出现梗死图形。

6. 高侧壁梗死　Ⅰ、aVL导联出现梗死图形。

7. 右心室梗死　V_3R～V_5R导联出现梗死图形。尤其是出现损伤型ST改变更有意义。

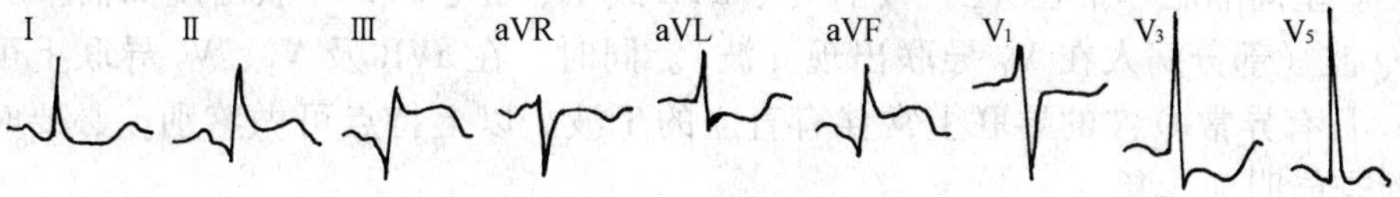

图 7-3-11　下壁心肌梗死

8. 心内膜下心肌梗死　表现某些导联出现的明显的ST段下移并伴有T波倒置,要结合临床症状和化验检查。

四、心肌梗死的不典型图形改变及鉴别诊断

(一) 不典型图形的改变

异常Q波是心肌梗死病人典型心电图表现之一。人们经常根据异常Q波的存在以及发生异常Q波的导联来诊断心肌梗死并进行定位。但是,近年来人们愈来愈清楚地认识到,并非所有心肌梗死病人均能在心电图上显示异常Q波,反之,心电图上所显示的异常Q波又决非由于心肌梗死所致。

造成非梗死性Q波的临床情况很多,包括右或左心室肥厚,肺气肿和肺源性心脏病、肺栓塞、自发性气胸(尤其是左侧气胸)、预激综合征、颅内出血、心脏外伤、高血钾、尿毒症、急性坏死性胰腺炎、二尖瓣脱垂、过敏性休克、各种中毒、变异性心绞痛、急性重症心肌炎、心包炎、暴发性肝炎、DIC、消化系疾病大量输血后等等。其中有些属于“一过性Q波”,这些异常Q波并非心肌梗死的反映,其产生的因素是复杂的。

1. 肺气肿　肺气肿时,膈下降,心脏成垂直位,低电压影响且常伴顺钟向转位。心电图上过渡区左移,右胸导联上R波可变得很小甚至缺如,因而可误诊为前间隔梗死。有时肺气肿病人的非梗死性Q波还可见于中胸导联,偶尔可在下壁导联中出现异常Q波。

存在异常Q波的肺气肿病人的心电图上常常还有其他表现,如肺型P波,Ⅰ、Ⅱ、Ⅲ导联上均有较大的S波,呈$S_{Ⅰ}S_{Ⅱ}S_{Ⅲ}$型,V_5、V_6有较大的S波以及低电压倾向等。因此,如能结合病史,仔细分析心电图,必要时加做双胸导联,则对此鉴别大多无困难。

2. 预激性综合征　预激综合征不但可以掩盖心肌梗死图形,而且还可以引起假性心肌梗死的异常Q波。如果预激旁道位于左室后底部,可在Ⅰ、aVL导联上产生异常的Q波,类似高侧壁心肌梗死。如果预激旁道位于右心室前侧,在V_1或V_2、V_3上出现异常Q波,类似前间隔心肌梗死,此种情况常见于B型预激综合征。有时预激所产生的δ波在Ⅱ、Ⅲ、aVF将显示甚似下壁心肌梗死的异常Q波。

预激引起的Q波与心肌梗死的心电图鉴别一般并不困难,因为心室预激时有典型的“三联征”和继发性ST-T改变(非对称性ST-T改变及J-Tc正常)。

3. 肺栓塞　急性肺栓塞的临床表现和心电图表现与急性心肌梗死有相似之处,包括突然呼吸困难、低血压、胸痛,心电图上出现$Q_{Ⅲ}$以及$V_1 \sim V_4$的ST-T改变。有时出现Q_{aVF}、V_1的R波降低,甚至急性下壁和前间隔心肌梗死。其鉴别诊断在于肺栓塞的异常Q波狭窄(多<0.04秒),而且很少出现在Ⅱ导联,Ⅲ导联,Q波后总有R波(非QS型)。肺栓塞引起异常Q波历时短暂,且伴有急性右心室扩张、心脏顺针向转位等表现。

4. 心肌病　原发性和继发性心肌病均可产生异常Q波，其机制主要与室间隔向量增大或心肌纤维化等因素有关。多见于室间隔肥厚，类似高侧壁、下壁、外侧壁或前间隔

心肌梗死。室间隔肥厚常在 V_5、V_6 伴Ⅰ、aVL 或Ⅰ、Ⅱ、aVF 导联出现深而窄（<0.04 秒）的 Q 波（部分病人在 V_1 导联出现 q 波）。同时，在 aVR 及 V_1、V_2 导联上可出现高的 R 波，且有异常 Q 波的导联上常伴有直立的 T 波。以上特点可做鉴别，必要时作超声心动图检查能明确诊断。

5. 高血钾　高血钾可引起心室内传导障碍,改变心肌正常的除极程序,使 QRS 波增宽,R 波降低甚至消失,ST 段抬高(常见于右胸导联),类似心肌梗死的图形。但高血钾时常伴 P 波降低或消失,T 波异常高尖,再结合临床资料不难鉴别。

6. 心肌缺血　严重心绞痛或休克等引起的心肌缺血可使某一区域的心肌失去除极和复极的能力,但无组织的坏死,而且在适当的条件下,该处心肌可以恢复其电活动的能力。

7. 心肌炎、心包炎及心肌心包炎　在重度心肌炎的急性期可出现一过性 Q 波,且伴有 ST-T 改变,酷似心肌梗死。

（二）非 Q 波型梗死的鉴别诊断

急性非 Q 波型心肌梗死的诊断要结合典型的临床症状和血清酶的升高,其主要心电图特点是发病时出现持续而严重的 ST 段抬高或 ST 段降低,常伴有相应导联 R 波电压的降低,且可出现典型的梗死性 T 波演变过程。

1. 劳力型心绞痛　此心绞痛发作时,除 aVR 导联外,在大部分导联中 ST 段呈缺血性下降,伴有或不伴有 T 波改变,休息或含硝酸甘油后容易缓解,在短暂发作后上述心电图变化迅速恢复。

2. 变异性心绞痛　严重发作时,部分导联中 ST 段抬高,而对应导联 ST 段降低,发作后 ST 段恢复;也有发作时 ST 段降低伴有或不伴有 T 波倒置。但变异性心绞痛的发作时间一般不超过 10~30 分钟,其心电图 ST-T 改变呈一过性,血清酶检查一般不升高或仅有轻度升高。

3. 急性冠状动脉供血不全　急性冠状动脉供血不全综合征系介于心绞痛和急性心肌梗死之间的状态。比普通心绞痛病人胸痛症状时间长或发作频繁,心电图改变除 aVR 导联中 ST 段升高外,其他导联 ST 段均呈缺血性降低,可达 0.2~0.3mV,一般不出现异常 Q 波,某些病例可以发生 T 波倒置,但上述改变通常为暂时性,一般均可在 24 小时内恢复。

（邵同先）

第四节　心 律 失 常

一、心律失常概述

正常人的心脏起搏点位于窦房结。窦房结按一定的频率发出冲动,并按一定的传导速度和顺序下传到心房、房室交界区、房室束、左右束支、浦肯野纤维,先后激动心房和心室。当心脏冲动的起源或(和)传导过程的某一环节发生了障碍,导致心脏的频率或(和)节律异常,均可引起心律失常(cardiac arrhythmias)。

心律失常的类型根据解剖学与电生理特性分为以下两类:

（一）激动起源异常

1. 窦性心律失常　窦性心动过速、过缓、不齐、停搏。

2. 异位心律　①被动性:逸搏与逸搏心律(房性、房室交界性、室性);②主动性:期前收缩(房性、房室交界性、室性)、心动过速(房性、房室交界性、室性)、扑动与颤动(心房、心室)。

(二)激动传导异常

1. 生理性传导障碍　干扰与脱节(包括心脏各个部分)。

2. 病理性传导阻滞　窦房阻滞、房内阻滞、房室传导阻滞(一度、二度、三度)、室内阻滞(左、右束支及分支阻滞)、意外传导(超常传导、裂隙现象、维登斯基现象)。

3. 传导途径异常　预激综合征。

二、心律失常的心肌电生理

心律失常在临床上可表现多种类型的心电图改变,它与心脏的解剖和心肌的电生理特性密切相关。

心肌的电生理特征　心肌细胞具有自律性、兴奋性、传导性和收缩性,其中前三种特性与心律失常密切相关。

1. 自律性　心肌细胞按其生理功能可分为自律性细胞和非自律性细胞。自律性细胞在不受外界刺激的影响下,自行有规律地发生激动,这种生理功能称为自律性。心房和心室肌细胞一般不具有这种起搏功能,属非自律性细胞,亦称为工作肌细胞。起搏细胞常成簇存在,构成起搏点。窦房结内有数千个起搏(自律)细胞,其他部位的起搏细胞包括冠状窦区、心房传导组织、房室交界区、房室束、束支和浦肯野纤维等。自律性以窦房结为最高,正常约为60~100次/分;房室交界区次之,为40~60次/分;房室束以下仅为25~40次/分。在正常情况下窦房结起搏点频率最高,主导心脏节律,称窦性心律。当某一异位起搏点的频率超过窦性频率,取代为主导节律而构成快速异位心律。

2. 兴奋性　心肌细胞对受到的刺激做出应答性反应的能力称为兴奋性或应激性。表现为细胞膜通透性发生改变,产生动作电位,并以一定的形式向周围扩布,工作心肌细胞引起收缩。心肌细胞在一次兴奋之后,可出现以下时相变化:

(1)绝对不应期:心肌开始除极后在一段时间内用任何强度刺激都不能引起反应,这段时间称为绝对不应期。此期心室肌相当于心电图上QRS波群开始至T波顶峰。

(2)相对不应期:此期间兴奋性由低逐渐恢复至正常。心肌细胞对较弱的刺激不起反应,对较强的刺激虽可引起兴奋反应,但这种对刺激反应的程度较正常为低,传导减慢,由此新产生的不应期较短,故易发生心律失常。此期心室肌相当于心电图上T波降支。

(3)易颤期:从绝对不应期到相对不应期前半段时间内,心肌细胞的兴奋性已开始恢复,但各部分心肌的兴奋性和传导速度有显著差异,此时受到一适当强度的刺激,可发生多处的单向阻滞和折返激动而引起颤动。心室的易颤期相当于心电图上T波顶峰前约30ms处,无论是内源性期前收缩或外源性电刺激,如落在此期(称R on T),往往可触发室性心动过速或心室颤动。心房的易颤期相当于心电图上R波下降支和S波的时限内。

(4)超常期:在相对不应期之后,用稍低于阈值的刺激也能激发动作电位的反应。心室兴奋的超常期相当于心电图上T-U连接处。心肌的不应期较其他肌肉组织为长,这就保证了心肌细胞不会因接受过频的刺激而发生频繁收缩。其中以房室结的不应期最长,心室肌次之,心房肌最短。此外心肌的不应期与前一个搏动的心动周期长短有关,即前一个心动周期的R-R间期越长,心肌的不应期也越长。

3. 传导性 心肌某一处的激动能自动地向周围扩布称为心肌的传导性。一部分心肌细胞的主要功能就是传导，再加上起搏细胞群共同构成了特殊的起搏传导系统即窦房结、结间束、房室结、房室束、束支及其分支、浦肯野纤维。其中以浦肯野纤维及束支的传导速度最快(4000mm/s)，房室结最慢(20～200mm/s)。影响传导性的主要因素是动作电位的幅度和0位相的除极速度，以及下面的心肌组织接受刺激而产生兴奋的能力。一般处于不应期的组织不能传导或传导减慢。心肌传导功能异常表现形式有完全性传导阻滞、单向阻滞、隐匿性传导、传导延迟及折返激动等，且均与心律失常有关。

三、窦性心律及窦性心律失常

凡起源于窦房结的心律，称为窦性心律(sinus rhythm)。窦性心律属于正常节律。

1. 窦性心律的心电图特征(图7-3-12)：

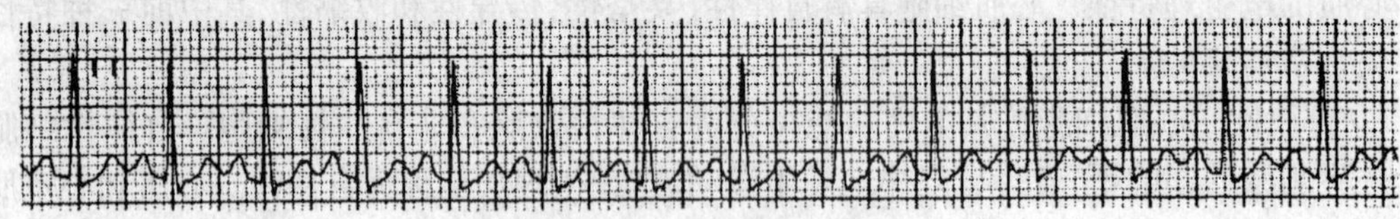

图7-3-12 窦性心动过速

(1)规律出现的窦性P波，P波形态表明激动来自窦房结，即P在Ⅰ、Ⅱ、aVF、V_5、V_6导联直立，在aVR导联倒置。

(2)P-R间期>0.12s。

(3)正常窦性心律的频率为60～100次/分。

2. 窦性心动过速(sinus tachycardia) 正常成人窦性心律的频率若超过100次/分，称为窦性心动过速。其心电图表现(图7-1-12)：

(1)具有窦性心律的特点。

(2)心率在100次/分以上，一般不超过160次/分。

窦性心动过速时，P-R间期、QRS波群及Q-T时限均相应缩短，有时继发ST段轻度下移和T波振幅偏低。窦性心动过速常见于运动、兴奋、发热、贫血、甲状腺功能亢进症、急性失血、休克、心功能不全以及应用阿托品、肾上腺素等药物之后。

3. 窦性心动过缓(sinus bradycardia) 窦性心律的频率低于60次/分，称为窦性心动过缓。其心电图表现(图7-3-13)：

(1)具有窦性心律的特点。

(2)心率在60次/分以下，一般不低于40次/分。

窦性心动过缓常见于老年人、运动员、颅内高压、甲状腺功能减退、病态窦房结综合征以及药物如β-受体阻滞剂、洋地黄、利血平作用等。

4. 窦性心律不齐(sinua arrhythmia) 窦性心律发生节律不整，心电图表现：

(1)窦性心律快慢显著不等，在同一导联上P-P间期相差>0.12s。

(2)常与呼吸周期有关，吸气时心率稍快，呼气时心率稍慢。

窦性心律不齐常见于儿童、青少年及自主神经功能不稳定者，多无临床意义，常与窦性心动过缓同时存在。

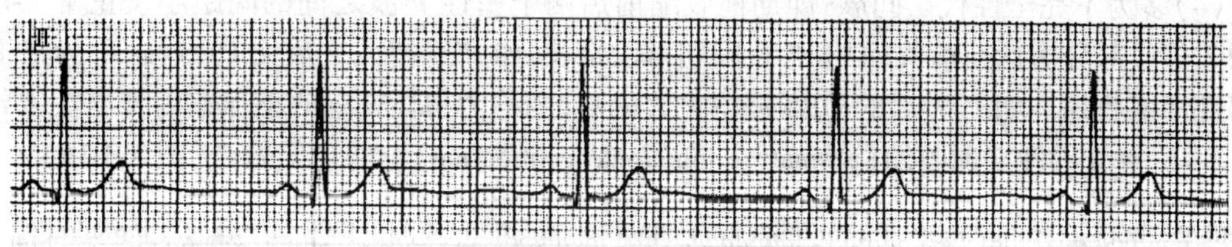

图 7-3-13　窦性心动过缓

5. 窦性停搏(sinus arrest)　亦称窦性静止。在规律的窦性心律中,由于迷走神经张力增高或窦房结病变,在一段时间内窦房结停止发放激动。心电图示在规则的 P-P 间距中突然出现 P 波脱漏,形成较长的 P-P 间期且与正常的 P-P 间期不成倍数关系(图 7-3-14)。窦性静止后常出现逸搏或逸搏心律。

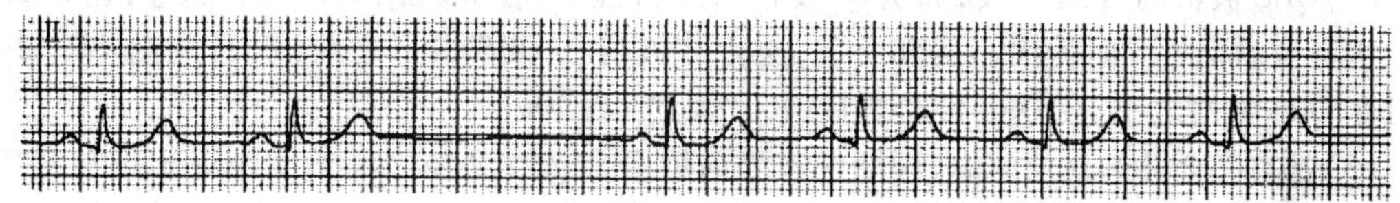

图 7-3-14　窦性停搏

6. 病态窦房结综合征(sick sinus syndrome,SSS)　简称病窦综合征,由于窦房结或周围组织病变,引起一系列缓慢窦性心律失常。常出现心、脑等脏器供血不足表现。心电图表现:

(1)持续的窦性心动过缓,心率<50 次/分,不宜用阿托品等药物纠正。

(2)窦性停搏或窦房阻滞。

(3)在显著的窦性心动过缓基础上而出现室上性快速心律失常发作,又称慢-快综合征。

(4)如病变同时累及房室交界区,则发生窦性停搏时,可长时间不出现交界性逸搏,或伴有房室传导障碍,称为双结病变。

四、期 前 收 缩

期前收缩(premature beat)又称过早搏动,简称早搏。期前收缩是由窦房结以下的异位起搏点兴奋性增高或形成折返激动,使之过早发出激动引起心脏提前收缩,是最常见的心律失常。根据异位起搏点的部位不同,期前收缩可分为房性、房室交界性和室性三种。其中以室性最为常见,其次为房性,房室交界性少见。

1. 房性期前收缩(premature atrial contraction)　心电图特点(图 7-3-15):

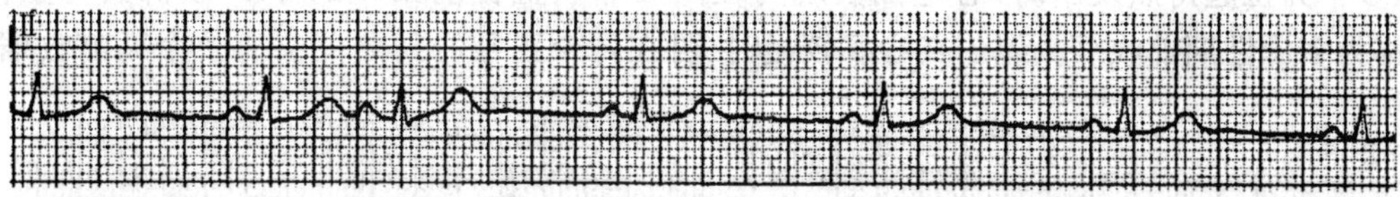

图 7-3-15　房性期前收缩

(1)提前出现的 P′波,其形态与窦性 P 波略有不同。

(2)P′-R 间期>0. 12s。

(3)QRS 波群形态和时间基本正常。

(4)多为不完全性代偿间歇,即期前收缩前后两个窦性P波之间的间距小于正常P-P间距的2倍。部分房性期前收缩的P′-R间期可以延长,如P′逸搏波之后无QRS波,称为未下传的房性期前收缩。如P′之后的QRS波群宽大畸形,则称为房性期前收缩伴室内差异性传导。

2. 房室交界性期前收缩(premature junctional contraction) 心电图特点(图7-3-16):

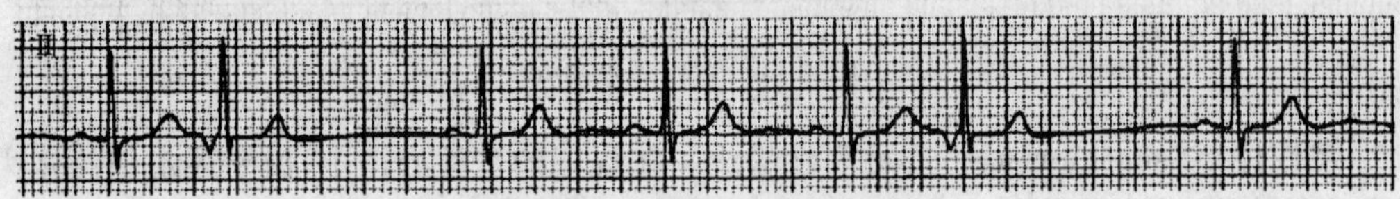

图7-3-16 房室交界性期前收缩

(1)提前出现的QRS波群,其形态与正常基本相同。

(2)QRS波群前可无P′波,如有P′波常为逆行性(P在Ⅱ、Ⅲ、aVF导联倒置,在aVR直立),因异位激动可同时传向心房和心室,逆行P′波可在QRS波形之前(P′-R间期<0.12s),亦可在QRS波群之中,及QRS波群之后(R-P′间期<0.20s)。

(3)常有完全性的代偿间歇,即期前收缩前后两个窦性P波之间的间距等于正常P-P间距的2倍。

3. 室性期前收缩(premature ventricular contraction) 心电图特点(图7-3-17):

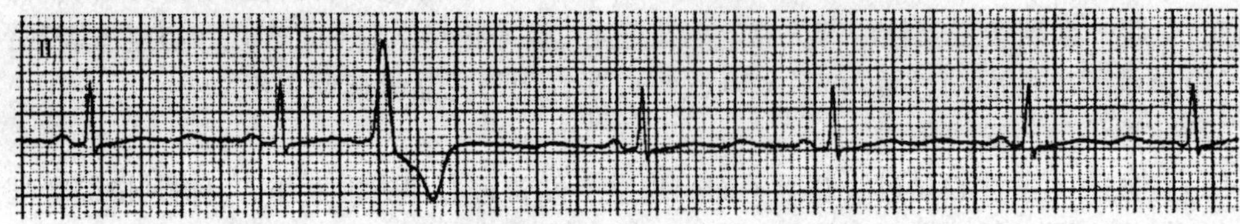

图7-3-17 室性期前收缩

(1)提前出现的QRS波群,其前无相应的P波。

(2)QRS波群宽大畸形,时限>0.12s。

(3)T波与QRS波群主波方向相反。

(4)有完全性的代偿间歇。

期前收缩可以偶发,亦可频发,频发时表现为期前收缩>5次/分;可以不规律地发生,亦可规律地出现,规律出现时表现为在每个或每两个正常心搏之后出现一次期前收缩,而成为二联律或三联律(图7-3-18);期前收缩可从一个异位起搏点发出,也可从多个异位起搏点发出,当从多个异位起搏点发出时,心电图表现为在同一导联上提前出现的QRS波群具有多种形态,称为多源性期前收缩。偶尔在心率较慢时,可在两个正常心搏之间夹有一个期前收缩,称

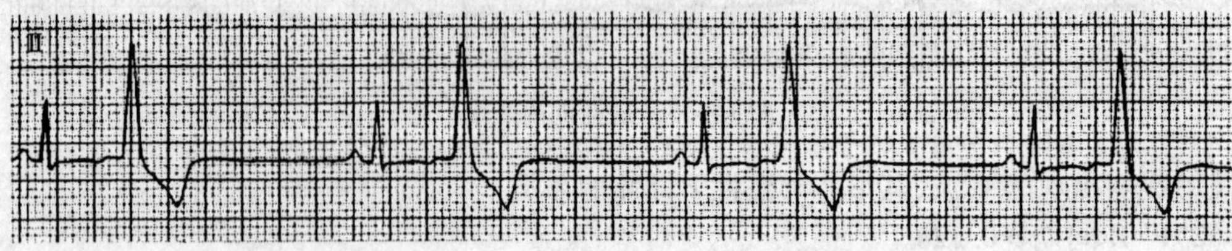

图7-3-18 室性期前收缩呈二联律

为插入性期前收缩。期前收缩常见于情绪激动、过劳、饱餐、烟酒过量；各种器质性心脏病如冠心病、风心病、心肌炎、心肌病等。此外，可见于心脏手术、麻醉、体外循环、胃肠与肝胆系统疾病、急性感染、严重低血钾以及洋地黄作用等。

五、异位性心动过速

异位性心动过速是异位起搏点兴奋性增高或折返激动引起的快速异位心律（即连续出现3次或3次以上的期前收缩）。以阵发性心动过速最常见，其特点为突发突止，发作时心率频速，节律规则。根据异位起搏点的部位不同可分为房性、交界性和室性三种。房性与交界性阵发性心动过速有时在心电图上不易区别，故又统称为阵发性室上性心动过速。这种心动过速常发生于无器质性心脏病者，可见于情绪激动、劳累、烟酒过量等；也可发生于器质性心脏病。室性心动过速则多见于器质性心脏病、低血钾、洋地黄中毒等。

1. 阵发性室上性心动过速（paroxysmal supraventricular tachycardia）心电图特点（图 7-3-19）：

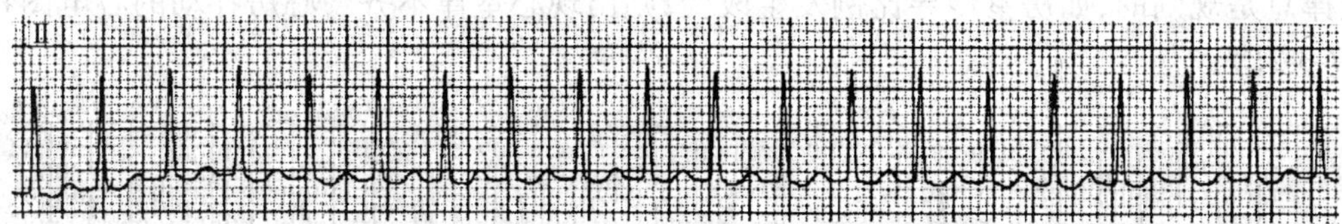

图 7-3-19　阵发性室上性心动过速

（1）QRS 波群形态、时间正常。

（2）心室率快且规则，频率在 160～240 次/分。

（3）P′波常埋于 QRS 波群或 T 波中而不易辨认。

（4）发作时可伴 ST-T 改变。

2. 阵发性室性心动过速（paroxysmal ventricular tachycardia）　心电图特点为（图 7-3-20）：

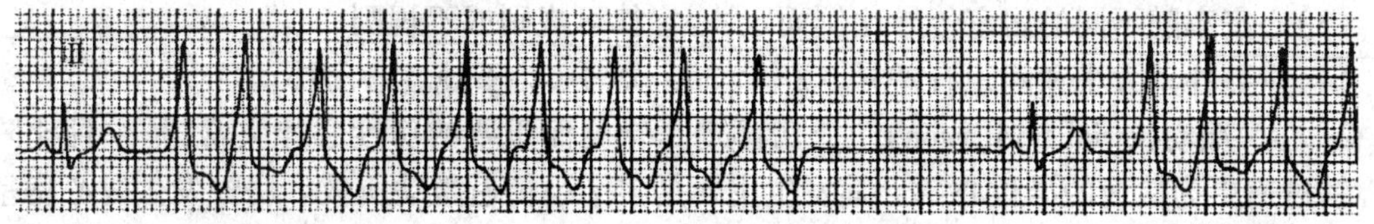

图 7-3-20　阵发性室性心动过速

（1）QRS 波群宽大畸形，时限 >0.12s。

（2）心室率常在 140～200 次/分。

（3）R-R 间期大致相等，可略有不齐。

（4）T 波与 QRS 波群主波方向相反。

（5）有时可见到保持固有节律的窦性 P 波融合在 QRS 波群的不同部位上，偶可发生心室夺获。

3. 非阵发性心动过速（nonparoxysmal tachycardia）　亦称加速性房性、交界性或室性自主心律，其频率较窦性心律快，而比阵发性心动过速慢。交界性的频率为 70～130 次/分，室性频率为 60～100 次/分。常无阵发性发作与停止的特点，多发生于器质性心脏病。

4. 扭转型室性心动过速(torsade de pointes) 这是一种严重的室性心律失常,发作时心电图上可见一系列宽大畸形的 QRS 波群以每 3 ~ 10 个心搏围绕基线不断扭转其主波方向。常在数秒至数十秒内自行停止,极易复发,发作时间长可转为心室颤动。常见于先天性 Q-T 间期延长综合征、严重的房室传导阻滞、低血钾、低血镁、某些药物如奎尼丁、胺碘酮等作用。在临床上常表现为反复发作的心源性晕厥或阿-斯综合征。

六、扑动与颤动

扑动与颤动可发生在心房或心室,是一种频率较阵发性心动过速更快的主动性异位心律。其发生主要与心肌的兴奋性增高,不应期缩短,可伴有一定的传导障碍,易形成环形激动及多发微折返有关。

1. 心房扑动(atrial flutter) 由于心房内形成环形激动的结果所致,大多为阵发性。心房扑动是介于阵发性房性心动过速与心房颤动之间的一种房性异位心律。心房扑动时,心房呈连续、频速而规则的搏动,多数病例房室传导比例为 2:1 或 4:1。当房室传导比例保持恒定时,心室律总是规则的,如房室传导比例发生改变,则出现心室律不齐。心房扑动的心电图特点(图 7-3-21):

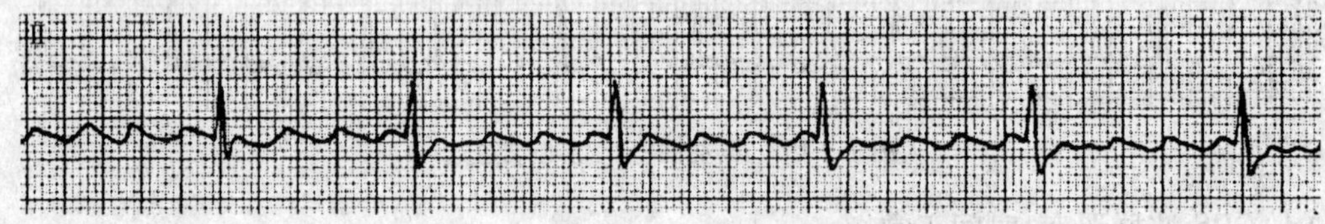

图 7-3-21 心房扑动(4:1)

(1)P 波消失,代之以 250 ~ 350 次/分、间隔均匀、形状相同、振幅一致的心房扑动波(F 波),在Ⅱ、Ⅲ、aVF、V_1 导联中清晰可见,常呈连续的锯齿状或波浪状波形。

(2)QRS 波群形状和时限正常,有时因 F 波的影响,QRS 波群形状可稍有差异。

(3)心室率随不同的房室传导比例而定,心室律可规则或不规则。

(4)少数扑动大小和间距有差异,频率 >350 次/分,为不纯性心房扑动。

2. 心房颤动(atrial fibrillation) 心房颤动是常见而重要的房性心律失常,是一种比阵发性心动过速更为快速的异位心律。其发生主要是多个小折返激动所致。房颤发生时心房呈极其快速而不规则的乱颤状态,频率高达 350 次/分以上,使整个心房失去正常有效的收缩,从而影响了心脏的排血功能,并易形成附壁血栓。心房颤动的心电图特点(图 7-3-22):

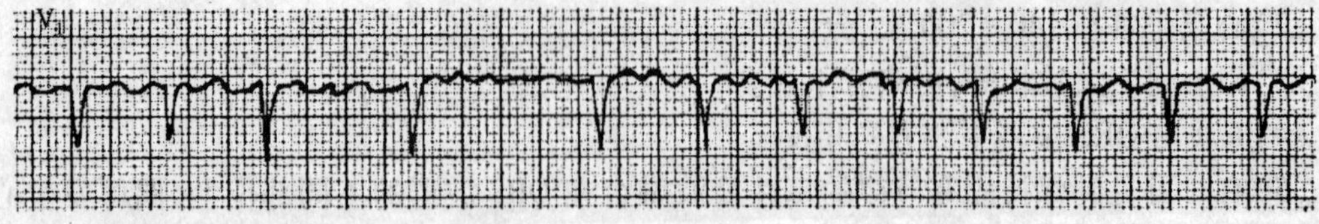

图 7-3-22 心房颤动

(1)P波消失,代之以大小不同、形状各异、间隔不等的心房颤动波(f 波),V_1 导联最清楚。

（2）心房颤动波频率约为 350～600 次/分。

（3）R-R 间期绝对不规则。

（4）QRS 波形态和时间大多正常。

当前一个 R-R 间距偏长而与下一个 QRS 波相距较近时，易出现一个增宽变形的 QRS 波，与室性期前收缩酷似，此为房颤伴室内差异性传导。

心房扑动和心房颤动绝大多数发生于器质性心脏病的病人，常见于风心病二尖瓣狭窄、冠心病、甲状腺功能亢进症，也可见于慢性缩窄性心包炎、心肌病、洋地黄类药物中毒等。少数正常人也可发生阵发性心房颤动。

3. 心室扑动与颤动　心室扑动（ventricular flutter）与心室颤动（ventricular fibrillation）是一种最严重的快速异位心律。心室扑动是心室肌产生环形激动所致。发生心室扑动一般具有两个条件：①心肌明显受损，缺氧或代谢失常；②异位激动落在易颤期。心室扑动与颤动时心室完全失去收缩能力，仅呈蠕动状态，就血流动力学而言，无异于心室停搏，如不及时抢救，将致病人死亡，故是猝死的最常见原因。

（1）心室扑动的心电图特点（图 7-3-23）：

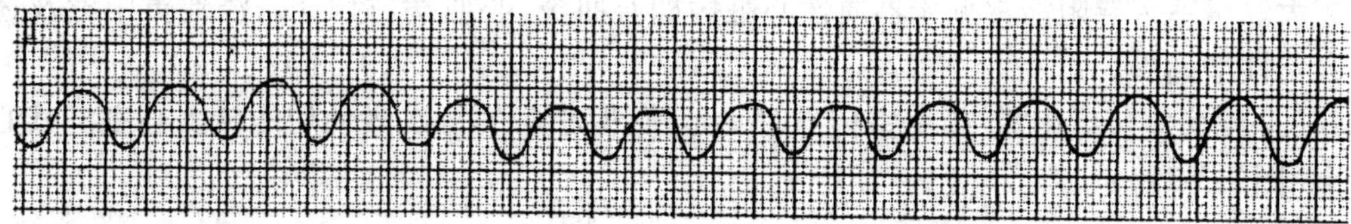

图 7-3-23　心室扑动

1）规则、频速、大振幅的连续性波形，频率约为 200～250 次/分。

2）QRS-T 波群不能辨认。

心室扑动通常持续时间短暂，常很快转为正常，或转为心室颤动致死亡。

（2）心室颤动的心电图特点（图 7-3-24）：

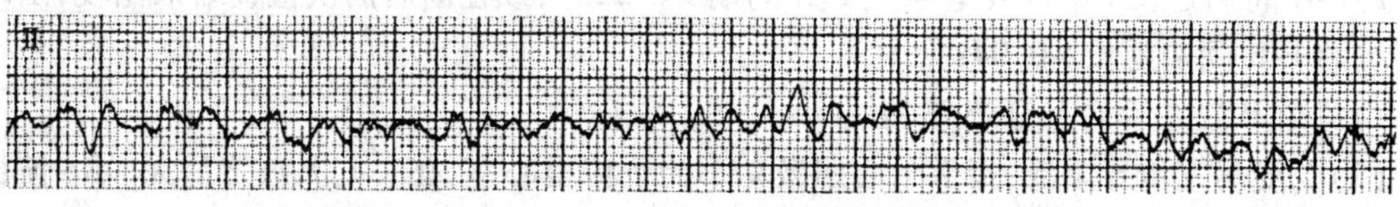

图 7-3-24　心房颤动

1）QRS-T 波群完全消失。

2）出现形状不一、大小不等、节律不整的基线摆动波形，频率约为 200～500 次/分。

发生心室颤动时，最初振幅常较大，以后逐渐变小，如经治疗无效，最终将变为等电位线，说明心脏电活动停止。

七、传导异常

传导异常包括心脏激动在传导过程中发生障碍或传导途径异常。

（一）心脏传导阻滞（heart block）

心脏传导障碍其阻滞部位可发生在窦房结、心房、房室传导系统或心室。其中以房室传导阻滞及束支传导阻滞最常见。按阻滞的程度可分三度:一度为传导延缓;二度为部分激动传导发生中断;三度为传导完全中断。根据阻滞发生的情况,可分为永久性、暂时性、交替性和渐进性。

1. 窦房传导阻滞(sinoatrial block) 普通心电图机难以描记出窦房结电位,故一度窦房阻滞无法观测到。三度窦房阻滞也难于与窦性静止相鉴别,只有二度窦房阻滞时才能诊断。二度窦房阻滞分两型:①二度Ⅰ型:窦房传导逐渐延长,直至一次窦性激动不能传入心房。心电图表现为P-P间距进行性缩短,于出现脱漏后又突然延长呈文氏现象,但应与窦性心律不齐鉴别;②二度Ⅱ型:在规律的窦性心律中突然出现一个脱漏间歇,这一长的间歇恰好等于正常窦性P-P的倍数,此型较易诊断。

2. 房室传导阻滞(atrioventricular block,AVB) 当窦房结的激动在激动心房的同时经房室交界区从心房向心室传导过程中发生障碍,出现传导延迟或阻断。房室传导有不同层次:在房内的结间束传导延迟可引起P-R间期延长;房室结、房室束和束支近端是阻滞的好发部位;左、右束支及三支(右束支和左束支的前、后分支)同时出现传导阻滞,也属于房室传导阻滞。根据阻滞的程度分为第一、二、三度房室传导阻滞。阻滞部位越低,低位起搏点越不稳定,危险性就越大。房室传导阻滞常见于器质性心脏病如心肌炎、心肌病、冠心病,洋地黄中毒及迷走神经兴奋性增高等。

(1)一度房室传导阻滞:指房室传导时间延长,但心房的每次激动均能传入心室。其心电图特点(图7-3-25):

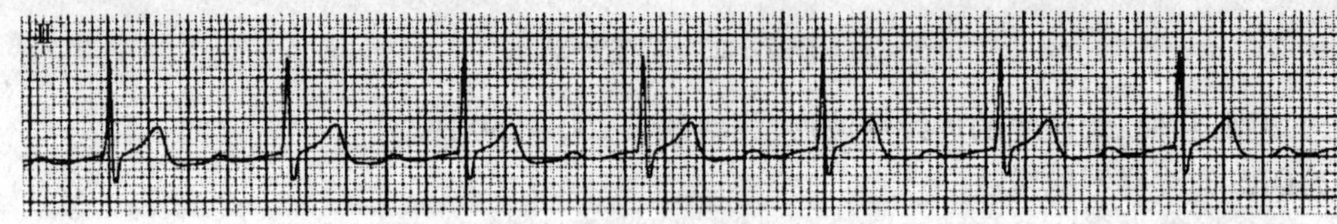

图7-3-25 一度房室传导阻滞

1)P-R间期延长>0.20s(老年人P-R间期>0.22s),或在前后两次检查结果比较,出现心率相当的P-R间期延长>0.04s。

2)每个P波之后均有QRS波群。

(2)二度房室传导阻滞:指部分心房激动不能下传至心室,在一些P波之后无QRS波群跟随出现,称为心室漏搏或QRS波群脱漏。通常应用心房和心室激动次数的比例来代表这种房室之间的传导情况,如3:2房室传导阻滞,说明激动3次只有2次传入心室。其心电图表现可分为两型:

1)二度Ⅰ型:亦称莫氏Ⅰ型(Morbiz Ⅰ型),心电图特点(图7-3-26):①P-R间期逐渐延长,直至P波后QRS波群脱漏一次,脱漏后第一个P-R间期最短,以后依次逐渐延长,直至P

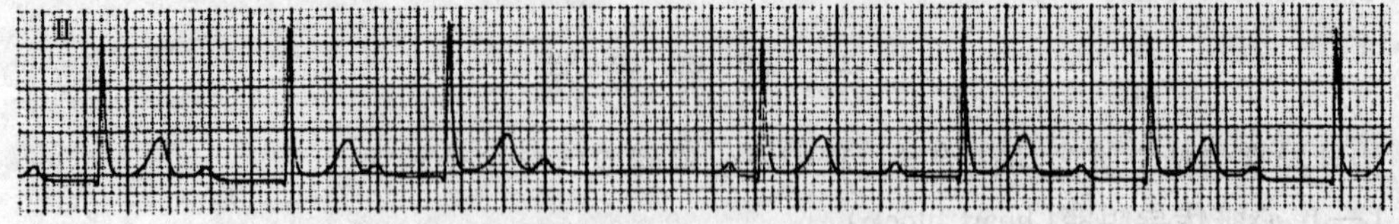

图7-3-26 二度Ⅰ型房室传导阻滞

波后 QRS 波群脱漏，如此周而复始出现；②QRS 波群呈比例脱漏，房室传导阻滞比例常为 3∶2、4∶3 或 5∶4。

2）二度Ⅱ型：亦称莫氏Ⅱ型（Morbiz Ⅱ型），心电图特点为（图 7-3-27）：①P-R 间期恒定（正常或延长）；②部分 P 波后无 QRS 波群；③房室传导比例多为 2∶1 或 3∶1 等。

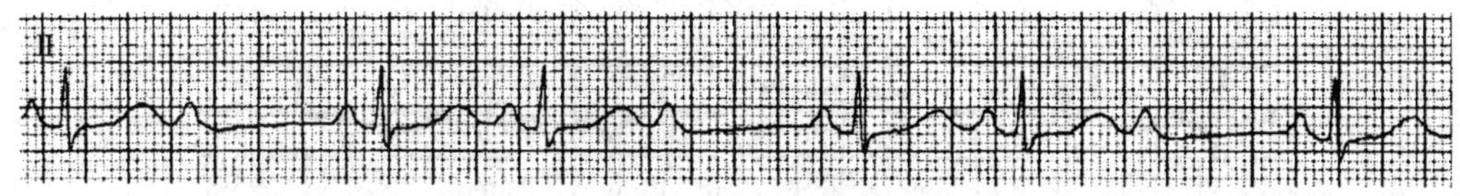

图 7-3-27　二度Ⅱ型房室传导阻滞

凡 QRS 波群连续脱漏出现 2 次或 2 次以上者，称为高度房室传导阻滞，例如房室传导比例 3∶1、4∶1 等。二度Ⅰ型房室传导阻滞较二度Ⅱ型为常见，前者多为功能性或病变位于房室结或房室束近端，大多可以恢复，预后较好；后者多属器质性损害，病变大多位于房室束远端或束支部位，易发展为完全性房室传导阻滞，预后差。

（3）三度房室传导阻滞：又称完全性房室传导阻滞，系指心房下传的激动完全不能抵达心室，心房和心室的活动分别由两个起搏点控制，通常窦房结控制心房，阻滞部位以下的交界区或心室异位起搏点发放冲动控制心室，出现逸搏心律，各自维持自己固有的规律性。心电图特点（图 7-3-28）：

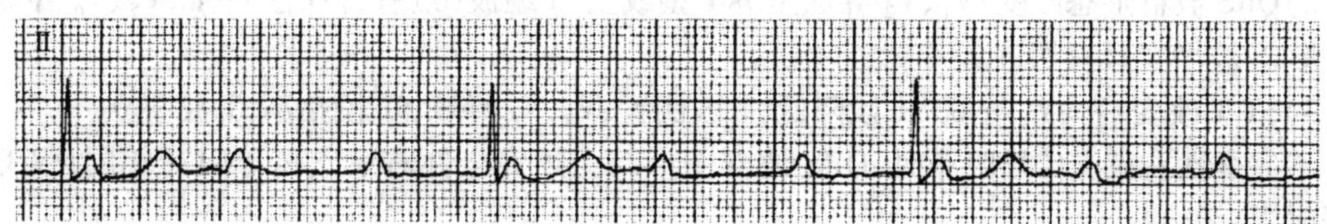

图 7-3-28　三度房室传导阻滞

1）P-P 和 R-R 间期各自维持自己固有的规律性。

2）P 波与 QRS 波群之间无固定关系。

3）心房率快于心室率。

4）起搏点位于房室束分叉以上，则 QRS 波群形态正常，频率常在 40 次/分以上；若起搏点位于房室束分叉以下，则 QRS 波群宽大畸形，频率常在 40 次/分以下。阻滞部位越低，其危险性越大。

3. 束支与分支传导阻滞　正常心脏的激动经房室结下传，沿房室束进入心室后，在室间隔上部分成粗短的左束支及细长的右束支，分别支配左、右心室。当左束支或右束支因病变影响如炎症、缺血、变性等或功能障碍而使激动传导发生阻滞时，激动须自健侧心室经室间隔传向患侧心室使之除极，因此除极发生变化，传导速度亦减慢，在时间上延迟 40～60ms，故 QRS 波群形态和时间发生异常改变。此外，复极过程也受到影响，而产生继发性的 ST-T 变化。根据阻滞的部位可分为左束支、右束支及左束支分支阻滞等；按 QRS 波群时限是否 >0.12s 而分为完全性与不完全性束支传导阻滞。束支传导阻滞可以是永久性的，也可以是间歇性的。右束支传导阻滞可发生在各种器质性心脏病，如冠心病、先心病、高心病、心肌病以及风心病等，也可见于少数健康人。左束支传导阻滞则多为器质性心脏病所致。

(1)右束支传导阻滞(righy bundle branch block,RBBB):右束支细而长,由单侧冠状动脉分支供血,不应期比左束支长,故传导阻滞多见。完全性右束支传导阻滞的心电图特点(图7-3-29):

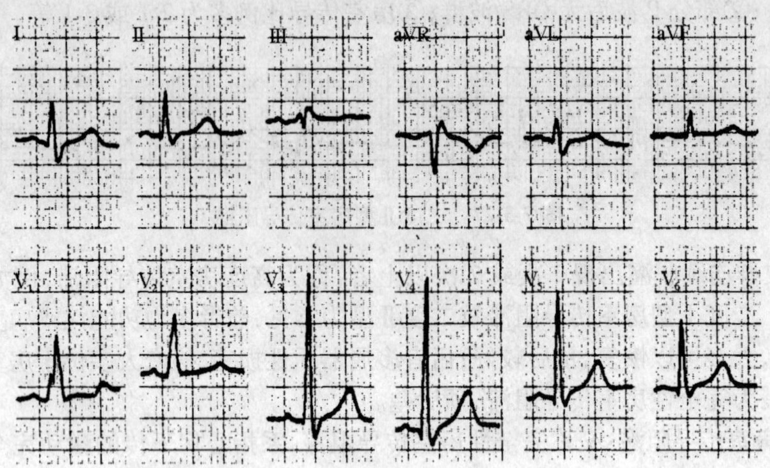

图7-3-29 完全性右束支传导阻滞

1)QRS波群时间延长≥0.12s,V_1、V_2导联室壁激动时间≥0.06s。

2)QRS波群形态改变:V_1、V_2导联呈rsR′型或呈M型波(最有特征性);Ⅰ、V_5、V_6导联呈qRS形,S波增宽且有切迹。

3)ST-T改变:V_1、V_2导联ST段降低,T波倒置;V_5、V_6导联ST段抬高,T波直立。

不完全性右束支传导阻滞时,QRS波群图形与上述完全性右束支传导阻滞相同,仅QRS波群时限<0.12s。

(2)左束支传导阻滞(left bundle branch block,LBBB):完全性左束支传导阻滞的心电图特点(图7-3-30):

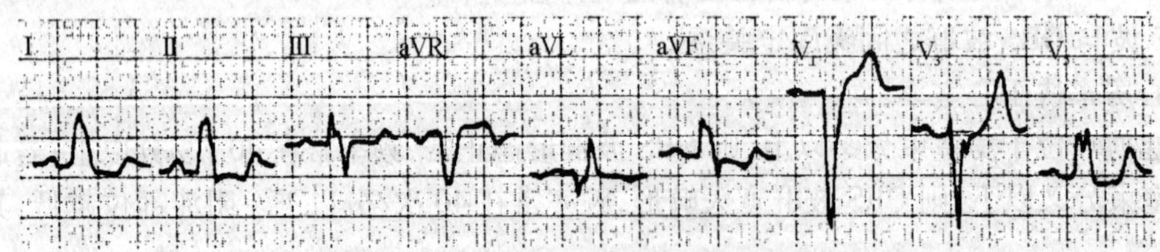

图7-3-30 完全性左束支传导阻滞

1)QRS波群时间延长≥0.12s,V_5、V_6导联室壁激动时间≥0.06s。

2)QRS波群形态改变:V_5、V_6导联一般前无q波,其后常无S波,R波增宽、粗钝或有切迹;V_1、V_2导联r消失或极小,呈rS型或QS型,S波宽大。肢体导联常有电轴左偏。

3)ST-T改变:V_5、V_6导联ST段降低,T波倒置;V_1、V_2导联ST段抬高,T波直立。

不完全性左束支传导阻滞时,QRS波群图形与上述完全性左束支传导阻滞相同,仅QRS时限<0.12s。

(3)左前分支阻滞(left anterior fascicular block,LAFB):心电图特点为(图7-3-31):

1)QRS波群电轴显著左偏,在-30°~-90°之间,如≥-45°有较肯定诊断价值。

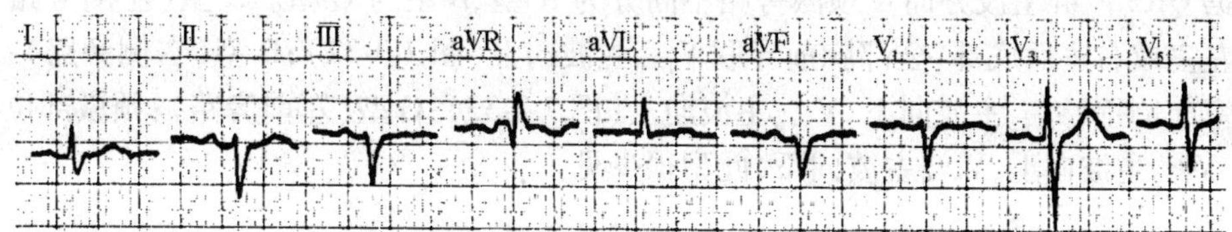

图 7-3-31 左前分支传导阻滞

2) QRS 波群在 Ⅰ、aVL 导联呈 qR 型，$R_{aVL}>R_{Ⅰ}$；Ⅱ、Ⅲ、aVF 导联呈 rS 型，$S_{Ⅲ}>S_{Ⅱ}$。

3) QRS 波群时间正常或轻度增宽，一般 <0.12s。

(4) 左后分支阻滞(left posterior fascicular block, LPFB)：心电图特点为：

1) QRS 波群电轴显著右偏，在 +90° ~ +180°，≥ +110°更可靠。

2) QRS 波群在 Ⅰ、aVL 导联呈 rS 型，$S_{aVL}>S_{Ⅰ}$；Ⅱ、Ⅲ、aVF 导联呈 qR 型，$R_{Ⅲ}>R_{Ⅱ}$。

3) QRS 波群时间正常或稍增宽，一般 <0.12s。

临床上在诊断左后分支阻滞时应先排除引起心电轴右偏的其他原因。

（二）干扰与脱节

正常的心肌细胞在一次兴奋后具有较长的不应期，因而对于两个相近的激动，前一激动产生的不应期势必影响后面激动的形成和传导，这种现象称为干扰。当心脏两个不同起搏点并行地产生激动，引起一系列干扰，称为干扰性房室脱节(interference atrioventricular dissociation)。干扰所致心电图的诸多变化特征(如传导延缓、中断、房室脱节等)都与传导阻滞相似，但干扰是一种生理现象，是巧合的结果。干扰可使心律失常变得更加复杂，必须与病理性传导阻滞相区别。干扰性房室脱节心室率比心房率快，而房室传导阻滞心室率较心房率慢。干扰现象可以发生在心脏的各个部位，最常见的部位是房室交界区。房性期前收缩的代偿间歇不完全(窦房结内干扰)，房性期前收缩本身的 P′-R 间期延长，插入性期前收缩后的窦性 P-R 间期延长等，均为干扰现象。

（三）预激综合征

预激综合征(Preexcitation syndrome)是一种捷径传导，它是在正常的房室传导通道之外，激动通过旁路附加传导束提前到达，使部分(或全部)心室肌提前激动。附加传导束是一种特殊的肌束，目前已知的通常有：①房室旁道(Kent 束)，是左、右房室环外缘直接连接心房与心室的一束纤维；②房结旁道(James 束)，绕过房室结，连接心房与房室结下部或房室束上部；③结室、束室旁道(Mahaim 束)，连接房室结下部或房室束至室间隔的肌部。由于激动通过不同的附加束传导，在心电图上可有不同改变，以房室旁道最常见，称为典型预激综合征，其余旁道称为变异型预激综合征。激动沿旁路附加束逆行传导时，即可构成折返途径，易发生室上性阵发性心动过速甚或房颤。预激综合征多见于健康人，除少数发生顽固性室上速之外，一般预后良好。

1. 典型预激综合征(Wolff-Parkinson-While syndrome, WPW) 系通过房室旁道激动所完成。心电图改变为：

(1) P-R 间期 <0.12s。

(2) QRS 时限 >0.11s。

(3) QRS 波起始部分粗钝，称为预激波(delta 波)。

(4) 可有继发性 ST-T 改变。

根据QRS波群主波方向及预激旁路不同分为A型、B型与C型。A型(左侧旁路):预激部位在左室或右室后底部,全部胸前导联$V_{1\sim6}$主波向上(图7-3-32);B型(右侧旁路):预激部位在右室前侧壁,$V_{1\sim2}$主波向下,$V_{5\sim6}$主波向上(图7-3-33);C型(左前旁路):预激部位在左室外侧壁,$V_{1\sim2}$主波向上,$V_{5\sim6}$主波向下,此型很少见。

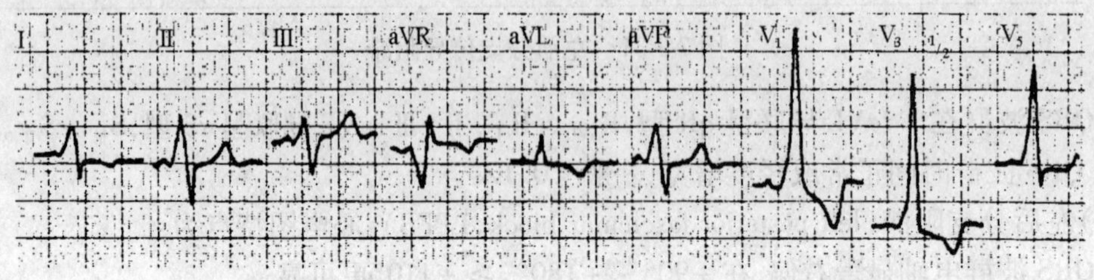

图7-3-32 预激综合征(A型)

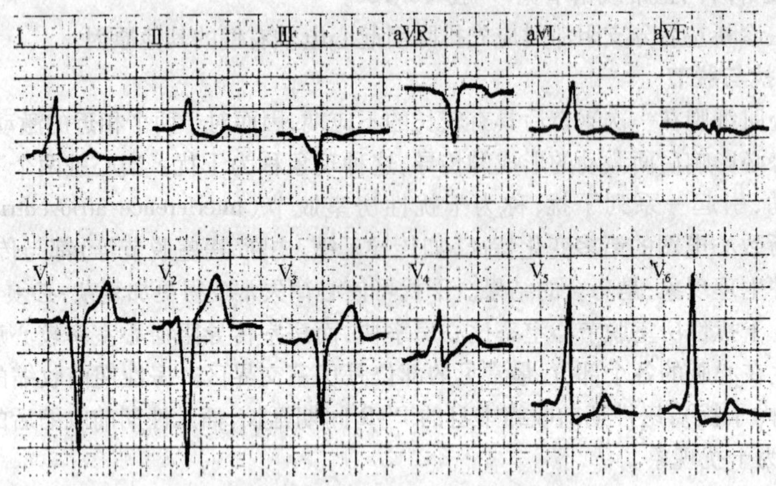

图7-3-33 预激综合征(B型)

2. 变异型预激综合征 由通过房结旁道激动所造成,称L-G-L综合征(Lown-Ganong-Levine,L-G-L syndrome),导致整个心室按正常程序提前激动。心电图改变为:

(1)P-R间期缩短<0.12s。

(2)QRS时间正常。

(3)QRS波群上无预激波。

最少见的为激动单纯通过结室、束室旁道,心电图上见到P-R间期正常,有预激波,QRS波群增宽,可有继发性ST-T改变。

八、逸搏与逸搏心律

当高位节律点因病变不能发出激动或节律明显减慢,或产生阻滞而不能正常下传时,低位起搏点就会发出一个或一连串较正常高位节律点频率低的冲动激动心脏。仅1~2个称为逸搏,连续3个或3个以上者称为逸搏心律(escape rhythm)。逸搏和逸搏心律是防止心脏停搏的具有保护作用的生理现象。逸搏按异位起搏点发生的部位可分为房性、房室交界性和室性三种，其中以房室交界性最常见，室性次之，房性较少见。逸搏的QRS波群特点与各相应的期前收缩相似，其区别为期前收缩属提前发生，为主动节律；而逸搏则在长间歇后出现，属被动性节律。逸搏与逸搏心律常见于病态窦房结综合征、窦房或房室传导阻滞等。

1. 房室交界性逸搏心律　见于窦性停搏、窦房传导阻滞、三度房室传导阻滞及期前收缩后代偿间歇过长等情况。其心电图表现为：

(1)在一个长间歇后出现一个QRS波群。

(2)此QRS波群与窦性QRS波形态相同或相似。

(3)P′-R间期<0.12s，或无P波，或在QRS波前后有逆行P′波。

(4)频率一般为40～60次/分，慢而规则。

2. 室性逸搏心律　多见于双结病变或发生于束支水平的三度房室传导阻滞。心电图表现为：

(1)长间歇后出现宽大畸形的QRS波群，其时限≥0.12s。

(2)其前无P波，有P波也与QRS波群无关。

(3)频率一般为20～40次/分。

(4)可略不规则。

3. 房性逸搏心律　心电图表现是：

(1)延迟出现的个别或多个、一种或多种畸形P′波。

(2)P′-R间期>0.12s。

(3)QRS波群与窦性QRS波形态相同。

(4)频率一般为50～60次/分左右。

（张　维）

第五节　药物、电解质对心电图的影响

一、电解质紊乱

（一）血钾升高

血清钾浓度升高时，首先是增加了复极期细胞膜对钾离子的通透性，而[3]位相时间缩短，整个动作电位时间也缩短，此时心电图上表现为T波高耸，Q-T间期缩短。随着血钾浓度的继续升高，心电图会相继出现如下变化：①出现室内传导延缓，QRS波群均匀性增宽；②心房肌受抑制可无P波，称之为“窦室传导”；③由于QRS波显著增宽，Q-T间期可以延长；④可出现缓慢、规则、愈来愈宽大的QRS波群，甚至与T波融合，最后发生心脏停搏或室颤(图7-3-34)。

（二）血钾降低

细胞外钾离子降低时，细胞膜对钾离子通透性降低，使[3]位相钾离子逸出减慢，导致该

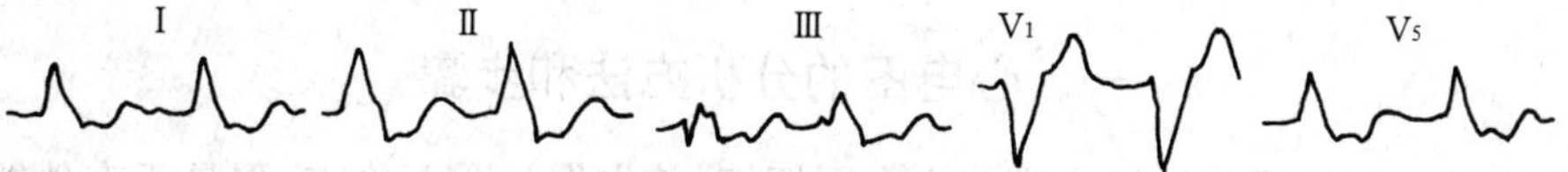

图7-3-34　高血钾

阶段平缓延长。在心电图则表现为T波低平而U波逐渐明显,T-U融合,甚至U波振幅超过同导联的T波,呈驼峰状,Q-T间期不易测量。低钾还可引起自律性增高,出现各种异位性室性心律。缺钾还可加重洋地黄中毒作用(图7-3-35)。

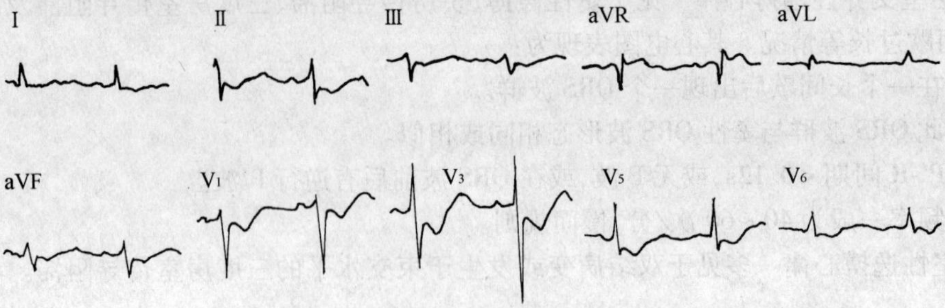

I Ⅱ Ⅲ aVR aVL

aVF V_1 V_3 V_5 V_6

图7-3-35 低血钾

二、药物影响

(一)洋地黄类制剂

应用洋地黄类药物后,可以使心电图出现特征性变化,表现为:Q-T间期缩短,ST段呈鱼钩状倾斜性降低,T波倒置、降低、双向以至于ST-T之间无明确界线。这些变化在以R波为主的导联中表现最为明显,在以S波为主的导联,其ST-T变化方向与上述相反。上述ST-T改变,只要用过一定量的洋地黄类药物的人即可出现,只能表明用过洋地黄类药物,不能视为洋地黄毒性反应。洋地黄类药物的毒性反应主要是各种心律失常和传导阻滞,例如,在用药后出现的频发、多源室性期前收缩甚至呈二联律、室性心动过速、房性心动过速合并房室传导阻滞、交界性心动过速合并不同程度的房室传导阻滞、第三度房室传导阻滞等。

(二)抗心律失常药

1. 奎尼丁 奎尼丁对心电图的影响与血浆浓度高低有关。当浓度较低时,出现Q-T间期延长,T波低平。逐渐增加奎尼丁血浆浓度除加重上述改变外,还可以使QRS波逐渐增宽25%~50%。奎尼丁对心率、心律的影响是小剂量可使窦性心律加速,大剂量则抑制窦房结,产生窦性心动过缓、窦房传导阻滞以至窦性停搏。部分病人在服用奎尼丁后可产生扭转型室速或室颤。

2. 胺碘酮 胺碘酮可减缓窦房结的频率,抑制[4]位相除极,显著延长心房、心室肌动作电位时间,因而延长不应期,对预激综合征的旁路纤维不应期的延长更为明显。房室结内传导时间延长,对[0]相上升速度影响极小。该药对心电图的影响主要表现为Q-T间期延长,T波平坦、切迹,U波较明显。

第六节 心电图的分析方法和临床应用

一、心电图的分析方法和步骤

1. 全面的一般性阅读 按顺序将心电图摆好,首先作一全面检查,看是否有伪差,导联有否接错,基线有否移动,定标电压是否准确,这些对正确判定结果很重要。

2. 找出P波，确定心律，测量P-P或R-R间距计算出心率。如心律不规整时则连续测量10个R-R间距，求其均数，作为心室率的根据。

3. 观察肢体导联心电图的主波方向，大致确定心电轴的方向，如有必要可用计算法精确算出心电轴度数。

4. 观察和测量P波、QRS波群、ST段和T波的形态、方向、电压，测量P-R间期、Q-T间期并判定是否正常。

5. 阅读临床提供的申请单，根据病人的年龄、性别、症状、体征，综合分析心电图资料作出心电图诊断，即：心电图正常；心电图大致正常；心电图有可疑处；心电图不正常。

二、心电图的临床应用

1. 对各种心律失常的分析诊断有肯定价值。心电图特征性变化和演变规律为心肌梗死的诊断提供可靠依据。

2. 协助心脏房室肥大、心肌损害、供血不足、药物作用和电解质紊乱的诊断。

3. 除心血管疾病外，心电图和心电监护已广泛应用于手术麻醉、用药观察、重危病人抢救以及体育运动和航天航空等领域中。

4. 心电图的检查有局限性，许多心脏疾病，特别是早期，心电图可以正常。还有许多疾病可以引起同一种图形的改变，如心肌梗死、心肌病和脑血管病，均可出现异常Q波。所以心电图应与临床资料密切结合，方能得出全面正确的结果。

（邵同先）

第四章

心电其他相关检查

第一节　动态心电图

动态心电图(dynamicelectrocardiogram,DCG)　是由 Holter 发明并于 1961 年应用于临床,故又称为 Holter 系统。是用一种随身携带的记录器连续记录人体 24 小时、48 小时或更长时间的心电变化,经计算机处理分析及回放打印系统记录的心电图。它可以显示监测时间内的心搏总数、最快与最慢心率、平均心率,并能自动检测出室上性或室性期前收缩以及室上性或室性心动过速,还可记录心搏停跳情况以及 P-R 间期、QRS 波群、ST 段及 T 波的变化,还可检出房室传导阻滞、心房纤颤、窦房阻滞、预激综合征等,为临床提供有价值的材料。与常规心电图相比,DCG 记录的信息量大,且可记录病人不同状况下的心电图。但因导联体系不同,更容易受体位、活动等因素影响,在分析结果时,要慎重。

一、仪器的基本结构

DCG 仪器主要包括记录器、分析系统和打印系统。记录器通过导线与病人胸部的电极相连,能记录受检查者的心电信号。记录结束时将所获的信息输入分析系统进行分析。分析系统采用计算机,方便迅速。新型仪器可进行人机对话,对分析仪的误判可以修改更正。打印系统则是将按需要编辑好的资料打印出图形和文字报告。

二、导联选择

由于病人在各种状况下活动,只能将电极固定在胸部。目前已由原来采用的双极单导联发展为双极双导联或三导联同步记录,12 导联间断同步记录已经问世。导联可以根据需要选择,常用导联有:

1. CM5 导联　正极置于左腋前线第 5 肋间处(V_5 导联位置);负极置于胸骨柄处。该导联记录的 QRS 波振幅高,且对缺血性 ST 段下降最敏感。

2. CM1 导联正极置于胸骨右缘第 4 ~6 肋间(V_1 导联位置);负极置于胸骨柄左侧。该导联 P 波清晰,有利于心律失常的分析。

3. CMF 导联　只要将 CMl 导联正极置于左下腹部即可。该导联有利于左室下壁心肌缺血的检出。无关电极通常放在右锁骨中线第 5 肋间处。

三、临床应用范围

1. 判定原因不明的头晕、黑蒙和昏厥病人,但必须是病人症状发作时记录结果才有意义。

2. 对心律失常进行定性、定位诊断。

3. 对判定心肌缺血有一定意义。目前尚无统一的判定标准,参考标准是:ST 段呈水平型或下斜型下降等于或大于 1mm,持续 1 分钟或以上,两次发作间隔至少为 1 分钟者才有意义。

4. 选择安装起搏器指征,评定起搏器功能。

5. 急性心肌梗死随访及预后评估。

6. 抗心律失常药物及抗心肌缺血药物的疗效评定。

四、分析注意事项

动态心电图因其与常规心电图导联体系不同,容易受体位、活动等因素影响,所以在分析结果时,要排除上述因素。

第二节　心电图运动负荷试验

心电图运动负荷试验(electrocardiogram exercisetest)是指令受检者进行体力活动达到一定的量,使心肌耗氧量增加,用以发现冠心病的一种诊断方法。该方法虽然有一定比例的假阴性与假阳性,但由于其属无创伤、安全、方便,仍被认为是一项重要的检查手段。

一、运动试验的生理和病理基础

生理情况下,运动引起心率和心肌耗氧量的增加,冠状动脉血流量也随之增加。当冠状动脉发生病变而狭窄时,通常在安静状态下血流量不会减少到发生心肌缺血的程度,而在运动时心肌耗氧量增加,但狭窄的冠状动脉血流量却不能相应增加,引起心肌缺血,心电图上可出现缺血性改变。

二、运动负荷量的检查

运动负荷量分为极量与亚极量两种。极量是指运动使受检者的心率达到生理极限的负荷量,极限运动量一般多以统计所得的各年龄组的预计最大心率为指标。一般最大心率为:220 - 年龄数;亚极量指使心率达到 85% ~90% 最大心率的负荷量。例如 60 岁病人极量运动试验要求其心率达到 220 - 60 = 160 次/分;亚极量 160 × 85% = 136 次/分。受检者的体力情况因人而异。为了安全,大多数采用亚极量负荷试验。

三、心电图运动试验的方法

1. Master 二级梯运动试验　由 Master 在 20 世纪 30 年代创建。按年龄、性别、体重不同,以适当速度在规定时间内完成规定次数的二级梯登梯运动。分析运动前后的心电图变化以判定结果。该方法虽然简单、易行、安全、经济,但运动负荷不能因人而异,大大影响诊断的准确性。目前,这一方法已逐渐淘汰。

2. 踏车运动试验(bicycleergometertest)　让受检者在装有功率计的踏车上做蹬车运动,负荷量可以分级依次递增,直至使受检者心率达到所需水平,踏车前、中、后多次描记心电图,逐次分析做出判定。优点是可根据受检者个人情况,达到所需水平,符合运动试验原理和要求,结果比较可靠。

3. 平板运动试验(treadmilltest) 是让受检者在一活动的平板上走动,以平板坡度和运动速度调节负荷量,并分级依次递增,直到受检者心率达到所需水平。分析运动前、中、后的心电图变化以判定结果。这是目前最常用的方法。

四、运动试验的适应证与禁忌证

(一) 适应证

1. 对胸痛病因不明的病人进行冠心病的鉴别诊断。
2. 对冠心病病人进行体力活动的鉴定。
3. 评价冠心病病人的药物疗效或手术治疗效果。
4. 对冠心病的流行病学调查进行筛选试验。

(二) 禁忌证

1. 有休息时发作的不稳定性冠心病。
2. 有心肌梗死合并室壁瘤者。
3. 心力衰竭者。
4. 中、重度心脏瓣膜病或先天性心脏病者。
5. 血压≥160/100mmHg。
6. 有其他严重疾病者。

对无禁忌证的受检者,应坚持达到适宜的运动终点,即达到亚极量(或极量)水平。但对运动中未达到终点而出现下列情况之一时,应终止运动:①出现心率或血压降低者;②出现严重心律失常者(室性心动过速或传导阻滞);③出现眩晕、面色苍白或发绀者;④出现心绞痛或ST段呈缺血性降低≥0.2mV者。

五、运动试验结果的判断

1. 运动中出现典型心绞痛。
2. 运动中心电图ST段呈水平型或下斜型降低达到或大于0.1mV并持续2min者。
3. 出现严重心律失常,如多源性室早、室速、房颤、不同程度的传导阻滞等。

心电图运动负荷试验结果有假阳性和假阴性,不能将结果阳性者等同于冠心病,也不可将结果阴性者完全排除冠心病,应结合临床其他资料进行综合判断。

第三节 药 物 试 验

一、普萘洛尔(心得安)试验

1. 原理 患有心脏神经症的病人,因存在自主神经功能紊乱,常有心率加快(100~120次/分),心电图有ST段降低和T波的低平甚至倒置。β-受体阻滞剂可以拮抗交感神经活力,降低心率,并可使心电图的功能性ST-T改变恢复正常。

2. 方法 先做常规心电图对照,口服普萘洛尔20mg后0.5小时、1小时和2小时各做一次心电图。也可以普萘洛尔2.5~5.0mg加入25%葡萄糖注射液20ml中缓慢静脉注射,5分钟后描记一次心电图。

3. 判定标准 异常的ST-T恢复正常者为阳性,ST-T改善不明显者为阴性,只有一个导联中ST-T有恢复者为改善。

4. 临床应用 阳性者提示ST-T改变为交感神经活力升高所致,支持心脏神经症的诊断,但不能完全排除冠心病,说明普萘洛尔试验缺乏特异性。对β-受体阻滞剂有禁忌证者不得做此试验。

二、阿托品试验

1. 原理 阿托品能够阻滞胆碱能神经的作用,可以除外由于迷走神经张力过高所致的心动过缓,利用阿托品药理作用,可作为诊断病态窦房结综合征时参考。

2. 方法 试验前令病人卧位描记Ⅱ导联心电图对照,用阿托品1.0~2.0mg(或0.02mg/kg体重)加生理盐水2ml稀释,快速静脉注射后1、3、5、10、15、20分钟各描记Ⅱ导联心电图。

3. 判定标准 注药后各次描记心电图心率均低于90次/分为阳性。如出现窦性心律反而减少,或窦房阻滞、窦性停搏、心房纤颤、交界性心律等,均可作为诊断病态窦房结综合征的参考。

4. 临床应用

(1)判断病态窦房结综合征。

(2)鉴别窦性心动过缓与窦房传导阻滞:注射阿托品后前者心率逐渐加快,而后者心率则成倍增加,窦房传导阻滞消失,常见于二度窦房阻滞。

(3)鉴别器质性与功能性房室传导阻滞:先常规描记心电图,然后静脉注射阿托品0.5mg,若注药后P-R间期迅速缩短,房室传导阻滞消失,则可能为功能性,若房室传导阻滞不消失或反而加重,则可能为器质性房室传导阻滞。

对有青光眼、前列腺肥大排尿困难者不宜做此试验。

三、双嘧达莫试验

1. 原理 双嘧达莫(潘生丁)可抑制心肌的腺苷脱氢酶对腺苷的灭活作用,使局部腺苷增加,腺苷可扩张冠状动脉阻力血管。由于冠心病病人缺血区的阻力血管已代偿地处于扩张状态,此时双嘧达莫只能扩张非缺血区的阻力血管,当其阻力低于缺血区时,血液将从缺血区分流至非缺血区,形成“窃血”现象,从而引起缺血反应。

2. 方法 静脉注射双嘧达莫0.5mg/kg体重,10分钟内注射完毕。如未出现阳性结果,可追加0.25mg。口服剂量为200~400mg。

3. 判定标准 ①出现典型心绞痛;②心电图ST段水平下降(与用药前相比较)≥1.0mm。

4. 临床应用 对诊断冠心病,尤其是稳定型劳力性心绞痛有意义。特异性较高。注射中如出现心绞痛、严重心律失常、头痛、面红等副作用,立即静脉注射拮抗剂氨茶碱0.25g,可使症状立即缓解。

(邵同先)

第五章

超声检查

超声检查是利用超声的物理特性和人体器官组织的声学阻抗差，以波形、曲线或图像的形式对人体结构进行显示和记录，借以进行疾病诊断方法。其特点是成像快、无痛苦与危险、诊断及时，既可非侵入性、实时地获得器官的不同断面图像，观察运动器官的活动情况，又可使用介入性超声或腔内超声探头深入体内获得更精细的组织断层图像。因此，在临床上广泛应用，是医学影像学中的重要组成部分。

第一节　超声检查基础知识

一、超声波的基本概念

波是自然界中常见的现象，声波是其中的一种。通常根据声波频率的高低，将其分为：①次声波：其频率小于16Hz，人耳不能听到，对人体有伤害；②声波：其频率在20～20000Hz之间，是人耳能听到的声音；③超声波：指频率在2万Hz以上超过人耳听阈上限的声波。医用超声波的频率范围通常在1～20MHz之间（$1MHz=10^6Hz$）。

超声波的基本物理量　超声波是通过引起介质中相邻质点的往复振动进行传播的，对于超声波进行描述的物理量有：

(1)波长：超声波在每一振动周期内传播的距离称为波长(λ)。

(2)频率：单位时间内超声波所引起振动的次数称为频率(f)。

(3)声速：单位时间内超声波在介质中传播的距离称为声速(C)。超声波在不同的介质内传播的声速有所不同，一般在固体内的声速最快，液体次之，气体内最慢（固体＞液体＞气体）。

超声波的三个基本物理量之间的关系为：声速＝波长×频率

二、超声波的物理特性

1. 方向性和穿透性　超声在均匀介质中以直线传播，有良好的方向性，并能够到达人体组织的一定深度，这是超声对人体器官进行探测的基础。超声的方向性与穿透性与声波频率有关，频率高则方向性好、穿透性差，频率低则方向性差，穿透性好。

2. 反射、折射与散射　超声波是机械波，以纵波形式传播，具有一般波的传播特性，超声波在均匀介质内传播不发生任何反射。如在传播过程中遇到两种不同声阻抗的介质时，会在其交界面上产生反射、折射及散射，使部分能量返回第一种介质中，另一部分能量进入第二介质，继续传播。超声波在人体各组织中的传播速度及声阻抗不同，故产生的反射回波强弱不等。

反射　超声波遇到声阻抗不同的两种介质交界面时则发生反射。当超声波入射方向与界面垂直时，声波按原入射途径返回，返回的超声波可被探头完全接收。如超声波入射方向与交界面呈非垂直角度时，则声波将按与入射角度相同的反射角发生反射，此时探头可部分或不能接收到反射波（图 7-5-1a）。

折射　超声波在交界面上除发生反射外，另有部分超声波则穿过交界面继续传播。如入射波与交界面垂直时，超声波会按原方向传播，称为透射；如入射波与交界面不垂直时，则穿过交界面的超声波将改变原传播方向，称为折射，折射角的大小与交界面两侧介质的声速比有关（图 7-5-1b）。

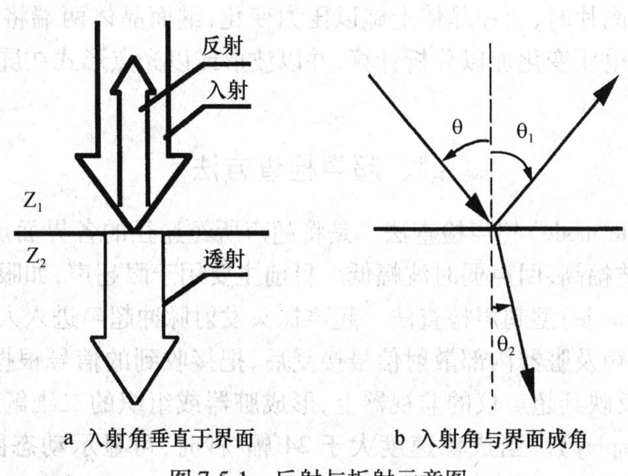

图 7-5-1　反射与折射示意图

散射　当超声波遇到不规则界面或界面小于波长时，将会形成朝向不同方向的反射波，或形成绕射、折射，此时探头可在不同方向接收到散射波。多普勒超声就是利用人体内红细胞的散射特性，对心脏或脏器、血管内的血流特征进行观察的。另外还可对器官内具有散射特性的细微结构进行观察，以判定病变的性质。

3. 超声波的吸收与衰减　超声波在传播过程中，强度随着距离的增加而减弱，这种现象称为声能的衰减。衰减的原因主要由于：①介质对声波的吸收作用　超声在传播过程中引起组织的震动而转化为热能；②反射与散射作用　超声波在传播过程中，由于反射和散射，使部分声能偏离探测方向，而使探测方向的声能减弱。因此，衰减为反射、散射和吸收三者的总和。

4. 多普勒效应　由相对运动引起的接收频率与发射频率之间的差别称为多普勒频移（Doppler shift），或称多普勒效应。在进行超声检查时，探头发射某一固定频率的超声波，进入人体后遇到声阻抗不同的组织界面时会发生反射，当界面位置固定不变时，探头接收到的回声频率与发射频率相同，无频移产生。当界面发生移动时，探头接收到的回声频率会发生变化，即产生频移。界面与探头相向运动时，回声频率升高，相背运动时，回声频率降低。机体内运动的组织器官如心壁、心脏瓣膜、血管及血液中红细胞流动都会引起多普勒频移。

5. 超声的分辨力　超声的分辨力是指超声诊断仪能够区分两个相邻界面的能力。分为轴向、侧向和横向三种分辨力。

轴向分辨力　是指在超声束轴线上，能分辨两点（两个病灶）间的最小纵深距离。

侧向分辨力　是指垂直于超声束轴线平面上与线阵探头轴方向一致的轴线上，能够分辨相邻两点间的最小距离。侧向分辨力与超声束直径有关，当超声束直径小于两点距离时，能将这两点分辨出来，否则将形成一个回声。在近场处的超声束直径与发射直径大致相同，远场的超声束宽度随着扩散角扩大而增大。因此，其侧向分辨力也随着传播加大下降。

横向分辨力　是与侧向分辨力在一平面上，是相互垂方向轴线上的分辨力。

三、超声显像原理

超声探头又称换能器，是利用压电效应-逆压电效应的原理进行工作的。其作用是发射超声波和接收超声回波。将压电晶体镶嵌于超声探头上，如在晶体上加以电压，可使晶体产生急速伸缩而产生超声波。压电晶体产生的超声波作为入射波进入人体组织，当探头接收的反射波作用于探头的压电晶片时，会在晶体上施以压力变化，继而晶体两端将产生电压的变化，超声仪将反射波产生的电压变化加以分析计算，并以波形或以光点形式在屏幕上显示出来，从而得到所需要的声像图。

四、超声检查方法

1. A型（amplitude mode）超声检查法　是将超声所经途径的各界面反射回声以波的形式显示出来，回声强时波幅高，回声弱时波幅低。目前主要用于眼超声，如眼内结构的测量。

2. B（brightness mode）型超声检查法　超声探头发射脉冲超声进入人体后，又将超声所经途径的各界面反射回声及脏器内部散射信号接受后，把接收到的信号根据回声强弱不同还原成明暗不等的光点，反映到超声仪的监视器上，形成脏器或组织的二维解剖切面图像，成为灰阶成像（gray scale display）。当成像速度大于24幅/秒时，可显示动态图像，称为实时（real time）显像B型超声诊断仪。目前有多种扫描方式，常用的有多晶体电子线阵扫描法，扇形扫查和电子（相控阵）扇形扫查法等。目前A型法、M型法、多普勒法和彩色多普勒血流显示基本上都要与B型法相结合才充分发挥其作用。

3. M（motion mode）型诊断法　是对发射的超声波进行特定的偏转，使反射的光点由左向右自动扫描，水平方向上代表扫描时间，垂直方向代表组织结构的空间方位，将探头固定在一点时扫查，可显示被检组织结构的空间位置及活动情况。在探查心脏时，可显示心脏各结构的运动回波曲线，称为M型超声心动图。

4. 多普勒超声（Doppler mode）检查法　利用多普勒效应原理，对体内运动的结构（心脏、血管等）进行观察，当心脏及血管中运动的血液相对于多普勒超声探头产生相对运动时，探头接收到的声频会有所不同，利用此效应可对心脏及血管内血流的方向、流量、流速及流动状态等进行观察，从而判断其功能状态。根据工作方式，可分为连续多普勒法及脉冲多普勒法。

5. 彩色多普勒血流显像（color Doppler blood flow imaging，CDFI）是利用自相关技术及彩色编码技术，将多普勒频移以彩色方式显示血流的方向、流速、性质等信息，具有直观、测量时定位准确、操作方便的特点。

彩色多普勒能量图（color Doppler energy，CDE）　是将多普勒频移的总和进行彩色编码，以能量图的方式进行显示的方法，具有无方向依赖性、显示信号动态范围广泛、可显示低流量血流的特点。

6. 三维超声显像法 是在一组二维超声断层图像的基础上,利用计算机进行三维重建,达到观察脏器及病变的立体空间结构及位置的显像法。目前三维超声已在临床应用。

五、人体组织的声学类型

超声波在传播过程中,遇到两种不同声阻抗的界面时就会发生反射,由于体内各种组织结构复杂,其声学特性有很大的差异,因此人体组织器官大致可分以下声学类型:

1. 无回声型 某些均匀一致的液性物质,如血液、尿液、胆汁、胸水、腹水、羊水、心包积液等,这些物质内部无声阻抗差,超声波通过时,无界面反射,探头接收不到反射波,表现为均匀一致的无回声区。

2. 低回声型 人体内比较均匀的实质性组织,如肝、心肌等,超声波通过时界面反射较少,探头接收到的回声较少,表现为较均匀的低回声。

3. 强回声型 某些内部结构复杂、组织分布密集或无一定规律的组织,如乳腺,或声阻抗差较大的两种组织之间,如心内、外膜,肝、肾包膜等,超声波通过时反射波较多,超声探头能够接收到较多的反射波,表现为较强的密集光点回声。

4. 含气型 见于含气结构,如肺、肠等,超声波到达其与周围软组织交界部位时,由于声阻抗差相差悬殊,声波几乎全被反射,不能进入含气的组织,表现为境界模糊的强回声。这类结构超声对其观察极其困难。

第二节 常见疾病的超声检查

一、心脏疾病的超声检查

(一) 正常超声心动图

1. 二维超声心动图

(1)左室长轴切面

探查方法:探头放置于胸骨左缘第3、4肋间,探测平面基本与右胸锁关节至左乳头连线平行。

观察内容:此切面可显示右室前壁、右心室腔、室间隔、左心室腔、主动脉根及主动脉瓣、左心房、二尖瓣、左室后壁、心包膜等结构。可利用此切面观察各房室的大小、瓣膜的形态及活动性,主动脉的宽度及走行,室间隔的厚度、活动方向等,也是M型超声对各部分结构进行观察及测量最常用的切面。正常情况下室间隔膜部与主动脉前壁相延续,正常室间隔呈弧形凸向右室面,与左室后壁呈逆向运动;主动脉随着心动周期做收缩期向前、舒张期向后运动,主动脉瓣叶回声纤细,附于主动脉前壁者为右冠瓣,附于后壁者为无冠瓣;二尖瓣前叶较长,活动度大,与主动脉后壁相连,二尖瓣后叶短,附着于左房室环上,活动度小,收缩期前后瓣叶、瓣尖对合,舒张期向两侧开放,呈镜向运动。

(2)胸骨左缘大动脉短轴切面

探查方法:在胸骨左缘第2、3肋间,使声束与心脏长轴垂直作横断面扫查。

观察内容:此切面显示结构为主动脉根部横断面、主动脉三个瓣叶、右心房、三尖瓣、右室、右室流出道、肺动脉瓣、主肺动脉、左右肺动脉、左心房和房间隔。在此切面主动脉内可见三个瓣叶活动(右冠瓣、左冠瓣、无冠瓣),舒张期关闭呈 Y 字形,收缩期三个瓣叶开放紧贴主动脉内壁,开口呈三角形;主动脉上方及右方分别为右室流出道及主肺动脉,并可见肺动脉瓣活动,主动脉下方为左心房,中间有房间隔,主动脉左侧 9 点处可见三尖瓣活动。

(3)二尖瓣水平短轴切面

探查方法:在上述切面基础上探头稍向下倾斜。

观察内容:可显示结构有:左室流出道、右心室、室间隔及二尖瓣前后叶,心室舒张期二尖瓣前后叶开放近似圆形,心室收缩时前后叶合拢呈单一弧线。此切面用以观察二尖瓣活动,测量二尖瓣口的面积及分析室壁运动。

(4)乳头肌横断面

探查方法:二尖瓣水平短轴切面继续向下倾斜。

观察内容:可显示左室腔及腔内两组(前外侧、后内侧)乳头肌、左室壁、右室腔。前外侧乳头肌位于约 3 点处,后内侧乳头肌位于约 8 点处,于收缩期随心室收缩而增厚。

(5)心尖四腔心切面

探查方法:探头置于心尖搏动处,探头方向与左室长轴切面基本垂直。

观察内容:此切面显示心脏四个心腔(左房、右房、左室及右室)、房间隔及室间隔、二尖瓣、三尖瓣及肺静脉。心尖在图像上方,心房在下方,还可见肺静脉引流入左心房。此切面主要用于观察各房室内径大小,房室间隔连续性,有否缺损及缺损类型,观察房室瓣形态、活动情况,有否狭窄及关闭不全,及有否三尖瓣下移畸形(ebstein anomaly)等均有重要价值。

2. M 型超声心动图　M 型是指屏幕上显示数条不同深度由左至右的、随时间变化而移动的活动曲线。随取样线的移位,心内结构的不同曲线相应显示。M 型的主要特征是具有观察心室壁和瓣膜运动微细变化的能力,在进行测量时具有时相准确,测量值准确的优势。

目前常用 M 型方法常用胸骨旁探查,切面为左室长轴切面,将取样线自心尖向心底移动,可探查到以下波群:

(1)心室波群(2a 区):取样线移至二尖瓣前后叶瓣尖近腱索水平,依次显示为:胸壁、右室前壁、右心室、室间隔、左室、左室后壁。二尖瓣前后叶呈双峰镜像运动,室间隔及左室后壁呈逆向运动。

(2)二尖瓣波群(2b 区):将取样线移至二尖瓣前叶体部,依次显示为:胸壁、右室前壁、右室腔、室间隔膜部、左室流出道、二尖瓣前后叶、左心房(LA)、左房后壁(LAPW)。二尖瓣前叶曲线正常呈双峰,以 A、B、C、D、E、F、G 为各段标记,CD 段为二尖瓣关闭线,代表心室收缩期;舒张期二尖瓣前叶呈典型 M 形双峰曲线,DE 段为心室快速充盈期,E 峰最高,示二尖瓣开放幅度最大。EF 段为心室快速充盈后,左室内血量增多(房室间压差减小),使二尖瓣前叶向上飘浮,呈半关闭状态,故形成 EF 下降支。A 峰为心房收缩期,使半关闭的二尖瓣再次打开,正常情况下 E 峰高于 A 峰。二尖瓣后叶活动曲线为前叶倒影呈 W 型。

(3)心底波群(4 区):将取样线移至主动脉根部主动脉瓣关闭线水平,依次显示为:胸壁、右室前壁、右室流出道(RVOT)、主动脉前壁(AOAW)、主动脉右冠瓣(RCC)、无冠瓣(NCC)、主动脉后壁(AOPW)、左心房和左房后壁。动态下主动脉前后壁呈现二条平行移动的活动曲线,其内见主动脉瓣收缩期开放呈"六边盒"形,舒张期关闭呈一条线状,居中(图 7-5-2)。正常成人心腔内径、心壁厚度超声测量正常值见表 7-5-1。

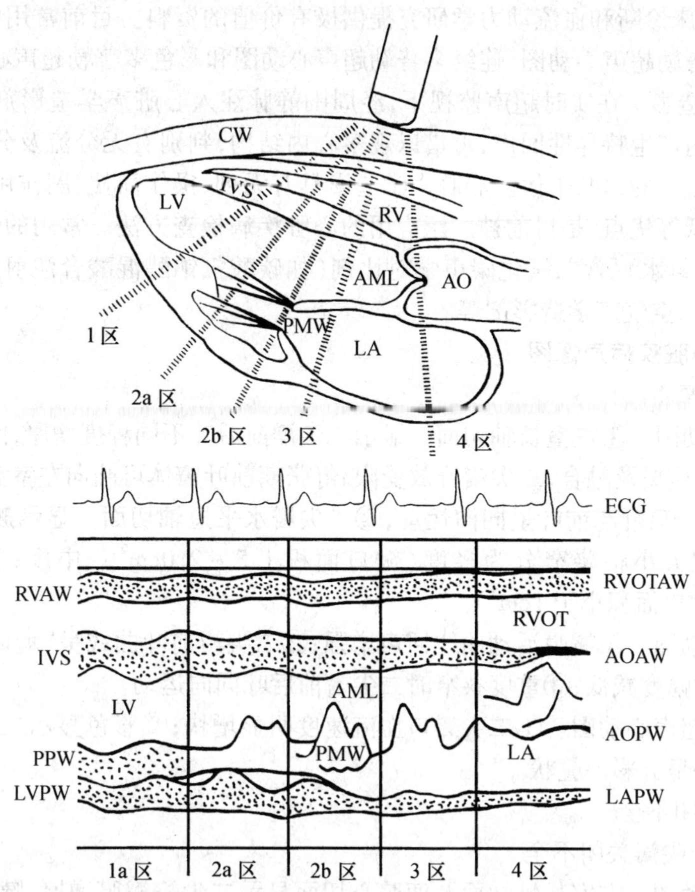

图7-5-2 左室长轴及M形连续扫描示意图

CW:胸壁 IVS:室间隔 RV:右室 LV:左室内 LA:左房 AO:主动脉 AML:二尖瓣前叶 PML:二尖瓣后叶 PPM:后乳头肌 RVAW:右室前壁 LWPW:右室后壁 RVOT:右室流出道 RVOTAW:右室流出道前壁 AOAW:主动脉前壁 AOPW:主动脉后壁 LAPW:左房后壁 ECG:心电图

表7-5-1 正常成人心腔内径、心壁厚度超声测量正常值

测量指标	正常范围(mm)	测量区
主动脉根内径	男<35,女<32	心底波群
左房内径	男<35,女<32	心底波群
左室舒张末内径	男<55,女<50	心室波群
左室收缩末内径	男25~37,女20~35	心室波群
右室内径	<20	二尖瓣波群(2b)
右室前壁厚度	3~5	二尖瓣波群(2b)
室间隔舒张末厚度	7~11	心室波群
左室后壁舒张末厚度	7~11	心室波群

3. 多普勒超声心动图 多普勒超声心动图(Doppler echocardiography)是目前最主要的超声检查技术之一,是利用多普勒效应原理,主要探测心血管系统内血流的方向、速度、性质、途

径和时间等,为临床诊断和血流动力学研究提供极有价值的资料。目前常用的多普勒超声心动图有脉冲式多普勒超声心动图、连续多普勒超声心动图和彩色多普勒超声心动图。

4. 心脏声学造影　在实时超声监视下,经周围静脉注入心脏声学造影剂后,造影剂微气泡在心腔或血管内产生特异性回声,可借以观察心内结构,判别有无分流及分流程度,此法对先天性心脏病有较大的诊断价值。心脏声学造影具有无创、操作简便、副作用小、重复性好及对设备条件要求低等优点,是目前被广泛应用的心脏疾病检查方法。常用的造影剂有含氧气声学造影剂(如双氧水)、含二氧化碳声学对比剂(如碳酸氢钠醋混酸合注射液及碳酸氢钠与维生素 C 混合液)、空气声学造影剂等。

(二) 常见心脏疾病声像图

1. 二尖瓣狭窄

二维超声心动图　①左室长轴切面　显示二尖瓣前后叶不同程度增厚,回声增强,如累及瓣下则腱索增粗、缩短及融合,二尖瓣开放受限,舒张期前叶瓣体可凸向左室流出道,呈圆顶状凸起(doming 症)。后叶与前叶呈同向运动;②二尖瓣水平短轴切面　显示瓣膜增厚,瓣口缩小,常以瓣口面积大小将狭窄分为轻度(瓣口面积 1.5 ~ 2.0cm^2)、中度(瓣口面积在 1 ~ 1.5cm^2)、重度(瓣口面积小于 1cm^2)。

M 型超声心动图　①瓣膜活动曲线回声增强;②二尖瓣前叶曲线呈“城墙”样改变,EF 斜率减低,瓣口开放幅度减低;③重度狭窄时二尖瓣前后叶同向运动。

彩色多普勒超声心动图　①二尖瓣口血流速度明显增快;②彩色显示二尖瓣口狭窄而明亮的血流信号,并呈五彩混叠状。

2. 二尖瓣关闭不全

(1)风湿性二尖瓣关闭不全

二维超声心动图　左室长轴切面及四腔心切面显示二尖瓣瓣膜增厚,腱索、乳头肌增粗,回声增强,重者腱索互相粘连缩短,瓣叶开口可正常,但前后叶常对合不良或其间有间隙。

(2)二尖瓣脱垂

二维超声心动图　收缩期二尖瓣瓣叶对合点移位,瓣叶体部或尖部超越二尖瓣环水平,呈挥鞭样运动。二尖瓣前叶与主动脉后壁夹角或二尖瓣后叶与左房后壁夹角小于 90°为其特征性声像图表现。

M 型超声心动图　①左心房内径增大;②左心室增大,左室流出道增宽;③二尖瓣叶活动幅度增大。

彩色多普勒超声心动图　对诊断二尖瓣关闭不全有重要意义。声像图显示:收缩期起自二尖瓣口向左房方向的五彩镶嵌反流信号,反流信号达左房近端 1/3 者为轻度二尖瓣关闭不全;反流信号达左房近端 1/2 者为中度二尖瓣关闭不全;反流信号达左房近端 1/2 以上者为重度二尖瓣关闭不全。

3. 主动脉瓣狭窄

二维超声心动图　左室长轴切面显示:①主动脉瓣回声增强,瓣叶增厚、变形,活动僵硬,开口幅度减小;②室间隔与左室后壁增厚,左室内径增大或正常。

M 型超声心动图　①主动脉瓣膜回声增强,呈多重线状回声,开口减小;②左室内径可增大,左室流出道增宽,室间隔与左室后壁呈向心性增厚,活动曲线低平;③主动脉瓣开放幅度小于 16mm 为轻度狭窄,小于 12mm 为中度狭窄,小于 8mm 为重度狭窄。

彩色多普勒超声心动图　①左室流出道血流在主动脉瓣口近端加速,形成五彩镶嵌的射流束,主动脉瓣口两侧压力阶差增大;②射流束宽度与狭窄程度成反比,且狭窄程度越重,射流越快;③射流束进入升主动脉后逐渐增宽,呈喷泉状。

4. 肺动脉瓣狭窄　常与其他心脏畸形合并存在。

二维超声心动图　常用切面为胸骨左缘大动脉短轴切面,显示右心室漏斗部、肺动脉瓣环及瓣叶、肺动脉长轴及左右肺动脉分叉处。声像图特点为:①收缩期肺动脉瓣如圆顶样向肺动脉腔凸出,又称"圆顶征",瓣尖开放受限,悬于肺动脉中央;②舒张期瓣叶向瓣环方向运动;③肺动脉瓣叶回声增强、粗糙,活动幅度减小。

M 型超声心动图　①肺动脉瓣曲线显示"a"波加深,大于 7mm,开放时间延长;②右心室增大,右室壁不同程度增厚。

彩色多普勒超声心动图　主肺动脉内可见起自肺动脉瓣口的五彩镶嵌射流信号,血流束起始部较细,宽度为瓣口内径。

5. 心肌病

(1)扩张型心肌病:是以心室扩张,收缩功能异常和充血性心力衰竭为特征的心肌病。大多数无明显病因,部分与饮酒、病毒性心肌炎有关。

二维超声心动图　左室长轴切面、心尖四腔心切面显示　①心室明显扩大,以左心室为著,室间隔向右室侧膨隆,心脏呈球形;②室壁厚度相对变薄、运动幅度减低,收缩期增厚率下降,以左室后壁为明显;③二尖瓣开放幅度减小,运动减弱,与扩大的左室相比呈"小鱼口"样(大室腔小开口);④部分病例在左心室心尖部发现附壁血栓;⑤心脏收缩功能指标 EF 值减低。

M 型超声心动图　①左心室测值在收缩及舒张末期均明显增大;②二尖瓣开放幅度减小,活动曲线呈"钻石样"改变,舒张期二尖瓣前叶顶点与室间隔距离增宽;③室壁及室间隔运动幅度减小,曲线平坦,以室间隔为明显。

多普勒超声心动图　心腔的扩大使各瓣膜和乳头肌运动功能障碍,心脏各个瓣膜均可出现关闭不全,以二尖瓣为明显,可出现来自相应瓣口的彩色反流束。各瓣口测量收缩期峰值流速均有不同程度减低,主动脉瓣口血流加速时间延长。

(2)肥厚型心肌病:根据所引起的血流动力学改变,可分为梗阻性及非梗阻性。梗阻性又称特发性肥厚型主动脉瓣下狭窄(idiophatichypertrophic subaortic stenosis IHSS),特点为左室及室间隔非对称性肥厚,导致室腔缩小,左室流出道狭窄,心脏收缩及舒张功能下降。本类型多为常染色体显性遗传。非梗阻性见于心尖、心室游离壁者称为心尖肥厚型心肌病。

二维超声心动图　以非对称性心肌肥厚为主要特征,根据肥厚型心肌病心肌肥厚的不同部位分为四型:Ⅰ型:前部室间隔明显增厚;Ⅱ型:前部室间隔和后部室间隔均增厚;Ⅲ型:室间隔与左室后壁均增厚;Ⅳ型:主要在乳头肌以下室间隔和左室前、侧壁增厚。此型占肥厚型心肌病的 20%。

梗阻性肥厚型心肌病:由于增厚的室间隔凸向左室流出道以及二尖瓣前叶收缩期向前运动,常使左室流出道狭窄;收缩期流出道更为狭窄,左室腔相对狭小;二尖瓣前叶收缩前向运动与室间隔完全接触者为完全梗阻,不完全接触者为不完全梗阻。

M 型超声心动图　①室间隔及左室后壁均增厚,二者厚度比常大于 1.5:1,呈非对称性;②左室流出道明显狭窄,多数小于 20mm;③二尖瓣结构前移,收缩期二尖瓣向室间隔方向前移(systolic anterior motion,SAM);④主动脉瓣收缩中期部分关闭又开放,其曲线出现收缩中期切迹。

多普勒超声心动图 左室长轴切面左室流出道内可观察到收缩期明亮的五彩镶嵌血流，频谱显示梗阻型收缩期峰值流速增高大于2m/s，形态呈倒置的“匕首样”，非梗阻性则峰值流速常小于1.5m/s，呈形态对称的“圆顶样”。

6. 先天性心脏病

（1）房间隔缺损：是最为常见的先天性心脏病，约占26%，分为原发孔型（又称部分型心内膜垫缺损）和继发孔型，后者以中央型多见，因原发房间隔组织过多吸收或继发房间隔发育不良、左右心房相通，导致肺动脉高压，右心容量负荷过重等病理生理改变。继发孔中央型特点为：

二维超声心动图 左室长轴切面显示右室增大，右室流出道增宽，室间隔平坦，与左室后壁运动方向相同。心尖四腔心切面可见右心房、室增大，三尖瓣叶开放幅度增大，房间隔中部连续性中断，回声缺失，断端回声增强并有飘动感。

M型超声心动图 右心房、室及右室流出道增宽，室间隔运动幅度减低、平坦，与左室后壁同向运动。

多普勒超声心动图 可于缺损部右心房侧显示源自左心房的五彩镶嵌血流，自左向右直达向三尖瓣口，分流束起始部宽度提示缺损大小，缺损大时血流亮度低、流速慢，缺损小时血流亮度高、流速快。

另可采用心脏声学造影明确诊断。

（2）Fallot四联症：又称先天性发绀四联症，包括肺动脉狭窄、室间隔缺损、主动脉骑跨、右心室肥厚四个病理改变，是最常见的发绀性先天性心脏病。如合并房间隔缺损或卵圆孔未闭，则称为法洛五联症。由于肺动脉狭窄，右室压力增大而使右心血液向左分流，进入体循环，导致发绀。

二维超声心动图 左室长轴切面可见主动脉明显前移、增宽，室间隔连续性中断，骑跨于缺损的室间隔之上，右心室明显扩大与肥厚；大动脉短轴切面显示右室流出道狭窄，肺动脉瓣增厚及瓣口狭窄，主肺动脉及其左右分叉狭窄。

M型超声心动图 主动脉管径增宽、位置前移，右心室腔增大、室壁增厚，从主动脉向二尖瓣波群扫描时，可见主动脉前壁与室间隔连续性中断，主动脉骑跨于室间隔之上。

多普勒超声心动图 左室长轴切面彩色多普勒可在缺损的室间隔部位见到红蓝双向分流束；并可见来自右室流出道的蓝色血流及来自左室流出道的红色血流共同进入主动脉。心底短轴切面可见收缩期右室流出道来自狭窄部位的五彩血流射入肺动脉。

7. 心脏粘液瘤（左房粘液瘤）心脏粘液瘤是最常见的心脏良性肿瘤，发生在左房者占75%，可单发或多发，大小不一，严重的可引起主、肺动脉阻塞，或因出血、坏死、变性引发全身反应。左房粘液瘤表现为：

二维超声心动图 在左房内可见圆形或椭圆形均匀光团回声，附着于房间隔上（或有蒂与房间隔相连），可随左房内血流方向摆动，蒂较长的粘液瘤在舒张期由瘤体阻塞二尖瓣口，收缩期回到左房。由于粘液瘤的存在，可导致左房增大，二尖瓣关闭不全，继而引起左心室增大。二尖瓣形态多无明显改变，但有时会与粘液瘤发生粘连而运动受限。

M型超声心动图 左房粘液瘤在二尖瓣波群可见舒张期二尖瓣前后叶间有云团样结构存在，二尖瓣前叶EF斜率降低，后叶运动多无异常。

多普勒超声心动图　①彩色多普勒舒张期二尖瓣口显示沿粘液瘤边缘向左室的红色窄束射流，收缩期左房内显示沿瘤体与左房壁的蓝色反流。②脉冲多普勒二尖瓣口舒张期血流速度明显增快，收缩期二尖瓣口左房侧可见反流信号。

8. 心包积液正常心包是包绕在心脏外的双层纤维囊状结构，分为脏层和壁层。脏、壁层心包间出现明显液性无回声区时，称心包积液。常见原因为结核性、风湿性、细菌性及急性非特异性心包炎，也可继发于尿毒症、急性心肌梗死等。声像图表现为：①少量心包积液　积液量50～100ml，无回声区见于左室后壁后方，无回声区宽度3～5mm；②中等量心包积液：积液量在100～300ml之间，心包腔无回声区宽度5～10mm；③大量心包积液：积液量300～1000ml，整个心脏为连续无回声所包绕，无回声区宽度10～20mm；④各心腔无扩大，心脏在无回声区内出现前后、左右方向的摆动现象；⑤心包积液内有纤维素渗出时，可见附着于心包脏、壁层的条带样回声，飘浮似“水草样”。

二、肝疾病的超声检查

（一）正常肝声像图

正常肝脏包膜光滑、整齐，呈细线样回声。右肝膈面呈弧形，回声较强。肝脏左叶边缘锐利，右肝外下缘较钝。肝实质呈均匀的中等点状回声。肝内血管（门静脉和肝静脉）呈自然的树状分布，门静脉及其分支管壁回声较强，肝静脉管壁回声较弱；可见三支肝静脉汇入下腔静脉。肝门部位可见门静脉、肝动脉及胆总管回声。通常在观察肝脏结构的同时，须对肝脏各部分进行测量。

正常成人肝测量参考值：

左肝前后径	5.8±0.8cm	（4.1～7.4cm）
左肝上下径	6.2±1.1cm	（4.0～8.3cm）
右肝斜径	12.2±1.1cm	（10.0～14.3cm）
门静脉主干	11.5±1.3mm	
肝静脉左支	8.7±0.5mm	
中　支	9.7±0.4mm	
右　支	9.6±0.5mm	

（二）肝常见疾病声像图

1. 肝硬化　肝硬化是由一种或多种病因引起的慢性、进行性、弥漫性肝脏疾病，病理改变为肝细胞广泛变性、坏死及结节样再生，同时伴有结缔组织增生和纤维隔形成，导致肝脏结构破坏。常见病因有病毒性肝炎、饮酒、血吸虫等。声像图特点为：①早期肝脏体积增大，包膜回声较平滑。晚期则体积减小、形态不规整，肝表面呈锯齿状；②肝实质回声增强，光点粗，呈颗粒状改变，分布不均。肝内管道结构显示欠清晰，肝静脉变细，严重时显示不清；③门静脉高压：门静脉主干增宽大于1.4cm。脾增大，脾静脉增粗迂曲，内径大于0.7cm；④腹水征：于肝肾间隙、膀胱（子宫）直肠窝、肝脏、肠管周围及下腹部均出现大范围无回声区；⑤胆囊水肿增厚，呈双边状；⑥多普勒超声表现：门静脉流速减低或呈反向血流。肝动脉代偿性扩张，流速增加。脐静脉重新开放。胃冠状静脉或胃左静脉扩张迂曲，呈红蓝相间的血流（图7-5-3）。

2. 脂肪肝　正常肝含脂肪约5%，当肝细胞含有大量脂肪颗粒时可引起肝组织密度和声阻抗的较大变化，声波透过肝脏时产生不同程度的回声增强和衰减，超声图像显示：①肝呈轻度或中度增大，轮廓较光滑，边缘圆钝；②肝实质回声分布较均匀，肝近场(2/3)回声增强，远场(1/3)回声明显衰减；③肝内管道结构变细，走行模糊或显示不清。

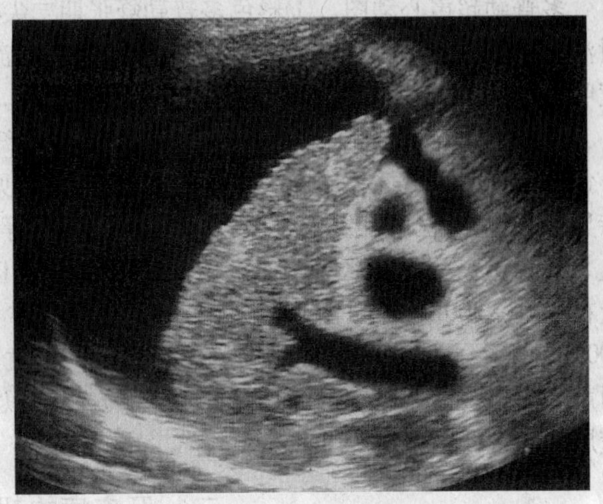

图 7-5-3 肝硬化示意图

3. 肝脏囊性病变

(1)肝囊肿：声像图表现为：①肝内圆形或椭圆形无回声区，孤立地存在于肝实质内；②囊壁菲薄，边缘整齐光滑，与周围组织分界清晰；③内部呈无回声，可有细小点状回声，部分内部可见分隔；④其后壁及后方组织回声增强，侧壁后方可见声影；⑤位于表浅部位的囊肿探头加压可见变形现象。

(2)多囊肝：为先天性肝脏多发囊性病变，具有家族性及遗传性，声像图表现：①肝脏体积常增大饱满，部分形态失常；②肝内多个无回声区，呈圆形或形态不规则，互不相通，常看不到正常肝组织；③常伴发多囊肾。

(3)肝包虫病：可分为单囊型、多囊型、实质型及混合型，声像图特点为：①单囊型 囊壁较厚，囊内壁常显不整齐，可见细颗粒样回声。囊内可见漂浮的强或中等点片状回声，随体位改变移动；②多囊型 在大的囊腔内可见较多小囊或分隔，称为“囊中囊”；③实质型 失去囊性结构，表现为强的弧形光带或团状强回声；④有明确的牧区生活史，包囊虫皮试阳性。

4. 肝脓肿 常见病原体为细菌或阿米巴，声像图特点为：①早期肝内出现单个或多发的边界不清的低或中等回声；②随着炎症组织的坏死液化，后期可呈蜂窝状或大的无回声，伴较厚的脓肿壁，内壁不光滑，周围可见环行低回声带，为炎性反应区；③肝脓肿内部可见随病程进展逐渐增大的无回声区，或出现不规则的低回声；④肝脏体积可增大，伴膈肌运动受限或胸腔积液。

5. 肝血管瘤 为最常见的肝脏良性实质性肿瘤，可单发或多发，声像图特点为：①圆形或椭圆形，体积较大时，形态可不规则。②边缘清晰，无声晕，与肝组织有明显的线状分界。大的可有后方肝组织回声增强。③内部回声多数为强回声，少数为等、弱回声，仔细观察内部呈细小的圆形或管状无回声，呈筛网状，大的血管瘤内部可见血窦样回声及钙化。④大的及表浅的血管瘤探头加压可发生变形。⑤较长时间随访观察其体积、形态多无明显变化。⑥彩色多普勒内部不能或仅能见到少量点状、条索样血流，巨大肝血管瘤可引起肝动、静脉或门静脉血流参数的改变。

6. 肝癌

(1)巨块型：肝脏明显非对称性肿大，肿块直径大于 10cm 时，以非均匀性回声增强为特征，内部可见大小不等的结节，伴有液化性坏死和出血者，内部呈囊性变。边缘不清晰或不规则，常伴有无回声晕。肿块周围可有“卫星结节”，体积小，呈低回声。

彩色多普勒 肿物内部可见较为丰富的血流，如伴液化坏死，则血流稀少；其周边可见迂曲的花彩血流，为肝内血管受压绕行所致；伴发门静脉转移性癌栓时，门静脉内可见血流信号消失或血流充盈缺损；肝动脉血流速度可见增高。

(2)结节型：常为单发，也可为多个大小不一的结节，直径多小于5cm，边缘清晰，内部可呈强回声、等回声或弱回声，回声不均匀，周边可见声晕。常伴有肝硬化的表现(图7-5-4)。

(3)小结节型：多为单发，直径小于3cm，边界清晰、伴声晕，内部多为低回声型，部分可伴有后方回声增强及侧边声影。

(4)弥漫型：肝体积可增大，表面凹凸不平，肝实质回声紊乱，可见较多境界不清的类结节样回声。彩色多普勒肝静脉和门静脉各级分支扭曲变形，伴有门静脉转移时可有门静脉内低回声、门静脉血流充盈缺损等表现。

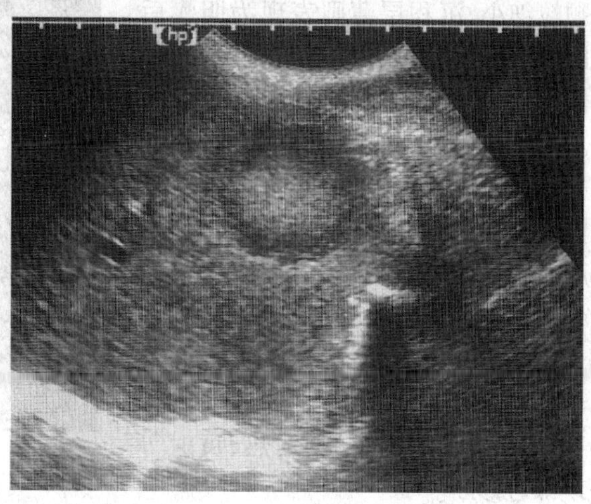

图7-5-4　肝癌示意图

上述各型发生转移时除有肝静脉、门静脉异常表现外，还可有肝门淋巴结肿大、腹水等表现。

三、胆系疾病的超声检查

(一) 正常胆囊及胆管声像图

胆囊纵断面呈梨形或长茄形，颈部指向肝门。正常胆囊轮廓清晰，腔内呈无回声，后方回声增强，呈典型的囊性结构。

肝外胆管(肝总管及胆总管)显示较清晰，胆总管上段与门静脉伴行呈双管状，下段由于肠气干扰常较难显示；肝内胆管常不能清晰显示。

正常成人胆囊、胆管超声测量参考值：

胆囊：长径<8cm　前后径<3.5cm　囊壁厚度<3mm

胆总管：直径6~8mm

(二) 常见胆系疾病声像图

1. 急性胆囊炎　分为单纯性胆囊炎及化脓性胆囊炎。

单纯性胆囊炎：声像图表现为胆囊肿大，张力增高，胆囊壁轻度增厚。

化脓性胆囊炎：声像图表现为①胆囊增大轮廓模糊，外壁不规则，胆壁增厚大于3mm，呈“双边征”。②胆囊腔内出现形态不规则的粗大絮状回声或斑点，无声影，有时可以出现沉积性回声带。③多伴有胆囊结石，当结石嵌顿于胆囊颈部时，超声常不易显示。④重度胆囊炎穿孔时可见胆壁缺失，胆囊周围积液或胆囊腔内积气。

2. 胆囊结石

典型胆囊结石：声像图特征有　①胆囊腔内强回声团或斑点，外形相对恒定，能在多个切面中得到证实；②结石后方伴有声影，声影边缘清晰锐利，称“干净声影”；③体位改变时结石强回声团随重力方向移动(图7-5-5)。

不典型胆囊结石：声像图特征：①胆囊内充满结石：在胆囊窝内正常胆囊的无回声区消失，呈一条弧形或半月形强回声带，后方有明确的宽大声影。②胆囊泥沙状结石：颗粒粗大，沉积较厚的泥沙状结石表现典型，若结石颗粒细小，沉积层薄则表现为胆囊后壁回声增强、稍粗，可见不明显声影，变动体位后观察到沉积带的移动即可确诊。

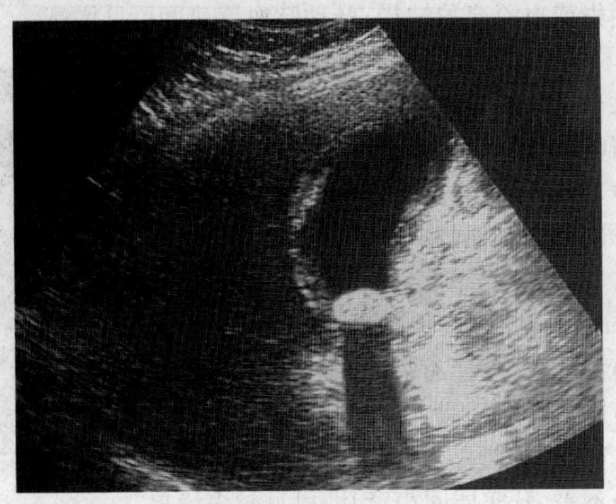
图 7-5-5 胆囊结石示意图

3. 胆总管结石 ①肝内外胆管均不同程度扩张，胆管壁增厚、回声增强；②胆总管扩张，在胆总管液性暗区内多个切面探查可见强回声光团，后伴声影；③光团与胆管间有明显分界，典型胆管横切可见强回声外有细的暗带，呈“靶环”样；④结合临床腹痛、发热、黄疸等表现即可诊断。

4. 胆囊癌 声像图表现可分以下四型：①小结节型 大小约 1～2.5cm，呈小乳头状向囊腔突出，后无声影，体位改变后不移动，为胆囊癌的早期表现；②蕈伞型 胆囊内显示从囊壁突入囊腔的中等回声蕈状物，其基底宽、边缘不整齐；③厚壁型（浸润型） 胆囊壁呈局限性或弥漫性增厚，内壁多不规则，囊腔缩小呈裂隙状；④实块型 正常胆囊腔消失，囊内充满弱回声或不均质回声光团，其内有时可见结石强回声光团，后伴声影，癌肿可侵及邻近肝组织，使肝与胆囊分界不清。

5. 肝外胆管癌 声像图表现：①胆管壁不均匀增厚；②胆管及胆囊的扩张：当肿块位于总肝管平面以上时，表现为肝内胆管扩张。肿块位于胆总管时，则肝内胆管及肝外胆管上段扩张，同时伴胆囊体积增大、胆囊内絮状沉积带；③扩张胆管下端管腔内出现低或中等强度的实质性团块样回声，外形不规则，该段胆管正常声像图消失，而呈管腔变窄或闭塞，外径增大；④肿物位于胆道口壶腹部癌时，可出现胰管扩张；⑤肿瘤远方播散时可出现肝门淋巴结肿大或肝内出现转移。

四、胰腺疾病的超声检查

（一）正常胰腺声像图

可通过多切面观察，常用的为通过第 1 腰椎水平腹部横断扫查，常见三种断面形态，即蝌蚪形、哑铃形及腊肠形。内部呈均匀的中等强度回声，在胰头、体部可见胰管回声。此切面解剖相邻：胰腺的右侧为右肝、胆囊及十二指肠；前方为左肝及胃的一部分，左侧为脾脏；胰尾背侧有左肾；胰腺后方可见脾静脉，肠系膜上动、静脉，下腔静脉及主动脉。另可经下腔静脉、腹主动脉做纵切扫查，胰腺呈卵圆形。

正常成人胰腺超声测量参考值：

胰头：1.4～2.0cm 胰体：0.8～1.2cm 胰尾：0.7～1.2cm

胰管内径：0.1～0.2cm

（老年人胰腺体积可相对减小）

（二）常见胰腺疾病声像图

1. 急性胰腺炎 ①胰腺均匀性增大，横切面呈“腊肠样”，纵切面呈椭圆形，轮廓常不清晰；②胰腺回声早期正常或均匀性减弱，继而呈均匀的低回声，伴出血、坏死时胰腺内可见片状无回声区；③胰腺周围及腹腔内可见积液，为胰液外漏所致；④肿大的胰腺可压迫下腔静脉或肠系膜上静脉而使之变形。

2. 胰腺癌　①胰腺失去正常形态，呈局限或普遍性增大，边界不整，轮廓不规则；②病变多见于胰头，境界不清晰，向周围呈蟹足样浸润。病变内回声减低，偶见增强回声，内夹杂散在的不均质回声，伴后方回声衰减；③病变较大时，其中心液化坏死，表现为不规则的无回声；④压迫征象：依肿瘤部位及大小不同，可使邻近的肝、胃、脾及左肾受压移位，下腔静脉变窄、远端扩张，门静脉、肠系膜上动静脉移位，胆总管受压后肝总管、左右肝管、胆囊及胰管扩张。

3. 胰腺假性囊肿　胰腺假性囊肿多数为急性胰腺炎的并发症，亦可由外伤或其他原因所引起。

声像图特点：①在胰腺周围可见无回声区，大小不等，圆形或椭圆型，或呈不规则型；②可见囊壁结构，囊壁光滑、整齐，内部呈无回声或不规则的低回声；③后壁回声增强，侧方可见声影；④周围脏器可因囊肿的存在而受挤压或移位，部分胰腺失去正常形态。

五、脾疾病的超声检查

（一）正常脾声像图

正常脾断面呈规则的半月形，分为膈面及脏面，膈面呈凸面的弧线状，脏面内凹，可见脾动、静脉的管状结构，称脾门，彩色多普勒可见红、蓝血流进入脾脏，脾实质呈均匀的细光点回声，回声强度与肝脏相近似，略高于肾皮质回声。

正常成人脾测量参考值：

长度　8～12cm

宽度　5～7cm

厚度　<4cm

脾静脉宽度　<8mm。

（二）常见脾疾病声像图

1. 脾破裂　为最常见的腹部闭合性损伤之一，多有明确外伤史。声像图表现为：①脾增大；②脾实质改变：轻度者脾内出现局限性回声强弱不均，重者出现不规则的低或无回声区，提示脾实质内血肿形成；③脾包膜下血肿：多见于脾的膈面或外侧，脾包膜下出现梭形或不规则低、无回声区，血肿机化后则回声增强，并有条索样分隔或呈多房性结构（陈旧性血肿）；④真性脾破裂：如见脾包膜连续性中断，脾周或腹腔出现液性无回声，则可诊断。

2. 弥漫性脾肿大　脾肿大原因，主要有：感染、肝硬化、各种原因的贫血、血红蛋白病、肿瘤等。声像图表现为：①脾测量值增加：脾厚度大于4cm，长度超过12cm，深吸气后脾下端可超过肋缘线；②轻度脾大仅表现为脾测值增加，增大明显时，可显示脾上下极轮廓圆钝、脾切迹消失等；③某些原因引起的脾大可有脾静脉增宽大于8mm，如肝硬化；④周围脏器压迫征象：增大的脾可引起横膈抬高、肾脏移位等。

六、肾、输尿管、膀胱、前列腺及肾上腺超声检查

（一）正常声像图

1. 正常肾脏声像图　正常肾脏被膜光滑，轮廓清晰，肾实质呈均匀的中低回声，内含圆形

或三角形的更低回声，为肾锥体。肾中央部分为集合系统，由肾盂、肾盏、血管和脂肪组成，表现为椭圆形高回声区，边界毛糙，并向肾门延伸，集合系统占肾宽度的2/3。

正常成人肾脏超声测量参考值：

长10~12cm 宽5~6cm 厚3~4cm

2. 正常前列腺声像图 对前列腺通常采用经耻骨上扫查，①横断扫查：前列腺呈左右对称的栗子型，包膜为光滑完整的强回声带，内部有细小光点分布，回声均匀一致，其中央可见成V字型的尿道内口，②纵切扫查 前列腺略成锥型。

正常成人经腹壁前列腺超声测量参考值：

长径 2.9±0.5cm

宽径 4.1±0.6cm

厚径 2.7±0.4cm

3. 正常肾上腺声像图 正常成人肾上腺不能全部显示，一般由于右侧有肝脏作为透声窗，故显示率高于左侧。

正常肾上腺呈线状、Y形、V形，周围有明亮的强回声光带，内部为低回声，部分可区分出皮质和髓质。正常肾上腺测值变化很大，但一般不超过3cm。

（二）常见疾病声像图

1. 肾积水 是尿路梗阻的表现，声像图表现为：肾窦内强回声为无回声所取代，无回声境界清晰，透声性好。可伴有肾脏体积增大、肾实质变薄及输尿管扩张。依积水程度可分为：①轻度：肾窦部出现窄带状或椭圆形无回声，宽度大于1.0cm；②中度：肾体积轻度增大，皮质略变薄，肾窦区无回声增大呈烟斗形或手套样；③重度：肾脏体积明显增大，伴肾外形异常，肾窦无回声为扩张囊状无回声所取代，呈调色碟样改变，肾实质明显受压变薄。

2. 泌尿系统结石

(1)肾结石：主要分布于肾盂内，少数分布于肾盏，声像图表现为：单个或多发的强团状回声，伴声影，0.5cm以上的结石可以作出诊断，小于3mm的结石常无明显声影，需仔细观察。

(2)输尿管结石：常为单侧发生，也可为双侧。声像图表现为：①患侧输尿管内团块状强回声，伴声影，发生部位多为输尿管狭窄处；②结石以上输尿管及肾盂常扩张；③发生输尿管完全梗阻时输尿管下段膀胱入口不能探测到喷尿现象。

(3)膀胱结石：声像图表现为：膀胱内强的团状回声，伴声影，体位变化后可依重力方向移动。

3. 肾脏囊性占位病变

单纯肾囊肿：可单发或多发，声像图表现为：圆形或椭圆形无回声区，囊壁薄、光滑，其后壁及后方组织回声增强。较大囊肿可引起肾形态改变、肾皮质及集合系统受压变形（图7-5-6）。

多囊肾：为肾脏先天性发育异常，常发生于双侧肾脏。分为成人型和婴儿型，后者少见。成人型声像图表现为：双肾明显增大，外形呈分叶状，肾内可见多个大小不等的圆形或椭圆形无回声区，囊壁光滑完整、互不相通，集合系统明显变窄或探查不到。本病有遗传倾向，常伴发多囊肝。

4. 肾肿瘤 声像图表现为：①肾实质内出现异常回声，境界较明显，一般回声减低，少数呈等回声、增强回声或肿物内部因出血、坏死液化形成囊性回声；②大的肿瘤可引起肾脏变形，表面局部隆起，部分外生性肿瘤易被误认为肾外肿物；③肾集合系统可受压变形、移位或萎缩；④彩色多普勒肿瘤周围血管受压迂曲，肾静脉转移时可见血管扩张、血流充盈缺损。

5. 良性前列腺肥大　为最常见的前列腺疾病，多发生于老年人，临床表现为尿频、尿急、排尿困难等。声像图表现为：①前列腺增大，各径线均大于正常，其形态异常，近似球形，两侧不对称，边界整齐清晰；②前列腺向膀胱腔凸起，尿道回声可偏于一侧；③前列腺内可有强回声斑点（前列腺结石），后方伴有明显声影。

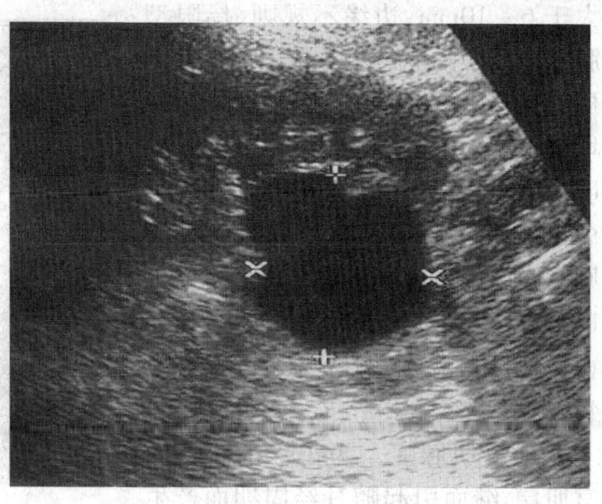

图 7-5-6　肾囊肿示意图

6. 嗜铬细胞瘤　为多发于肾上腺髓质（约 90%）的肿瘤，亦可发生于其他部位。临床表现为阵发性高血压或持续性高血压阵发性加剧，患者血压常在 200mmHg 以上。声像图表现为：①绝大多数为单发；②肾上腺区可见 4～5cm 的圆形或椭圆形实质性回声，包膜完整，边缘成明亮的高回声带，内部则为均匀的低回声；③当肿瘤增大伴有出血及囊性变时，呈不规则无回声，部分无回声内部有分隔；④彩色多普勒部分可见星点状血流信号。

七、妇科疾病的超声检查

（一）正常子宫附件声像图

膀胱适度充盈后，对子宫行纵切及横切扫查：纵切面子宫呈倒置的梨形结构，轮廓清晰，表面光滑，子宫内部呈均质中低回声，中央可见略强的内膜回声，内膜形态随月经周期而发生变化。成年妇女子宫横切面子宫两侧外上方可见呈圆形或椭圆形的双侧卵巢，内可见大小不等的无回声，为不同发育阶段的卵泡。

正常成人子宫及卵巢超声测量值：

长径 5.5～7.5cm　横径 4.5～5.5cm　前后径 3～4cm

卵巢　4cm×3cm×1cm

（二）常见疾病声像图

1. 子宫肌瘤　为常见妇科良性肿瘤。子宫肌瘤原发于平滑肌组织，根据其发生部位可分为肌壁间肌瘤、浆膜下肌瘤及粘膜下肌瘤。声像图表现为：①子宫体积可增大，形态异常，局部隆起，轮廓线不规则；②肌瘤内部回声：早期或单纯肌瘤呈均匀的中低回声，境界清晰似有假包膜存在。肌瘤较大缺血坏死而出现玻璃样变、囊性变时，内部为不规则的低回声、无回声，后期肌瘤钙化时呈现团块状强回声或弧形强光带，后方伴声影；③子宫内膜多受浆膜下肌瘤挤压变形、向前或后壁发生移位；④彩色多普勒大部分肌瘤周围血流丰富，可见半环样血流环绕其周围（图 7-5-7）。

2. 子宫内膜癌　发生于子宫内膜，大多数为腺癌，又称子宫体腺癌。多发生于 50 岁以上的围绝经期妇女。声像图表现为：①子宫体积增大，常伴有宫颈扩张；②子宫内膜不均匀增厚，常大于 6 ~ 10mm，边缘不规则，局限型内膜癌时呈团块状，继续增大后呈息肉样局部突起，并常向下蔓延至宫颈管，使之增大、变形，向肌层侵蚀时内膜与肌层无明显分界；③癌组织坏死、出血时，肿块内出现不规则无回声区，阻塞宫颈管时则宫腔内因积液、积脓或积血而出现无回声区；④彩色多普勒肿瘤边缘及内部血流信号丰富，阻力指数（RI）多小于 0.45。

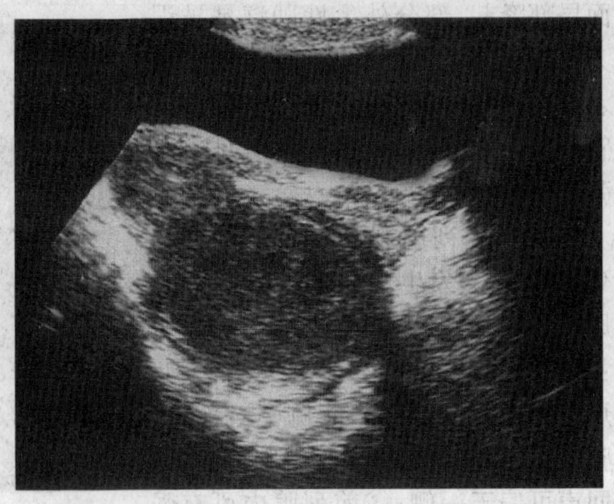

图 7-5-7 子宫肌瘤示意图

3. 子宫肌腺症 为子宫内膜侵入子宫肌层，继而引起随月经周期而产生病理生理改变的良性子宫病变。声像图表现为：①子宫均匀性增大，形态规则、饱满；②子宫内膜线位置居中，无偏移；③子宫肌层呈实质性回声增强或减低，回声不均匀，有时可见细小的无回声区；④部分表现为瘤样结节（子宫腺肌瘤），内部亦有小的无回声区，但无明显包膜，后方回声无衰减；⑤彩色多普勒血流无明显变化，特别是子宫腺肌瘤时，瘤体周围无明显环状血流围绕，可与子宫肌瘤鉴别。

4. 卵巢囊肿 分为卵巢非赘生性囊肿（卵泡囊肿、子宫内膜异位囊肿）及卵巢赘生性囊肿（浆液性囊腺瘤、粘液性囊腺瘤及皮样囊肿）。

（1）黄体囊肿：为妊娠早期常见的囊肿，是黄体形成过程中黄体血肿液化形成。声像图表现为卵巢切面内无回声，内部可有分隔或片状高回声，壁薄而光滑，直径多在 3 ~ 5cm，也可达 8cm 以上。黄体囊肿可自发破裂，需与宫外孕破裂鉴别。

（2）子宫内膜异位囊肿（巧克力囊肿）：为卵巢非赘生性囊肿。是异位于卵巢的子宫内膜随卵巢功能变化发生周期性出血及周围组织纤维化而形成的囊肿。声像图表现为：子宫后方出现中等大小的无回声，壁厚、内壁不光滑，可为单个或分隔的多房性，内部呈含细弱光点的无回声，光点可随体位变化移动。随病史延长，囊内容可呈中强团块周边伴液性无回声或上方无回声、底部有光点沉积的“分层”征。声像图随月经周期发生变化为此病的特征性表现。

（3）浆液性囊腺瘤：约占所有卵巢良性肿瘤的 25%，好发于生育期妇女，双侧者占 15%。声像图表现为：囊肿呈圆形或卵圆形无回声区，大小一般为 5 ~ 10cm，囊壁薄、光滑完整，囊内呈较纯净的无回声，多房性者内部可见细条样分隔。如囊壁内见到局限性强光点或乳头样光团，则提示浆液性乳头状囊腺瘤。

（4）粘液性囊腺瘤：约占所有卵巢良性肿瘤的 20%，多为单侧多房性，内容为粘液性或胶胨状液体，声像图表现为：①肿瘤为轮廓清晰、边缘光滑的圆形或卵圆形无回声区，多为单侧，囊壁光滑，呈均匀性增厚（大于 5mm）；②肿瘤内径多大于 10cm，巨大肿瘤甚至占满全腹部；③肿瘤内无回声呈细弱散在光点，并被间隔光带分成大小不一的多房性结构；④少数肿瘤囊壁上可见乳头状光团突向囊内或囊壁外，则提示粘液性乳头状囊腺瘤。

当浆液性囊腺瘤、粘液性囊腺瘤呈现囊壁不均匀增厚，分隔粗大，囊壁上乳头增大、形态不规则并向囊壁浸润，囊内无回声中见到漂浮的光团、光斑等时，常提示囊腺癌。

八、产科超声检查

（一）正常产科超声检查

1. 早期妊娠的超声表现 妊娠12周以前为早期妊娠。在膀胱适度充盈的情况下经耻骨联合上经腹壁探查，随孕龄增长，声像图表现为：①子宫体积增大；②宫腔内出现较强的环状回声，环内出现无回声为妊娠囊；③妊娠囊内可见到不规则的点状或团块状回声，伴随胎心搏动，为早期胚胎回声，6～7周可见原始心管搏动，10～12周时可以观察到环状的胎头回声及胎儿躯干、脊柱、长骨结构；④伴随胚胎周围可见呈环状的卵黄囊及羊膜囊，二者相邻呈"8"字形，称为"双泡征"。

2. 中、晚期妊娠的超声表现 妊娠13～27周为中期妊娠，28～40周为晚期妊娠。临床超声主要对以下胎儿结构进行观察测量：

（1）胎头：妊娠13周后可显示清晰的颅骨环状强回声，将探头与胎儿脑中线垂直，自胎头顶向胎儿颈部移动，可得到多个切面，能够显示居中的大脑镰、其两侧的侧脑室、大脑、小脑、眼球及胎儿颜面等器官。此时可对胎儿双顶径进行测量，用以估计胎儿孕龄。

（2）脊柱：孕12周可显示胎儿脊柱 。沿胎儿长轴纵向扫查，胎儿脊柱呈排列有序的两排串珠样强回声，起自胎儿枕骨下方，向下逐渐靠近融合止于胎儿骶部。两排脊柱强回声之间为低回声的椎管。脊柱可作为判定胎儿体位的标志。

（3）胸部：主要对胎儿心脏进行观察，常用的切面为四腔心切面，可观察胎儿的房、室情况及卵圆孔、室间隔。胎儿心率在120～160次/分之间，搏动规律，彩色多普勒可见红蓝交替出现的彩色血流信号。正常胎儿心脏卵圆孔尚未闭合，其直径≤6mm；动脉导管处于开放状态，彩色可见明亮的高速血流。现代超声已广泛应用于胎儿先天性心脏病的诊断。

（4）腹部：垂直于胎儿脊柱的横切面自上而下扫查，依次可观察到胎儿肝脏（呈中等均匀的点状回声）、胃泡、位于脊柱两侧的肾脏、肠管及充盈的膀胱。在胎儿肝脏及脐静脉水平断面，测量前后径、横径，依据公式：腹围 =（前后径 + 横径）× 1.57，可对胎儿发育情况作出评价。

（5）胎儿肢体：妊娠中期胎儿四肢骨骼呈现强的条状回声，其中以股骨最为明显粗大，可通过对股骨长径测量判定胎儿孕周。

（二）病理产科

1. 流产 妊娠终止于28周之前，称为流产。发生于孕12周前者为早期流产，发生于12～28周之间者为晚期流产。

早期流产超声声像图表现为：①胎囊形态不规则，流产发生后胎囊下移呈水滴状；②动态观察胎囊1～2周内无明显增大；③胎心搏动消失，胎动停止；④胎囊周围出现新月形或不规则暗区，为出血所致。以上情况都存在时称为难免流产，如仅有胎囊周围暗区而其他正常，则称为先兆流产。

晚期流产声像图表现为：胎心搏动消失，胎动停止。随胎儿死亡时间延长，胎儿变形，皮肤水肿，胎体周围出现双层样回声，胎儿颅骨变形、重叠，颅内及胸腹部结构模糊，出现胸水及腹水。胎盘肿胀增厚，轮廓不清，羊水浑浊。

2. 葡萄胎 为滋养叶增生性疾病。表现为①子宫明显增大，与孕周不符，探头挤压子宫可有明显变形；②宫腔内无明显胎儿结构，无胎心搏动。宫腔内可见小囊泡样或蜂窝状回声，如此回声与子宫壁界限不清而相互融合，则提示恶性葡萄胎，但尚需结合血清 HCG 测定才能诊断；③双侧卵巢可伴黄素囊肿，呈多房性，有分隔；④彩色多普勒：恶性葡萄胎子宫肌层局部或弥漫性血流丰富，呈花彩低速血流，RI 小于 0.4～0.5。

3. 异位妊娠　为妇产科常见急腹症，又称宫外孕。发生部位 95% 在输卵管，其余可发生于卵巢、宫颈、子宫残角或腹腔。宫外孕如发生破裂出血，则病情凶险，如不及时诊治，严重者可危及生命。声像图表现为：①子宫体积轻微增大，内膜增厚、回声增强，宫腔内无妊娠囊，无胎心及胎芽；②宫外孕未破裂时，可在附件区、宫颈或子宫角出现低回声或混合回声，境界模糊，内部可见环状无回声，为妊娠囊，部分病例可见胎芽及胎心搏动，M 型超声可记录到胎心搏动曲线；③宫外孕破裂合并出血时，子宫直肠窝出现半环形无回声区，出血量大则腹腔内出现无回声，并可见肠管在其中漂浮。原异位妊娠病灶回声杂乱、强弱不一，呈多种性质回声；④腹腔妊娠：多为输卵管妊娠破裂至腹腔所致，大部分胚胎死亡，少部分继续发育直至胎儿成熟。超声下子宫体积不增大，腹腔内可见胎儿结构及胎盘、羊水暗区。

4. 前置胎盘　胎盘部分或全部掩盖子宫颈管内口者，称为前置胎盘，是妊娠晚期阴道出血的常见原因之一。在膀胱适度充盈的情况下，耻骨上纵切显示子宫颈内口，呈“漏斗状”或“V”字型，根据胎盘下缘与子宫颈内口的关系，可将前置胎盘分为四型：①完全前置胎盘　胎盘完全覆盖宫颈内口；②部分前置胎盘　宫颈内口为部分胎盘回声所覆盖，胎盘边缘未延伸至对侧宫壁；③边缘性前置胎盘　胎盘下缘位于宫颈内口的边缘；④低置胎盘　胎盘下缘距宫颈内口小于 2cm。

5. 胎儿畸形

(1)无脑儿：为最常见的胎儿畸形，属于神经管发育异常。声像图表现为：沿胎儿脊柱向头侧多切面探查，均不能见到明显圆形或椭圆形颅骨环，只能见到①形态不规则的团块样回声，其一侧可显示胎儿颜面及眼球回声，似“蛙头”样；②常合并羊水过多，可探及大面积的羊水无回声；③胎动活跃。

(2)脑积水：脑中线至侧脑室的距离与脑中线至同侧颅骨板距离的比值称为脑室率。正常胎儿脑室率 <0.5，当妊娠 20 周后脑室率 >0.5 时应严密注意脑积水的发生。脑积水声像图表现为：侧脑室的无回声区域扩大，脑实质向颅骨一侧受压变薄；如单侧脑室积水，可使脑中线向健侧偏移；严重积水的胎儿双顶径明显大于孕周，出现头身比例失常现象。

(3)脊柱裂及脑脊膜膨出：胎儿脊柱骨化过程中脊柱后部椎板不融合或部分融合，而形成脊柱缺损，称为脊柱裂，多发生于腰椎，也可见于胸椎、骶椎，骨化不全也可造成脑中缝不闭合。探查时可采用沿脊柱纵切及横切两种切面，声像图表现为：纵切面脊柱各节椎骨连续性中断，中断部位周围脊柱两行强回声间距变宽，排列紊乱，并有成角现象。横切面椎骨后椎板连续性中断，呈缺口向外的“V”字形。

第三节　浅表器官超声检查

一、甲状腺疾病的超声检查

(一) 正常甲状腺声像图

探头位于颈前正中横切扫查时，可见气管的弧形强回声，伴有宽大的声影。甲状腺左右叶位于气管两侧，二者有峡部相连，呈马蹄形结构，境界清晰，包膜完整，内部呈分布均匀的细点状中等回声。甲状腺左右叶的后外方，可见颈总动脉和颈内静脉横切面，颈总动脉在内侧，搏动较强，静脉在外侧，搏动较弱。另可见位于甲状腺前、外侧的颈部肌群（胸锁乳突肌等）及后方的食管回声。纵切呈上尖下钝的梭形结构。

（二）常见甲状腺疾病声像图

1. 毒性弥漫性甲状腺肿（Graves 病）　又称原发性甲亢，为甲状腺分泌甲状腺激素过多，甲状腺弥漫性增生，引起机体代谢增强，临床表现为甲状腺肿大、心率增加、体重减轻、突眼、烦躁易怒等症状。目前认为其发病原因多与原发性自身免疫疾病有关。

声像图表现：①双侧甲状腺对称性弥漫性增大，边缘规则，严重增大时可引起颈总动脉、颈内静脉向外侧移位；②腺体内部呈中等或偏强的密集点状回声，为增多的腺体及血管回声，无明显结节；③彩色多普勒腺体内血流信号明显增多、呈“火海征”；频谱多普勒可见高速低阻的动脉频谱，峰值流速常大于 70cm/s（图 7-5-8）。

2. 结节性甲状腺肿　由缺碘所引起，患者缺碘与补碘交替出现，引起腺体代偿性增生与复旧，而出现增生性结节与纤维间隔形成。女性多发，部分可发生癌变。

声像图表现：双侧甲状腺不对称性增大，包膜不光滑，其内可见大小不等的多个结节，结节间散在分布纤维组织增生形成的点、片状强回声，部分结节内部因出血、坏死、钙化而表现为无回声或点片状增强回声，彩色多普勒可见增粗的血管穿行或围绕结节周围，呈“花环样”。

3. 甲状腺腺瘤　分为较多发的滤泡状囊腺瘤和少见的乳头样囊腺瘤。声像图表现：甲状腺内多为单发的结节，境界清楚，包膜光滑，周边伴有声晕，内部呈较正常组织稍强的均匀回声，部分内部可见不规则的无回声，彩色多普勒结节周边可见较多的环状血流环绕。

4. 甲状腺癌　本病女性多见，常见的类型为乳头状癌，少数为髓样癌和未分化癌。声像图表现：①甲状腺内出现实性回声，轮廓不清晰，呈蟹足样或锯齿样向周围组织扩张；②肿物内部回声杂乱，可因坏死、出血或囊性变而回声不均或出现无回声；③肿物内部合并钙化时，表现为片状或块状强回声，出现砂粒样钙化为恶性结节的特征性声像图；④后期可有颈淋巴结转移及患侧颈部大血管受压移位、颈内静脉血栓形成等表现。

二、乳腺疾病的超声检查

（一）正常乳腺声像图

乳腺超声检查由浅至深依次为皮肤、浅筋膜、皮下脂肪、乳腺组织结构、胸大肌等。女性乳房大小差异较大，故正常值无统一标准，但在检查时应注意以下两点：①被检查的女性患者应根据其目前的生理状态加以判断；②同一女性双侧乳房回声应该无明显差异，探查时应双侧对照检查。

（二）常见乳腺疾病声像图

1. 乳腺囊性增生症　声像图表现：两侧乳腺同时或先后发生多个大小不等的结节，多呈圆形、质韧，散布于乳腺内，与周围组织界限不清，但与皮肤或胸大肌不粘连。

2. 乳腺纤维腺瘤　声像图表现：乳腺内可见形态规则的团块回声，呈圆形或椭圆形，边界完整、光滑，与周围组织分界清楚，瘤体内部呈分布均匀的点状低回声，后方回声多增强。如有钙化时，则在强回声的后方出现声影。瘤体一般较小，很少超过 5cm 者；瘤体较大时，内部常发生囊性变，可出现无回声区。

3. 乳腺癌　超声图像表现:①癌肿形状不规则,呈类圆形、分叶状、或小星芒状等;②癌肿边界不均匀,回声强弱不等,呈毛刺状;③癌肿内部回声不均匀呈低回声,少数可呈强回声;④癌肿后方回声明显衰减,少数后方回声无变化或稍增强;⑤彩色 Doppler 超声探测乳腺肿块,对鉴别肿块的良、恶性质有一定的价值,癌肿周边显示高速而丰富的血流。

三、眼部疾病的超声检查

(一) 正常眼超声声像图

1. A 型超声波形图　常用轴位进行眼内各结构的测量,自浅至深,依次显示为:始波、晶体波、玻璃体平段、球壁和球后组织。

2. B 型超声声像图　目前经常采用 10MHz 探头对眼内结构进行观察。声像图自浅至深依次为:前房、线状的角膜、半月形的晶状体、内部呈无回声的玻璃体、球后壁及球后神经。

A、B 型均可对眼内各结构进行测量。

3. 彩色多普勒声像图　彩色多普勒可见球后壁呈网带状的滋养血管、与眼轴平行的视网膜动静脉。

正常成人眼球超声测量参考值:

眼轴　23.97 ±0.29mm

前房深度　2.38 ±0.48mm

晶体厚度　4.00 ±0.22mm

玻璃体长度　16.5 ±0.26mm

视网膜中央动脉　10.3 ±3.89cm/s　RI 0.7 ~0.8

(二) 常见眼部疾病声像图

1. 视网膜脱离　是视网膜神经上皮层与色素上皮层的分离。是常见的致盲眼底病之一。分原发及继发性,原发性好发于近视眼,近视度数越高发病率越高,发病年龄以中老年为多;继发性病因多为眼内炎症渗出、玻璃体增殖机化的牵拉和肿瘤引起。临床表现为突发眼前固定性黑影伴视力下降。

声像图表现:①完全型:在玻璃体暗区内出现一条状强回声带,呈“V”字型,开口向前,两端与眼球壁相连,尖端指向视神经,眼球运动时,此光带可有飘动感(后运动实验阳性);②部分型:玻璃体内出现一条强回声带,两端与视网膜相连,中央凸向前方,其后方与眼球壁之间为液性暗区,眼球运动时,此光带可有轻微震颤感。③上述二型彩色多普勒可见红、蓝血流镶嵌于强回声带内,并可测得动、静脉频谱(图 7-5-9)。

2. 视网膜母细胞瘤　是儿童常见的眼部肿瘤之一,80% 发病年龄小于 3 岁,系常染色体显性遗传,恶性程度极高,常威胁患儿的视力和生命。

声像图表现:①眼内可见实质性肿物,如肿物可向眼球内生长(内生型),亦可向眼外生长(外生型),或沿着眼球壁生长(周边浸润型),形态多样,呈凸向眼球内的圆形或不规则隆起,或呈增厚的条状光带,外生型者则见眶内不规则的低回声团块;②肿物内不回声极不均匀,可因坏死而出现暗区,或因钙化形成大小不等的强光点、光斑,伴有声影;③彩色多普勒肿物内可见粗大的血流信号,与视网膜动、静脉相延续,脉冲多普勒为高速、高阻力(RI > 0.7)频谱。

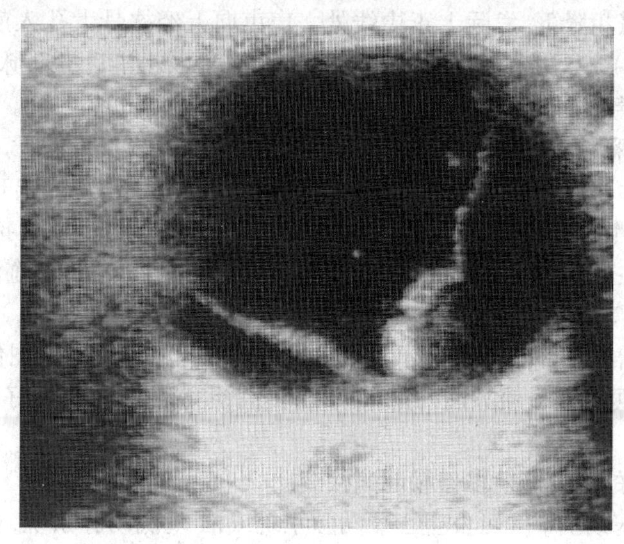

图 7-5-9　视网膜脱离示意图

第四节　经颅多普勒超声

颅脑超声检查目前包括两种技术：一种是经颅脉冲多普勒(transcranial Doppler,TCD)，用低频脉冲多普勒超声探头检测，脉冲多普勒频谱用伪彩色编码，这种技术只显示脑血流的超声多普勒频谱信号，无二维超声成像；另一种为经颅二维彩色超声多普勒成像(transcranial color-code real-time sonography,TCCS)或经颅彩色多普勒双功超声成像(transcranial color-code real-time duplex sonography,TCCD)，具有实时二维超声成像、彩色多普勒或兼备能量多普勒血流成像、脉冲多普勒检测血流速度等功能。

经颅多普勒常用检查仪器有双功能彩色多普勒超声诊断仪，或传统专用经颅多普勒仪。

(一) TCD 检查的适应证

颅内脑动脉狭窄或闭塞、脑血管痉挛、脑血管畸形、偏头痛、椎动脉-基底动脉供血不足、颅内压增高、手术中及术后的脑动脉监测。

(二) 常用探查部位及其应用

1. 颞窗 指耳廓前缘、眼眶外缘与颧弓上方的区域，分为前颞窗、中颞窗、后颞窗三部分，临床常选用骨质薄、探查角度大、穿透性好的中颞窗作为常规检查部位，用以探查大脑中动脉(middle cerebral artery, MCA)、大脑前动脉(anterior cerebral artery, ACA)、大脑后动脉(posterior cerebral artery, PCA)和颈内动脉(internal carotid artery,ICA)终末段(图 7-5-10)。

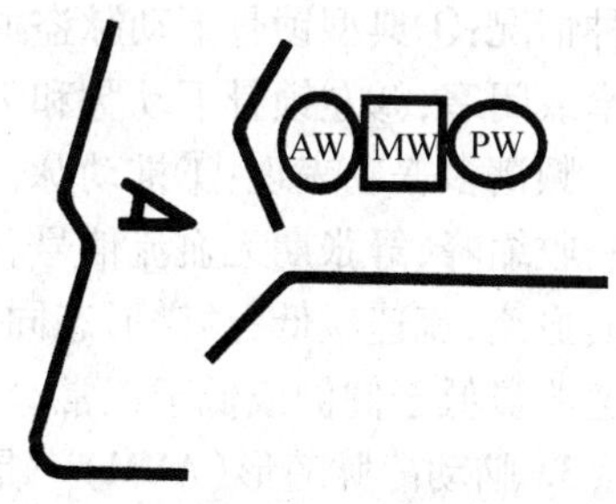

图 7-5-10　TCD 颞窗检查示意图

2. 眼窗　探头放于眼睑上，声束稍向内并指向眶上裂，检查眼动脉(ophthalnic artery,OA)，也可检查颈内动脉虹吸段(carotis siphon,CS)及大脑前动脉(ACA)。

3. 枕窗 指枕骨粗隆下,发际上正中线处。声束向上经枕骨大孔入颅,用以检查椎动脉(vertebral artery,VA)颅内段、基底动脉(basilar artery,BA)及小脑后下动脉(posterior cerebellar artery,PICA)。此窗声束不需穿透骨壁,声衰减率低,容易检测成功。

(三) 正常经颅彩色多普勒超声

1. 正常血流超声多普勒频谱图 与周围动脉频谱相似,收缩期先出现一最高的尖峰,称 S_1 峰,随后出现第二个稍低的峰称 S_2 峰,舒张早期流速较低,中、晚期又抬高形成 D 峰,舒张末峰值达到最低。在此须测量收缩期峰值流速、舒张末期流速、平均血流速度及阻力指数(RI)、搏动指数(PI)等参数。

2. 经颅彩色多普勒超声 能够显示颅内组织结构及各血管的彩色图像,可以使检查者快速确定测量位置,并可调整血流方向与声束夹角,提高检测精确度,有良好的重复性,便于同一部位多次测量。

(四) 常见疾病的经颅彩色多普勒超声检查

1. 颅内动脉闭塞或狭窄 可发生于颈动脉系统或椎-基底动脉系统,也可两者同时存在,好发于动脉分叉及转折处。常见病因为动脉粥样硬化、动脉炎、高脂血症、肿瘤及脑动脉畸形等。

二维及经颅彩色多普勒:沿血管走行方向可见血管搏动影像,血管闭塞时则搏动消失,有时可见点、片状强回声,为动脉粥样硬化斑块。经颅彩色多普勒显示动脉狭窄段血流束变细,狭窄处及狭窄下方邻近部位出现杂色血流信号,如动脉闭塞,则闭塞段管腔内无血流信号。严重闭塞出现侧支循环时,则可见其他血管的血流异常,出现反向流或混杂血流信号。

频谱多普勒表现:轻度狭窄一般不引起血流动力学变化,当狭窄程度 >50% 或 60% 时,狭窄部位及狭窄前、后段的频谱多普勒表现为:①流速改变:狭窄出收缩期峰值流速、舒张期流速及平均流速均增高,一般以狭窄段流速高于狭窄前、后段流速 30cm/s 或高于 25% 时,提示狭窄存在。狭窄程度越高,流速增加越快。②多普勒频谱形态改变:狭窄段频谱 S_1 峰、S_2 峰和 D 峰均增高;由于狭窄导致局部湍流,形成多种方向和流速的血流,导致频窗消失,频谱信号普遍增强;狭窄程度大于 90% 时,各峰难以分辨,不能区分收缩期与舒张期。

2. 锁骨下动脉盗血 当锁骨下动脉起始段或无名动脉狭窄时,患侧上肢血流供应障碍,由同侧椎动脉逆流进行代偿,最终导致由椎动脉供血的脑组织发生缺血的病理生理现象,是椎-基底动脉供血不足常见原因之一。根据锁骨下动脉起始段或无名动脉狭窄部位不同,分为三种情况:①典型锁骨下动脉盗血:左锁骨下动脉在椎动脉分出以前狭窄或闭塞;②无名动脉狭窄或闭塞;③左锁骨下动脉和无名动脉同时闭塞。

频谱多普勒表现:①椎动脉 单侧狭窄或闭塞时,患侧椎动脉反向血流,流速低于健侧,呈单一收缩峰,舒张期无血流信号,而对侧椎动脉流速多增快。双侧同时闭塞时,双椎动脉均为反向血流,流速减低,频谱形态同上。②基底动脉 流速可正常或减低。③上肢动脉 桡动脉流速明显低于健侧或低于正常。

3. 脑动静脉畸形(AVM) 是先天性局部脑动、静脉之间缺乏毛细血管,使其间形成短路,导致血流动力学异常。TCD 特点为:彩色多普勒可见杂色的瘤体血管团,瘤体部呈紊乱的双向频谱,形态杂乱无规律;其供血动脉血流明亮,可检出高速血流达 140 ~ 180cm/s,其引流静脉流速亦增高。瘤体供血动脉同侧的其他脑动脉流速可减低,出现所谓"盗血"现象,而同侧颈内动脉颅外段流速可因瘤体供血量大而增高。

第五节　腹部及周围血管疾病

1. 主动脉夹层　由于主动脉内外膜分离，血液渗入分离的内外膜之间，形成血肿，又称主动脉夹层动脉瘤。病因以高血压最为常见，其次为马方(Marfan)综合征，另有主动脉狭窄等病因。近年来有逐渐增多的趋势。根据发病部位，分为Ⅰ型：主动脉内膜破口位于升主动脉，内膜分离向下延续至降主动脉甚至腹主动脉；Ⅱ型：病变局限于升主动脉；主动脉内膜破口位于降主动脉近端并可向下延续至腹主动脉。

声像图表现：①主动脉横切面出现类似隔膜样条状回声，与主动脉壁相延续，为脱离的内膜，此膜状结构可随心动周期有不同程度的摆动，主动脉腔被其分隔成两部分(真腔和假腔)。②如主动脉内膜完全脱离，则真腔在内、假腔在外，呈同心圆状。如主动脉内膜部分脱离，则常将主动脉腔分隔成半月形(真腔)和梭形(假腔)二腔，也可分隔成不规则的二腔；③真、假腔之间可见交通口相连，常需仔细观察才能显示。④彩色多谱勒可见真、假腔间的交通口有血流通过，收缩期可见五彩血流自真腔进入假腔，舒张期又自假腔反回到真腔，往复出现。⑤假腔内如有凝血块则出现强度不等的条、块样回声，并可伴有主动脉增宽、搏动减弱(图7-5-11)。

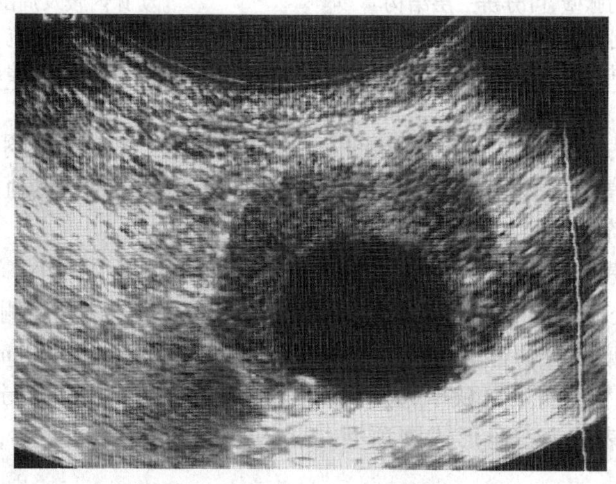

图7-5-11　腹主动脉假性动脉瘤示意图

2. 腹主动脉瘤

(1) 真性腹主动脉瘤：最常见的病因为腹主动脉管壁粥样硬化引起，其次为感染。以上病因可导致腹主动脉管壁变薄，局部血管受管腔内压力影响，逐渐扩大而形成。好发于肾动脉水平以下，并可与胸主动脉瘤同时存在。本病多见于老年男性，多数病人无临床症状，或以腹部出现搏动性肿物就诊。

声像图表现：①病变段腹主动脉局限性扩张，呈梭形或纺锤形，当某段一部分管壁薄弱时，该部位局限性彭出呈囊状，失去正常形态；②当瘤体内有血栓时，管腔内壁一侧或两侧见低或中强回声区，向管腔内突起，可导致局部狭窄；③病变段腹主动脉前后径大于3cm，不超过3.5cm者，可疑本病，如超过3.5cm，可确诊为腹主动脉瘤；④彩色多普勒：腹主动脉内出现涡流，呈方向不同的杂色血流信号；⑤频谱多普勒：腹主动脉瘤腔内可探及明显的收缩期湍流信号,呈正负双向血流。

(2)腹主动脉假性脉瘤:病因多为腹部外伤,或腹主动脉周围炎症或肿瘤侵袭使腹主动脉管壁破裂、血液外流,局部血肿形成,称为腹主动脉假性动脉瘤。假性动脉瘤也可发生于四肢及腹腔其他血管。

声像图表现:①腹主动脉外侧可见无回声肿块,境界常不清晰,内部多呈无回声,当瘤体内部有机化血块或血栓形成时,可见条、块状的中强回声;②瘤体常可见到与心动周期一致的搏动现象;③腹主动脉与瘤体交界处动脉内膜常不完整,可见管状交通支使二者连通,当对瘤体加压时,瘤体内血液可流入腹主动脉而缩小;④彩色多普勒可见交通支内往复出现的红、蓝血流信号,瘤体内可见一半红、一半蓝的旋转血流信号,当交通支较长时,则瘤体内血流信号较弱。

腹主动脉真性、假性动脉瘤鉴别要点见表 7-5-2。

表 7-5-2 肢体真性与假性动脉瘤的鉴别要点

项 目	真性动脉瘤	假性动脉瘤
病因	动脉硬化、感染	多为外伤
肿块的部位	沿动脉纵向分布	多位于动脉的一侧或前后
瘤壁	动脉壁、可分辨三层结构	动脉内膜及周围纤维组织
瘤体	附壁血栓,涡流,血流紊乱程度轻	附壁血栓,旋流,血流紊乱程度轻
进、出口	进、出口分开,一般无高速射流	同一通道,收缩期高速血流

3. 肾动脉狭窄为引起高血压的常见原因之一,其致病因素有动脉粥样硬化、多发性大动脉炎、纤维肌肉增生等。多发生于 30 岁以下的青年,临床表现为骤然血压升高,伴腰腹部疼痛,腹部可听到血管杂音,药物治疗无效。

声像图表现:①患侧肾脏体积减小,长径 <9cm,或较健侧肾脏减小 1.5 ~ 2cm;②彩色多普勒患侧肾动脉狭窄处血流信号亮度增加,狭窄段后呈杂色血流信号,患侧肾内血流信号减少,甚至不能显示;③频谱多普勒肾动脉狭窄处流速增高,常达到 100 ~ 300cm/s,一般以狭窄处峰值流速度≥180cm/s 作为肾动脉狭窄大于 60% 的诊断依据;④频谱形态狭窄处为高速高阻的高尖频谱,而狭窄后表现为三角形或圆顶型,收缩期加速时间≥0.07 秒,阻力指数(RI)小于 0.5。

4. 左头臂静脉血栓形成

二维超声表现 于胸骨上窝探查,可见左头臂静脉于主动脉弓上方段,管腔明显变细,向上方移位,若有左头臂静脉血栓形成,血管腔内部可显示实质性弱回声。若左头臂静脉栓塞是由肿瘤压迫所致,前上纵隔可检测到实质性占位性病变。急性栓塞时,栓塞远端静脉血管内径增宽;慢性栓塞时,侧支循环逐渐建立,显示左颈内静脉血流倒流,并见颈内静脉腔内有密集点状回声,向头侧流动。

多普勒超声表现 ①彩色多普勒显示:左头臂静脉不完全性闭塞时,于狭窄处彩色血流变细,色彩明亮。完全性闭塞时,于病变处无彩色血流显示,急性栓塞时,栓塞远端静脉彩色血流暗淡,或无彩色血流显示。慢性栓塞伴有侧支循环逐渐建立时,左颈内静脉显示红色血流(血流向头侧流动),其血流方向与颈总动脉血流方向一致。②频谱多普勒显示:左头臂静脉不完全性闭塞时,于狭窄处可测及高速血流;完全性闭塞时,于病变处不能测及血流信号。急性栓塞时，栓塞远端静脉血流速度明显减慢，血流频谱平坦；慢性栓塞并有侧支循环建立时，左颈内静脉血流倒流，血流向头侧流动。于左侧颈内静脉及颈总动脉取样，频谱方向一致，均呈正向频谱（图 7-5-12）。

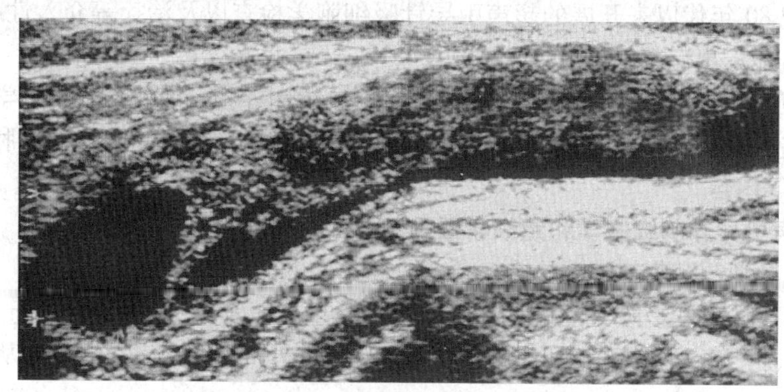

图 7-5-12　头臂静脉血栓示意图

5. 四肢深部静脉血栓形成　是日见增多的静脉疾病。

二维超声表现　①病变的深静脉，管腔内有实质性回声，部分或全部占据血管腔；②急性期表现为管腔增宽，血栓为实质性低回声。慢性期表现为血管变细，管壁增厚，血栓为实质性较强回声；③探头加压后，静脉管腔不能被压瘪；④在深吸气或做 Valsalva 试验后，静脉管腔变化不明显，缺乏正常的静脉瓣的运动。

多普勒超声表现　①彩色多普勒：当所查静脉完全栓塞时，彩色多普勒在病变处或其近、远端不能探及彩色血流，远心端静脉血流流向浅静脉，例如当髂-股静脉血栓时，可见血流经大隐静脉流入属支；②频谱多普勒：病变部位的深静脉完全栓塞时，在病变区或其近、远端均不能取到血流频谱信号。深静脉部分栓塞时，脉冲多普勒在非栓塞的部位取样时，可探及血流信号，但频谱异常，变为连续性血流频谱，小的侧支循环和血栓后再沟通血管，可以是此种血流频谱。若栓塞范围局限，在血栓边缘通过的血流呈高速连续性充填的血流频谱。若栓塞范围较广泛，在血栓边缘通过的血流呈低速连续性充填的血流频谱。

当所检查深静脉部分栓塞时，于血栓边缘或血栓中间有条带状或点状彩色血流显示，血流明显变细，粗细不一。部分病例仅在挤压远侧肢体后，才可见到点片状血流，有蓝有红，说明在血栓处血流方向发生变化。

6. 血栓闭塞性脉管炎

二维超声表现　表现为小腿主干动脉血管内膜呈弥漫性不均匀性增厚，多呈节段性改变，即正常部位与病变部位界线分明，病变的动脉失去正常动脉的搏动性。

多普勒超声表现　①彩色多普勒：在动脉管腔不完全闭塞时，表现为彩色血流变细，或粗细不等，呈节段性明暗变化，或彩色血流不成束，管腔内出现点状微弱的彩色血流显示。完全性闭塞则在闭塞部位及其远端无血流信号。②频谱多普勒：舒张期反向血流消失，出现明显舒张期正向血流，呈单相血流频谱，收缩期峰值流速、平均血流速度及加速度均明显减慢，类似静脉血流频谱，频窗消失或频带增宽。沿明暗不均及粗细不等的彩色血流处连续动态取样，可出现节段性血流速度快慢不一的改变。

第六节 介入性超声

自20世纪80年代以来开展的超声引导针吸细胞学检查以及治疗等介入性超声技术已日趋完善,并日益显示出广阔的前景。

介入超声包括诊断和治疗两方面。第一方面在诊断中包括:细针穿刺细胞学检查、体内液体穿刺、穿刺造影、胎儿宫内诊断和体腔内扫描等。第二方面包括穿刺引流、囊肿及肿瘤治疗、胎儿宫内治疗等内容。

(一) 超声引导穿刺细胞学和组织学活检

1. 超声引导细针穿刺细胞学检查

(1)适应证:临床各影像学检查疑有占位病变经超声证实者,原则均可进行。目前可对甲状腺、乳腺、肝、胆、胰、肾、腹膜后可疑肿物,胸壁及肺的外周型肿物进行取样,从而判别其良、恶性。

(2)临床意义:采用细针活检对组织器官损伤小,引起出血等并发症几率低;对恶性肿瘤的敏感性高,但难以作出组织学分类。

2. 超声引导细针穿刺组织活检及弹射式自动活检枪组织活检

(1)适应证:①疑早期肿瘤细胞学检查不能确诊;②手术未取活检或活检失败;③CT或超声显示肿块较大或广泛侵犯,无法切除者;④疑为转移性肿瘤须确诊;⑤良性病变须确定组织病理学诊断。

(2)临床意义:临床可对肾脏、前列腺、胸腹部器官和肿物进行此类检查。对恶性肿瘤能明确自制类型及分化程度,对良性病变能做出明确的组织病理诊断。

(二) 经皮肝穿刺胆管造影及引流

经皮肝穿刺胆管造影(percutaneous transhepatic cholangiography,PTC)是胆道系统的直接造影方法之一,现代应用细针对扩张的胆管进行穿刺,注入造影剂后,在X线下可清晰显示胆道系统的病理改变,对于梗阻性黄疸、胆管结石、胆道畸形及胆道疾病术后评价均有较大的诊断价值,特别是对胆系、胰头、壶腹部恶性肿瘤及胆管的良性狭窄具有较高的诊断准确率。此方法具有操作准确简便、并发症少及X线损伤小等优点。但对于胆管不扩张的病例,仍须在X线下进行穿刺造影。

经皮肝穿刺胆管置管引流(PTCD)是基于PTC基础上的治疗方法,适用于经PTC证实的胆道梗阻性疾病的引流减压,对于引起阻塞性黄疸症状的恶性肿瘤,如胆管癌、胰头癌,壶腹癌及肝门部转移癌术前进行PTCD,可减轻黄疸,改善肝功能,为进一步手术创造条件,促进术后伤口愈合、减少手术并发症。同时对于不能手术的恶性肿瘤,行PTCD术进行姑息性治疗,可起到缓解症状,延长生存时间的作用。

(三) 超声引导下肾囊肿穿刺硬化治疗

是指在超声引导下,对肾囊性占位性病变用穿刺针进行穿刺抽吸、置管引流或注入药物进行治疗的治疗方法。常用注入的药物有95%乙醇。

适应证:①单纯性肾囊肿、多房性肾囊肿、出血性肾囊肿、部分多囊肾均可根据囊肿情况选择穿刺硬化治疗,但临床上最常用来对单纯性肾囊肿进行治疗;②单纯性肾囊肿并非所有的都要进行穿刺硬化治疗,只有当囊肿直径大于4~5cm时,容易引起压迫症状,或血尿及其他并发症时,方可选择穿刺硬化治疗;③其他如多囊肾、肾盂旁囊肿等则穿刺效果不理想,或有一定的危险性,应慎重考虑进行穿刺。

临床意义:过去单纯性肾囊肿和多囊肾的处理,一般只有等到囊肿增大、压迫肾脏、引起肾功能不全或出现感染等并发症时,才考虑手术,但造成患者较大的创伤。超声引导下肾囊肿穿刺硬化治疗,特别是对于单纯性肾囊肿的穿刺硬化治疗具有疗效好、损伤小、费用低、操作简便、易于接受等优点,并且可以重复进行,是取代手术治疗肾囊肿的有效方法。

此外,超声引导下肝囊肿穿刺治疗、腹部脓肿穿刺和置管引流、胸腔积液的超声引导下穿刺引流、超声引导下肾盂穿刺造影及超声引导下卵泡穿刺取卵等已在临床得到广泛应用,并取得良好效果。

介入性超声已成为超声医学的重要组成部分。目前,超声导向穿刺诊断与治疗的应用价值已越来越受到临床医师的重视。随着超声仪器设备、穿刺针具的不断改进,以及术者操作技术的提高和经验的积累,这一技术必将得到进一步发展,在临床诊治工作中发挥更大的作用。

（王　洪）

第六章 内镜检查

第一节 基本原理

内镜的发展已有一百余年的历史,经历了从最初的硬管式胃镜、半可屈式胃镜发展到纤维内窥镜、电子内窥镜四个阶段。近30年来纤维内镜不仅在消化道疾病的诊断上发挥了极其重大的作用,而且开辟了治疗的新领域。随着电子技术的推广与普及,上世纪80年代开始电子内镜得以广泛使用,它改变了原有纤维内镜由光学纤维导光与窥视的性质,其前端装有精细的微型电子耦合器,相当于微型真空摄像管,进入胃肠腔后,可清晰摄录腔内图像,通过电缆传递至图像处理中心,最后显示在电视荧光屏上,可供多人同时观看,便于会诊、教学,图像清晰细致,形象逼真。预计在不久的将来,它将取代纤维内镜成为21世纪腔内疾病诊断和治疗的先进手段。根据同样原理制成的内镜不仅可对小肠、大肠、胆管等部位进行检查、治疗,尚可延伸到对呼吸系统、泌尿系统、生殖系统、胸腹腔、关节腔等部位病变进行诊断、治疗,因而形成一个崭新的诊治领域。

一套完整的纤维内窥镜由纤维内镜、光源和附属装置组成。消化道内镜基本构造有前端、弯曲部、镜身、操作部和导光束及光源插头五部分。前端有一个观察窗,窗内是物镜系统。根据观察窗的位置可分为侧视式内窥镜、前视式内窥镜和斜视式内窥镜。前端还有送水送气口、照明窗、活检吸引口等。弯曲部能使前端上下左右弯曲。镜身外层为外套管,并标有刻度,其内有软管壁,内部有导光束、导像束、送水送气管道、活检吸引管道及弯曲牵引钢丝等。操作部由目镜、目镜及物镜焦点调节环、活检钳通道口、吸引阀及送水送气阀按钮、上下、左右弯角旋钮及固定旋钮等组成。导光束连接光源和操作部,内有光束、送水送气管,吸引管、各种电线及光源连接插头等。光源插头内有摄影自动曝光装置的电线插头及导光束插头,两侧分别有贮水瓶和吸引器接头。

第二节 上消化道内镜检查

上消化道内镜检查包括食管、胃、十二指肠的检查。

(一) 适应证

1. 有上消化道症状,经全面检查(包括X线钡餐检查)未能确诊的患者。
2. 胸骨后烧灼感、疼痛、吞咽困难、疑有食管疾病的患者。

3. 上消化道出血病因的寻找。

4. 上消化道炎症、溃疡、息肉等病变通过内镜检查可提高诊断率，鉴别良性与恶性病变。

5. 有上消化道癌前病变或可疑恶变的定期复查。

6. 外科手术前检查，以确定肿瘤的性质、类型、浸润范围，协助制定手术方案，进行术后的定期复查。

7. 治疗内镜 上消化道异物取出、息肉摘除、上消化道出血的止血以及食管静脉曲张的结扎或硬化剂注射治疗、食管狭窄的扩张治疗等。

（二）禁忌证

1. 病人不合作或有精神及智力障碍。

2. 有发生内脏穿孔的危险，如吞服腐蚀剂的急性期等。

3. 降主动脉瘤病人，瘤壁与食管粘连或压迫，内镜检查可引起瘤体破裂出血。

4. 疑有上消化道急性穿孔的病人。

5. 严重高血压、冠心病、心肌梗死、严重心律失常、心肺功能不全及身体虚弱不能耐受检查的患者。

6. 严重的脊柱成角畸形。

7. 休克、昏迷等危重状态。

8. 急性扁桃腺炎、咽炎、支气管哮喘发作期、急性病毒性肝炎等传染病患者。

（三）方法

1. 检查前准备

（1）术前要询问病人病史和X线检查情况，以便明确检查目的。

（2）检查前一天晚进普食，然后禁食8小时，估计有胃排空延缓的患者，需禁食更长时间，有幽门梗阻的患者，应事先洗胃再检查。

（3）做好解释工作，消除病人恐惧心理，说明检查的必要性、安全性和检查的方法，以取得病人的合作。

（4）过分紧张者术前15～30分钟可用地西泮5～10mg肌注或静注，必要时同时肌注阿托品0.5mg。

（5）检查前5～10分钟用2%利多卡因或1%丁卡因，做咽部喷雾麻醉。

2. 检查方法

（1）注意光源、送水、送气阈及吸引装置，操纵部旋钮控制的角度等。电子胃镜注意检查线路、电源开关，注意监视器屏幕影像。

（2）病人取左侧卧位，松开领口及腰带，使颈部松弛，口边置弯盘，嘱病人咬紧牙垫，摘除活动性义齿。

（3）术者站在病人头侧，面向病人。左手持胃镜操纵部，右手持可曲部，直视下将胃镜经咬口圈插入口腔，缓缓沿舌背、咽后壁插入食管。嘱病人作深呼吸，配合吞咽动作将减少恶心，有助于插镜。

（4）胃镜先端缓缓插入贲门后，在胃底部略向左、向上可见胃体腔，推进至幽门前区时，伺机进入十二指肠球部，调整胃镜深度，即可见十二指肠降段及乳头部。由此退镜，逐段观察，配合注气及抽吸，可逐一检查十二指肠、胃及食管各段。

（5）对可疑病变部位可摄像、取活检、刷取细胞涂片及抽取胃液检查助诊。

(6)术后嘱病人勿立即进食热饮及粗糙食物,以防损伤粘膜。

(四)上消化道疾病的内镜诊断

自从纤维内镜广泛使用以来,上消化道疾病诊断率明显提高,如上消化道的慢性炎症性疾病、良恶性肿瘤和上消化道出血的病因诊断与定位诊断等。

1. 炎症　急性炎症时,一般不做胃镜检查,故胃镜发现以慢性炎症居多。

(1)浅表性炎症:镜下表现为红疹、红斑,甚至呈条纹状或黄白相间、红白相间的花斑状;粘膜水肿使反光增强、小区轮廓明显,颜色发白;粘膜表面糜烂;粘膜下出血可以呈斑点状或片状分布。发炎的粘膜表面常有较多透明或黄白色分泌物附着,分泌物下粘膜发炎、易脆,轻度损伤即致出血。

(2)萎缩性胃炎:以胃粘膜固有腺体的萎缩为基础的慢性炎症,在镜下除浅表性胃炎的表现外,常可见粘膜变薄,皱襞变浅甚至消失,粘膜下血管明显可见。此外,亦可因萎缩伴随的局灶性增生和肠腺化生而表现为小结节状或粗糙颗粒状,表面缺乏光泽,分泌物少,粘液湖内液体极少。粘膜颜色苍白,呈红、白相间的花斑状,以白为主。粘膜活检有助判断。

2. 溃疡　可位于食管至十二指肠的任何部位,以十二指肠球部及胃窦部慢性溃疡为多,镜下见相对规则的凹陷,呈圆形、椭圆形或线状,多数直径约为0.5～1.5cm,底部常覆盖以白苔或污浊苔,周围较光滑。

胃镜对良性、恶性溃疡的鉴别诊断具有重要意义。恶性溃疡主要发生于胃窦,一般较良性溃疡大而形状不规则,周边不整,底部凸凹不平,触之质硬、脆易出血,终需活检确诊。

3. 肿瘤　上消化道肿瘤如胃癌、食管癌位于我国十大恶性肿瘤之列。西方发达国家借助于以胃镜检查为主的肿瘤筛查方案,使早期胃癌检出率达到50%。我国胃癌发病率较高,因此,要求内镜检查的医生对镜下的炎症、息肉、溃疡、隆起等病变应有识别能力,方可提高早期癌肿检出率。

早期恶性肿瘤仅累及粘膜或粘膜下层,无淋巴结转移,5年治愈率较高。因此,及时正确的诊断意义重大。肿瘤可表现为微小的隆起或凹陷,直径一般在1cm以下,需仔细观察,配合活检做出诊断。进展期胃癌、食管癌等胃镜下可根据形态分为隆起型、溃疡型、浸润型,识别并无困难。

第三节　下消化道内镜检查

下消化道内镜检查包括结肠镜、小肠镜检查,由于后者应用较少,设备及技术要求较高,本节仅介绍结肠镜检查。

(一)适应证

1. 钡剂灌肠造影发现可疑病变但不能确诊,需要进一步明确病变性质的患者。

2. 原因不明的下消化道出血。

3. 原因不明的慢性腹泻、腹痛,疑有结肠炎症性病变的患者。

4. 结肠息肉的部位、范围、性质的确定。

5. 疑有下消化道恶性肿瘤,通过活组织和细胞学检查明确诊断,并探查其他部位有无息肉和癌肿的存在。

6. 结肠癌术后随访。

7. 结肠息肉电切、电凝、激光治疗等。

（二）禁忌证

1. 结肠急性炎症性病变，如暴发性溃疡性结肠炎、急性憩室炎等。

2. 急性腹膜炎、疑有肠穿孔及腹腔、盆腔手术后有广泛粘连。

3. 严重心肺功能不全、极度衰竭，不能耐受检查。

4. 严重高血压、精神疾病及昏迷的患者。

5. 妊娠妇女。

（三）方法

1. 检查前准备　检查前的肠道准备非常重要，是检查成功的关键之一。

(1)病人的准备：询问病史，了解检查的指征，有无禁忌证。做好心理工作，说明手术的必要性及安全性，消除恐惧心理，争取主动配合。检查前 3 日进少渣半流饮食，当日禁食。检查前晚服泻药，如蓖麻油、硫酸镁等，检查前 2 小时清洁肠道。

(2)术前用药：可肌注或静注地西泮 5～10mg，解痉剂可抑制蠕动，有利于操作，可术前5～10 分钟用阿托品 0.5mg 肌注。12 岁以下小儿作结肠镜需用氯氨酮全麻下进行。

(3)器械的准备：检查室最好有暗室设备及 X 线机、监护装置，抢救药品齐全，检查器械及配件配置及性能是否正常。

2. 检查方法

(1)纤维结肠镜检查多采用双人操作检查，亦可单人操作。镜检难度较胃镜大，需要患者与助手共同完成。肠镜能否成功插入，且使病人痛苦小，避免并发症的发生，很大程度上取决于对操作要领和基本方法掌握的熟练程度。在插入过程中应严格遵循：适量注气、循腔进镜、退镜寻腔、去弯取直、消除袢圈等进镜原则。

(2)退镜时，操纵旋钮，可上下左右灵活旋转前端，环视肠壁，适量注气与反复抽气相结合，逐段仔细观察，注意肠腔大小、肠壁及袋囊情况。对转弯部位或未见到结肠全周的肠段，调整角度钮及进镜深度，甚至适当更换体位，重复观察。对有价值的部位或镜下无法确诊者可摄像、取活检及行细胞学等检查助诊。

（四）结肠疾病的内镜诊断

结肠疾病最多见的是炎症及肿瘤 2 大类。结肠粘膜的炎症由多种不同的原因引起，可分为特异性和非特异性两大类。临床表现与镜下表现基本相似，特异性结肠炎为感染所致，如寄生虫、原虫、细菌等，因此，形态改变必须结合病原学、病因学及临床表现才能做出诊断。非特异性结肠炎的病因尚未完全清楚，缺乏特异的诊断方法，如非特异性溃疡性结肠炎、克隆氏病等，然所有这些病变均需镜检结合临床资料及病理学活检做出诊断。结肠肿瘤中良、恶性肿瘤患病率均比较高，良性肿瘤有：息肉、脂肪瘤、平滑肌瘤、血管瘤等，其中以息肉为多见，其大小、形态、有蒂无蒂对判断类型及预后均甚重要。恶性肿瘤主要是结肠癌，好发于直肠和乙状结肠，为结肠镜检查和随访的主要指征和鉴别诊断的主要内容。

第四节　纤维支气管镜检查

支气管镜最初的使用范围仅限于胸外科，主要用来取出吸入的异物。后来，呼吸内科逐渐认识到它的用处，开始用于肺结核的治疗。随着检查技术的不断发展和提高，以及疾病谱的改变,现在支气管镜检查主要用来诊断和评价支气管癌。

(一) 适应证

1. 原因不明的咯血和持续性咳嗽。

2. 有明显支气管阻塞表现的病人,如局限性哮鸣音,局限性肺气肿、阻塞性肺炎和肺不张等。

3. 怀疑患有气管、支气管肿瘤的患者。

4. 痰中发现癌细胞或结核菌,而胸片未能诊断的患者。

5. 原因不明的喉返神经或膈神经麻痹。

6. 弥漫性肺部病变诊断困难的患者。

7. 胸片发现浸润性病变,但需活检确定病变性质的患者。

8. 收集下呼吸道分泌物作细菌学检查。

9. 支气管肺泡灌洗、支气管内给药及抽吸治疗、气管内异物取出等。

10. 长期气管插管病人,了解有无气管内损伤和病变。

11. 将纤维支气管镜选择性地插入某肺段或亚肺段,以用来测定局部肺功能。

(二) 禁忌证

1. 病人不合作或体质虚弱不能耐受检查的患者。

2. 严重心肺功能不全、严重高血压、心脏病及颅内高压病人。

3. 高热或严重的急性上呼吸道感染及哮喘发作期的病人。

4. 慢性肾功能不全和出、凝血机制障碍的病人。

5. 大咯血的患者。

(三) 方法

1. 检查前准备

(1)术前应详细了解病情,详阅 X 线胸片、体层摄影、CT 片等,以便对病人病情和病变部位有一个初步的判断。

(2)拟经鼻插管时应行鼻窥镜检查。术前常规查血小板计数和出、凝血时间。疑有心脏病的患者和高龄病人需做心电图检查。肺功能不全的患者做肺通气功能检查和血气分析。

(3)向病人说明检查的目的、安全性和需要配合的有关事项,解除病人的恐惧心理,消除顾虑,取得病人合作。

(4)术前禁食 4~6 小时,对体弱的患者可术前静脉注射 50% 葡萄糖以防止低血糖发生。

(5)术前半小时肌注阿托品 0.5~1mg,以减少痰液的分泌,精神过度紧张的患者可肌注地西泮 10mg。

(6)仔细检查器械的各部分,并准备好必要的药品和物品。

2. 操作方法

(1)可先用 1% 麻黄碱喷入病人鼻腔,使鼻粘膜毛细血管收缩,保持鼻腔通畅。局部麻醉的方法一般选用 2% 利多卡因溶液,喷雾麻醉病人鼻、咽、喉部 3 次,以后根据插管进入部位的需要再行局部麻醉。

(2)病人取仰卧位,肩部略垫高,头后仰。不能平卧的患者亦可取坐位。

(3)术者左手握纤支镜的操纵部,拨动角度调节环钮,使插入部末端略向上翘起,用右手将镜端徐徐插入鼻腔,然后经咽、喉部,找到会厌与声门,当声门开放时,将镜迅速送入气管,在直视下边向前推进边观察气管内腔，直达隆突，并观察隆突形态和活动情况。

（4）找到两侧主支气管口后，将镜插进健侧主支气管，通过改变镜体末端的角度与方向，插入并观察各段支气管。

（5）在进镜过程中，要边进镜边观察，注意支气管粘膜的颜色、表面情况与质地，如有无充血、水肿、渗出、出血、糜烂、溃疡、增生等，还要观察管壁是否受压、管腔是否通畅、分泌物的量及性质等。为明确诊断，对直视下看到的病变，必须取材活检，做出细胞学或病原学诊断。

（邓 瑞）

第七章

脑　电　图

脑电图(electroencephalogram,EEG)是大脑皮质神经细胞集团自发性电活动的头皮体表记录。它记录的是头皮两点间的电位差,或者是头皮和无关电极或特殊电极之间的电位差。通过对脑电图分析,可以对某些脑部疾病的诊断提供帮助。

第一节　脑电图的记录方法

一、脑电图描记仪与电极

(一) 脑电图描记仪

记录脑电活动的仪器称为脑电图描记仪,俗称脑电图机。

临床上所见的脑电图就是把脑细胞的生物电放大后,由直流电变成交流电所得到的间接图形。脑电图是一种随机性生理信号,其规律远不如心电图明确。近年来正在探索各种记录和分析方法,希望从中得到更多的信息。随着电子技术的发展,现已研制出各种分析仪器,如频谱分析、相关分析仪、求导分析仪、特定尖峰信号检测仪,以及利用电子计算机进行分析处理的装置等。其中发展较早,使用较方便的是平均频谱分析仪,即通常所称的脑波分析仪。

临床使用的脑电图仪器类型很多,随着仪器的不断改进和完善,性能更为稳定、更为精密的高质量脑电图机在临床上相继应用,常用的机型有八道、十二道、十六道等多道检测仪。

脑电图的描记不同于心电图,它要求条件很高,放大器的灵敏度、信噪比都必须仔细设计,否则描出的波形杂乱无章,无法辨认。欲获得高质量的图形描记,必须具备一个有效而准确的检查系统。首先是质量良好的脑电图机,固定于屏蔽室内,屏蔽室的设计,一般用铜丝或铁丝网安装于室内四壁、屋顶及地面,屏蔽网应与地线连接。这样对各种外来的感应电波加以隔离,避免产生干扰。脑电图室的地点要远离电梯、手术室、X 线室、变电室等。

(二) 电极

固定在被检查部位用以接收脑生物电的金属导体,称为电极。电极的式样很多,各医院使用的电极尚不统一,有的为自制电极,临床用电极分两大类型。

1. 普通头皮电极　分开头发将电极固定牢靠,使之与头皮紧密接触,习惯使用以下几种:

(1)粘连电极:此电极为银制的小碟状电极。用胶泥土膏(掺入食盐)固定在头皮上,此法迅速简便,因弄脏头皮病人常不愿接受,故适用于昏迷病人。

(2)针极:用金属细针刺入皮肤作导电电极,此法头皮电阻小,描记出的波形质量好,杂波少，但金属针需要消毒处理较麻烦，另外病人有痛感不愿接受。

(3)银管电极：目前临床广泛应用，银管的一端用纱布裹住，用盐水浸泡后放置在头皮上，另一端和电极导线相连。并有塑料支架固定，然后用弹性网带紧固在塑料支架上。

2. 特殊电极 通常用的头皮电极只能描记全脑电活动的1/3，而颞叶的内侧及颅底的电活动则需用特殊电极才能描记出来。

(1)耳鼓电极：用细铜管制成，一端连接在约2mm^{2}的银质平板上并用纱布包好(浸盐水)，另一端套上橡皮管并用夹子连接导线。电极安放合适时测电阻约在3000～5000Ω。

(2)鼻咽电极：可以用铜线自制，电极的制作要弯曲使之沿着鼻甲向深处插入，直到鼻咽部。

(3)蝶骨电极：目前临床上不多用。

二、描记前的准备与电极安放

(一) 描记前的准备

检查前要向病人解释清楚，此项检查无损伤、无痛苦，解除病人思想顾虑和恐惧心理，取得病人合作。

1. 注意事项

(1)检查前3～5天内停服镇静安眠药及兴奋药物。不少药物对脑电图有影响，如麻黄碱、喘定、巴比妥类、水合氯醛、利眠宁、氯丙嗪等，癫痫病人在检查前一天起停服抗癫痫药物。发作频繁者，则无需停药。

(2)需在进餐后3小时内接受检查，以免因低血糖而影响检查结果。

(3)对不合作的病人和幼儿可给予安眠药(10%的水合氯醛灌肠)，记录睡眠状态的脑电图。

(4)在检查中不要做咀嚼、吞咽、眨眼等动作，全身肌肉要放松。

(5)检查前嘱病人洗头，禁用发油，化纤衣物可造成静电干扰，应尽量避免之。对需用特殊电极检查的病人应向其家属交待可能发生的情况。

2. 操作程序

(1)接通稳压电源，待电压稳定后，打开脑电图机开关，将机器预热几分钟后，调整描记条件，使每支记录笔的增益调整到标准电压。所有的定标电压的高度应一致(50μV或100μV)，时间常数应置于0.3或0.1；检查滤波开关是否在所要求的位置，增益开关是否在设定的位置。

(2)记录笔要通畅，墨水应无杂质，不通畅的记录笔可取下冲洗或更换。

(3)记录笔的起步要一致，阻尼要适中，走纸速度一般是3cm/s，改变走纸速度可引起波形的变化。

(4)在做正式记录之前在记录纸上先打好标准电压，标明记录的导联与记录条件。

(5)嘱病人闭目，对某些需特殊检查者应预先向病人及亲属交待情况，以求合作。

(二) 电极的安放

安置头皮电极应按次序进行，取下时也应如此，养成训练有素的习惯。为降低头皮电阻，必须在每个安放电极的部位用无水酒精擦净，然后涂导电膏，或涂以饱和盐水。然后将电极与头皮紧密接触，并用弹性网带加以固定。电极的安放方法有以下几种：

1. 常规检查时头皮电极的安放 一份完整的脑电图应包括单极和双极两种导联记录。电极安放部位可参考国际脑电图学会建议的10~20系统安放法和Gibbs电极安放法。

各医院常规用的头皮电极数目不等,少者8个电极即:双侧额、中央区、枕、颞和两个耳垂或乳突上;多者19个电极或根据需要再增加电极数目,用10~20系统电极安放法应掌握三条线:矢状线、颞侧线、冠状线及各线上的点。

2. 导联的选择 由头皮电极获得的脑电讯号,经过电极连线和输入盒,然后通过导联开关输入到各导联放大器,所以导联选择的作用就是确定各导联放大器的输入端与头皮电极的连接方式。

(1)双极导联法:把头皮上两个活动电极分别连接到放大器的两侧,叫双极导联法,记录到的是两个活动电极间的电位差。两个头皮电极通至一个导程。可将相邻的电极依纵向或横向连接。一般将前面(或左面)的电极通至一栅,将后面(或右面)的电极通到二栅,双极记录至少应有一种前后串联和一种横行串联。

(2)单极导联法:一般取两耳做无关电极。由一个作用电极与一个距离所要检查的脑组织区域越远越好的无关电极相联,这种导联方式,通常被看作是只描记来自一个作用电极的电位改变,所以叫做单极导联。如该处记录波形及频率异常时,则应考虑该处可能是病变区。

上述两种电极安放法,均需要在严格对称部位描记做对比。必要时可加若干电极导联,或特殊导联进一步检查。

3. 特殊电极安放法:根据临床需要选用特殊的电极安放法,颅外电极主要采用蝶骨电极、鼓膜电极、鼻咽电极及眶下电极等,颅内电极主要采用硬膜外电极、皮质电极与脑内深部电极。

三、诱发试验

当临床上高度怀疑为癫痫病人,或有明显临床表现的其他脑部疾患的病人,脑电图检查又属于正常的情况下,应采用某种特殊的手段来诱发异常的脑电活动,叫做诱发实验。常用的试验有以下几种:

(一) 睁眼闭眼试验

睁眼时α节律减弱或消失。此试验,睁眼3~5s、闭眼10~15s,反复3次,病人需安静闭目,但不能入睡。此法对枕区病变诊断价值较大。

(二) 过度换气诱发慢波试验

一般为3分钟,每分钟作深呼吸20~30次。试验前后连续描记脑电图波形。正常儿童及青少年出现慢波增多,此种情况在正常成人中较为少见。如有持续性或阵发性的异常脑电波出现时,则有诊断价值。

有些人由于服用镇静剂后做检查,也可见慢波出现,如在深呼吸后其慢波并不加重,而α波反而明显者,大多属于药物的影响所致。反之,如慢波出现更为增多应视为异常。由于空腹和饥饿引起低血糖的病人较容易出现慢波,应在试验前饮糖水250ml,20分钟后再进行此试验。

(三) 闪光刺激试验

在病人正前方20~30cm处放一光源,用白色或绿色强闪光,给以不同频率的闪光刺激(1~30次/秒)。正常人最易引起同化的闪光频率为15Hz。

(四) 握拳试验

用力握拳5s,或反复握拳20s,此试验对中央区病变可诱发异常脑电波形出现,对成年人意义较大。

（五）睡眠试验

利用自然睡眠或人工催眠来诱发异常脑波出现，这是一种安全有效的常用方法。自然睡眠需要时间较长，除特殊病例，临床上多采用人工催眠法。催眠药物很多，一般采用两类药物，首选10%水合氯醛，此药为非巴比妥类药物，成人剂量10～15ml口服，小儿每岁1ml，保留灌肠。另一类药物为巴比妥类，常用药物如司可巴比妥，成人首次口服剂量100mg，小儿每公斤体重口服2mg。催眠后脑电图与自然睡眠近似，可以产生14Hz以上的波，但必须普遍对称；如始终出现不对称的现象，则提示为异常脑电图。

（六）药物诱发试验

对癫痫的鉴别诊断有一定价值。但如掌握不好，有可能引起病人病情发作的危险，因此，在选择此项试验要十分慎重。常用的诱发剂有以下几种：

1. 氯丙嗪　成人剂量为50～100mg，采取肌内注射或静脉注射（不得少于5分钟），其诱发的阳性率较高，但发生作用时间较慢，并且有降低血压的作用，故使用要慎重。

2. 贝美格　用0.5%溶液，静脉注射以每分钟5ml的速度缓慢给药，同时记录脑电波形。成人给药总量为15ml，发现脑电图异常时立即停注，并用巴比妥钠0.1g肌内注射，用以抵消贝美格的作用及副作用。此试验诱发脑电图异常的阳性率较高，副作用较小。

3. 戊四氮　用3%溶液静脉缓注，按每分钟0.5ml的速度给药，同时记录脑电波形，成人总剂量不超过400mg。正常成人的抽搦剂量为450～550mg，一般癫痫多在250～400mg即可出现异常。一旦发现异常情况应立即停药，并给以巴比妥钠0.1g肌内注射，以抵消其副作用。此种试验易诱发正常人抽搐，亦易引起癫痫病人的全身性大发作。

用闪光刺激加戊四氯药物的方法，即成人以每秒钟50mg速度静脉戊四氮，同时以15Hz的节律性闪光刺激10s，直到诱发出异常脑电波为止。此种试验较单一用戊四氮效果好，棘波出现的阳性率可达80%以上。

四、干扰与伪差

脑电图检查过程中常可遇到各种干扰而产生的伪差，致使脑电图的描记不能如实反映人脑生理及病理的电位变化，造成诊断困难。凡是在脑电图中一切不是从大脑皮层描记出来的波形称为伪差。常见引起干扰与伪差的原因如下：

1. 电极接触不良。
2. 交流电干扰 。
3. 病人本身产生的干扰

（1）肌肉活动伪差：①如咬牙、皱眉、吞咽、面部肌肉痉挛、可出现150μV的杂乱伪差波动，30～60Hz；②咳嗽和肢体的移动、转头，抽搐时各导联会出现高波幅、快慢不一的波动；③头部震颤或身体轻微震颤可产生有节律性的θ波。

（2）出汗：出汗时两侧额部导联出现低电压、波形慢的波动。

（3）眨眼：眨眼时在两侧前额导联出现对称的单波或节律性100μV，250～300ms的电波，眼球上翻时电波方向朝上，眼球向下转动电波方向朝下。

4. 静电或感传电。

5. 脑电图机产生的干扰。

第二节 脑电图的成分

脑电图的内容一般包括:脑电的频率和波幅、脑电图的波形、异常波出现的方式和分布等。频率是指波型在单位时间(1s)内重复出现的次数,用赫兹(Hz)表示;波幅是指从波顶到波底的垂直线的高度,用微伏(μV)表示,校准时100μV=1cm,<20μV为低电位,20~50μV为中电位,>50μV为高电位。

一、脑电波的频率和波幅

1. α(alpha)波和α节律 正常成人基本脑电波是α波,频率8~13Hz。波幅平均为50μV,婴儿为20μV,儿童为75μV,一般不超过100μV。α波一组接一组,波幅由小变大,又由大变小,形如梭状,有规律地重复出现,称为α节律。α波成人主要出现在枕部,儿童可较成人广泛(图7-7-1)。

2. β(beta)波和β节律 β波频率为14~30Hz,亦称为快波,波幅一般不超过50μV,平均20μV,约为α波的1/3,主要分布在额区和中央区,部分(4%~8%)正常人脑电图以β波为基本波。在静卧、睁眼、痛觉刺激、精神紧张、神经衰弱以及使用安眠药等情况下均可增加(图7-7-1)。

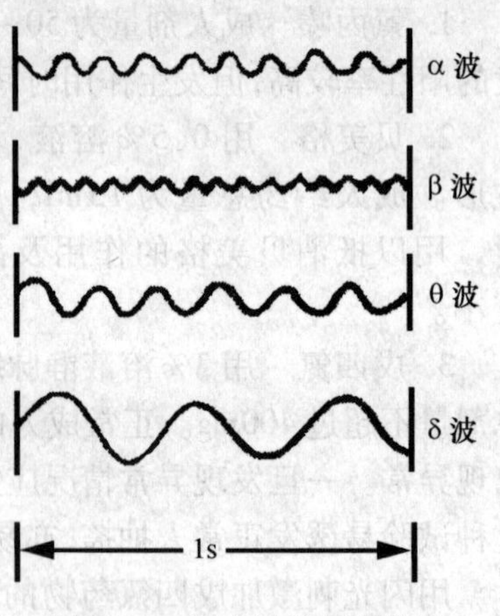

图7-7-1 脑电波按频率分类

3. θ(theta)波和θ节律 θ波频率4~7Hz,为慢波,成人波幅20~40μV,儿童为50μV,正常成人多出现在顶颞部,数量不超过25%。θ波是儿童的主要脑电活动波,两侧对称(图7-7-1)。

4. δ(delta)波 δ波频率0.5~3Hz,为慢波,波幅不超过20μV,可在额部出现,但不超过10%,其他各区则少于5%。δ节律为婴幼儿的正常波,以及任何年龄的熟睡时(图7-7-1)。

5. γ(gamma)波 其频率快,在30Hz以上,波幅在25μV下,主要分布在额中央回。

6. σ(sigma)波 频率为14~18Hz,波幅低,平均10μV,主要分布在前额区。

二、脑电波形分类

1. 正弦波(sine wave) 呈"M"或"w"型,圆顶光滑,形似纺锤。如α波、睡眠纺锤波等(图7-7-2)。

2. 棘波(spike wave) 快速上升或下降,波顶尖锐,形似钉尖,每个波长20~60ms(图7-7-2)。

3. 尖波(sharp wave) 又称锐波,上升急速,下降则缓,每个波长80~200ms(图7-7-2)。

4. 棘慢波综合(spike and wave complex)波 由波幅200~500μV,波长为20~60ms的棘波和200~500ms的慢波组成,频率3Hz,以额部和枕部最为显著,一般两侧对称(图7-7-2)。

5. 多棘慢波(poly spike wave) 由两个以上的棘波和一个慢波组合而成的复合波(图7-7-2)。

6. 平顶波(flat top wave) 顶峰较平,呈平坦状,频率4~6Hz(图7-7-2)。

7. 懒波(lazy wave) 一侧大脑半球有病变时,在患侧可出现α波减弱或消失,或者一侧快波、睡眠波减弱消失。

8. 顶尖波(vertex sharp wave) 见于睡眠脑电图,主要为负相尖波,在顶区分布明显,如成对出现时,则如驼峰,又称为双顶驼峰波。

9. K组合(K-complex) 为暴发性高波幅慢波。在熟睡时大脑两半球出现高波幅,频率为1~2Hz的慢活动,在睡眠中突然受到声音刺激,而诱发出频率12~14Hz快波节律,这种现象称为K组合,如两侧不对称即为异常脑电图。

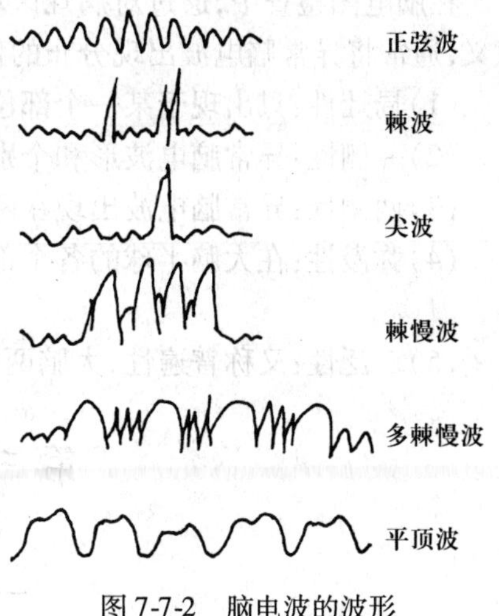

图7-7-2 脑电波的波形

10. 手套形式样 在熟睡中所出现的两侧同步的类似手套形的脑电波,此波额区及顶区最为多见,又分为慢手套形和快手套形。

三、异常波出现的方式和分布

1. 异常波出现的方式 异常脑电波在描记中记录到的波形多种多样,有的波动有规律地出现,有的则无一定规律,散在杂乱。根据上述特点,临床上归纳为以下几种方式:

(1)节律性:脑电波动有规律地反复出现,临床上易于识别。

(2)无节律性:在脑电图学上称为高度失律,如在婴儿痉挛、抽搐时所表现的脑电活动,其波形、波幅、频率均杂乱无章毫无规律,临床上难以识别。

(3)暴发性:脑电波的波形、波幅、波率,自身的或诱发的,突然出现改变和消失。暴发性现象出现要详细地书写在脑电图报告中,向临床提供有用的信息。

(4)散在:有些个别的波动呈零星的或单个的出现在大脑半球的某个区域。

(5)杂乱:波型杂乱,无一定规律可言,可有其他复杂的因素掺杂在其中,有的波形无法辨认,也可见于哭闹的患儿和不合作的病人。

(6)短程:脑电波动持续出现的时间约1~2s,如失神发作等。

(7)长程:脑电波动的某一种波型持续出现的时间为5~10s,或更长的时间,呈一组一组地出现。

(8)游走性:是指异常的脑电波动(病灶)不固定,时左时右地出现。

(9)频度:个别的波动可偶然见到,也可频繁地见到,或连续出现。

2. 异常波的分布 异常脑电波出现在大脑的某个区域,常有定位的意义。如前颞叶出现棘波可作为精神运动性癫痫的诊断依据;枕部出现棘波,有80%的为癫痫病例,20%的为非癫痫病人,可能与脑外伤或脑炎有关。大脑后部出现慢α波(变异)可能是大脑发育不全所致。枕部导联出现两侧对称同步的频率为3~6Hz的节律,因闪光刺激诱发试验而消失,因过度换气而增多,此种现象与颅内压增高、后颅窝肿瘤、脑外伤、自主神经功能紊乱、精神意识障碍及临床上常见与神经、精神有关的消化性溃疡有关。睡眠时如一侧睡眠纺锤消失,那么病变就在该侧。

在脑电图检查中，通过对病灶区域的划分了解病灶的分布情况，在临床诊断中有重要指导意义，通常将异常脑电波出现分布的情况归纳如下：

（1）局灶性：只出现于某一个部位，经过反复测试区域不变。

（2）一侧性：异常脑电波形和个别波动仅出现于一侧。

（3）两侧性：异常脑电波出现在两侧，可对称或不对称。

（4）弥漫性：在大脑半球的各个部位都有波型的改变，呈弥漫状态，但两侧不是对称出现的。

（5）广泛性：又称普遍性，大脑两半球各个区域都有改变，并且两侧对称。

第三节 正常脑电图

一、正常成人脑电图

1. 正常成人清醒闭目状态下的脑电图（图 7-7-3），基本上由 α 波及 β 波组成，以 α 波占优势的称为 α 波基本节律，以 β 波占优势的称为 β 波基本节律。α 波多分布在枕部（频率 8～13Hz），波幅不超过 100μV；β 波多分布在额部（频率 14～30Hz），波幅不超过 50μV，并多在 α 波调幅间歇期出现。绝大多数人都是以 α 波为基本节律，少数人则以 β 波为基本节律。所谓调幅系指 α 波幅的升降，由小变大，由大变小，形如梭状，呈周期性的重复出现。每一周期为 1～10s 不等。睁眼时 α 波消失，以 β 波代之。大脑两侧的脑电波的波幅、梭形调幅的时间、形

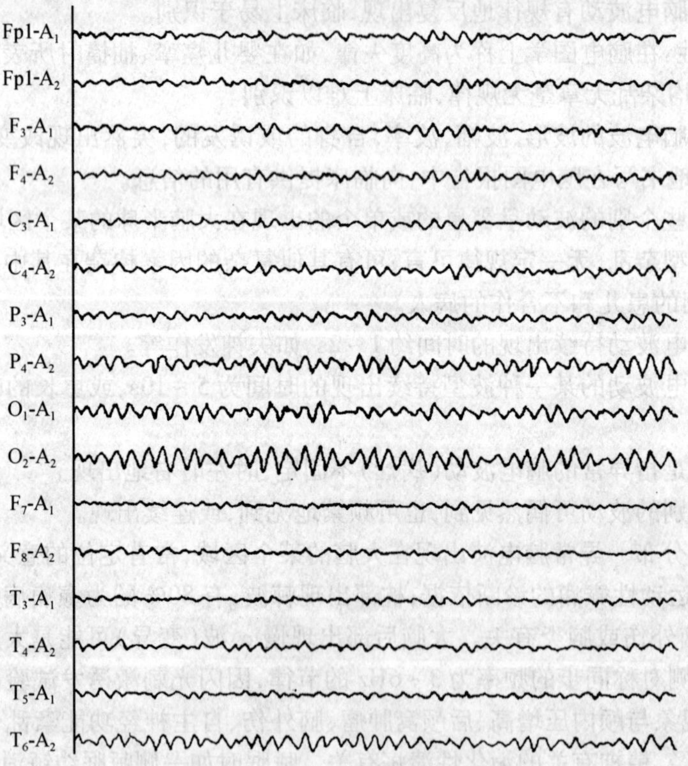

图 7-7-3 正常人闭目清醒时的脑电图

状和节律应是对称的，可允许10%～20%的波幅不对称，仍属正常。正常人在颞部有少于15%的低幅θ波，也有些人的波幅始终不超过20μV，称为低电位，此种情况大多亦属正常。正常成人的脑电图，归纳起来：①枕区为α波；②额区为低波幅快波（β波）；③颞区为40μV的θ波，数量不超过25%；④两额部可出现20μV的δ波，数量不超过10%；⑤习惯用右手的人，由于左侧优势半球传入冲动较多，α节律被抑制，故左侧半球α波幅较低。两侧波幅相差可达20%或更多。

2. 正常成人睡眠脑电图　在描记正常人睡眠状态脑电图的试验中，结果显示：睡眠的不同期出现不同的波形。

（1）嗜睡期：处于困倦朦胧状态，此时肌电干扰消失，波幅在全部导联中均降低，α节律调幅减退，叫醒时α波波幅立即恢复原来状态。

（2）浅睡期：刚入睡状态，脑电图出现频率18～20Hz的快波和广泛的低波幅、频率在4～7Hz的θ波，常常伴有β波及驼峰波。突然给以声刺激，可以出现K组合，多在中央区、顶区出现，双侧对称。

（3）中睡期：中度睡眠状态出现频率为12～14Hz的纺锤波，成串出现，数量逐渐增多，可数个或数十个连续出现，从中央区扩散到顶区、额区，给予声刺激，K组合较前明显。

（4）深睡Ⅰ期：此期脑电波表现频率为0.5～3Hz的δ波和少数θ波，驼峰波消失。

（5）深睡Ⅱ期：频率为0.5～3Hz的δ波，各导联均呈现不规则、左右不对称的波动，以颞区表现明显，纺锤波消失。

二、正常儿童脑电图

正常小儿脑电图特点总结归纳如下：

1. 新生儿（出生后一个月）脑电图以低波幅δ波占优势，频率0.5～3Hz，波幅不超过20μV。

2. 出生三个月的婴儿，脑电图频率0.5～3Hz，波幅为20～50μV，慢波，清醒和睡眠状态的脑电图存在着明显的差别。

3. 出生六个月的幼儿，枕部节律约为4～6Hz，枕部出现节律性活动反映着大脑成熟的过程。随着年龄的增长和发育，波率逐渐变快，波幅逐渐增高。α波出现的时间早晚不一。

4. 4岁的儿童于枕部首先出现有节律的α波，其波幅亦较高，在70～100μV。

5. 5～6岁的儿童脑电图，枕后α波更为显著，增加到几乎与慢波相等，波幅高且不规则。

6. 9～10岁　脑电图显示枕区α波频率为10～12Hz，但在额区、顶区尚可见到频率为7～8Hz的节律波，并可见广泛性、散在的6Hz的θ波。

7. 10～14岁　脑电波动可从慢波为主过渡到α波为主，α波幅也由150μV下降到50μV左右，额区、顶区出现频率为5～8Hz的阵发性慢波。14岁以后，额区的慢波逐渐被正常的β波所代替。直到青年期，在颞部仍可见有θ波残存。

第四节　异常脑电图

一、癫　痫

癫痫是神经系统的常见病，是由多种病因引起的一种病症。其临床表现为发作性意识障碍及各种精神、运动、感觉、自主神经症状，并随病因和病变部位的不同而异。呈反复性、周期性、突发性发作。癫痫在脑电图上有许多特征性表现，脑电图对癫痫的诊断具有非常重要的价值。

（一）癫痫样放电的类型

脑电图上表现为阵发性高波幅电活动，称为癫痫样放电。癫痫样放电对于癫痫具有独特的诊断意义。其表现类型有：

1. 散发性棘波　棘波是大脑皮质神经元超同步放电的结果，表明脑部有刺激性病灶。在慢波背景上出现的棘波意义最大，能提示原发癫痫灶的部位。在正常背景上出现的棘波，一般波幅较低、周期较长、说明为远处病灶传播而来。

2. 散发性尖波　也是常见的癫痫样放电特征，意义与棘波相同。外形似棘波，但周期较长，为70～200ms，波幅常在200μV以上。

3. 棘慢波或尖慢波综合　棘波或尖波与大慢波结合在一起时，称为棘慢波综合或尖慢波综合，多为棘波或尖波后紧跟一个慢波或在慢波上重叠着棘波、尖波。形成节律性的棘慢波综合，其频率多为3次/秒左右。当这种节律性综合波呈局限性出现时，多为局限性癫痫，呈两侧对称同步性出现时，多为肌阵挛发作。

4. 多棘波群　2～6个棘波成簇单独出现，或跟随着一个至数个慢波，多见于肌阵挛性癫痫。若棘波连续出现，其频率可达20～30次/秒，多见于全面强直-阵挛发作。

5. 高幅失律　又称高幅节律异常，是以不规则的多发性高波幅慢波与棘波和尖波杂乱结合在一起所组成的一种波形。棘波波幅可达500μV以上，见于阵挛性发作。

6. 发作性节律波　即在原脑波背景上出现阵发性高波幅节律，无论是δ节律、θ节律或α节律或快节律，当其波幅异常增高，呈高幅发放时，通常均应认为是癫痫样放电。

（二）诱发试验

部分癫痫病人在发作的间歇期无癫痫样放电，或表现不典型，以至难以确诊。这时采用诱发试验，如过度换气试验、闪光试验、睡眠试验、贝美格试验等可诱发癫痫样放电。

（三）癫痫常见的脑电图表现

在发作及发作间歇期，可出现各种不同程度的脑电图异常，主要表现如下：①发作性异常波：可见发作性棘波、尖波、棘慢波综合、尖慢波综合或暴发性高波幅慢波，棘慢波综合等；②非发作性异常波：可见不同程度的基本节律慢化和不规则化，轻者θ波散在出现，较重者θ波呈节律性出现，波幅较高，以额、顶部为著，重者α波消失，基本节律为θ或δ波所代替。原发性癫痫者，两侧对称性同步发放异常波；继发性癫痫者，脑电图背景多为异常或呈局限性改变，两侧不对称不同步。

二、颅内占位性病变

颅内占位性病变的脑电图表现为生理波改变和病理波的出现。常见的生理波改变有：α波慢化、α波幅降低、α波增强、α波反应性改变、快波的变化及肿瘤侧常见睡眠纺锤波和驼峰波，K-综合波减弱消失，尤以皮质部肿瘤明显。

最常出现的病理波有：①平坦波：多见于浅表肿瘤；②多形性δ波：浅表肿瘤多呈连续性δ波，深部肿瘤多为阵发性高波幅δ波；③单形性慢波：即单一节律性慢波，常出现于距肿瘤较远处，出现于额部时多为双侧性，单侧出现者多提示对侧脑干或小脑半球有肿瘤；④局限性θ波：

多见于生长较慢，界限清楚的脑肿瘤，并常与懒波共存；⑤病灶部位棘波发放：棘波是肿瘤刺激周围较正常的脑组织所致，常出现于肿瘤附近，并重叠在慢波上或夹杂于慢波中，有时也可出现于远离肿瘤的部位或对侧半球；⑥慢波位相倒转：病灶处的慢波灶以病灶点为中心，如水波一样向周围扩散，通过三角导联法可记录到病灶的两端呈位相相反的波形。

三、颅脑外伤

颅脑损伤可导致大脑功能失调，引起脑电图改变。

1. 脑震荡　脑电图为低幅平坦波，甚至脑电图沉默几秒钟至几分钟，此为扩散性抑制所致。随后出现广泛性 δ 波和 θ 波，可能与中脑网状结构功能低下有关。

2. 中型脑损伤　脑电图改变为低幅波或平坦波，随后脑波波幅增高，在脑的各区见到不规则慢波，主要是 θ 波，波幅中等或偏高，α 节律被破坏，随着脑功能的逐渐恢复，普遍性脑电图改变多在三个月内消失。

3. 重型脑损伤　受伤初期脑电图显示为普遍性波幅降低或平坦波。随后脑波波幅增高，出现弥漫性慢波，基本节律可慢至 2～4 次/秒以下。

第五节　脑电地形图

脑电地形图是基于电子计算机分析脑生物电的一种诊断技术，自 70 年代迅速发展起来。它比脑电图直观，并且能做出定量分析。脑电地形图是用图像的方式按解剖部位显示脑功能变化，使功能与形态改变有机地结合起来。因此，就能快速而直观地把脑电信息提供给检查者和临床医师。脑电地形图具有无创伤、安全、迅速、直观的优点，还可进行动态监测。它能反映在脑电图上某些肉眼不易察觉的细微变化，阳性率一般比脑电图高。可用于器质性疾病的诊断，尤其是定位诊断及病灶对周围脑组织功能的影响，还可用于功能性疾病的诊断，如原发性癫痫、精神病、痴呆及智力发育不全等，也可用于药物治疗的疗效观察和预后估价，并可弥补 CT 和 MRI 的某些不足。

脑电地形图也有一些缺点。它不能辨认伪差，常将眼动分析为慢波，将肌电干扰分析为快波，并且仅能反映某一短时间的瞬间脑电变化，也不能反映某些特征性的波形改变，如棘慢波综合，复形慢波等。它不能反映波的时相关系，也不能反映阵发性表现，且不能增加特殊电极。因此，应与脑电图同时描记，与脑电图结合起来进行分析，以弥补以上不足。操作时应尽量消除各种伪差，采样时应避开伪差，分析时应注意识别伪差。以保证分析诊断的正确性。脑电地形图和脑电图一样仅有助于定位诊断，一般不能定性，故应密切结合临床资料，全面综合地进行分析，不能单凭脑电地形图图像就作出诊断结论。

（邓　瑞）

第八章

肌　电　图

肌电图是通过记录神经肌肉的生物电活动,借以判定神经肌肉所处的功能状态,从而诊断运动神经肌肉疾病的一种检查方法。

记录神经肌肉电活动,有细胞内和细胞外记录两种,临床上多由细胞外进行记录。神经肌肉所处的功能状态,是指横纹肌纤维受神经支配的状态以及神经、肌纤维本身的状态。正常肌肉纤维是受神经支配的,而各种病理改变都可使神经支配受到不同程度的损害,表现为部分或完全去神经支配,出现各种异常的肌电图。肌肉纤维本身变性时也可出现异常肌电图。肌电图检查是根据神经肌肉电生理改变,来确定病损是来自哪个系统或来自何部位,从而对病理过程不同的各类疾病做出区别,结合临床做出诊断。

第一节　检　查　方　法

(一) 检查前准备

肌电图检查系测定肌肉在各种生理状态下的肌电活动。检查时需要将针极插入肌肉,有一定痛苦。因此检查前需要向病人讲明检查的目的、意义,取得病人合作。

学龄儿童由于惧怕疼痛,对检查常不合作;检查时应选择重点,所查肌肉,不宜过多,检查时间要短。婴幼儿检查时,对所查部位进行疼痛刺激引起躲避时,即可观察相应肌肉的随意收缩,并寻机观察其放松状态。动作要迅速正确。一般无需用麻醉剂和镇静剂。

(二) 注意事项

1. 检查前要认真了解病史和进行体格检查。因肌电检查目的不同,连接方式也不同。需详细询问病史,认真查体,才能明确检查目的、确定相应的检查内容和检查部位。

2. 检查要全面,防止漏诊。神经肌肉疾患只影响一定神经和肌肉,波及一定的范围。只检查一块肌肉、一个部位来判定结果,易造成误诊和漏诊。故检查时要正确选择有代表性和一定数量的肌肉。

3. 肌电图检查要定性、定量并重。定性的方法比较简便,定量的方法繁琐费时,但较客观、正确,故应根据检查目的选择使用,相互补充。

4. 要正确分析检查结果。肌电图检查结果的分析应综合各项指标做出全面分析,并根据各类疾病的肌电图特征进行判断。肌电图只能反映一类疾病的电生理改变,不能作病因学诊断。

(三) 检查适应证

1. 神经原性疾病

(1)脊髓前角细胞疾病。

(2)神经根、神经丛及周围神经疾病。

2. 肌原性疾病

(1)进行性肌营养不良症。

(2)多发性肌炎、皮肌炎及其他胶原病并发的肌炎。

(3)肌强直综合征、先天性肌强直症、萎缩性肌强直症。

(4)周期性瘫痪。

(5)其他原因引起的肌病:甲状腺毒性肌病、甲状腺功能低下肌病、甲状旁腺功能亢进肌病、垂体及肾上腺皮质功能紊乱伴发肌病、肿瘤性肌病等。

3. 神经肌肉接头疾病 重症肌无力、肌无力综合征。

4. 锥体系及锥体外系疾病 脑血管病、帕金森综合征、舞蹈病、手足徐动症、扭转痉挛、遗传性共济失调等。

第二节 正常肌电图

按肌电图检查程序介绍在正常生理状态下针极插入、肌肉放松、轻收缩、重收缩和被动牵伸的肌电图。正常肌电图虽然有一定的标准和界限,但也与生理差异、检查技术和检查者经验有一定关系。只有通过反复实践,观察比较,才能掌握。

(一)针极插入和肌肉放松时的肌电图

1. 插入电位

(1)一般插入电位:插入电位是指针极插入、挪动和叩击时,针极对肌肉纤维或神经支的机械刺激及损伤作用猝发的电位。正常肌肉在大部分情况下只在针极插入或移动瞬间出现,持续时间很短。针极移动一旦停止,插入电位也就消失。

(2)终板噪声:当针极插入正常肌肉终板及其邻近时,在基线上出现 10~40μV 的不规则低电压波动,称为终板噪声。终板噪声的产生是由于针极接近运动终板时,记录的微小终板电位。

(3)高频负电位:部分正常肌肉在电极插入瞬间猝发一系列负相电位,频率可高达 100~150 次/秒,波形常为双相,第一相为负相,幅度较高,第二相为正相,幅度较低,时限为 1.0~4.0ms,电压常大于 200μV。高频负电位持续时间长短不等,一般持续数秒后放电频率自行减小,最后可遗留几个或几个负相电位。

(4)肌痉挛电位:有些正常人在插入针极后常伴有肌肉收缩及痉挛,出现短时限低电压电位或正常运动单位电位,称为肌痉挛电位。该电位波形甚至可与纤颤电位相似,但持续时间短,分布范围窄,稍移动电极即可消失。

2. 电静息 正常肌肉在完全放松时没有电活动,不出现肌电位,在示波器上仅见到一条电平线,为电静息。

(二)轻收缩时的肌电图

正常肌肉随意收缩时,出现的动作电位称为运动单位电位,它表示一个脊髓前角细胞所支配的肌纤维电活动的综合结果。

1. 运动单位电位的时限 运动单位电位时限是指运动单位电位变化的总时间。正常肌肉的不同运动单位，电位时限不同，变动范围很大，可自5.0ms到12.0ms不等。

2. 运动单位电位的电压　运动单位电位电压代表亚运动单位肌纤维兴奋时产生的动作电位幅度的总和。正常肌肉不同运动单位在轻收缩时电压不同，自100μV至2000μV不等。

3. 运动单位电位的波形　运动单位电位的波由离开基线偏转的次数（位相）来决定。根据偏转次数的多少分为单相、双相、三相、四相及多相。如虽有偏转，但幅度较小时则称为不规则波。

各种波形的数量用百分率表示，即占录取的不同运动单位电位的百分数。正常肌肉双相及二相波占多数，其他位相波比例较少。

（三）肌肉不同程度用力收缩时和被动牵伸时的肌电图

1. 不同程度用力收缩时　肌肉收缩时，因用力程度不同，参加收缩的运动单位数目和频率不同，出现不同的波型。

（1）单纯相：肌肉轻度用力收缩时，只有一个或几个运动单位参加收缩，肌电图上出现孤立的单个运动单位电位，此称为单纯相。

（2）混合相：肌肉中等度用力收缩时，参加收缩的运动单位数量及频率增加，有些区域电位密集不能分离出单个电位，有些区域仍可见单个运动单位电位，称为混合相。

（3）干扰相：当肌肉作最大用力收缩时，参加收缩的运动数量多、频率高，运动单位电位重叠复合，无法分出单个电位，称为干扰相。

有时因用力程度不同，放电波型不完全与上述分型相同，介于上述两型之间，则可称为单纯-混合相、混合-干扰相。

2. 被动牵伸时　正常肌肉在被动牵伸时，无论是收缩肌、拮抗肌或是协作肌常无电活动。但急剧牵伸或过度牵伸时可出现瞬间放电，但数量极少。如遇病人精神紧张或感针极疼痛时刻出现反射性放电，如能克服上述因素完全松弛其肌肉，则运动单位电位可消失。

第三节　异常肌电图

异常肌电图包括插入电位延长、放松时出现纤颤电位、正相电位、束颤电位、群放电位、收缩时运动单位电位异常、电位同步以及重收缩时波型的改变。

（一）针极插入及肌肉放松时的异常肌电图

1. 插入电位延长　插入电位延长指针极插入、挪动、叩击时骤然出现电位发放，针极挪动停止后电位并不立即消失，但其数量、频率逐渐减少以致消失，挪动针极后又复出现，这种状态表示肌膜对机械刺激兴奋性的极度增高，称为插入电位延长。

插入电位延长常见于神经原性疾病，是肌肉去神经后肌膜兴奋性增高的结果，是神经原性疾病的可靠指征。

2. 肌强直电位与肌强直样电位

（1）肌强直电位：肌强直电位系插入电位延长的一种特殊形式。强直电位出现于肌强直疾病、少数神经原性疾病以及肌原性疾病。

（2）肌强直样电位：肌强直样电位组成形式多样化，波形奇特，其频率可达100次/秒以上，组成电位电压300μV左右，时限稍宽，持续时间长短不等。肌强直样电位虽可出现于肌强直疾患，但在脊髓前角灰质炎、运动神经元病、多发性肌炎亦多见。

3. 纤颤电位　纤颤电位以短时限、低电位为特点。纤颤电位时限在5.0ms以下，大部分小于2.0ms，电压在300～500μV以下，波形呈单相、双相、三相，以双相最多，偶见多相。呈单相时称小尖波。呈双相时，起始相常为正相。纤颤电位出现的频率在2～30次/秒不等。放电间隔大部分不规则，部分呈规则发放。

纤颤电位主要出现在周围神经及脊髓前角细胞病变时，肌肉失去神经支配后，出现肌肉纤维颤动。此外，纤颤电位也可在肌原性疾病如多发性肌炎、进行性肌营养不良症、周期性瘫痪时出现。

4. 正相电位　正向电位是肌纤维电位的一种，又称正锐波及"V波。该波常为双相，起始部呈宽大之正相，后继　负相迤延，负相部分常不回至基线。正相电位和纤颤电位同为肌纤维产生的自发电位，其发生机制和临床意义与纤颤电位相同。

5. 束颤电位　束颤电位是一自发的运动单位电位，时限宽、电压高，变化范围较大。其频率可自几分钟一次至每秒数十次不等。放电间隔大多不规则。它可呈单个、成对、成群的发放。束颤电位的波形不同，可分为单纯束颤电位和复合束颤电位。前者电位位相在四相以下，时限在2～10 ms，电压2～10 mV。后者位相在五相以上，时限5～30ms，电压与单纯束颤电位相似。

束颤电位仅表示运动单位兴奋性增高，常为运动神经元病、神经根疾患的重要表现。

6. 群放电位　群放电位是自发电位的一种，其特点为节律性、阵发性放电。群放电位持续的时间长短和电压有很大不同。频率4～11次/秒不等，间隔可规则或不规则。它可出现在不同的病理过程，如震颤、阵挛、搐搦、癫痫、舞蹈病、手足徐动症、神经症等。

（二）轻收缩时的异常肌电图

1. 运动单位电位时限、电压改变　运动单位电位的平均时限偏离正常值的20%，则可考虑时限缩短或延长。运动单位电位的电压差别甚大，当电压超过5.0mV时则有明确的诊断价值。

时限延长、电压增高见于脊髓前角灰质炎后遗症、运动神经元病、脊髓空洞症以及陈旧性周围神经损伤。时限缩短、电压降低见于肌原性疾患。时限延长、电压降低见于周围神经损伤后或脊髓前角细胞疾患后严重麻痹的肌肉。

2. 多相电位的改变　多相电位数量增加、波形繁杂时均提示异常。多相电位的波型特点对诊断价值较大。按照多相电位波型特点可分为短棘波多相电位和群多相电位。

短棘波多相电位是指组成多相电位的波时限较短，呈棘刺状起伏，次波时限常在3.0ms以下，波幅不等，位相可自五相至十几相。群多相电位是指组成多相电位的次波时限较长，呈锯齿状起伏，次波时限在3.0ms以上，波幅高，位相常在十相之内，持续时间较长。

多相电位是肌电诊断中的主要指标之一，它能反映肌肉处在生理状态抑或病理状态。短棘波多相电位见于肌原性疾病、神经再生早期、神经变性等。群多相电位多见于脊髓前角细胞疾患及陈旧性神经损伤时。

3. 运动单位电位同步　运动单位电位同步是指从一个肌肉两个点同时录取运动单位电位时，两个电位同时出现。正常肌肉可有20%的电位同步，在80%以上电位同步时则称为完全电位同步。

电位同步最常见于脊髓前角细胞疾患，如运动神经元病、脊髓前角灰质炎、脊髓空洞症等，也可见于周围神经疾患。

(三) 重收缩及被动牵伸时的异常肌电图

1. 重收缩时的异常肌电图 肌肉作重收缩时波型的异常表现为运动单位电位数量和频率的改变。

(1)完全无运动单位电位:肌肉作最大用力收缩时,不出现任何运动单位电位,表示运动功能的完全丧失。此型见于严重的神经肌肉疾患及癔症性瘫痪。

(2)运动单位电位数量减少:根据病损程度不同表现为混合相、单纯相、单纯-混合相、混合-干扰相。但其中诊断意义较大的表现为高频率发放的单纯相。

(3)病理干扰相:在某些病理过程中,运动单位电位波型和肌肉实际收缩的程度不一致,即虽然有严重瘫痪,随意收缩困难,但肌电位却过分的丰富,肌电图上表现为浓密、碎琐的电位,称为病理干扰相。此为肌原性疾病的表现。

2. 被动牵伸时 被动牵伸时异常肌电图表现为大量的运动单位电位,放电间隔急剧缩短,可呈干扰相波型,其放电波型与牵伸的速度、病变的性质有关。

被动牵伸时异常肌电图有助于判定锥体系及锥体外系疾病肌张力的高低。

第四节 常见疾病肌电图改变

(一) 神经原性疾病

神经原性疾病指病损波及到脊髓前角细胞、神经根、神经丛、神经干、神经末梢的一类疾病。

1. 脊髓前角细胞疾病肌电图特征

(1)运动单位电位时限显著增宽,常超过12.0ms。

(2)运动单位电位电压显著增高,常出现巨大电位。

(3)常见电位同步。

(4)多相电位常可增加,且以群多相电位多见。

(5)重收缩时运动单位电位减少,经常出现高频单纯相。

(6)运动单位范围扩大显著。

(7)可出现纤颤电位、正相电位,但较周围神经疾病为少。炎性疾病时出现在急性期,变性疾病时出现在疾病后期。

(8)可出现肌强直电位及肌强直样电位。

(9)束颤电位常见。

(10)运动和感觉神经传导速度基本在正常范围。

2. 周围神经疾病肌电图特征

(1)运动单位电位时限正常或稍有增加。

(2)运动单位电位电压正常或增高,但不如脊髓前角细胞疾病显著。

(3)电位同步仅出现在部分病例。

(4)多相电位增加显著,常以短棘波多相电位居多。

(5)重收缩时运动单位电位数量减少,部分人电位电压增高。

(6)运动单位范围扩大,但不显著。

(7)纤颤电位、正相电位显著。多出现在病后一年半内,数量较多,常有插入电位延长。

(8)束颤电位较少。

(9)运动神经和感觉神经传导速度常显著减慢。

(二) 肌原性疾病

肌原性疾病指各种不同原因引起的一组肌肉疾患。如进行性肌营养不良症、多发性肌炎及皮肌炎、肌强直综合征、内分泌及代谢障碍引起的肌病。

肌原性疾病的肌电图特征:

(1)运动单位电位平均时限缩短;其缩短的程度随疾病的性质、程度和部位而异。

(2)运动单位电位电压下降。下降的程度可有不同,严重时可下降到与纤颤电位相似的幅度。

(3)多相电位显著增加,可达正常时的数倍以上。多相电位在形态上以短棘波为特征,时限短、波幅低、波间连接疏松。

(4)随意收缩时出现病理干扰相,以频率高、电压低为特征。

(5)肌原性疾病一般不出现自发电位,但少数患肌也可出现。

(6)运动单位范围常缩小,可小至正常的40%。

(7)神经传导速度保持正常。

(邓　瑞)

第九章

放射性核素检查

放射性核素检查是核医学的重要组成部分,是核技术与医学相结合而产生的一门综合性边缘学科,也是临床上发展最快的一门应用科学。在临床实践中应用放射性核素示踪技术的原理,选择合适的显像剂或示踪剂,并将其引入人体内,在体外利用射线探测与接收装置,追踪显像剂或示踪剂在特定脏器或病变组织一定时间内放射性强度的变化过程,或描记特定脏器的放射性核素分布图像,称为放射性功能测定或放射性核素显像。该项技术具有方法简便、无创伤、灵敏度高和特异性强等优点,并可获得脏器形态改变和功能变化两方面的信息,还可进行动态观察和定量分析。目前,已广泛应用于甲状腺、肾脏、心血管、呼吸系统、骨骼等部位疾病的诊断。本章主要介绍在临床上最常用的几种检查方法。

第一节 甲状腺疾病检查

一、甲状腺吸^{131}碘率测定

(一) 原理

甲状腺有摄取和浓聚血液中的碘离子的能力,它吸取碘离子的数量和用以合成甲状腺激素的速度在一定程度上与它的功能状态有关。示踪的^{131}碘除具有普通无机碘所具备的生物化学性质,进入人体后同样被甲状腺摄取外,同时又具有放出γ射线的特性,可用γ闪烁探器在颈部测量到甲状腺对^{131}碘的吸收情况,从而判断甲状腺功能。

(二) 方法

病人在检查前停服含碘食物及某些药物二周以上后方可进行检查。清晨空腹口服^{131}碘74GBq(服药后2小时方可进食),服药后分别于2小时、4小时、24小时测定甲状腺部位的计数率,同时测定与病人服用量相同的^{131}碘标准源的计数率,并按下列公式计算出不同时间甲状腺吸^{131}碘率。

甲状腺吸^{131}碘率(%)=(甲状腺放射性计数率-本底计数率)/(标准源放射性计数率-本底计数率)×100%

以时间为横坐标,甲状腺吸^{131}碘计数率为纵坐标,将三个时相的吸碘率绘制在坐标纸上,可得到甲状腺吸^{131}碘率曲线。

多种药物及含碘食物均可影响甲状腺对^{131}碘的吸收,因此,测定前必须详细询问病人,以选择合适的检查时间(表7-9-1)。另外,妊娠和哺乳期妇女禁止此项检查。

表 7-9-1 检查前所服药物及含碘食物的停用时间

药物及含碘食物	停用时间
1. 食物（海带、紫菜等）	2周
2. 含碘药物（复方碘溶液、碘酒、维生素U、祛痰药等）	2～3周
3. 甲状腺素片等	2～4周
4. 抗甲状腺药物（甲巯咪唑、硫脲嘧啶等）	1～2周
5. 激素（甲状腺刺激激素、皮质激素等）	1～2周
6. X线造影剂（碘油、某些消化道造影剂等）	半年至1年

（三）正常参考值及临床意义

1. 正常参考值　正常值受所用技术、设备和方法不同及各地食物和水源中含碘量不同的影响而有较大差别，各地区应建立自己的正常值，不宜盲目采用其他地区的数据。正常参考值为第2小时吸^{131}碘率10%～25%、第4小时吸^{131}碘率13%～37%、第24小时吸^{131}碘率255～605，吸^{131}碘率随时间增加逐次递增，最高值均在24小时到达。

2. 临床意义

（1）甲状腺功能亢进症：表现为吸^{131}碘率各时相均明显增高，且高峰前移。吸^{131}碘率测定对甲状腺功能亢进症初发病人，诊断符合率甚高，可达90%以上。诊断标准为：①最高吸^{131}碘率高于正常值上限；②吸^{131}碘率高峰前移；③2小时与24小时吸^{131}碘率之比大于0.80，或4小时与24小时吸^{131}碘率之比大于0.85。凡符合①+②或①+③两项指标者均可诊断为甲亢。

青少年因生长发育的需要，甲状腺吸^{131}碘速度较成人快，总量较成人高，平均高17%，因此将成人各时相吸^{131}碘率的诊断指标乘以117%可作为青少年甲状腺吸^{131}碘率诊断指标。

11岁以下儿童，尤其是小儿甲状腺吸^{131}碘率明显高于成人，加上小儿甲状腺较小，吸^{131}碘后造成的吸收剂量较大，而小儿对放射线作用又较敏感，故甲状腺吸^{131}碘率试验并不适宜于小儿应用。

甲状腺吸^{131}碘率测定，仅能诊断甲状腺功能亢进，不能判断病情，吸^{131}碘率增高的程度，并不反映病情的严重程度。甲亢、甲状腺次全切除术、^{131}碘治疗、抗甲状腺药物治疗后临床上虽已治愈的患者，吸^{131}碘率仍可高于正常，甚至高峰前移，此现象有时可维持数年，因此对病情演变、疗效的观察也没有什么价值。有的病例药物治疗控制症状后停药复查，吸^{131}碘率甚至较治疗前更高，这不能认为是病情加重了或药物无效，只提示甲状腺功能亢进尚未根治，复发可能性较大。也不能用于做判断甲亢治疗效果的指标。

（2）甲状腺功能减退症：吸^{131}碘率的特点是各时相均低于正常值下限，高峰可延迟到24小时后至48小时出现。成人24小时吸^{131}碘率常低于10%，儿童24小时吸^{131}碘率常低于12%。由于甲状腺功能减退症病人吸^{131}碘率与正常人吸^{131}碘率交叉较大，用此法诊断甲低效果不如甲亢。

（3）其他甲状腺疾病：地方性甲状腺肿，各次吸^{131}碘率均高于正常值，但高峰不提前，仍在24小时；急性或亚急性甲状腺炎在早期吸^{131}碘率明显下降，恢复期逐渐正常；慢性淋巴细胞性甲状腺炎早期吸^{131}碘率正常或偏高，晚期则明显低于正常；功能自主性甲状腺瘤，吸^{131}碘率可偏高。

二、甲状腺激素抑制试验

（一）原理

在正常情况下，甲状腺摄取碘的功能与垂体分泌 TSH 之间有反馈调节的关系，即当血液内的甲状腺激素含量增高时可抑制垂体分泌 TSH，使甲状腺吸^{131}碘功能也就受到抑制。当甲状腺功能亢进时，由于存在非垂体的病理性甲状腺刺激因素，导致甲状腺功能的自主性，因而虽然 TSH 由于血内甲状腺激素浓度增高而分泌减少，甲状腺摄取碘的功能却不受抑制而继续亢进。

（二）方法及结果判定

先做常规的甲状腺吸^{131}碘率测定，然后给病人口服干燥的甲状腺素片（T_4），每日 3 次，每次 60mg，连续 2 周；或三碘甲腺原氨酸（T_3），每日 3 次，每次 25μg，连续 7 天。在第 15 天（服甲状腺素片者）或第 8 天（服三碘甲腺原氨酸者）重复吸^{131}碘测定。在第二次服示踪剂前应测颈部（甲状腺）的残留放射性（亦称颈部本底），以减去前次放射性的影响。如颈部本底较高，则示踪剂量应加倍。记录并根据下式计算测量结果。

抑制率 =（第一次 24 小时吸^{131}碘率 - 第二次 24 小时吸^{131}碘率）/第一次 24 小时吸^{131}碘率 ×100%

抑制率超过 50% 即为明显抑制，可排除甲状腺功能亢进。抑制率在 25% 以下，甚至根本没有抑制，则符合甲状腺功能亢进诊断。抑制率在 25% ~50% 范围内为轻度抑制，可考虑抗甲状腺药物试验治疗。

（三）临床意义

本试验是甲状腺吸^{131}碘率测定的补充试验，用于鉴别甲状腺吸^{131}碘率增高的性质，对甲状腺功能亢进的诊断符合率在 95% 左右。抑制试验还可用于鉴别内分泌性突眼或眼科疾病所致突眼。前者吸^{131}碘率正常或增高但不受抑制，后者吸^{131}碘功能及抑制试验均正常。

此试验对合并有心脏病的患者慎用，因 T_4、T_3 使心率加快，增加心脏负担。

三、甲状腺显像

（一）原理

^{131}碘进入人体后，大部分在 24 小时内经尿排出体外，存留在体内的部分几乎全部集中在甲状腺组织内。因此口服^{131}碘 24 小时后通过 γ 照相仪可获得体内的放射性影像，即只能是有功能的甲状腺组织的影像。因此^{131}碘不仅是正常甲状腺的显像剂，而且可用于探测和显示异位甲状腺和有功能的甲状腺癌转移灶。锝与碘同属一族，也能被甲状腺组织摄取和浓聚，故 ^{99m}Tc 也可用于有功能的甲状腺组织显影。甲状腺显像技术主要用于诊断异位甲状腺、寻找有功能的甲状腺癌转移灶、甲状腺结节的诊断与鉴别诊断、估算甲状腺的重量、颈部肿块的鉴别诊断等。

（二）方法

空腹口服^{99m}Tc-高锝酸盐（$^{99m}TcO_4^-$）74 ~ 111MBq（也可用^{131}碘做显像剂），1 ~ 2 小时后在颈前用 γ 照相机显像，或静脉注射后 20 ~ 30 分钟显像。显影时患者采取坐位，颈部尽量伸展。显影范围包括颏部以下，胸骨柄切迹以上，两侧胸锁乳突肌外缘以内的区域，必要时适当扩大范围，包括全部甲状腺组织。在显影过程中，若病人发生身体移动、咳嗽、吞咽将会使甲状腺轮廓模糊，因此要求病人合作（保持不动）。一般只进行前后位显影，必要时加作斜位或侧位。

（三）图像分析与临床应用

1. 正常图像　正常甲状腺在颈部正中，正面呈蝴蝶状，分左右两叶，两叶间由峡部相连。峡部位置稍低于环状软骨水平，峡部厚度的变化很大，有人峡部缺如，使甲状腺成为分离的两叶。有的峡部很厚大，使两叶相连成马蹄状。右叶常略大于左叶，且位置也可稍高于左叶，峡部或一叶的上方有时呈锥体叶。两叶发育不一致，可形成种种变异形态，甚至一叶缺如（以左叶发育不全多见）。

约65%～90%的正常甲状腺的两叶放射性分布均匀，30%左右分布不规整。

2. 临床应用

（1）异位甲状腺的诊断：异位甲状腺常位于舌根部、舌骨下、胸骨后气管旁和卵巢内等部位。怀疑异位甲状腺者，应用^{131}碘进行显像，若正常甲状腺部位不见^{131}碘显影，可疑部位出现异常显影可作出相应诊断。

（2）甲状腺癌转移灶的定位诊断：分化较好的甲状腺癌及其转移灶可具有一定的摄取^{131}碘的能力，在确诊为甲状腺癌的病人，用^{131}碘进行甲状腺显像时，若甲状腺外出现异常的显像区，应高度怀疑为甲状腺癌转移灶。由于癌组织分化不同，有些分化不良的转移灶可不显像，故阴性结果不能排除转移灶的存在。

（3）甲状腺结节功能状态的判断：甲状腺结节根据其在显像图上放射性的高分为：①热结节：结节处浓聚^{131}碘的功能高于周围正常甲状腺组织，表现结节处放射性密度明显高于周围正常组织）。一般表现为热结节的疾患几乎全是良性病变，如甲状腺良性腺瘤、功能自主性甲状腺腺瘤等；②温结节：结节部位浓聚^{131}碘的功能与周围正常甲状腺组织相接近，表现结节处放射性密度与周围正常组织相似。温结节多属良性病变，如甲状腺良性腺瘤、结节性甲状腺肿和慢性淋巴细胞性甲状腺炎等；③冷结节：结节部位完全无吸^{131}碘功能或明显低于周围腺体组织，表现结节处呈放射性缺损区或呈放射性稀疏区。常见于甲状腺腺瘤和囊肿、出血、钙化或囊性变等退行性变，结节性甲状腺肿，甲状腺癌等。

（4）甲状腺大小和重量的判断：用^{131}碘治疗甲状腺功能亢进症前，必须根据甲状腺的大小（重量）确定用药剂量，根据甲状腺显像图上显示的甲状腺正面面积，通过以下公式可估算出甲状腺的重量：

$$M = ALK$$

式中M为甲状腺重量（g），A为甲状腺正面面积（cm^2），L为甲状腺平均高度（cm），K为常数，其值为0.32。

（5）颈部肿块的鉴别诊断：在甲状腺显像图上，如果甲状腺形态完整，且肿块又不摄取^{131}碘，触诊的颈部肿块又位于甲状腺轮廓之外，应诊断为甲状腺外肿块。若触诊的颈部肿块位于甲状腺轮廓之内，显像图显示甲状腺形态不完整，则不论该肿块有无摄碘功能，均应诊断为甲状腺内肿块。

第二节　肾脏疾病检查

一、邻碘马尿酸肾图

（一）原理

邻碘马尿酸是肝脏解毒过程中产生的一种无用物质，通过肾脏近曲小管上皮细胞分泌并排出体外，因而以邻碘马尿酸为示踪剂，经静脉注入后其随血流进入肾，由肾小管上皮细胞吸收，分泌至肾小管腔（约占80%）并经肾小球滤过（20%）再由尿液冲刷进入肾盂，随尿液排入膀胱。用肾图仪或微机肾图仪进行探测，可在体外分别探测和描记两肾清除邻碘马尿酸过程的时间-放射性曲线，以了解肾的功能状态。

（二）方法

患者进食、饮水如常，检查前半小时饮水300ml，临检排尿，常规取坐位，如有困难可行俯卧或仰卧位，两探测器紧贴于背部两肾中心体壁，检查过程保持体位不动，启动肾图仪或微机肾图仪，通过肘静脉快速注入邻碘马尿酸，连续描记两肾时间-放射性曲线15分钟，必要时可延长描记时间。邻碘马尿酸用量成人为3.7～7.4kBq/kg（0.1～0.2μCi），小儿适当减量，注射体积<0.5ml。

（三）临床意义

1. 正常肾图 正常肾图可分为三段：①a段（示踪剂出现段）：为注入示踪剂后约10s左右出现的急剧上升曲线，说明示踪剂到达肾区，主要反映肾外血管床的放射性和少部分肾实质的放射性；②b段（聚集段）：为a段之后较缓慢上升的曲线，是示踪剂在肾内聚集的过程，其高度与肾有效血浆容量及肾功能有关；③c段（排泄段）：为b段达高峰后出现的下降曲线，反应邻碘马尿酸从肾盂、输尿管排出的速度，主要与尿流量及尿路通畅情况有关（图7-9-1）。

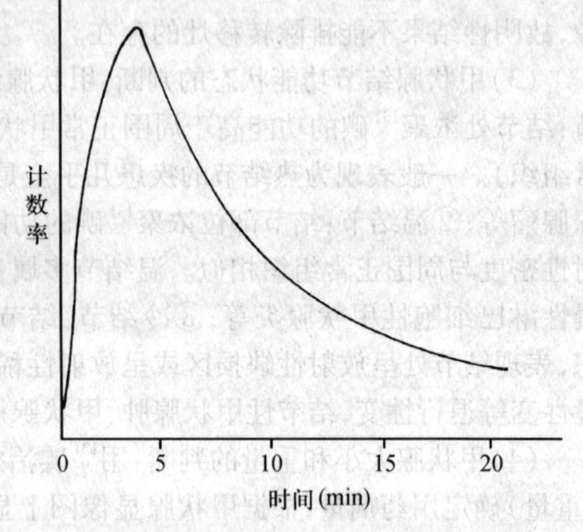

图7-9-1 正常肾图

2. 异常肾图 常见的异常肾图有以下几种：

（1）持续上升型：特点是a段基本正常，b段持续上升，c段不出现；单侧出现，多见于急性上尿路梗阻；双侧出现，多见于急性肾性肾功能衰竭或继发于下尿路梗阻所致的上尿路引流不畅。

（2）高水平延长型：特点是a段基本正常，b段上升稍差，几乎接近水平线，不见明显下降的c段。多见于上尿路梗阻伴明显肾盂积水和肾功能轻度损伤。

（3）抛物线型：a段正常或稍低，b段缓慢上升，峰时后延，c段徐徐下降。多见于肾结石、输尿管扭曲、肾缺血和肾功能受损。

（4）低水平延长线型：a段低，b段上升不明显。常见于肾功能严重受损和急性肾前性肾功能衰竭。

（5）低水平递降型：a段低，无b段，曲线缓慢下降呈递降型。多见于肾功能丧失、肾萎缩、先天性或后天性肾缺如（肾切除）。

（6）阶梯下降型：a段和b段基本正常，c段呈规则的或不规则的阶梯状下降。多见于功能性尿路梗阻、少尿等。

（7）单侧小肾图形：a、b、c段均正常，图形明显低于健侧。多见于一侧肾动脉狭窄或先天性小肾。

（四）临床应用

1. 上尿路梗阻的诊断。
2. 测定分肾功能。
3. 肾脏移植术后的监测。
4. 观察疗效。
5. 腹部肿块与肾脏关系鉴别。

二、肾 显 像

（一）原理

利用某些放射性化合物可以被肾脏排泄的特性，经静脉注射后，利用γ照相机或单光子发射式电子计算机断层仪（SPET）等显像装置，在肾区体外探测放射性在肾脏的分布和聚集情况，并获得肾脏的放射性分布图像的方法称为肾显像。根据临床情况和检查目的采用不同的显像剂，可以进行不同的显像方式，即静态显像和动态显像。

（二）方法

1. 肾动态显像　常用^{99m}Tc-DTPA为显像剂，剂量为370～555MBq，同时用γ照相机或单光子发射式电子计算机断层仪（SPET）等显像装置观察肾血流及肾功能，开始以2秒采集1帧的速度连续采集30秒，然后每30秒采集一帧图像，连续采集20分钟结束。

2. 肾静态显像　显像剂选择以^{99m}Tc-GH应用较多，剂量为185～370MBq；如选择^{99m}Tc-DMSA，剂量为37～185MBq，给药后1小时开始用γ照相机进行显像。肾功能不好的病人必要时可延时至2小时后显像。必要时根据病人肾脏的位置采集不同体位的平面图像，如左右斜位等。

（三）临床意义

1. 肾动态显像

（1）正常图像：静脉注射放射性药物后约1分钟内两肾显影清晰，2～4分钟肾区内放射性达到高峰，实质显像清晰完整，5～6分钟肾盂放射性开始增高，肾实质内放射性开始消减，膀胱开始显影，10分钟后肾盂放射性逐渐减退，膀胱的放射性不断增强，15～20分钟时两肾影像极淡，放射性显像剂基本清除，只可见膀胱显像。

（2）异常图像及其意义

1）肾功能受损：各种原因所引起的肾实质病变或肾血流障碍，致使肾功能严重受损、肾脏无功能，均可造成肾脏不显影、或显像模糊，如慢性肾小球肾炎肾功能衰竭期、肾动脉严重狭窄、肾盂肾炎、肾结核等。

2）尿路梗阻：由尿路严重梗阻并发肾积水引起者，可见肾盂扩大，有时可见到输尿管显影并扩张，输尿管粗大显影的下方即为梗阻部位。肾脏显影及消退过程延缓，肾盂、肾盏呈持续显像。

3）肾区内局部区域放射性持续不消退，提示局部肾盏引流不畅。

4）移植肾功能的监测。

5）肾内占位性病变的诊断与鉴别诊断。

2. 肾静态显像

（1）正常图像：双肾的形态呈椭圆形，轮廓清晰，边缘整齐，肾门区稍凹陷。除肾门区放射性轻度稀疏外，其余部分放射性均匀分布。双肾对比，放射性分布无明显差异。双肾长轴呈“八”字形，位于12胸椎与第3腰椎之间，肾门位置约与第1腰椎体平齐，成年人多数情况下右肾位置低于左肾。

(2)异常图像及其意义

1)放射性局限性缺损或稀疏：常见于正常结构的变异，如肾盂周围脂肪、肾内肾盂、扩大的肾盂和肾锥体；占位性病变，如肿瘤、囊肿、脓肿、血管瘤等；或其他病理情况，如肾梗死、瘢痕和急、慢性肾盂肾炎引起的血供障碍。

2)全肾不显像：先天性单肾或肾功能丧失，使病肾不显影，常伴有健侧肾脏代偿性增大。

3)肾显像延迟：肾功能不全时，由于显像剂在皮质内浓聚减慢，造成肾显影延迟。常规显像肾影不清晰时，应行延迟显像观察。

4)肾位置、形态异常：静态显像图可直接显示肾脏位置的改变，如肾下垂、肾脏位置异常往往随体位的改变而改变；再如游走肾患者立位时肾脏明显下移，而卧位时肾脏却处于正常位置，因此对临床疑有游走肾和肾下垂者以采取坐位静态肾照相为宜。

先天性肾畸形图像上可显示相应的形态改变，如马蹄肾，在卧位静态肾照相时显示：肾影下极向内靠近，形似马蹄，轮廓清楚，边缘整齐，肾内放射性分布基本均匀。

多囊肾也是一种先天畸形，一般多为双侧性的，肾脏肿大的程度视囊肿多少和大小而定，通常较正常肾约大2~3倍。图像显示病肾形态失常，肾形明显增大，轮廓极不清晰，边缘不整齐，放射性分布不均匀，呈斑片状稀疏或大小不等的圆形缺损。

5)肾形态缩小：见于肾发育不良或肾萎缩，后者常因肾的血供障碍引起缺血区放射性减低或缩小。如肾动脉狭窄，图像上可见两侧肾大小不等，病肾明显缩小或不显影，其长径较对侧小1.5cm以上，同时横径较对侧小1cm以上，肾内放射性分布呈弥漫性稀疏。

6)肾显像不良：一侧肾影放射性低于对侧，提示单侧肾缺血或功能减低；双侧肾影显像不良，提示双肾功能减低。

7)肾外伤：静态显像可显示肾实质有无损伤、损伤的程度、范围以及正常肾组织的残存程度，为决定是否手术提供参考依据。

第三节 心肌灌注显像

(一) 原理

^{201}Tl是K^+类似物，可通过Na^+/K^+-ATP酶穿越细胞膜。静脉注射后，40s内近一半注入量被全身各组织摄取，其中心肌摄取量占注入量4%~5%。心肌内放射性分布量直接依赖于局部心肌血流量和心肌活力。任何局部放射性减低区可认为是心肌缺血，但心肌细胞死亡也表现为局部放射性缺损。采用负荷试验可帮助区别心肌梗死和心肌缺血。局部心肌梗死不论在静息状态还是负荷试验时，局部均表现为放射性缺损；而冠状动脉狭窄所致心肌缺血，在运动或药物负荷试验时因代偿力差，缺血心肌对^{201}Tl摄取减少和清除减慢，表现为负荷后^{201}Tl心肌像为放射性缺损，而注射后3~4小时原放射性缺损区出现“充填”或放射性再分布，这是心肌缺血的重要特征。而负荷心肌像放射性分布正常，无放射性减低或缺损区，说明冠状动脉血供正常。

^{99m}Tc-MIBI是正一价脂溶性异腈类络合物，随血流扩散进入细胞，首次摄入率约60%，注

射剂量的1%～1.5%被人体心肌所摄取。在心肌内滞留时间较长，可在注射后1～2小时，当心/肺，心/血放射性比值达最高时照相。^{99m}Tc-MIBI无再分布。和^{201}Tl比，^{99m}Tc半衰期短，γ射线能量适合γ相机系统，可使用较大注射剂量，使心肌影像质量提高。

（二）检查方法

通常心肌灌注显像分静态显像和负荷试验显像；按使用放射性核素和图像采集方式可进一步分为单光子核素平面和单光子断层、正电子断层显像。

本节主要介绍^{201}Tl平面γ相机静态心肌显像，患者检查前禁食3～4小时以上，以减少胃肠道放射性比值。于静息状态下静脉注入^{201}Tl 74～111MBq，注射后10～20分钟开始照相。这时血中只有少量^{201}Tl残留而心肌^{201}Tl摄取高，可获得较好的心肌影像。常规取前位、左前斜位45°和左前斜位70°。由于^{201}Tl在心肌内存在再分布，要求静态显像在30～45分钟内完成。每个体位采集10分钟或累积计数在250～500k。采集时探头尽量贴近胸壁。

（三）图像分析

1. 平面影像　^{201}Tl和^{201m}Tc-MIBI平面心肌灌注像基本相似。正常情况下只见左心室心肌显影，呈马蹄形或卵圆形，放射性分布基本均匀，但心尖部由于心肌较薄呈放射性减低区。在静息状态下，右室心肌一般不显影，若显影明显提示右心室肥厚。负荷心肌显像时，可见半月状右室壁影。正常前位心肌像显示左室心肌前侧壁、心尖和下壁；左前斜位45°显示前间壁、下壁、心尖和后侧壁，左侧位或左前斜70°显示前壁、心尖、下壁和后壁。部分受检者由于膈肌、乳房或胸大肌肥厚等原因可造成相应部位心肌局部放射性减低，需注意区别。根据心肌放射性减低或缺损部位可推断冠状动脉病变部位：左前降支供血区主要为左室前壁、心尖、前侧壁和前间壁；左回旋支主要是后侧壁；右冠状动脉主要供血区为下壁、后壁和间壁。

2. 心肌断层像　经过计算机图像重建技术建成左室心肌短轴、水平长轴和垂直长轴三个断面。短轴断面像从心尖部向基底部排列，左室心肌壁成环状，上部为前壁，下部为下壁或后壁，左侧为前后间壁，右侧为前后侧壁；水平长轴断面常从膈面往上排列，心尖向上呈直立马蹄形，左侧为室间壁，右侧为后侧壁；垂直长轴断面一般从室间隔向左侧壁排列，心尖指向右呈横位马蹄形，上部为前壁，下部为下壁、后壁。断层像较平面心肌像能更清楚地显示左室壁各心肌片段放射性分布，连续二层相同部位呈放射性稀疏或缺损区可视为异常。

3. 心肌异常灌注像及临床应用

（1）心肌常见异常灌注像：根据心肌负荷显像和延迟再分布像，心肌灌注显像可分为：

1）完全可逆性灌注缺损：负荷试验显像呈放射性缺损，再分布或静态放射性分布正常，见于局部心肌缺血。

2）部分可逆性灌注缺损：负荷试验显像呈放射性缺损，再分布或静态像放射性增加但仍低于正常，见于严重心肌缺血。

3）不可逆性灌注缺损：负荷和再分布或静态像均呈现放射性缺损，通常见于心肌梗死和严重心肌缺血。

（2）临床应用

1）冠心病的诊断。

2）心肌梗死的定位诊断和大小判断。

3）冠状动脉搭桥术和成形术治疗后的疗效预测。

4）急性心肌梗死预后判断。

5)溶栓治疗的监测:通过比较治疗前后病灶区范围,可对治疗效果做出正确评价。

6)室壁瘤的诊断。

7)心功能判断。

8)心肌病及病毒性心肌炎的诊断。

第四节 肝胆疾病检查

一、肝静态显像

(一) 原理

当静脉注入放射性胶体后,大部分可被肝脏的星形细胞吞噬并从血液中清除。^{99m}Tc-植酸盐进入血液后,与血液中的钙离子螯合形成^{99m}Tc-植酸钙胶体,约90%被肝脏的枯否细胞吞噬,其余部分则被其他部位单核-吞噬细胞系统所摄取,故可使肝实质明显显影。如果肝内有占位性病变(如肿瘤、脓肿、囊肿等),则病灶区的细胞破坏,失去摄取显像剂的能力,在图像上就出现放射性缺损或稀疏区。

胶体^{113m}In的颗粒直径约300~1500nm,静脉注入后4%~8%进入脾脏,因而大多数正常人可见脾显影,有利于同时观察脾脏的形态、大小和位置。但若观察脾功能,宜用^{99m}Tc-植酸钠。

(二) 方法

静脉注射^{99m}Tc-植酸钠或^{113m}In74MBq,注射后5分钟γ相机进行显像。肝功能减退的病人,除适当增加剂量外,显像时间可适当延长,以便使肝内有足够的放射性。显像时常规作前位和右侧位,必要时可增加后位。显像范围应包括全部肝脏、肿块及脾脏,为了便于图像分析照相时应标明剑突、肋缘等标志。

(三) 适应证

1. 肝脏位置异常的诊断。

2. 肝内占位性病变的诊断。

(1)恶性肿瘤:原发性肝细胞癌、肝转移癌、恶性淋巴瘤、肉瘤等。

(2)肝脏良性肿瘤:腺瘤、血管瘤、纤维瘤、肝脂肪瘤等。

(3)肝囊肿:孤立性、多发性、多囊肝。

3. 腹部肿块与肝脏的关系的判断。

4. 肝穿刺活检或引流前的病灶定位。

5. 外伤后肝破裂,肝血肿的诊断。

6. 弥漫性肝病的诊断(肝硬化、急性肝炎、肝脏损害程度的判定)。

7. 脾大小、形态、功能的检查。

(四) 正常图像

肝影像的大小、位置和形态,与解剖所见相似。放射性胶体在肝组织内分布均匀;但由于肝脏的形态不规则,有些部位肝组织较厚,有些部位较薄,放射性叠加效果使得肝的平面影像上肝组织较厚处放射性较高,肝组织较薄处则放射性较低。

前位:多呈三角形。肝右叶放射性较高,右叶下缘及左叶放射性较低。左叶上缘紧贴心脏,因受压而稍向内凹陷,称心脏压迹;肝下缘凹陷处为肝门和胆囊切迹。肝门和左、右叶间由于有肝血管、胆管、肝圆韧带和镰状韧带等占据,肝组织较少,因此形成明显的带状放射性减低区。

右侧位:正常变异较多。多呈逗点状、卵圆形或菱形。放射性分布中部较高,周边较低,有时可见中心放射性稍低,为肝门结构及肝管汇聚所致。前下部胆囊窝处放射性也稍低。

后位:由于左叶大部分被脊柱所覆盖,γ光子为其所吸收,形成右叶和左叶外影像之间有一整齐的放射性减低或缺损带。右叶内下缘有肾压迹减低区。脾影往往较前位明显。

(五) 异常图像及其临床意义

1. 肝脏影像位置异常　先天性内脏转位可见肝影位于左侧。右肺、右膈病变可使肝下移或上抬(膈疝)。大量腹水能使肝脏向内和向上移位。

2. 肝内放射性分布弥漫性不均匀　多见于弥漫性肝病(包括散在性肝转移癌),常伴有肝影增大和肝内放射性普遍减低。

3. 肝内局限性放射性减低或缺损　提示肝内存在占位性病变。肝内各种原因的占位性病变在肝影上的表现无明显差异,即无特异性。肝影有无增大取决于占位性病变的大小。

4. 肝内局限性放射性增高　主要见于上腔静脉阻塞综合征。由于上腔静脉阻塞,存在从锁骨下静脉经胸壁静脉、腹壁静脉、脐静脉至门静脉左支的侧支循环,静脉注入的肝显像剂将在未经过血液循环的稀释以前就先经过这一侧支循环进入肝脏的尾叶或镰状韧带附近的肝组织,使这些部位的放射性明显增高。

5. 失代偿期肝硬化　这一期的肝硬化的典型表现是右叶影缩小而放射性减低,左叶影增大而放射性轻度增高,左叶纵径大于右叶纵径的2/3,脾影明显增大,放射性明显增高,病情更严重时伴有脊柱、骨髓和肺的显影。

二、胆 系 显 像

(一) 原理

胆系显像剂均具有高变肝、胆特异性,被肝脏的实质细胞所摄取后,能迅速从血中清除,肝脏通过时间短。显像剂由静脉注入后,被肝多角细胞摄取,接着从多角细胞迅速排泄到毛细胆管,经肝胆管、胆囊和总胆管排至肠道。用γ照相机进行定时连续动态显像,可了解胆道功能情况。

(二) 方法

胆系放射性显像剂有两类:一类为^{99m}Tc标记的亚氨二醋酸(1DA)的衍生物,其中最常用的为^{99m}Tc-EHIDA;另一类为^{99m}Tc标记的吡哆醛与氨基酸的络合物,最常用的为^{99m}Tc-PMT。

注射显像剂前病人需空腹2小时以上,检查时病人取仰卧位,γ闪烁照相机探头对向病人右上腹部,显像范围应包括整个肝脏、部分心脏、两侧肾脏和肠道。以“弹丸”式注射放射性显像剂,一般使用370MBq,分别于注入药物即刻、5、10、15、20、25、30及45分钟各拍摄一帧,30分钟时加拍一张侧位照片,以确定胆囊的准确位置,因它易与十二指肠球部或右肾相混淆。一旦肠道显影检查即可结束。如果胆囊或小肠在30分钟内未显影,则需要在60或90分钟重复显像,必要时延迟2~24小时显像。胆囊充分显像后,可给予油煎鸡蛋两只或注射缩胆囊素,30分钟后再显像,可观察胆囊收缩功能。

血清胆红素高于5~10mg/dl时,肝脏摄取显像剂受抑制,肝胆显像不良,显像剂将经肾脏排泄，故肾脏显像明显，应避免误认为肝和肠影。而^{99m}Tc-PMT在高胆红素情况下显影效果稍好，应选用。

（三）正常图像

^{99m}Tc-EHIDA肝胆动态图像特点如下：

1. 注射后0～30s，在图像上可见到肝、肺血池、心血池、腹主动脉、门静脉及肾血流灌注的影像。

2. 注射后3～5分钟，几乎全部^{99m}Tc-EHIDA均浓聚于肝，肝脏清晰显影，所见与肝胶体影像相同。心影消失，肾影模糊。

3. 注射后5～10分钟，左、右肝管可显影。

4. 注射后15～30分钟，胆囊、总胆管及十二指肠开始出现放射性，充盈的胆囊于脂餐后迅速收缩。

5. 注射后20分钟，肝影逐渐明显消退。

正常情况下，胆囊及肠道显影均不迟于60分钟。

（四）异常图像及其临床意义

1. 急性胆囊炎　静脉注射^{99m}Tc-EHIDA后，在30分钟内及延迟至4小时胆囊均不显影，而肝、肝管、总胆管及肠道显影时相正常，结合临床症状，即可诊断本病。如静脉注射^{99m}Tc-EHIDA后1小时内胆囊显影，绝大多数病例可排除急性胆囊炎。

2. 慢性胆囊炎　慢性胆囊炎的胆道显像缺乏特异性，根据胆囊管或总胆管是否通畅，图像存在多种表现，需结合临床表现分析。胆囊显影可以正常或延迟或不良，甚至完全不显影，但其浓缩排泄功能明显障碍。如伴有胆囊管部分阻塞时，在前30分钟胆囊不显影，但在延迟显像中可显影。

3. 黄疸的鉴别诊断　胆道显像有助于肝外梗阻性黄疸和肝细胞性黄疸的鉴别诊断。

（1）肝细胞性黄疸：本病的影像可因肝细胞受损程度不同而有差异，但其基本特点是肝影出现及消退均延迟，肝脏中放射性核素减少，肝肠通过时间延长，肠道内放射性出现延迟，心影明显，肾影显现。未见胆管扩张及胆管内放射性淤积。

（2）肝外梗阻性黄疸：根据阻塞程度可分为不完全性梗阻和完全性梗阻。

1）不完全性梗阻：肝细胞功能可以正常或仅有轻度受损，故肝影出现时间基本正常，但肠道内放射性延迟出现，肠内放射性核素增多，常可见阻塞近端的胆管影像明显而扩张。

2）完全性梗阻：在注射显像剂24小时内甚至更长的时间里，肠道内始终不出现放射性。由于胆管内压力增高，阻碍了胆汁的流动，故胆囊和胆管往往不显影。但严重的胆汁性肝炎由于浓稠的胆汁广泛淤塞于胆小管中，可以有类似完全性梗阻的表现，故尚需结合临床情况判断。

4. 先天性胆道疾病的诊断　先天性胆道闭锁与新生儿肝炎的治疗方法截然不同，两者鉴别诊断非常重要。前者肠道始终不显像，如果肠道内有放射性出现则可以排除胆道闭锁；而后者肠道内放射性往往延迟出现，部分重度新生儿肝炎，肠道也可能不出现放射性。为避免误诊，可延迟显像时间或作苯巴比妥盐试验，因苯巴比妥盐能促进胆汁的排出，用以进一步鉴别。

5. 十二指肠胃反流的诊断　^{99m}Tc-EHIDA随胆汁排泄至十二指肠，正常时不进入胃内，表现为十二指肠空肠曲以上的胃区无放射性。口服牛奶增强胆汁分泌，胃区仍无放射性出现。如果胃区逐渐出现放射性则可诊断为十二指肠胃反流。此种方法为无创性检查，对胃炎的病因诊断和观察胃肠吻合术后综合征有实用价值。

6. 异位胆囊和胆道畸形的诊断　胆系显像还有助于了解异位胆囊和胆道畸形。这种畸形在肝胶体影像中常可表现为局限性放射性减低或缺损区，与肝内占位性病变相似，可根据该处有^{99m}Tc-EHIDA 等胆道显像剂的聚集和排出而明确诊断。

第五节　骨　显　像

（一）原理

骨组织由无机盐和有机物组成，无机盐主要是一种六角形的羟基磷灰石结晶，晶体表面可对一些磷酸盐和磷酸化合物进行化学吸附，靠化学吸附和离子交换从血液中获得磷酸盐和其他元素来完成代谢更新。^{99m}Tc 标记的磷酸盐静脉注入后，约有二分之一通过吸附方式与晶体表面结合而沉积在骨骼内，其余部分迅速由肾脏排出体外，因此可特异性地显示骨骼影像。

成骨反应和血流增加会导致示踪物的局部聚集，在骨显像中表现为"热区"，是最常见的骨骼影像异常表现。放射性增高的程度与病变的程度和性质有关，如恶性肿瘤常较良性肿瘤明显增高。有些骨转移灶在 X 线片中表现为溶骨性反应，但显像中都能反映出病变区一定程度的成骨反应，所以结果还是可以看到热区。放射性较对侧和邻近骨组织减低的区域称为"冷区"。冷区较为少见，可见于骨囊肿、股骨头无菌性坏死等缺血性疾病及溶骨性病变和病变进展迅速而成骨反应不佳者。如果转移癌未产生成骨反应并且病灶足够大，骨显像也可表现为冷区。表现为冷区转移灶的原发肿瘤最多见于肾癌和黑色素瘤，但这种情况也可见于任何肿瘤。同一患者中，冷区和热区显像可以共存，且随着病情变化其表现也会改变。有些骨外疾病能使骨从血中摄取药物的效率改变，扫描图也有改变，如甲状旁腺功能亢进、甲状腺功能亢进、肾性骨营养不良、肺性肥厚性骨关节病等会出现骨摄取放射性核素增多，软组织本底低，肾脏不显影，这种情况称为"超级骨扫描图像"。

（二）显影方法

缓慢静脉注入一定强度的显影剂（注射时间应超过 30 秒）后，间隔一定时间进行骨显影，小儿剂量酌减。注射部位应远离疑有骨病的部分。注药后嘱病人尽量多喝水，至少补充1. 5 ~ 2L 液体，以增加非结合物的清除率，提高骨/软组织对比，并可减少患者的受照剂量。2 小时后排尿，有助于减少膀胱及生殖器所受的吸收量，更好地显示骨盆。

显影体位和范围要根据临床需要确定，如癌患者常规检查有无癌转移灶时，需做全身骨骼显影，全身骨显像中如有可疑处，需对此处进行局部扫描；如观察有症状或体征的局部骨骼，则需作局部扩大显像，常需健侧同时显影。检查脊柱取俯卧位，要包括上下几个椎体，以比较放射性浓度。体位必需端正才能做两侧对比，必要时给以镇痛剂，以保持显影时体位不变。

（三）适应证

1. 早期发现恶性肿瘤病人的骨转移病灶。
2. 原发性骨肿瘤定位诊断。
3. 判定骨肿瘤病人手术范围，确定放射治疗照射区域，进行疗效评价。
4. 协助代谢性骨病的诊断。
5. 确定活检部位。
6. 畸形性骨炎的定位诊断及治疗后随访。

7. 骨移植术后的监测。

8. 无菌性坏死的诊断。

9. 微小骨折的诊断。

（四）图像分析

1. 正常图像　正常的全身骨骼显影清晰，放射性分布左右对称。代谢和成骨活跃处，聚集放射性较多，故扁平骨较管状骨显影清晰，管状骨垢端较骨干显影清晰，大关节显影较小关节清晰，发育成长期儿童及青少年骨骺及干骺端较成年人的相同部位显影清晰。

2. 异常图像

（1）异常放射性浓集区：这种表现是骨显影最常见的异常表现，可出现于骨组织发生功能代谢变化的初期阶段。因此，骨显像对骨骼疾病早期诊断的灵敏度明显高于 X 线检查，可早发现病灶 3～6 个月。骨骼疾病的早期阶段，局部血供病理性增加，骨细胞代谢活跃，溶骨及成骨过程加速，导致局部骨组织摄取显像剂增加，骨显像呈异常放射性浓集区，此时 X 线检查常为阴性。病程进入进行期后，骨质破坏及新骨形成反应明显，骨显像及 X 线检查可同时异常。当病变进入静止期后，骨组织代谢活性下降，血供恢复正常，骨显像多为正常，而 X 线检查则有较高的阳性率。如骨转移癌的早期即表现为多发性异常放射性浓集区；成骨肉瘤、网状细胞瘤、尤文氏瘤等原发性骨肿瘤多表现为局部放射性浓聚；畸形性骨炎表现为受损骨放射性异常均匀性浓聚，常波及整个长骨。

（2）异常放射性减低区：常见于骨组织血供减少或溶骨性疾病，如骨囊肿、骨坏死早期、股骨头缺血性坏死等。

（邓　瑞）

第十章

肺功能检查

肺功能检查是评价受检者呼吸生理功能的基本方法，它的应用范围包括：确定肺功能障碍的程度和类型；观察肺功能损害的可复性，判断疗效和疾病的康复，劳动力鉴定；评估胸、腹部等外科大手术的耐受性；重症病人的肺功能监测等。

以下介绍临床常用的几项肺功能检查及其临床意义。

第一节　通气功能检查

一、肺　容　积

肺容积（lung volume）是指安静状态下，一次呼吸所出现的呼吸气量变化，不受时间限制，包括以下四种彼此不重叠的基础肺容积：潮气容积、补呼气容积、补吸气容积和残气容积。

肺容量（lung capacity）是由两个或两个以上的基础肺容积所组成（图 7-10-1）。包括深吸气量、肺活量、功能残气量和肺总量。

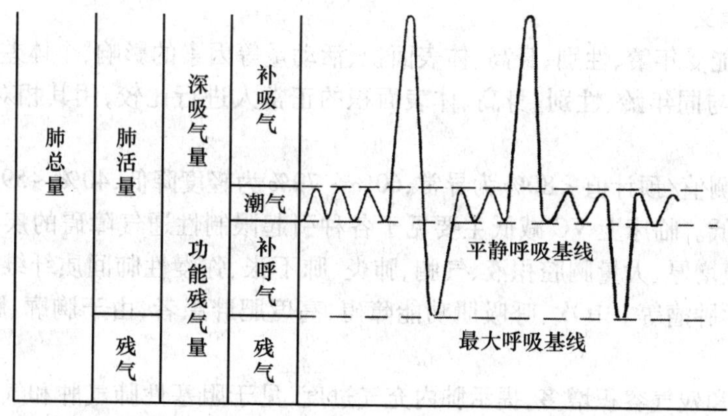

图 7-10-1　肺容积及其组成

（一）肺容积、肺容量及其组成

1. 潮气容积（tidal volume TV）　为 1 次平静呼吸时吸进或呼出的气量；正常成人约 400 ~ 600ml，平均为 500ml。

2. 补呼气容积(expiratory reserve volume, ERV)为平静呼气末再用力呼气时,所能呼出的最大气量;正常成人补呼气容积约为900~1200ml。

3. 补吸气容积(inspiratory reserve volume, IRV)为平静吸气后,再用力吸气所能吸入的最大气量;正常成人补吸气容积约为1500~2000ml。

4. 残气容积(residual volume, RV)补呼气后残留在肺内的气量;正常成人约为1000~1500ml。

5. 深吸气量(inspiratory capacity, IC)为平静呼气末用力吸气所能吸入的最大气量,它是潮气容积和补吸气容积之和,即IC = VT + IRV;正常成人约为1600~3100ml。

6. 肺活量(vital capacity, VC)是最大吸气后所能呼出的最大气量,肺活量是潮气容积、补吸气容积和补呼气容积之和,即VC = IC + ERV;正常成年男性约为3500ml,女性约为2500ml。

7. 功能残气量(function residual capacity, FRC)平静吸气后仍残留于肺内的气量,它等于残气容积与补呼气容积之和,即FRC = RV + ERV;正常成人约为2500ml。

8. 肺总量(total lung capacity, TLC)深吸气后肺内所含全部气量,它是肺活量和残气容积之和,即TLC = VC + RV;正常成年男性约为5000ml,女性约为3500ml。

(二)测定方法

受检者在测定前先安静休息15分钟,然后取立位,上鼻夹,含口片并与肺量计相连,平静呼吸5次后测定。潮气容积、补呼气容积、深吸气量、肺活量可用肺量计直接测量。肺活量测定方法有两种:一期肺活量(一次法),为平静吸气末作最大吸气后,再进行最大缓慢呼气至残气容积位时所呼出的全部气量,称一次慢呼气肺活量;于平静呼气末作最大缓慢呼气达残气容积位后,进行一次最大吸气达肺总量位时所吸入的全部气量,称为一次吸气肺活量。将相隔若干次平静呼吸分别测得的深吸气量与补呼气容积相加(IC + ERV)即为分次肺活量。测的数值须以人体体温、大气压、水蒸气饱和状态校正。功能残气量(FRC)和残气容积(RV)均不能用肺量计直接测得,而需应用气体分析法间接测算,要求测定气体不能与肺进行气体交换,常用的方法有密封式氦稀释法和密封式氮稀释法。

(三)临床意义

正常人肺功能受年龄、性别、身高、体表面积、活动量等因素的影响,个体差异较大,判断结果时应将实测值与同年龄、性别、身高、体表面积的正常人进行比较,用其相对值作为评价依据。

如肺活量实测值/预计值<80%为异常,60%~79%为轻度降低,40%~59%为中度降低,<40%为重度降低。临床上VC减低主要见于各种引起限制性通气障碍的疾病,如脊柱与胸廓畸形、广泛胸膜增厚、大量胸腔积液、气胸、肺炎、肺不张、弥漫性肺间质纤维化、肺水肿和大量腹水、腹腔巨大肿瘤等。其次,呼吸肌功能障碍、高度肥胖患者,由于胸廓、膈运动受限,VC有所减少。

功能残气量和残气容积增多,提示肺内充气过度,见于阻塞性肺气肿和气道部分阻塞,如支气管哮喘与部分慢性支气管炎病人。功能残气量和残气容积减少,见于各种弥漫性限制性肺疾病和急性呼吸窘迫系综合征(ARDS)。

肺总量减少,见于限制性肺疾病,如肺间质纤维化、肺水肿、肺不张、气胸、胸腔积液与肺切除术后等。肺总量增加,主要见于阻塞性肺气肿。一般认为残气容积/肺总量≤35%为正常,>40%表示有肺气肿。

二、通气功能

通气功能也称动态肺容积，是指在单位时间内随呼吸运动出入肺的气量和流速。凡能影响呼吸频率、呼吸幅度和气体流速的生理、病理因素，均可影响通气量。

（一）肺通气量

1. 每分钟静息通气量（minute ventilation，VE）　是静息状态下每分钟出入肺内的气量，等于潮气容积乘以呼吸频率。正常男性约 6663 ± 200ml、女性约 4217 ± 160ml。> 10L/min 示通气过度，< 3L/min 示通气不足。

2. 最大通气量（maximal voluntary ventilation，MVV）　系指以最快呼吸频率和最深的呼吸幅度，努力呼吸一分钟所取得的通气量。受检者取立位，与肺量计相连，平静呼吸 4～5 次后以最快呼吸速度与最大呼吸幅度持续重复呼吸 12 秒或 15 秒，要求呼吸频率达 10～15 次。休息 10 分钟后再重复一次。然后选择呼吸速度均匀、幅度一致持续达 12 秒或 15 秒的一段曲线，将其呼出或吸入的气量乘 5 或 4，即得每分钟最大通气量。

正常成人最大通气量可达 80～120L，通常亦应根据实测值占预计值% 进行判定，低于预计值的 80% 为异常。

（二）用力肺活量（forced vital capacity，FVC）

过去称时间肺活量，是深吸气后以最大力量、最快速度所能呼出的最大气量。正常人 FVC = VC，嘱被检者深吸气后，尽最大可能做深呼气，记录其呼气曲线，并分别计算出第 1、2、3 秒所呼出气量占 FVC 的百分率，临床常用相对值，正常分别为 83%、96%、99%，健康者在 3 秒内可将肺活量几乎全部呼出。一秒钟用力呼气容积（FEV_1），它既是容积测定，也是一秒钟内的流量测定，临床应用最广。FEV_1 正常值，男性约为 3179 ± 117ml、女性约为 2314 ± 48ml；一秒率（FEV_1%）均应 > 80%。

（三）最大呼气中段流量（maximal mid-expiratory flow，MMEF，MMF）

是由 FVC 曲线上计算获得的用力呼出肺活量 25%～75% 的平均流量。即将 FVC 曲线平均分为四等份，取其中间 2/4 段的肺容量与其所用的呼气时间两者之比值。正常男性约为 3.369L/s、女性约为 2.836L/s。

（四）肺泡通气量

肺泡通气量（alveolar ventilation，VA）　是指安静状态下每分钟进入呼吸性细支气管及肺泡参与气体交换的有效通气量。正常成人 =（潮气容积 − 解剖无效腔气量）× 呼吸频率。

（五）临床意义

1. MVV 检查　①MVV 降低：见于阻塞性肺气肿、胸廓畸形、胸膜炎、弥漫性肺间质疾病及大面积肺实质疾病，如肺不张等疾病；②通气储备功能的考核：常用于胸外科手术前病人肺功能状况的评价与职业病劳动能力鉴定。

通气储量% =（最大通气量 − 静息通气量）/最大通气量 × 100%

正常值应 > 95%，< 86% 提示通气功能储备不佳，60%～70% 为手术禁忌。有严重心肺疾病与咯血的患者，该检查列为禁忌。

2. 用力肺活量检查　FEV_1 及 FEV_1% 均降低见于阻塞性通气障碍病人，如慢性支气管炎、阻塞性肺气肿和支气管哮喘；FEV_1% 增加见于限制性通气障碍病人，如弥漫性肺间质纤维化、广泛胸膜肥厚粘连、胸廓与脊柱畸形等病人。

3. 最大呼气中段流量 主要取决于FVC非用力依赖部分，即呼气流量随用力程度达到一定程度后，尽管继续用力，流量固定不变，与用力无关。但MMF的改变，受小气道直径影响，流量降低反映小气道阻塞。因此，MMF能较好地反映小气道阻塞情况。

第二节 换气功能检查

肺有效的气体交换不仅要求有足够的通气量与血流量，而且吸入气体在肺内分布状况、血流状态、二者的比例关系以及弥散膜对气体通过的影响，均对肺的气体交换效率产生影响。

一、通气/血流比值

通气/血流比值(Ventilation/perfusion，V/Q)是指每分钟肺泡通气量和每分钟肺血流量之间的比值，正常肺泡通气量约4L/min，肺血流量约5L/min，通气/血流比值约为0.8，此时换气效率最佳。V/Q的测定尚无直接、有效的方法，目前多通过动脉血气分析项目计算相关指标进行间接判断。

在病理情况下，局部血流障碍时，进入肺泡的气体，由于没有充足血流与之交换(V/Q比值>0.8)致使无效腔气量增加；反之，局部气道阻塞(V/Q比值<0.8)，部分血流因无通气与之交换，成为无效灌注，而导致静-动脉样分流效应。无论何种异常改变，只要引起V/Q失调时，都会引起换气功能障碍，导致缺氧。而V/Q比例失调是肺部疾病产生缺氧的主要原因。见于肺实质、肺间质及肺血管病变，如肺炎、肺不张、肿瘤、呼吸窘迫综合征、肺栓塞、肺水肿、慢性阻塞性肺病等。

二、弥散功能

气体分子通过肺泡-毛细血管膜进行交换的过程称为弥散，以弥散量(diffusing capacity，D_L)为衡量指标，它是指肺泡膜两侧气体分压差为0.133kPa(1.0mmHg)时，每分钟所能通过的气体量(ml)。影响弥散量的主要因素：①肺泡膜的面积；②厚度(距离)；③膜两侧气体分压差、气体分子量、气体在介质中的溶解度、肺泡毛细血管血流、气体与血红蛋的结合力。O_2与CO_2在肺内的弥散过程不同，弥散速率不同，CO_2的弥散速率为O_2的21倍，故临床上不存在CO_2弥散障碍，弥散障碍主要指氧，结果表现为缺氧。测定方法有单次呼吸法、恒定状态法和重复呼吸法三种，以前者常用。正常参考值为男性187.52~288.8ml/kPa·min(18.23~38.41ml/mmHg·min)；女性156.77~179.7ml/kPa·min (20.85~23.9ml/mmHg·min)。

弥散障碍常见于①引起弥散膜面积减少的疾病，如阻塞性肺气肿；②肺间质水肿、肺泡毛细血管纤维性变，如弥漫性肺间质纤维化、肺尘埃沉着症、结节病等。

(邓 瑞)

第十一章

心 音 图

心脏周期性的舒缩活动过程中，产生振动波，并传至胸壁，通过心音图仪将之转换、放大并记录，即为心音图。通过对心音图分析，可以了解心音和杂音的时间、强度、频率及形状，对心脏疾病的诊断提供依据。

心音图机由微音器、滤波放大器、记录器、录音和显示器组成。检查宜在安静、隔音的房间内进行。检查时将换能器依次置于心脏各瓣膜区部位，选取不同的频带进行记录或示波观察。常规心脏瓣膜安置区分为四个：①二尖瓣区，在心尖部，即胸部左侧第5肋间隙锁骨中线内侧；②三尖瓣区，胸骨体下端近剑突，稍偏左或偏右处；③主动脉瓣区，有两个部位，第一安置区在胸骨右缘第2肋间隙，第二安置区在胸骨左缘第3、4肋间。除上述常用的瓣膜区外，有时还应结合病人的具体情况附加安置部位，必要时可采取特殊体位进行检查。为了确定心音和杂音的构成成分及其发生时间，要求与心电图、心尖搏动图、颈动脉波等生理曲线同步描记（图7-11-1）。

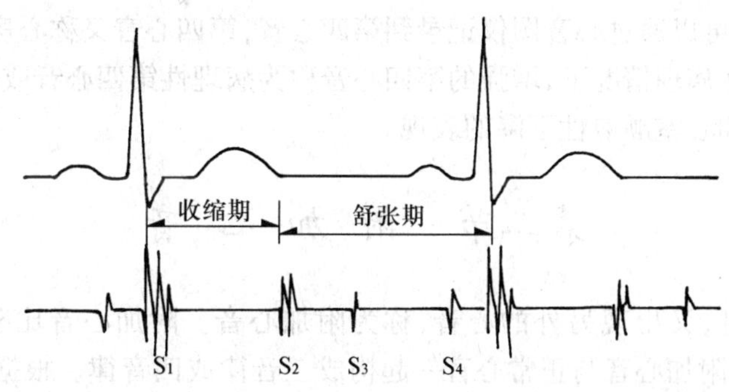

图7-11-1　正常心音图的各组成部分

第一节　心　　音

心动周期中心脏瓣膜关闭、开启及血流撞击心血管壁引起振动所产生的声音为心音。正常人心音由第一心音和第二心音构成，青少年可有第三心音，少数中、老年人可以记录到第四心音。

（一）第一心音

第一心音的出现标志着心室收缩期的开始。心室收缩时二尖瓣、三尖瓣骤然关闭是其产生的主要原因，在心音图上第一心音由 4 个成分组成：①第一成分为心室初始收缩时，心室肌紧张和收缩引起的低频低幅振动；②第二成分为高频高幅振动，由二尖瓣关闭产生；③第三成分亦为高频高幅振动，由三尖瓣关闭或半月瓣开放所引起；④第四成分为血流冲击大血管引起的低频低幅振动。第一心音发生在心电图 Q 波起始后 0.03～0.06s 处。

第一心音改变包括增强、减弱和心音分裂。增强见于高热、甲状腺功能亢进、心室肥大、二尖瓣狭窄等，在心音图上表现为第一心音振幅明显增高，常超过第二心音 50% 以上。减弱见于心肌炎、心肌梗死、心力衰竭等，在心音图上表现为第一心音振幅明显降低。第一心音两个瓣膜构成成分之间距大于 0.05s 时，称为第一心音分裂，常见于束支传导阻滞。

（二）第二心音

第二心音代表心室舒张期的开始，主动脉瓣和肺动脉瓣关闭时引起的振动是产生的主要原因。第二心音出现在心电图 T 波终末处，历时约 0.08～0.11 秒。

第二心音两个瓣膜成分之间距约 0.03 秒左右，当此间距大于 0.04s 时，为第二心音分裂。第二心音分裂可为生理性分裂、病理性分裂，正常人、特别是儿童可以出现第二心音吸气性分裂，为生理性分裂。病理性分裂又分为逆分裂、固定性分裂、明显分裂。第二心音亢进见于引起主动脉内、肺动脉内压力增高的疾病，表现为振幅异常增高。大动脉之半月瓣狭窄或关闭不全时常有第二心音的减弱或消失。

（三）第三心音

在部分正常人，特别是儿童和青少年中，有时可出现第三心音，为低频低幅振动。位于第二心音后 0.12～0.16 秒处，其振幅通常小于第二心音振幅的 1/3。病理情况下第三心音振幅增高，称为病理性第三心音，或称室性奔马律。

（四）第四心音

少数中、老年人可以通过心音图仪记录到第四心音，第四心音又称心房音，位于舒张末期，为低频低幅振动。在病理情况下，增强的第四心音称为病理性第四心音或心房奔马律，是心室舒张末期压力增高和心室顺应性下降的表现。

第二节 附加心音

在正常心音之外，又出现另外的心音，称为附加心音。附加心音比杂音持续时间短，在 0.01～0.08s 之间。附加心音与正常心音一起构成三音律或四音律。根据附加心音出现的时期不同，又可分为舒张期附加音及收缩期附加音。

（一）舒张期附加心音

舒张期附加心音有二尖瓣开瓣音、病理性第三心音、病理性第四心音、心包叩击音及人工起搏音等。如二尖瓣开瓣音发生在舒张早期，距第二心音约 0.04～0.12 秒，音调较高，振幅通常大于第二心音，常和第一心音亢进同时存在。

（二）收缩期附加心音

1. 收缩早期喀喇音　此音是心室向主动脉和肺动脉射血所引起的异常增强的振动，紧跟第一心音之后出现，音调高，时限短。心音图呈高频、高振幅，常混于杂音之中。根据发生的部位又分为：主动脉收缩早期喀喇音，肺动脉收缩早期喀喇音。

2. 收缩中、晚期喀喇音　出现在第一心音之后 0.08 秒以内的喀喇音，称为收缩中期喀喇音;在0.08秒以上者称收缩晚期喀喇音。中、晚期喀喇音一般呈高频,可有一个或数个。收缩中、晚期喀喇音与收缩晚期杂音同时存在,提示腱索、乳头肌或瓣膜有功能的或解剖的异常和一定程度的二尖瓣关闭不全。见于瓣膜粘液变性形成的二尖瓣脱垂、缺血性心脏病所致的乳头肌功能不全等。但在部分健康人,特别是女青年中,如果发现孤立的、无症状的喀喇音,且无收缩晚期杂音,则不一定是病理性的。

第三节　杂　　音

杂音系在心音之外出现的一种具有不同频率、不同强度、持续时间较长的夹杂声音。与心音和附加心音不同,杂音不是短暂的数个振动波,而是一组没有周期规律的杂乱无章的一系列振动。

(一) 杂音的产生机制

一般认为是由于血液在心脏或大血管内发生激流或漩涡所引起。引起杂音的常见原因有:血流加速、瓣膜口或腔径狭窄、瓣膜口关闭不全、异常通道、心腔内漂浮物、血管腔局限性扩大。

(二) 杂音的分析

如果出现杂音,应根据其部位、时间、形状、频率、性质、传导、强度等因素进行分析判断。

1. 杂音的分类　杂音的分类很多,基于不同的角度,有各种不同的分类方法。如根据时间分类:分为收缩期杂音和舒张期杂音,又依据具体时相的不同分为早期、中期、晚期及全期杂音。根据频率分类:分为高频率、中频率及低频率杂音;根据形状分为:一贯型、递增型、递减型、菱型、连续型、不规则型等。

2. 杂音发生的部位　指杂音最强的部位。一般认为瓣口的位置通常与杂音最强的部位一致。除某些情况下杂音最响部位与瓣口的解剖位置并不完全相符外,一般说来,杂音在某听诊区最强,那么就提示病变是在该区相应的瓣膜。例如,杂音在心尖部最强,提示病变在二尖瓣;在主动脉瓣区最强,提示病变在主动脉瓣;杂音在胸骨下端最强,提示病变在三尖瓣;在胸骨左缘第2肋间最强,提示病变在肺动脉瓣。

3. 杂音发生的时间　分析杂音首先要辨明杂音发生的时间,是在收缩期还是在舒张期,或者两者均有,并进一步区分其具体时间:早期、中期、晚期或全期。杂音出现在第一心音与第二心音之间者,称为收缩期杂音;出现在第二心音与下一心动周期的第一心音之间者,为舒张期杂音;连续发生于收缩期和舒张期者,称为连续性杂音。例如肺动脉瓣狭窄的杂音,常为收缩中期杂音;二尖瓣关闭不全的杂音可占据整个收缩期;主动脉瓣关闭不全的杂音多在舒张早期;而二尖瓣狭窄的杂音在舒张中晚期。一般地说,舒张期及连续性杂音,多为病理性的;收缩期杂音可以是病理性的,也可能为生理性的;杂音持续时间长者,多为病理性的,而短者多属功能性的。

4. 杂音的强度　在心脏听诊时,指杂音的声响程度;在心音图上,指杂音的振幅。

临床听诊时杂音强度一般多采用六级分类法。

在心音图分析时,杂音的强度一般以第一、二心音振幅的大小为比较基准,分为低振幅、中振幅、高振幅杂音或低强度、中强度、高强度杂音。收缩期杂音振幅大于第一心音2/3以上为高振幅,小于第一心音1/3以下为低振幅,两者之间为中振幅。舒张期杂音大于第二心音2/3

以上为高振幅，小于第二心音 1/3 以下为低振幅，二者之间为中振幅。

区别杂音的强度有助于判断杂音的性质并能粗略地估价其临床意义。一般说来，病理性杂音强度较大，功能性杂音的强度较弱。

5. 杂音的性质与传导 在临床听诊时有较大意义。杂音的性质决定于杂音的频率、强度、音色和时限四个因素。杂音常沿着产生杂音的血流方向传导，亦可借周围组织向四周扩散。

（三）病理性杂音

由于心脏病理解剖或病理生理改变所引起的杂音称为病理性杂音或器质性杂音。临床听诊或心音图辨别病理性杂音有重要意义。

1. 收缩期杂音 根据血流动力学的变化规律将收缩期杂音分为两类，一类是心脏射血到大动脉内引起的收缩期喷射性杂音，另一类是瓣膜装置的损害引起的收缩期回流性杂音。

(1)收缩期喷射性杂音：收缩期喷射性杂音是心室向主动脉或肺动脉射血产生的杂音。心音图上杂音呈递增-递减型或菱形杂音，通常终止于第二心音之前，杂音与第一、二心音有一定间隔为其特征。引起收缩期喷射性杂音的原因有：①主动脉瓣或肺动脉瓣狭窄，左室流出道或肺动脉漏斗部狭窄；②血容量增多，排血速率增加；③主动脉或肺动脉扩张；④生理性。

(2)全收缩期回流性杂音：收缩期回流性杂音几乎都是病理性的。时限多占据整个收缩期，因为在收缩期心室内压始终大于房内压，所以始终会有血液从高压的心室流入低压的心房，于是产生全收缩期杂音。但也有少数仅占据收缩期的某一阶段。收缩期回流性杂音一般比喷射性杂音均匀、柔和，多呈吹风性，偶有乐性，强度约 2～4/6 级。

心音图呈振幅一贯型全收缩期杂音，起始于第一心音，终止于第二心音或稍后。引起全收缩期回流性杂音的疾病主要有二尖瓣关闭不全、三尖瓣关闭不全、二尖瓣脱垂、三尖瓣下移及室间隔缺损等。

2. 舒张期杂音 舒张期杂音根据其产生机制的不同分为三类：①舒张期充盈性杂音；②舒张晚期杂音；③舒张期回流性杂音。

(1)舒张期充盈性杂音：在心室舒张的快速充盈阶段，因血流通过异常的房室瓣口或血流速率的改变而引起的杂音称为舒张期充盈性杂音。舒张期充盈性杂音是低频、低音调的，强度通常为低-中振幅，随呼吸变化；三尖瓣杂音于吸气初增强，二尖瓣者于呼气时增强。

引起舒张期充盈性杂音常见的疾病有：二尖瓣狭窄、三尖瓣狭窄、室间隔缺损、动脉导管未闭、房间隔缺损、肺静脉畸形等。心音图表现为舒张中期杂音，频率较高，常伴有第三心音，杂音出现的部位较广泛。

(2)舒张晚期杂音：也称收缩期前杂音或心房收缩性杂音，是诊断二尖瓣狭窄的有力证据。该杂音呈递增型或菱型，最响部位在心尖到胸骨左缘第 4 肋间。

(3)舒张期回流性杂音：舒张期因半月瓣关闭不全，血液从压力高的大动脉向压力低的心室腔回流产生振动，形成舒张期回流性杂音。杂音通常延续整个舒张期，心音图呈高频递减型。

引起舒张期回流性杂音的原因有：①主动脉瓣或肺动脉瓣关闭不全；②主动脉或肺动脉瓣环扩张。

（邓 瑞）

第八篇 诊断疾病的步骤和临床思维方法

诊断就是将调查研究所收集到的各种材料（如病史询问、体格检查、实验室及各种器械检查等取得的资料），经过分析、综合、推理和判断，作出符合客观实际的结论。诊断的过程，就是认识疾病客观规律的过程。正确诊断的建立过程，大致可分为以下三个基本步骤：调查研究，收集资料；分析综合，提出诊断；反复实践，验证诊断。正确的诊断是预防和治疗疾病的基础和前提。因此，建立正确的诊断，必须要求临床医生具有丰富的医学知识、精湛的诊疗技能以及科学的思维方式。只有正确掌握这些方法，才能避免漏诊和误诊，从而提高诊断水平。

第一章

诊断疾病的步骤

1. 调查研究，收集资料　正确的诊断来源于周密的调查研究。因此，调查研究、收集资料是诊断疾病的第一步。询问病史、体格检查、实验室检查及器械检查都是调查研究、收集资料的重要手段。唯有真实的、系统的、完整的临床资料才是建立正确诊断的先决条件和基础。因此，在收集资料的过程中，必须要有对病人极端负责的精神以及严肃认真、实事求是的科学态度，全面、深入、细致地进行问诊及各项检查，重视其真实性、系统性和完整性，要防止主观臆断和片面性的倾向。

2. 分析综合，提出诊断　通过问诊、体格检查、实验室检查及器械检查所取得的各种资料，往往是比较零乱和不系统的，有些资料也可能与现病无关。另外，疾病的临床表现往往是复杂多变的，不同的疾病可表现出某些相同的症状和体征，而同一疾病在不同阶段或不同个体上表现亦可各不相同。因此，在进行分析、综合、推理和判断时，要分清主次，抓住重点，去粗取精，去伪存真，找出关键性表现，作为初步诊断的线索，考虑哪些疾病具有这些表现，然后根据这些疾病之间的其他不同特点，逐一进行鉴别，排除哪些证据不足的疾病，最后将可能性较大的疾病一一列出，即初步诊断。初步诊断只能作为进一步诊断的前提或试验性治疗的方向。

3. 反复实践，验证诊断　实践是检验真理的唯一标准。一个正确的认识，需要经过多次反复实践才能完成。对疾病的认识也是如此。虽然我们在收集资料时力求全面、系统和真实，但是由于病人所提供的病史不完整、不确切，或由于临床医生思想上存在主观性和片面性，或由于客观技术条件所限（如没有 CT、MRI 设备），或由于病情比较复杂其典型表现尚未表现出来，初步诊断可能不够完善，甚至是错误的。因此，在临床实践中，必须不断地观察病情变化，并用发展的观点进行分析，验证诊断，及时补充或更正初步诊断，使诊断更符合客观实际，直至最后确诊。只有通过反复临床实践，才能提高诊断疾病的能力与水平。

第二章

临床思维方法

第一节 概　　述

临床思维方法是指对疾病现象进行调查研究、分析综合、判断推理等过程中的一系列思维活动,由此认识疾病、判断鉴别,并最后作出决策的一种逻辑思维方法。它既是临床诊断的基本方法,也是随访观察、治疗决策、预后判断等临床实践中不可缺少的逻辑思维方法。在临床实践中,要建立正确的诊断,临床医师不仅要有丰富的医学知识和精湛的诊疗技能,而且还必须要有正确的思维方法。临床思维方法包含两大要素:

1. 临床实践　即通过直接接触患者进行各种临床实践活动(如详细询问病史、系统的体格检查和相应的实验室及器械检查)时,要客观、细致、全面地观察病情变化,并随时发现问题、提出问题、分析问题、解决问题。

2. 科学思维　临床思维即医学上的逻辑思维,是科学思维的一种最普遍、最基本的形式,它是在感性认识(临床实践)的基础上,运用概念、判断、推理、论证等形式对客观事物(疾病)的间接的、概括的反映过程,是将疾病的一般规律运用于判断特定个体所患疾病的思维过程。临床医生只有按照科学思维的方法思考问题,才能在临床实践中不断地发现问题、提出问题、分析问题、解决问题,并在此基础上最终建立疾病的诊断。因此,临床医生必须掌握科学的思维方法并努力实践,以提高诊断疾病的能力。

第二节 方 法 概 要

临床思维方法主要有以下几种:

1. 观察法　所谓观察法就是指在观察疾病发展变化的过程中,不要停留在对疾病表面现象的认识上,而应当透过现象尽力深入到疾病的本质中去,即透过现象认识本质。例如,腹痛是疾病的一种表面现象,可由许多疾病引起,若经深入观察该病人为转移性右下腹痛,同时伴有 Mc Burney 点压痛、反跳痛和肌紧张时,提示该病人的腹痛本质是阑尾炎。

2. 归纳和演绎法　归纳法是指从个性或特殊的规律中概括出共性或普遍性规律的思维方法,而演绎法则是从共性或普遍性规律中引出关于个性或特殊性规律的思维方法。在分析临床资料时,要注意共性与个性之间的关系。抓住共性,就可以全面考虑引起该临床表现的各种疾病,减少漏诊;而抓住个性,则有利于鉴别各种疾病之间的差异,减少误诊。例如发现患者的X线检查肺部厚壁空洞，常见于肺脓肿、肺结核及肺癌等疾病，这就是这些疾病的共性，但它们又有各自的特点，即个性。如肺脓肿空洞多有液平，其周围有渗出性病变围绕；肺结核空洞常无液平，周围有卫星病灶或支气管播散灶；肺癌空洞多为偏心性，内壁凹凸不平，有时可见壁结节。因此，临床医生必须掌握并综合运用归纳和演绎这种思维方法，分析、理解共性与个性之间的关系，减少误诊或漏诊，提高诊断正确率。

3. 分析和综合法 分析法就是把客观对象分解为各个部分，并认识部分在整体中的地位和作用的思维过程；综合法就是把认识对象的各个部分有机地结合成整体，并认识对象整体性质的思维过程。人体是由多种组织和器官组成的统一体，它们既有各自特有的功能，又相互联系、高度协调。局部病变可以影响整体，如各部位结核均可引起低热、消瘦、乏力等全身症状；而全身性疾病也可以局部症状为突出表现，如风湿热属全身性疾病，但它可以突出地表现为关节、心脏或神经系统等局部病变。因此，对疾病的诊断必须结合整体来综合考虑，要防止片面地、孤立地对待临床的症状和体征，注意局部和整体的关系，避免误诊或漏诊。

4. 比较法 比较是将认识对象的个别部分、个别方面或个别特征加以对比，以确定被比较对象的同和异，以及比较对象之间的相互联系。比较在认识疾病中起重要作用。有比较，才有鉴别。例如心源性水肿与肾源性水肿，可通过开始部位、发展快慢、水肿性质、伴随症状等方面的比较加以鉴别。通过比较，可使临床医生确切地认识比较对象之间的区别和联系，防止误诊。

5. 从抽象上升到具体的思维法 抽象是指对事物某一本质方面的认识；具体则是将通过抽象而获得的一般概念、原理、理论应用到具体实际，它是在抽象的基础上形成的。如红、肿、热、痛、功能障碍就是炎症的抽象概念，而炎症这个具体则是通过对红、肿、热、痛、功能障碍等这些症状、体征抽象基础上形成的。因此，只有正确地掌握和运用这种思维方法，才能具体地认识疾病，达到正确诊断疾病的目的。

第三节 临床诊断思维的基本原则

掌握科学的临床思维方法，就可减少甚至避免漏诊和误诊。因此，在临床诊断过程中，必须把握以下几项临床诊断思维的基本原则：

1. 一元论原则 也就是单一病理学原则，即尽量用一个疾病去解释全部临床表现。如确实有两种或多种疾病同时存在，则须将疾病按主次、轻重先后排列，切不能牵强附会、生搬硬套。

2. 优先考虑常见病、多发病和流行病原则 当有多种疾病可能时，应优先考虑常见病、当地的多发病和当时的流行病，但同时也不能忽视少见病的可能，以减少误诊的机会。

3. 优先考虑器质性疾病原则 当器质性疾病与功能性疾病鉴别诊断有困难或有并存可能时，应优先考虑器质性疾病，以免延误器质性疾病的诊断和治疗，因而造成无法弥补的损失。

4. 优先考虑可治性疾病或重症疾病原则 在可治性疾病与难治性疾病、重症疾病与轻症疾病难以鉴别的情况下，应优先考虑可治性疾病或重症疾病，这样有利于疾病的防治和预后。

第四节 临床思维的误区—常见误诊、漏诊的原因

临床诊断的过程就是对疾病的认识过程，即临床思维。正确的临床思维能够使疾病获得及时、正确的诊断，否则易导致漏诊或误诊。临床上常见误诊或漏诊的原因如下：

1. 临床资料不完整　丰富的、可靠的临床资料是正确诊断的基础，如果临床资料不完整、不确切，即使有正确的思维方法，也难以作出正确的诊断。

2. 临床观察不细致　临床观察应贯穿于整个医疗过程之中，若观察不细致，遗漏某些关键征象，必将导致漏诊或误诊。

3. 过分依赖仪器检查　实验室或器械检查结果都不是绝对的，若医生过分依赖仪器检查，则会在适应证的选择方面或检查结果的分析认识上出现偏差，并对检查结果作出不恰当的评价，从而成为误诊的原因。

4. 不注意病人个体的特殊性　每种疾病均具有共性与个性的双重特征。在临床诊断中，如果不注意对个体的特殊性的认识和识别，则难以鉴别各种疾病之间的差别，易导致误诊。

5. 先入为主，主观臆断　虽然医生的判断来源于客观的临床资料，但是就其实质来讲判断仍属主观的范畴，必然受到各种主观因素的限制。如果判断时先入为主、主观臆断，就难以避免片面性和局限性的倾向，因而导致误诊。

6. 知识匮乏，经验不足　广博的医学知识和丰富的临床经验是正确诊断疾病的重要基础。如果不能及时、有效地学习和实践，就很难对所有疾病作出正确的判断，就很容易导致误诊。

7. 一成不变，思维僵化　各种疾病均处在不断发展变化过程之中。如果医生满足于已经作出的诊断，不用动态的、发展的观点来认识疾病的表现，就易形成一成不变的错误思维方法，这也是导致误诊的一个原因。

第三章

临床诊断的种类、内容和格式

一、临床诊断的种类和方法

确立疾病诊断的方法因病而异,概括起来可有以下几种方法:

1. 直接诊断法　对于病情较简单或症状、体征较典型的疾病,无需实验室和器械检查即可直接作出诊断。如食物中毒、急性扁桃体炎、某些皮肤病等。

2. 排除诊断法　虽然临床表现不具特征性,有多种疾病的可能,但是只要稍加分析,即可发现它与某些疾病的不符之处,从而将其摒除,最后只留下1~2个可能的诊断以求进一步证实。

3. 鉴别诊断法　若病情比较复杂,或者其主要临床表现有多种疾病可能,而一时难以区分时,常需继续搜集多种资料予以鉴别。若最新获得的资料不支持原有的诊断,则应剔除原有的可能或提出新的诊断。如此反复,通过不断的比较和衡量,分清主要和次要、相容和相反的各种诊断理由,最后把最可能的诊断从多种相似的病种中辨别出来。

4. 治疗诊断法　对有怀疑但又缺少主要诊断依据的某些疾病,可进行试验性治疗,以明确或排除某一疾病。如一个肺部球形肿块患者怀疑为球形肺炎时,可先进行诊断性抗炎治疗,若1~2周后肿块明显缩小甚至消失时,即可确诊,否则应考虑肺癌或肺结核等其他肺部病变。

二、临床诊断的内容和格式

临床诊断是医生制定治疗方案的重要依据,一个疾病的完整诊断,必须是全面而具体的,一般应包括以下内容:

1. 病因诊断　即按致病原因做出的诊断。如阿米巴痢疾、风湿性心脏病、病毒性肝炎等。它对疾病的发展、转归、治疗和预后均有重要的指导意义,因而是最重要的,列在首位。

2. 病理解剖诊断　即按病变的部位、范围、性质及组织结构做出的诊断,列在第二位。如主动脉瓣狭窄、肝硬化、肺不张、脑梗死等。

3. 病理生理诊断　是指疾病引起的机体功能变化的诊断,列在第三位。如心功能不全、肾功能衰竭等。

4. 疾病的分型与分期　疾病的分型与分期,对治疗和预后具有指导作用。如原发性肝癌主要分为肝细胞癌和胆管细胞癌两型,前者又可分为结节型、巨块型、弥漫型、小癌型等,它们的治疗方法和预后各不相同。

5. 并发症的诊断　是指对在发病机制上与主要疾病有关但性质不同的疾病作出的诊断,

列于主要疾病之后。如慢性胃溃疡并发穿孔、股骨中段溶骨型转移瘤并发病理性骨折等。

6. 伴发疾病的诊断　是指对同时存在但又与主要疾病无关的疾病作出的诊断,排在最后。如小肠蛔虫症、龋齿等。

有的疾病如果一时既查不清病因,又难以确定形态或功能方面异常时,常根据其主要症状或体征,暂以"待诊"方式来处理,如"发热待诊"、"腹痛待诊"等,并在其下方进一步提出可能性较大或待排除的疾病。如"肺部球形肿块待诊:①周围型肺癌;②肺结核球;③球形肺炎。"

综合临床诊断的内容和格式举例如下:

例1　诊断:1. 风湿性心瓣膜病
二尖瓣狭窄伴关闭不全
心房颤动
心功能Ⅳ级
2. 慢性扁桃体炎
3. 龋齿

例2　诊断:1. 慢性支气管炎
2. 慢性阻塞性肺气肿
3. 慢性肺源性心脏病
心功能Ⅱ级
4. 小肠蛔虫症

（马玉富）

第九篇 临床常用诊断技术

一、导 尿 术

【适应证】

1. 为尿潴留病人放出尿液。
2. 导出膀胱内尿液进行常规检查或做细菌培养。
3. 抢救休克或危重病人，准确记录尿量、测量比重，以观察病情。
4. 膀胱冲洗，注入抗生素治疗膀胱疾病。
5. 盆腔器官手术前引流尿液，排空膀胱。
6. 进行尿道或膀胱造影。
7. 测量膀胱容量、压力及检查残余尿。

【方法】

（一）戴手套导尿法

1. 病人仰卧，两腿屈膝略外展（男病人两腿平放略分开）露出外阴部，臀下垫橡胶单和中单。术者站在病人右侧，先用肥皂液清洗外阴，男病人翻开包皮清洗。

2. 用0.75%碘伏或0.1%苯扎溴铵（新洁尔灭）棉球擦洗尿道口及其周围，女病人由外向内、自上而下纵行消毒外阴，依次擦拭阴阜、大阴唇（左手戴手套或指套分开大阴唇）、小阴唇、尿道口。男病人自阴茎根部向尿道口擦拭，用无菌纱布裹住阴茎，将包皮向后推，露出尿道口，自尿道口由内向外旋转擦拭消毒（注意消毒包皮和冠状沟）。

3. 术者戴无菌手套，铺无菌洞巾。再次用苯扎溴铵棉球消毒，术者左手分开并固定小阴唇，依次擦拭消毒尿道口、小阴唇、尿道口，右手持血管钳夹住涂有无菌润滑油的导尿管前端（导尿管末端用血管钳夹闭），轻轻插入尿道约4～6cm，见尿液流出再插入1cm（图9-1）；男病人则以左手拇、示指挟持阴茎，将包皮向后推以露出尿道口，自尿道口由内向外旋转擦拭消毒尿道口及龟头数次，提起阴茎使之与腹壁成60°角。右手持血管钳夹住涂有无菌润滑油的导

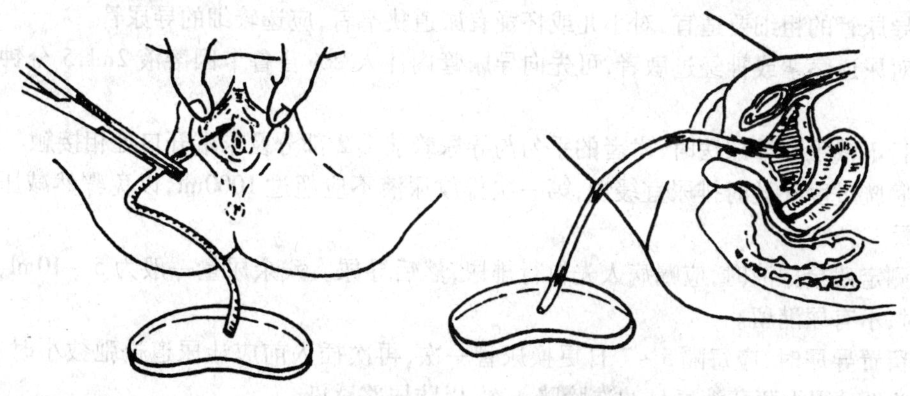

图9-1 女患者导尿示意图

尿管(导尿管外端用血管钳夹闭),轻轻插入尿道约20~22cm,见尿液流出后再插入约2cm(图9-2)。将导尿管开口置于消毒弯盘中,松开血管钳,尿液即可流出。

4. 若作尿细菌培养,留取中段尿于无菌试管中送检。

5. 术后需将导尿管夹闭后徐徐拔出,以防管内尿液流出污染衣物。

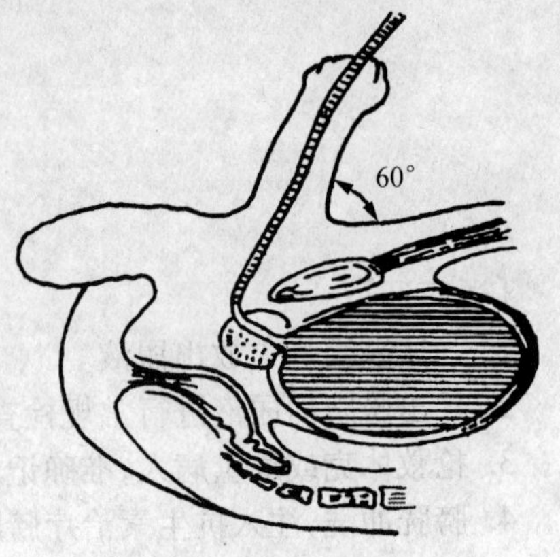

图9-2 男患者导尿示意图

(二) 不戴手套导尿法

一人导尿法

1. 病人术前准备同戴手套法。

2. 术者左手持无菌纱布将阴茎向上提起使之与腹壁成60°角或分开阴唇。

3. 右手持血管钳夹住涂有无菌润滑油的导尿管前端(导尿管末端用血管钳夹闭),轻轻插入尿道,见尿液流出再插入1~2cm。将导尿管开口置于消毒弯盘中,松开血管钳,尿液即可流出。

二人导尿法

与一人导尿法大致相同,但需助手配合。清洁、消毒外生殖器后,助手则以左手持阴茎前端(男病人)或分开阴唇(女病人),暴露尿道口;将导尿管开口置于消毒弯盘中,松开血管钳,尿液即可流出。

留置导尿管法

1. 如前法施行导尿成功后,校正导尿管的深度,以免深浅不适造成引流不畅。

2. 用胶布固定导尿管于阴茎或外阴部皮肤上,外端用血管钳夹闭,管口用无菌纱布包好;或接上留尿无菌塑料袋,挂在床侧。

【注意事项】

1. 严格无菌操作,预防尿路感染。

2. 插入导尿管时动作要轻柔,以免损伤尿道粘膜,若插入时有阻挡感可更换方向再插。如果插不进去,应更换小一号而质地较硬的导尿管,或用无菌注射器自导尿管外端注入润滑油,以增加润滑度。忌反复抽动尿管。

3. 导尿管的粗细要适宜,对小儿或怀疑有尿道狭窄者,应选较细的导尿管。

4. 对尿道痉挛或神经过敏者,可先向导尿管内注入2%普鲁卡因溶液2ml,5分钟后再行导尿术。

5. 行不戴手套导尿法时,术者的手勿与导尿管前1/2部分及末端开口处相接触。

6. 膀胱过度充盈时排尿宜缓慢,第一次排放尿液不应超过1000ml,以免骤然减压引起出血或晕厥。

7. 测定残余尿液时,应嘱病人先自行排尿,然后导尿。残余尿量一般为5~10ml,如超过100ml时,示有尿潴留。

8. 留置导尿时,应每隔5~7日更换尿管一次,再次插入前应让尿道松弛数小时,再重新插入。必要时用无菌药液每日冲洗膀胱一次,以防尿路感染。

二、胸膜腔穿刺术及胸膜活体组织检查术

（一）胸膜腔穿刺术

【适应证】

1. 检查胸腔积液的性质，以确定诊断。

2. 抽出胸腔积液，以减轻压迫症状。

3. 向胸腔内注射药物，进行治疗。

【方法】

1. 让病人取坐位（骑坐于椅上，面向椅背），两前臂置于椅背上，前额伏于前臂上。不能起床者可取半坐卧位，患侧前臂上举置于枕部。

2. 穿刺点选在胸部叩诊实音最明显的部位，常选肩胛线或腋后线第7～8肋间；也可选腋中线第6～7肋间；或腋前线第5肋间为穿刺点。包裹性积液可根据X线或超声检查确定。穿刺点用蘸甲紫（龙胆紫）的棉签在皮肤上作标记。

3. 常规消毒皮肤，戴无菌手套，覆盖无菌洞巾。

4. 取2%利多卡因在选定部位的下一肋骨上缘穿刺点处，自皮肤至胸膜壁层进行局部浸润麻醉。

5. 术者以左手示指与中指固定穿刺部位皮肤，右手先将穿刺针的三通活栓（一路接穿刺针，一路接注射器，一路接静脉输液管）转到与胸腔关闭处，再将穿刺针从麻醉穿刺点处垂直缓缓刺入，用力要均匀。当针锋抵抗感突然消失时，示壁层胸膜被刺过（一般深约1.5～2.5cm），取注射器（50～100ml）与三通活栓相接，转动三通活栓使其与胸腔相通，进行抽液。助手用血管钳协助固定穿刺针，防止穿刺针刺入过深而损伤肺组织。注射器抽满后，转动三通活栓使其与外界相通，排出液体（图9-3）。

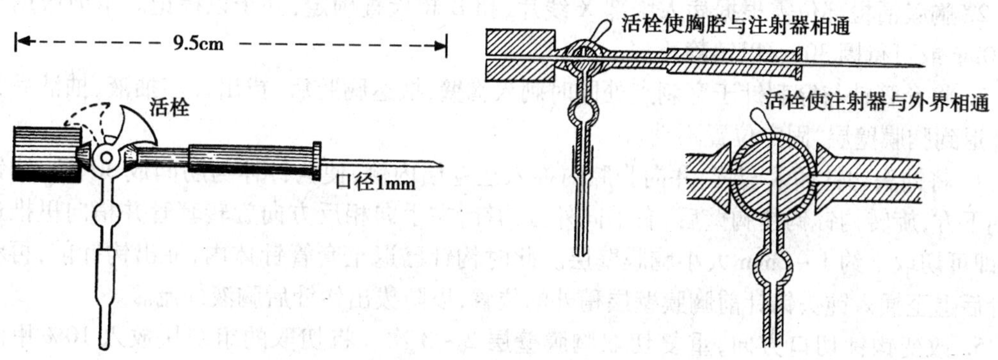

图9-3　三通活栓模式图

如用较粗的长穿刺针代替胸腔穿刺针时，应先将针座后连接的胶管用血管钳夹住，然后进行穿刺，当穿刺针进入胸腔后再接上注射器，松开血管钳，抽吸胸腔积液。注射器抽满后，助手用血管钳夹闭胶管，以防空气进入胸腔。取下注射器，将液体注入容器，如此反复抽吸。记录抽出量并取标本送检。

6. 抽液结束后，左手拇指及示指按住穿刺部位皮肤，右手拔出穿刺针，针孔覆盖无菌纱布，稍用力压迫片刻，用胶布固定后嘱病人静卧。

【注意事项】

1. 术前应向病人说明穿刺目的，消除顾虑，对精神紧张者，可在术前半小时给予地西泮10mg或可待因0.03g以镇静止痛。

2. 术中密切观察病人的反应，如有头晕、面色苍白、出汗、心悸、胸痛、胸部压迫感，昏厥等胸膜过敏反应；或出现连续性咳嗽、气短、咳泡沫样痰时，应立即停止操作，并皮下注射0.1%肾上腺素0.3~0.5ml，或进行其他对症处理。叮嘱病人在穿刺过程中切勿咳嗽、深呼吸或说话，必要时让病人以手示意。

3. 一次抽液量不可过多、过快，诊断性抽液50~100ml即可；减压抽液时首次不宜超过600ml，以后每次不宜超过1000ml；如为脓胸，每次尽量抽净，同时避免将脓液带入胸壁造成感染。疑为化脓性感染时，助手用无菌试管留取标本，进行涂片镜检、细菌培养及药物敏感试验。检查瘤细胞时，至少取标本100ml，并应立即送检，以免细胞自溶。

4. 严格无菌操作技术，术中防止空气进入胸腔，始终保持胸腔负压。

5. 避免在第9肋间以下穿刺进针，以免穿透膈肌损伤腹腔脏器。

（二）胸膜活体组织检查术

【适应证】 胸腔积液原因未明疑为肿瘤转移、胸膜间皮瘤或结核等。

【禁忌证】

1. 胸膜腔已经消失者。

2. 有出凝血机制障碍，血小板 $<50\times10^9/L$ 者。

3. 严重衰竭者。

【方法】

1. 此检查可与胸腔穿刺术合并进行，抽液后再行活检。病人所取体位、局部消毒、麻醉过程同胸腔穿刺术。

2. 胸膜活检部位需根据病人胸部X线片、和B超检查确定，并予以标记。术前服用地西泮10mg或可待因30mg以镇静止痛。

3. 将套管针与穿刺针于穿刺点处同时刺入胸壁，抵达胸腔后，拔出针芯抽液，抽液后将套管针退到胸膜壁层，固定位置不动。

4. 将钝头钩针插入套管，并向胸腔内推入达壁层内侧，使钩针体与肋间成30°角，钩针切口朝下方，旋转钩针钩住胸壁后，右手向外拉钩针，左手向相反方向旋转套管并稍向里推送少许，即可切取下约1~2mm大小胸膜壁层。此时钩针已退至套管针体内，抽出钩针前，再将套管针后退至插入钝头钩针前胸膜壁层稍外的位置，以防拔出钩针后胸液外流。

5. 改变钩针切口方向，重复切取胸膜壁层2~3次。将切取的组织块放入10%甲醛或95%乙醇中固定并送检。

【注意事项】

1. 严格无菌操作。

2. 术后严密观察病情。

三、腹膜腔穿刺术

【适应证】

1. 检查腹腔积液的性质，协助查明病因以助诊断。

2. 大量腹腔积液,穿刺放液以减轻症状。

3. 腹腔感染或肿瘤时,向腹腔内注入药物。

【禁忌证】

1. 有肝性脑病先兆者。

2. 结核性腹膜炎粘连包块者。

3. 包虫病者。

4. 巨大卵巢囊肿者。

【方法】

1. 让病人坐在靠背椅上,衰弱者可取其他适当体位如半卧位、平卧位或侧卧位。

2. 选择适宜的穿刺点:①左下腹脐与髂前上棘连线中、外1/3相交处,此处不易损伤腹壁动脉;②坐位可取脐与耻骨联合连线中点上方1.0cm、偏左或偏右1.5cm处,此处无重要器官且易愈合;③侧卧位可取脐水平线与腋前线或腋中线相交点,此处常用于诊断性穿刺;④少量积液,尤其是包裹性分隔时,须在B超指导下定位穿刺。

3. 穿刺部位常规消毒后,戴无菌手套,铺无菌洞巾,以2%利多卡因或1%~2%普鲁卡因(先作皮试),自皮肤至腹膜壁层作局部浸润麻醉。

4. 术者左手拇指和示指将穿刺部位皮肤固定,右手持连接胶管(胶管用血管钳夹住)的腹穿针,经麻醉处垂直刺入腹壁,用力均匀缓缓进针,待针尖抵抗感突然消失时,表示针尖已穿过腹膜壁层,即可抽取腹水。如诊断性穿刺,可用8~9号针头连接20ml或50ml注射器,抽取10~20ml液体标本送检;如大量放腹水时,可用9号针头,针座上接橡胶管,用输液夹子夹住胶管,以调整放液速度,将腹水排入容器中记录排液量并送检。

5. 放液后拔出穿刺针,覆盖无菌纱布,用手指压迫穿刺点数分钟,再用胶布固定。大量放液后,需用多头腹带扎紧,以防腹压骤降,内脏血管扩张而引起血压下降或休克。

【注意事项】

1. 严格无菌操作。

2. 穿刺前嘱病人排尿,以免刺破膀胱。

3. 术中密切观察病人,如出现头晕、心悸、恶心、气短、脉搏增快及面色苍白等,应立即停止抽液,并做相应的处理。

4. 腹腔放液时不宜过多过快,肝硬化病人放液量一次不超过3000ml,大量放液时越慢越好,放液过程中可用多头腹带,边放液边扎腹带,以防诱发肝性脑病和电解质紊乱。

5. 放腹水时如流出不畅,可将穿刺针稍作移动或稍变换病人体位。

6. 术后嘱病人平卧,使穿刺针孔位于上方,以免腹水继续漏出。如腹水过多、腹内压过高时,穿刺针垂直刺入皮下后,可改变针头方向刺入腹腔。如术后不断渗漏,要用蝶形胶布或火棉胶粘贴止漏。

7. 腹腔放液前后均应测量腹围、脉搏、血压,检查腹部体征,以观察病情变化并作好记录。

四、心包腔穿刺术

【适应证】

1. 判定心包积液的性质与病原。

2. 有心包压塞时,穿刺抽液以减轻症状。

3. 化脓性心包炎时,穿刺排脓、腔内注药。

【方法】

1. 病人取坐位或半卧位,以手术巾盖住面部。

2. 选择适宜的穿刺点:①心尖部穿刺点,根据膈位置高低而定,一般取左侧第5肋间或第6肋间心浊音界内2.0cm左右;②胸骨下穿刺点,在剑突与左肋弓缘夹角处。

3. 穿刺部位常规消毒,术者及助手戴无菌手套、铺无菌洞巾。用2%利多卡因自皮肤至心包壁层作局部浸润麻醉。

4. 术者持穿刺针,助手用血管钳夹住连接导液的胶管。取心尖部进针时,穿刺针应自下而上,向脊柱方向缓缓刺入;取胸骨下进针时,穿刺针应与腹壁成30°~40°角,向上、向后并稍向左刺入心包腔的后下部。当针尖抵抗感突然消失时,示针尖已穿过心包壁层,同时感到心脏冲动,此时应退针少许,以免划伤心脏。助手立即用血管钳夹住针体以固定穿刺深度。术者将注射器接于胶管上,然后放开血管钳,缓慢抽吸液体,记录液量,留标本送检。

5. 术毕,拔出穿刺针,盖无菌纱布并压迫穿刺部位数分钟,用胶布固定。

【注意事项】

1. 严格掌握适应证。此术有危险性,应由有经验医师操作或指导。在心电监护下进行穿刺,较为安全。

2. 术前向病人作好解释,消除顾虑,必要时术前半小时服用地西泮10mg或可待因0.03g镇静、止痛。

3. 心脏超声检查确定穿刺部位,或在超声显像指导下进行穿刺抽液更为准确、安全。

4. 麻醉要完善,以免因疼痛引起神经源性休克。术中嘱病人切勿咳嗽或深呼吸。

5. 首次抽液量不超过100~200ml,以后渐增到300~500ml,抽液速度要慢,过快、过多抽液会使大量血液回心导致肺水肿。

6. 如抽出鲜血,立即停止抽吸,严密观察病人有无心包压塞症状出现。

7. 取下穿刺针前须夹闭胶管,以防空气进入。

8. 术中、术后均需密切观察呼吸、血压、脉搏等变化。

五、肝穿刺活体组织检查术及抽脓术

(一)肝穿刺活体组织检查术

【适应证】

1. 明确肝大的原因。

2. 协助某些血液系统疾病的诊断。

【禁忌证】

1. 有出血倾向,出血时间延长、凝血时间延长病人。

2. 怀疑肝包虫病者。

【方法】

1. 病人取仰卧位,身体右侧靠近床沿,将右手置于枕后。

2. 穿刺点一般选在右侧腋中线第8、9肋间、叩诊肝实音处。疑诊肝癌者,可选在较突出的结节处并在超声定位下穿刺。

3. 常规消毒穿刺部位皮肤,用2%利多卡因自皮肤至肝被膜进行局部浸润麻醉。

4. 准备好快速穿刺套针（针长7.0cm、针径1.2mm或1.6mm），套针内装有2～3cm长的钢针芯活塞，空气和水可以通过，但可阻止吸进套针内的肝脏组织进入注射器（图9-4）。穿刺针用橡皮管连接10ml注射器（吸入无菌生理盐水3～5ml）。

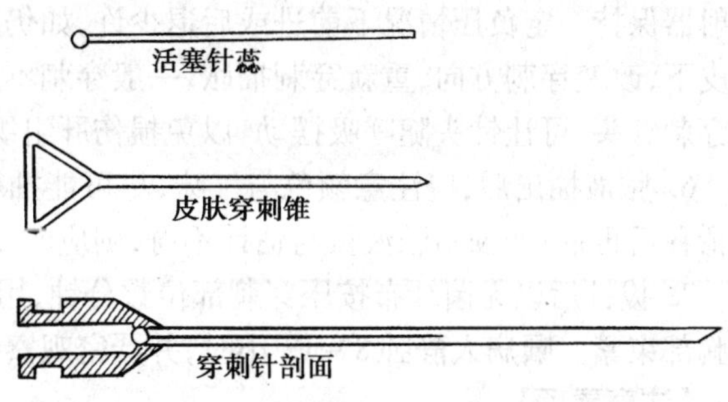

图9-4 快速肝活检穿刺针剖面示意图

5. 先用穿刺锥在穿刺点处刺孔，沿此孔将穿刺针靠肋骨上缘与胸壁呈垂直方向刺入0.5～1.0cm深，助手将注射器内生理盐水推出0.5～1.0ml，冲出可能存留在穿刺针内的皮肤与皮下组织，以防针头堵塞。

6. 将注射器回抽后造成负压，并予以保持，嘱病人先吸气，然后在深呼气末屏住呼吸，术者将穿刺针迅速刺入肝内，并立即抽出。穿刺深度不超过6.0cm，并要求在1秒钟左右完成。

7. 拔针后立即以无菌纱布按压穿刺部分5～10分钟，再以胶布固定，并用多头腹带束紧腹部。

8. 推注射器内生理盐水将肝组织条从套针内冲出，置于弯盘中；挑出后以95%乙醇或10%甲醛固定并送检。

【注意事项】

1. 术前应检查血小板数，出、凝血时间，凝血酶原时间，如有异常，应肌注维生素K_1 10mg，每日一次，3天后复查，如仍不正常，不宜穿刺。

2. 穿刺前测量血压、脉搏，并进行胸部X线检查，以观察有无肺气肿、胸膜肥厚；验血型，以备必要时输血；术前1小时服地西泮10mg镇静。

3. 术后卧床24小时，在4小时内应严密观察病人情况，每隔15～30分钟测脉搏、血压一次，如有脉搏增快细弱、血压下降、烦躁不安、面色苍白、出冷汗等内出血现象时，应紧急处理。

4. 术后如局部疼痛，应查找原因，如为一般组织创伤性疼痛，可给止痛剂；如发生气胸、胸膜性休克或胆汁性腹膜炎，应及时处理。

（二）肝穿刺抽脓术

【适应证】

1. 原因不明的肝脏肿大而疑有肝脓肿者，可作诊断性穿刺。

2. 对肝脓肿病人进行抽脓治疗。

【方法】

1. 病人取仰卧位，身体右侧靠近床沿，并将右手置于枕后。

2. 穿刺点应选在压痛点明显处，或在B超检查进行脓腔定位后再行穿刺。一般取右侧腋中线第8、9肋间，叩诊肝实音处穿刺。

3. 常规消毒穿刺部位皮肤，铺无菌洞巾，局部浸润麻醉要深达肝被膜。

4. 先将连接穿刺针的橡皮管折起或用血管钳夹住，术者手持穿刺针靠肋骨上缘与胸壁呈垂直方向刺入皮肤，嘱病人先吸气，并在呼气末屏住呼吸；此时将针头刺入肝内缓缓进入；如抵抗感突然消失示针头已进入脓腔。

5. 将50ml注射器接在穿刺针头的橡皮管上，松开血管钳进行抽吸。如抽不出脓液，可在注射器保持一定负压情况下前进或后退少许，如仍无脓液，示针头未达脓腔。此时应将针头退至皮下，改变穿刺方向，重新穿刺抽脓，一般穿刺不超过三次。抽脓过程中，不需要用血管钳固定穿刺针头，可让针头随呼吸摆动，以免损伤肝组织。

6. 脓液抽出后，应注意颜色与气味，尽可能抽尽，如脓液粘稠不易抽出，则用无菌生理盐水稀释后再抽；如抽出脓液量与估计不符，则应改变针头方向，抽尽脓腔深部或底部的脓液。

7. 拔针后以无菌纱布按压穿刺部位数分钟，用胶布固定，用小砂袋加压，并用多头腹带将下胸部束紧。嘱病人静卧8～12小时，并严密观察病情，测量脉搏、血压直至稳定。

【注意事项】

1. 有出血倾向、严重贫血和全身状况极度衰弱者，应慎重穿刺。

2. 穿刺时病人要抑制咳嗽与深呼吸，以免针头划伤肝组织引起出血。

3. 穿刺后如局部疼痛可服止痛剂，如右肩部剧痛伴气促，则多为膈肌损伤，除给镇痛剂止痛外，应密切观察病情变化。

六、骨髓穿刺术及活体组织检查术

（一）骨髓穿刺术

【适应证】

1. 诊断造血系统疾病如各型白血病，各类贫血，血小板减少症，粒细胞缺乏症，全血细胞减少的诊断。

2. 协助部分恶性肿瘤如多发性骨髓瘤、霍奇金病，骨髓转移癌的诊断。

3. 某些病原体的检查如疟疾、黑热病。

4. 骨髓移植治疗某些血液病。

5. 某些传染病（如伤寒）或感染性疾病（如败血症）的细菌培养。

【禁忌证】有明显出血倾向的病人（如血友病）禁止作骨髓穿刺。

【方法】

1. 选择穿刺部位：①髂前上棘穿刺点，在髂前上棘后1～2cm处，该点骨面较平，容易固定，操作方便，无危险性；②髂后上棘穿刺点，在骶椎两侧，臀部上方突出处，此处骨质较薄，骨髓液较丰富，容易穿刺。作骨髓培养时，须取5～10ml骨髓液，一般采用此部位穿刺；③胸骨穿刺点，在胸骨柄或胸骨体部，第2与第3肋骨之间的胸骨正中线上穿刺，此处骨壁较薄，后方为心房和大血管，穿刺时易穿通胸骨发生意外，但胸骨骨髓液含量丰富，当其他部位穿刺失败时，可选择胸骨穿刺；④腰椎棘突穿刺点，位于第3、4腰椎棘突突出处。

2. 体位 胸骨或髂前上棘穿刺时，病人取仰卧位；棘突穿刺时病人取坐位或侧卧位；髂后上棘穿刺时应取侧卧位。

3. 常规消毒穿刺部位皮肤，术者带无菌手套，铺无菌洞巾，用2%利多卡因局部浸润麻醉至骨膜。

4. 将骨髓穿刺针固定器固定在距针尖适当的长度上（胸骨穿刺约1.0cm、髂骨穿刺约1.5cm），术者左手拇指和示指固定穿刺部位，右手握以纱布包好的穿刺针，向骨面垂直刺入（胸骨穿刺，则应保持针体与骨面成30°～40°角），当针尖接触骨质后，则将穿刺针左右旋转缓缓钻刺骨质，当感到阻力消失，且穿刺针已固定在骨内时，示针尖已达骨髓腔。

5. 拔出针芯，接上干燥的10ml或20ml注射器，用适当力量抽吸，如针头确在骨髓腔内，抽吸时病人会感到一种轻微锐痛，随即有少量红色骨髓液进入注射器中。骨髓液吸取量以0.1～0.2ml为宜，即注射器内见到红色骨髓液即停止抽液。

6. 取下注射器，将抽取的骨髓液滴于载玻片上，急速作有核细胞计数并推片数张用于形态学及细胞化学染色检查。如需作细菌培养，在涂片后再吸取1～2ml骨髓液。

7. 如未能抽出骨髓液，则可能是针腔被皮肤或皮下组织块堵塞或干抽，此时应重新插上针芯，稍加旋转并钻入或退出少许，拔出针芯，如见针芯带有血迹，再行抽吸即可取得骨髓液。

8. 抽吸完毕，重新插入针芯，左手取无菌纱布置于针孔处，右手将穿刺针拔出，将纱布盖于针孔上按压1～2分钟，再用胶布将纱布加压固定。

【注意事项】

1. 术前应做出、凝血时间检查，有出血倾向病人应特别注意。

2. 注射器、穿刺针、玻片必须干燥，以免发生溶血。

3. 穿刺针头进入骨质后，避免摆动过大，以免断针。胸骨穿刺不可用力过猛，以防穿透内侧骨板。

4. 如作细胞形态学检查，则抽吸液量不宜超过0.2ml，否则骨髓液稀释，影响有核细胞增生度判断、细胞计数及分类结果。

5. 骨髓液取出后立即涂片，否则骨髓液很快发生凝固，使涂片失败。

6. 严格无菌操作。

7. 涂片要均匀一致，厚薄适宜。

（二）骨髓活体组织检查术

骨髓活体组织检查针由针管（内径2mm）、针座、接柱（长1.5cm和2.0cm各1件）及具有内芯的手柄四部分组成（图9-5）。

【适应证】　协助骨髓增生异常综合征、骨髓纤维化症（原发性、继发性）、增生低下型白血病、骨髓转移癌、再生障碍性贫血、多发性骨髓瘤的诊断。

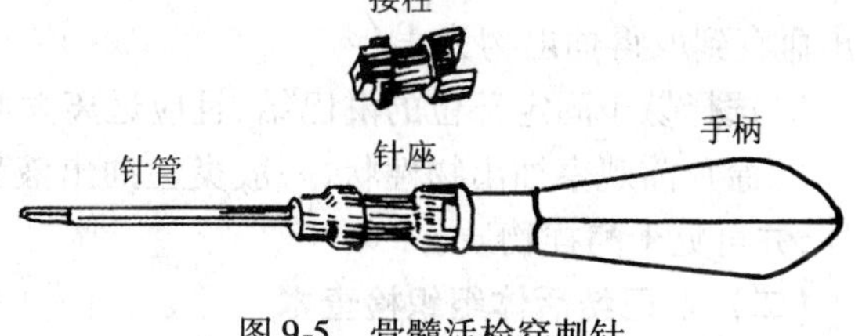

图9-5　骨髓活检穿刺针

【方法】

1. 部位选在髂后上棘或髂前上棘穿刺点。

2. 局部常规消毒、麻醉、铺无菌洞巾，将针管套在手柄上。

3. 术者左手拇指和示指压紧穿刺部位皮肤并固定，右手持穿刺针手柄，按顺时针方向进针至骨质一定深度后，拔出针芯（连手柄），在针座后端连接一个1.5cm或2.0cm接柱，重新插入针芯，继续顺时针进针，深度达1.0cm左右时，转动针管360°，针管前端的沟槽即可将骨髓组织离断。

4. 按顺时针方向退出穿刺针，取出活检骨髓组织，置入95%乙醇或10%甲醛中固定并送检。

5. 穿刺部位以2%碘酊棉球涂布轻压后，再用干棉球压迫穿刺点，敷以消毒纱布，胶布固定。

【注意事项】

1. 开始进针不要过深，如进针太深，则不易取出骨髓组织。

2. 骨髓活检穿刺针一般不宜用于吸取骨髓液涂片,因此针内径大,换接注射器吸取骨髓液量不易控制,且易混入周围血。

七、淋巴结穿刺术及活体组织检查术

(一) 淋巴结穿刺术

【适应证】

1. 判明淋巴结肿大的原因。

2. 协助诊断如感染(细菌、病毒、真菌、丝虫)、结核病、造血系统肿瘤(白血病、淋巴瘤)、转移瘤等。

【方法】

1. 穿刺部位常选择肿大较明显且适于穿刺的淋巴结。

2. 常规消毒穿刺部分皮肤和术者手指。

3. 术者左手示指和拇指固定淋巴结,右手持带 18 ~ 19 号针头的 10ml 干燥注射器,沿淋巴结长轴刺入淋巴结内,然后边拔针边用力抽吸,利用空针内的负压,将淋巴结内的液体和细胞成分吸出。

4. 固定内栓拔出针头,将注射器取下充气后,再将针头内的抽出液喷射到玻璃片上制成均匀涂片,染色镜检。

5. 术后穿刺部位用无菌纱布覆盖,用胶布固定。

【注意事项】

1. 最好在饭前进行穿刺,以免抽出物中含脂质过多,影响染色。

2. 若未能获得抽出物,可将针头再由原穿刺点刺入,在不同方向连续穿刺抽吸数次,只要不出血直到取得抽出物为止。

3. 选择易于固定部位的淋巴结,且应远离大血管。

4. 涂片前观察抽出物性状,一般炎性抽出液颜色微黄;结核病变呈黄绿色或污灰色粘稠液体,并可见干酪样物质。

(二) 淋巴结活体组织检查术

全身或局部淋巴结肿大,疑为淋巴瘤、白血病、免疫母细胞性淋巴结病、结核、肿瘤转移或结节病等,经淋巴结穿刺涂片检查不能明确。

【注意事项】

1. 活检部位 常取肿大明显的淋巴结。全身浅表淋巴结肿大者,尽量少取腹股沟淋巴结。疑为恶性疾病转移者,可按淋巴引流方向摘取相应组群淋巴结;如疑为胸腔恶性病变者,选右锁骨上淋巴结;腹腔恶性疾病者,选左锁骨上淋巴结;盆腔及外阴部恶性病变者,选腹股沟淋巴结活检为宜。

2. 摘取淋巴结后,立即用10%甲醛或95%乙醇固定并送检。

八、腰椎穿刺术

【适应证】

1. 检查脑脊液性质,以助脑膜炎、脑炎、脑血管病变、脑肿瘤等神经系统疾病的诊断。

2. 测定颅内压力,了解蛛网膜下腔有无阻塞。

3. 鞘内注射药物进行麻醉或治疗神经系统疾病。

【禁忌证】

1. 颅内压明显升高、脑疝者。

2. 病人处于休克、败血症、衰竭或濒危状态者。

3. 颅后窝有占位性病变者。

4. 腰椎穿刺部位皮肤有感染者。

【方法】

1. 病人侧卧于硬板床上，背部与床面垂直，头颈向前胸部屈曲，两手抱膝紧贴腹部，使躯干呈弓形；或由助手站在术者对面，用一手挽病人头部，另一手挽住双下肢腘窝处，并用力抱紧，使脊柱尽量后凸，以增宽椎间隙，便于进针。

2. 确定穿刺点。取髂后上棘连线与后正中线的交会处为穿刺点，此处相当于第3～4腰椎棘突间隙，必要时也可取腰椎4～5或腰椎2～3棘突间隙。

3. 常规消毒穿刺部位皮肤后，戴无菌手套、盖无菌洞巾，用胶布固定。用2%利多卡因自皮肤至椎间韧带作局部浸润麻醉。

4. 术者左手拇指及示指固定穿刺部位皮肤，右手持穿刺针，针尖呈垂直背部或略斜向头部缓慢刺入，当阻力突然消失有落空感时，示针头穿过韧带与硬脑膜，一般成人进针深度约4～6cm，儿童约2～4cm。此时可将针芯慢慢（以防脑脊液迅速流出，造成脑疝）抽出，即可见脑脊液流出。否则插入针芯，轻轻转动针柄或稍微改变进针的深度或方向，即可获取脑脊液。颅内压过低时，可用注射器轻轻抽吸后，可见脑脊液流出。如穿刺针遇到脊椎骨的阻力时，应拔穿刺针至皮下，抽出针芯并用干纱布擦拭，重新进针。

5. 穿刺成功后先接上测压管测量压力。正常侧卧位脑脊液压力为70～180mmH_2O（0.69～1.76kPa）；滴数估记法正常值为40～50滴/分钟，此法误差较大，可作参考。

6. 若想了解蛛网膜下腔有无阻塞，可做动力试验（Queekenstedt试验）。即在测定脑脊液压力后，测压管不动，由助手先分别压迫两侧颈静脉约10秒钟，而后同时按压双侧颈静脉，以观察脑脊液变化。正常压迫颈静脉后，脑脊液压力立即迅速升高一倍左右，解除压迫后10～20秒内降至原来水平，称为梗阻试验阴性，示蛛网膜下腔通畅；若压迫颈静脉后，脑脊液压力缓慢上升，放松后又缓慢下降，示有不完全阻塞；若压迫颈静脉后，不能使脑脊液压力升高，则为梗阻试验阳性，示蛛网膜下腔完全阻塞。

7. 撤去测压管，收集脑脊液2～5ml，分置3个试管，分别送细菌培养（应用无菌操作法留标本）、生化和细胞学检查。压力过高则不宜放液，仅用压力管内的脑脊液送检即可，以免发生脑疝。

8. 术毕，将针芯插入，一起拔出穿刺针，穿刺部位按压1～2分钟，覆盖无菌纱布，用胶布固定。

9. 术后，病人去枕俯卧（如有困难则平卧）4～6小时，以免引起术后头痛。

【注意事项】

1. 严格无菌操作，掌握禁忌证。

2. 术前应检查眼底，如视乳头明显水肿或估计颅内压过高者，应先脱水治疗，颅内压降低后再行穿刺，以免发生脑疝。脑出血或颅内压增高者，禁忌脑脊液动力试验。

3. 穿刺过程中，病人出现呼吸、脉搏、面色异常时，应立即停止操作，并做相应处理。穿刺后如出现头痛、呕吐等症状，应继续卧床休息。

4. 穿刺针头进入皮下后，进针要慢，以免用力过猛时刺伤马尾神经或血管。如穿刺中流出的脑脊液最初为较浓的鲜红色，越滴颜色越淡，则为穿刺外伤所致，可更换部位重新穿刺，或5～7天后再行穿刺。

5. 鞘内注药时，先放出等量脑脊液，与注射器内药液混匀后，再缓慢注入。

九、膝关节腔穿刺术

【适应证】

1. 检查关节腔内积液的性质。

2. 抽液后向关节腔内注药。

【方法】

1. 病人仰卧于床或操作台上，双下肢伸直。

2. 穿刺部位一般选在髌骨上方股四头肌腱外侧；或髌骨下方、髌韧带旁。

3. 常规消毒穿刺部位皮肤，医生戴无菌手套，铺无菌洞巾，用2%利多卡因作局部浸润麻醉。

4. 用7～9号注射针头，自髌骨上方、股四头肌腱外侧向内下穿刺入关节囊；或自髌骨下方髌韧带旁向后上穿刺达关节囊（图9-6）。

5. 液体抽出后，如需注入药物，则应更换无菌注射器。

6. 术毕，用无菌纱布覆盖穿刺部位，用胶布固定。

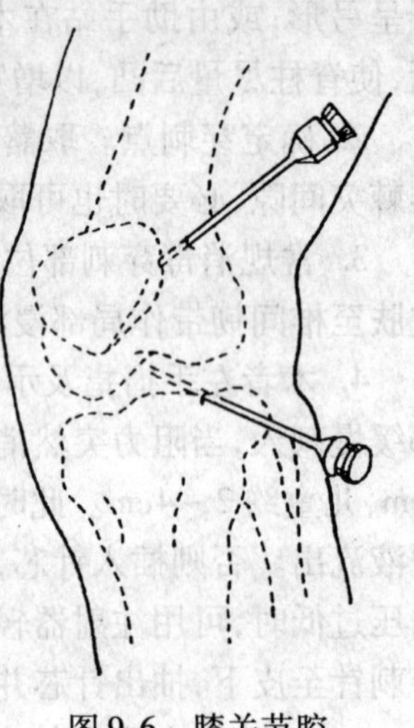

图9-6 膝关节腔穿刺示意图

【注意事项】

1. 严格无菌操作，以防继发感染。

2. 动作要轻柔，避免损伤关节软骨。

3. 关节腔积液过多时，抽液后应适当加压固定。

十、前列腺检查及按摩术

【适应证】

1. 协助前列腺疾病的诊断。

2. 慢性前列腺炎时，取前列腺液作细菌培养和实验室检查。

3. 可作为治疗方法用。

【禁忌证】 怀疑前列腺结核、脓肿或肿瘤时，禁忌前列腺按摩。

【方法】

1. 病人取膝胸位或截石位；如病情严重或衰弱，也可取侧卧位。

2. 检查者右手戴手套或戴指套，示指端涂擦润滑剂，如凡士林或液体石蜡。

3. 病人取膝胸位时，检查者左手扶持病人左肩或臀部，右手示指先在肛门口轻轻按摩，使病人肛门括约肌松弛。然后将示指徐徐插入肛门，当指端进入距肛门口约5cm时，在直肠前壁处可触及前列腺，注意前列腺的大小、形状、硬度、有无结节、触痛、波动感以及正中沟的情况等。

4. 按摩前列腺时,以手指末节作向内、向下徐徐按摩,每侧 4 ~ 5 次,再将手移至腺体的上部,顺正中沟向下挤压,此时前列腺液由尿道排出,留取标本送检(图 9-7)。

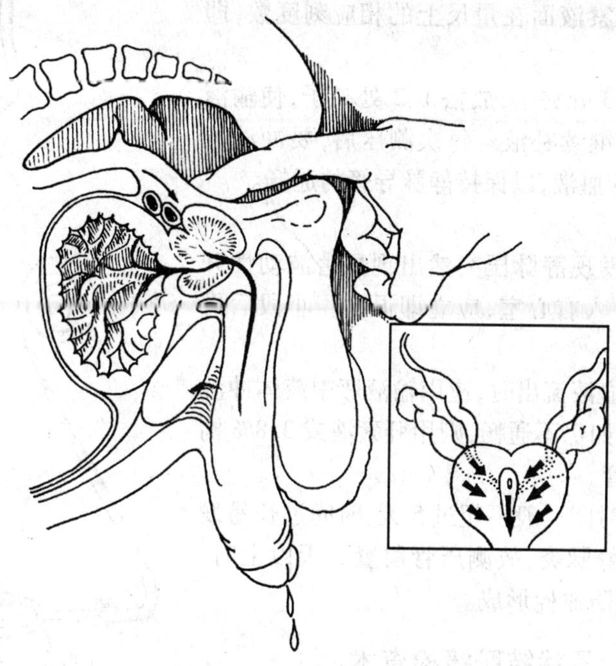

图 9-7　前列腺按摩示意图

【注意事项】

1. 严格掌握禁忌证。

2. 按摩前列腺时用力要均匀适当,太轻时不能使前列腺液驱出,太重会引起疼痛。

3. 按摩时要按一定方向进行,不应往返按摩。

4. 一次按摩失败或检查阴性,如有临床指征,需隔 3 ~ 5 天后重复进行。

十一、中心静脉压测定

【适应证】

1. 急性循环功能不全时。

2. 大量输液或心脏病人输液时。

3. 危重病人或体外循环手术时。

【方法】

1. 病人仰卧,术者选好插管部位,常规消毒插管部位皮肤,盖无菌洞巾,局部浸润麻醉。

2. 静脉插管方法①常采用经皮穿刺法,经锁骨下静脉或头静脉插管至上腔静脉;或经股静脉插管至下腔静脉;②静脉剖开法,仅用于经大隐静脉插管至下腔静脉。如经锁骨下静脉者插入深度约 12 ~ 15cm,其他插入深度约 35 ~ 45cm。

一般认为上腔静脉压较下腔静脉压精确,因腹内压增高时下腔静脉压不够可靠。

3. 将测压计的零点调至右心房水平,体位有变动时随时调整。操作时先把 1 处夹子扭紧,2、3 处夹子放松,使输液瓶内液体流入测压管,液体高度要高于预计的静脉压之上(图 9-

8）。把2处夹子扭紧，放松1处夹子，使测压管与静脉导管相通，此时测压管内的液体迅速下降，当测压管内液体不再下降时，观察液面在量尺上的相应刻度数，即中心静脉压的高度。

不测压时，夹紧3处夹子，放松1、2处夹子，使输液瓶与静脉导管相通，继续补液。每次测压后，要冲洗干净倒流入测压管内的血液，以保持静脉导管的通畅。

【注意事项】

1. 测压时中如发现静脉压突然出现显著波动性升高，提示导管尖端进入右心室，应立即退出一小段后再行测量。

2. 导管阻塞无血液流出时，应用输液瓶中液体冲洗导管或变动其位置；如仍不通畅，则用肝素液或3.8%枸橼酸钠溶液冲洗导管。

3. 测压管留置时间一般不超过5天，时间过长易发生静脉炎或血栓性静脉炎，故测压管留置3天以上时，需用抗凝剂冲洗，以防血栓形成。

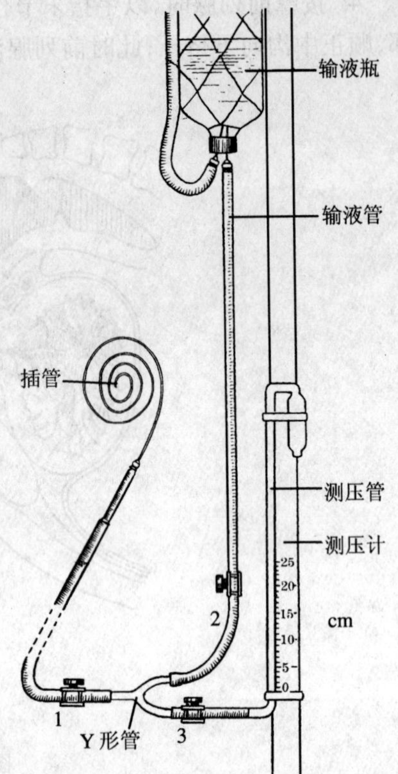

图9-8 中心静脉压测定示意图

十二、乙状结肠镜检查术

【适应证】

1. 观察和诊断乙状结肠和直肠各种病变。
2. 寻找慢性腹泻的病因。

【禁忌证】

1. 肛门、直肠或乙状结肠有急性化脓性炎症者。
2. 有肛裂者。
3. 有出血性疾病者。
4. 有大量腹水或腹腔巨大肿瘤者。
5. 有高血压及心脏病者。
6. 孕妇及体质衰弱者。

【方法】

1. 术前应先清洁洗肠，可作低压灌肠，或服泻剂以排尽大肠内容物，直至排出液体澄清为止。

2. 嘱病人取膝胸位，体弱者可取左侧卧位，左腿伸直，右腿屈曲。

3. 先戴手套作肛门直肠指诊，检查有无直肠狭窄、肛裂、痔疮等，并使肛门括约肌松弛。

4. 铺洞巾，戴无菌手套，先将闭孔器插入乙状结肠镜筒内，用凡士林或液体石蜡涂擦镜前端并置于肛门处，嘱病人全身放松，张口深呼吸，术者轻柔而缓慢地旋转镜管插入肛门，当插入5cm时，已通过肛门括约肌，此时取出闭孔器，装上照明装置。

5. 在直视下，将镜筒对向骶部，顺肠腔方向向前缓慢推进，一边推进一边观察，必要时可用气囊充气，见肠腔后再推进，一般可深入25～30cm。正常肠粘膜光滑，粉红色，并可见小静脉。当镜筒退出时,一边缓慢退出一边观察肠粘膜。注意有无充血、水肿、溃疡、糜烂、出血、肿瘤、息肉等。有粘液时,用生理盐水棉拭子取标本作镜检、培养等。

6. 对可疑病变粘膜,可用活检钳取数小块病变组织作病理检查。取标本时应避开血管,不得深入粘膜下,严禁撕拉。取活检后于伤处涂以8%硝酸银,如有出血可涂止血粉,标本取出后及时用10%甲醛固定。疑诊阿米巴痢疾时,应放在95%的酒精中固定。

【注意事项】

1. 严格掌握禁忌证。

2. 检查时必须细致,循腔进镜,未见肠腔时,不可盲目推进。

3. 发现病变时,应记录病变位置距肛门的距离,记录其位置、大小、及性状等。

4. 术后让病人休息数小时,密切观察血压及脉搏的变化,如有肠出血肠穿孔时,应及时进行外科处理。

十三、双气囊三腔管压迫术

【适应证】　主要用于门脉高压引起的食管、胃底静脉曲张破裂导致的大出血。

【方法】

1. 术前检查三腔管是否通畅,将胃气囊和食管气囊注入气体,浸入水中检查有无漏气,分别标记3个通道,并识别管腔上45cm、60cm处刻度。

2. 病人口服液体石蜡20ml嘱其采取半卧位,头偏向一侧,用棉签擦净一侧鼻孔,术者用注射器将双气囊内空气抽尽,将三腔管远端及气囊表面涂擦液体石蜡,然后将三腔管由鼻腔沿下鼻道插入至咽喉部,令病人做吞咽动作,随后将三腔管徐缓送入胃内,用注射器接通胃管,如抽出紫红色血性液体时,则示管端已达胃部。继续下送,送至三腔管60cm刻度时,此时胃气囊全部通过贲门。

3. 用注射器先向胃气囊内注入空气200ml左右时,将去掉袖带的血压计与胃气囊端口相接,直接测量压力,使囊内压保持50～60mmHg(6.6～7.9kPa),而后用橡胶塞塞住(或用止血钳夹住)管端开口以免漏气。向外牵拉三腔管时,如有轻度弹性阻力感时,表明膨胀的胃气囊已紧贴胃底粘膜上。将管外端系一绷带,用约0.5kg砂袋或盐水瓶通过输液架上安装的滑轮装置固定于床架上,持续牵引三腔管外端,以达到充分压迫止血的目的。

4. 经上述处理如仍有呕血时,再向食管气囊内注入空气100ml左右。测压力维持在30～40mmHg(4～5.3kPa),用橡胶塞塞住(或用止血钳夹住)管端开口以免漏气。

5. 气囊持续压迫24小时后,放松牵引,抽净囊内空气(如双气囊均充气应先放出食管气囊内的气体,再放胃气囊内的气体),嘱病人口服液体石蜡15～20ml,以润滑黏膜,保护新愈合的组织。待放气30分钟后,再充气,牵引。如出血停止超过24小时,可放出气囊内气体,留管继续观察。如再出血,应立即再行压迫止血。

6. 气囊压迫时间一般不超过3天,必要时可适当延长。拔管前须抽净两气囊内的气体,嘱病人口服液体石蜡20～30ml,缓缓将三腔管取出。

【注意事项】

1. 术前向病人解释操作的目的,以取得合作,对高度紧张或躁动不安者,可肌注地西泮10mg或异丙嗪25mg。

2. 操作时助手应站在术者的对侧,准备好吸痰器,以防止大量胃内积血反流入呼吸道,导致呼吸道阻塞而窒息。

3. 胃气囊与食管气囊的容积与压力数据变异较大，操作前分别测量各气囊内的注气量，以了解压力变化，确定适宜的参数。在操作过程中应保持胃气囊足够的容积，以免胃气囊自贲门滑出；食管气囊内的压力不宜超过40mmHg（5.3kPa），以免压迫食管动脉造成局部缺血坏死。

4. 三腔管牵引方向应顺身体纵轴，并与鼻唇部呈45°角，以防止该处鼻腔粘膜及唇部皮肤过度受压而至糜烂、坏死。

5. 三腔管压迫期间，应随时监测容积及压力变化，防止出现吸入性肺炎及气囊漏气滑脱而至窒息。定时从胃管中抽吸胃内容，以判断出血情况，并可由胃管注药以止血。

6. 注气时应先由胃气囊开始，再注气食管气囊，放气时则顺序相反。

7. 插管期间和拔管后，应禁食一天，以后开始流质饮食。

（孙秀敏）

附录

常用检验项目的参考值和医学决定水平

检验项目	参考值	医学决定水平	临床意义及措施
白细胞计数(WBC)	$(4\sim10)\times10^9/L$	$0.5\times10^9/L$	低于此值，病人有高度易感染性，应采取相应的预防性治疗及预防感染措施
		$3\times10^9/L$	低于此值为白细胞减少症，应再作其他试验如白细胞分类计数、观察外周血涂片等，并应询问用药史
		$11\times10^9/L$	高于此值为白细胞增多，此时作白细胞分类计数有助于分析病因和分型，如果需要应查找感染源
		$30\times10^9/L$	高于此值，提示可能为白血病，应进行白细胞分类，观察外周血涂片和进行骨髓检查
嗜酸粒细胞计数	$(0.05\sim0.3)\times10^9/L$	$0.05\times10^9/L$	在白细胞分类中，由于所占百分率本已很低，所以低于此值临床意义不大，若怀疑有某种病变，则应作其他检查和试验
		$0.2\times10^9/L$	在白细胞分类中，若达到或超过此值，则应作手工计数，以获得正确数字
		$0.3\times10^9/L$	达到或超过此值，提示有过敏性疾病，药物反应或寄生虫感染
血红蛋白浓度(Hb)	成年男性120～165g/L	45g/L	低于此值应予输血，但应考虑病人的临床状况，如对患充血性心功能不全的患者，则不应输血
	成年女性110～150g/L	95g/L	低于此值时，应确定贫血的原因，根据RBC的多项参数判断此属于何种类型，在作血涂片观察红细胞参数及计数同织红细胞是否下降的基础上，测定血清铁、维生素B_{12}和叶酸浓度，经治疗后观察Hb的变化
		男性180g/L 女性170g/L	高于此值应作其他检查如白细胞计数、血小板计数、中性粒细胞、碱性磷酸酶、血清维生素B_{12}和不饱和维生素B_{12}结合力、氧分压等综合评估，对有症状的病人应予以放血治疗
		230g/L	超过此值时，无论是真性或继发性红细胞增多症，均必须立即施行放血治疗

续表

检验项目	参考值	医学决定水平	临床意义及措施
平均红细胞体积(MCV)	82~92fl	80fl	贫血病人若MCV低于此水平,则应作其他试验如血清铁、铁结合力及转铁蛋白以帮助诊断缺铁性贫血,若确诊则应给以铁剂治疗,并监测Hb。对于海洋性贫血,则应通过对HbA_2及HbF定量分析后,亦可作出诊断结论
		100fl	贫血病人高于此值时,还应测定血清维生素B_{12}、叶酸和游离T_4浓度,以便帮助诊断和治疗
网织红细胞(Ret)	0.5%~1.5%	2.5%	高于此值提示有红细胞生成增多,若病人有异常高红细胞计数或血细胞比容,则还应进行网织红细胞绝对计数,以校正网织红细胞计数及网织红细胞生成指数
血细胞比容(Hct)	成年男性42%~49%	14%	低于此值,应立即输血,但必须考虑病人的临床状态,如有充血性心功能不全,则不应输血
	成年女性37%~43%	33%	低于此值,应找出贫血原因,用红细胞各项参数判断属于何种类型的贫血,在作血涂片观察红细胞形态学及计数网织红细胞有否下降的基础上,测定血清铁、维生素B_{12}和(或)叶酸浓度,治疗后再看HCT的变化
		男56% 女53%	在Hct测定值超过此值,且血红蛋白女性大于170g/L,男性大于180g/L时,应估计血浆容量,以确定有否相对性红细胞增多症,若为相对性红细胞增多症,则可不必作放血治疗
		70%	Hct超过此值,无论是真性还是继发性红细胞增多,均应立即施行放血治疗
血小板计数(Plt)	$(10\sim300)\times10^9$/L	10×10^9/L	低于此值可致自发性出血。若出血时间等于或长于15min,和(或)已有出血,则应立即给以增加血小板的治疗
		50×10^9/L	在病人有小的出血损伤或将行小手术时,若Plt低于此值,则应给予血小板浓缩物
		100×10^9/L	在病人有大的出血性损伤或将行较大手术时,若Plt低于此值,则应给予血小板浓缩物
		600×10^9/L	高于此值属病理状态,若无失血史及脾切除史,应仔细检查是否有恶性疾病的存在
		1000×10^9/L	高于此值常出现血栓,若此种血小板增多属于非一过性的,则应给予抗血小板药治疗
尿蛋白定性	30~100mg/24h	500mg/24h	高于此水平的持续性蛋白尿是肾病的明显证据,在排除良性病因后,建议作肾脏活组织检查,以求确诊

续表

检验项目	参考值	医学决定水平	临床意义及措施
		3000mg/24h	等于或高于此水平，并有浮肿和低白蛋白血症者，多可考虑作肾病综合征诊断，若孕妇又合并高血压，则可诊断为子痫前期，之后应密切注意胎儿情况，母体的凝血功能及有否痉挛
		8000mg/24h	达到或高于此值，说明有大量白蛋白丧失，在肾活检的基础上，应考虑行激素治疗，在紧急情况下，静脉输注白蛋白有利于缓解症状
尿沉渣中白细胞	男性0～2/HP 女性0～5/HP	2/HP	0～2/HP，若尿内无蛋白及RBC，即可排除泌尿系感染，若有临床症状，可作尿培养及药敏试验
		5/HP	在按正确方法留取的尿标本中，白细胞数高于此值时，必须留尿作培养及药敏试验
		50/HP	达到或高于此值，但又非大量血尿所引起，则常提示为细菌性感染，应进一步确诊并采取治疗措施
尿沉渣中红细胞	0～偶见/HP	3/HP	0～偶见/HP为正常，若超过3个/HP应反复做尿液分析并应注意红细胞的形态，必要时作定量计数
		5/HP	出现5/HP的情况时，如红细胞形态正常提示应作尿培养和药敏试验（25%的患者可能尿道炎），在男性还应仔细检查前列腺，另外可检查尿内红细胞或含铁血黄素颗粒，以排除或确认肾小球疾病的诊断
		严重血尿	尿沉渣中有大量RBC，最可能的诊断是膀胱炎（约25%）和膀胱癌或肾癌（17%），通过尿培养，可看其是否有感染，若培养阳性，则应给以抗生素治疗，若培养阴性。则可行静脉内造影显示肾，肾盂及输尿管中任何部位的损伤，同时也应触诊前列腺
凝血酶原时间（PT）	假设对照值约11.5s，健康个体约为11～14s	14.5s	测定值超过此时间，且已知有肝病的患者，至少有50%的可能性与凝血因子缺乏有关，应测定凝血因子水平，APTT等项目
		16s	对用"华法令"进行抗凝治疗的病人，若测定值低于此值，则说明抗凝不足，应加大用药剂量。对即将进行大手术的病人，若PT测定值大于此值，则应考虑更改治疗方案
		30s	用"华法令"进行抗凝治疗的病人，若PT测定值大于此值，提示治疗剂量过大，应考虑减低剂量
白陶土部分凝血活酶时间（KPTT）	正常人接近于对照值，但对照值取决于方法中使用的激活剂，这里假设对照值为：35～45秒	35s	若KPTT超过此值，则应测定病人的肝脏功能、凝血因子缺陷及循环抑制物，这些试验包括血清胆红素、白蛋白、PT、与正常人血浆混合后的KPTT及凝血因子分析
		45s	若病人使用肝素治疗，KPTT仍少于45s，则应适当加大肝素剂量

续表

检验项目	参考值	医学决定水平	临床意义及措施
		90s	若应用肝素治疗,已使 KPTT 大于 100S,则应将剂量减少,以避免自发性出血
血浆纤维蛋白原	2.0～4.0g/L	0.3g/L	血浆纤维蛋白原含量低于此水平,可能发生自发性出血,应及时采取相应措施
		1.0g/L	低于此值为 DIC 的诊断指标之一,DIC 的另两项诊断指标为血小板减少及 PT 延长,同时可注意Ⅴ因子和Ⅷ因子均可有减少
		5.0g/L	高于此值常见于急性感染、大手术或创伤之后、肾病综合征、烧伤、心肌梗死等,所以应做其他试验以求确诊
纤溶酶原	正常人混合血浆(NHPP)的 80%～120%	NHPP 的 50%	低于此值则表明有纤溶酶原缺乏,若合并 ATT-Ⅲ、Ⅴ因子、Ⅷ因子、血小板和纤维蛋白原的减少,则可诊断为 DIC
		NHPP 的 75%	低于此值可由多种原因引起,应作多种其他的辅助试验,以作出正确的诊断
		NHPP 的 135%	对未怀孕的妇女来说,高于此值提示有炎症,可作其他试验来助诊
纤维蛋白降解产物(FDP)	<10mg/L	<10mg/L	属正常范围
		10～40mg/L	此水平范围,可见于深静脉血栓,若怀疑 DIC,可于 24h 内复查
		>40mg/L	怀疑 DIC 时,当 FDP 超过此值,其他出凝血试验也将出现异常,如血小板减少、低纤维蛋白原、PT、APT、APT-T;凝血酶凝结时间延长,外周血可见畸形红细胞,当血小板计数仅呈中等程度降低时,即可见出血时间延长
红细胞沉降率(ESR)	男性 0～15mm/h 女性 0～20mm/h	<1mm/h	若血凝很慢,且有症状,则应作有关红细胞增多症、低纤维蛋白原血症的检查
		30mm/h	成年人若并无贫血而高于此值,可用于诊断风湿病。若病人无症状,无法解释 ESR 升高原因,应于一个月后复查。有关节症状的女性,高于此值时,患类风湿关节炎的可能性要大于骨关节炎
		50mm/h	若患者并无贫血而达此水平时,可能患有某些恶性疾病,应给病人作胶原病、深部感染、恶性血液病、恶性肿瘤有关的试验及检查
		80mm/h	若患者并无贫血 ESR 达此水平时,对疾病的诊断具有重要的辅助价值

续表

检验项目	参考值	医学决定水平	临床意义及措施
		100mm/h	患者并无贫血而达此水平时,对已知患有癌症的病人,应检查其肿瘤是否已发生转移,若无已知疾病,则应作血清蛋白电泳,以确定其有无多发性骨髓瘤
钾(K)	3.5~5.3mmol/L	3.0mmol/L	低于此值可出现虚弱、地高辛中毒和(或)心律失常,应予以合适的治疗
		5.8 mmol/L	首先应排除试管内溶血造成的高钾。若测定值高于此值,应借助其他试验查找高钾原因,并考虑是否有肾小球疾病
		7.5mmol/L	首先应排除试管内溶血造成的高钾,高于此值的任何钾浓度都与心律失常有关,故必须给以合适治疗
钠(Na)	135~145mmol/L	115mmol/L	等于或低于此水平可发生精神错乱、疲劳、头疼恶心、呕吐和厌食,在110mmol/L时,病人极易发生抽搐、半昏迷和昏迷,故在测定值降至115mmol/L时,应尽快确定其严重程度,并及时进行治疗
		133mmol/L	低于此值应考虑多种可能引起低钠的原因,并加作辅助试验,如血清渗透压、钾浓度及尿液检查等
		150mmol/L	应认真考虑多种可能引起高钠的原因
氯化物(CL)	96~110mmol/L	90mmol/L	低于此水平应考虑低氯血症的多种原因
		120mmol/L	高于此水平应考虑多种高氯血症的原因,并同时可作多种辅助诊断试验如血清 Na、K、Ca、Hct 等
阴离子(AG)	8~16mmol/L	4mmol/L	低于此水平的值,各种能引起AG下降的原因均应加以考虑,如在低白蛋白血症中未测定的阴离子浓度偏低,在M-蛋白血症中未测定的阳离子浓度增加等
		20mmol/L	属明显增高,应认真查找引起增高的根本原因,以确定到底是哪一部分未测定的阴离子浓度增加
		30mmol/L	属特别异常,而且往往是由同一种有机物、药物或毒物中的阴离子增高所引起
二氧化碳分压(PCO_2)	4.7~6.0kPa (35~45mmHg)	4.7kPa	低于此值而 pH>7.5,提示为呼吸性碱中毒
		6.0kPa	高于此值且 pH<7.35,表明为呼吸性酸中毒
		6.7kPa	高于此值,表明换气衰竭,应予以合适的介入治疗
		9.3kPa	高于此值,尤其是急性升高,多引起昏迷
钙(Ca)	2.25~2.65mmol/L	1.75mmol/L	低于此值可引起手足抽搐,肌强直等严重情况,故应根据白蛋白浓度情况,立即采取治疗措施
		2.74mmol/L	当测定值大于此值时,应及时确定引起血钙升高的原因,其中的一个原因是甲状分腺功能亢进,所以要作其他试验,予以证实或排除
		3.37mmol/L	血钙浓度超过此值,可引起中毒而出现高血钙性昏迷,故应及时采取有力的治疗措施

续表

检验项目	参考值	医学决定水平	临床意义及措施
离子钙	1.13～1.32mmol/L	0.37mmol/L	低于此值常出现腕掌痉挛、手足抽搐、低血压、心律失常等症状，最终可致心脏停止跳动，必须立即采取合适的治疗措施
		3.3mmol/L	测定值在此水平将导致严重的和持续的心功能不良，以及血液动力的不稳定
磷(P)	0.96～1.62 mmol/L	0.48mmol/L	等于及低于此值，往往与溶血性贫血有关，应考虑多种治疗方法进行治疗
		0.81mmol/L	此值在参考范围下限以下，低于此值且有高血钙情况时，支持甲状旁腺功能亢进的诊断
		1.62mmol/L	高于此值应考虑无机磷可能升高的多种原因，尤其应考虑是否有肾功能不全
镁(Mg)	0.6～1.2mmol/L	0.60mmol/L	等于或低于此水平时，常有虚弱、易怒、痉挛、震颤等症状，若有上述临床症状并伴有血清镁下降，则应给予适当的治疗
		1.00mmol/L	值在参考范围以内，如果低镁被认为是临床症状的起因，则测定值高于此值时，应被排除，而应考虑其他病因
		2.5mmol/L	等于或高于此值，已超过参考范围上限，应给予必要治疗，另外，还应检查是否存在肾功能不全
铁(iron)	9.0～30.0μmol/L	8.0μmol/L	等于或低于此水平，多与缺铁性贫血有关，但作此诊断前，还需证明RBC为小细胞低血红蛋白性且伴有总铁结合力(TIBC)的升高。如果TIBC升高不明显，则血清转铁蛋白降低也有利于此种诊断
		39.4μmol/L	等于或高于此水平，可涉及多种疾病，如血红蛋白沉着病，有地中海性贫血，VB。缺乏性贫血等造成红细胞生成减少、溶血性贫血、急性肝损伤等。因此应作多种相应的试验以求确诊，并进行治疗
		71.6μmol/L	由于摄入量过多，造成血中水平等于或超过此值时，必须采取合适的治疗措施
葡萄糖(glu)	3.61～6.11mmol/L	2.8mmol/L	禁食后12h时血糖测定值低于此值，则为低血糖症，可出现焦虑、出汗、颤抖和虚弱等症状，若反应发生较慢，且以易怒、嗜睡、头痛为主要症状，则应作其他试验，以查找原因
		7mmol/L	空腹血糖达到或超过此值，可考虑糖尿病的诊断，但应加作糖耐量试验
		10mmol/L	饭后1h时测得此值或高于此值，则可高度怀疑为糖尿病
血尿素氮(BUN)	3.6～14.2rnmol/L	3.0rnmol/L	低于此值常见于血液稀释过多或肝功不全

续表

检验项目	参考值	医学决定水平	临床意义及措施
		14.2rnmol/L	高于此值应考虑能引起BUN升高的多种可能原因，如肾功能不全、高蛋白饮食及上消化道出血等，此时测定血清肌酐有助于正确评价肾脏功能
		28.0rnmol/L	高于此值常见于严重的肾功能不全，应选择其他有力的诊断方法及治疗措施
尿酸(UA)	男性:120～420μmol/L	110μmol/L	等于或低于此水平，应采取多种诊断措施，以鉴别各种疾病
	女性:90～360μmol/L	480μmol/L	等于或高于此水平时，应采取各种诊断措施，鉴别各种疾病
		640μmol/L	等于或高于此值，具有形成肾结石或痛风的高度危险，应及时采取适当的治疗措施
肌酐(Cr)	44～133μmol/L	40μmol/L	婴幼儿超过此值，应考虑肾功能不全的可能性，必须进一步作肾脏功能的检查和评价
		141μmol/L	成人值若超过此水平，应考虑进一步进行其他肾功能检查试验，如肌酐清除率试验
		530μmol/L	高于此水平，几乎肯定有肾功能受损。应及时采取必要的治疗措施
总蛋白(TP)	60～80g/L	45g/L	低于此值往往与水肿有关，应考虑给予相应治疗，同时可作更全面的检查如尿蛋白、肾及肝脏功能等
		60g/L	等于或低于此值时，多种可引起总蛋白偏低的原因均应考虑，并可选择上面的一些试验项目，作进一步检查
		80g/L	高于此值能引起总蛋白升高的各种原因均应加以考虑，还可通过血清蛋白电泳等项目作进一步检查
白蛋白(Alb)	35～55g/L	20g/L	低于此值，一般在肝病病人提示严重预后不良。还应测定尿蛋白，以查明有无过多的蛋白丢失
		35g/L	凡低于此值时，各种引起白蛋白降低的因素均应列入考虑范围，如肾病、肝功不全、严重的营养不良、急、慢性炎症、恶性肿瘤等
		57g/L	在此值以上的，应考虑脱水的可能性，并进行血细胞比容测定，以检查其是否增高
胆固醇(chol)	2.84～7.11mmol/L	1.81mmol/L	低于此值常提示有严重肝功不全，应考虑适当的诊断及治疗措施，若已知存在肝病，则低于此值提示预后不良
		5.18mmol/L	此为75%的成年男子血中胆固醇值，测定值高于此水平，提示有患冠状动脉粥样硬化的中度危险，故应采取相应措施，如采用低饱和脂肪酸、低胆固醇、高纤维素饮食

续表

检验项目	参考值	医学决定水平	临床意义及措施
		5.70mmol/L	此为90%的成年男子血中胆固醇水平,高于此值有患冠状动脉粥样硬化的高度危险,若病人不接受低胆固醇饮食,则应采用药物治疗
		7.26mmol/L	高于此值会由于患动脉粥样硬化而预后严重,必须及时采取有力的治疗措施,如饮食控制、药物治疗等
高密度脂蛋白胆固醇(HDL-C)	男1.14~1.76mmol/L 女1.22~1.91mmol/L	0.91mmol/L(男) 1.03mmol/L(女)	低于此值提示易发生冠状动脉性心脏病的危险增加
		1.42mmol/L(男) 1.68mmol/L(女)	高于此水平发生冠状动脉性心脏病的可能性很小
甘油三酯(TG)	0.56~1.70mmol/L	0.45mmol/L	低于此值多与营养不良有关,应进行正确的诊断和治疗
		1.69mmol/L	年轻男性此值接近参考范围上限,为动脉粥样硬化性心血管病的一个危险因子,应给病人提供合适的预防建议
		4.52mmol/L	高于此水平常预示会发生动脉粥样硬化性心血管疾病,应给予适当治疗,如控制饮食和用降脂药物等
胆红素(Bili)	1.7~18.4μmol/L	24μmol/L	若测定值超过此水平,各种可能引起Bili增高的原因均应考虑,包括肝功能不全、肝外阻塞、溶血、家族性非溶血性黄疸。此时进行ALT、AST、PT和ALP测定,可帮助确认或排除肝脏疾病
		43μmol/L	高于此水平往往出现黄疸,当出现黄疸,但Bili测定值又在此水平以下的,则提示应根据这一情况查找原因
		340μmol/L	婴儿胆红素超过这一水平,往往与脑损伤(核黄疸)有关,治疗时应根据临床及其他实验结果考虑换血
丙氨酸氨基转移酶(ALT)	5~40U/L	20U/L	低于此值可排除许多与ALT升高有关的病种,而考虑其他诊断。此值可以作为病人自身的ALT的对照,与过去和(或)将来的值进行比较
		60U/L	高于此值时,对可引起ALT增高的各种疾病均应考虑,并应进行其他检查以求确诊
		300U/L	高于此值通常与急性肝细胞损伤有关,如病毒性肝炎、中毒性肝炎、肝性休克等,而酒精性肝炎的ALT往往低于此值,其他如传染性单核细胞增多症、心肌炎等也都往往低于此值

续表

检验项目	参考值	医学决定水平	临床意义及措施
门冬氨酸氨基转移酶(AST)	8～40U/L	20U/L	低于此水平时可排除多种与AST增高有关的疾病。因此应考虑其他的诊断。这个在参考范围内的值还可作为病人自身的对照,可与过去和(或)将来的测定值进行比较
		60U/L	当AST测定值超过此水平时,多种与AST增高有关的疾病均应加以考虑,如肝细胞损伤、心肌梗死、肌与骨疾患,肝后胆道阻塞等,此时同时测定ALT、ALP、Bili、CK等对鉴别是肝脏疾病还是心肌疾患有重要意义
		300U/L	高于此值通常为急性肝细胞损伤,如病毒性肝炎、中毒性肝炎等,而一般酒精性肝炎、心肌梗死、进行性肌营养不良等测定值均在此水平以下
碱性磷酸酶(ALP)	成人40～160U/L(37℃) 儿童50～400U/L	60U/L	低于此水平时可以排除许多与ALP升高有关的病种,而考虑其他的诊断。此值可作为病人自身ALP的对照值,可与过去和(或)将来的值进行比较
		200U/L	高于此值时,应考虑能引起ALP升高的多种疾病的可能性,如肝脏病变、胆管结石、肿瘤等引起肝外胆汁积郁、成骨细胞瘤、肿瘤等。为进一步鉴别肝胆或骨骼病变,可进行血中γ-GT测定
		400U/L	此为儿童参考值范围的上限值,高于此值时,多种可引起ALP升高的病变均应列入考虑范围,但为进一步明确诊断,还应同时进行其他项目的测试
淀粉酶(amy)	60～80somogyi unites	50Som U	低于此值应考虑有广泛的胰腺损害或明显的胰腺功能不全,若已确认为胰腺病变,则amy低于此值往往提示有严重的预后
		120Som U	若低于此值,在大多数情况下应排除急性胰腺炎的可能性。另外一些疾病,如消化道穿孔、大量酒精摄入,唾液腺体疾病(流行性腮腺炎)、严重肾病、胆结石等可在此值以上
		200Som U	若超过此值,同时其他临床及实验室指标也支持的话,可以确诊为急性胰腺炎
谷胺酰转移酶(GGT)	0～50U/L(37℃)	20U/L	低于此值可排除部分与GGT升高有关的疾病。此值并可作为病人以前或将来的对照值
		60U/L	高于此值应考虑GGT升高的各种可能情况,测定值在60～150U/L范围内,且ALP在正常范围内的病人,很可能在测定前有服药和饮酒的情况
		150U/L	高于此值常有肝胆管疾病,应采取各种确诊措施,并进行积极治疗

续表

检验项目	参考值	医学决定水平	临床意义及措施
肌酸激酶(CK)	男 10~200U/L 女 10~170U/L	100U/L	低于此值则可排除许多种CK升高有关的疾病,同时此值也可作为病人的对照,用于与以后的CK测定值比较
		240U/L	急性心肌梗塞后1~2天内,可高于此水平,其他有关诊断试验,如CK-MB可帮助确诊
		1800U/L	当测定值高于此水平时,患其他疾病的可能性高于患单一急性心肌梗死的可能,包括横纹肌炎,震颤性谵妄、癫痫等。此时应及时进行其他项目的检验以便确诊。
肌酸激酶同工酶(CK-MB)	0~10U/L	15U/L	高于此值,且有持续性临床表现(胸痛、心电图显示特异性改变等),提示为急性心肌梗死,应及时进行治疗
		90U/L	高于此值多由于非心肌性CK-MB释放,如恶性肿瘤,应采取其他有关诊断方法,予以确诊
乳酸脱氢酶(LHD)	100~240 U/L (L→P)	170U/L	等于或低于此值可排除许多与LDH升高有关的疾病,而考虑其他的诊断。此值还可作为病人自身的对照,用来与以前或将来的测定值作比较
		300U/L	高于此水平应考虑可能引起LDH升高的各种疾病,如心肌梗死、肝病变、传染性单核细胞增多症、进行性肌营养不良等。因此,应作其他各种试验,以作出明确诊断(血清溶血可使测定值增高,应予以注意)
		500U/L	高于此值常见于巨幼细胞性溶血,急性白血病、慢性粒细胞性白血病、转移癌和肝昏迷等,此时应作其他多种检测来作出正确诊断
动脉血pH值	7.35~7.45	7.30	测定值若低于此值,且 PCO_2 > 5.3kPa, PO_2 < 8.0kPa,表示有呼吸衰竭,病人应入ICU病房,并进行气管插管和辅助呼吸
		7.35	低于此值为酸中毒,在单纯酸碱失调中,呼吸性酸中毒常为 PCO_2 >6.0kPa,代谢性酸中毒则 H_2CO_3 < 20mmol/L
		7.45	高于此值为碱中毒,在单纯性酸碱失衡中,呼吸性碱中毒为 PCO_2 >4.7kPa,代谢性碱中毒则为 H_2CO_3 > 26mmol/L
血清叶酸	参考值5~34nmol/L(叶酸有很强的方法依赖性,各实验室应根据本实验室所使用的方法,建立自己的参考值)	3nmol/L	低于此值的病人常是巨幼细胞贫血,而血清维生素 B_{12} 水平也常见减低,所以应给以适当治疗
		9nmol/L	测定值高于3nmol/L,但低于此水平,则仍处于不理想范围,若仍怀疑有叶酸缺乏症,可测定红细胞叶酸含量,若红细胞叶酸含量低于227nmol/L,可肯定有叶酸缺乏

续表

检验项目	参考值	医学决定水平	临床意义及措施
溶菌酶	4~13mg/L	20mg/L	在慢性肠炎的鉴别诊断中,高于此值多倾向于节段性回肠炎,低于此值则多为溃疡性结肠炎
		40mg/L	在白血病的鉴别诊断中,高于此水平多见于急性粒-单核细胞白血病和急性单核细胞性白血病,若溶菌酶浓度低于参考范围的上限,则常为急性淋巴细胞性白血病
糖化血红蛋白(GHB)	5.6%~7.6%(总血红蛋白)	10%	低于此值表示糖尿病病人血糖已得到很好控制,高于此值则表示血糖得到了一定控制
		16%	高于此值表示血糖未能得到很好控制,仍存在有高血糖症,应予以相应治疗
血红素结合蛋白(肝珠蛋白)	0.25~1.80g/L	0.25g/L	低于此值表明有多种可能原因(如输血反应、溶血性贫血、寄生虫所致的血管内溶血)造成的溶血发生,应预先考虑到多种后果
		2.00g/L	高于此值常与感染和炎症有关,应采取相应的诊疗手段
α-胎儿球蛋白(AFP)	25μg/L	25μg/L	当发生睾丸癌时,血清 AFP 常超过 25μg/L,应予以必要的治疗
		1000μg/L	60%以上的肝细胞癌、或睾丸的非精原细胞的生殖细胞瘤患者 AFP 超过此值,而一般肝疾患者如肝炎、肝硬化等,仅 30%以下的病人超过此值。所以,此水平在鉴别两类肝病中有决定性作用,另当胎儿有神经管缺陷时,母体血清 AFP 高于此值
癌胚抗原(CEA)	<2.5μg/L(CEA 值随测定条件不同有很大变异)	2.5μg/L	对原来 CEA 增高的肿瘤病人来说,测在值低于此水平,提示预后良好,应对此类病人进行连续监测
		10.0μg/L	如果能排除非肿瘤性增高的因素(如肝病、急性胰腺炎、局部性回肠炎、溃疡性结肠炎等),则当测定值超过此值时,提示有恶性肿瘤的可能性,此时应进行胃肠道肿瘤的其他检查
		20.0μg/L	在无严重肝病的情况下,病人 CEA 值超过此水平,强烈提示原有恶性肿瘤有所复发,应及时采取相应的治疗
C-反应蛋白(CRP)	<12mg/L	20mg/L	测定值高于此水平,则提示病人有严重的细菌感染、活动性风湿及恶性肿瘤等,应立即给以诊断及采取适当的治疗措施
类风湿因子(FR)	阴性(1:20 以下)(胶乳凝集法)	1:80	达到或高于此滴度为 FR 阳性,此时多种可引起 RF 阳性的原因均应考虑,如自身免疫病中的类风湿性关节炎、硬皮病、系统性红斑狼疮,感染中的麻风、肺结核、传染性肝炎、细菌性心内膜炎、支气管炎等,并应做其他试验加以确诊

续表

检验项目	参考值	医学决定水平	临床意义及措施
免疫球蛋白G(IgG)	7.0~16.0g/L	6.0g/L	低于此值多与免疫缺陷病有关
		17.0g/L	此水平明显高于参考范围上限,多怀疑有IgG型骨髓瘤,此时应通过骨髓细胞学检查、血清蛋白电泳和免疫电泳来协助诊断
		50.0g/L	高于此值应高度怀疑患有IgG型单克隆性球蛋白病(如IgG型多发性骨髓瘤)
免疫球蛋白A(IgA)	成年人0.57~4.14g/L(免疫比浊法)	0.40g/L	低于此值与免疫缺陷或IgG、IgM型单克隆球蛋白病有关
		4.50g/L	高于此值可怀疑是否有IgA型γ球蛋白病,为此还应做另外的一些试验,如骨髓细胞学检查、血清蛋白电泳、免疫电泳等
		10.0g/L	高于此值则高度怀疑为IgA型γ球蛋白病,如IgA型多发性骨髓瘤
免疫球蛋白M(IgM)	0.50~2.7g/L(免疫比浊法)	0.40g/L	低于此值多与免疫缺陷病有关
		3.00g/L	高于此值可怀疑有IgM型单克隆γ球蛋白病,此时应加作血清蛋白电泳和免疫电泳以求确诊
		10.0g/L	高于此值应高度怀疑患有IgM型单克隆γ球蛋白病(如原发性巨球蛋白血症等)
免疫球蛋白E(IgE)	成人0~380kIU/L 1~2岁儿童0~12kIU/L	12kIU/L	1~2岁儿童低于此水平表示无严重过敏的危险性
		60kIU/L	1~2岁儿童高于此水平,提示发生严重过敏的危险性较高
		400kIU/L	成人高于此水平,提示有过敏性疾病,如IgE型骨髓瘤

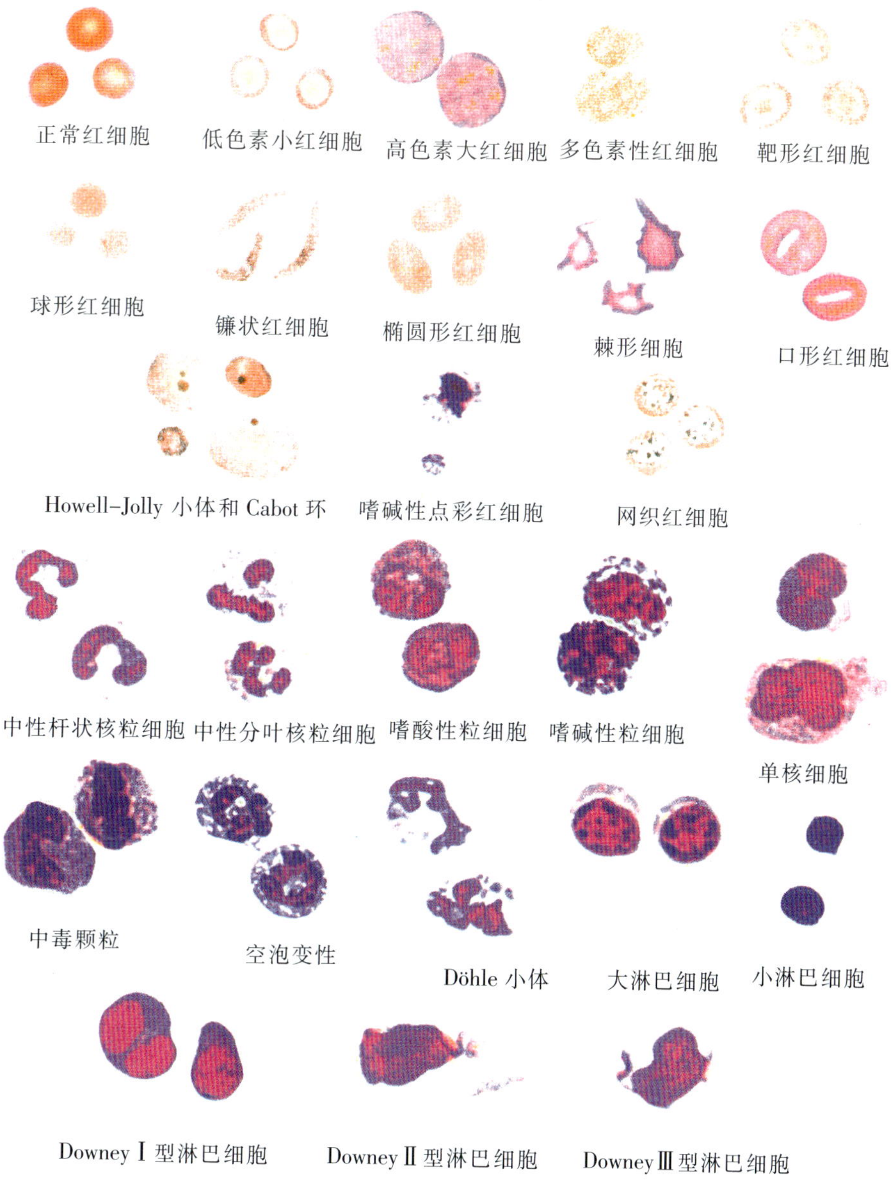

正常红细胞 低色素小红细胞 高色素大红细胞 多色素性红细胞 靶形红细胞

球形红细胞 镰状红细胞 椭圆形红细胞 棘形细胞 口形红细胞

Howell-Jolly 小体和 Cabot 环 嗜碱性点彩红细胞 网织红细胞

中性杆状核粒细胞 中性分叶核粒细胞 嗜酸性粒细胞 嗜碱性粒细胞 单核细胞

中毒颗粒 空泡变性 Döhle 小体 大淋巴细胞 小淋巴细胞

DowneyⅠ型淋巴细胞 DowneyⅡ型淋巴细胞 DowneyⅢ型淋巴细胞

彩图 1 血细胞形态

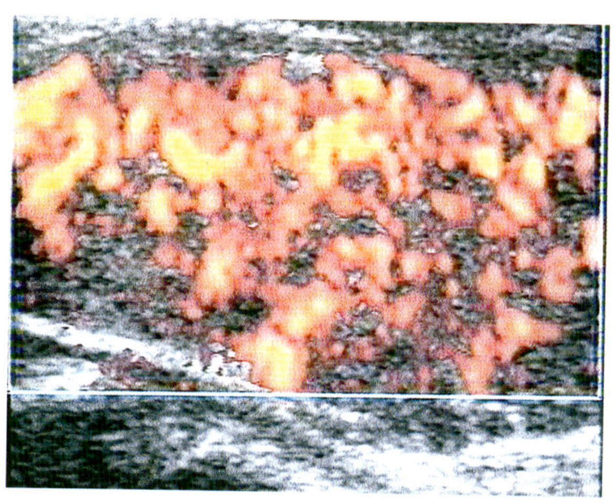

图 7-5-8 甲状腺功能亢进(火海征)示意图

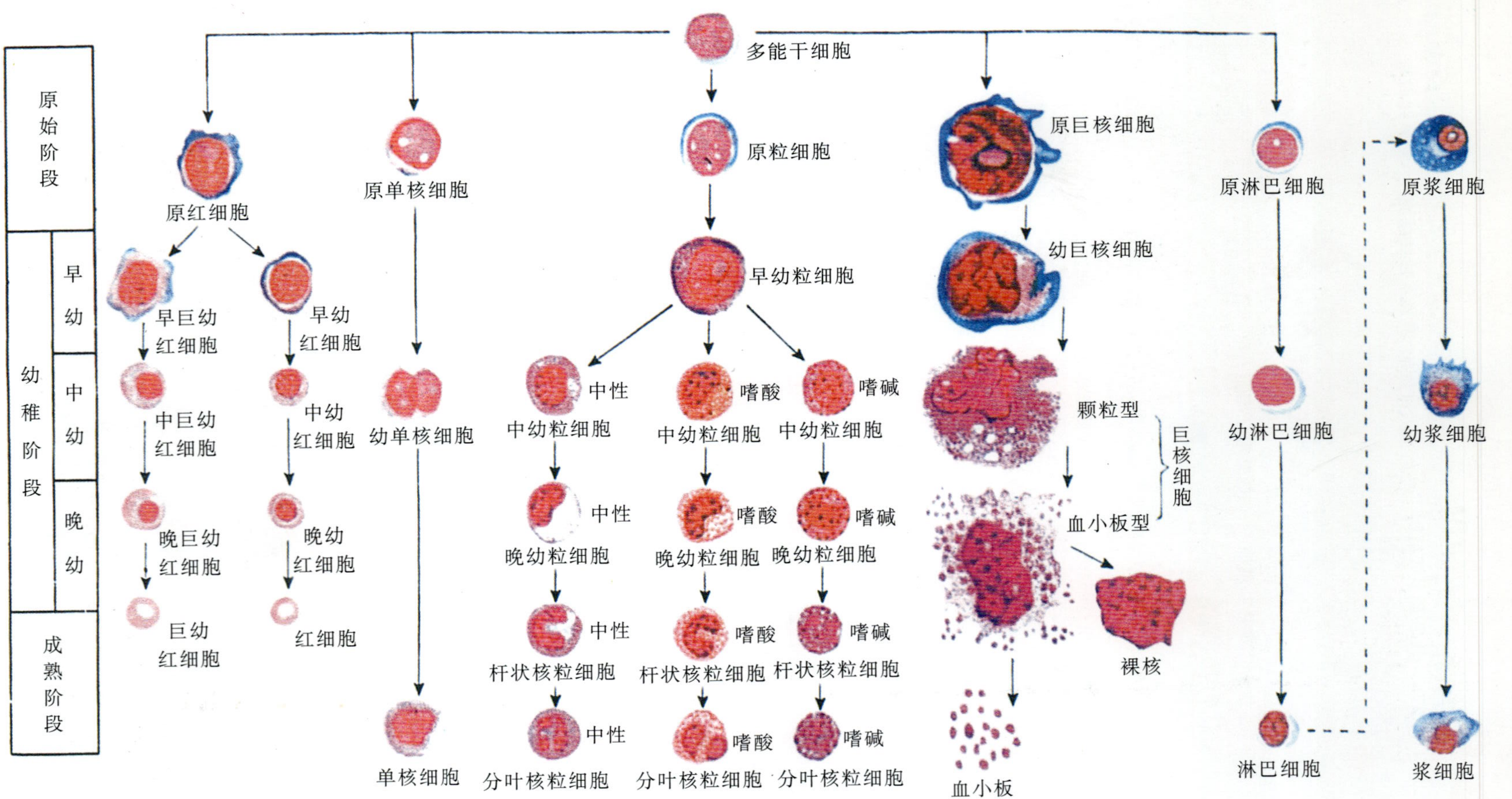

彩图 2　骨髓细胞名称、发育及形态